HANDBUCH

DER

GESAMTEN AUGENHEILKUNDE

ZWEITE, NEUBEARBEITETE AUFLAGE

NEUNTER BAND

ERSTE ABTEILUNG

HANDBUCH DER
GESAMTEN AUGENHEILKUNDE

BEGRÜNDET VON A. GRAEFE UND TH. SAEMISCH

FORTGEFÜHRT VON C. HESS

ZWEITE, NEUBEARBEITETE AUFLAGE

HERAUSGEGEBEN UNTER MITARBEIT VON

TH. AXENFELD-Freiburg i. Br. †, ST. BERNHEIMER-Wien †, A. BIELSCHOWS-KY-Breslau, A. BIRCH-HIRSCHFELD-Königsberg i. Pr., R. CORDS-Köln, A. ELSCHNIG-Prag, O. EVERSBUSCH-München †, A. FICK-Herrsching a. Ammersee, B. FLEISCHER-Erlangen, E. FRANKE-Kolberg †, S. GARTEN-Leipzig †, W. GILBERT-Hamburg, ALFR. GRAEFE-Halle †, R. GREEFF-Berlin, A. GROENOUW-Breslau, K. GRUNERT-Bremen, O. HAAB-Zürich, E. HEDDAEUS-Dresden, L. HEINE-Kiel, E. HERING-Leipzig †, E. HERTEL-Leipzig, C. von HESS-München †, E. von HIPPEL-Göttingen, J. HIRSCHBERG-Berlin †, F. B. HOFMANN-Berlin †, J. van der HOEVE-Leiden, J. IGERSHEIMER-Frankfurt a. m., E. KALLIUS-Heidelberg, J. KÖLLNER-Würzburg †, A. KRAEMER-San Diego †, E. KRÜCKMANN-Berlin, H. KUHNT-Bonn †, R. KÜMMELL-Hamburg, F. LANDOLT-Paris, F. LANGENHAN-Hann.-Münden, H. LAUBER-Wien, TH. LEBER-Heidelberg †, G. LENZ-Breslau, A. LINCK-Greifswald, W. LÖHLEIN-Jena, A. LÖWENSTEIN-Prag, F. MERKEL-Göttingen †, J. von MICHEL-Berlin †, M. NUSSBAUM-Bonn †, E. H. OPPENHEIMER-Berlin, A. PETERS-Rostock, A. PÜTTER-Heidelberg, M. von ROHR-Jena, TH. SAEMISCH-Bonn †, H. SATTLER-Leipzig †, C. H. SATTLER-Königsberg i. Pr., O. SCHIRMER-Greifswald †, W. SCHLAEFKE-Kassel †, G. SCHLEICH-Tübingen †, H. SCHLOFFER-Prag, H. SCHMIDT-RIMPLER-Halle a. S. †, OSCAR SCHULTZE-Würzburg †, R. SEEFELDER-Innsbruck, H. SNELLEN jun.-Utrecht, W. STOCK-Tübingen, A. v. SZILY-Münster i. W., W. UHTHOFF-Breslau, H. VIRCHOW-Berlin, A. WAGENMANN-Heidelberg, K. WESSELY-München, M. WOLFRUM-Leipzig

VON

TH. AXENFELD und A. ELSCHNIG

NEUNTER BAND

ERSTE ABTEILUNG

KAPITEL XIII

A. BIRCH-HIRSCHFELD, DIE KRANKHEITEN DER ORBITA

MIT 87 TEXTABBILDUNGEN UND 9 TAFELN

C. H. SATTLER, PULSIERENDER EXOPHTHALMUS

MIT 33 TEXTABBILDUNGEN

SPRINGER-VERLAG BERLIN HEIDELBERG GMBH

1930

ISBN 978-3-662-37259-3   ISBN 978-3-662-37987-5 (eBook)
DOI 10.1007/978-3-662-37987-5

Inhalt der ersten Abteilung des neunten Bandes.

Kapitel XIII.

Die Krankheiten der Orbita.

Von Professor Dr. **A. Birch-Hirschfeld** in Königsberg i. Pr.

Mit 87 Textabbildungen und 9 Tafeln.

	Seite
Einleitung (§ 1)	1
Die Lageveränderungen des Augapfels (§ 2)	**2**
I. Anatomische Verhältnisse, die für die normale Lage des Bulbus in der Orbita von Bedeutung sind (§ 3—13)	5
II. Physiologische Schwankungen in der Stellung des Bulbus innerhalb der Orbita (§ 14)	22
1. Einfluß der Erweiterung und Verengerung der Lidspalte auf die Stellung des Bulbus (§ 15)	22
2. Einfluß der Sympathikusreizung und -lähmung und des Kokains auf die Stellung des Bulbus (§ 16)	28
3. Einfluß der Kopfhaltung auf die Stellung des Bulbus (§ 17)	29
4. Einfluß der Cirkulationsverhältnisse in der Orbita auf die Stellung des Bulbus (§ 18)	36
5. Einfluß der Respiration auf die Stellung des Bulbus (§ 19, 20)	39
III. Pathologische Stellungsveränderungen des Bulbus in der Orbita (§ 21)	41
1. Messung des Exophthalmus und Enophthalmus (§ 22—24)	42
2. Überblick über die verschiedenen Arten von Ex- und Enophthalmus (§ 25)	51
3. Der Exophthalmus bei Deformitäten der knöchernen Wandungen der Orbita (§ 26)	54
A. Exophthalmus bei Deformität der Orbitalwandung in früher Jugend (§ 27)	55
a) Exophthalmus bei Turmschädel und Spitzkopf (§ 28)	56
b) Exophthalmus bei Schädeldeformitäten durch Hydrocephalus (§ 29)	59
c) Exophthalmus bei rhachitischer Schädelbildung (§ 30)	60
B. Exophthalmus bei Ektasie der Nebenhöhlen der Orbita (§ 31)	62
I. Ektasie der Stirnhöhlenwand bei Mucocele und Empyem (§ 32—39)	62
II. Ektasie des Siebbeinlabyrinthes (§ 40—42)	74
III. Ektasie der Kieferhöhle (§ 43)	80
IV. Ektasie der Keilbeinhöhle (§ 44)	82
V. Ektasie mehrerer Nebenhöhlen der Nase (§ 45)	84
4. Exophthalmus durch Vermehrung des Orbitalinhaltes (§ 46)	88
5. Stellungsveränderungen des Bulbus aus nervöser Ursache (§ 47—50)	91
6. Exophthalmus bei Vergiftungen (§ 51—54)	98
7. Stellungsveränderungen des Bulbus bei Akromegalie (§ 55)	102
8. Der intermittierende Exophthalmus (§ 56—79)	105
9. Der traumatische Enophthalmus (§ 80—96)	149
10. Luxatio und Avulsio bulbi (§ 97—110)	187
11. Dislocatio bulbi (§ 111—114)	215
12. Der kongenitale Enophthalmus und die Retractio bulbi (§ 115—123)	219
13. Sehr seltene Fälle von pathologischer Stellungsveränderung des Bulbus (§ 124—130)	239
14. Veränderungen am Bulbus und an seinen Adnexen bei pathologischer Stellungsänderung (§ 131—135)	244

Seite

Die entzündlichen Erkrankungen der Orbita (§ 136—138) 251

Anatomische Verhältnisse, die für die entzündlichen Erkrankungen der Orbita
  von Bedeutung sind (§ 139) 253
  Die Venen der Orbita (§ 140) 254
  Die Arterien der Orbita (§ 141) 260
  Der lymphatische Apparat der Orbita (§ 142) 261
a) Das Ödem der Orbita (§ 143—145) 270
b) Die Entzündung der knöchernen Wand und des Periostes der Orbita
  (§ 146—152) 277
c) Die Entzündung der Orbita bei Entzündung der Nebenhöhlen der Nase
  (§ 153—160) 298
  1. Entzündung der Orbita bei Sinusitis frontalis (§ 161—166) 311
  2. Orbitalentzündung bei Empyem des Siebbeinlabyrinthes (§ 167—169) . . 334
  3. Die Entzündung der Orbita bei Empyem der hinteren Nebenhöhlen
    (§ 170—172) 345
  4. Entzündung der Orbita bei Sinusitis maxillaris (§ 173—178) 361
  5. Kombinierte Empyeme der Nebenhöhlen mit Entzündung der Orbita (§ 179) 372
d) Die Entzündung des retrobulbären Gewebes (§ 180—186) 376
e) Die Beteiligung der Orbita bei Thrombose des Sinus cavernosus (§ 187) . . 415
f) Die Syphilis der Orbita (§ 188—192) 425
g) Die Tuberkulose der Orbita (§ 193, 194) 444
h) Seltene Entzündungen der Orbita 454
  Aktinomykose der Orbita (§ 195) 454
  Rotz der Orbita (§ 196) 458
  Milzbrand der Orbita (§ 197) 459
  Tetanus der Orbita (§ 198) 461
i) Die Tenonitis (§ 199—203) 471
k) Die entzündlichen Pseudotumoren der Orbita (§ 204) 497

Die Parasiten der Orbita (§ 208) 511

I. Der Echinokokkus der Orbita (§ 209—214) 512
II. Zystizerkus der Orbita (§ 215) 527
III. Andere Parasiten 531

Die Geschwülste der Orbita 532

Die gutartigen Geschwülste 532
Zystische Tumoren der Orbita 532
  1. Zysten bei Mikrophthalmus (§ 217—219) 532
  2. Die Cephalocele der Orbita (§ 220—226) 539
  3. Die erworbenen serösen Zysten der Orbita (§ 227—232) 552
  4. Das Dermoid der Orbita (§ 233—241) 557
Das Teratom der Orbita (§ 242) 571
Die Knochentumoren der Orbita (§ 243) 574
  a) Die Exostosen der Orbita (§ 244) 576
  b) Die Hyperostosen der Orbita (§ 245) 587
  c) Das Osteom der Orbita [Nebenhöhlenosteom] (§ 246) 591
    A. Das Osteom der Stirnhöhle (§ 247—249) 592
    B. Das Osteom der Siebbeinhöhle (§ 250) 625
    C. Das Osteom der Kieferhöhle (§ 251) 636
    D. Das Osteom der Keilbeinhöhle (§ 252, 253) 638
Das Lipom der Orbita (§ 254) 653
Das Fibrom der Orbita (§ 255) 655
Das Neurofibrom der Orbita (§ 256, 257) 659
Das Chondrom der Orbita (§ 258) 663
Das Angiom der Orbita (§ 259—264) 665
Das Lymphangiom der Orbita (§ 265) 691
Das Lymphom und die Lymphomatosen der Orbita (§ 266) 693

Seite

Die bösartigen Geschwülste der Augenhöhle 712
  I. Das Sarkom der Augenhöhle 712
     1. Allgemeine Diagnostik, Symptomatologie und Therapie (§ 273—290) . 712
     2. Das Rundzellensarkom der Orbita (§ 291—301) 760
     3. Das Fibrosarkom der Orbita (§ 302—309) 791
     4. Das Melanosarkom der Orbita (§ 310—345) 809
     5. Das Osteosarkom der Orbita (§ 346, 347) 827
     6. Das Glio-, Chondro- und Myosarkom der Orbita (§ 348—320) 830
     7. Das Endotheliom der Orbita (§ 321—326) 834
     8. Die Mischgeschwülste der Tränendrüsengegend (§ 327—333) 853
     9. Die sekundären Sarkome der Orbita (§ 334—339) 870
  II. Das Epitheliom der Orbita (§ 340—342) 880

Die Blutungen der Orbita 898
Einleitung (§ 343) 898
  I. Die sogenannten spontanen Blutungen 899
     Klinische Symptome (§ 344) 899
     Funktionsstörungen (§ 345) 900
  a) Blutungen bei Hämophilie (§ 346) 904
  b) Blutungen bei Skorbut und Morbus Barlowi (§ 347) 908
  c) Blutungen bei vasomotorischen Störungen (§ 348) 910
  d) Blutungen bei Gefäßwandstörungen lokaler und allgemeiner Art (§ 349) . . 911
  e) Stauungsblutungen der Orbita (§ 350) 912
  II. Blutungen bei Verletzungen durch stumpfe Gewalt (§ 351) 916
     Lid- und Bindehautblutungen bei Orbitaldachfrakturen (§ 352) 920
     Die pralle Durchblutung der Orbita (§ 353) 924

Die Verletzungen der Orbita 930
  1. Allgemeines über Orbitalverletzungen 930
     a) Anatomische Vorbemerkungen (§ 354) 930
     b) Die Arten und Folgen der Orbitalverletzungen, ihre Prognose und Therapie
        (§ 355) 932
  2. Die Frakturen der Orbita 936
     a) Direkte Frakturen des Orbitalrandes (§ 356) 936
     Fraktur des oberen Orbitalrandes (§ 357) 937
     Fraktur des äußeren Orbitalrandes (§ 358) 939
     Fraktur des unteren Orbitalrandes (§ 359) 940
     Fraktur des inneren Orbitalrandes (§ 360) 940
     b) Direkte Frakturen der Orbitalwände (§ 361) 944
     Fraktur der oberen Orbitalwand (§ 361) 944
     Fraktur der inneren Orbitalwand (§ 362) 946
     Fraktur der unteren Orbitalwand (§ 363) 948
     c) Die indirekten Frakturen der Orbita 952
     Ihre Entstehungsart (§ 364) 952
     Die diagnostische Bedeutung der Blutungen (§ 365) 953
     Läsionen des Nervus opticus (§ 366) 955
     Lähmungen der Augenbewegungsnerven (§ 367) 957
  3. Das Emphysem der Orbita (§ 368) 962
     Häufigkeit (§ 368) 962
     Genese (§ 369) 962
     Klinisches Bild (§ 370) 963
     Diagnose (§ 371) 967
     Verlauf (§ 372) 967
     Therapie (§ 373) 968
     Pathogenese (§ 374) 968
  4. Der traumatische Enophthalmus (§ 375) 971
     Verletzungsart (§ 376) 972
     Eigene Fälle (§ 377) 976
     Klinisches Bild (§ 378) 976
     Pathologischer Befund (§ 379) 980
     Entstehungsart (§ 380) 984
     Prognose und Therapie (§ 381) 984

Seite

5. Luxatio und Avulsio bulbi (§ 382) 985
    Geburtsverletzungen (§ 383) 986
    Selbstverstümmlung Geisteskranker (§ 384). 987
    Durch Verletzungen verschiedener Art (§ 385) 988
    Verletzungsmechanismus (§ 386) 989
    Prognose (§ 387) 989
    Therapie (§ 388) 989
6. Der traumatische pulsierende Exophthalmus 991
    Art der Verletzung (§ 389) 991
    Klinisches Bild (§ 390) 993
    Prognose (§ 391) 994
    Behandlung (§ 392) 994
7. Die Stichverletzungen der Orbita 998
    Verletzungsmechanismus (§ 393) 998
    Optikusverletzungen (§ 394) 999
    Todesfälle (§ 395) 999
    Klinisches Bild (§ 396) 1000
    Prognose und Therapie (§ 397) 1002
8. Fremdkörper in der Orbita 1004
    Art der Fremdkörper (§ 398) 1004
    Art der Verletzung (§ 399) 1005
    Frage der Entfernung (§ 400) 1007
    Selbstausstoßung (§ 401) 1007
    Eigene Fälle (§ 402) 1009
    Therapie (§ 403) 1011
    Methodik der Röntgenuntersuchung (§ 404) 1012
9. Die Schußverletzungen der Orbita 1015
    Einteilung (§ 405) 1015

  A. Friedensschußverletzungen 1016

    a) Verletzungen durch nicht explosive Geschosse (§ 406) 1016
    b) Verletzungen durch kleine Projektile [Schrotschüsse, Teschingkugeln] (§ 407) 1018
       Schrotschüsse, klinisches Bild (§ 408) 1019
       Therapie (§ 409) 1021
       Teschingschüsse (§ 410) 1021
    c) Verletzungen durch Revolverschüsse 1021
       Klinisches Bild (§ 411) 1021
       Prognose (§ 412) 1024
       Behandlung (§ 413) 1024

  B. Kriegsschußverletzungen 1025
    Häufigkeit (§ 414) 1025

    a) Durchschüsse der Orbita durch Infanteriegeschosse, Granatsplitter und
       Schrapnellkugeln (§ 415) 1026
       Art und Wirkung der Geschosse (§ 415) 1026
       1. Durchschüsse von vorn nach hinten (§ 416) 1027
       2. Unter der Schädelbasis (§ 417) 1028
       3. Durchschüsse von oben nach unten (§ 418) 1029
       4. Durchschüsse durch Orbita und Nasenhöhle (§ 419) 1030
       5. Durchschüsse durch die Orbita zur Schläfe (§ 420) 1031
       6. Querschüsse durch beide Orbitae (§ 421) 1031
       Operative Korrektur der durch Orbitalschüsse bedingten Entstellung (§ 422) 1032
    b) Steckschüsse der Orbita (§ 423) 1034
       Lokalisation im Röntgenbilde (§ 424) 1038
       Frage der Entfernung (§ 425) 1039
    c) Veränderungen der Weichteile der Orbita bei den Kriegsschußverlet-
       zungen (§ 426) 1041
       1. Verletzungen des Augennerven (§ 427) 1041
       2. Verletzungen der Augenmuskeln (§ 428) 1042
       3. Blutungen (§ 429) 1043

Schlußbemerkungen 1047

Pulsierender Exophthalmus.

Von Professor Dr. **C. H. Sattler** in Königsberg i. Pr.

Mit 33 Textabbildungen.

Seite

I. Einleitung . . . . 1—4
Allgemeine Charakterisierung des Krankheitsbildes (§ 1) 1
Bezeichnung und Einteilung des Krankheitsbildes nach dem zugrunde liegen-
    den Leiden (§ 2) 2

II. Allgemeine Angaben . . . . 4—10
Bisher erschienene wichtigere und zusammenfassende Arbeiten über pulsieren-
    den Exophthalmus. Die Zahl und der Wert der bisher veröffentlichten
    Fälle von pulsierendem Exophthalmus (§ 3) 4
Häufigkeitsverhältnis zwischen traumatischen, spontanen Fällen und pulsie-
    renden Tumoren bzw. Encephalocele orbitae (§ 4) 6
Alter, Geschlecht; Ein- bzw. Doppelseitigkeit des Leidens (§§ 5—6) 7

III. Ätiologie des eigentlichen pulsierenden Exophthalmus . 10—18
A) Traumatische Fälle (§ 7) 10
   1. Direkte Verletzung 11
      a) Schußverletzungen 11
      b) Stichverletzungen 11
      c) Nebenverletzungen bei Operationen 14
   2. Schädelbasisbruch 14
      a) Art des Trauma 14
      b) Beziehung zwischen Ort der Verletzung und Seite der Erkrankung . 15
B) Idiopathische Fälle (§ 8) 15
   1. Allgemeinbefinden 16
   2. Auslösendes Moment 17

IV. Beginn . . . . 18—27
A) Traumatische Fälle (§ 9) 18
   a) Schädelbasisbruchsymptome 18
      1. Bewußlosigkeit und Erbrechen 18
      2. Blutung aus Mund, Nase und Ohren 18
      3. Blutunterlaufene Schwellung an den Augenlidern oder der Bindehaut 19
      4. Lähmung von Gehirnnerven 19
   b) Die Ausbildung der dem pulsierenden Exophthalmus selbst angehören-
      den Symptomenreihe 20
      1. Reihenfolge und Auftreten der Hauptsymptome 20
      2. Zwischenzeit zwischen dem Trauma und dem Einsetzen der Sym-
        ptome des pulsierenden Exophthalmus. Auslösendes Moment . . 22
      3. Dauer der Ausbildung der Symptomenreihe 24
B) Idiopathische Fälle (§ 10) 25
C) Pulsierende Tumoren, Encephalocele usw. (§ 11) 27

V. Symptomatologie . . . . 27—103
A) Eigentlicher pulsierender Exophthalmus (Exophthalmus pulsans verus) [Karotis-
    ruptur im Sinus cavernosus] 28
Subjektive Beschwerden (§ 12) 28
   1. Exophthalmus (§ 13) 31
     Vortreibung des kranken Auges gegenüber dem gesunden Auge 32
     Richtung der Verlagerung des Augapfels 34
     Repositionsversuch 35

X   Inhalt.

Seite

2. Pulsation (§ 14) 36
    Stärke der Pulsation 36
    Fehlen der Pulsation 37
    Graphische Registrierung der Pulsation 39
3. Geräusch (§ 15) 44
    Stelle, an der der Untersucher bei der Auskultation die Geräusche am deutlichsten vernehmen kann 42
    Charakter des Geräuschs 43
    Blasegeräusch und Sausen 43
    Hoher pfeifender Ton 46
4. Pulsierende Venengeschwülste und variköse Venen in der näheren und weiterer Umgebung des Auges (§ 16) 48
    Lage der pulsierenden Geschwulst und der erweiterten Venen . . . 49
    Form und Größe der pulsierenden Geschwulst 53
    Befunde bei der Palpation der pulsierenden Geschwulst und bei Kompression des blutzuführenden Gefäßes 53
5. Stauungserscheinungen an den Venen der Bindehaut, Regenbogenhaut, Netzhaut, Aderhaut und der Nasenschleimhaut (§ 17) 55
6. Blutungen (§ 18) 56
7. Lähmungen von Gehirnnerven und Lähmungen des Sympathikus (§ 19) . 59
8. Beschreibung der an den einzelnen Teilen des Sehorgans bewirkten Veränderungen (§ 20) 63
    a) Lider und Bindehaut 63
    b) Hornhaut 65
    c) Regenbogenhaut und Pupille 66
    d) Linse und Glaskörper 67
    e) Augenhintergrund 68
    f) Augenmuskeln 75
9. Augendruck (§ 21) 75
10. Sehvermögen und Gesichtsfeld (§ 22) 79
11. Gehör (§ 23) 81
12. Wirkung der Karotiskompression auf den Befund (§ 24) 82
13. Ergebnisse der Röntgenstrahlendurchleuchtung (§ 25) 84
14. Doppelseitige Fälle (§ 26) 85
15. Beziehungen des pulsierenden Exophthalmus zu dem Gesamtorganimus (§ 27) 86
    Pulsierender Exophthalmus durch Aneurysma arteriovenosum zwischen Arteria carotis und Vena jugularis am Hals (§ 28) 87

B) Falscher pulsierender Exophthalmus (Exophthalmus pulsans spurius) 88
  1. Maligne pulsierende gefäßreiche Tumoren (§ 29) 89
  2. Encephalocele oder Meningocele der Orbita (fortgeleitete Hirnpulsation bei Defekt im Orbitaldach) (§ 30) 92
  3. Angioma arteriale racemosum bzw. Aneurysma cirsoideum der Orbita (§ 31) 97

C) Fälle von Vortreibung und Pulsation des Auges mit nicht völlig sicherer Pathogenese (§ 32) 101

D) Pulsierender intermittierender Exophthalmus (§ 33) 102

VI. Verlauf, Dauer und Ausgang (§ 34) . . . . 103—108

A) Eigentlicher pulsierender Exophthalmus 103
  1. Verlauf. 2. Dauer 103
  3. Ausgang 104
    a) Spontanheilung 104
    b) Spontane Besserung 106
    c) Tod 106
B) Falscher pulsierender Exophthalmus 107

VII. Prognose und Unfallbegutachtung (§ 35) . . . . 108—110

Seite

VIII. Pathologische Anatomie . . . . 110—137

A) Echter pulsierender Exophthalmus 111
Zahl der Sektionsfälle (§ 36) 111
Einteilung der pathologisch-anatomischen Befunde 111

1. Sektionsbefunde 112
Häufigkeit des Befundes einer Karotisruptur im Sinus cavernosus . 112
Sektionsbefunde bei pulsierendem Exophthalmus und nachgewiesener
Karotisruptur im Sinus cavernosus (§ 37) 112
Traumatische Fälle 112
Spontane Fälle 114
Fälle, in denen bei der Sektion eine Ruptur der Carotis interna im
Sinus cavernosus nicht festgestellt wurde, aber aus dem übrigen
Sektionsbefund mit großer Wahrscheinlichkeit der Schluß zu ziehen
ist, daß früher eine solche bestanden hat (§ 38) 116
Gebesserte und geheilte Fälle 117
Bei der Sektion des pulsierenden Exophthalmus findet sich ein
Aneurysma spurium der Arteria ophthalmica in der Orbita . . . 118
Fälle, in denen der Sektionsbefund keine sichere Erklärung für den
pulsierenden Exophthalmus gibt 121
Tabellen der Sektionsbefunde bei pulsierendem Exophthalmus . 122—131
2. Die durch Ausräumung der Orbita oder durch Exstirpation der pulsierenden Gefäße bei pulsierendem Exophthalmus gewonnenen Befunde 130
3. Pathologisch-anatomische Befunde von Karotisruptur im Sinus cavernosus und von Aneurysma der Arteria ophthalmica in Fällen, in
denen klinisch kein pulsierender Exophthalmus bestanden hat . . 132
a) Karotisruptur im Sinus cavernosus ohne pulsierenden Exophthalmus 132
b) Aneurysma der Arteria ophthalmica ohne pulsierenden Exophthalmus 133
4. Mikroskopische Befunde bei pulsierendem Exophthalmus 134

B) Pulsierende Tumoren, Encephalocele usw. der Orbita unter dem Bilde
des pulsierenden Exophthalmus (sogenannter falscher pulsierender
Exophthalmus) 136

IX. Pathogenese . . . . 137—180

A) Historische Bemerkungen 137
B) Überblick über die verschiedenen zur Erklärung von Vortreibung und
Pulsation des Augapfels in Betracht gezogenen Möglichkeiten 139

I. Echter pulsierender Exophthalmus . . . . 141—171

A) Ruptur der Karotis im Sinus cavernosus . . . . 141—160
1. Normal-anatomische Vorbemerkungen zum Verständnis der Karotisruptur
im Sinus cavernosus als häufigste Ursache des pulsierenden Exophthalmus (§ 47) 141
2. Entstehung der traumatischen und spontanen Karotisruptur im Sinus
cavernosus. Erklärung für die relative Häufigkeit der Ruptur gerade
an dieser Stelle (§ 48) 143
Traumatische Fälle 143
Spontane Fälle 146
3. Experimente zur Herstellung einer Karotisruptur im Sinus cavernosus
am lebenden Tier; Injektionsversuche des Sinus cavernosus an der
menschlichen Leiche (§ 49) 148
4. Folgen der Ruptur der Karotis im Sinus cavernosus (§ 50) 149
a) Stauung und Pulsation im venösen Gefäßgebiet; Exophthalmus;
Blutungen 149
b) Geräusche 153
c) Schädigung von Gehirnnerven und Schädigung des Sympathikus . 155
d) Störung des Sehvermögens 156

Seite

e) Glaukom 157
f) Subjektive Beschwerden 158
g) Fälle mit doppelseitigem pulsierenden Exophthalmus und mit pulsierendem Exophthalmus auf der der Karotisruptur gegenüber liegenden Seite. 158
h) Karotisruptur im Sinus cavernosus ohne pulsierenden Exophthalmus 159
i) Heilung des pulsierenden Exophthalmus durch Thrombenbildung. . 159
Aneurysma arteriovenosum zwischen Karotis und Vena jugularis am Hals 160

B) Aneurysma innerhalb der Orbita (§ 51) 161

C) Sonstige von manchen Autoren angenommene, aber nicht bewiesene Möglichkeiten der Entstehung des echten pulsierenden Exophthalmus (§ 52) 167—171
a) Aneurysma der Carotis interna im Sinus cavernosus ohne Ruptur . 167
b) Intrakranielles Aneurysma der Arteria ophthalmica 169
c) Obliteration bzw. Thrombosierung der an den Sinus cavernosus angrenzenden Hirnsinus 169
d) Variköse Ausdehnung der Orbitalvenen allein 170
e) Vasomotorische Einflüsse 170
f) Retrobulbärer Bluterguß 171

II. Sogenannter »falscher« pulsierender Exophthalmus [pulsierende Tumoren und fortgeleitete Hirnpulsation] (§ 53) . . . . 171—178
1. Pulsierende Tumoren 172
2. Angioma arteriale racemosum bzw. Aneurysma cirsoideum 172
3. Fortgeleitete Gehirnpulsation bei Defekt im Orbitaldach 175

III. Kongenitale Fälle (§ 54) 178

IV. Pulsierender intermittierender Exophthalmus (§ 55) 179

X. Differentialdiagnose (§ 56) 180
A) Differentialdiagnose zwischen pulsierendem Exophthalmus und anderen Leiden 180
B) Differentialdiagnostische Merkmale zur Feststellung der jeweiligen Ursache von Vortreibung und Pulsation des Augapfels . . . . 181—187

XI. Therapie . . . . 186—241
A) Therapie des wahren pulsierenden Exophthalmus . . . . 187—240
1. Allgemeine und medikamentöse Behandlung zur Begünstigung einer Thrombenbildung an der Rupturstelle (Gelatineinjektionen) (§ 57) . . . 188
2. Lokale Behandlung durch orbitale Injektionen oder Elektrolyse (Galvanopunktur) (§ 58) 192
3. Kompression der pulsierenden Geschwulst und des Exophthalmus, unter Umständen verbunden mit gleichzeitiger Kälteanwendung und Karotiskompression (§ 59) 193
4. Karotiskompression (§ 60) 194
a) Technik der Karotiskompression 196
b) Wie wird die Karotiskompression vertragen? 198
c) Wie lange soll die Karotiskompression angewendet werden? 199
d) Erfolge der Karotiskompression 199
5. Unterbindung der Arteria carotis (§ 61) . . . . 200—224
a) Allgemeines über die Blutversorgung des Auges nach Karotisunterbindung 200
b) Gefahr der Unterbindung der Karotis für das Auge 202
c) Gefahren der Karotisligatur für das Leben 203
1. Karotisunterbindung im allgemeinen 203
2. Karotisunterbindung bei pulsierendem Exophthalmus 204
Einseitige Ligatur 204
Doppelseitige Ligatur 207

Seite

d) Gehirnstörungen nach Karotisligatur 208
e) Vorbereitung und Ausführung der Karotisunterbindung bei pulsierendem
    Exophthalmus 210
    Methoden der allmählichen Abschnürung des Karotis 214
f) An welcher Stelle soll die Karotis unterbunden werden? (Communis
    oder Interna? intrakraniell?). 216
g) Erfolge der Karotisligatur bei pulsierendem Exophthalmus 220
    1. Statistisches. 220
    2. Heilverlauf nach Karotisligatur 222
6. Orbitale Operation des pulsierenden Exophthalmus (§ 62) . . . . 225—234
    Technik 226
    Erfolge 228
    Ungünstige Folgeerscheinungen. 229
    Kurze Krankengeschichten der Fälle von Orbitaloperation 230
      Orbitaloperation als primäre Operation 230
      Orbitaloperation nach vergeblicher, längere Zeit vorher ausgeführter
        Karotisunterbindung 232
      Unmittelbar an die Karotisligatur angeschlossene Orbitaloperation . 234
      Orbitaloperation abgebrochen. 234
      Unterbindung am Orbitalrand 234
7. Nasale Operation des pulsierenden Exophthalmus (§ 63) 235
8. Indikationsstelltung für die Therapie des wahren pulsierenden Exoph-
    thalmus (§ 64) 235
      Indikation der Ligatur der Carotis interna 235
      Kontraindikation der Karotisligatur 236
      Indikation der Unterbindung der Vena ophthalmica superior . . . 237
      Kontraindikation der Unterbindung der Vena ophthalmica superior . 238
      Keine künstliche Unterbrechung der Schwangerschaft 239
B) Therapie des falschen pulsierenden Exophthalmus (§ 65) 240
Nachtrag bei der Korrektur zu S. 101 bzw. 174 242
Nachtrag zu S. 192, 227 und 238 242
Literaturverzeichnis 243

Die Parasiten der Orbita.

§ 208. In der ersten Auflage dieses Handbuches hat Berlin die Parasiten der Orbita ebenso wie die Enzephalozelen und die Zysten bei Mikrophthalmus unter den Tumoren der Augenhöhle abgehandelt. Auch Lagrange hat in seiner Monographie (Tumeurs de l'œil 1904) diese Affektionen den echten zystischen Tumoren der Orbita angereiht.

Maßgebend war für diese Einteilung offenbar der klinische Gesichtspunkt, daß differentialdiagnostisch in den meisten Fällen die Entscheidung zwischen einem Dermoid der Orbita, einer parasitären Zyste oder einer auf Grund einer Entwicklungsstörung entstandenen zystischen Bildung zu treffen ist.

Würde man diesem Gesichtspunkt folgen, dann müßte man aber auch eine Reihe entzündlicher Affektionen der Orbita (Tuberkulose und Lues, die sog. Pseudotumoren) im Kapitel der Orbitalgeschwülste besprechen, da auch in diesen Fällen das klinische Bild eines echten Orbitaltumors bestehen kann. Ich halte es jedoch für richtiger, im Kapitel der Orbitalgeschwülste nur die echten Tumoren eingehender zu besprechen und den Parasiten ebenso wie den bei Entwicklungsstörungen auftretenden zystischen Bildungen ein besonderes Kapitel einzuräumen, wie ich auch die entzündlichen Neubildungen der Orbita unter den Entzündungen besprochen habe.

Unter den Parasiten, die in der Orbita angetroffen werden, nimmt der Echinokokkus die erste Stelle ein, während Zystizerken, Filarien und Distomen weitaus seltener sind.

I. Der Echinokokkus der Orbita.

§ 209. Daß der Echinokokkus in der Orbita sehr selten auftritt, geht daraus hervor, daß in der Leipziger Augenklinik unter mehr als 150 000 Fällen kein einziger hierher gehöriger Fall beobachtet wurde. Das gleiche gilt für die meisten anderen deutschen Augenkliniken.

Auch aus Gegenden, in denen der Echinokokkus der Leber häufiger vorkommt, liegen nur vereinzelte Berichte über Lokalisation der Parasiten in der Orbita vor.

Bekanntlich ist die Echinokokkenkrankheit am häufigsten in Ländern anzutreffen, in denen Rinder- und Schafzucht getrieben wird und bei denen ein engerer Verkehr zwischen Hunden und Menschen besteht, wodurch eine Übertragung der Eier der Taenia Echinococcus (v. Siebold) begünstigt wird. Durch streng durchgeführte Fleischbeschau wird die Gefahr der Übertragung dagegen wesentlich eingeschränkt. Hierdurch erklärt es sich, daß in Kulturländern die Zahl der Echinokokkuserkrankungen überhaupt und damit auch diejenige der Augenhöhlenerkrankung wesentlich verringert ist, während in Ländern wie Island, Südaustralien und Argentinien die Erkrankung jetzt noch stark verbreitet ist.

So berichtet Cabaut (85) über nicht weniger als 35 Fälle von Echinokokkus der Orbita, die in Argentinien unter 165 000 Augenkranken beobachtet wurden.

Da vereinzelte Fälle von orbitalem Echinokokkus in allen Ländern gelegentlich vorkommen, wie die vorliegenden Publikationen erweisen, bei der Seltenheit der Affektion der einzelne Beobachter jedoch kaum eigene Erfahrung über dieses Leiden sammeln kann, ist eine eingehende Berücksichtigung der in der Literatur niedergelegten Erfahrungen besonders wichtig.

Es erscheint mir um so notwendiger, einen umfassenden Überblick hier zu geben, als den Beobachtungen von Berlin, Kraemer (65), Lagrange, Mandour (47), Dieu (20) u. a. nur eine kleinere Anzahl von Beobachtungen zugrunde lag.

Berlin (1880) verwertet in seiner Bearbeitung 39 Fälle, Weeks 32 (1890) 33 Fälle, Wernicke 69 (1899) und Kraemer (65) 70 Fälle, Markow 59 (1898) 56 Fälle, Lawford 46 (1895) 64 Fälle, Dieu 20 (1883) 25, Chauvel (45) 26, Mandour 47 (1895) 44 Fälle, Lagrange (1904) 71 Fälle.

Ich habe aus der Literatur nicht weniger als 164 Fälle tabellarisch zusammenstellen können, auf deren Studium die folgenden Ausführungen begründet sind.

Leider liegen nicht über alle Fälle genauere Berichte vor und in manchen, besonders aus der älteren Literatur, ist es zweifelhaft, ob es sich wirklich um Echinokokken handelte.

Mandour (47) hält z. B. von den 39 von Berlin berücksichtigten Fällen 18 für zweifelhaft, ohne seine Ansicht näher zu begründen.

Während Berlin und Dieu aus einer kleinen Statistik ein wesentliches Überwiegen des männlichen Geschlechtes ableiten, kann ich aus meiner größeren Kasuistik ein solches nicht berechnen (nach Berlin ist das männliche Geschlecht mit 77 %, das weibliche mit 23 % beteiligt, Dieu fand unter 24 Fällen 18 Männer und 6 Frauen, Mandour 47 unter 40 Fällen 30 Männer und 10 Frauen).

Unter 96 Fällen meiner Tabelle, über die genauere Angaben existieren, finden sich 49 Männer und 40 Frauen. Die von Kraemer (65) aufgeworfene Frage, worauf es beruhe, daß das weibliche Geschlecht von Echinokokkus der Leber und anderer Organe häufiger befallen werde als das männliche, letzteres hingegen bei der Erkrankung der Orbita bedeutend prävaliere, entscheidet sich mithin an der Hand einer größeren Kasuistik in dem Sinne, daß der orbitale Echinokokkus keine Bevorzugung des männlichen Geschlechtes erkennen läßt.

Daß die Erkrankung mit Vorliebe das zweite und dritte Lebensjahrzehnt betrifft, ergibt sich daraus, daß von den 89 Fällen 29 dem zweiten, 30 dem dritten Dezennium angehörten, während nur 8 im vierten, 5 im fünften, 2 im sechsten und 1 im siebenten Jahrzehnt standen. Kinder unter 10 Jahren wurden 13mal von Echinokokkus der Orbita befallen.

Die jüngsten Patienten waren 2 Jahre alt (Maschkowzewa 37, Brailey 27), der älteste 64 Jahre (Rabinowitsch 44).

§ 210. Symptomatologie.

Das klinische Bild des Echinokokkus der Augenhöhle läßt in den verschiedenen Fällen erhebliche Abweichungen erkennen.

Meist entwickelt sich das Leiden in schleichender Weise innerhalb von Monaten oder Jahren.

Doch sind auch Fälle bekannt, wo innerhalb weniger Wochen deutliche Erscheinungen hervortreten (Meyer 40, Zehender 28, Stoicovici 81).

Ein sehr häufiges Symptom, das dem Auftreten des Exophthalmus vorausgehen kann und differentialdiagnostisch verwertbar ist, ist der Schmerz, der kontinuierlich oder intermittierend oft große Heftigkeit annehmen kann und den Patienten zum Arzt führt, ehe er durch Doppeltsehen, Abnahme der Sehschärfe oder Hervortreten des Auges beunruhigt wird.

Er wird bald in die Orbita, den Bulbus, Stirn oder Schläfe lokalisiert und als Druck, Spannung, Stechen oder Bohren geschildert. Selbst Schmerzdelirien (Weldon, Carathéodori) und Bewußtlosigkeit (Barabascheff 11) sind beobachtet. Die Schmerzen sind offenbar nicht lediglich durch Druck der Zyste auf die Nerven der Orbita hervorgerufen, da zystische Tumoren bei gleicher Größe und gleichem Sitz sehr häufig sich schmerzlos entwickeln, sondern durch die entzündliche Reaktion der Umgebung der Zyste, die geradezu für die Echinokokkenzyste charakteristisch ist.

Von Interesse ist, daß in einigen Fällen ein Trauma, und zwar meist eine Kontusion des Auges oder seiner Umgebung, zu der Entwicklung des Echinokokkus in der Orbita in Beziehung gebracht wird.

So trat in dem Falle von Tavignot (65) der Exophthalmus 3 Monate nach einem Schlag auf die Schläfe, in dem Falle von Isola (72) nach einer Hufschlagverletzung der Braue, bei dem Patienten von Fage (50) nach Fall auf die Stirn hervor.

Es ist nicht ausgeschlossen, daß die lokalen Folgen der Gewalteinwirkung die Ansiedelung der vom Darm aus in die Blutgefäße eindringenden Taenieneier in der Orbita begünstigt. Die gleiche Rolle könnte ein vermehrter Blutzufluß des Kopfes spielen. So würden sich diejenigen Fälle erklären lassen, wo sich das Leiden während einer Schwangerschaft (Kendirdjy 64, Lucas Championnière 58) oder nach einer Geburt entwickelte (Treu 90).

Der früher oder später auftretende Exophthalmus hängt vom Sitz und der Größe der Zyste ab. Er kann einen bedeutenden Grad annehmen (Zehender 28 — 9 mm, Scimemi 66 — 10 mm, Golowin 65 — 15 mm, Treu 90 und Schmid 25 — 20 mm).

Selbst Luxation des Augapfels vor die Lider wird von Vossius und Kendirdjy erwähnt.

Alle Teile der Orbita können Sitz der Echinokokkuszyste sein. Diese kann sich sowohl innerhalb des Muskeltrichters, als in den seitlichen Teilen der Augenhöhle entwickeln. Das letztere ist nach meiner Zusammenstellung häufiger der Fall.

Unter 50 Fällen saß die Zyste 13 mal oben außen, 9 mal oben innen, je 6 mal innen oder unten innen, 5 mal oben, je 4 mal unten außen oder außen und nur 2 mal unten.

Die Annahme Berlins, daß der Echinokokkus zwischen Periost und Orbitalwand nicht vorkomme, ist gleichfalls nicht zutreffend, wie die Fälle von Galliot und Keate (65) beweisen. Die Angabe von Mandour (47), daß häufiger Dach und Boden der Orbita als die Seitenteile betroffen seien, ist mithin ebensowenig richtig, wie die von Stellwag (65), daß die untere Wand eine Prädilektionsstelle bilde.

Je nach dem Sitz des Tumors wird der Bulbus seitlich verdrängt und die Beweglichkeit des Auges nach bestimmten Richtungen besonders beschränkt.

Doch ist die mechanische Behinderung durch die Zyste nicht die einzige Ursache der bei Echinokokkus der Orbita fast regelmäßig beobachteten Beweglichkeitsstörungen. Offenbar sind daran nicht selten entzündliche Vorgänge in der Umgebung der Zyste beteiligt, worauf die häufig geklagten Schmerzen bei Augenbewegungen hindeuten. Weiter kann die Zyste mit einem der Augenmuskeln in unmittelbarem Zusammenhang stehen (Rectus inferior — Ripault 48, Rectus externus — Fieuzal 7, Rectus superior — Bailly 65), zur Tenonitis führen (Sgrosso), oder endlich durch Druck auf Äste des Oculomotorius die Beweglichkeit beeinträchtigen. Vollständige Lähmung des Abducens beschreiben Waldhauer und Gray.

Diplopie gehört zu den häufigsten, oft zu den ersten Symptomen.

Auch die Lidmuskulatur wird nicht selten beteiligt. So kann es am oberen Lide zu Ptosis kommen (Higgens, Vossius 82, Markow 98, Lavagna 65, Blaschek 61 u. a.), am unteren Lide zu Ectropium (Rockliffe, Nicolükin, Markow). In dem Falle von Perimow (52) und Ziegler (54) blieb die Ptosis auch nach Exstirpation der Zyste.

Erweiterung und Starre der Pupille, die von Chauvel (45), Stoicovici (81), Schmid (25), Orlowsky (23) u. a. beobachtet wurde, findet sich besonders in solchen Fällen, wo sich die Zyste im Muskeltrichter, etwa von der Scheide des Opticus aus oder im retrobulbären Fettgewebe entwickelt und das Ganglion ciliare in Mitleidenschaft zieht. Auf gleicher Ursache beruht die gelegentlich beobachtete Akkommodationslähmung.

Recht häufig sind bei Echinokokkus der Orbita entzündliche Veränderungen am vorderen Augenabschnitt, Conjunctivitis, Chemosis, Lidödem, Erscheinungen, die das Bestehen einer Orbitalentzündung vortäuschen können (Sgrosso 41, Fruginele 55, Ripault 48, Wagenmann 74, Rockliffe 29, Pennow 24, Maschkowzewa 37, Markow 98, Lawson 13, Kendirdjy 64, Haensel 8).

Hornhautulcera sind dagegen selten beobachtet (Kendirdjy 64, Waldhauer 5, Cabaut 85) und als Folge eines mangelhaften Schutzes des Bulbus infolge des hochgradigen Exophthalmus aufzufassen. Phthisis und Atrophia bulbi (Perimow und Ziegler 54, Kankzow 95, Dolgopolow 39, Tavignot 65) können dann den Endausgang des nach Perforation auf den Bulbus übergreifenden entzündlichen Prozesses darstellen.

Eine schwere Gefahr für das Sehvermögen droht jedoch bei Echinokokkus der Orbita durch Schädigung des Opticus. Diese ist hier eher als bei den echten Tumoren der Orbita zu fürchten.

Es ergibt sich das daraus, daß ich in meiner Zusammenstellung nicht weniger als 25mal Amaurose, 18mal hochgradige dauernde Amblyopie angegeben finde. Nur in 8 Fällen ist wesentliche Besserung der Sehschärfe nach Entfernung der Zyste, in 5 Fällen normale Sehschärfe vermerkt. In vielen Fällen fehlen nähere Angaben.

Prüft man die Fälle näher, so ergibt sich, daß die im vorderen Abschnitt der Orbita gelegenen Zysten das Sehvermögen am wenigsten in Mitleidenschaft ziehen, offenbar, weil sie sich frühzeitig, d. h. ehe sie größeren Umfang gewonnen, lokalisieren und leichter operativ entfernen lassen und den Sehnerven und sein Gefäßsystem wenigstens in den ersten Stadien der Entwicklung intakt lassen. Dagegen führen die im retrobulbären Gewebe entstehenden Zysten fast regelmäßig zu mehr oder weniger schweren Schädigungen des Opticus. Die Sehstörung pflegt hier schon in den ersten Stadien der Erkrankung aufzutreten. Leider fehlt es fast vollständig an genaueren Untersuchungen des Farbensinnes und des Gesichtsfeldes, aus denen sich entnehmen ließe, ob die Veränderungen am Opticus in funktioneller Hinsicht denjenigen analog sind, die sich bei Entzündungen der Augenhöhle, z. B. nach Sinusitis posterior, entwickeln.

Vossius (82) fand in seinem Falle bei einem Visus von $^6/_{15}$ und den Erscheinungen der Neuritis optica die Farbengrenzen nach oben und innen eingeengt.

Von ophthalmoskopischen Veränderungen finde ich in meiner Tabelle 6 mal Hyperämie der Sehnerven, 10 mal Neuritis optica, 8 mal Stauungspapille, 10 mal Atrophia e neuritide erwähnt. Lawford (46) fand Netzhautblutungen bei Papillitis, Nikolükin (51) in seinem zweiten Fall Ablatio retinae, die er aber als Folge eines interkurrenten Erysipels auffaßt.

Änderungen in der Refraktion des Auges durch Druck des Tumors sind vereinzelt mitgeteilt (Terson 49, Lagleyze 65, Vossius 82). Bei seitlichem Druck handelt es sich dann um eine Änderung im Sinne zunehmender Myopie, bei Druck von hinten nach vorn um hyperopische Refraktion durch Verkürzung der sagittalen Augenachse.

Durch Druck der Zyste auf den Bulbus kann weiter Sekundärglaukom hervorgerufen werden (Waldhauer 5, Peña 14, Weeks 34, Terson 49, Issekutz 63 u. a.). Auf die Ursache der Sehstörung bei Echinokokkus der Orbita ist später einzugehen.

Mit zunehmendem Wachstum der Zyste wird diese häufig der direkten Palpation zugänglich. Dies ist um so eher der Fall, je weiter vorn sie sich entwickelt.

Dies erleichtert natürlich die Diagnosenstellung eines zystischen Tumors namentlich dann, wenn deutliche Fluktuation vorhanden ist.

Bei Sitz im retrobulbären Gewebe ist der Nachweis der Fluktuation schwieriger. Beim Versuche, den Bulbus in die Orbita zurückzudrängen, fühlt man dann eine elastische Resistenz. Zuverlässig ist jedoch dieses Symptom nicht, da es nicht selten fehlt, häufiger als bei anderen zystischen Tumoren.

Es liegt dies daran, daß sich nicht selten eine mächtige Bindegewebskapsel in der Umgebung der Zyste durch entzündliche Reaktion entwickelt, durch welche das Gefühl der Fluktuation aufgehoben und bei retrobulbärem Sitz eine derbe Resistenz hervorgerufen wird, die eine Verwechslung mit nicht zystischen Orbitaltumoren nahelegt.

Besondere Beachtung verdient in differentialdiagnostischer Beziehung das sog. Hydatidenschwirren, das allerdings nur einmal (von Wernicke 69) bei Echinokokkus der Orbita beobachtet worden ist, wenn auch schon

BERLIN auf die Möglichkeit seiner diagnostischen Verwertbarkeit hinweist und WERNICKE die Ansicht ausspricht, daß es bei den subjektiven Erscheinungen, die es hervorruft, kaum der Beobachtung entgehen könne.

In dem Falle von WERNICKE handelte es sich bei festem Lidschluß um die Wahrnehmung eines sausenden Geräusches nach Art fernen Donners, das durch 5—8 Vibrationen pro Sekunde hervorgerufen wurde.

Bei der Seltenheit des Hydatidenschwirrens auch bei Echinokokkusblasen anderer Organe ist diesem Symptome nur bei seinem Vorhandensein ein diagnostischer Wert beizumessen.

In einigen Fällen (VERDALLES, DEMICHERI 98) ließ sich bei Palpation des Tumors eine mit dem Radialispuls isochrone Pulsation nachweisen. In dem Falle, den VOSSIUS (82) beschreibt, zeigten sich pulsatorische Schwankungen der Flüssigkeit in dem Drainrohr, das nach Exzision der Zyste in die Wundhöhle eingeführt wurde.

Diese Pulsation, die zur Diagnose Exophthalmus pulsans führen kann, deutet auf eine Kommunikation der Geschwulst mit dem Cavum cranii oder dem Sinus frontalis.

In den Fällen von VERDALLES und VOSSIUS war das Orbitaldach durch die Zyste usuriert und eine Verbindung mit der Stirnhöhle hergestellt.

In den Fällen von PETIT 1 (dieser Fall wird von DIEU 18 mit Unrecht in Zweifel gezogen), WESTPHAL (65) und DEMICHERI (89) kommunizierte die Orbita mit der Schädelhöhle.

Im PETITschen Falle ging der Kranke an Gehirnkomplikationen zugrunde. Bei der Sektion fanden sich drei walnußgroße Zysten, von denen die eine der Orbita, eine zweite der Schädelhöhle, die dritte teils der Schädelhöhle, teils der Orbita angehörte.

Als einzigartig verdient ein Fall von DEMICHERI Erwähnung.

Bei einem 5jährigen Knaben bildete sich 6 Monate nach einer Kontusion der Braue ein pulsierender Exophthalmus mit Stauungspapille und Herabsetzung des Visus auf $1/8$. Nach 9 Jahren war eine Depression am oberen Orbitalrande fühlbar, aus welcher bei Anstrengungen eine nußgroße, weiche Zyste hervorkam. Auf elektrolytische Behandlung ging der Exophthalmus wenig zurück. Bei Inzision entleerte sich eine wahre Flut von Echinokokkusblasen in allen Dimensionen. Das Dach der Orbita war ganz geschwunden und ebenso die Stirnhöhle. Die an ihrer Stelle befindliche Höhle zeigte in der Tiefe Gehirnpulsation, faßte 250 ccm Inhalt und besaß einen Umfang von 10 × 7 cm. Nach 3 Monaten schwand die Pulsation.

Wie die Entwicklung der klinischen Symptome in den einzelnen Fällen erhebliche Differenzen erkennen läßt, ist auch der Verlauf ein verschiedener. Diese Verschiedenheit ist abhängig von Sitz und Größe der Zyste und der Intensität der entzündlichen Reaktion ihrer Umgebung.

Im allgemeinen kann man mit Peña (14) drei Perioden unterscheiden. In der ersten Periode besteht leichter Exophthalmus. Der Augenhintergrund, die Sehschärfe und die Tension des Auges sind normal. Die zweite Periode ist durch Zunahme des Exophthalmus, Abnahme des Visus, Auftreten ophthalmoskopischer Veränderungen und nicht selten Steigerung des intraokularen Druckes ausgezeichnet, die dritte durch hochgradigen Exophthalmus, Unbeweglichkeit des Bulbus, Amaurose und häufig Hornhautentzündung.

Doch muß zugegeben werden, daß die Erkrankung keineswegs immer diese drei Stadien durchläuft, daß z. B. in der ersten Periode bereits heftige Schmerzen vorhanden sein können (Dieu 20) und völlige Erblindung eintritt, noch ehe der Exophthalmus beträchtliche Dimensionen angenommen hat, während gelegentlich trotz hochgradiger Protrusio der Visus gut bleiben kann (Zehender 28, Exophthalm. = 9 mm, Vis. = 1).

Eigenartig war der Verlauf in dem Falle, den Nikolükin (51) schildert. Die Operation des Echinokokkus wurde hier wegen eines Erysipels des Gesichtes und Kopfes aufgeschoben. Nach der Genesung von diesem trat unter dem oberen Lide eine tränenartige Flüssigkeit aus, und am nächsten Tage zeigte sich eine weiße, feste Membran von der Größe eines Hühnereies, die der Patient mit dem Finger herauszog. Der Autor ist · der Meinung, daß der Echinokokkus durch das Erysipeltoxin getötet worden sei.

Wie sich der Endausgang der Echinokokkenerkrankung der Orbita gestaltet, darüber geben die Fälle von Maschkowzewa (37), Kankzow (95), Isola (72), Waldhauer (5), Schmidt (56) und Dolgopolow (39) Aufschluß.

Der stark aus der Orbita vorgedrängte Bulbus fällt früher oder später der Atrophie und Phthisis anheim.

Aber auch die übrigen Gewebe der Orbita können durch den Druck der wachsenden Zyste fast restlos zum Schwund kommen.

So fand Isola (72) den Bulbus in ein pigmentiertes Bläschen verwandelt, und die ganze Orbita durch den orangengroßen Tumor in eine Höhle umgewandelt, die von einer perlmutterartig glänzenden Membran ausgekleidet war.

Spontane Eröffnung der Zyste nach außen kommt sehr selten vor (Dudon 65, Verdalles 65, Markow 98, 3. Fall). Es kann sich dann, wie Verdalles' Beobachtung zeigt, ein Fistelgang bilden. .

§ 211. Die Diagnose des Echinokokkus der Orbita begegnet meist erheblichen Schwierigkeiten, und zwar besonders dann, wenn sich das Entozoon im retrobulbären Gewebe entwickelt. In sehr vielen Fällen wurde, wie meine Zusammenstellung zeigt, ein solider maligner Tumor der Orbita diagnostiziert (Fruginele 55, Maschkowzewa 37, Kendirdjy 64, Blaschek 61 u. a), namentlich dann, wenn keine Fluktuation nachzuweisen war.

Aber auch wenn an der zystischen Natur kein Zweifel bestehen kann, kann die Diagnose zwischen orbitalem Dermoid, serösen Zysten, abgesackten Blutergüssen der Orbita, unter Umständen Enzephalozele oder Zystensarkom schwanken.

Durch genaue Feststellung der Anamnese läßt sich das Hämatom der Orbita (plötzliche Entstehung) und die Enzephalozele (charakteristischer Sitz, Bestehen seit Geburt, Pulsation, zerebrale Erscheinungen) meist ausschalten.

Gegen eine Verwechslung mit den serösen und Dermoidzysten sichert die Untersuchung des Zysteninhaltes.

Es ist deshalb von vielen Beobachtern die Probepunktion (mit Pravaz-scher Spritze, Troikart oder Skalpell) ausgeführt worden.

Bei Vorhandensein einer offenen Enzephalozele kann die Probepunktion indessen zu schweren Gehirnerscheinungen führen. Kraemer (65) hält sie deshalb mit Rücksicht auf die Möglichkeit eines Irrtumes für kontraindiziert.

Aus einem anderen Grunde wird sie von Markow abgelehnt. Da die Zyste stark phlogogene Substanzen enthält, kann die Probepunktion von einer heftigen entzündlichen Reaktion gefolgt sein, wie die Beobachtungen von Chauvel (47), Zehender (28), Markow (99) (3. Fall) zeigen.

Es wird deshalb von Kraemer (65) und Mandour (47) empfohlen, der Probepunktion die definitive Operation sofort nachzuschicken.

Die in den Echinokokkuszysten befindliche Flüssigkeit ist meist wasserklar, seltener gelblich oder blutig gefärbt oder getrübt. Sie enthält, wenigstens solange das Entozoon lebt und keine Entzündung der inneren Zystenwand eingetreten ist, im Gegensatze zu den serösen Zysten der Orbita kein Eiweiß, keine Fettsäuren oder Öltropfen wie die sog. Ölzysten. Im Gegensatz zur Zerebrospinalflüssigkeit der Meningozele enthält die Echinokokkuszyste reichlich Kochsalz, das auf Zusatz von Argentum nitric. als Chlorsilber ausfällt. Diese einfache Reaktion läßt also meist eine schnelle Entscheidung treffen.

Schwieriger ist die Diagnose zu treffen, wenn bei der Punktion eine purulente oder seropurulente Flüssigkeit aspiriert wird (Chauvel 45, Sgrosso 41, Vossius 82, Markow 98 u. a.).

So hat z. B. Chauvel (17) in seinem Falle aus der durch die Punktion entleerten Flüssigkeit das Vorhandensein eines kalten (tuberkulösen) Abszesses erschlossen. Im Falle von Vossius (82) enthielt die Zyste Cholestearinkristalle, Eiterkörper, Fettropfen, Fettkörnchenzellen, platte und zylindrische Zellen, während bei der chemischen Untersuchung geringe Mengen von Bernsteinsäure und Traubenzucker nachgewiesen wurden.

Von großem diagnostischen Wert ist der Befund von Haken, Scolices, oder die mikroskopische Feststellung der charakteristischen, lamellär geschichteten Zystenwand. Um derartige Bestandteile zu entleeren, ist allerdings die Punktion mit einer dünnen Nadel meist nicht ausreichend.

Die Echinokokkusblase, der Finnenzustand der Taenia Echinococcus, die im Dünndarm des Hundes lebt, entsteht aus den Embryonen (Onkosphären), die aus dem Darme des Zwischenwirtes (Mensch, Schwein, Rind, Schaf, seltener Pferd, Katze, Affe) in die Körperorgane derselben eindringen und sich hier langsam zu einer von der geschichteten Cuticula umgebenen Blase entwickeln, die 8 Wochen nach der Fütterung 1—2,5 mm Durchmesser hat. Erst nach 5 Monaten bilden sich an der Innenwand der Blase Brutkapseln, in denen sich die Scolices entwickeln. Die äußere Lage der Mutterblase besteht aus chitinhaltigen Schichten mit lamellösem Bau, die innere sog. Parenchymschicht zeigt körnige Struktur und enthält spärliche Muskelfasern und Gefäße. Die Brutkapseln, die ebenfalls eine Kutikularschicht und eine Parenchymschicht unterscheiden lassen, entwickeln sich als körnige Vorragungen der Parenchymschicht; in jeder entstehen mehrere Köpfchen (Scolices) von etwa 0,3 mm Länge. Diese tragen ein Rostellum, das von zwei Reihen feiner Häkchen umgeben ist und an der Vorderfläche vier Saugnäpfe trägt. Der Scolex inseriert mit einem muskulösen Stiel an der Brutkapsel. Häufig ist der Vorderkörper in den Hinterkörper eingestülpt. An abgestorbenen Blasen sind die Brutkapseln häufig geplatzt, so daß die Scolices frei aufsitzen, oder auch diese lösen sich von der Wand der Hauptblase. Die Echinokokkusblase kann einfach bleiben und an ihrer Innenfläche die Brutkapseln als grießartige Vorsprünge tragen (Echinococcus granulosus) oder der Brutkapseln entbehren (sterile Blase, Azephalozyste). In der Orbita ist diese Form besonders häufig beobachtet, während sie sonst beim Menschen relativ selten sein soll. Durch Knospung können sich an der Innenwand der Mutterblase Tochter- und Enkelblasen entwickeln (Echinococcus hydatidosus, endogenus). Wenn die Mutterblase zugrunde geht, liegen die Tochterblasen scheinbar frei in der Bindegewebskapsel.

Die abgestorbene Blase verliert häufig ihren flüssigen Inhalt. In der Bindegewebskapsel lagert sich Kalk ab, von der Membran der Mutterblase sind meist noch Reste erhalten. Der Inhalt besteht dann aus einem dicken, bröckligen, durch Fett gelb gefärbten, Cholestearintafeln enthaltenden Brei, dem Kalksalze beigemischt sind (Vossius).

In nicht wenigen Fällen hatte die orbitale Echinokokkuszyste einen eiterartigen Inhalt (Chauvel 17, Sgrosso 41, Fruginele 55, Rockliffe 29, Lagleyze 65 u. a.). In solchen Fällen kann erst der Nachweis von Haken (Sgrosso 41, Fruginele 55), von Scolices (Wagenmann 74), von Tochterblasen oder von Stücken der Zystenmembran die Diagnose klarstellen.

Bestehen gleichzeitig an anderen Körperstellen Echinokokkusblasen, so kann die Diagnose dadurch natürlich sehr erleichtert werden, doch scheint es, daß gerade der orbitale Echinokokkus meist singulär auftritt, wenigstens soweit die klinische Untersuchung Anhaltspunkte gewährt. Bei der Sektion sind allerdings mehrfach Echinokokkuszysten auch in inneren Organen nachgewiesen worden (Brailey 27, Petit 1).

§ 212. Die Prognose des orbitalen Echinokokkus kann quoad vitam als günstig bezeichnet werden, da bei richtiger Diagnosenstellung die operative Entfernung der Zyste meist von schneller Heilung gefolgt ist. In den Fällen, die zum Tode führten, hatte nicht die orbitale Zyste auf das Gehirn übergegriffen, sondern bestanden gleichzeitig intrakranielle Zysten.

Dagegen ist die Prognose quoad visum ernst, wie sich daraus ergibt, daß meine Tabelle 25 Fälle von Amaurose, 18 von hochgradiger dauernder Amblyopie enthält.

§ 213. In anatomischer Beziehung interessiert uns neben dem Verhalten der Zyste selbst besonders die Reaktion der Umgebung, die zur Entstehung einer mehr oder weniger dichten Bindegewebskapsel führt. Die entzündliche Neubildung in der Nachbarschaft des Echinokokkus ruft durch Zerrung von Orbitalnerven die geradezu charakteristischen Schmerzen hervor und führt zu derben Verwachsungen der Blase mit dem Periost, der Duralscheide des Sehnerven, der Tenonschen Kapsel oder einem Augenmuskel. Man muß sich wohl vorstellen, daß aus der Zyste phlogogene Substanzen in die Umgebung diffundieren, da gutartige Tumoren von gleichem Sitz und gleichem Umfange keine derartige Reaktion hervorzurufen pflegen. Daß in der Tat die Zyste entzündungserregende Bestandteile enthalten muß, zeigt die Beobachtung von Fällen, wo sich an die Punktion sofort eine heftige Entzündung mit Lidschwellung und Chemosis anschloß.

Es liegt nahe, auch die oft frühzeitige und intensive Schädigung des Opticus auf toxische Wirkung des Zysteninhaltes zurückzuführen, wie das von Scimemi (6), Varese (57) u. a. geschieht.

Leider sind wir über die klinischen Symptome der Sehstörung, besonders in den ersten Stadien, zu wenig unterrichtet, um entscheiden zu können, ob eine Verwandtschaft mit anderen Intoxikationsamblyopien besteht. Falsch wäre es jedenfalls, die Mitwirkung mechanischer Faktoren bei der Opticuserkrankung bestreiten zu wollen. Wenn, wie z. B. im Falle von Treu (90), der Opticus von Zysten ummauert ist, Stauungspapille und hochgradige Amblyopie besteht, dann liegt es nahe, eine direkte Kompression des Sehnerven oder eine Zirkulationsstörung als Ursache der Sehstörung anzunehmen.

Daß das Entozoon in vielen Fällen abstirbt und die Zyste sekundäre Veränderungen durchmacht, wobei ihr vorher wasserklarer Inhalt sich trübt, eindickt, eiterartige und selbst breiartige Beschaffenheit annehmen kann, wurde oben bereits angedeutet. Die Ursache dieses Absterbens ist wohl in ungünstigen Ernährungsverhältnissen des Mutterbodens zu suchen, die besonders dann hervortreten werden, wenn sich eine dichte Bindegewebskapsel entwickelt.

Immerhin kann die orbitale Echinokokkuszyste beträchtlichen Umfang gewinnen. Sie kann wie in den Fällen von Schmidt (56), Waldhauer (5), Rabinowitsch (44), Pennow (24), Orlowsky (23), Markow (98), Lawson (13), Isola (12) in der Form eines taubenei- bis orangengroßen Tumors von meist ovaler oder länglicher Gestalt die ganze Orbita ausfüllen, den Bulbus vor die Lider drängen und selbst die Orbitalwand usurieren.

Das Wachstum erfolgt durch Bildung von Tochterblasen aus der Innenwand der Mutterblase, in denen sich Brutkapseln und Köpfchen oder Enkelblasen bilden können. Die Anzahl der Tochterblasen ist meist gering, kann aber auch bis zu mehreren Hunderten betragen (so fand z. B. de Wecker [10] 2 Blasen, Perimow [52] und Ziegler [54] bei der Operation 2 taubeneigroße Blasen, nach 2 Monaten 5 Blasen, Orlowsky [23] 20 Blasen, Waldhauer [5] 17, Westphal und Lagleyze [65] 100, Demicheri [98] unzählige Blasen in einer Höhle von 10×7 cm Umfang, die 250 g Flüssigkeit faßte).

In vielen Fällen handelte es sich um eine sterile Mutterblase, die weder Tochterblasen noch Haken und Scolices enthielt (Chauvel 45, Ripault 48, Zehender 28, Valude 31, Varese 57, Scimemi 66, Marshall 87 u. a.), Haken fanden Sgrosso (41), Fruginele (55), Peña (14), Kankcoff (95), Scolices und Haken Wagenmann (74), Blaschek (61), Lavagna (73).

§ 214. Therapie. Die Behandlung des Echinokokkus der Orbita kann nur in einem operativen Eingriff bestehen, der eine möglichst radikale Entfernung der Zyste anstrebt. Dieses Ziel ist jedoch keineswegs immer leicht zu erreichen, da häufig die Zyste durch eine dichte Bindegewebskapsel mit dem Periost der Orbita, der Sehnervenscheide, der Tenonschen Kapsel, einem oder mehreren Augenmuskeln in fester Verbindung steht. Bei dem Versuche, diese Verwachsungen zu lösen, kann eine stärkere Blutung auftreten (Vossius 82, Kendirdjy 64, Rockliffe 29), reißt leicht die Zyste ein und ergießt ihren Inhalt in die Umgebung. Es kann dann schwer oder unmöglich sein, sie in toto zu entfernen.

Es ist deshalb wohl zu verstehen, daß viele Autoren sich mit dem wesentlich einfacheren Eingriff der Inzision mit nachfolgender Ausspülung (mit Sublimat 1 : 4000 — Fruginele 55, 1 : 1000 — Fage 50, Marshall 87), mit Auskratzung (Scimemi 66, Stoicovici 81, Terson 49), Tamponieren mit Jodoformgaze oder mit Resektion des vorderen Teiles der Zyste begnügt haben.

Gabrielides (101) beobachtete nach der Punktion anaphylaktische Erscheinungen (Ödem, Rötung, Schmerzhaftigkeit, Schüttelfrost, Fieber), die er auf Sensibilisierung durch Resorption von Blaseninhalt zurückführt.

Auch nach einfacher Eröffnung kann Heilung bewirkt werden. Es kann sich dann der Zystenbalg nach einigen Tagen (Schmid 25, Dieu 20) oder

Wochen (Chauvel 45) abstoßen, soweit es nicht gelingt, ihn sofort aus der Inzisionswunde zu extrahieren.

In mehreren Fällen kam es jedoch zu einer Eiterung oder zur Entstehung eines Rezidives, das einen weiteren Eingriff nötig machte (Fruginele 55, Fage 50 u. a.).

Eine größere Zahl versuchte daher von vornherein die operative Entfernung der ganzen Zyste (Fromaget 76, Valude 31, Peña 14, Pennow 24 u. a.), zum Teil leicht und mit schnellem, günstigem Erfolg, zum Teil unter erheblichen Schwierigkeiten (Wernicke 69, Zehender 28, Vossius 82, Kendirdjy 64 u. a.).

Sitzt der Echinokokkus im Muskeltrichter, dann empfiehlt sich die temporäre Resektion der temporalen Orbitalwand nach Kroenlein, die sich in den Fällen von Treu (90) und Axenfeld (75) gut bewährt hat.

Vor allem ist, wie Kraemer (65) mit Recht betont, bei der Radikaloperation Wert auf eine möglichst breite Inzision zu legen. Ist die totale Exstirpation nicht möglich, ohne wichtige Organe der Orbita zu schädigen, dann ist Exzision eines möglichst großen Stückes der Organkapsel, gründliche Ausräumung des Blaseninhaltes mit der Mutterblase und Ausspülung der Kapselhöhle mit Sublimat oder Sublamin mit nachfolgender Drainage angezeigt.

In einer Anzahl von Fällen wurde die Enucleatio bulbi ausgeführt (Varese 51, Rockliffe 29, Blaschek 61, Morelli 26, Dolgopolow 39, Barabascheff 16), teils, weil ein maligner Orbitaltumor diagnostiziert war, teils, weil der Bulbus bereits schwere sekundäre Veränderungen zeigte.

Auch die Exenteratio orbitae wurde einige Male vorgenommen (Preindlsberger 78, Maschkowzewa 37, Waldhauer 5).

Es braucht kaum betont zu werden, daß die Entfernung des Auges bei Echinococcus orbitae nur dann indiziert ist, wenn der schwer an Iridocyclitis erkrankte Bulbus erblindet ist und Schmerzen verursacht oder eine sympathische Erkrankung des anderen Auges befürchten läßt.

Je exakter die Diagnosenstellung ist, je genauer Sitz und Ausdehnung des Tumors bestimmt und je besser durch die Wahl der Operationsmethode diesen Verhältnissen Rechnung getragen wird, um so günstiger wird sich das Endresultat gestalten.

Durch Aufklärung der Bevölkerung über das Wesen der Erkrankung, durch Verminderung der Zahl nutzloser Hunde, Vermeidung jedes vertraulichen Umganges mit Hunden, und besonders durch Errichtung von Schlachthäusern und streng durchgeführte Fleischbeschau wird zweifellos die Zahl der Echinokokkenerkrankungen noch mehr vermindert werden, als das bis jetzt schon geschehen ist.

Literatur.

Vgl. auch die Literatur bei Kraemer, die hier nicht nochmals angeführt wurde.

(Echinokokkus der Orbita.)

1774.   1. Petit, Oeuvres complètes. p. 231.
1860.   2. Demarquay, Traité des Tumeurs de l'orbite. Ann. d'Ocul. LXVIII.
        p. 232.
1865.   3. Waldhauer, Klin. Monatsbl. f. Augenh. III. S. 385.
1871.   4. Schmid, Jahresber. d. Augenabteilung d. Odessaer Stadt-Hospitals
        S. 98.
1876.   5. Waldhauer, Klin. Monatsbl. f. Augenh. S. 152.
1879.   6. Billroth, Echinococcus der Orbita. Chirurg. Klinik. p. 101.
        7. Fienzal, Kyste hydatique de l'orbite. Compte rend. de l'assoc. franç.
        des scienc. p. 914.
        8. Hänel, Fall von Echinococcus der Orbita. Jb. d. Ges. f. Natur u. Heilk.
        Dresden. p. 24.
        9. Hardy, Austral. med. Journ. Melbourne. p. 589.
        10. de Wecker, Thérapeutique oculaire. p. 731.
1882.   11. Barabaschew, L'échinocoque de l'orbite. Wratsch. Nr. 18. Rev. d'Opht.
        I. p. 354.
        12. Griffith, Hydatid of orbit. Brit. med. J. XII. 30. p. 1295.
        13. Lawson, On a case of hydatid tumor of the orbit; protrusion of the
        eye; suppuration of the cyst; removal, reco. vers. Oph. Norp. Rep. X.
        p. 301.
        15. Mules, Hydatid tumor of orbit. Brit. med. Journ. II. p. 1251 u. 1298.
        14. Peña, Hydatidische Sackgeschwulst der Augenhöhle (Echinococcus).
        Cbl. f. A. Okt.
1883.   16. Barabascheff, Ein 2. Fall von Echinokokkus der Orbitalhöhle. Petersb.
        med. Wschr. p. 56.
        17. Chanoel, Rapport sur une observation de kyste hydatique de l'orbite.
        France méd. No. 65. p. 775. XII. ref. Rev. d'Opht. III. p. 80.
        18. Dieu, Documents relatifs à l'histoire des kystes hydatiques de l'orbite.
        Bull. de la Soc. de Chir. p. 871. Von Chauvel ref.
1884.   19. Candron, Kyste hydatique de l'orbite. Gaz. des hôpit. II. Nr. 14.
        20. Dieu, Kystes hydatiques de l'orbite. Rec. d'Opht. p. 6.
        21. Pennow, Acta d. kaiserl. kaukas. med. Ges. Nr. 12.
1885.   22. Maréchal, Dumeur kystique et volumineuse de l'orbite, substituée à
        la glande lacrymale. Arch. d'Opht. V. p. 180. u. Soc. fr. d'Opht. p. 298.
        23. Orlowsky, Westn. Ophthalm. S. 143. Ref. bei Golowin.
        24. Pennow, Eine Cyste der Augenhöhle. Westnik ophth. Nov.-Dez.
        p. 411 u. Compt. rend. de la Soc. des méd. de Gaucare XXI.
        25. Schmid, Hans, Fall von Echinococcus der Orbita. Centralbl. f. Chi-
        rurg. XII. Nr. 26. p. 459.
1886.   26. Morelli, Cisti idatidea della cavità orbitaria sinistra. Rivista clin. e.
        terapeut. VIII. 6. p. 281.
1887.   27. Brailey, Hydatid cyst, causing proptoris, cyst, in liverlung brain and
        other viscera unilateral optic neuritis. Oph. Rev. p. 24 u. Trans. O.
        S. h. k. p. 118.
        28. Zehender, Ein Fall von Echinococcus in der Augenhöhle. Klin.
        Monatsbl. Sept.
1889.   29. Rockliffe, Suppuratine hydatid cyst of orbit. Oph. Rev. p. 25 u. Trans.
        O. S. h. k. IX. p. 55.
        30. Sharp, Case of hydatid cyst of the orbit. Brit. med. J. I. p. 179.
        31. Valude, Kyste hydatique de l'orbite. Exstirpation Rec. d'Opht. p. 486.

1889. 32. Weeks, A case of epibulbar echinococcus with a review of the literature on echinococcus cysts of the orbit. Arch. of Oph. New-York. XVIII. p. 31.

1890. 33. v. Issekutz, Echinococcus retrobulbaris. Wien. med. Presse Nr. 12. p. 469.

34. Weeks, Ein Fall von Echinococcus zu der Orbita, mit einer Literatur-Übersicht über Echinococcusblasen in der Orbita. Archiv für Augenheilk. XXII. p. 206.

1891. 35. Bresgen, Rev. gén. d'Opht.

36. Jophe, L'échinocoque de l'orbite. Med. Obosrenie Nr. 15 ref. Rev. d'Opht. p. 559.

37. Maschkowzewa, Un cas d'échinocoque de l'orbite chez un enfant de 2 ans. Mediciskoie Obosrenie Nr. 15 ref. Rev. d'Oph. p. 559

1892. 38. Barret, Hydatid diseases of the orbit. Austral. med. Journ. p. 249.

1893. 39. Dolgopolow, Protok. d. Ges. d. Kursk. Ärzte. Med. Obosr. 1895 XLIII. S. 535 ref. bei Golowin.

40. Meyer, Ann. d'Ocul. I. 109. p. 275.

41. Sgrosso, Recueil d'Ophtalm. T. XII. p. 337.

42. Terson, Traitement des kystes hydatiques de l'orbite. Ann. d'Ocul. CIX. p. 161.

1894. 43. Monréae, Martin, Beitrag zum Vorkommen der Hydatiduscysten der Orbita. El. Progresso medic. Chili. p. 1.

44. Rabinowitsch, Echinococcus der Augenhöhle. Tushno-russkaja medizinskaja gazeta. Nr. 32. p. 737. u. Cbl. f. Ah. Dec. p. 359.

1895. 45. Chauvel, Kyste hydatique de l'orbite. Recueil d'Opht. p. 648.

46. Lawford, Hydatid cyst of the orbit. Oph. O. Soc. Un. Kygd. Transact. XV. p. 167 u. Oph. Rev. p. 32.

47. Mandour, Étude sur les kystes hydatiques de l'orbite. Thèse de Paris. Rev. Arch. d'Opht. XV. p. 591.

48. Ripault, Kyste hydatique sous-tendineux du droit interne. France méd. V. p. 67.

49. Terson, Récidive d'un kyste hydatique de l'orbite deux ans après une première intervention. Ann. d'Ocul. CXIII. p. 114.

1896. 50. Fage, Kyste hydatique de l'orbite. Recueil d'Opht. VIII. p. 463 Ref. Wien. Rundsch. X. 40 u. Arch. d'Opht. p. 523.

51. Nikolükin, Westnik ophth. S. 399. Ref. Golowin.

52. Perimow u. Ziegler, Journ. d. Med. Ges. Kasan I. ref. Golowin.

53. Vero, Contribucion al estudio de los quistes hidaticos tésis.

54. Ziegler, Echinococcus der Augenhöhle. Tagebl. d. Ges. d. Ärzte a. d. Univ. Kasan.

1897. 55. Fruginele, Un caso di ciste da echinococco dell'orbita. Riforma med. I. p. 578. p. 22.

56. Schmidt, Berl. klin. Wochenschr. p. 341.

57. Varese, Arch. di. Ophtalm. IX. p. 266. 7—8.

1898. 58. Lucas Championnière, Société anatom. p. 592.

59. Markow, Encore un cas d'échinocoque de l'orbite. Wjestn. Oph. Nr. 1.

60. Oeconomopoulos, Kystes hydatiques de l'orbite. Rec. d'Opht. p. 510.

1899. 61. Blaschek, Zwei Fälle von Echinococcus der Augenhöhle. Wien. klin. Wschr. Nr. 6.

62. Fuchs, Zwei Fälle von Echinococcus der Augenhöhle. Wien. klin. Wschr. Nr. 6.

63. v. Issekutz, Echinococcus retrobulbaris. Ung. Beitr. z. A. II. p. 53.

64. Kendirdjy, Kyste hydatique de l'orbite. Soc. anatom. Juni.

65. Krämer, Die tierischen Schmarotzer des Auges. Hdb. Graefe-Saem. 2. Aufl.

66. Scimemi, Echinococcus der Orbita. Ref. Ophth. Klin. Nr. 14. p. 227.

1899. 67. Segelke, Zur pathologischen Anatomie der Echinoccenerkrankung der
            Augenhöhle. A. f. O. XLIX. p. 561.
       68. de Vincentiis, Riforma med.
       69. Wernicke, Hydatidenschwirren bei Echinococcus der Orbita. Centralbl.
            f. Augenh. p. 304.
       70. Wolkow, Echinococcus orbitae. Verh. d. physic.-med. Ges. in Saratow.
            Nr. 5.
1900. 71. Golowin, Über Echinococcus der Augenhöhle. Z. f. A. IV. p. 647.
       72. Isola, Kyste hydatique de l'orbite. Clin. oph. XI.
       73. Lavagna, Estirpazione di cisti echinococcica retrobulbare. Giorn. della
            r. accad. di med. Torino Anno LXIII. p. 644.
       74. Wagenmann, O. klin. Nr. 2. p. 19.
1901. 75. Axenfeld, Echinococcus orbitae. M. m. W. p. 1229.
       76. Fromaget, Arch. d'Opht. p. 731.
       77. Nikoljuckin, Ein Fall von Spontanheilung eines Orbital-Echinococcus
            nach Erysipel des Gesichtes. Wjertn. Oph. Nov.-Dec. Ref. Z. f. A. VIII.
            p. 294.
       78. Preindelsberger, Zwei Fälle von Echinococcus der Orbita. Wien.
            klin. Rundschr. Nr. 50. p. 943.
       79. Stephan, Beitrag zur Diagnose des Echinococcus orbitae sowie zu
            seiner Operation nach der Krönleinschen Methode. Diss. Rostock.
1902. 80. Denobili, Kystes hydatiques de l'orbite. Thèse de Paris.
       81. Stoïcovici, Kyste hydatique de l'orbite. Bull. de la Soc. de Chir.
            Bucarest. Juin Rf. Jb. f. O. p. 495.
       82. Vossius, Ein Fall von Echinococcus der Orbita. Deutschm. Beitr. z.
            A. Bd. V. p. 379.
1903. 83. Cabaut, Quistes hidatidicos de la orbita. Buenos-Aires Cabant.
       84. Roselli, Echinococco retrobulbare. Bollet. dell orped. oftam. Roma.
            p. 114, 121.
1904. 85. Cabaut, Upon echinococcus cysts of the orbit. Woch. f. Therapie u.
            Hygiene des Auges Febr. Ref. Ophthalmoscope. S. 147.
       86. Collucci, Über einige Fälle von Cysten der Orbita in Folge von Taenia
            Echinococcus. Ann. di Ottalm. Heft 1—2.
       87. Marshall, A case of hydatid cyst of the orbit. Ophthalmosc. April.
1905. 88. Bardelli, Sull'echinococco dell'orbita. Annal. di Ottalm. p. 465.
       89. Demicheri, Quiste hydatico de la orbita. Arch. de Oftalm. hisp.-am.
            Nov.
       90. Treu, Ein Fall von Echinococcen der Orbita. Arch. f. Augenh. 53. Bd.
            p. 171.
1906. 91. De Beradinis, Echinokokken-zyste der Orbita. Sitzungsber. 11. Okt.
            Versamml. d. Ital. ophthalm. Gesellsch.
       92. Calderaro, Echinococcus of orbit, cured by operation. La clin. ocul. III.
       93. Tehsistiakoff, Un cas d'échinocoque de l'orbite. Wjestnik Opht.
            p. 564.
       94. Willoughby, Hydatid cyst of the orbit. Transvaal med. Journ.
1907. 95. Kaukcoff, Ein Fall von Echinococcus orbitae. Westnik. ophtalmol.
            S. 461.
1908. 96. Demicheri, Hydatidenzyste der Orbita. Archivos de Oftalm. Hispano-
            Americ. Sept.
       97. Derselbe, Exophthalmie pulsatile par kyste hydatique intracrânien.
            Ann. d'Ocul. S. 102.
1910. 98. Markow, Der vierte Echinokokkus der Orbita. Westnik Ophth. Mai.
1912. 99. Cosmettatos, Zwei Fälle von Echinokokken der Orbita. Klin. Mo-
            natsbl. f. A. S. 350.

1912. 100. Poley, Hydative Zyste der Orbita. Oph. Rev. Sept. S. 257.
1913. 101. Gabrielides, Cyste hydatique orbito-temporal. Ref. Klin. Monatsbl.
f. A. S. 445.
        102. Palomar de la Torre, Dos casos de quiste hidatidico de la orbita.
Arch. de Oftalm. Hispano-Americ. XIII, 1. S. 4.
        103. Tamaschew, Ein Fall von Echinokokkus der Orbita. Rußky Wratsch.
Bd. XII. S. 215.

II. Zystizerkus der Orbita.

§ 215. Der Zystizerkus kommt in der Orbita wesentlich seltener vor als im Bulbus und weitaus seltener als der Echinokokkus. In der Literatur vermochte ich nur 21 Fälle aufzufinden und unter diesen sind mehrere Fälle mitgerechnet, wo der primäre Sitz des Entozoon die Lider betraf, wie in den vier von Hirschberg (5) mitgeteilten Fällen.

Der klinische Verlauf gestaltete sich sehr verschieden und ist zweifellos in erster Linie von der Lokalisation der Zyste abhängig.

Mit Vorliebe entwickelt sich diese am vorderen Rande der Orbita, bald am unteren (v. Graefe 4, Piccoli 21), bald am oberen in der Gegend der Nasenwurzel (Horner 6, Badal 16, Cotberell). Aber auch im Bereiche der Tenonschen Kapsel kann, wie die Beobachtungen von Meyer (14) und Sgrosso (15) zeigen, der Zystizerkus zur Entwicklung gelangen. Endlich hatte in mehreren Fällen die Zyste tiefer in der Orbita ihren Sitz (Higgens 8, Lapersonne 9 und Monthus 27, Pascheff 26), so daß die Angabe von Lagrange, der Zystizerkus finde sich nur im vordersten Teile der Augenhöhle, der Korrektur bedarf.

Je nach dem Sitz und der Reaktion der Umgebung ist der Beginn des Leidens verschieden. Es kann sich am Orbitaleingang unter der gesunden Haut ein kleiner schmerzloser Tumor entwickeln (Hirschberg), oder es treten zunächst heftige oft anfallsweise auftretende Schmerzen ein, die in die Stirn, die Schläfe oder den Bulbus lokalisiert werden und von Lidschwellung, Reizung der Bindehaut, Photophobie, Parästhesien begleitet sein können (Lapersonne 27, Pascheff 26, Horner 6, Badal 16, Meyer 14, Sgrosso 15).

Derartige Erscheinungen sind hier relativ so häufig, daß sie gegenüber andersartigen Orbitaltumoren eine gewisse differentialdiagnostische Bedeutung besitzen.

Der Exophthalmus, der bei Sitz der Zyste am Orbitaleingang fehlt, kann bei tiefer sitzendem Zystizerkus einen beträchtlichen Grad annehmen (Pascheff 26, Sgrosso 15 — 5 mm).

Bei der Palpation läßt sich häufig ein fluktuierender Tumor nachweisen, der auf Druck sehr schmerzhaft sein kann und etwa die Größe einer Mandel oder einer Erbse besitzt. Er ist gegen seine Umgebung (der

Bulbus, die Orbitalwand) entweder frei beweglich oder mit ihr breit verwachsen.

Die Bewegungen des Auges sind zuweilen stark behindert. In dem Falle von Meyer (14) war der Bulbus starr und bot das Bild einer totalen Ophthalmoplegie. Doppelbilder werden von v. Graefe (4), Higgens (8), Sgrosso, Lapersonne (27), Badal (16) erwähnt. Ptosis — durch chronische Entzündung im Bereiche des Musc. Orbicularis verursacht — fanden Horner und Cotberell.

Bei starkem Hervortreten der entzündlichen Symptome, tieferem Sitz und geringer Größe der Zyste kann ein periostaler Abszeß oder eine beginnende Orbitalphlegmone vorgetäuscht werden und erst der operative Eingriff zur Klarstellung des Leidens führen.

Hyperämie und Schwellung der Papille wurden von Meyer (14) und Pascheff (2) beobachtet.

In dem Falle des letzteren sank der Visus auf Fingerzählen in 20 cm und hob sich nach Exstirpation der Zyste nur auf Fingerzählen in 1,5 m.

Die Schwierigkeit der Diagnosenstellung des Cysticercus orbitae ergibt sich schon daraus, daß fast in allen Fällen die Diagnose erst post operationem gestellt werden konnte.

Einigermaßen charakteristisch sind, wie Kraemer angibt, die sich häufig wiederholenden Entzündungsschübe, das rasche Wachstum, die derbe fibröse Kapsel und der Sitz im vorderen Teile der Orbita.

Eine Probepunktion vermag auch nicht immer Aufschluß zu geben, wie die Fälle von Badal und Cotberell zeigen. Dagegen konstatierte Pascheff in der durch Punktion entleerten serösen Flüssigkeit reichlich Kochsalz und Fehlen von Eiweiß, was zur Klärung der Diagnose führte.

Differentialdiagnostisch kommt besonders der Echinococcus orbitae in Betracht, der, wie wir oben gesehen haben, nicht selten gleichfalls zu Reizerscheinungen, Schmerzen usw. führt, die jedoch meist erst bei größerem Umfang der Zyste in Erscheinung treten. Echte Orbitaltumoren pflegen nicht entzündliche Symptome hervorzurufen. Von entzündlichen Affektionen der Augenhöhle weicht der Nachweis eines umschriebenen derben Tumors neben der entzündlichen Schwellung ab, wenn auch zugegeben werden muß, daß eben durch die entzündliche Schwellung der Lider die Palpation der Zyste erschwert oder unmöglich gemacht werden kann.

Die Prognose des Leidens ist relativ günstig, da nach der Exstirpation meist völlige Heilung einzutreten pflegt. Ist, wie in dem einen Falle von Pascheff, der Sehnerv in Mitleidenschaft gezogen (Neuritis optica, hochgradige Amblyopie), dann ist allerdings auch bei sachgemäßer Durchführung der operativen Therapie der Endausgang quoad visum zweifelhaft.

Ein Fall von Exitus durch Beteiligung des Gehirns ist bisher in der Literatur ebensowenig beschrieben worden, wie ein Fall von Panophthalmie und Phthisis bulbi, die bei Echinococcus orbitae mehrfach beobachtet wurden.

Die Behandlung kann nur eine chirurgische sein. Sie besteht in Freilegung und Exstirpation der Zyste. In einigen Fällen wurde die Zyste nach Inzision von der Bindehaut aus entfernt (PASCHEFF 26, PICCOLI 21), in anderen Fällen am Orbitalrande eingeschnitten. Es wird dies vom Sitz und der Größe der Zyste bezw. ihrer Bindegewebskapsel abhängen. Besteht eine Verwachsung mit einem Augenmuskel oder mit der Capsula Tenoni, dann dürfte die konjunktivale Entfernung das zweckmäßigste Verfahren sein, während bei Adhärenz am Orbitalrand oder dem Periost der Orbita und tieferem Sitz der Zyste ein Einschnitt am Knochenrande günstigere Verhältnisse für Freilegung und schonende Exstirpation der Zyste bietet.

Im allgemeinen wird man die oft stark entwickelte Bindegewebskapsel mit zu entfernen suchen, wenn dies auch bei noch bestehender entzündlicher Infiltration der Umgebung schwierig sein kann.

Ob man sich, wie KRAEMER (20) vorschlägt, bei Verwachsung der Zystenwand mit einem Augenmuskel mit Entfernung des Entozoon begnügen und die Bindegewebskapsel der Resorption überlassen soll, erscheint mir zweifelhaft, da eine spontane Resorption der Kapsel kaum zu erwarten und eine Vermeidung dauernder Motilitätsstörungen kaum besser bei Zurücklassung des Zystensackes zu erreichen sein wird, als bei seiner vorsichtigen Ablösung vom Muskel. Da sich zwischen Bindegewebskapsel und Zystizerkus nicht selten Eiter findet, ist schon deshalb die vollständige Exstirpation indiziert.

Über die anatomische Struktur der Zyste und Zystenwand des Cysticercus orbitae sind wir durch die Untersuchungen v. GRAEFES (4), HORNERS (6), FROMAGETS (18) und PASCHEFFS (26), unterrichtet.

Im HORNERschen Falle war der Zystizerkus, der birnförmige Gestalt, eine Länge von $1\frac{1}{2}$ cm und 30 in zwei Reihen gestellte Haken besaß, in Eiter eingebettet.

FROMAGET fand eine dreikammrige Zyste. Die erste, die bei der Operation platzte, enthielt den Zystizerkus, die beiden anderen kleineren Höhlen waren mit Eiter belegt. Die Dicke der fibrösen Kapsel betrug stellenweise 1 cm. Die bläulichweiße zylindrisch gekrümmte Zystizerkusblase war 6 mm lang und $3\frac{1}{2}$ mm breit. Der Kopf hatte vier Saugnäpfe und einen doppelten Hakenkranz.

LAPERSONNE und MONTHUS (27) fanden starke papilläre Wucherung der Zystenwand. Im Falle von PIECOLI war der vordere Teil der Bindegewebskapsel sehr dünnwandig, der hintere dickwandig.

In den von PASCHEFF (26) untersuchten Fällen war das Entozoon abgestorben und verkalkt. In der stark entwickelten Bindegewebskapsel waren mikroskopisch fünf Schichten nachzuweisen. An der Innenwand fand sich

Kalkinkrustation; darauf folgten Bindegewebszüge mit Rundzelleninfiltration und Blutpigment, eine Schicht großer Gefäße mit Rundzellenherden und als äußerste eine Bindegewebsschicht mit Muskelfasern. Der Inhalt bestand aus einer gelblichen Flüssigkeit mit weißen Partikeln. Er war steril, ohne Haken, reich an Kochsalz. Der Körper des Zystizerkus besaß hyaline Struktur und eine Kapsel von Calciumkarbonat.

COTBERELL exstirpierte einen dattelgroßen Tumor aus dem oberen inneren Teil der Orbita, der eine weiße Blaße, Eiter und Blut enthielt.

Literatur.

1847.   1. Sichel, Rev. méd.-chir. de Malgaine.

1858.   2. Canton, Ann. d'Ocul. XXXVI.

1861.   3. Dolbeau, Bull. de la Soc. d'Anas.

1866.   4. v. Graefe, Cysticercus in der Orbita. Arch. f. Ophthalm. XII. 2. p. 194.

 870.   5. Hirschberg, Berl. Klin. Wochenschr. VII.

1871.   6. Horner, Cysticercus der Orbita. Klin. Monatsbl. f. Augenh. IX. p. 31-34.

1872.   7. Streatfield, Oph. Hosp. Rep. VI.

1877.   8. Higgens, Transaction of the clinic. Soc. X. p. 9. Brit. med. Journ. Nr. 800.

1879.   9. Hirschberg, Centralbl. für Augenheilk. III.

1884.   10. Brown, Cysticercus in der Orbita. Brit. med. Assoc. Belfast. 29. Jul. bis 1. Aug. 84. Brit. med. J. 27. Aug.

1888.   11. De Vincentiis, In cisticerchi intra ed estra oculari. Annali di Ottalm. XVII. p. 61.

1889.   12. Gonella, Un caso di cisticerco nell'orbita. Annali di Ottalm. XVIII. 4—5. p. 372.

1892.   13. Hirschberg, Berl. Klin. Wochenschr. XXIX.

1893.   14. Meyer, Ténonite sereuse causée par un cysticerque. Rev. gén. d'Ophtalm. p. 157 u. Ann. d'Ocul. T. 109. p. 275.
         15. Sgrosso, Ténonite partielle suppurée à la suite d'un cysticerque. Ténonite expérimentelle. Rev. gén. d'Ophtalm. Nr. VIII.

1895.   16. Badal, Un cas de cysticerque de l'orbite. Arch. d'Opht. XVI. p. 143.
         17. Lecompte, Cysticerques de l'orbite. Thèse de Bordeaux.

1896.   18. Fromaget, Cysticerques de l'orbite. Arch. d'Opht. XVI. 6.

1898.   19. Bull, Some mensual tumors of the orbit. Trans. Am. OS. p. 281.

1899.   20. Kraemer, Die tierischen Schmarotzer des Auges. Graefe-Saemisch, Handb. der ges. Augenheilk. II. Aufl. Kap. XVIII. S. 34.
         21. Piccoli, Cyste der Orbita durch Cysticercus. Lav. Napoli V.

1904.   22. Carbone, Operation in Cysticercus. Clin. Oculist. V.
         23. Lagrange, Tumeurs de l'oeil de l'orbite et des annexes Paris II. Bd. p. 182.
         24. Terrien, Cysticerque sousconjonctival. Arch. d'Ophtalm.

1905.   25. Parsons, The pathology of the eye. Vol. II. p. 724.
         26. Pascheff, Sur la clinique et l'anatomie-pathologie d'un cas vraisemblablement cysticerque calcifié de l'orbite. Arch. d'Opht. XXV. p. 432.

1907.   27. Lapersonne et Monthus, Cysticerque de l'orbite. Soc. d'Ophtalm. de Paris juillet 07. Ref. Archives d'ophtalmol. Seite 617.
         28. Monthus, Cysticerque de l'orbite. Archives d'ophtalmol. Seite 753.

1908.   29. Pascheff, Cysticerque calcifié de l'orbite. Arch. d'Ophtalm. S. 518.

1909.   30. Demaria, Cisticercus cellulosae de la orbita. Arch. de Oftalm. hisp.-amer. Febr.

III. Andere Parasiten.

§ 246. Von Parasiten, die in der Orbita vorkommen können, ist noch die Filaria Loa, die Dermatobia noxalis und Trichina spiralis zu erwähnen.

Die Filaria Loa, ein durchschnittlich 30—40 mm langer fadendünner Wurm mit einem zugespitzten hinteren und stumpferen vorderen Ende, wurde von der Westküste Afrikas durch Neger nach Amerika übertragen.

Die unreifen Larven leben im Blute der Neger, werden von Moskitos durch deren Stich aufgenommen und gelangen, durch Fäulnis des Insektenleibes in Freiheit gesetzt, in das Wasser, um mit dem Trinkwasser vom Menschen wieder aufgenommen zu werden.

Im Darm des Menschen werden sie geschlechtsreif, durchbohren die Wand und dringen in die Blutgefäße, wodurch sie gelegentlich auch zum Auge, besonders der Bindehaut gelangen können.

In der Orbita können sie anscheinend jahrelang verweilen, ohne Symptome hervorzurufen, dringen sie aber unter die Bindehaut vor, dann kommt es zu einer heftigen Entzündung, die spontan zurückgeht, wenn sich der Wurm in die Augenhöhle zurückzieht, sich aber häufiger wiederholen kann (Lota 6, Argyll-Robertson 7, Ludwig und Saemisch 8, Barrett 9).

Die Diagnose machte meist keine Schwierigkeiten, da die Filaria sich unter der Bindehaut zu bewegen pflegt und beim Vordringen gegen den Hornhautrand stechende Schmerzen, Tränen, Jucken und Fremdkörpergefühl hervorruft.

Fälle von stärkerer Entzündung der Orbita durch Filaria sind m. W. bisher nicht beschrieben worden, auch Exophthalmus scheint nicht beobachtet worden zu sein.

Die Behandlung besteht in Entfernung des Wurmes nach Einschneiden der Bindehaut, wobei man, um ein Entwischen der Filaria in die Orbita zu verhindern, diese am besten vor der Eröffnung mit einer Pinzette an der Conjunctiva festhält.

Die Trichina spiralis kann in den Augenmuskeln vorkommen, was zu Auftreten von Doppelbildern, Bewegungsstörungen, Ptosis führt (Kühn 2, Förster 5).

Als frühzeitiges und relativ häufiges Symptom wird Schwellung der Augenlider und der Lidbindehaut erwähnt (Kratz 3).

Auch ein leichter Grad von Exophthalmus, offenbar durch Oedem der Orbita hervorgerufen, ist vereinzelt bei Trichinose beobachtet worden. (Maurer 4).

Endlich ist noch kurz zu erwähnen, daß die Larve von Dermatobia noxialis (Beef-worm, Menschenbremse) von Keyt (10) und Gann in (11) der Orbita angetroffen wurde.

In dem Falle, über den Gann berichtet, bestand eine lebhafte Entzündung und Vortreibung des Gewebes im inneren Winkel der Orbita. An der inneren Seite der Karunkel fand sich eine kleine rundliche Öffnung, aus welcher der Wurmschwanz zeitweise hervorsah. Nach Einspritzung von Tabakdekokt wurde der Wurm mit der Pinzette extrahiert.

Die Biesfliege (Dermatobia hominis Gondot) ist in Zentral- und Südamerika häufig. Ihre Larven bohren sich mit ihren Mundhaken durch die Haut und erzeugen die sogen. Dasselbeulen. Sie machen im Laufe von etwa acht Monaten eine doppelte Häutung durch und verlassen dann den Körper durch einen Eiterkanal, der sich im Unterhautzellgewebe bildet, um sich nach vierwöchentlicher Puppenruhe zur Fliege zu entwickeln.

Literatur.

1853.   1. Stellwag von Carion, Fria medineuris der Orbita. Bd. II,5. p. 889. Ann. d'Ocul. IX. p. 156.
1865.   2. Kühn, Mitteil. d. landwirtsch. Instit. Halle.
1866.   3. Kratz, Die Trichinenepidemie in Hadersleben. Leipzig.
1871.   4. Maurer, Deutsch. Arch. f. Klin. Med. VIII. p. 378.
1877.   5. Förster, Handb. d. Augenheilk. v. Graefe-Saemisch. I. Aufl. Bd. VII. p. 179.
1884.   6. Lota, Filaire sous-conjonctivale. Diss. Montpellier Nr. 78. p. 46.
1894.   7. Robertson, Argyll, Case of filaria loa in which the parasite was removed from under the conjonctiva. Opthalm. Rev. p. 329.
1895.   8. Ludwig u. Saemisch, Über Filaria Loa im Auge des Menschen. Zeitschrift f. wiss. Zool. LX. 726.
1897.   9. Barrett, Ein Fall von Filaria im menschlichen Auge. Arch. f. Augenheilk. XXXIV. 3. p. 255.
1900.   10. Keyt, A case of beefworm (dermatobia noxialis) in the orbit. Brit. med. Journ. No. 2041.
1902.   11. Gann, Beef-worm in the orbital cavits. Lancet Jan. 4 u. March 29.
1905.   12. Rochat, Niederl. ophth. Ges. 17. XII.
1906.   13. Derrick, Filaria Loa. Amer. journ. of Ophth. S. 355.
1910.   14. Bartels, 44 mm langer Fadenwurm, Filaria Loa, der subkonjunktival entfernt wurde. Münch. Med. Wochenschr. S. 1765.

Zystische Tumoren der Orbita.

1. Zysten bei Mikrophthalmus.

§ 217. Eine besondere Gruppe unter den zystischen Orbitaltumoren bilden diejenigen Fälle, bei denen eine Entwicklungsstörung des Auges die Entstehung einer zystischen Geschwulst hervorruft, die neben dem meist verkleinerten Augapfel und in Zusammenhang mit ihm als kugliger Tumor von wechselnder Größe die Lider vorwölbt.

Aus der Literatur vermochte ich 105 Fälle von Orbitopalpebralzyste bei Mikro- und Anophthalmus zusammenzustellen, wovon 76 in der Zusammenstellung von NATANSON (63) (1908) enthalten sind. Es ergibt sich aus dieser Zahl und aus der Tatsache, daß an dem großen Krankenmaterial der Leipziger Klinik im Zeitraum von 15 Jahren nur zwei Fälle zur Beobachtung kamen, daß wir es mit einer sehr seltenen Mißbildung zu tun haben. Allerdings ist zu bedenken, daß kleine Orbitalzysten bei Mikrophthalmus leicht übersehen werden können.

Es handelt sich durchweg um angeborne Veränderungen, deren Zusammenhang mit Entwicklungsstörungen des Bulbus deutlich genug zu Tage tritt, um die Verwechslung mit anderen kongenital oder später entstandenen Orbitalzysten auszuschließen. Meist ist vom Bulbus nur ein Rudiment vorhanden, das so klein sein kann, daß es dem Nachweis vollständig entgeht, während die Zyste die ganze Orbita ausfüllt (GROSSMANN 43, HESS 32, ROGMANN 49, RAY CONNOR 59).

Die Zysten können mit dem Periost der Orbita zusammenhängen (NATANSON 63, LAPERSONNE 21 u. a.) und den knöchernen Orbitalboden usurieren (SEEFELDER 62, SCHIMANOWSKY 41, VAN DUYSE 38). Andrerseits können sie so klein sein oder so versteckt liegen, daß sie erst bei der anatomischen Untersuchung gefunden werden (BACH 35, VAN DUYSE 38, GÖRLITZ, TERRIEN 69, GINSBERG 39, MAYOU 63, SEEFELDER 62). Zuweilen sollen sie ihre Größe verändern.

Sehr häufig finden sich gleichzeitig noch andere Mißbildungen auch am anderen Auge (Kolobom der Iris und Aderhaut, Mikrophthalmus, Anophthalmus) oder des übrigen Körpers (Meningocele, Polydaktylie).

Die Zysten können ein- oder doppelseitig auftreten. Meist ist das erstere der Fall. Nach NATANSONS Zusammenstellung war sie 50 mal einseitig, 20 mal doppelseitig.

In weitaus der Mehrzahl der Fälle sitzen die Zysten unterhalb des Bulbus und drängen das untere Lid vor.

NATANSON erwähnt unter 76 Fällen nur fünf, wo das obere Lid betroffen wurde (PURTSCHER 30, FUCHS, BUCHANAN 37, SNELL, JOHNSTON, TAYLOR und TREACHER COLLINS 60).

Das gleichzeitige Vorkommen von zwei Zysten in einer Orbita erwähnt nur NATANSON (63).

Den Inhalt der Zyste bildet eine gelbliche oder leicht blutig gefärbte klebrige seröse Flüssigkeit, die viel Eiweiß und Chlorsalze enthält.

Daß es meist Kinder bis zu 1 Jahre sind (47 unter 76 Fällen), erklärt sich daraus, daß der sehr auffällige Bildungsfehler die Mütter meist frühzeitig veranlaßt, den Arzt aufzusuchen.

§ 218. Anatomische Verhältnisse. Der Umfang der Zysten wird auf Erbsen-, Pflaumen-, Taubenei-, Walnußgröße angegeben. Die Außenschicht besteht aus Bindegewebsfasern, während die Innenschicht große Verschiedenheiten darbot. So erwähnen TALKO (18) und EWETZKY (12), daß sie aus Zylinderepithel bestand, während die meisten Autoren Gewebsteile der Netzhaut, Zylinderepithel und Glia fanden. Aber auch diejenigen, die wie HESS (32) und TERRIEN (69) eine Innenauskleidung mit Bindegewebe angeben, haben wohl, wie NATANSON (63) und SEEFELDER (62) mit Recht annehmen, Glia vor sich gehabt. Von Bedeutung ist, daß fast alle Untersucher die Netzhaut, wenn sie überhaupt genügend differenziert war, im Innern der Zyste in perverser Anordnung der Schichten vorfanden.

Wenn ROGMANN (49) und KITAMURA (56) angeben, daß die Netzhaut in ihren Fällen normale Lage. zeigte, so wird dies von NATANSON bestritten.

Die gliöse Schicht kann durch Wucherung die Zyste gänzlich ausfüllen, so daß kein eigentliches Lumen zurückbleibt (NATANSON 63, SCHIMANOWSKY 41, BUCHANAN 37, SEEFELDER 62).

Völlig normal war die Netzhaut in keinem Falle. Stets fehlten die Nervenzellen und die Faserschicht. Der Sitz der Zyste befand sich in fast allen Fällen in der Gegend des Sehnerveneintritts und zwar unterhalb desselben. Im ROGMANNschen (49) Falle soll sie oberhalb des Optikus gesessen haben.

Die Zyste hängt mit dem wie erwähnt durchweg mehr oder weniger rudimentären Bulbus durch eine größere oder kleinere Lücke der Sklera zusammen, die stets von gefalteter Netzhaut oder Glia ausgefüllt war.

Eine direkte Kommunikation zwischen Glaskörperraum und Zystenraum ist nach NATANSON nie vorhanden, sondern lediglich eine. solche zwischen Zystenraum und subretinalem Raume.

Wenn KITAMURA (56), BUCHANAN (37) und CRUISE (51) doch eine solche in ihren Fällen annehmen, so haben sie sich möglicherweise, wie auch z. B. SEEFELDER (62) annimmt, geirrt.

In vielen Fällen ließ sich vom Zystenhalse aus ein bindegewebiger, zuweilen gefäßhaltiger Strang in den Bulbus verfolgen, wo er mit der hinteren Linsenfläche in Verbindung trat. Dieser Strang entspricht der mesodermalen Gewerbseinlagerung in der Kolobomspalte kolobomatöser Augen. Mehrfach fanden sich neben der Zyste noch andere kolobomatöse Veränderungen in der Iris, dem Ziliarkörper oder der Aderhaut (VAN DUYSE 38, BACH 35, TERRIEN 69, SEEFELDER 62).

Pathogenese.

§ 219. Das Hauptinteresse, das diese Zysten beanspruchen und das sich in einer sehr reichhaltigen Literatur bekundet, liegt nicht auf klinischem, sondern auf pathologisch-anatomischem Gebiete. Die Frage nach dem Entstehungsmechanismus hat viele Autoren beschäftigt und ist bis heute noch nicht völlig geklärt.

Es ist hier nicht der Ort, alle Theorien, die bisher aufgestellt sind, kritisch zu beleuchten, handelt es sich doch nicht um eine eigentliche Orbitalerkrankung, sondern um eine Entwicklungsstörung des Bulbus, die mit echten Orbitaltumoren nur einige klinische Erscheinungen gemeinsam hat.

Die Auffassung von Talko, nach welcher sie von der Schleimhaut des Tränensacks entstehen sollen, ist längst widerlegt. Kann man doch fast regelmäßig als innere Auskleidung der Zyste ektodermale Gewebsteile (Glia, Pigmentepithel, die mehr oder weniger deutlich entwickelte Netzhaut) feststellen.

Die bereits 1858 von Arlt (10) aufgestellte Behauptung, daß es sich um zystenartig ausgedehnte Kolobome der Aderhaut handle, verursacht durch fehlenden Verschluß der fötalen Augenspalte, kommt der Wahrheit schon viel näher. Er leitet die Entstehung der Zysten also von der sekundären Augenblase her, während Kundrat (13) sie von der primären Augenblase ableitet bezw. durch Hineinwuchern des Netzhautgewebes durch den offenen Fötalspalt in das umgebende Mesoderm erklärt.

Wenn Lagrange in seiner Monographie über die Orbitaltumoren (1904), eine dreifache Entstehungsart annimmt, 1. fötale Abschnürung der Tränensackschleimhaut (als häufigste Form), 2. Entstehung aus Aderhautkolobomen (sehr seltene Form), 3. durch zystische Umwandlung angeborener Angiome (im Ausnahmefall), so wird diese Auffassung, die auf teils längst widerlegten Anschauungen (z. B. Talkos Hypothese) und auf einer ungenügenden Literaturkenntnis beruht, jetzt kaum mehr Vertreter finden können.

Der Streit, ob die primäre oder sekundäre Augenblase zur Zystenbildung führt, ist dann durch Jahrzehnte geführt worden. So ist Mitvalsky (22) für die erstere, Hess (32) für die letztere eingetreten. Eine größere Anzahl von Autoren (van Duyse 38, Ewetzky 12, E. v. Hippel 40, Bach 35) haben wie Arlt die Zysten als ektatische Aderhautkolobome aufgefaßt. Dann würde man aber die perverse Lage der Retina, welche die Zyste auskleidet, schwer verstehen können, man müßte denn, wie das von Pichler und Bach geschieht, eine doppelte Einstülpung der Netzhaut annehmen. Ein weiterer Umstand, der gegen diese Erklärungsart spricht und besonders von Natanson (63) hervorgehoben wird, besteht darin, daß der Zystenraum nicht direkt mit dem Glaskörperraum kommuniziert, wohl aber (wie die Fälle von Ginsberg 36, v. Duyse 38 und Hess 32 zeigen) mit dem früheren Hohlraum der primären Augenblase.

Natanson, dem wir eine besonders eingehende Studie über diesen Gegenstand verdanken, hält deshalb die ektatischen Kolobome für völlig verschieden von den Orbitopalpebralzysten und unterscheidet unter den letzteren zwei Gruppen, solche, die aus der primären, und solche, die aus der sekundären Augenblase entstanden sind. Bei der einen Gruppe, bei der der Augapfel ganz rudimentär bleibt und dem hinteren Abschnitt der

Zyste anhängt, hängt der Zystenhohlraum mit dem Bulbusinnenraum wenn auch nur durch einen mikroskopischen Spalt zusammen, wobei das Pigmentepithel direkt in die Innenschicht der Zyste übergeht. Letztere besteht aus gut ausgebildeter oder mangelhaft entwickelter perverser Retina. Sie entwickeln sich aus dem Stadium der primären Augenblase. Die Fälle der anderen Gruppe bringt Natanson mit dem unvollständigen Schluß der fötalen Augenspalte in Verbindung. Die Netzhaut stülpt sich als Duplikatur am Rande der sekundären Augenblase in das umgebende mesodermale Gewebe hinein und wird hier durch das Auftreten von Flüssigkeit zwischen beiden Blättern zu einer Zyste ausgedehnt. Dementsprechend wird der Innenraum der Zyste von pervers gelagerter Netzhaut ausgekleidet, und aus dem umgebenden Mesoderm differenziert sich die äußere Bindegewebsschicht der Zyste.

Die Anschauung von Natanson ist mehrfach, z. B. von Seefelder (66) bestätigt worden.

Dafür, daß im Stadium der primären Augenblase die Zyste entstehen kann, sprechen neuere Befunde von Seefelder und Löhlein (70), während die Mehrzahl der Fälle von Orbitopalpebralzysten bei Mikrophthalmus der zweiten Gruppe nach Natanson zugehört, bei welcher die Umbildung der primären Augenblase zur sekundären erfolgt, und der Bulbus besser entwickelt ist, ja selbst ein nahezu normales Verhalten darbieten kann. (Hess 32, Ginsberg 39, Bach 35, Terrien 69, Orloff 68 u. a.).

In neuster Zeit hat Bergmeister (71), der zwei Augen mit Orbitalzyste untersuchte, die früher bereits von Terrien (69) vertretene Auffassung verfochten, nach welcher die Orbitalzyste nichts anderes ist als die durch Flüssigkeit stark erweiterte Höhlung des Optikusstiels. Die Lage der Zysten entsprach der Stelle des Sehnerveneintritts. Vom Sehnerven selbst waren rechts nur spärliche Rudimente in der nasalen Zystenwand vorhanden, während er links etwas besser entwickelt war. Die Zysten waren von Glia und Epithel ausgekleidet, während die mesodermale äußere Zystenwand an den Bau der Optikusscheiden erinnerte.

Wir müssen also bei der Genese der Orbitopalpebralzysten mit folgenden drei Möglichkeiten rechnen. Erstens können dieselben durch Ausstülpung eines Teils der primären Augenblase entstehen, zweitens durch Ektasie des Optikusstieles und drittens durch Ausstülpung der Netzhautduplikatur am Rande der sekundären Augenblase. Für einen Teil dieser dritten Gruppe (Natansons zweite Gruppe) ist es jedoch nach v. Hippel (40) auch denkbar, daß sie in ihrer Genese mit denjenigen ektatischen Kolobomen identisch sind, bei denen sich am Rande der Mesodermleiste eine Netzhautduplikatur entwickelt hat.

Die Therapie wird von der Größe der Zyste und dem Zustande des Bulbus abhängen. Bei geringem Umfang der Zyste und relativ gut entwickeltem Auge wird man nur die erstere operativ freilegen und nach Abbindung exstirpieren, bei kleinem Bulbusrudiment und hochgradiger Entstellung Bulbus und Zyste gemeinsam.

Die Differentialdiagnose macht keine Schwierigkeiten. Der nahezu konstante Sitz im unteren Teile der Orbita mit Vorwölbung des Unterlides, das Bestehen seit der Geburt und das gleichzeitige Vorhandensein von Entwicklungsstörungen des Bulbus, häufig auch des Bulbus der anderen Seite, machen die Unterscheidung von anderen zystischen Orbitaltumoren leicht.

Literatur
(siehe auch die Literatur bei Natanson).

1858. 1. Wallmann, Zeitschr. d. Ärzte zu Wien. S. 446.

1876. 2. de Wecker, Klin. Monatsbl. f. Augenheilk. XIV. S. 329.

1877. 3. Talko, Ein Fall von Mikrophthalmus mit angeborenen serösen Zysten unter den untern Augenlidern. Klin. Monatsbl. f. Augenheilk. XV. S. 137.

1879. 4. Talko, Der 6. Fall einer angeborenen serösen Zyste der Augenhöhle bei gleichzeitigem Mikrophthalmus. Ber. d. Heidelb. Vers. S. 105.

1881. 5. Dugye, Le colombome de l'oeil et le kyste séreuse congénital de l'orbite. Gand u. Ann. d'Ocul. I. 86. p. 44.

6. Skrebitzky, Anophthalmus mit angeborner Cystenbildung in den unteren Augenlidern. Klin. Monatsbl. f. Augenheilk. p. 423.

1882. 7. Dor, Kyste congénital de l'orbite, microphthalmie. Rev. gén. d'Opht. 1. 1.

8. Schaumberg, Casuistischer Beitrag zu den Mißbildungen des Auges. Diss. Marburg.

1884. 9. Snell, Cases of imperfect development of the eye. Lancet. July 19.

1885. 10. Arlt, über Mikrophthalmus und Anophthalmos. Anzeiger d. k. k. Ges. d. Ärzte Wien. Nr. 17.

11. v. Reuss, Über linksseitigen Anophthalmus congenitus mit Cystenbildung unter dem Unterlide. Wien. med. Presse. Nr. 6.

1886. 12. Ewetzky, Beitrag zur Kenntnis der Kolobomcysten. Diss. Dorpat.

13. Kundrat, Über die angeborenen Cysten im unteren Augenlide. Mikrophthalmie und Anophthalmie. Wien. med. Presse Nr. 51. 52. 3.

14. Radziszewski, Observation d'anophthalmie avec hernies bilatérales congénitales du cerveau. Progrès méd. XIV. Ref. Schmidts Jahrb. B. 212. S. 234.

1888. 15. Mayer, Microphtalmus mit Cysten im unteren Augenlid. Diss. Würzburg.

16. Tillaux, Kyste séreux congénital de l'orbite. Rec. d'Opht. p. 1.

1889. 17. Lang, Microphthalmos with cysts of the globe. Ophth. Hosp. Rep. Vol. XII. p. 289.

18. Talko, Der achte Fall einer angeborenen serösen Cyste der Augenhöhle unter dem oberen Augenlide bei gleichzeitiger Mikrophthalmie. Przeglad lekarski No. 51.

1890. 19. Rubinsky, Beitrag zu der Lehre von den angebornen Cysten des unteren Augenlides mit Mikrophthalmus. Diss. Königsberg.

1891. 20. Czermak, Mikrophthalmus mit Orbitalcyste. W. Klin. Wochenschr. Nr. 27. 28.

21. Lapersonne, Sur un cas de microphtalmie double avec Kystes orbitaires. Arch. d'Opht. XII. p. 207.

1892.   22. Mitvalsky, Über die Orbitalunterlidcysten mit Mikro- resp. Anophthal-
        mus. Arch. f. Augenheilk. XXV. p. 218.

        23. Snell, Congenital cyst of the left orbit. Brit. med. Journ. I. p. 608.

        24. Terson, Kystes congénitaux de l'orbite. Progrès méd. IX. IV.

1893.   25. Fromaget, Kystes séreux congénitaux de l'orbite. Anophtalmie et
        Microphtalmie. Arch. d'Opht. p. 321.

        26. Gallemaerts, Kyste congénital de la paupière avec microphthalmus.
        Rev. gén. d'Opht. p. 102.

        27. Harlan, Congenital orbital cyst with anophthalmus. Am. Ophth. Soc.

        28. Treacher Collins, Microphthalmos. Transact. of the Ophth. Soc. of
        the Unit. Kingd. p. 114.

1894.   29. Becker, Mikrophthalmus mit Orbitopalpebralcyste. Arch. f. Augenheilk.
        XXIX. p. 81.

        30. Purtscher, Über Mikrophthalmus mit Cyste im oberen Lid. Internat.
        Klin. Rundschau Nr. 43.

        31. Snell, Congenital serous cysts of the eyelids associated with anoph-
        thalmos or microphthalmos. Transact. of the oph. Soc. of the United
        Kingd. vol. XIV. p. 180.

1896.   32. Hess, Pathologisch-anatomische Studien über einige seltene angeborne
        Missbildungen des Auges. (Orbitalcyste, Linsencolobom, Schichstar,
        Leuticonus.) Arch. f. Ophth. XLII. 3. p. 214.

1897.   33. Rolston, A case of microphthalmos with cyst. Transact. of the Ophth.
        Soc. Unit. Kingd. p. 266.

        34. Treacher Collins, Microphthalmos with cystic protrusion from the
        globe. Transact. of the Ophth. Soc. of the United Kingd. p. 254.

1898.   35. Bach, Pathologisch-anatomische Studien über verschiedene Missbil-
        dungen des Auges. Arch. f. Ophth. XLV. S. 1.

        36. Ginsberg, Beitrag zur Kenntnis der Microphthalmie mit Cystenbildung.
        Arch. f. Ophth. XLVI. 367.

1900.   37. Buchanan, Microphthalmos with cystic development. Ophth. Rev.
        p. 301.

        38. van Duyse, Pathogénie des Kystes colobomateux retropalpébraux.
        Arch. d'Opht. XX. p. 358.

        39. Ginsberg, Bemerkungen zu dem Aufsatz von Prof. Hess, »Über an-
        geborene Bulbuscysten und ihre Entstehung.« Arch. f. Augenh. XLI.
        S. 267.

        40. v. Hippel, Die Missbildungen und angeborenen Fehler des Auges.
        Handb. d. ges. Augenheilk. Graefe-Saemisch. Kap. IX.

1901.   41. Schimanowsky, Zur Frage des Mikrophthalmus congenitus mit einer
        Cyste des unteren Lides. Westnik oftalm. No. 1-2.

1902.   42. Harlan, Congenital orbital cyst with microphthalmus. College of phy-
        sic. of Philad. Jan. 21. Rf. Oph. Rec. p. 162.

1903.   43. Grossmann, Coloboma cyst associated with Microphthalmos. Rep. of
        the Liverpool Med. Inst. Lancet May 2.

        44. Lagrange, Quiste congenito de la orbita con microphtalmia. XIV.
        Internat. med. Congr. Madrid.

        45. Natanson, Microphthalmus u. Bulbuscysten. Heidelb. Congr. 15. Sept.

1904.   46. Dyson, Microphthalmus with cysts in orbit. Ophthalmoscope. August.

        47. Ginestous, Deux cas de cryptophtalmie congénitale Rec. d'Opht.
        p. 681.

        48. Greeff, Über Anophthalmus mit anderen Missbildungen am Auge u. de-
        ren Aetiologie. Arch. f. Augenkeilk. LI. p. 1.

        49. Rogman, Kyste orbitaire et microphtalmic. Ann. d'Ocul. CXXXI.

        50. Zentmayer, A case of microphthalmus with orbital cysts. Annals of
        ophthalm. p. 81.

1905. 51. **Cruise**, Cystischer Microphthalmus der Orbita. Oph. Soc. N. K. 7. Juli.

52. **Knapp**, Angeborene Zyste des Augapfels. Arch. f. Augenheilkunde LI. S. 113.

53. **Parsons**, Microphthalmos associated with congenital orbital tumour. Ophth. Soc. U. K. June 8. O. Rev. p. 246.

1906. 54. **Bednarski**, Über die von dem foetalen Bulbus ausgehenden Zysten des Unterlids und der Augenhöhle. Ref. Zeitschr. f. Augenheilk. XV. S. 369.

55. **Keil**, Linksseitiger Microphthalmus congenitus verbunden mit Orbitalcyste und rechtsseitiges typisches partielles Iriskolobom. Berl. tierärztl. Wochenschr. XXIX. S. 561

56. **Kitamura**, Über Microphthalmus congenitus und Lidbulbuscysten nach Untersuchungen am Schweinsauge. Klin. Montatsbl. f. Augenh. XLIV. Beilageheft. S. 109.

57. **May u. Holden**, A case of Microphthalmos with upperlid cyst. Arch. of Ophth. XXXV. S. 424.

58. **Quackenboss**, Case of congenital cyst of the orbit with microphthalmus. Transact. of the oph. Am. Soc. p. 106.

59. **Ray Connor**, Congenitale Orbitalcyste verbunden mit Microphthalmus. Arch. of Ophth. XXXV. Nr. 1. Jan.

60. **Taylor u. Collins**, Angeborene Missbildung in Gestalt einer Bulbuscyste. Ref. Klin. Monatsbl. f. Augenh. S. 578.

61. **Treacher Collins**, Cyste d. Orbita. Engl. Ophth. Ges. 3. Mai 06. Ref. Ophth. Klin. Seite 641.

1907. 62. **Seefelder**, Pathologisch-anatomische Beiträge zur Kenntnis der angeborenen Kolobome des Auges. Arch. f. Ophth. LXVIII. p. 275.

1908. 63. **Natanson**, Über Mikrophthalmus u. Anophthalmus congenitus mit serösen Orbitopalpebralzysten. Arch. f. Ophthalmol. LXVII. S. 185.

64. **de Vries**, Oogkyste. Nederl. Tijdschr. v. Geneesk. II. p. 342.

1909. 65. **Velhagen**, Beitrag zur Kenntnis des Microphthalmus mit Palpebralzysten. Klin. Monatsbl. f. Augenheilk. XLVII. Beilageheft S. 24.

1910. 66. **Seefelder**, Die angeborenen Anomalien und Missbildungen des Auges. Lubarsch-Ostertag. XIV. Jahrg.

67. **Wicherkiewicz**, Über einen seltenen Fall von Anophthalmus congenitus mit Lidzysten. Klin. Monatsbl. f. Augenh. XLVIII. S. 187.

1911. 68. **Orloff**, Sur l'anatomie pathologique et pathogénie de la microphtalmie congénitale avec kyste séreux des paupières. Ann. d'Ocul. T. 145. p. 177.

69. **Terrien**, Kyste rétrooculaire et pseudomicrophtalmie. Arch. d'Opht. Bd. XXXI. p. 787.

1912. 70. **Löhlein**, Anophthalmus mit Palpebralcyste. Zeitschr. f. Augenh. Bd. XXVIII. S. 406.

1913. 71. **Bergmeister**, Ein Beitrag zur Genese der Orbitalcysten. Arch. f. Ophth. Bd. LXXXIV. S. 1.

72. **Uhthoff**, Demonstration eines Neugeborenen mit doppelseitiger Lidbulbuscyste von ungewöhnlicher Grösse. Klin. Monatsbl. f. Augenh. LI. J. S. 368.

2. Die Cephalocele der Orbita.

§ 220. Als Encephalocele (Cephalocele, Hernia cerebri, Gehirnbruch) bezeichnet man die Vorlagerung eines von den Hirnhäuten bedeckten Hirnteiles durch eine im knöchernen Schädel befindliche Lücke unter die äußeren Schädelbedeckungen, während man unter Meningocele (Hirnhautbruch) das

Vortreten eines Teiles der Gehirnhäute, die als Sackwand eine größere oder geringere Menge von Zerebrospinalflüssigkeit umfassen, versteht. Endlich hat man als Hydro-encephalocele oder Meningo-encephalocele Fälle benannt, bei denen die vorgefallene Gehirnsubstanz einen Hohlraum umschloß oder neben den zystisch erweiterten Meningen Gehirnsubstanz durch die Bruchpforte hindurchgetreten war.

Diese verschiedenen Bezeichnungen beziehen sich auf verschiedene Stadien des gleichen Prozesses. Eine Einteilung in ebenso viele verschiedenartige Krankheitsbilder ist um so weniger durchführbar, als sie klinisch meist übereinstimmende Symptome darbieten und meist erst bei der Operation oder Sektion der Inhalt des Gehirnbruches näher festgestellt werden kann.

Die Cephalocelen finden sich angeboren besonders am Hinterhaupte (C. occipitales) und am Vorderhaupte (C. sincipitales).

Unter den letzteren, die hier allein in Betracht kommen, unterscheidet man Herniae nasofrontales, nasoethmoidales und nasoorbitales. Bei den engen anatomischen Beziehungen der Orbita zum Stirnbein und Siebbein läßt sich leicht verstehen, daß die Cephalocele die Orbita nicht selten in Mitleidenschaft ziehen wird, und zwar um so mehr, wenn der Knochendefekt, der die Bruchpforte bildet, die Orbitalwand mit betrifft oder gar ihr ausschließlich angehört, so daß der vorfallende Gehirnteil in die Orbita eindringt. Es ist dies jedoch nur äußerst selten der Fall. Meist liegt die Durchtrittsstelle durch den Knochen in der Gegend des oberen inneren Orbitalwinkels zwischen Stirnbeinfortsatz, Tränenbein, Siebbeinplatte oder aufsteigendem Oberkieferast. Es tritt dann neben der Raumbeengung in der Orbita ein palpabler Tumor in der Gegend der Nasenwurzel oder Nasolabialfalte hervor, der gelegentlich charakteristische Erscheinungen darbietet.

Ob man den Fall von Delpech (2), bei dem der Canalis optic. die Bruchstelle dargestellt haben würde, mit Berlin (11) zu den Encephalocelen rechnen darf, ist mir zweifelhaft.

Bei einem 20 jährigen Mann hatte sich seit dem 8. Jahre eine Geschwulst entwickelt, die die ganze linke Orbita erfüllte. Bei der Operation entleerte sich zitronengelbe Flüssigkeit und bei der Abtastung des Hohlraumes fand sich, daß sich die Zyste durch das erweiterte Foramen opticum in die Schädelhöhle fortsetzte. Bei der Sektion (der Patient starb an Meningitis) erwies sich, daß die Orbitalzyste drei Zoll tief in das Gehirn eindrang und daß auf der anderen Seite eine ähnliche Zyste mit sero-mukösem Inhalte bestand. — Sollte es sich hier nicht, worauf schon der schleimige Inhalt der zweiten Zyste hindeutet, um eine Mucocele der Siebbeinhöhle gehandelt haben? —

In vereinzelten Fällen soll die Fissura orbitalis sup. als Bruchpforte gedient haben und die Bruchgeschwulst in die Orbita gelangt sein (C. sphenoorbitalis), oder sie trat durch die Fissura orbital. inferior in die Fossa sphenomaxillaris (C. sphenomaxillaris). Derartige Cephalocelen besitzen jedoch, da sie nach Heineke (12) nur an nicht lebensfähigen Mißbildungen beobachtet sind, keine klinische Bedeutung.

Die einzige Beobachtung, die das Vorkommen einer Cephalocele in der Gegend über dem äußeren Augenwinkel beweisen würde, ist von Richoux berichtet.

Bei einem Kinde zeigte sich am 2. Lebenstage eine kleine Geschwulst über dem rechten äußeren Augenwinkel, die nach 11 Tagen die Größe eines Hühnereies erreichte. Nach der Inzision entleerte sich klare Flüssigkeit, dann entdeckte man einen inneren weichen Tumor, angeblich von weißer Gehirnsubstanz gebildet, von dem ein Teil entfernt wurde. Die Umhüllungsmembranen wurden entfernt und die Wunde durch Naht vereinigt. Es trat Heilung per primam intentionem ein. Mit Heineke bin ich der Ansicht, daß es sich hier kaum um eine Cephalocele gehandelt hat.

Die früher als laterale Cephalocelen beschriebenen Fälle dürften meist Dermoidzysten gewesen sein, die, wenn sie in einer Knochenlücke liegen und keine genaue anatomische Untersuchung des Zysteninhaltes erfolgt, leicht für Hirnbrüche gehalten werden können.

Auch den Fall von Masgana, den Berlin (11) zu den Cephalocelen rechnet, möchte ich mit Stadfeldt (43) für zweifelhaft halten.

Es wäre jedoch zu weit gegangen, wollte man das Vorkommen von Cephalocelen im hinteren Teile der Orbita bestreiten.

Die Beobachtungen von Talko (34), Lücke (21), Lagleyze (33), Tauber (35) und Ercklentz (37) berechtigen dazu, mit Stadfeldt (43) eine Cephalocele orbitae posterior der Cephalocele orbitae anterior gegenüber zu stellen, wenn auch die Fälle, die zur letzteren Gruppe gehören, häufiger sind.

Aber auch die Cephalocele orbitae anterior ist eine seltene Erkrankung, wie daraus hervorgeht, daß in der Literatur nur einige 50 Fälle mitgeteilt sind, unter den ca. 200 000 Fällen der Leipziger Augenklinik aber kein einziger hierher gehöriger Fall beobachtet wurde.

Bei der oft erheblichen Schwierigkeit der Diagnosenstellung und der praktischen Bedeutung derselben im Hinblick auf verhängnisvolle Folgen operativer Eingriffe ist eine eingehende Besprechung unerläßlich.

§ 221. **Klinische Symptome der Cephalocele orbitae anterior.** Im inneren oberen Teile der Orbita, in der Gegend des inneren Canthus, findet sich eine rundliche oder ovale Neubildung, welche die Größe eines Gänseeies erreichen kann (Ripoll), meist jedoch erbsen- bis hühnereigroß ist. Sie ist angeboren, kann aber bei geringem Umfange bei der Geburt übersehen werden (Tirmann, Holmes 43) und erst später an Ausdehnung zunehmen. Sie ist gelappt (Larger 9) oder glattwandig, meist von elastischer Konsistenz, zuweilen derb oder von ungleicher Konsistenz. Häufig läßt sich deutliche Fluktuation und bei der Durchleuchtung ein wasserklarer Inhalt nachweisen. In einer größeren Anzahl von Fällen handelte es sich um symmetrische, wenn auch an Größe verschiedene Tumoren in beiden inneren

Augenwinkeln (BAYER 23, DE BRITTO 44, BUCHSBAUM 38, ROHMER 48, RIPOLL, LYON 3).

Besonders ist bei der Untersuchung auf die Bruchpforte am Knochen und auf die Kommunikation zwischen dem Zysteninhalt und der Schädelhöhle zu achten. Zuweilen fühlt der palpierende Finger dort, wo der Tumor breitbasig oder gestielt unverschieblich am Knochen aufsitzt, einen vorspringenden Knochenrand, wenn dies auch häufig nicht der Fall ist. Für den Nachweis einer Kommunikation mit der Schädelhöhle kann die Verkleinerung des Zysteninhaltes durch Kompression von entscheidender Bedeutung sein,

Fig. 34.

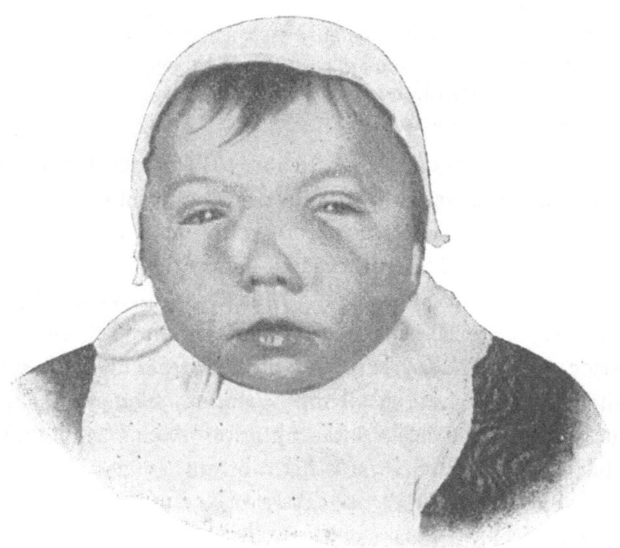

Doppelseitige Cephalocele der Orbita (nach ROHMER).

wie die Fälle von TIRMANN, MUHR (11), GUERSANT (4), LYON (3), TILLAUX (22) und BAYER (23) zeigen. Bei der Kompression wurden zuweilen Gehirnsymptome beobachtet, bestehend in Pulsverlangsamung, Unruhe, Geschrei, Erbrechen, Konvulsionen, Bewußtseinsstörung. In anderen Fällen fehlten diese Symptome auch bei stärkerem Druck. Von Bedeutung ist, daß auch das Fehlen der Kompressibilität nicht beweist, daß keine Verbindung mit der Schädelhöhle besteht. Mehrfach ist eine solche bei der Sektion festgestellt worden, ohne daß der Tumor sich in vivo durch Pression verkleinern ließ. Die Ursache dieses Verhaltens ist offenbar darin gegeben, daß an der Kommunikationsstelle am Knochen eine Art von Ventilbildung bestehen kann, welche Erneuerung des Zysteninhaltes von der Schädelhöhle aus ermöglicht, ein Zurückdrängen der Flüssigkeit aber unmöglich macht.

Die Haut über der Geschwulst ist meist von normaler Beschaffenheit, mehr oder weniger gespannt. Mehrfach war sie stark vaskularisiert oder Sitz echter Angiome (WAGNER, GUERSANT 4, BRESLAU, SPERLING 16), was gelegentlich zu diagnostischen Irrtümern und zu operativen Eingriffen geführt hat, die für das Leben des Patienten verhängnisvoll wurden.

Stärkere Anspannung des Tumors bei forcierter Exspiration wurde von LYON (3) und CLAR, Pulsation von LYON (3), GUERSANT (4), TIRMANN, RAAB und BATTEN (28) beobachtet.

Diese Pulsation ist zweifellos auf Fortleitung der Gehirnpulsation zu beziehen, und ich bin der Meinung, daß unter den Fällen, die unter der Bezeichnung »angeborener pulsierender Exophthalmus« in der Literatur geschildert sind, sich Cephalocelen befinden.

Hierher möchte ich z. B. den von ROCKLIFFE (31) beschriebenen Fall rechnen. Bei einem neugeborenen Kinde pulsierte das vorgetriebene aber frei bewegliche Auge und in Narkose konnte tief in der Orbita ein weicher pulsierender Tumor gefühlt werden. Ein Geräusch fehlte, ein Trauma hatte nicht stattgefunden. ROCKLIFFE deutet seinen Fall als Aneurysma arterio-venosum in der Tiefe der Orbita und wollte Elektrolyse anwenden.

In den Fällen von TIRMANN und RAAB wurde der Tumor wegen der Pulsation für ein Angiom gehalten, bis das Resultat bei der Punktion die Diagnose klärte.

Bei der Cephalocele orbitae anterior kommt es selten zu Exophthalmus (TIRMANN, CLAR, VAN DUYSE 24, TAYLOR 46), häufiger zu einer Verdrängung des Bulbus nach der temporalen Seite oder nach außen unten und zur Beweglichkeitsbeschränkung nach innen oder innen oben. Auch der Tränensack kann, wie der Fall von CLAR zeigt, durch die Geschwulst disloziert werden.

Wenn man die Lage der Bruchpforte und des Tumors und dessen meist geringen Umfang bedenkt, so begreift man leicht, daß Veränderungen am Sehnerven und der Netzhaut nur sehr selten beobachtet worden sind. Es kommt hinzu, daß es sich meist um kleine Kinder oder Neugeborene handelt, bei denen eine genaue Augenspiegeluntersuchung oder Sehprüfung oft nicht möglich war.

Um so größeres Interesse verdient der Fall von RAAB, der einen $23\frac{1}{2}$-jährigen Mann mit einer hühnereigroßen linksseitigen Cephalocele anterior betraf. Hier war der linke Optikus atrophisch und der Visus auf 6/200 herabgesetzt. Aus der Angabe RAABS, daß der Sehnerv »unregelmäßig kontouriert« erschien, darf wohl geschlossen werden, daß es sich um eine Atrophia e neuritide handelte.

Auch TAUBER (35) beschreibt einen Fall von Cephalocele mit Sehnervenatrophie und Amaurose, doch war dieser dadurch kompliziert, daß die Patientin einen Schlag auf den Tumor erlitten hatte, worauf die Erblindung eintrat.

Weiter erwähnen Buchsbaum (38) und Klingelhöfer (26) Sehnervenatrophie bei Encephalocele orbitae. In dem Falle des erstgenannten Autors lag eine doppelseitige Encephalocele orbitae mit chronischem Hydrocephalus vor. Im Klingelhöferschen Falle dürfte es sich, wenn es sich überhaupt um eine Cephalocele und nicht um ein Dermoid der Orbita handelte, was aus der mangelhaften Beschreibung des anatomischen Befundes nicht zu entnehmen ist, um eine hintere Encephalocele gehandelt haben, da der Stiel des Tumors zur Fissura orbitae sup. hinzog.

§ 222. Die Diagnose der Cephalocele orbitae anterior kann leicht sein, wenn es sich um eine angeborene Geschwulst von typischem Sitz handelt, die wasserhellen Inhalt hat, sich auf Druck verkleinert, um nach kurzer Zeit wieder anzuschwellen, und bei welcher die Bruchpforte deutlich abzutasten ist. Auch das gleichzeitige Bestehen kongenitaler Deformitäten am Cranium (Asymmetrischer Bau des Schädels, großer Abstand der Augen, Verwischung der Vertiefung zwischen Stirn und Nase, Hasenscharte, intellektuelle Defekte) kann von diagnostischer Bedeutung sein.

Anders liegen die Verhältnisse, wenn die für Cephalocele charakteristischen Symptome größtenteils oder völlig fehlen, was, wie oben bereits angedeutet wurde, häufig der Fall ist. Dann kann die richtige Diagnose geradezu unmöglich sein.

In differentialdiagnostischer Hinsicht kommen sämtliche zystischen Tumoren in Betracht, die sich im inneren oberen Winkel der Augenhöhle entwickeln können. Besonders die Dermoidzysten, die wie die Cephalocelen angeboren sind und fest am Knochen sitzen, aber auch seröse und muköse Zysten, Echinokokken und Mucocelen, selbst weiche und solide Tumoren im inneren Winkel können zu Verwechslungen führen.

Eine Differentialdiagnose zwischen allen diesen verschiedenen Formen ist, wie bei Stadfeldt (43), in vielen Fällen unmöglich, und nur durch sorgfältige Abschätzung jedes einzelnen Symptomes kann man gelegentlich zu einer Entscheidung gelangen.

Als letzter Ausweg dient die Punktion, die unter streng aseptischen Kautelen vorgenommen werden muß. Der flüssige Inhalt der Cephalocele wird durch Liquor cerebrospinalis gebildet. Sein spezifisches Gewicht schwankt zwischen 1004 und 1012. Er enthält Kochsalz, Phosphate (v. Duyse, und Moyart) und häufig Albumen. Aspiration von Blut spricht nicht gegen Cephalocele.

Wenn Delens (20) auch die aseptisch ausgeführte Punktion bei Cephalocele für gefährlich hält und deshalb widerrät, so steht er mit dieser Anschauung vereinzelt da. Die meisten Autoren stimmen darin überein, daß eine vorsichtige Punktion keinen Schaden hervorruft und für die Diagnose oft hervorragende Dienste leistet.

§ 223. Die Prognose der vorderen orbitalen Cephalocele ist sehr ernst. Von 43 Fällen, die ich aus der Literatur zusammenstellen konnte, starben 16 infolge von Meningitis, während nur in 5 Fällen von einem günstigen Effekt der Radikalexstirpation berichtet wird. Diese Zahlen geben keinen genaueren Aufschluß über die tatsächlichen Verhältnisse, da leider in 22 von den 43 Fällen die Angaben zu unvollständig sind, um über den Ausgang des Leidens ein Urteil zu gewinnen. Meist war die Beobachtungszeit zu kurz, teilweise auch die Diagnose nicht mit Sicherheit zu stellen. Immerhin gewinnt man den Eindruck, daß die Prognose der Cephalocele orbitae anterior, wenn das Leiden sich selbst überlassen bleibt, besonders ungünstig ist. Es kommt dann bei Größenzunahme des Tumors leicht zu Exkoriation oder Ulzeration der Hautbedeckung und davon ausgehend zur Infektion der Meningen. Die Fälle von Bottez (19), Sperling (16), Breschett (1) und Breslau geben hierfür instruktive Belege.

§ 224. Therapie. Ein Teil der Todesfälle ist zweifellos auf das Konto unrein ausgeführter Punktion oder Inzision zu setzen. Es sind dies besonders die Fälle aus der vorantiseptischen Zeit, deren ungünstiger Ausgang zu der verbreiteten, auch von Berlin geteilten Anschauung führte, daß die Cephalocele orbitae ein Noli me tangere sei.

Für den mit der Asepsis vertrauten Operateur kann diese Ansicht als überwunden gelten, wenn man auch zugeben muß, daß bei den orbitalen Cephalocelen die Verhältnisse ebenso ungünstig liegen können wie bei den Sinus-Osteomen. Auch bei peinlichster Asepsis läßt sich bei beiden Affektionen nicht immer eine Infektion der Meningen von der Nase aus vermeiden.

Mit Recht bemerkt Stadfeldt (43), daß es nur einen Eingriff gibt, der mit Hoffnung auf Genesung angewendet werden kann, die radikale Exstirpation mit nachfolgender sorgfältiger Sutur.

Auch Bergmann (29) und Broca empfehlen die Totalexstirpation der Cephalocele orbitae anterior auch dann, wenn ein Teil des Frontallappens den Inhalt des Bruchsackes bildet.

Eine Gegenindikation gegen die Exstirpation bildet nach Stadfeldt Hydrocephalus, der nach der Operation stets zunehmen soll.

Über günstige Erfolge der Exstirpation vorderer Cephalocelen berichten van Duyse und Moyart (24), Coppez (32), Lagleyze (33), Mittendorf (18) und Pariisky (42).

Die früher mehrfach geübte Behandlung durch Injektion von Jodtinktur, Inzision und Auskratzung, Ligatur (Guersant 4) ist mit Recht vollständig verlassen.

Wenn nun auch kein Zweifel bestehen kann, daß die zuerst 1877 von Larger (9) vorgeschlagene Totalexstirpation die einzige empfehlenswerte Operationsmethode darstellt, so sind die Meinungen der Autoren darüber geteilt, ob auch bei kleiner, langsam oder gar nicht an Umfang zunehmender Cephalocele die Radikaloperation angezeigt sei oder nicht.

Die Beantwortung dieser Frage hängt wesentlich von der Prognose der sich selbst überlassenen Cephalocele ab. BERGER ist der Ansicht, daß diese immer eine schwere Gefahr für das Leben bedeute und daß sie deshalb immer operativ zu entfernen sei, ausgenommen, wenn es sich um sehr schwache Kinder und sehr ausgedehnte Knochendefekte handelt.

Überblicken wir die Kasuistik, so können wir sagen, daß das Bestehen einer vorderen orbitalen Cephalocele nicht notwendig den frühzeitigen Tod des Patienten bedingt. Der Patient von TILLAUX (22) lebte nach 12 Jahren, derjenige von LAGLEYZE (33) nach 21 Jahren, der Patient von RAAB nach $23^{1}/_{2}$ Jahren.

Andererseits sind die Resultate der Totalexstirpation, auch wenn wir nur die im Laufe der letzten beiden Jahrzehnte operierten Fälle in Betracht ziehen, nicht gerade glänzende. Von 7 radikal operierten Patienten genasen 4 und kamen 3 ad exitum.

Man wird deshalb jedenfalls gut tun, bei Entscheidung der Therapie streng zu individualisieren und die Prognose in allen Fällen nicht allzu günstig zu stellen.

Auf die Methode der Exstirpation brauche ich hier nicht näher einzugehen. Sie stimmt mit derjenigen überein, die bei Cephalocelen an andern Körperstellen Anwendung findet und in chirurgischen Lehrbüchern beschrieben wird. Sie besteht in Umschneidung der Basis der Cephalocele, exakter Blutstillung, Freilegung der Knochenränder der Bruchpforte, Abbindung des Stieles durch Katgutnähte, Abtragung des Bruchsackes mit der Schere, sorgfältige Naht der Wundränder des Bruchsackes und der äußeren Haut. Bei einem größeren Knochendefekt dürfte sich die von LISSENKOFF vorgeschlagene, von PARIISKY in seinem Falle ausgeführte osteoplastische Deckung empfehlen. Bei der vorderen orbitalen Cephalocele wird man den Knochen-Periostlappen zur Deckung am besten vom Arcus superciliaris entnehmen, der auch beim Säugling von der dritten Woche an dick genug ist, einen gestielten Lappen abzugeben.

§ 225. Von dem klinischen Bilde der vorderen Cephalocele der Orbita unterscheidet sich dasjenige der Cephalocele orbitae posterior vor allem dadurch, daß die Bruchpforte bzw. das Loch im Knochen sich an einer tiefer gelegenen Stelle der Orbitalwand befindet und dadurch dem direkten Nachweise meist entzogen ist. Die Symptome der hinteren Cephalocele stimmen meist völlig mit denjenigen einer retrobulbären Geschwulst überein. Nur das Vorhandensein einer Kommunikation zwischen Orbita und Gehirn kann dem Bilde etwas Eigenartiges geben und die Diagnose erleichtern.

Das Hauptsymptom der retrobulbären Geschwulstbildung, der Exophthalmus, braucht nicht schon bei der Geburt vorhanden zu sein, wie in dem Falle von Talko (34), er kann sich im Kindesalter (Delpech 2, Ercklentz 37, Lagleyze 33, Oettingen 7), ja selbst im erwachsenen Alter (Lücke 21) ausbilden.

Meist ist der Bulbus nicht nur nach vorn, sondern auch nach unten verdrängt (Lücke 21, Oettingen 7, Lagleyze 33), seltener nach außen (Lücke 21, Walther) oder oben (Talko 34).

Mehrfach wurde ein weicher fluktuierender Tumor neben dem Bulbus gefühlt, entweder oberhalb (Oettingen 7, Lücke), unterhalb (Delpech 2) oder nach außen vom Bulbus (Lagleyze 33).

In 4 Fällen pulsierte der Bulbus (Oettingen 7, Lücke 21, Ercklentz 37, Stadfeldt 43), entweder nur schwach (Lücke) oder von weitem sichtbar (Ercklentz). In den Fällen von Lagleyze und Tauber (35) war keine Pulsation vorhanden. Während in dem Falle von Oettingen die Pulsation bei Kompression der Karotis für kurze Zeit sistierte, war sie in anderen Fällen (Ercklentz, Lücke) ohne Einfluß. Ein sehr wichtiges, aber nicht konstantes Symptom ist das Auftreten von Gehirnerscheinungen beim Versuche, den Tumor zurückzudrängen (Oettingen 7, Stadfeldt 43 — Pulsverlangsamung von 84 auf 68 Schläge pro Min.).

Der Knochendefekt war nur in dem Falle von Lücke fühlbar.

Die Augenbewegungen wurden oft beschränkt gefunden, vorzugsweise in vertikaler Richtung. Ptosis, Schwellung des oberen Lides und Ektropium werden mehrfach erwähnt. Oettingen fand in der Lidhaut erweiterte Venen.

Am Bulbus wurden normale Verhältnisse (Lücke 21, Ercklentz 37), zweimal Papillitis (Oettingen 7, Lagleyze 33), einmal Venen- und Arterienpuls (Stadfeldt 43), einmal Atrophie (Tauber 35) festgestellt.

Schädeldeformitäten und Hydrocephalus wurden relativ häufig beobachtet (Delpech 2, Oettingen 7, Lagleyze 33, Tauber 35, Ercklentz 37, Lücke 21).

Einige Male wird als Ursache ein Trauma angegeben (Oettingen, Lücke). Im Tauberschen Falle fand das Trauma bei schon bestehendem Tumor statt und hätte Erblindung mit Optikusatrophie zur Folge.

Im Gegensatz zur vorderen orbitalen Cephalocele ist die hintere Cephalocele durch einen sehr langsamen, jahrelangen, schmerzlosen Verlauf ausgezeichnet. Meist ist erst mehrere Jahre, oft erst Jahrzehnte nach der Geburt das Krankheitsbild entwickelt. Dadurch wird natürlich die Diagnose wesentlich erschwert. Nur das Auftreten von Gehirnsymptomen bei Druck auf den Tumor oder ein fühlbarer Defekt im Orbitaldach erlaubt sie mit

Sicherheit zu stellen. Deformität des Cranium, psychische Defekte oder das Bestehen anderweitiger Mißbildungen (Iriskolobom — STADFELDT) kann gelegentlich einen Fingerzeig geben.

Die Punktion und Untersuchung der aspirierten Flüssigkeit kann auch bei der hinteren Cephalocele die Diagnose klären, wenn sie das Vorhandensein von Liquor cerebrospinalis ergibt, ein langdauerndes Ausfließen von Flüssigkeit aus der Punktionsöffnung oder schnelle Wiederansammlung des Zysteninhaltes eintritt.

Über die Prognose des Leidens gibt die Tatsache einen Hinweis, daß von 10 Fällen 7 ad exitum kamen. Der Patient von WALTHER starb an unbekannter Ursache, derjenige von OETTINGEN infolge eines intrakraniellen Tumors, der Patient von ERCKLENTZ an Magenkarzinom. 4 Patienten fielen der Operation zum Opfer.

In zwei Fällen, bei denen nicht operiert wurde (LAGLEYZE, STADFELDT), machte das Leiden bis zum Abschluß der Beobachtungszeit keine Fortschritte. Ich stimme deshalb STADFELDT zu, welcher schreibt, daß die Prognose der sich selbst überlassenen hinteren Cephalocele der Orbita nicht allzu schlecht und das Hauptprinzip der Behandlung darum sei, sich jeden operativen Eingriffs zu enthalten.

§ 226. Pathogenese. Während das klinische Bild und die prognostische Beurteilung der vorderen Cephalocele der Orbita von derjenigen der hinteren abweicht, ist für die pathologische Anatomie und Pathogenese derselben eine gemeinsame Besprechung möglich, da sich beide Affektionen, wenn auch an verschiedenen Stellen, so doch auf Grund analoger Verhältnisse entwickeln.

Die Lehre von der Genese der Cephalocele hat im Laufe der Zeit wesentliche Wandlungen durchgemacht. Im allgemeinen kann man zwischen fötaler und embryonaler Theorie unterscheiden.

Zur ersteren Gruppe gehört die Anschauung von NIEMEYER und KLEMENTOWSKY, nach welcher eine echte Craniotabes die Knochenentwicklung der Schädelkapsel aufhält und dadurch an besonderen schwachen Stellen zum Hirnbruch führt. Nach ACKERMANN und KÜSTER soll dagegen vorzeitige Verknöcherung der Suturen der Bildung der Cephalocelen vorausgehen. Nach HALLER, BÉCLARD, VELPAU, HONEL stellt die Cephalocele den Zystenhydrops (hydropisie enkystée) eines Hirnventrikels dar. Nach SPRING entsteht die Meningocele durch eine zystische Entzündung der Arachnoidea.

Nach anderen Autoren, besonders neueren, gehört die Entstehung der Cephalocele einer früheren Entwicklungsperiode an und beruht auf lokaler Entwicklungshemmung in der osteogenen Bindegewebsmembran, die sich später in Kranium und Dura differenziert (MUSCATELLO, STADFELDT). Nach BERGER, der in der Cephalocele occipitalis Bestandteile des Groß- und Kleinhirns vermischt fand, soll es sich um eine wirkliche Geschwulstbildung (Encephalom) vor Entwicklung des Primordialcraniums handeln.

Die klare Unterscheidung zwischen Cephalocele orbitae anterior und posterior verdanken wir besonders STADFELDT.

Die vordere orbitale Cephalocele entsteht zwischen Siebbein und Stirnbein (C. fronto-ethmoidalis). Während im zweiten Monat das knorpliche Primordialcranium angelegt wird, aus dem das Hinterhauptbein, Teile des Felsenbeins, Keilbein, Siebbein und knorplige Nase entstehen, sind die übrigen Schädelknochen nicht knorplig vorgebildet. An der Grenze zwischen knorpligem und häutigem Primordialcranium entsteht nun die Cephalocele.

Durch die Grenzlinie zwischen Lamina cribrosa und os frontale tritt die Cephalocele anterior hervor.

STADFELDT schreibt: Daß die Grenze zwischen zwei Geweben von so verschiedenem Ursprung leicht der Sitz für Entwicklungsanomalien werden kann, ist einleuchtend, aber hierzu kommt in vielen Fällen ein Faktor von allergrößter Bedeutung, nämlich eine abnorme Anlage des vorderen Teils des Primordialknorpels. Kein Knochen im ausgewachsenen Cranium zeigt so große individuelle Verschiedenheiten wie das Siebbein.

STADFELDT unterscheidet weiter eine Cephalocele fronto-ethmoidalis mit tiefliegendem Siebbein, wo die Lamina cribrosa mit der Crista galli an die Hinterseite der Nasenbeine geheftet ist oder frei endigt, und eine solche mit normalem Siebbein. Bei letzterer erfolgt der Durchtritt zwischen der Pars nasalis oss. front. und den hierauf ruhenden Deckknochen (Cephalocele naso-frontalis oder naso-orbitalis).

In anatomischer Beziehung unterscheidet sich die Cephalocele des inneren Winkels der Orbita nicht von anderen Cephalocelen.

Ein übereinstimmender Befund ist zunächst das Fehlen der Dura mater in der Tumorwand.

Es handelt sich somit, wie MUSCATELLO besonders hervorhebt, nicht um einen eigentlichen Gehirnbruch bzw. Vorfall eines Gehirnteiles in einen von der Dura mater gebildeten Bruchsack, da die Dura am Rande des Knochendefektes mit dem Pericranium verschmilzt und nur ein kurzes Stück in den Sack reicht. Der Sack wird durch die Haut und das subkutane Gewebe gebildet. Unter diesem findet sich ein lockeres gefäßreiches Gewebe mit Lymphräumen, das der verdickten, häufig zystisch erweiterten Arachnoidea entspricht. An dieser Stelle kommt es gelegentlich zur Bildung echter Angiome oder zu fibromartigen Neubildungen mit Zystenbildung. Der vorgefallene Hirnteil enthält konstant einen Hohlraum, der mit einem Hirnventrikel in Verbindung steht und mit Flimmerepithel ausgekleidet ist. Letzteres fehlte in mehreren Fällen.

Mit dieser Schilderung stimmt das Resultat einer genauen anatomischen

Untersuchung, die wir van Duyse verdanken, überein. Van Duyse unterscheidet drei verschiedene Schichten.

Die innerste Gehirnschicht (couche cérébroïde) besteht aus zylindrischen und Pyramidenzellen, die an eine Membrana limitans grenzen (Ependymzellen). Sie enthält neben einem dichten gliösen Netz Gefäße und Ganglienzellen. Als zweite Schicht folgt ein gefäßreiches Bindegewebe mit teilweise hyaliner Entartung und perivaskulären Lymphräumen. Die dritte Schicht wird von dichtgefügtem Bindegewebe gebildet, das ein Äquivalent der Duralscheide darstellt.

Für die Cephalocele orbitae posterior dürfen wir wohl analoge histologische Verhältnisse annehmen, wenn es auch bisher an genauen mikroskopischen Untersuchungen fehlt.

Dagegen sind wir über die grobanatomischen Verhältnisse besser unterrichtet. Diese ergeben ein recht vielgestaltiges Bild.

Während Lücke und Lagleyze einen größeren Knochendefekt im Dache der Orbita fanden, fehlte in dem Tauberschen Falle der vordere Teil der Ala magna, das Planum orbitale und ein Teil des Siebbeins. In dem Falle von Walther geschah der Durchtritt durch die Fissura orbital. sup., im Ercklentzschen Falle zwischen Ala magna und Stirnbein. Im Falle von Delpech, der allerdings, wie oben angedeutet, zweifelhaft ist, soll das foramen opticum als Durchtrittspforte gedient haben.

In dem Waltherschen Falle soll der vorgetretene Gehirnteil dem Frontallappen, im Falle von Ercklentz dem Temporallappen entsprochen haben. Lücke und Talko beschreiben ihre Fälle als Meningocelen, eine Diagnose, an der gezweifelt werden kann, da keine mikroskopische Untersuchung stattfand.

Aus dem Gesagten geht hervor, daß unsere Kenntnisse von der Cephalocele orbitae noch in mancher Hinsicht lückenhaft sind und der Ergänzung bedürfen. Trotz der großen Seltenheit des Leidens darf dieses sicherlich nicht nur wissenschaftliches, sondern auch praktisches Interesse beanspruchen. Bei der Diagnostik und Therapie der Orbitaltumoren, besonders der zystischen Tumoren, wird man gut tun, immer auch mit der Möglichkeit einer Cephalocele zu rechnen und diejenigen Symptome genau zu prüfen, welche diese Diagnose bestärken können. Nur dann wird man vor einem Irrtume bewahrt bleiben, der, wie die vorliegenden Berichte zeigen, für den Patienten verhängnisvoll werden kann,

---

Literatur.

Cephalocele der Orbita.

1831. 1. Breschet, Arch. gén. de méd. XXVI. p. 76. obs. 24.
1838. 2. Delpech, Chirurg. clin. de Montpellier. T. II. p. 505.
1843. 3. Lyon, De l'hydrencéphalocèle. Gaz. méd.

1858. 4. Guersant, Bull. de la soc. de chir. II. 9. Juin.

1859. 5. Honel, Mémoire sur l'encéphalocèle congénitale. Arch. gén. de Méd. T. XXIV. p. 409 et 569.

1862. 6. Klementowsky, Studien über angeborene Hirnbrüche. Jahrb. f. Kinderheilk.

1874. 7. Oettingen, Casuistik u. Diagnostik der Orbitaltumoren. Klin. Monatsbl. f. Augenh. XII. p. 45.

1875. 8. Gosselin et Henry Roger, Galczowski Traité d'opht. p. 895.

1877. 9. Larger, Encéphalocèle congénitale. Arch. gén. de méd.

10. Muhr, Beitr. z. Kenntnis der Encephalocele anter. Arch. f. Psych. VIII, 1. S. 131.

1880. 11. Berlin, Die Encephalocelen. Hdb. d. ges. Augenheilk. 1. Aufl. VI. S. 689.

1882. 12. Heineke, Die chirurgischen Krankheiten des Kopfes. Deutsche Chirurgie Billroth u. Luecke.

1885. 13. Dujardin, Un cas de méningocèle. Journ. des scienc. méd. de Lille.

1886. 14. Schüller, Encephalocele. Realencyclop. d. ges. Heilk. Urban u. Schwarzenberg.

1888. 15. Vincent, Méningocèle. Lyon méd. 13. Mai.

1889. 16. Sperling, Ein Fall von beiderseitigem Hirnbruch an d. inneren Augenwinkeln. Diss. Königsberg.

1890. 17. Göbl, Zur Anatomie und Behandlung der Hydrencephalocele. Zeitschr. f. Heilkde.

18. Mittendorf, The successful removal of an anterior encephalocele. New-York Med. Rev. 5. IV.

1891. 19. Bottez, Hydrencéphalocèle congénitale de la racine du nez. Bullet. de la soc. des méd. et des naturalistes de Jassy. Vol IV. no. 6.

20. Délens, Duplay et Reclus, Traité de Chir. IV. p. 546.

21. Lücke, Ein Fall v. Meningocele orbitalis scheinbar traumatischen Urspr. Zeitschr. f. Chirurgie.

22. Tillaux, Traité de chirurg. clinique.

1897. 23. Bayer, Zeitschr. f. Heilkunde.

24. van Duyse et Moyart, Méningo-encéphalocèle biloculaire de l'orbite avec occlusion du Sac distale. Soc. belge d'Opht. Ann. d'Oc. CXVII. p. 443. Arch. d'Ophthalm.

25. Gérard-Marchant, Traité de Chirurgie de Duplay et Reclus T. III. p. 592.

26. Klingelhöfer, Über eine durch temporäre Resection der äußeren Orbitalwand nach Kroenlein exstirpirte Orbitalcyste (cephalocele). Arch. f. Augenheilk. XXXV, 1. p. 86.

1898. 27. Délens, Traité de Chirurgie de Duplay-Reclus T. IV. p. 537.

1899. 28. Batten, Orbital pulsating tumour (meningocele?). Rev. gén. d'Opht. p. 426.

29. v. Bergmann, Handb. d. prakt. Chir. I, 1. p. 162.

30. Coppez, Méningocéphalocèle de l'orbite. Soc. belge d'Opht. 26. XI.

31. Rockliffe, Congenital pulsating Exophthalmos. Oph. Rev.

1900. 32. Coppez, Bilobulbäre Meningoencephalocele der Orbita ref. Ophth. Klin. p. 119. (Belg. ophth. Ges. 26. Nov.)

33. Lagleyze, Méningocèle de l'orbite. Arch. d'Opht. XX. p. 621.

34. Talko, Meningocele intraorbitalis posterior. Pestep okulist u. Rec. d'Opht. IV. p. 231. Ref. H. f. O.

35. Tauber, Cephalocele basilaris bei einer 30jähr. Frau. A. f. klin. Chir. 61. p. 347.

36. Borowski, Zur Kasuistik der Hirnbrüche. Wojenno. Medic. Journ. LXXIX. Nr. 4.

1900. 37. Ercklentz, Pulsierender Exophthalmus hervorgerufen durch Encephalocele orbitalis. Klin. Monatsbl. f. A. p. 755.
1902. 38. Buchsbaum, Ein Fall von Hydrocephal. chron. mit beiderseitiger orbitaler Hirnhernie. Wien. kl. Wschr. Nr. 1.
       39. Gorochow, Sieben Fälle congenitaler Meningocele. Medic. Obosr. LVIII. Nr. 24.
       40. Pussen, Demonstration eines Patienten mit Meningocele. Boln. Gaz. Botkina XIII. Nr. 7.
       41. Schukowsky, Vier Fälle von kongenitaler Meningocele. Boln. Gaz. Bokina. XIII. Nr. 12—16.
1903. 42. Pariisky, Zur Kasuistik des Cephalonia sincipit. sinistr. Wratsch. Gaz. Nr. 21.
       43. Stadfeldt, Cephalocele der Orbita. Nord. med. Arch. p. 11.
1904. 44. de Britto, Doppelseitige Meningocele orbitae. Arch. d'Ophth. p. 137.
       45. Lagrange, Tumeurs de l'œil. Paris II. p. 78.
       46. Taylor, Case of congenital proptosis and meningocele. Rep. of soc for the study of dis. of children. p. 176.
       47. Wichmann, Über die Cephalocele der Augenhöhle. Nord. med. Arch. 3. Folge. Bd. 3.
1905. 48. Rohmer, Encéphalocèle double de l'angle interne de l'orbite à type facial. Arch. d'Opht. XXV. p. 329.
1906. 49. Parsons, A case of orbital Encephalocele with unique malformations of the brain and eye. Brain. CXIV.
       50. Parsons and Coats, Pathological report on a case of orbital encephalocele associated with microphthalmos. Ophth. Soc. U. K. March 8 th. ref. Ophth. Rev. p. 156.
1911. 51. Comninos, Encéphalocèle à structure mixte fibro-gliomateuse. Arch. d'Opht. 31. Bd. p. 177.

3. Die erworbenen serösen Zysten der Orbita.

§ 227. In den älteren Bearbeitungen der Orbitalerkrankungen finden wir unter den zystischen Tumoren als besondere Arten Abschnürungszysten, Extravasationszysten, Exsudations- und Retentionszysten beschrieben (BERLIN), eine Einteilung, die dem jetzigen Stand unserer Kenntnisse nicht mehr entspricht.

Das, was BERLIN als Abschnürungszysten beschreibt, waren zweifellos Encephalocelen, während es sich bei den Extravasationszysten um Blutungen der Orbita, die sich zystenartig abgrenzen können, oder um Blutungen in Dermoidzysten handelte. Es liegt kein Grund vor, aus diesen Blutzysten eine besondere Abteilung von Orbitaltumoren zu bilden und die Fälle von HOLMES, WATERS und FISCHER, die BERLIN anführt, sind zu ungenau beschrieben, um eine Gruppe von Extravasationszysten der Orbita annehmen zu lassen.

Auch die Retentionszysten (Kystes folliculaires DE WECKER), die ihren Ursprung den Hautfollikeln verdanken sollten, haben keine Existenzberechtigung. Derartige Zysten, die von der Lidhaut entstehend auf die Orbita übergreifen, gibt es nicht. Sie verdanken ihre Entstehung einer Konstruktion, keiner Beobachtung, oder einer Verwechslung mit den Dermoiden.

Auch den Exsudationszysten gegenüber ist große Vorsicht geboten. BERLIN unterscheidet zwei Formen derselben. Die eine soll auf einem Hydrops der Tenonschen Kapsel beruhen, die zweite auf hygromatöser Entartung orbitaler Schleimbeutel.

§ 228. Die erste Form geht auf CARRON DU VILLARDS zurück, der zwei Beobachtungen mitteilt, die er als „Hydropisie de la bourse fibreuse de Tenon" bezeichnet. Wie BERLIN richtig bemerkt, ist diesen Beobachtungen, die in mancher Hinsicht märchenhaft klingen (so soll in dem einen Falle der Sehnerv das Dreifache seiner normalen Länge besessen haben) der Wert einer zuverlässigen Beobachtung abzusprechen.

Es ist aber zuzugeben, daß Fälle vorkommen können, die auf einen serösen Erguß in der Tenonschen Kapsel hindeuten, die wir wohl am besten als chronische seröse Tenonitis bezeichnen (vgl. § 202 dieser Bearbeitung).

Hierher gehört ein von LAGRANGE (20) beschriebener Fall, bei dem wegen Abnahme des Visus, Exophthalmus, Neuritis optica ein Tumor des Sehnerven diagnostiziert wurde, bei der Operation aber aus der eröffneten Tenonschen Kapsel eine zitronengelbe Flüssigkeit abfloß, während der Exophthalmus schwand.

Ob in einem Falle von GRIFFITH (14), bei dem medial vom Bulbus eine kirschgroße Zyste entfernt wurde, deren Wand von fibrösem Gewebe mit einer einfachen Epithelzellenlage ausgekleidet wurde und deren Inhalt aus einer eiweißreichen klaren Flüssigkeit bestand, wie der Autor annimmt eine Abschnürung eines Teils der Tenonschen Kapsel vorlag, scheint mir recht zweifelhaft.

Was die sog. Schleimbeutel der Orbita anlangt, die besonders über und unter der Levatorsehne und am Trochlearis sitzen sollen, so hege ich an ihrem Vorkommen begründete Zweifel. Während HYRTL die Sehne des Obliquus superior in der Trochlea von einem Schleimbeutel umgeben sein läßt, DEMARQUAY zwischen dem oberen geraden Augenmuskel und dem Levator einerseits, dem Bulbus andrerseits Schleimbeutel annimmt, konnte ich weder selbst bei anatomischen Schnitten durch die Orbita solche antreffen, was natürlich nichts beweist, da es sich um ein inkonstantes Vorkommen handeln kann, noch in den neueren Darstellungen der Anatomie etwas Näheres hierüber in Erfahrung bringen.

Die übrigens äußerst seltenen Fälle von Zystenbildung (Hygromen) dieser Schleimbeutel lassen sich auch in anderer Weise deuten. In keinem einzigen wurde durch anatomische Untersuchung der sichere Nachweis dieser Genese geführt. Es gilt das sowohl für die älteren Fälle von BUTTERLIN (1), WECKER, VAS SALOMON als für die neueren von SALTINI (4), PFALZ (7). Auch kann ich mir, wenn sich aus solchen an bestimmter Stelle bestimmter Augenmuskeln gelegenen Schleimbeuteln Zysten entwickeln sollten, nicht recht vorstellen, daß diese nicht einen bestimmten Symptomenkomplex hervorrufen sollten, der in erster Linie eine Bewegungsstörung des oder der betr. Muskeln darbieten müßte.

Nach alledem stimme ich Mendez (24) bei, daß das Vorkommen von Schleimbeutelhygromen der Augenmuskeln nicht nur zweifelhaft, sondern unwahrscheinlich ist.

§ 229.   Eine weitere Gruppe derjenigen Fälle, die als seröse Orbitalzysten in der Literatur beschrieben sind, kann man auf versprengte Schleimhaut der Nasenhöhle zurückführen. Hierher gehören die Fälle von Panas (9), Mendez (24) und Heilbrun (26), bei denen es sich um gegen die Nebenhöhlen abgeschlossene Bildungen mit Zylinderepithelauskleidung, schleimigem Inhalt (zuweilen Blutbeimengung) und hyalinem Knorpel im umgebenden Gewebe (Panas, Mendez) handelt. Soweit die spärlichen bisher vorliegenden Fälle urteilen lassen, scheinen diese Schleimhautzysten der Orbita besonders im inneren Winkel vorzukommen.

Ob in diese Kategorie auch die Fälle von Armaignac (3), Webster Fox (6), Samelsohn (8), Gotti (10), Gifford, Weinstein u. a. gehören, wage ich bei der ungenauen Beschreibung und meist fehlenden anatomischen Untersuchung nicht zu entscheiden.

Die von Becker (12) und Vacher (19) beschriebenen Schleimzysten sind offenbar nichts anderes als Mucocelen der Stirn- und Siebbeinhöhle, die Fälle von Radcliffe (18) und Cosse (17), bei denen ein Trauma bez. Hämophilie vorlag, nichts anderes als Blutzysten.

Ein von Ginsburg (15) mitgeteilter Fall (30 jährige Patientin, haselnußgroße seröse Zyste im äußeren Winkel, mit dem oberen Fornix und der Kommissur verwachsen, im hinteren Teile von einer acinösen Drüse begrenzt) ist nach dem Autor auf zystöse Entartung der akzessorischen Tränendrüse zurückzuführen, während ein früherer Fall des gleichen Autors (33 jährige Patientin, taubeneigroße Zyste tief in der Orbita haftend) als Retentionszyste der Krauseschen oder Henleschen Drüsen aufgefaßt wird, eine Deutung, die ich nach den anatomischen Verhältnissen für unwahrscheinlich halten muß.

§. 230.   Eine weitere Gruppe erworbener Orbitalzysten kann man als Implantationszysten bezeichnen. Durch Verlagerung eines Teils von Haut oder Schleimhaut in die Tiefe des Gewebes auf traumatischem Wege kann ebenso eine Zyste entstehen, wie durch Abschnürung eines Hautkeims in der Embryonalzeit. Diese traumatischen Orbitalzysten sind jedoch äußerst selten. Vermutlich gehört ein von Critchett und Griffith (14) beschriebener Fall hierher, wo nach einer schweren Verletzung mit einem Schwert nach der Entfernung des geschrumpften Bulbus eine kastaniengroße Zyste mit gelblich klarer Flüssigkeit, geschichtetem Epithel und dichter Bindegewebskapsel (ohne drüsige Elemente und Follikel) entdeckt wurde.

§ 231. Erwähnen wir noch, daß auch solide Tumoren der Orbita durch partielle Einschmelzung ihres Inhalts oder Flüssigkeitsansammlung zu zystenartigen Bildungen führen können. Meist handelt es sich um fibromatöse Tumoren. Ein von Lagrange mitgeteilter Fall war durch intermittierend auftretende Schmerzen, Exophthalmus und Sehnervenschwund ausgezeichnet. Die mit Erhaltung des Auges entfernte Geschwulst bestand aus zwei Teilen, einem mandelförmigen Fibrom und einer dieses teilweise umhüllenden Zyste mit zarter durchscheinender Kapsel, ohne Epithelauskleidung und serösem Inhalte.

Ich möchte' den Fall den Sarkomen mit Zystenbildung zurechnen, von denen eine größere Anzahl in der Orbita beschrieben worden ist (von Besch, Singer, Vossius, Elschnig, Knapp u. a.), auf die an späterer Stelle eingegangen werden wird.

Wir sehen also, daß das, was man als seröse Orbitalzyste in der Literatur beschrieben findet, keineswegs einer einheitlichen Gruppe angehört, sondern daß ihrer Genese nach recht verschiedenartige Bildungen mit diesem Namen belegt werden.

Wir dürfen uns deshalb mit dieser rein symptomatischen Bezeichnung nicht zufrieden geben, sondern müssen in jedem Einzelfalle durch genaue klinische und besonders anatomische Untersuchung der Zystenwand und des Zysteninhalts die Art der Zyste näher festzustellen versuchen, was freilich nicht immer leicht ist.

An der Hand eines größeren Beobachtungsmateriales, dessen Beschaffung allerdings, da es sich um seltene Erkrankungen handelt, eine längere Zeit in Anspruch nehmen dürfte, wird man über die serösen Orbitalzysten ein besseres Urteil gewinnen, als dies jetzt möglich ist.

§ 232. Was ihre Therapie anlangt, so gilt fast das gleiche wie bei den Dermoiden der Orbita. Man wird versuchen, sie in toto zu entfernen. Die Exzision kann leicht, aber je nach Umfang und Sitz der Zyste (und hier besonders auch bei der oft zarten Wand) recht schwierig sein.

Trotzdem wird man, wenn es irgend möglich ist, die Exstirpation der Inzision und Durchspülung, Ausschabung oder Ätzung vorziehen müssen.

Literatur.

Seröse Zysten der Orbita.

1876.　1. Butterlin, Higroma de la bourse séreux du grand oblique de l'œil. Union méd. 1876. no. 16. p. 364.

1880.　2. Berlin, Die Krankheiten der Orbita. Dieses Handb. I. Aufl. S. 673.

1881.   3. Armaignac, Kyste séreux de l'angle externe de l'œil gauche, exstirpation; guérison. Rev. clin. d'ocul. Bordeaux II. p. 300.
        4. Saltini, Kiste de l'orbite. Gazz. degli Ospedali Milano. no. 31—32.
        Ref. Rev. d'Opht. I. p. 602.
1882.   5. Nettleship, Serous cystic tumour in eyebrow. Transact. of the Ophth.
        Soc. of the Unit. Kingdom II.
1884.   6. Fox, Serous cystic tumors of the orbit. Med. News. XLIV. no. 26.
        p. 149.
1885.   7. Pfalz, Beitrag zur pathologischen Anatomie der Orbitalcysten. Klin.
        Monatsbl. f. Augenheilk. S. 271.
        8. Samelsohn, Ref. Jb. f. O. S. 489.
1887.   9. Panas, Considérations sur la pathogénie des kystes dits séreux de
        l'orbite à propos d'une nouvelle observation. Arch. d'Opht. VII. p. 1.
1888. 10. Gotti, Una cista sierosa dell'orbita. Bull. di Scienc. med. XXI. 1—2.
        p. 75.
       11. Rodman, Sub-dural cyst of the orbit. Am. Pract. and News Louisville. VI. p. 135.
1895. 12. Becker, Schleimcysten d. Orb. A. f. O. Vol XLI. S. 119.
1898. 13. Ginsburg, Scröse Cyste der Augenhöhle. Westnik Ophth. XV, 3. p. 277.
       14. Griffith, Ein Fall v. Orbitalcyste. Ber. d. 66. Jahresvers. d. 26.—29.
        Juli. Brit. med. Assoc. zu Edinburgh. Ref. d. Ophth. Klinik. S. 359.
1901. 15. Ginsburg, Zur Pathogenese der serösen Cysten der Orbita. (Russ.).
        Westnik Ophth. XVIII. p. 375.
1902. 16. Kalt, Cysten d. Orbita mit wuchernden Wandungen u. raschem Auftreten. Ophth. Ges. v. Paris. 3. Dez. Ophth. Klin. S. 23.
1903. 17. Cosse, Un cas de kyste séreux de l'orbite. Bull. et mém. de la Soc.
        franç. d'Opht. p. 452.
       18. Radcliffe, Growth of the left orbit. Wills' Nosp. Oph. Soc. Ref. Ophth.
        rec. p. 133.
       19. Vacher, Contribution à l'étude des kystes de la paroi interne de l'orbite.
        Bull. et mém. de la Soc. franç. d'Opht. p. 125 u. Annales d'Ocul.
        CXXX. p. 145.
1904. 20. Lagrange, Les tumeurs de l'œil. Paris, Steinheil. 2. Band. p. 160.
       21. Mitter, A case of cyst of the orbit. Brit. med. Journ. July.
1906. 22. Weinstein, Seröse Zyste der Orbita. Petersburg. Ophthalm. Gesellsch.
        30. Nov.
1907. 23. Gifford, Heilung einer retrobulbären Zyste durch Krönleins Operation
        u. Applikation von Karbolsäure. Western med. Review. Oct.
1910. 24. Mendez, Orbitalzyste von versprengter Schleimhaut ausgehend. Klin.
        Monatsbl. f. Augenheilk. S. 537.
       25. Wainstein, Angeborene seröse Zyste des unteren Lides. Westnik Ophth.
        p. 64.
1911. 26. Heilbrun, Eine seltene retrobulbäre Zyste (ausgehend von versprengter
        Nasenschleimhaut). Arch. f. Ophth. LXXIX. S. 248.
1913. 27. Rumszewicz, Beitrag zur Kenntnis der Orbitalcysten. Post. Okul. no. 1.

---

4. Das Dermoid der Orbita.

§ 233.   Das Dermoid der Orbita ist eine der häufigsten Orbitalgeschwülste, wenn wir diejenigen Fälle mitrechnen, bei denen der Tumor am
Orbitalrande, besonders in der Gegend der Augenbrauen sitzt, die Orbita
selbst aber freiläßt. Von solchen Dermoiden, die man streng genommen
nicht zu den Orbitalgeschwülsten rechnen sollte, habe ich an dem großen

Material der Leipziger Klinik 53 beobachtet, denen nur 5 Fälle gegenüberstehen, bei denen sich der Tumor entweder in der Orbita selbst entwickelt, oder auf dieselbe in der Art übergegriffen hatte, daß die Hauptsymptome einer Orbitalgeschwulst (Exophthalmus, seitliche Verdrängung des Augapfels) hervortraten.

Eine genaue Abgrenzung der para- und intraorbitalen Dermoide läßt sich aber schon deshalb nicht gut durchführen, weil die Zyste trotz ihres Sitzes am Orbitaleingang bei ihrem weiteren Wachstum auf die Orbita selbst übergreifen kann.

Berücksichtigt man nur die in der Literatur enthaltenen Fälle von Dermoidzysten der Augenhöhle, so erhält man, da meist nur solche Fälle mitgeteilt werden, die besondere Eigenheiten darbieten (z. B. bei tieferem Sitz differentialdiagnostische Schwierigkeiten boten), ein falsches Bild von der Häufigkeit.

Bei der teilweise recht ungenauen Beschreibung älterer Fälle besteht außerdem die Gefahr, daß man Blutzysten, seröse Zysten, Mucocelen, Encephalocelen oder parasitäre Zysten unter die Dermoidzysten rechnet.

Dies ist durch Berlin in der ersten Auflage dieses Handbuches geschehn. So sind die Fälle von Bourdillat, Galezowski, de Brière und Schiess-Gemuseus und der Fall von Roussilhe nicht als Dermoidzysten anzusprechen.

Ich habe versucht, nach Möglichkeit diesen Fehler auszuschließen und aus der mir zugänglichen Literatur 128 Fälle von Dermoidzysten zusammengestellt.

Sitz und Größe der Dermoidzysten.

§ 234. Über die Prädilektionsstelle der Dermoidzysten der Orbita finden sich in der Literatur verschiedene Angaben.

Nach Berlins Zusammenstellung von 51 Fällen prävaliert die mediale Seite in hohem Grade mit 53%, während sie nach Mackenzie vorzugsweise unten und außen, nach Cusset im äußeren Teile der Orbita sitzen sollen. Nach Lagrange finden sich die paraorbitären Dermoide am häufigsten im Niveau der Brauen und zwar im äußeren Drittel, seltener im inneren Winkel, die orbitalen Zysten unterhalb oder oberhalb des Auges im inneren Winkel oder in der Gegend der Tränendrüse.

Aus meiner Zusammenstellung ergibt sich unter 99 Fällen als Sitz der obere äußere Teil der Orbita in 43, der obere innere in 23, der untere äußere in 4 und der untere innere in 9 Fällen. Wir sehen also, daß die Gegend, die der Sutur zwischen Stirnfortsatz des Jochbogens und Stirnbein entspricht, besonders bevorzugt ist.

Die Größe der Dermoidzysten schwankt zwischen derjenigen einer Erbse und derjenigen einer Orange. Es hängt das in erster Linie von der

Dauer ihres Bestehens bez. dem Lebensalter des Patienten und von dem Vorhandensein oder Fehlen von entzündlichen Veränderungen ab, durch welche eine schnelle Größenzunahme des Tumors bedingt werden kann. Im Falle von JASTRAU (36) hatte die Zyste eine Länge von 15 cm und einen Umfang von 32 cm.

Das weibliche Geschlecht fand ich nahezu ebenso oft beteiligt als das männliche (unter 78 Fällen 42 Männer, 36 Frauen).

Die Tatsache, daß die Verteilung der Fälle auf die verschiedenen Lebensalter ein Maximum im 2. und 3. Jahrzehnt erkennen läßt, ist wohl durch den Umstand zu erklären, daß die entzündlichen Veränderungen in den orbitalen Dermoidzysten besonders um diese Lebenszeit einzutreten pflegen und durch Schmerzen und Entstellung die Patienten veranlassen, den Arzt aufzusuchen. Im frühesten Lebensalter (unter 1 Jahre) kamen unter 78 Fällen meiner Zusammenstellung nur 8, vom 4. bis 7. Jahrzehnt nur 22 Fälle zur Beobachtung.

§ 235. Die klinischen Erscheinungen sind in erster Linie von Sitz und Größe des Tumors abhängig. Exophthalmus und seitliche Verdrängung des Bulbus kommt natürlich nur dann zustande, wenn die Zyste in die Orbita hineinreicht (Fälle von LAGRANGE 79, CHEVALLEREAU 41 und RAYMOND, CHRONIS 1, KNAPP 60, CANT 48, DOYNE 49, HECHT 35, KRÖNLEIN 33, LAPERSONNE 43, PROBEN, MOULTON 58, BARRIÈRE 90, BOGATSCH 91 u. a.). Sie kann die ganze Orbita ausfüllen und den Bulbus so weit hervordrängen, daß er auf die Wange herabhängt (MOULTON, CHEVALLEREAU und RAYMOND).

Beschränkung der Beweglichkeit des Augapfels wird mehrfach (ROSENBERG 70, MITVALSKY 37, ROBERTSON 54, NORRIS 52, KRÖNLEIN 33), Auftreten von Doppelbildern seltner erwähnt (FIŠER 67), ebenso Ptosis (WERNCKE 87).

Durch Druck auf den Bulbus kann, wie ein Fall von LAGRANGE zeigt, eine Veränderung der Brechkraft des Auges (Astigmatismus) hervorgerufen werden, der nach operativer Beseitigung der Zyste schwindet.

Verhängnisvoller ist ein Druck der Zyste auf den Sehnerven, der zu Stauungspapille (KRÖNLEIN 33, KNAPP 60), Gesichtsfeldeinengung (KRÖNLEIN) und Anämie der Retina führen kann (CHRONIS). Glücklicherweise scheint dies nur recht selten vorzukommen.

Fast stets sind die orbitalen Dermoidzysten mit dem Periost der Orbitalwand verwachsen, bald in größerer Ausdehnung, bald nur in Form eines schmalen Stranges. Je nachdem ist der Tumor mehr oder weniger gegen den Knochen verschieblich. Auch mit dem Bulbus, dem Sehnerven und den Augenmuskeln kann er Verwachsungen zeigen, die seine operative Ausschälung erschweren können. Gegen die äußere Haut ist die Zyste frei verschieblich. In mehreren Fällen war der Knochen dort, wo die Zyste saß, nicht nur eingedellt, sondern fehlte an umschriebener Stelle vollständig

(Chevallereau 41, Doyne 49, Cant 48, Krönlein 33). Gelegentlich kann dadurch die Gehirnpulsation auf die Zyste fortgeleitet und das Bild einer Cephalocele vorgetäuscht werden (Krönlein).

Die Konsistenz ist meist derbelastisch, zuweilen knorpelhart, seltener weichelastisch. Die Form ist kugelig, eiförmig oder walzenförmig, seltener wurstartig mit Einschnürungen und sackartigen Erweiterungen (Fall von Lagrange), sie wird offenbar wesentlich mitbestimmt durch die Druckverhältnisse, denen der Tumor ausgesetzt ist. So zeigen die zwischen Bulbus und Orbitalwand in die Tiefe wachsenden Dermoide vorwiegend längliche Gestalt, während die im äußeren Winkel unter der Haut sich entwickelnden einen runden oder ovalen Durchschnitt zeigen.

In einer größeren Anzahl von Fällen nahm die Zyste nach anfänglich sehr langsamem Wachstum innerhalb der kurzen Zeit einiger Wochen oder Monate erheblich an Umfang zu, meist ohne jede äußere Veranlassung (Chevallereau 41, Moulton 58, Bogatsch 91, Krönlein 33, Panas 78, Lagrange 79 u. a.), selten nach einem Trauma (Werncke 87). Zuweilen klagten die Patienten dann über neuralgische Schmerzen und der Tumor selbst wurde druckempfindlich.

Diese sekundären Veränderungen der orbitalen Dermoidzysten erklären sich leicht aus den histologischen Erscheinungen, die im folgenden zu besprechen sind.

Besonders interessant sind die sog. Zwerchsackdermoide, wie sie von Kroenlein (33), Fišer (67) und Barrière (90) beschrieben wurden.

In dem Falle, den Barrière mitteilt, reichte der Tumor durch die Fissura orbitalis inferior in die Schläfengrube. Beim Zusammenpressen der Kiefer wurde der in der Schläfengrube liegende Teil der Geschwulst komprimiert und sein Inhalt in die Orbita gedrückt, wodurch der Augapfel um 2,5 mm weiter hervortrat. Es entstand dadurch das Bild des willkürlichen Exophthalmus.

§ 236. Differentialdiagnostisch bieten die oberflächlich besonders im Bereiche des äußeren Winkels unter der Braue liegenden Dermoide kaum Schwierigkeiten.

Sitz und Form des Tumors, die freie Verschieblichkeit und die normale Beschaffenheit der Haut, der Zusammenhang mit dem Periost und der Nachweis einer mehr oder weniger ausgesprochenen Delle an der knöchernen Orbitalwand, endlich die derbe Beschaffenheit ihrer Kapsel, die sich beim Palpieren des Tumors feststellen läßt, alles dies sind so charakteristische Erscheinungen, daß eine Verwechslung mit andersartigen Geschwülsten dieser Gegend dem aufmerksamen Untersucher kaum zustoßen wird. Zuweilen läßt auch die Durchleuchtbarkeit der Geschwulst die zystische Natur nachweisen. Allerdings hängt es von der Art des Zysteninhaltes ab, ob die Zyste mehr oder weniger transparent ist. Bei den sog. Ölzysten ist dies weit mehr der Fall als bei denjenigen Dermoiden, die einen atheromartigen Brei mit Haaren enthalten.

Sitzt die Dermoidzyste im inneren oberen Teile der Orbita, so kann die Verwechslung mit einer Cephalocele naheliegen, um so mehr, da ein durch Palpation nachweisbarer Defekt der Orbitalwand bei den Affektionen gemeinsam ist. Hier kann für die Diagnose Cephalocele der Effekt der Kompression des Tumors, die Volumzunahme des Tumors bei forcierter Exspiration und Fortleitung der Gehirnpulsation (Auftreten von Gehirnsymptomen, Pulsverlangsamung, Konvulsionen usw.) dh. die Kommunikation mit der Schädelhöhle ins Gewicht fallen, während das Fehlen dieser Symptome diese Diagnose nicht ausschließt. Auch die dünne Zystenwand, der wasserklare Inhalt (starke Transparenz), die Untersuchung des durch aseptische Punktion des Tumors gewonnenen Zysteninhaltes kann unter Umständen die Diagnosenstellung fördern.

Bei serösen Zysten, Zysten bei Mikrophthalmus und parasitären Zysten kann teilweise die Anamnese oder der Nachweis besonderer Symptome (Mikrophthalmus, Hydatidenschwirren), der Sitz des Tumors und die Untersuchung des Zysteninhalts von Bedeutung sein. Es muß aber zugegeben werden, daß hier die Differentialdiagnose erhebliche Schwierigkeiten bereiten kann und meist erst nach der Operation durch die anatomische Untersuchung (z. B. bei Echinokokkus der Orbita) die Diagnose gesichert wird.

Eigene Fälle.

§. 237. Von den zahlreichen Dermoidzysten, die ich zu operieren Gelegenheit hatte, möchte ich nur diejenigen hier in kurzem Auszug der Krankengeschichten wiedergeben, bei denen der Tumor auf die Orbita selbst übergegriffen und eine Verdrängung des Augapfels verursacht hatte.

1. Fall. Die 53 jährige M. S. hatte seit vielen Jahren eine erbsgroße Geschwulst im oberen inneren Augenwinkel, die anfangs sehr langsam, nach der Pubertät schneller an Umfang zunahm. Seit einigen Monaten stellten sich Schmerzen in ihrer Umgebung ein, welche die Patientin veranlaßten, die Klinik aufzusuchen. Befund: haselnußgroßer prallelastischer Tumor unter der Haut des l. oberen inneren Winkels verschieblich mit dem Periost des Orbitaldaches zusammenhängend. Hinterer Umfang nicht abgrenzbar. Bei Druck auf den Tumor tritt der Bulbus, der vorher 2 mm Exophthalmus zeigt, etwas weiter vor. Die Patientin klagt dabei über stechenden Schmerz. Visus und Hintergrund normal. Diagnose: Dermoid der Orbita.

Operation: Freilegung des oberen inneren Winkels durch einen Schnitt bis auf den Knochen. Der vordere Teil des Tumors wird frei präpariert. Beim Versuch, ihn von der oberen Orbitalwand stumpf abzulösen, reißt der

Zystensack ein und es entleert sich typischer Atherombrei mit einzelnen Lanugohaaren. Die Rißstelle wird abgeklemmt, und der Zystensack nach der Tiefe zu teils scharf, teils stumpf ausgelöst. Mäßige Blutung. Die Geschwulst ist walzenförmig und reicht etwa 2 cm tief in die Orbita. Sie sitzt in einer seichten Knochendelle. Naht, Heilung per primam mit guter Beweglichkeit und voller Sehschärfe.

Die mikroskopische Untersuchung ergab in der Wand Schweiß- und Talgdrüsen, Haarfollikel. Epithel teilweise desquamiert. Infiltration der Kapsel mit Lymphozyten und Leukozyten. Im Zysteninhalt käsig mit vereinzelten Haaren.

2. Fall. Die 4jährige E. G. hat nach Aussage der Eltern seit dem 1. Lebensjahre ein kleines Knötchen unter dem äußeren Orbitalrand, das langsam an Größe zunahm.

Status: Pflaumenkerngroßer, derbelastischer Tumor unter dem äußeren Orbitalrande, nach hinten zu nicht abgrenzbar, Haut darüber verschieblich. Exophthalmus 2 mm. Beweglichkeit des Bulbus frei. Tumor oben außen am Knochen adhärent, sein vorderer Teil mit der Sachsschen Lampe durchleuchtbar. Visus und Hintergrund normal. Inzision am oberen äußeren Orbitalrande. Der Tumor wird in seinem vorderen Teile freigelegt. Er setzt sich als ein bleistiftdicker Strang etwa 2 cm in die Orbita fort. Es gelingt mit einiger Mühe, ihn aus seiner Umgebung teils stumpf, teils scharf abzulösen und hervorzuwälzen. Geringe Blutung. Kleiner flacher Defekt am Knochen. Naht. Glatter Heilverlauf. Rückgang des Exophthalmus.

Mikroskopisch: typisches Dermoid mit gut erhaltener Epithelauskleidung ohne entzündliche Veränderung. Talgdrüsen und Haarfollikel in der Wand. Inhalt käsig, aus nekrotischen Epithelien, Cholestearinkrystallen bestehend.

3. Fall. Die 17jährige L. Sch. klagt seit 3 Monaten über Stechen in der Gegend des l. oberen Orbitalrandes. Seit mehreren Jahren hat sie daselbst ein kleines Knötchen bemerkt, das seit Monaten stark gewachsen sein soll.

Status: Flacher, derber, knorpelartiger Tumor unter dem oberen äußeren Orbitalrand. Haut darüber gut verschieblich. Berührung schmerzhaft, breite Verwachsung mit dem Periost der Orbitalwand. Bulbus 3 mm exophthalmisch, etwas nach unten und innen abgelenkt. Beweglichkeit nach oben außen beschränkt. Venöse Hyperämie der Papille. Hyperopischer Astigmatismus (von 2,5 Dioptr.), Visus mit Korrektion $6/12$. Inzision am Orbitalrand oben außen. Freilegung des tief in die Orbita reichenden taubeneigroßen Tumors schwierig. Feste und breite Verwachsung mit dem Periost, nach deren Durchtrennung eine starke Blutung eintritt, die mit dem Tiefenunterbinder gestillt wird. Der Tumor wird in toto entfernt. Mikroskopisch: starke Rundzelleninfiltration der Zystenwand. Talgdrüsen teilweise degeneriert. Epithel infiltriert, größtenteils abgestoßen. Inhalt:

Atherombrei ohne Haare.   Glatte Heilung.   Schwinden des Exophthalmus und Rückbildung des Astigmatismus.   Vis. = $^6/_9$.   Hintergrund normal.

4. Fall.   Die 4 Wochen alte G. E. zeigte seit 8 Tagen eine Vortreibung des l. Auges.

Exophthalmus von 10 mm.   Bulbus nach oben disloziert.   Hintergrund o. B.   Beweglichkeit wenig beschränkt.   Am Orbitaleingang kein umschriebener Tumor abzutasten.   Nach Inzision am unteren Orbitalrande wird ein in der Tiefe sitzender pflaumengroßer zystischer Tumor mit derber Wand und käsigem Inhalt freigelegt und größtenteils stumpf aus seiner Umgebung gelöst.   Starke Blutung.   Pfennigstückgroßer Defekt im inneren unteren Teile der Orbitalwand.   Glatter Heilverlauf.   Der Exophthalmus bildet sich nach einigen Wochen vollständig zurück.

5. Fall.   Der 21 jährige C. W. hat seit Geburt ein Knötchen im rechten inneren Winkel gehabt, das seit 3 Wochen sich entzündete und heftige Schmerzen neuralgischer Art verursachte.

Im oberen inneren Teile der Orbita war ein elastischer Tumor mit derber Kapsel unter der Haut gut, gegen den Knochen wenig verschieblich, von Taubeneigröße zu fühlen.   Tumor selbst und seine Umgebung druckempfindlich.

Exophthalmus von 4 mm.   Beweglichkeit nach oben innen beschränkt. Hintergrund: venöse Hyperämie der Netzhaut.   Geringer hyperopischer Astigmatismus mit schräger Achse.   Visus = $^6/_{15}$.   Freilegung des obern inneren Orbitalrandes.   Der Tumor läßt sich leicht aus seiner Umgebung auslösen.   Der Stiel am Periost wird abgebunden.   Heilung per primam mit guter Beweglichkeit, Rückbildung des Exophthalmus und des Astigmatismus.

Mikroskopisch: Zystenwand verdickt, infiltriert, mit Talg- und Schweißdrüsen, Haarfollikeln und Riesenzellen.   Epithel teilweise gut erhalten, teilweise desquamiert.   Zysteninhalt: typischer Dermoidbrei, spärliche Haare.

Pathologische Anatomie.

§ 238.   In anatomischer Beziehung ist für die Dermoidzysten die Beschaffenheit der Wand und die Art des Zysteninhalts charakteristisch.   Die Wand entspricht in ihrer Struktur derjenigen der äußeren Haut.   Die Kapsel wird durch eine mehr oder weniger breite Bindegewebsschicht gebildet, in der sich sehr häufig Haarfollikel, glatte Muskelfasern, Talg- und Schweißdrüsen und Gefäße nachweisen lassen (vgl. Taf. VII).   Das Epithel kann große Verschiedenheiten darbieten, auch an verschiedenen Stellen der gleichen Zyste.   Es kann der Epidermis völlig gleich sein oder aus einer rudimentären Schicht von 1—2 flachen Zellagen bestehen.   Auch das Chorion zeigt erhebliche Verschiedenheiten.   Die Papillenbildung ist unregelmäßig.   Bald sind sie stark entwickelt, bald abgeflacht und komprimiert. Das gleiche gilt für die Haarfollikel, die häufig schräg gestellt und komprimiert erscheinen. Die Schweißdrüsen können durch Verstopfung der Ausführungsgänge erweitert werden und kleine Tochterzysten bilden (MITVALSKY).

Je jünger und kleiner die Zyste ist, um so regelmäßiger pflegt ihre Epithelauskleidung zu sein. Sie wächst durch Zunahme ihres Inhalts, wodurch die Wand mehr und mehr gedehnt wird. Dabei paßt sie sich natürlich den Druckverhältnissen ihrer Umgebung an. Sehr häufig kommt es dann zu einer interstitiellen Entzündung der Zystenwand, die zur Atrophie der Drüsen, zur Abstoßung des Epithels und zur Bildung eines Granulationsgewebes führt (vgl. Taf. VII). Durch ulzeröse Erweichung kann die Zystenwand stellenweise ihre Widerstandsfähigkeit einbüßen und unregelmäßig vorgebuchtet werden. Im Granulationsgewebe finden sich nicht selten Riesenzellen und Mastzellen.

Die Bildung dieser Riesenzellen ist offenbar nicht lediglich auf Fremdkörperwirkung der in der Zystenwand enthaltenen Haare zurückzuführen (wie HILDEBRANDT und GOLDMANN annehmen), sondern beruht auch auf der mechanischen und vielleicht chemischen Irritation, die der Zysteninhalt auf die Wand ausübt (MITVALSKY 37). Diese kann um so eher hervortreten, wenn das Epithel zugrunde gegangen und ein dichtes Granulationsgewebe an seine Stelle getreten ist.

Aus dem Granulationsgewebe kann sich eine dichte Narbe bilden (LAGRANGE).

Als weitere Veränderungen in der Zyste sind Kalk-, Knorpel- und Knochenablagerungen beschrieben worden (WINTERSTEINER, BARRIÈRE 90, SUKER 92).

Als die Ursache der sekundären Entzündung der Zystenwand wird von MITVALSKY in erster Linie die Zunahme des Zysteninhalts und Zerrung der Zystenwand angesprochen, während LAGRANGE eine sekundäre endogene Infektion für wahrscheinlich hält.

Äußere Verletzungen, die nach einigen Autoren eine schnelle Wachstumszunahme der Zyste bewirkt haben sollen (WERNCKE, CHRONIS), können kaum als wesentliches Moment dabei in Betracht kommen, da sie meist fehlten und keineswegs nur an der exponierten Stelle der Zyste die entzündliche Veränderung sich abspielt.

Auch die Annahme einer sekundären endogenen Infektion scheint mir wenig wahrscheinlich, da alle Umstände im klinischen Verlauf und im anatomischen Bilde mehr auf eine chronisch entzündliche Wirkung des Zysteninhalts auf die Zystenwand hindeuten. Würde eine infektiöse Entzündung vorliegen, so würde diese wohl nicht selten auf die weitere Umgebung des Tumors, z. B. auf die Orbita, übergegriffen haben, was nach meiner Zusammenstellung niemals geschehen ist.

Wenn in dem Falle von RAVA (4) der Tod durch Erysipel eintrat (nach operativer Entfernung der Zyste), so hat es sich jedenfalls um eine postoperative Infektion gehandelt.

Der Inhalt der Dermoidzysten kann sehr verschiedenartig sein. Er setzt sich aus den Produkten der in der Zystenwand enthaltenen Talg- und Schweißdrüsen, aus verhornten Epithelien und Haaren zusammen. Meist überwiegen die epithelialen Produkte und bilden den bekannten Atherombrei. Sind reichlich Talgdrüsen vorhanden, so treten die öligen Bestandteile mehr hervor. Zuweilen überwiegen diese derartig, daß die Zyste ganz von Öl gefüllt zu sein scheint. Diese Ölzysten sind nur eine Unterart der Dermoidzysten, da, wie Lagrange hervorhebt, stets auch im Grunde der Zyste atheromatöse Bestandteile nachweisbar sind.

Je nachdem die Oleïn- oder Stearinverbindungen reichlicher vorhanden sind, kann der Zysteninhalt gelb ölartig oder glyzerinartig sein. Während Vassaux und Broca das Öl von verfetteten Zellen ableiteten und die Umwandlung des käsigen Zysteninhalts in einen öligen Zustand annahmen, haben chemische Analysen, histologische und klinische Beobachtungen gezeigt, daß die Talgdrüsen die Quelle des öligen Zysteninhalts bilden (Robin, Lutz, Lannelongue u. a.). Chavasse fand bei der Untersuchung einer Ölzyste 56 % Oleïn, 44 % Palmitin und Margarin.

Es kommt aber vor, wie z. B. der Fall von Chauvel zeigt, daß die erste Punktion eine ölige Flüssigkeit ergibt, während bei der späteren Untersuchung die Zyste von einem Atherombrei gefüllt ist.

Der Befund von Haaren im Zysteninhalt, die teils Lanugohaaren (Trzebicky 55), teils vollentwickelten Wimpern (de Wecker) entsprechen können, ist sehr wechselnd und kann selbst vollständig fehlen.

Das Granulationsgewebe und sekundäre Veränderungen des Zysteninhalts können, wie die Untersuchungen von Wintersteiner zeigen, den vorher zystischen in einen soliden Tumor umwandeln, der in einem dichten Granulationsgewebe Reste eines teilweise verhornten und verkalkten Epithels und ausgedehnte Knochenbildung erkennen läßt.

§ 239. In therapeutischer Beziehung kommt bei den Dermoidzysten der Orbita lediglich die operative Entfernung in Betracht, die je nach Sitz und Größe des Tumors und seinen Beziehungen zu Bulbus, Augenmuskeln und Orbitalwand leicht oder schwierig sein kann. Am einfachsten ist die Ausschälung der paraorbitalen Dermoidzysten, die sich nach sorgsamer Freilegung und Abbindung des Stieles am Periost meist in toto entfernen lassen.

Reicht die Geschwulst tiefer in die Orbita, ist ihre Wand stellenweise verdünnt, der Zystensack wenig gespannt und breit mit der Umgebung verwachsen, so bereitet die Exstirpation, wie die Fälle von Lagrange (72), Moulton (58), Nettleship und Kroenlein (33) zeigen, erhebliche Schwierig-

keiten. Durch breiten seitlichen Zugang zur Orbita (temporäre Resektion der
äußeren Orbitalwand nach KROENLEIN) kann hier das chirurgische Vorgehen
wesentlich erleichtert werden, besonders wenn der Tumor dem äußeren Teile
der Augenhöhle angehört (WEISS 45, KROENLEIN). Die totale Exstirpation
ist in allen Fällen der partiellen Exzision der Zystenwand mit Curettement
(LAPERSONNE 43, LEDIARD 77, LAGRANGE 79) vorzuziehen, wenn auch zugegeben
werden muß, daß sie technisch in besonderen Fällen nicht immer durchführbar ist.

CARRÉ empfiehlt, die vordere Wand der Zyste abzutragen und dann
den Sack zu entfernen. Wenn es gelingt, die uneröffnete Zyste möglichst
stumpf aus ihrer Umgebung zu lösen und hervorzuwälzen, wie dies in den
vier von mir operierten Fällen von retrobulbärem Dermoid der Orbita der
Fall war, so ist jedenfalls die totale Ausschälung der Sackwand leichter,
als wenn man diese in schlaffem, gefalteten Zustande aus der häufig stark
blutenden Orbitalwunde herauszulösen versucht.

Rezidive, die einige Male (von VIGNES 64, KNAPP 60) beobachtet wurden,
sind nur dann zu erwarten, wenn Teile des Zystensacks bei der Operation
zurückblieben. In dem Falle von CHEVALLEREAU (41) folgte auf die Exstirpation Eiterung und Abstoßung eines Sequesters.

Einführung von Seidenfäden durch die Zyste (ROLLAND), Einlegen eines
Kaustikum (ROBERTSON), Ausspülung mit Sublimat (POOLEY, REDONDO) oder
Jodtinktur (BERGER, CHRONIS) dürfte heute nur wenige Anhänger finden. Geht
doch die Unzulänglichkeit einer solchen Behandlungsweise aus dem Berichte
der genannten Autoren teilweise selbst hervor, wenn sie mitteilen, daß
später doch noch ein operativer Eingriff nötig wurde.

Bei den in der Tiefe der Orbita sitzenden Dermoidzysten wird man
schon deshalb die Freilegung und Totalexstirpation anstreben müssen, weil
sich häufig erst bei der Operation selbst die Natur des Orbitaltumors feststellen läßt, ein Zurückbleiben von Teilen der Zystenwand oder des Zysteninhalts aber gerade hier wegen der entzündlichen Reaktion der Umgebung
für Sehnerv und Augapfel verhängnisvoll werden kann.

Andererseits kann nicht bestritten werden, daß die Exstirpation recht
schwierig sein kann, zu heftiger Blutung führt (LAGRANGE) und ein Platzen
der Zystenwand beim Versuche, sie stumpf aus ihrer Umgebung zu lösen,
sich nicht immer vermeiden läßt. Bei sehr umfänglichen Zysten dürfte es
sich deshalb empfehlen, die Kapsel an einer gut zugänglichen Stelle zu in-
zidieren, einen Teil des Inhalts zu entfernen und dann nach Abklemmung
oder Naht der Inzisionswunde die Entfernung der ganzen Geschwulst vorzunehmen.

Pathogenese.

§ 240. Daß die Dermoidzysten der Orbita durch fötalen Einschluß
eines Hautteils in der Stirn-Oberkieferspalte entstehen, wurde schon 1852

von VERNEUIL gegenüber der von LEBERT vertretenen Hypothese (Théorie de l'hétérotopie plastique) dargetan.

Diese Anschauung ist durch entwicklungsgeschichtliche und experimentell-pathologische Tatsachen mehr und mehr gestützt worden.

Die Beziehung der Prädilektionsstellen der Dermoidentwicklung zu bestimmten Körperregionen läßt sich am besten entwicklungsgeschichtlich erklären. Wenn wir das Bild eines Embryo im Alter von 5—6 Wochen (z. B. im Atlas der Entwicklungsgeschichte von BACH-SEEFELDER, 2. Lief., Taf. XXIV) betrachten, so sehen wir, daß die Prädilektionsstellen der orbitalen Dermoide mit den Furchen, die den Oberkieferfortsatz seitlich begrenzen, übereinstimmen.

Wir können uns sehr gut vorstellen, daß bei dem Verschluß dieser Spalten, der in einer sehr frühen Periode des embryonalen Lebens erfolgt (bei Embryonen im Alter von 7—8 Wochen sind sie nicht mehr zu beobachten), Inseln vom Ektoderm abgeschnürt und in die Tiefe verlagert werden können.

Der häufig nachweisbare Defekt im Knochen der Orbitalwand ist somit nicht auf sekundären Schwund, sondern auf Aplasie des Knochens an der Stelle des verlagerten Hautkeims zurückzuführen.

Für unrichtig halte ich es, wie das von BERLIN und LAGRANGE geschieht, das Teratom der Orbita mit dem Dermoid auf eine Stufe zu stellen, denn es unterscheidet sich von ihm wesentlich nicht nur graduell durch die Art der Mißbildung. Die histologische Struktur des Dermoids läßt lediglich Bildungen nachweisen, die der Haut eigentümlich und ektodermalen Ursprungs sind, während das Teratom Abkömmlinge aller drei Keimblätter und selbst deutliche Organbildungen erkennen läßt (foetus in foetu).

Wenn ROSENBERG die Entstehung der orbitalen Dermoidzysten in die 10.—16. Embryonalwoche verlegt, da sich dann erst der Haaransatz bilde, so kann ich diese Begründung nicht für zutreffend halten, da es sehr wohl denkbar ist, daß ein bereits früher (zur Zeit des Verschlusses der Gesichtsspalten, d. h. von der 6.—7. Woche) verlagerter Hautteil sich noch weiter differenzieren und zur Bildung der Hautdrüsen und Haare führen kann.

§ 241. Es ist hier noch der sehr seltenen Fälle von Cholesteatom der Orbita zu gedenken, die den Dermoiden insofern sehr nahe stehen, als sie wenigstens teilweise sicher auf Abschnürung von Teilen des äußeren Keimblattes zu beziehen sind. Sie unterscheiden sich von den Dermoidzysten dadurch, daß sie keine eigentliche Wand besitzen und daß sie in der Orbita subperiostal gelegen sind. Viel häufiger als in der Augenhöhle sind sie an der Hirnbasis anzutreffen. Sie bestehen aus stearinähnlichen Massen, aus polygonalen, platten Schuppen, die den verhornten Zellen der Epidermis gleichen und sich leicht in Lamellen trennen lassen. Zuweilen enthalten sie feine Härchen. Kerne lassen sich an den Zellen nur andeutungsweise nachweisen.

Hierher gehört ein Fall von Demarquay (44jähriger Mann, seit 10 Jahren kleiner Tumor der oberen Orbitalwand, Punktion: dunkelgelbe, mit Krümeln gemischte Flüssigkeit, knöchernes Orbitaldach freiliegend, Jodinjektion, keine Heilung), ein Fall von Rohmer (34) und ein solcher von Schirmer (59).

Bei einem 32jährigen Weibe waren seit 6 Jahren Schmerzen am oberen Orbitalrande, seit 4 Jahren Ptosis und seit 2 Jahren Exophthalmus mit Doppeltsehen aufgetreten. Am oberen Orbitalrande saß in einer Knochendelle ein Tumor, der für ein Dermoid gehalten wurde.

Nach operativer Freilegung des oberen Orbitalrandes wurden subperiostal weißliche, breiige Massen in unglaublicher Quantität entfernt. Der Knochen war bis zum Canalis opticus vom Periost entblößt, die Orbita stark erweitert. Das Quetschpräparat zeigte Membranen aus geschichteten, kernlosen Zellen, von Cholestearinplättchen und stark lichtbrechenden Tröpfchen durchsetzt. Letztere lösten sich in Äther.

Ein weiterer Fall wurde in der Leipziger Universitäts-Augenklinik beobachtet.

Ein 17jähriger Patient war vor $1\frac{1}{2}$ Jahren vom Pferde gestürzt und von dessen Hinterhuf ans linke Auge geschlagen worden. Später bildete sich eine Schwellung im oberen inneren Winkel und Vortreibung des Augapfels. Zwischen Canthus internus, Nasenrücken und Supraorbitalbogen war eine diffuse Schwellung festzustellen ohne Beteiligung der Haut. Die Lidspalte war schräg von unten innen nach oben außen gerichtet. Am Nasenfortsatz des Oberkiefers war ein scharfer Knochenrand zu fühlen, am Stirnbein eine vorspringende Knochenleiste. Der Tumor war deutlich fluktuierend, prall elastisch.

Der linke Bulbus war gut beweglich, nur die Hebung etwas beschränkt. Vis. $= \frac{6}{18}$. Augenhintergrund normal bis auf venöse Hyperämie der Papille. Untersuchung der Nase und Röntgendurchleuchtung ergab normale Verhältnisse.

Nach Freilegung des oberen Orbitalrandes durch einen Schnitt vom Nasenbein bis zur Mitte der Braue entleerte sich subperiostal eine reichliche Masse von dickflüssigen, zähen, weißlichen Massen, die mikroskopisch aus kernlosen, platten Zellen und Cholestearinkristallen bestanden. Nach ihrer Entleerung zeigte sich eine umfängliche, vom Knochen umgebene Höhle mit vorspringenden Knochenrändern. Eine eigentliche Zystenwand war nicht nachzuweisen.

Die Heilung erfolgte prompt. Der Visus hob sich auf $\frac{6}{12}$, beim Blick nach unten blieben Doppelbilder, der Exophthalmus schwand.

Dieser Fall zeigt mit dem von Schirmer beschriebenen eine große Übereinstimmung. Bemerkenswert ist das vorausgegangene Trauma.

Literatur.

Dermoidzysten.

1876. 1. Chronis, Observation d'un kyste folliculaire de l'orbite à forme méli-céride. Rec. d'Opht. III. p. 51.

1877. 2. Verneuil, Kystes prélacrymaux à contenu huileux. Bull. et mém. de la soc. de chir. III. p. 1.

1878. 3. Menzel, Ateroma dell' orbita fra le pagine dell' osso frontale. Res. san. d'osp. di Trieste. IV. p. 221.

4. Rava, Extirpation d'un kyste dermoïde de la région sourcilière suivie de mort. Annali di Ottalmol. Quagli. no. II. u. III.

1879. 5. Burow, Bericht über seine Privatklinik. Königsberg.

6. Hirschberg, Ölcyste der Orbita. Arch. f. Augenheilk. VIII. 2. S. 190.

1880. 7. Armaignac, Kyste sébacé du grand angle de l'œil chez un enfant. Rev. d'Ocul. de Sud-Ouest. 1. p. 55.

8. Berger, Kyste huileux de l'orbite. Bull. de la Soc. de Chir. Séance du 6. Oct. p. 549.

9. Berlin, Krankheiten der Orbita. Graefe-Saemisch, Handb. d. ges. Augen-heilk. I. Aufl.

1881. 10. de Wecker, Kyste dermoide de la queue du sourcil. Gaz. des Hôp. p. 500.

1882. 11. Carré, Kystes dermoïdes péri-orbitaires. Gaz. d'ophtalmol. no. 4. Ref. Rev. d'Opht. I. p. 404.

12. Cornwell, A compound dermoid cyst of the orbit. Arch. Ophth. N. Y. XI. p. 398.

1883. 13. Barbulée, Kyste dermoide de la queue du sourcil. France méd. no. 34. p. 399. IX.

14. Broca et Vassaux, Arch. d'Opht. p. 318.

15. Nicaise, Pathogénie des kystes dermoïdes. France méd. no. 31. p. 369.

16. Poncet, Rapport sur un kyste dermoïde congénital. Soc. de chir. 25. IV. France méd. no. 49. p. 599.

1884. 17. Cornwell, Eine gemischte Dermoidcyste der Orbita. Arch. f. Augen-heilk. XIV. p.120.

1885. 18. Labouret, Contribution à l'étude des dermoides de l'œil. Thèse de Paris.

19. Lopez, Kyste sébacé volumineux de l'orbite ayant amené une neuroré-tinite. Rec. d'Opht. p. 103.

20. Maréchal, Tumeur kystique et volumineuse de l'orbite substituée à la glande lacrymale. Arch. d'Opht. V. p. 180.

21. Sentex, Kyste dermoïde du sourcil. Exstirpation. Erysipèle spontané. Mort. Journ. de méd. de Bordeaux. p. 170. no. 7.

1886. 22. Le Fort, Kyste dermoïde de la queue du sourcil. Gaz. des hôp. p. 646.

23. Morelli, Cista della cavità orbitaria sinistra; enucleatione dell' occhio; guarigione. Riv. clin. e terap. VIII. p. 281.

24. Polaillon, Kyste dermoïde de la région orbitaire interne gauche. Rec. d'Opht. p. 328.

25. Rolland, Énucléation souscutanée des tumeurs dermoides. Rec. d'Opht. p. 466.

26. Tillaux, Kyste dermoïde. Gaz. des hôp. no. 115. p. 903.

27. Volaillon, Kyste dermoide de la région orbitaire interne gauche. Rec. d'Opht. juin.

1887. 28. Fieuzal, Kyste sébacé de la région orbitaire externe. Bull. de la clin. nat. opht. des Quinze-vingts. p. 160.

29. Likarewski, Derm. c. 1. Orb. April. Westnik. 1. Orb. 18j. W. Exstirp.

1888. 30. Drake-Brokman, Cystic orbital tumour. Brit. med. Journ. I. p. 539.

31. Williams, Orbital cysts and their treatment. St. Louis med. and chir. Journ. I-IV.

1889. 32. Alleman, A dermoid cyst of the orbit simulating an osteoma. Med. Journ. Brooklyn. p. 43.
33. Krönlein, Zur Pathologie und operativen Behandlung der Dermoidcysten der Orbita. Beitr. zur Chir. Bd. 4.
34. Rohmer, Choleastome de l'orbite. Soc. fr. d'Opht. Août 10.
1891. 35. Hecht, Über die Dermoidcysten der Augenhöhle. Diss. Würzb.
36. Jastrau, Dermoidcyste in d. Orbita. Exstirpatio. Hosp. Tid. p. 1209.
37. Mitvalsky, Zur Pathologie der circumbulbären Dermoidcysten. Arch. f. Augenheilk. 23. S. 109.
38. Pooley, Intraorbitale Cyste, wahrscheinlich dermoider Natur. Ophth. Rec.
39. Vignes, Kyste dermoide de la paroi interne de l'orbite. Rec. d'Opht. no. 7. p. 409.
40. Wolff, Eine Dermoidgeschwulst der Carunkel. Klin. Monatsbl. f. Augenkeilk. p. 430.
1892. 41. Chevallereau, Soc. d'Opht. Paris. 5. I.
42. Dunn, A case of dermoid cyst of the orbit. Am. Journ. of Ophth. p. 39.
1893. 43. De Lapersonne, Kyste dermoïde fronto-orbitaire. Arch. d'Opht. XIII. p. 657.
1895. 44. Millikin, A case of dermoid cyst of the orbit. Arch. of Ophth. XXIV. p. 356.
45. Weiss, Vorstellung eines Patienten, bei welchem mittels der Krönleinschen Operationsmethode ein retrobulbärer Tumor mit Erhaltung des Auges entfernt wurde. Ber. Heidelberg 25. Vers. S. 310.
1896. 46. Armaignac, Kyste séro-sébacé de l'orbite de nature probablement dermoïde. Soc. méd. et chir. Bordeaux 23. X. Ref. Arch. d'Opht. 97. p. 53.
47. Buller, Dermoid cysts of the orbita. Transact. of Am. O. S. p. 498.
48. Cant, Cyst of orbit (Ophth. Soc. of the Unit. Kingd.) Ophth. Rev. p. 187.
49. Doyne, Dermoid tumour of the orbit. Ophth. Rev. p. 97.
50. Sgrosso, Dermoide orbitario con avanzi di tessuti dell' occhio. Lav. d. clin. oc. Napoli IV. 4. p. 323.
1897. 51. Critchett and Griffith, Implantation cyst of orbit; microscopic section. Transact. of the Ophth. Soc. of the Unit. Kingdom. p. 242.
52. W. F. Norris, Über einen Tumor der Orbita bei einem 12jährigen Kinde. Med. College of Philadelphia 6. Nov. Ref. ophth. Klin. p. 136.
53. Risley, Cyst of the orbit, with an unusual place of exit. Coll. of physic. of Philad. Dec. 21. Ophth. Rec. p. 92.
54. Roberts, Cystic tumor of the orbit. Am. Pract. and News Louisville. XVII. p. 341.
55. Trzebicky, Zur Casuistik seltener Lokalisationen von Dermoidcysten. Wiener med. Wschr. Nr. 10.
1898. 56. Blaauw, A case of intraorbital tumor. New York med. Journ. 21. V.
57. Griffith, Case of orbital cyst. Brit. med. Journ. II. p. 1964.
58. Moulton, Dermoid cyst of the orbit. Ophth. Rec. p. 122.
59. Schirmer, Ein Fall von Cholesteatom der Orbita. Deutschm. Beitr. z. prakt. Augenheilk. Heft 34. S. 8.
1899. 60. Knapp, Über einige seltene Geschwülste der Orbita. Congr. Utrecht 99.
1900. 61. Juler, Orbital dermoid. Brit. med. Journ. 2037.
62. Lagrange, Contribution à l'étude des kystes dermoides de l'orbite. Ann. d'Ocul. CXXIII. p. 321.
63. Steindorff, Über Ölcysten der Augenhöhle. Centralbl. f. prakt. Augenheilk. XXIV. p. 140.
64. Vignes, Kyste dermoïde de l'orbite. Bull. de la Soc. d'Opht. de Paris. 1. Mai. Rec. d'Opht. p. 272.
1901. 65. Berl, Beitrag zum histologischen Bau der circumbulbären Dermoidcysten. Z. f. A. V. 2. S. 126.

1901. 66. Chavasse, Kyste dermoïde à contenu huileux de l'angle interne de l'orbite gauche. Arch. d'Opht. XXI. p. 645.

67. Fišer, Zur Kenntnis der Verletzungen der Augenhöhle. Wiener med. Wschr. Nr. 48.

68. Giulini, Orbitalcyste. Münch. med. Wschr. S. 2026.

69. Ligorio, Per la casuistica delle cisti dermoidi orbitarie. Firenze.

70. Rosenberg, Zur operativen Chirurgie, pathologischen Anatomie und Histologie angeborener Palpebro-Orbitalcysten bei Kindern. Djetskaja Medizina No. 1.

1902. 71. Alt, Two cases of congenital orbital tumors. Am. Journ.. of Ophth. p. 358.

72. Lagrange, Kyste dermoïde de l'orbite. Rev. gén. d'Opht. p. 475.

73. Lediard, Dermoid cyst of the orbit causing complete dislocation of the eye. Ophth. Rev. 02. p. 356 u. Transact. of the Ophth. Soc. of the Unit. Kingd. XXIII. p. 154.

74. Panas, Kystes huileux du partour de l'orbite. Arch. d'Opht. XXII. p. 741.

1903. 75. Badal, Kystes pileux du sourcil. Clinique Opht. de Bordeaux. no. 21.

76. Gollowine, Dermoidcyste des großen Keilbeinflügels. Verh. d. Mosk. augenärztl. Ges.

77. Lediard, Eine Dermoidcyste der Orbita mit Verdrängung des Bulbus und Durchbruch ins Antrum Highmori. Arch. f. Augenheilk. XLVI. S. 368.

78. Panas, Oil cysts in the periphery of the orbit. Am. Journ. of Ophth. p. 1.

1904. 79. Lagrange, Les tumeurs de l'œil. Paris, Steinheil.

80. Miller, A case of cyst of the orbit. Brit. med. Journ. II. p. 20.

81. de Schweinitz, Dermoid of the orbit. Philadelph. Sect. of Ophth. The Ophth. Rec. p. 135.

1905. 82. Peschel, Ein Fall von Dermoidcyste der Orbita mit zahlreichen Mastzellen. Beitr. z. Augenheilk. Festschr. Hirschberg.

1906. 83. Pollock, Dermoids of the orbit. Ophth. Rev. p. 161.

1907. 84. Chevallereau et Beal, Énorme kyste huileux de l'orbite et du crâne. Soc. franç. d'opht. Ref. Archives d'ophtalmol. p. 422.

1908. 85. Jocqs, Kyste dermoïde du plancher de l'orbite. La Clinique ophtalm. no. 22. p. 331.

1909. 86. Casali, Cisti dermoide dell' orbita a reperto microscopico raro. Ann. di Ottalm. 38. Bd. p. 273.

87. Werncke, Dermoidzyste der Orbita. Ophth. Ges. Odessa 3. III.

1910. 88. Alt und Sauer, A case of orbital cyst. Amer. Journ. of Ophth. p. 42.

1911. 89. de Schweinitz, Concerning certain tumors of the orbit and certain conditions simulating neaplasms of the orbit, being a clinico-pathologic contribution. Amer. Ophth. Soc.

1912. 90. Barrière, Willkürlicher Exophthalmus in einem Fall von Dermoidzyste der Orbita. Klin. Monatsbl. f. Augenheilk. S. 322.

91. Bogatsch, Großes Dermoid in der Tiefe der Orbita. Schles. Ges. f. vaterl. Kult. 16. II. Ref. Klin. Monatsbl. f. Augenheilk. S. 477.

92. Suker, A case of orbital dermoid. Ophth. Rec. p. 285.

93. Redondo, Orbitalcyste. Arch. de Oftalm. Hispan.-Amer. Sept. p. 471.

1913. 94. Kraus und Sauerbruch, Intrakranielles Epidermoid der Stirnhirngegend, Durchbruch in die Orbita, Exstirpation, Heilung. Ref. Klin. Monatsbl. f. Augenheilk. S. III.

5. Das Teratom der Orbita.

§ 242. Als Teratom bezeichnet man eine Geschwulst, die aus Abkömmlingen zweier oder dreier Keimblätter besteht, die sich zu mehr oder weniger ausgebildeten Organen oder Körperteilen entwickelt haben.

In der Orbita wurde diese Tumorform sehr selten angetroffen.

E. v. Hippel (7), der einen hierhergehörigen Fall beschreibt, fand außer seinem eigenen nur 4 Fälle in der Literatur, bei welchen alle drei Keimblätter beteiligt waren (Weigert und Bröer 1, Courant 4, Ewetzky 6 und Ahlfeld), und 2 (Lawson 3, Lagrange 5), bei denen zwei Keimblätter den Tumor aufbauten.

Rechnen wir hierzu noch 6 Fälle, die von Rotschild (12), Coulter und Coats (13), Elliot (15) und Rumszewicz (16) (2 Fälle) mitgeteilt wurden, so können wir im ganzen 12 Fälle von orbitalem Teratom überblicken.

Durchweg handelte es sich um große Tumoren, die bei der Geburt vorhanden waren und das Auge stark hervordrängten. Meist war die Hornhaut dadurch nicht mehr von den Lidern geschützt, getrübt und nekrotisch, während Bulbus und Sehnerv nicht beteiligt waren.

Die Geschwulst ist durch rapides Wachstum ausgezeichnet, und in den meisten Fällen gingen die Kinder in den ersten Lebenswochen zugrunde. In den Fällen von Courant (4) und Mizuo (14) gelang es durch Entfernung des Tumors, das Leben des Kindes zu erhalten.

Der Fall von Mizuo verdient genauere Beschreibung nicht nur wegen seiner großen Seltenheit, sondern auch, weil er gleichsam die höchste Stufe dieser Tumorbildung darstellt. Er betraf ein 54 Tage altes Kind, dessen Geburt normal verlaufen war. Bei der Geburt sah man am linken Auge in der Lidspaltenzone eine rote, querovale Anschwellung der Bindehaut, die bald aus der Lidspalte hervortrat, die von einem Arzt abgetragen wurde, wobei wäßrige Flüssigkeit abfloß. Bei weiterem Wachstum wurde eine Punktion gemacht. Die Öffnung blieb offen, und es traten aus ihr kleine, tumorartige Gebilde hervor, zuerst ein linker Fuß. 2 Tage später sah man unter dem linken Auge einen faustgroßen, wie ein Fötus aussehenden, rosaroten Tumor, der mit Wollhaaren bedeckt war und durch einen nabelschnurartigen Stiel mit der Orbita zusammenhing. Der Bulbus war nach oben verlagert.

Der Tumor hatte fast vollkommene Fötusgestalt. Von der Spitze des an Acephalus erinnernden Kopfes bis zur Gesäßgegend maß er 70 mm. Der Kopf war ohne Hautbedeckung und bestand aus brüchiger, hirnartiger Masse. Die oberen Extremitäten waren durch konische Erhebungen angedeutet. Ein zylindrischer, nabelschnurartiger Stiel ging unter dem Auge zur Tiefe der Orbita. An seiner Innenseite befand sich eine bohnengroße, fleischartige Masse mit der Darmtraktusöffnung, in der Mitte des Schenkels ein penisartiges Gebilde. Die Gesäßgegend und die Füße waren gut entwickelt, Ober- und Unterschenkel nicht deutlich unterscheidbar.

Daß es sich in dem Falle von Mizuo um eine sehr weitgehende Entwicklung handelte, um einen teratoiden Fötus, zeigte schon die äußere Betrachtung und bestätigte die anatomische Untersuchung.

Ihm steht nahe der Fall von Ahlfeld (der außerdem eine große Encephalocele frontalis darbot), bei dem gleichfalls eine Extremität angedeutet war.

In den übrigen Fällen waren die Formen weit weniger entwickelt und die Diagnose Teratom erst durch die anatomische Untersuchung zu stellen.

In dem Falle von Bröer und Weigert (1) war ein rudimentär entwickelter Darm, im v. Hippelschen Falle eine rudimentäre Augenanlage, außerdem Zysten mit Hautauskleidung, hyaliner Knorpel, Knochen, Muskel- und Drüsengewebe, Follikel u. a. m. nachzuweisen. In den Fällen von Courant, Lagrange, Ewetzky fanden sich Abkömmlinge aller drei Keimblätter in regelloser Anordnung.

Wir sehen also, daß sich zwischen Doppelbildungen, Teratomen und Mischgeschwülsten der Orbita die gleichen Abstufungen finden, wie sie Schwalbe für gleichartige Bildungen der Mundhöhle (Epignatus) aufgestellt hat.

Mizuo stellt auch für die Orbita vier Gruppen auf, die sich nach dem Grade der Entwicklung unterscheiden lassen.

1. Ein mit einer Nabelschnur in der Orbita eingepflanzter Fötus (Mizuos Fall, den er als Orbitophagus parasiticus benennt).

2. Aus der Orbita hängen Körperteile eines zweiten Fötus (Fall Ahlfeld).

3. Aus der Orbita wächst eine formlose Masse, die sich anatomisch als Teratom darstellt, d. h. alle drei Keimblätter enthält (Bröer und Weigert, Courant, Lagrange, Ewetzky, v. Hippel).

4. In der Orbita befindet sich ein kongenitaler Tumor, der Zysten, Knorpel usw., d. h. Produkte zweier Keimblätter enthält (Mischgeschwulst — Lawson, Rotschild).

In diese 4. Gruppe könnte man auch mit gutem Rechte die Mischtumoren der Tränendrüse und ihrer Nachbarschaft rechnen, da sie auch als angeborene Tumoren aus den Bestandteilen von zwei Keimblättern aufgefaßt werden können. Diesen eigenartigen Geschwülsten wird später ein besonderes Kapitel zu widmen sein.

Endlich könnte man als 5. Gruppe die einfachen angeborenen Orbitaltumoren (Lipome, Fibrome, Chondrome, Dermoide) zusammenfassen, die ihre Entstehung einem spät ausgeschalteten Keimmaterial verdanken.

Nach der Marchand-Bonnetschen Theorie, die zur Erklärung der Teratome aufgestellt wurde, wird eine Blastomere aus dem Zusammenhange ausgeschaltet und kommt an irgendeine Stelle des embryonalen Organismus zu liegen. Sie kann einen ruhenden Keim bilden, der sich erst nach jahrelanger Latenz entwickelt, oder gleichzeitig mit dem normalen Organismus wachsen. Je früher die Abschnürung vonstatten geht, um so größer ist die Potenz der Blastomere, Organe durch Weiterdifferenzierung zu bilden. Ist die Sonderung in Keimblätter bereits erfolgt, so kann durch Ausschaltung und Einschluß einzelner Zellen eine Mischgeschwulst entstehen, die z. B. zwei Keimblätter enthält.

Der Zeitpunkt der Ausschaltung des Keimmaterials entscheidet also darüber, ob ein ausgebildeter Organismus, ein Teratom, eine Mischgeschwulst oder endlich ein einfacher Tumor entsteht.

Diese allerdings hypothetische Auffassung hat den Wert, daß sie die verschiedenartigen angeborenen Orbitaltumoren nach entwicklungsgeschichtlichen Gesichtspunkten ordnet.

Die Bedeutung der sehr seltenen teratoiden Tumoren der Augenhöhle liegt darin, daß sie aus dem am frühesten ausgeschalteten, noch nahezu totipotenten Keimmaterial hervorgehen.

In klinischer Hinsicht sind die Teratome der Orbita wegen ihres schnellen Wachstums als relativ bösartige Geschwülste aufzufassen.

Nach den ermutigenden Erfahrungen von COURANT und MIZUO ist ihre operative Entfernung, je nach der Lage des Falles mit Erhaltung oder Opferung des Bulbus, unbedingt zu versuchen und keine Zeit mit Punktionen oder Teilexzisionen zu verlieren. Allerdings werden diese seltenen Tumoren, wenn ihre Entwicklung nicht so weit vorgeschritten ist, wie in den Fällen von MIZUO und AHLFELD, erst bei der anatomischen Untersuchung ihrem Wesen nach erkannt.

Literatur.

Teratom.

1876. 1. Bröer und Weigert, Teratoma orbitae congenitum. Virch. Arch. LXVII. S. 518.

1879. 2. Charon, Tumeur cérébrale de l'orbite; mort; autopsie. Presse méd. belge XXXI. p. 145.

1885. 3. Lawson, Congenital tumor of the orbit, complete exophthalmus in a child two days old. Lancet II. p. 684.

1893. 4. Courant, Über eine seltene Orbitalgeschwulst des Neugeborenen. Centralbl. f. Gynäc. XVII. S. 740.

1895. 5. Lagrange, Tumeur congénitale embryonnaire de l'orbite. Arch. d'Opht. XV. p. 569.

1900. 6. Ewetzky, Cephaloma orbitae. Wratsch XXI. p. 690.

1906. 7. v. Hippel, Teratoma orbitae congenitum. Arch. f. Ophth. LVXIII. S. 1.

8. E. v. Hippel, Bericht über die 23. Vers. d. Ophth. Ges. Heidelberg. S. 292.

1907. 9. Schwalbe, Die Morphologie der Mißbildungen des Menschen und der Tiere. II. Teil S. 375.

1908. 10. Ewetzky, Über die Bedeutung einiger Teratome der Augenhöhle (Cephaloma orbitae poster.) Westnik Ophth. H. 3.

11. Mizuo, Teratom aus der Orbita. Bericht über die XXXV. Versamml. d. deutschen Ophthalmol. Gesellsch. in Heidelberg. 5. Aug.

12. Rotschild, Ein Fall von retrobulbärer teratoider Geschwulst (Krönleinsche Operation). Deutsche med. Wochenschr. No. 49. S. 2048.

1909. 13. Coulter and Coats, Teratoma of the orbit. London Ophth. Hosp. Ref. XVIII. 1.

1910. 14. Mizuo, Eine seltene Form von Teratoma orbitae. Arch. f. Augenheilk. LXV. S. 365.

1911. 15. Elliot, A case of teratoma of the orbit. Ophthalmoscope. p. 864.
       16. Rumszewicz, Über Teratome der Orbita. XI. Vers. poln. Naturf. u.
            Ärzte, Krakau. Juli.
1913. 17. Rumszewicz, Über Teratome der Orbita. Post. Okul. Nr. 2.

6. Die Knochentumoren der Orbita.

§ 243. Die knöchernen Tumoren der Orbita lassen sich in Exostosen, Hyperostosen und eingekapselte Osteome unterscheiden.

Als Exostose bezeichnet man eine umschriebene Neubildung von Knochengewebe, die zur Entstehung verschieden gestalteter Auswüchse (rundliche, spitze, blattartige, kolbige) der Knochenoberfläche führt. Umgibt die Neubildung den ganzen Knochen und bewirkt eine diffuse Verbreiterung desselben, so spricht man von Hyperostose.

Entwickelt sich die Knochenneubildung nicht an der Außenfläche des Knochens, sondern nach innen, so handelt es sich um eine Enostose. Hierher gehören die eingekapselten Osteome, die sich in den Nebenhöhlen der Orbita entwickeln und sekundär auf die Augenhöhle übergreifen können.

Der Häufigkeit und klinischen Bedeutung nach kommt diesen eingekapselten Osteomen zweifellos die erste Stelle unter den Knochengeschwülsten der Orbita zu, während die Exostosen und Hyperostosen der Orbitalwände jedenfalls weitaus seltener sind.

Die auf Grund entzündlicher Reize sich entwickelnde Knochenverdickung der Orbitalwand (Periostitis ossificans) ist nicht unter die echten Knochentumoren zu rechnen. Sie hat in dem Abschnitt über die entzündlichen Orbitalerkrankungen Besprechung gefunden.

Eine klare Begriffsbestimmung der verschiedenartigen in der Orbita vorkommenden Knochengeschwülste ist um so nötiger, als eine äußere Exostose prognostisch und therapeutisch ganz anders zu beurteilen ist als ein eingekapseltes Osteom.

Trotzdem sind in der bisher vorliegenden Literatur die Begriffe vielfach vermengt und in den umfänglichen Kasuistiken die verschiedenartigen Tumorarten in bunter Reihenfolge angeführt und gemeinsam abgehandelt worden.

Die Fälle von NIEDEN (94), JEAFFRESON (137), HUBER (96) (3. Fall), wo der Tumor auf antiluetische Behandlung sich zurückbildete, sind deshalb aus der Kasuistik der Orbitaltumoren auszuscheiden.

Die vorliegenden Zusammenstellungen der knöchernen Orbitaltumoren, auch diejenigen aus neuerer Zeit lassen m. E. drei wesentliche Fehler erkennen. Erstens enthalten sie Fälle, die nicht in dieses Kapitel gehören (luetische Periostitiden, Osteosarkome, Fälle von NIEDEN 94, JEAFFRESON 137,

Huber 96, 3. Fall, Windsor 45, Kundrat 104). Zweitens machen sie keinen Unterschied zwischen Exostosen, Hyperostosen und Nebenhöhlenosteomen. Endlich sind sie unvollständig.

So fehlen in der Berlinschen (88) Bearbeitung 24 der bis zum Jahre 1880 publizierten Fälle.

Taranto (201), der bis 1899 129 Fälle von Osteom der Orbita zusammenstellt, hat 11 von Berlin angeführte Fälle nicht berücksichtigt. Außerdem fehlen ihm 33 andere Fälle bis 1899.

Die Tabelle von Lagrange (190), die bis 1902 148 Fälle umfaßt, ist gleichfalls sehr unvollständig. Es fehlen darin z. B. die Fälle von Chevallereau, Coppez et Depage, Dianoux, Moser, Pergens, Tschilinghiroff, Witzheller, Gallet et Coppez, Lukin, Szytschew, Wray, Zimmermann, Grossmann, Köhler, Pochemolokow, Roselli und Thier.

Es erschien mir deshalb zweckmäßig, die Kasuistik der knöchernen Orbitaltumoren nach Möglichkeit zu ergänzen, dabei alle Fälle auszuschalten, die nicht in dieses Kapitel gehören, und, soweit dies unter Berücksichtigung der Krankengeschichten möglich ist, eine Unterscheidung zwischen Exostosen, Hyperostosen und Nebenhöhlenosteomen durchzuführen.

Nur so kann die klinische Beurteilung aus den in der Literatur niedergelegten Erfahrungen Nutzen ziehen, was um so notwendiger ist, da die Knochentumoren der Orbita zwar in klinischer Hinsicht sehr wichtig, aber sehr selten sind und der Einzelne selbst bei umfassender Erfahrung nur eine geringe Zahl eigener Beobachtungen zu überblicken vermag.

Eine solche kritische Sichtung bietet jedoch erhebliche Schwierigkeiten.

Zwar haben schon die älteren Autoren, besonders auch Berlin, auf die praktische Bedeutung des Verhältnisses der orbitalen Osteome zu den benachbarten Höhlen hingewiesen. Sucht man aber eine präzise Antwort auf die Frage, ob es sich im einzelnen Falle um eine Exostose oder ein Nebenhöhlenosteom handelte, so bleibt man häufig im unklaren und kann nur aus dem Symptomenkomplex mit größerer oder geringerer Wahrscheinlichkeit auf das eine oder andere schließen.

Es ist dies leicht zu verstehen, wenn man bedenkt, daß, ehe man noch Mittel hatte, Sitz und Ausdehnung des Tumors wie jetzt im Röntgenbilde genau festzustellen, wesentlich der orbitale Teil der Geschwulst es war, der der direkten Untersuchung zugänglich war. Ob dieser den gesamten Tumor darstellte (d. h. eine einfache Exostose vorlag) oder nur den orbitalen Fortsatz eines Nebenhöhlenosteoms bildete, ließ sich meist nur in denjenigen Fällen entscheiden, wo die Totalexstirpation gelang oder die Sektion vorgenommen wurde.

Liest man die früheren zusammenfassenden Besprechungen (z. B. diejenige von Berlin 88, aber auch aus neuerer Zeit diejenigen von Taranto 201, Lagrange 190 u. a.), so erhält man den Eindruck, daß die Exostosen unter den Knochentumoren der Orbita weitaus überwiegen.

Prüft man aber die Einzelbeobachtungen näher, so kommt man zu dem Schluß, daß in sehr vielen Fällen der als Exostose bezeichnete Tumor offenbar nichts anderes war als der orbitale Fortsatz eines Nebenhöhlenosteoms, mindestens sich diese Vermutung nicht ausschließen läßt.

Sicher sind die durch genaue anatomische Untersuchung festgestellten Exostosen der Orbitalwand außerordentlich viel seltener als Nebenhöhlenosteome.

Während die meisten Autoren auf die Unterscheidung der Exostosen und Hyperostosen von den Nebenhöhlenosteomen nicht viel Gewicht legten, hat SMITH (140) beide Arten von Geschwülsten deutlich unterschieden.   Er schreibt:
»Knöcherne Orbitaltumoren trennen sich naturgemäß in zwei Klassen mit folgenden Unterscheidungsmerkmalen:
1. Exostosen und Hyperostosen, herrührend von Verletzung des Periostes oder Knochens.
2. Eingekapselte Osteome, fötalen Ursprungs, entwickeln sich mit den knöchernen Höhlungen und Sinus nicht später als im 30. Jahre.
ad 1.   Sind mit Periost bedeckt.
ad 2.   Sind von Schleimhaut umgeben.
ad 1.   Haben die Konsistenz und histologische Struktur wahrer Knochen.
ad 2.   Bestehen aus Knochen von Elfenbeinhärte (Eburnea ossa).«
Diese Unterscheidungsmerkmale wären sehr brauchbar, wenn sie zutreffend wären.   Aber das sind sie keineswegs.

Es gibt ebenso echte Nebenhöhlenosteome von spongiöser Struktur, wie Exostosen von Elfenbeinhärte.   Das Lebensalter des Patienten ist, da der Tumor nicht selten Jahrzehnte zur Entwicklung, d. h. bis zum Hervortreten orbitaler Symptome braucht, wenig differentialdiagnostisch brauchbar.   Der Nachweis einer Schleimhautbedeckung oder eines periostalen Überzugs dürfte gleichfalls kaum jemals eine Unterscheidung ermöglichen, da beide — Periost wie Schleimhaut — durch den Druck des Tumors wesentlich verändert oder ganz zerstört werden können.

Aus diesen Gründen kann ich den von SMITH angegebenen Unterscheidungsmerkmalen keine wesentliche Bedeutung beimessen.

a. Die Exostosen der Orbita.

§ 244.   Zuerst hat BORNHAUPT (92) (1881) eine Unterscheidung zwischen Sinusosteomen und äußeren Exostosen der Orbita durchzuführen gesucht, gibt aber zu, daß dies oft schwer oder unmöglich sei.   Unter 57 Fällen der Literatur bezeichnet er 50 als Sinusosteome, 7 als äußere Exostosen.

ANDREWS (120), der 61 Fälle anführt, rechnet 50 Sinusosteome und 11 echte Orbitalwandexostosen.

MIODOWSKI (191) führt einschließlich eines selbst beobachteten Falles 27 Fälle von Exostose der Orbita an.

Sehen wir jedoch genauer zu, so glaube ich, daß wir die Überzeugung gewinnen müssen, daß viele dieser Fälle nicht als Exostosen anzusehen sind.

So ist der Fall TORNROTH und ILMONI (34) (Stockschnupfen, Ausstoßung der zurückgebliebenen Tumorreste unter Eiterung) offenbar als Osteom der Stirnhöhle anzusehen. Den Fall von Lewis (155) möchte ich gleichfalls als Osteom der Stirnhöhle bezeichnen. Der Fall von Cotberell (168) scheint schon deshalb als Osteom der Siebbeinhöhle und des Sinus frontalis aufgefaßt werden zu müssen, da einige Zeit nach Resektion des innen oben gelegenen Tumors eine zweite Knochengeschwulst im inneren Teil der Orbita auftrat.

Im Pooleyschen (142) Falle sprechen die Gehirnsymptome (Nausea, Delirium) und die entzündlichen Erscheinungen (Chemosis, Lidschwellung) für die Mitbeteiligung einer Nebenhöhle, von der, wie das häufiger beobachtet wurde, sowohl der Tumor als die Entzündung auf die Orbita übergriff.

Die beiden Fälle von Weinlechner (107) müssen zweifellos als Osteome der Stirnhöhle bezeichnet werden.

Bringen wir noch die Fälle von Nieden (94), Jeaffreson (137) und Huber (96) (3. Fall) in Abzug, bei denen es sich um eine luetische Periostitis handelte, den Fall von Windsor (45), der nach seiner Beschreibung ein Osteochondrosarkom darstellt, und 2 Fälle von Hyperostose (Smith 140, Mitvalsky 152), so bleiben von der Miodowskischen Zusammenstellung nur 15 Fälle, die man als Exostosen gelten lassen kann.

Diesen kann man die Fälle von Schoen, Villards, Bader, Nettleship, Norris, Adamük, Sgrosso, Schuchard, Sands, Dianoux, Grossmann, Roselli, Thier, Gruber, Bowen, Toulant, Wray, Stevenson hinzufügen, so daß wir in toto 34 Fälle von Exostose der Orbita überblicken würden.

Hier ist jedoch zu bemerken, daß bei mehreren derselben die Diagnose keineswegs feststeht.

Trotz genauer Durchsicht der Originalberichte muß es häufig zweifelhaft bleiben, ob die Annahme des Autors zu Recht besteht oder nicht. Ich habe in solchen zweifelhaften Fällen das erstere angenommen.

In dem Falle von Sands (95) wurde wegen eines vom Boden der Orbita ausgehenden Tumors und Verstopfung des rechten Nasenganges eine Geschwulst der Highmorshöhle vermutet. Bei der Operation ergab sich jedoch, daß die Kieferhöhle frei war und daß sich ein haselnußgroßer Knochentumor an der Fissura sphenomaxillaris entwickelt hatte. Er bestand aus einer Schale kompakter Knochensubstanz und einem großen Kern von Knorpelgewebe. Es scheint sich demnach um den seltenen Fall einer Exostosis cartilaginea gehandelt zu haben.

Im Falle von Schoen (14) saß der Tumor am unteren Rande der Orbita. Daß der von Villards als Osteophyt bezeichnete, im inneren Winkel resezierte olivengroße Tumor eine äußere Exostose war, möchte ich daraus schließen, daß ein Zusammenhang mit einer Nebenhöhle nicht bei der Operation festgestellt werden konnte.

Im Baderschen (54) Falle saß der Tumor oben außen in der Orbita und drängte den Bulbus nach unten innen. Er bestand aus porösem Knochengewebe. Sitz und Struktur sprechen in gewissem Grade gegen ein Nebenhöhlenosteom und für eine äußere Exostose. Ganz ähnlich waren die von Knapp (64) und Hulke (97) berichteten Fälle.

Im Falle von Nettleship (123) ließen sich in der Regio temporalis und mastoidea und am Orbitaldach Knochentumoren nachweisen. Diese multiplen Bildungen sprechen dafür, daß auch die Orbitaltumoren als Exostosen aufzufassen sind.

Ob in dem Falle von Sgrosso (147) die breite Implantation des Tumors am aufsteigenden Ast des Oberkiefers, des Nasen- und Stirnbeins gemeinsam mit seiner spongiösen Struktur die Geschwulst als Exostose genügend kennzeichnen, wie der Autor will, läßt sich bezweifeln.

Guaita (117) und Schmidt-Rimpler (91) erklären ihre Beobachtungen als Exostosen durch Callusbildung nach Fraktur der Orbitalwand. Auch in den Fällen von Horner (58), Schuchard (182), Miodowski (191), Bowen (213) und Stevenson (230) ging ein Trauma voraus, das geeignet war, die Orbitalwand zu frakturieren.

In den Fällen von Adamük (141), v. Graefe, Grossmann (206), Roselli (211), Dianoux (187), Huber (96), Norris (172), Hansell (242), di Nola (243) kann man nach der Beschreibung zweifelhaft sein, ob nicht doch ein Nebenhöhlenosteom vorlag.

Für echte äußere Exostosen bzw. Osteophyten möchte ich die vom Orbitaldach ausgehenden Knochenkämme im Falle von Birnbacher (103) ansehen, die infolge einer Stirnhöhlenerkrankung sich entwickelt und den Bulbus stark disloziert hatten. Das makroskopische Aussehen, die mikroskopische Struktur und der Befund bei der Operation lassen hier die Diagnose eines Stirnhöhlenosteoms mit Sicherheit ausschließen.

Ist schon für manchen der hier angeführten Fälle die Diagnose unsicher, so gilt dies in noch höherem Grade für eine große Zahl von Fällen, die in der Literatur unter dem Titel Exostose der Orbita verzeichnet sind.

Die meisten dieser Fälle möchte ich für Nebenhöhlenosteome halten. Nicht so selten finden sich in der Krankengeschichte Hinweise hierfür (Stirnkopfschmerzen, Verstopfung der Nase, Zeichen einer Nebenhöhlenektasie). Solche Fälle möchte ich selbst dann zu den Nebenhöhlenosteomen rechnen, wenn als ihre Basis ein bestimmter Teil der Orbitalwand bei der Abtragung festgestellt wurde. Es kann sehr wohl der orbitale Fortsatz eines Nebenhöhlenosteoms eine umschriebene Exostose dadurch vortäuschen, daß er sich nach der Orbitalwand zu verjüngt, der er scheinbar gestielt aufsitzt. Gelingt es — oft mit Mühe — diesen Stiel abzutrennen, so glaubt der Operateur leicht den ganzen Tumor entfernt zu haben, während die Hauptgeschwulst in einer Nebenhöhle gelegen ist.

Für ein Nebenhöhlenosteom und gegen eine Exostose spricht immer, wie auch von Bornhaupt (92) betont wird, wenn sich Zeichen von Eiterung der Nebenhöhlen mit oder ohne Fistelbildung nachweisen lassen. Dieses ist häufig, aber keineswegs immer der Fall.

Jedenfalls empfiehlt es sich, auf alle diejenigen Erscheinungen, die auf eine Nebenhöhlenaffektion hindeuten, genau zu achten und speziell die Nase genau zu untersuchen.

Die Entwicklung der orbitalen Exostose geschieht sehr langsam. Miodowski (191) berechnet sie im Durchschnitt auf 7 Jahre.

Meist sind keine Schmerzen vorhanden, und der Tumor selbst ist auf Druck nicht besonders empfindlich.

Von verschiedenen Seiten wird die wichtige Rolle des Trauma als ursächliches Moment herangezogen.

So fand Miodowski unter 17 Fällen, unter denen sich allerdings, wie ich oben angedeutet habe, viele zweifelhafte befinden, 12 mal eine Verletzung angegeben. Unter den von mir zusammengestellten 31 Fällen wird 11mal eine Verletzung angegeben. Meist handelt es sich um eine intensive Kontusion — Stoß eines Kuhhorns, Fall oder Stoß gegen einen harten Gegenstand. Das Trauma braucht zunächst keine erhebliche, durch Palpation nachweisbare Knochenläsion zu setzen, und erst nach Jahren beginnt sich die Knochenneubildung zu entwickeln. Schon aus diesem Grunde wird man sie nicht als einfachen Callus bezeichnen dürfen.

Die Lokalisation der orbitalen Exostose kann sehr verschieden sein. BERLIN (88) gibt an, daß keine Stelle der Orbitalwand verschont bleibe, wenn auch der innere obere Winkel überwiege. Bedenkt man, daß die BERLINsche Bearbeitung die Exostosen und Nebenhöhlenosteome ohne Unterschied zusammenfaßt, so ist dieses Überwiegen des inneren oberen Orbitalwinkels leicht verständlich. Es ist bedingt durch die Häufigkeit der Osteome des Stirnsinus, die meist an dieser Stelle die Orbitalwand durchbrechen.

Bekanntlich kann die Stirnhöhle, schon unter normalen Verhältnissen erheblichen Größenschwankungen unterworfen, mehr noch unter pathologischen Zuständen mächtig erweitert werden, so daß auch der temporale Teil des Orbitaldaches in ihren Bereich fällt.

Unter meinen Fällen finde ich als Sitz des Tumors 4 mal den unteren, 7 mal den oberen, 8 mal den oberen inneren, 7 mal den inneren, 4 mal den oberen äußeren Teil der Augenhöhle angegeben.

Während die Exostosen in anderen Körperregionen häufig multipel auftreten, ist dies für die orbitalen Exostosen nur selten vermerkt (z. B. im Falle von NETTLESHIP 123). In den Fällen von GROSSMANN (206) und TOULANT (249) waren beide Orbitae betroffen.

Von hereditären Verhältnissen, die sonst nicht selten bei der Entwicklung der Exostosen eine Rolle spielen, wird in der Literatur der Orbitalexostosen nichts erwähnt.

Auffallenderweise sind seit Anwendung der Röntgenphotographie nur wenige Fälle bekannt geworden, wo eine echte Exostose der Orbitalwand durch diese Methode festgestellt wurde.

Dieser Umstand spricht ganz besonders für die Seltenheit der äußeren Exostosen der Orbita und für die Annahme, daß mindestens sehr viele der so bezeichneten Knochentumoren keine solchen, sondern Nebenhöhlenosteome waren.

Wenn MIODOWSKI (191) meint, die reinen orbitalen Exostosen seien nicht so selten, wie es scheine, da sie nur weniger oft publiziert würden als die aus den Nebenhöhlen hervorwachsenden, so muß ich dem widersprechen. Unter nahezu 200 000 Fällen der Leipziger Univ.-Augenklinik befinden sich 3 Fälle von Nebenhöhlenosteom, aber kein Fall einer orbitalen Exostose, was genügend die Seltenheit der letzteren dartut.

Die Dislokation des Bulbus durch die Exostose wird naturgemäß wesentlich durch Sitz und Größe derselben bedingt sein. Bei ihrem langsamen Wachstum finden die Organe der Orbita Zeit, sich den veränderten Bedingungen allmählich anzupassen.

Auffallend ist das mehrfach hervorgehobene Fehlen von Doppelbildern trotz erheblicher Höhen- und Seitenablenkung des Bulbus.

Thier (212) betrachtet dies offenbar mit Recht als einen Akt der Übung und Gewöhnung, wobei er es dahingestellt sein läßt, ob das Identitätsverhältnis der Netzhaut geändert wird oder dasselbe bleibt.

In anderen Fällen ließen sich Doppelbilder nachweisen.

Von ophthalmoskopischen Erscheinungen erwähnen Sgrosso (147) Stauungspapille, Dianoux (187), Nettleship (123), Guaita (117), Bader (54), Wray (250) Sehnervenatrophie.

Im Falle von Schmidt-Rimpler (240) war Rotgrünblindheit vorhanden.

Vereiterung des Bulbus trat in den Fällen von Adamük (141) und Grossmann (207) ein.

Differentialdiagnostisch kommen außer den Nebenhöhlenosteomen besonders die Ektasie der Nebenhöhlen (in erster Linie der Stirnhöhle), entzündliche Neubildungen an Knochen bzw. Periost (luetische Prozesse) und maligne Knochentumoren der Orbita (Osteosarkome) in Betracht.

Bei Nebenhöhlenektasie pflegt die Orbitalwand partiell verdünnt (Blechdeckelkonsistenz) und außerdem schmerzhaft zu sein, abgesehen von den anderen Erscheinungen einer Nebenhöhleneiterung. Die periostalen entzündlichen Neubildungen sind meist weniger hart und bieten meist entzündliche Symptome, die den Exostosen fehlen. — Die malignen Knochentumoren unterscheiden sich durch die ungleichmäßige Konsistenz und ihr infiltrierendes und schnelles Wachstum.

Auf die Schwierigkeit der Unterscheidung von den Nebenhöhlenosteomen habe ich bereits oben mehrfach hingewiesen.

Auch Axenfeld (167) und Bornhaupt (92) weisen auf diese Schwierigkeit hin. Das beste Mittel, diese Schwierigkeit zu überwinden, ist zweifellos in der Röntgenphotographie gegeben, die zur Entdeckung eines Nebenhöhlenosteoms führt oder die Beschränkung des Knochentumors auf die Orbita nachweisen läßt.

Von ihr ausgiebigen Gebrauch zu machen, erscheint deshalb gerade bei diesen Orbitalaffektionen dringend geboten.

Die Prognose der Orbitalexostosen kann quoad vitam als günstig bezeichnet werden, da sie, wenn anders sie diesen Namen verdienen, sich nach außen hin entwickeln und keine Tendenz haben, auf die Gehirnhöhle überzugreifen.

Daß sie den Bulbus erheblich zu schädigen vermögen, wurde bereits erwähnt.

Die Therapie kann nur in ihrer operativen Entfernung bestehen.

Diese kann sehr schwierig und sehr leicht sein. Es hängt dies von Sitz, Ausdehnung und Struktur des Tumors ab.

Durch diese Umstände wird auch die Operationsmethode beeinflußt. Besitzt die Exostose einen dünnen spongiösen Stiel, der sich direkt angreifen läßt, so wird man diesen nach Freilegung mit Hammer und Meisel abtragen.

Handelt es sich um eine elfenbeinharte, breitbasig aufsitzende Exostose — im Röntgenbilde würde sich das an der Ausdehnung und Dichte des Schattens verraten —, so kann es zweckmäßig sein, dicht an der Orbitalwand durch den Tumor eine Anzahl von Löchern zu bohren und die Verbindungsstücke zwischen den Löchern durchzusägen. Es ist dies jedenfalls mehr zu empfehlen als der Versuch, den Tumor gewaltsam aus seiner Umgebung loszubrechen, wobei — falls der Versuch überhaupt gelingt — die umgebende dünne Orbitalwand leicht frakturiert werden kann. Besonders wenn der Tumor am Orbitaldach sitzt, wird man sich vor solcher Gewaltanwendung hüten müssen.

Der Ausgang der Operation ist meist ein günstiger. Unter 18 operierten Fällen erwähnt MIODOWSKI (191) nur einen Fall von Exitus durch Erysipel.

Einen interessanten Zwischenfall bei der Abtragung eines vom Orbitalteil des Stirnbeins ausgehenden Knochentumors schildert THIER (212).

Als der Tumor zum größten Teile mit Hammer und Meisel losgelöst war, erfolgte bei einem weiteren Hammerschlag plötzlich eine völlige Luxation des Tumors nach unten und hinten, wobei der obere Teil des Tumors sich unter dem oberen Orbitalrand einklemmte, während der untere Teil den Optikus weit hinter dem Bulbus fest komprimierte. Sofort stellte sich ein akutes Glaukom ein, das so lange bestehen blieb, bis die Einklemmung aufgehoben war.

Die Frage, woher die reinen Orbitalexostosen ihren Ursprung nehmen, kann in verschiedener Weise beantwortet werden.

Entweder es handelt sich um Enostosen. Mit diesem Namen bezeichnet VIRCHOW (63) Knochentumoren, die aus dem Mark der Diploë hervorgehen. »Der im Marke der Diploë entstehende Mutterknoten wächst durch Apposition neuer Schichten, welche durch fortschreitende Wucherung des Markes erzeugt werden, indem die den Mutterknoten umgebenden Marklagen sich gleichsam zu einem Perioste umgestalten.« Durch Abhebung und Durchbrechung der Knochenrinde wird dann die Enostose zur Exostose.

Häufiger ist wohl gerade für die orbitalen Exostosen ein periostaler Ursprung. Das Periost, dessen knochenproduzierende Tätigkeit z. B. bei der Periostitis ossificans bekannt ist, führt zur Bildung von Knochenbälkchen, die durch Kalkaufnahme verknöchern können.

In mehreren Fällen wurde ein periostaler Überzug der Exostosen nachgewiesen (MIODOWSKI u. a.).

No.	Autor	Alter	Geschl.	Ätiologie	Symptome	Visus
1.	SCHOEN (1828)	—	W	—	nußgroßer Tumor am unteren Rande der linken Orbita	—
2.	SALZER (1831)	17	W	Schlag mit Harke	nach 18 Monaten Tumor im oberen Teil der Orbita, nach 4 Jahren Exophthalmus	Ambl.
3.	CANTON (1851)	30	W	—	seit 7 Monaten Tumor im oberen Teil der rechten Orbita, Exophthalmus	gut
4.	WALTON (1853)	40	M	Fall von der Treppe	Tumor am oberen Orbitalrand, Exophthalmus	Ambl.
5.	STEPHENSON (1854)	18	W	—	seit 3 Jahren Tumor unter der Braue	—
6.	MACKENZIE (1854)	—	M	—	taubeneigroße Exostose des oberen Orbitalrandes	—
7.	CREDÉ (1878)	—	M	vor 2 Jahren Schlag aufs Auge	Bulbus nach außen	$^{20}/_{200}$
8.	HORNER (1861)	70	M	Trauma durch Holzstück	Exophthalmus	—
9.	VILLARDS (1858)	—	M	—	olivengroßer Tumor im inneren Winkel	—
10.	BADER (1860)	19	M	—	nußgroßer Tumor im oberen äußeren Teil der linken Orbita	Ambl.
11.	KNAPP (1876)	—	M	—	nußgroßer Tumor oben außen	—
12.	GRUBER (1879)	15	M	—	—	—
13.	SCHMIDT-RIMPLER (1880)	67	M	Schlag mit Holzhammer vor 30 Jahren	Exophthalmus 2,5 cm, Tumor oben innen	Finger 2½ m
14.	HUBER (1882)	62	W	mehrere Traumen	Entzündl. Exophthalmus, Schmerzen, Tumor oben innen	Finger 15 Fuß
15.	2. Fall	30	M	Kuhhornstoß	Tumor innen oben, Bulbus nach unten außen	$^{20}/_{100}$
16.	HULKE (1882)	4	W	—	seit 14 Monaten Tumor der unt. Orbitalwand	—

Augenhintergrund	Therapie	Verlauf	Bemerkungen
—	—	nicht klinisch beobachtet	von TARANTO als Leontiasis ossea bezeichnet (?)
—	stückweise entfernt, teilweise mit Trepan	Heilung in 6 Wochen mit gutem Visus	?
—	stückweise abgetragen	Heilung	nußgroßer Tumor, außen kompakt, innen retikulär ?
—	teilweise abgesägt	Heilung mit Wiederherstellung des Visus	?
—	abgesägt	Heilung	?
—	ein keilförm. Stück aus dem Tumor gesägt	—	Ausgang vom Stirnbein ?
—	abgemeißelt	Heilung $S = {}^{20}/_{70}$	Tumor walnußgroß, auf der medialen Orbitalwand breitbasig aufsitzend
Atr. n. o.	keine Operation	dauernder Exophthalmus	als Exostose angesehen
—	Exstirpation	Heilung	als Osteophyt bezeichnet
Opt. blaß	Exstirpation	Visus gebessert	poröses Knochengewebe
—	keine Operation	—	Exostose (?)
—	—	—	knöcherner Bogen am Orbitaleingang von der Incis. supraorb. bis vord. Rand d. Proc. zygom.
Rotgrünblindheit	—	—	Exostose und Callusbildung nach multipler Fraktur
Pigmentschwund des Chor., Atr. n. o. + Tension Astigmat	keine Operation	?	für eine Exostose inf. ossificier. Periostitis gehalten
Atr. n. o.	keine Operation	?	schwammartig poröse Exostose
—	Exstirpation wegen Größe unmöglich	Ausgang?	spongiöser Tumor (Exostose?)

No.	Autor	Alter	Geschl.	Ätiologie	Symptome	Visus
17.	SANDI (1882)	—	—	—	Tumor am Boden der Orbita, Nase verstopft	—
18.	BIRNBACHER (1883)	17	M	—	Exophthalmus, Bulbus nach unten	1
19.	NORRIS (1885)	32	W	—	rechte untere Orbitalwand	0
20.	GUAITA (1886)	35	M	vor 15 Jahren nach NIESEN plötzlich Exophthalmus	—	0
21.	NETTLESHIP (1887)	12	M	—	knöcherne Tumoren beiderseits in der reg. Temp. und Mast. und an den Orbitaldächern beiderseits Exophthalmus	Ambl.
22.	ADAMÜK (1890) 3. Fall	35	M	—	seit 10 Jahren Tumor oben innen	—
23.	SGROSSO (1891)	37	W	—	Nasenbluten, Doppelbilder, Exophthalmus, Bulbus nach außen	1
24.	SCHUCHARDT (1899)	28	M	Stoß gegen die Stirn	DB. Exophthalmus, Bulbus nach unten außen. Abduzenslähmung, Astigmatismus	$^5/_{10}$
25.	DIANOUX (1900)	19	W	—	Exostose der linken medialen Wand	Ambl.
26.	MIODOWSKI(1900)	20	M	Ochsenhornstoß vor 4 Jahren	Exostose, Bulbus nach unten außen, Bewegung frei, Ptosis DC.	—
27.	GROSSMANN(1902)	—	M	—	größerer Tumor rechts oben innen, kleinerer links innen	1 = 1
28.	ROSELLI (1902)	—	M	—	Exophthalmus	—
29.	THIER (1902)	20	W	—	Exophthalmus rechts 1¼ cm Tieferstand, keine DB., gute Beweglichkeit	1
30.	BOWEN (1903)	24	W	Schlag auf die Braue vor 2 Jahren	Exophthalmus DB.	—

Augenhintergrund	Therapie	Verlauf	Bemerkungen
—	Exstirpation	Heilung V = 1	für Exostose gehalten
—	3 Knochenkämme vom Orbitaldach abgemeißelt	Heilung nach längerer Eiterung	Knochengewebe, teilweise unverkalkt
Atr. n. o., bräunl. Fleck d. Mac.	Enucleat. bulb. stückweise entfernt	Heilung	Exostose?
Atr. n. o.	—	—	Tumor aus dem Callus der Lamin. papyrac. entstanden?
Atr. e. neurit.	?	—	Exostosen (multiple)
Bulbus vereitert	Enucleatio. Orbita fast von Knochen ausgefüllt	unbekannt	für Exostose gehalten
o. B.	Operation	Heilung	wegen Sitz und Konsistenz (spongiöse Beschaffenheit) für Exostose gehalten
Stauungspapille	Operation nach KRÖNLEIN, partielle Abtragung der oberen Orbitalwand	Heilung	Exostose der oberen Wand (?)
—	abgemeißelt	Heilung	Exostose
—	Exstirpation, Operation, Dura freiliegend	Heilung	Exostose
Panophth.	mehrfache Operation, Abtragung und Plastik	Heilung	Exostose
—	Enukleation	—	Exostose der unteren Orbitalwand
o. B.	Exstirpation, Einklemmung des Tumors unter dem Orbitaldach, akuter Glaukomanfall	Heilung	Ausgang vom Orbitalteil des Stirnbeins
—	Enucleatio bulbi, ein Teil des Stirnbeins entfernt	—	Tumor $2{,}5 \times 1{,}5 \times 5$ cm, bis zur Spitze der Orbita reichend für Exostose gehalten

No.	Autor	Alter	Geschl.	Ätiologie	Symptome	Visus
31.	Mazza (1904)	17	W	seit 2 Jahren Auswärts-schielen	hochgradiger Exophthalmus, keine DC., Beweglichkeit aufgehoben	$3/4$
32.	Nicolini (1905)	12	M	—	breitbasig am vorderen Teil des Orbitaldachs aufsitzend	—
33.	Stevenson (1905)	22	W	seit 6 Mon.	Exophthalmus	1
34.	Wagenmann (1910)	21	W	seit $3/4$ Jahren Exophthalmus	Exopthalmus $3^{1}/_{2}$ mm	$5/20$
35.	Wray (1912)	30	W	seit 2 Jahren unverändert	Exophthalmus	—

Mikroskopisch wurde die Struktur der Orbitalexostose bisher selten untersucht.

Miodowski fertigte einen Knochenschliff von seinem Tumor und verglich ihn mit der Struktur des normalen Knochens.

Es fiel 1. die geringe Zahl der Haversischen Kanäle und darin befindlichen Blutgefäße auf; spärlich, in ganz unregelmäßiger Anordnung waren dieselben über das Gesichtsfeld verteilt. 2. Dementsprechend zeigten auch die Knochenlamellen einen durchaus ungeordneten Verlauf. 3. Die Größe der Knochenkörperchen erschien beträchtlicher; hier und da Häufchen bildend, waren sie in anderen Partien wieder ganz spärlich vertreten. 4. fiel das deutliche Hervortreten der Knochenkanälchen auf. Diese Differenzen vom Normalen bezeichnet Miodowski als unerheblich und durchaus nicht prinzipiell und bezeichnet die Exostosen der Orbita als ein Gewebe, das die Charaktere des Knochens trägt.

Besonderes Interesse verdient ein von Wagenmann (245) untersuchter Fall, bei dem sich die Röntgenuntersuchung insofern sehr nützlich erwies, als sie zeigte, daß der im inneren Teile der Orbita sitzende und weit in die Tiefe reichende Tumor die Nebenhöhlen freiließ. Die Exstirpation gelang nach Resektion eines Teils der Lamina papyracea, auf dem die Geschwulst, die kleinwallnußgroß, höckerig und elfenbeinhart war, gestielt aufsaß. Trotz der bei der Entfernung notwendigen Eröffnung der Siebbeinhöhle erfolgte die Heilung prompt.

Der Toulantsche (249) Fall ist, trotzdem er als symmetrische Exostose bezeichnet wird, sicher nicht hierher zu rechnen, schon deshalb, weil sich im Röntgenbilde der Knochen als normal erwies. Die Tumoren saßen zwi-

Augenhintergrund	Therapie	Verlauf	Bemerkungen
Hyperämie	Exstirpation mit Resektion eines Teiles des Orbitalrandes	Heilung	Als Exostose ausgehend vom aufsteigend. Oberkieferast mit Beteiligung des Sieb- und Keilbeins aufgefaßt
—	mit scharfem Löffel ausgekratzt	es stießen sich 2 Sequester ab unter Eiterung, dann schwand der Tumor	als Elfenbeinexostose bezeichnet, nach dem Verlauf aber wohl sicher als Periostitis (luetica?) aufzufassen
o. B.	Exstirpation	Heilung	Exostose, gestielt am Sinus frontal.
Hyperämie d. Papille	Exstirpation	Heilung	Exostose an der Lamina papyr. aufsitzend, Nebenhöhlen frei
Retinit. Atr. N. opt.	Operation nach Krönlein	Heilung	taubeneigroße Exostose vom großen Keilbeinflügel

schen dem Foramen infraorbitale und dem freien Orbitalrand an der Sutura maxillomalaris. Die Andeutung eines Gesichtskoloboms läßt den Autor an einen Tumor embryonalen Ursprungs (eine Dermoidzyste) denken.

Der Fall von Nicolini (229), bei dem der am Orbitaldach aufsitzende Tumor mit scharfem Löffel ausgekratzt wurde und nach Eiterung und Abstoßung zweier kleiner Sequester spontan verschwand, dürfte wohl eine Mucocele der Stirnhöhle oder eine Periostitis, nicht eine Exostose gewesen sein.

Dagegen sind die Fälle von Wray (250) und Stevenson (237), bei denen die Tumoren der Stirnhöhlenwand bzw. dem großen Keilbeinflügel aufsaßen, zu den Exostosen zu rechnen, vielleicht auch der Fall von Mazza (222), bei dem es indessen zweifelhaft ist, ob er vom aufsteigenden Oberkieferast auf Sieb- und Keilbein oder umgekehrt von diesen Nebenhöhlen auf die Augenhöhlenwand übergriff.

b. Die Hyperostosen der Orbita.

§ 245. Von den äußeren Exostosen der Orbita unterscheiden sich die Hyperostosen durch die diffuse Verdickung der Orbitalwand.

Diese kann auch die benachbarten Knochen des Gesichts betreffen und führt dann zu einer auffallenden Entstellung, die als Leontiasis ossea bezeichnet wird.

Hierher sind die Fälle von Ellis (180) und Mackinlay (156) zu rechnen.

In dem Ellisschen Falle bestand diffuse Hyperostose der Regio frontalis, der Orbitae und des Gesichts, beiderseitiger Exophthalmus und Amaurose durch Optikusatrophie. Die letztere wird vom Autor auf Verengerung der Foramina optica bezogen.

In dem ersten Falle, über den Bull (83) berichtet, war der linke Orbital-
bogen und Stirnhöcker verdickt. Die linke Orbita war nach unten innen
gedrängt, so daß der linke obere Orbitalrand in gleiche Höhe mit dem
rechten unteren Orbitalrande kam. Der Bulbus war stark vorgetrieben und
amblyopisch bei normalem Spiegelbefund.

Smith (140) schildert einen Fall von Hyperostose des rechten großen
Keilbeinflügels, die 5 Jahre nach dem Stoße eines Kuhhorns unter Exophthalmus, Atrophia nervi optici und Schwellung der Schläfe sich entwickelte.
Bei der Operation wurde das Jochbein und die äußere Orbitalwand reseziert.
Der Tumor nahm nahezu die Hälfte des Orbitalinhaltes ein und erstreckte
sich nach unten, außen und medianwärts. Seine ganze Ausdehnung ließ
sich nicht gut feststellen. Unter Anwendung von Meißel und Hammer
konnte er leicht schneidend und schabend entfernt werden. Er gehörte
offenbar nicht zu der elfenbeinernen Art dieser Tumoren, noch bot er spongiöse Struktur. Er schien einfach eine Verdickung oder Hypertrophie des Knochens zu sein. Smith rechnet seinen Fall unter jene
diffusen Hypertrophien, die, wenn sie alle Knochen des Schädels und Gesichts befallen, die sog. Leontiasis ossea Virchow's bilden.

Aus der Literatur führt Smith 12 Fälle an, die er für gleichartig hält.

Die Fälle von Canton (31), Walton (39), Stephenson (42), Salzer (16),
Mackenzie (41) wird man eher, wie ich das oben getan habe, unter die äußeren
Exostosen rechnen müssen. Der Fall von Windsor (45) war ein Osteochondro-
sarkom, der von Himly ein Osteosarkom. Der erste von Rognella (21) be-
schriebene Fall kann schon deshalb keine Hyperostose gewesen sein, da er nach
Kompression sich zurückbildete, während der zweite Fall von Rognella und der
Fall von Oesterlen (18) vermutlich Stirnhöhlenosteome waren.

Als Hyperostose ist weiter der sehr interessante zweite Fall von Mitvalsky (159) anzusehen.

Bei einer 65 jährigen Frau hatte sich unter neuralgischen Erscheinungen
ein linksseitiger Exophthalmus von 1,5 cm entwickelt. An der inneren Orbitalwand war ein knochenharter Tumor zu fühlen. Der Bulbus war in der Richtung
der Orbitalachse disloziert, seine Beweglichkeit nach oben und außen aufgehoben,
in den anderen Richtungen vermindert. Mitvalsky diagnostizierte ein Orbitalsarkom. Bei der Operation ergab sich, daß besonders die obere und innere,
aber auch die äußere Augenhöhlenwand durch ausgedehnte, bis zum Canalis
opticus reichende Hyperostosen eingenommen waren, mit denen die Augenmuskeln
verwachsen waren. Auf der der äußeren Orbitalwand entsprechenden Hyperostose
saß ein Knorpeltumor, in den die Fasern des Musc. rect. lateral. direkt übergingen.

Mitvalsky spricht nach seiner anatomischen Untersuchung von einer interstitiellen Myositis mit Verknorpelung der Entzündungsprodukte. Es bildete sich
zuerst eine dichte, feingranulierte, teilweise fibrilläre Schicht mit verstreuter Kalk-
infiltration und weiterhin hyaliner Knorpel: dieser war durch eine dichte Lage
von Bindegewebsfasern von der Hyperostose der lateralen Orbitalwand geschieden.

Mitvalsky schreibt: Wenn wir nach der Bedeutung der Enchondrose- und ihrer Beziehung zu der Hyperostose fragen, so müssen wir zunächst die Annahme von Rokitansky, daß sich der Knochen durch Transformation einer knorpeligen Vorstufe gebildet habe, zurückweisen. Man wird vielmehr zu der Ansicht gedrängt, daß die Hyperostose bei ihrer Entwicklung im Muskelgewebe zu entzündlichen Veränderungen führte, deren Produkte eine Umwandlung in Knorpelgewebe durchmachten. Die Knorpelentwicklung ist also hier nur eine Komplikation der Hyperostose.

Mitvalsky weist auf die Fälle von Acrel, Travers, Windsor und Mackenzie hin, die mit dem seinigen eine gewisse Ähnlichkeit darbieten, ohne ihm jedoch zu gleichen. Die Ätiologie seines Falles bezeichnet Mitvalsky als dunkel.

So schwierig es im einzelnen Falle sein kann, zu entscheiden, ob man eine Knochenneubildung der Orbita als Exostose oder Hyperostose bezeichnen soll, so scheint es doch durch die anatomischen und klinischen Charaktere erforderlich, beide Erkrankungsformen voneinander zu unterscheiden.

Die Hyperostosen der Orbita sind offenbar noch viel seltener als die Exostosen. Sie können einzelne Orbitalknochen (Fall Smith) oder fast die gesamte Zircumferenz der Orbita betreffen. Je nachdem wird ihre Einwirkung auf die Stellung des Bulbus und das Schicksal des Auges verschieden sein müssen.

In operativer Hinsicht bieten sie weit ungünstigere Verhältnisse als die umschriebenen Exostosen, während sie sich von den Nebenhöhlenosteomen durch das Fehlen der bei diesen so häufig beobachteten Symptome der Nebenhöhlenerkrankung (Entzündung der Stirn-, Nasen- und Kieferhöhle) unterscheiden.

Prognostisch sind sie wegen der fehlenden Gefahr einer Perforation nach der Schädelhöhle günstiger zu beurteilen.

Unsere Kenntnisse über die anatomische Grundlage der orbitalen Hyperostosen sind bei der kleinen Zahl genau anatomisch untersuchter Fälle gering.

Vermutlich handelt es sich auch hier wie bei den Exostosen um periostale Bildungen, nur daß diese einen größeren Bezirk des Knochens betreffen.

Daß entzündliche Prozesse (chronische Periostitis) gelegentlich ätiologisch in Betracht kommen, kann nicht bestritten werden, auch wenn man der eigenartigen Auffassung von Mitvalsky, nach welcher die Hyperostose der Orbitalwand zur Myositis führt und diese zur Bildung von Knorpelgewebe, nicht beizupflichten vermag.

Jedenfalls ist es geboten, der orbitalen Hyperostose künftighin als selbständigem Krankheitsbilde eine gesonderte Stellung zuzuweisen, statt sie, wie das bisher geschehen ist, mit den Exostosen und Nebenhöhlenosteomen zusammenzuwerfen.

Hier ist noch kurz derjenigen seltenen Fälle zu gedenken, die Virchow als Leontiasis osseum bezeichnet und mit der Elephantiasis der Haut verglichen hat.

Bei jugendlichen Personen kommt es zu fortschreitender hochgradigster Verdickung der Gesichts- und Schädelknochen, an der auch die Knochen, welche die Augenhöhle begrenzen, teilnehmen. An den befallenen Knochen bilden sich umfängliche knollige Auftreibungen von elfenbeinhartem Gefüge, wodurch nicht nur die Orbita räumlich hochgradig beengt, sondern ihre Spalten und Kanäle vollständig verschlossen werden können.

Perthes erwähnt in seiner Bearbeitung der Kiefererkrankungen (Deutsche Chirurgie 1907) einige 50 Fälle von Leontiasis ossea.

Bardenheuer macht darauf aufmerksam, daß das Alter bis zu 20 Jahren besonders prädisponiert sei. 17 mal unter 20 Fällen begann die Erkrankung vor dem 20. Lebensjahre.

Unter den etwa 20 auch klinisch beschriebenen Fällen — die meisten Mitteilungen beziehen sich auf pathologische Befunde ohne Krankengeschichten — wird wiederholt Exophthalmus, seitliche Verdrängung des Bulbus und Erblindung durch Atrophie der Sehnerven hervorgehoben.

Über die Ätiologie des Leidens ist nichts Sicheres bekannt. Ein vorausgegangenes Trauma wurde in mehreren Fällen angeschuldigt. Einige Male entwickelte sich die Störung nach einem Erysipel (Ilg und Wenzel-Gruber). Im Falle von Bickersteth wurden zwei Brüder betroffen.

Neuerdings neigen manche Autoren zu der Annahme, daß es sich, wenigstens in einer Anzahl dieser Fälle, um ein gesteigertes Knochenwachstum auf Grundlage einer Akromegalie handle.

Hierfür würde z. B. auch der Fall von Bassoë sprechen, bei welchem neben der Hyperostose der Gesichtsknochen ein Spindelzellensarkom an der Sella turcica festgestellt wurde.

Durch die Freundlichkeit des Herrn Prof. Elschnig bin ich in der Lage, zwei Abbildungen vom Schädel eines Falles von Leontiasis ossea hier wiederzugeben, an denen die Verengerung der Orbitae, die enorme Verdickung und Sklerosierung der Schädelknochen und die Stenossierung der Knochenkanäle an der Hirnbasis deutlich hervortritt.

Der Fall ist bereits 1821 von Ilg, Professor der Anatomie an der Prager Universität, mitgeteilt worden.

Es handelte sich um ein Mädchen, das im 10. Lebensjahre ohne bekannte Ursache am »schwarzen Star« erkrankte. Bald darauf bekam sie einen epileptischen Anfall von kurzer Dauer, dem monatelang Kopfschmerzen mit Delirien folgten. Die Anfälle wiederholten sich häufiger und heftiger. Mit 16 Jahren wurde sie auf beiden Ohren taub. Seit ihrem 17. Jahre konnte sie keine festen Speisen kauen und mußte mit flüssiger Kost ernährt werden. Im 27. Jahre starb sie an den Folgen eines »zurückgetretenen Rotlaufs«.

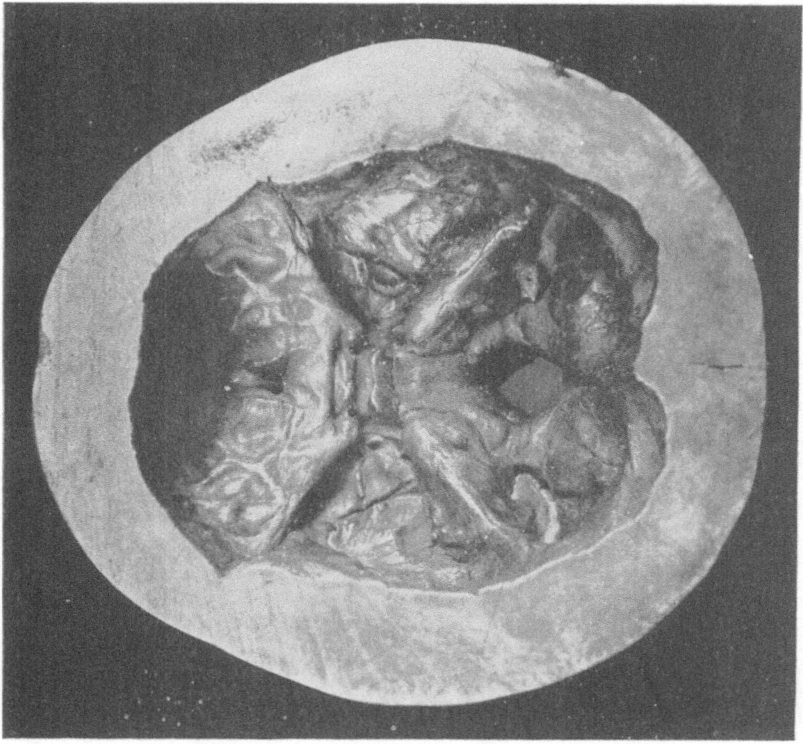

Fig. 34 b. Leontiasis ossea mit starker Verengerung der Knochenkanäle.

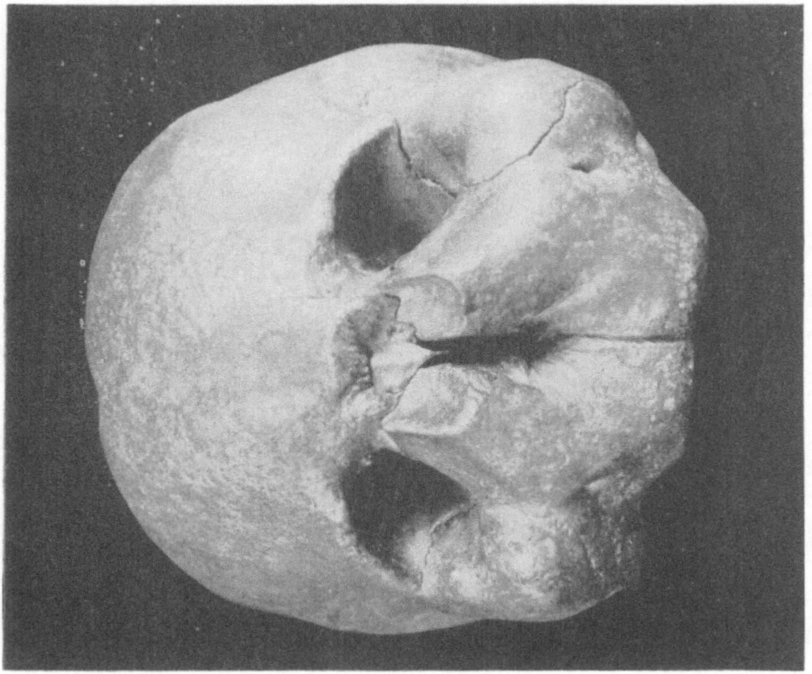

Fig. 34 a. Leontiasis ossea mit hochgradiger Verengerung der Orbita.

Verlag von Julius Springer in Berlin.

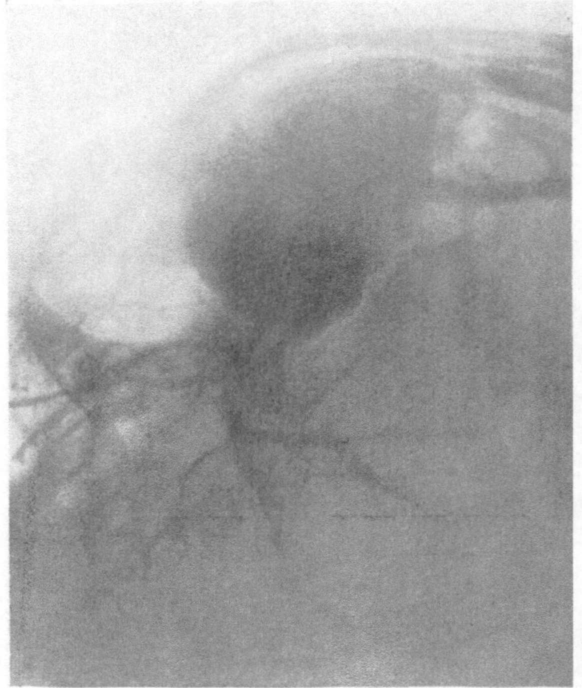

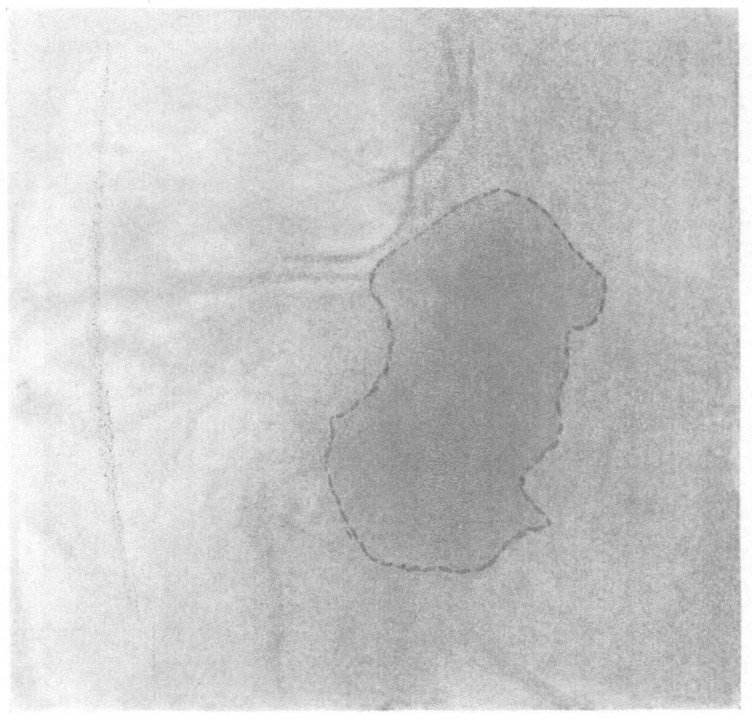

Birch-H., Osteom der Orbita

Verlag von Julius Springer in Berlin.

Das Gewicht des ausgegrabenen Schädels betrug ohne Unterkiefer 10 Pfund Medizinalgewicht oder 120 Unzen, etwa das siebenfache des gewöhnlichen Schädels eines Erwachsenen.

Der Querdurchmesser der Augenhöhlen beträgt einen Zoll und 4 Linien, der senkrechte Durchmesser 1 Zoll 2 Linien, ihre Tiefe weicht von derjenigen eines normalen Schädels nicht wesentlich ab. Die Ränder der Orbita sind flach abgerundet, nur der obere bildet einen vorspringenden Winkel. Die Augenhöhlenspalten sind so stark verengt, daß sie als fast geschlossen betrachtet werden können.

c. Das Osteom der Orbita (Nebenhöhlenosteom).

§ 246. Um Verwechslungen zu vermeiden, ist es zweckmäßig, mit dem Namen Osteom der Orbita nicht sämtliche Knochentumoren der Augenhöhle, wie das häufig geschehen ist, sondern nur die Sinusosteome zu belegen, die sekundär die Orbita beteiligen.

In ihrer anatomischen Struktur bieten diese echten Knochengeschwülste genügende Unterschiede vom normalen Knochen sowohl, als vom Bau einer Exostose oder Hyperostose, um eine besondere Bezeichnung zu rechtfertigen.

Aber auch in klinischer Hinsicht ist eine Trennung der Sinusosteome von den anderen Knochengeschwülsten der Orbita, bereits mehrfach angestrebt aber noch nicht durchgeführt, dringend notwendig.

Ich möchte noch einen Schritt weiter gehen.

Von vornherein scheint es mir nicht empfehlenswert, die Osteome der verschiedenen Nebenhöhlen der Orbita gemeinsam abzuhandeln. Einem Osteom der Stirnhöhle kommt zweifellos eine ganz andere Bedeutung auch vom ophthalmologischen Standpunkte zu, als einem solchen der Kieferhöhle, der Keilbein- oder Siebhöhle. Gerade zu einer Zeit, wo den entzündlichen Affektionen dieser verschiedenen Nachbarsinus eine besondere Beachtung geschenkt wird, wo man weiß, wie wichtig die anatomischen Beziehungen derselben zu der Orbita sind, darf man bei Betrachtung der Nebenhöhlenosteome nicht generell verfahren, sondern muß auf Grund der bisherigen Erfahrungen zu entscheiden versuchen, welche Differenzen in klinischer, prognostischer und therapeutischer Hinsicht sich ergeben, je nachdem sich der Tumor in dieser oder jener Nebenhöhle entwickelt hat.

Dabei soll nicht bestritten werden, daß mehrere Höhlen zugleich Sitz eines umfänglicheren Knochentumors sein können, und daß es zuweilen im vorgerückten Stadium schwer oder unmöglich sein kann, den Ausgangspunkt der Geschwulst näher zu bestimmen.

Diesen Anschauungen folgend, werde ich zunächst die Osteome der Stirnhöhle, dann diejenigen der Siebbein-, Keilbein- und Kieferhöhle und endlich diejenigen Fälle besprechen, bei denen mehrere Höhlen beteiligt waren.

A. Das Osteom der Stirnhöhle.

§ 247. Unter den Nebenhöhlenosteomen kommt für die Beteiligung der Orbita denjenigen des Stirnsinus die größte Bedeutung zu.

Es geht dies schon daraus hervor, daß ich unter 236 Fällen von knöchernen Orbitaltumoren nicht weniger als 118 Fälle von Stirnhöhlenosteomen zusammenstellen konnte, während auf die Siebbeinhöhle 53, die Keilbeinhöhle und die Kieferhöhle nur 6 entfallen, 7 Fälle mehrere Höhlen betrafen.

Die klinische Bedeutung des Stirnhöhlenosteoms beruht aber nicht nur auf seiner relativen Häufigkeit, sondern auf der Tendenz, auf die Schädelhöhle überzugreifen, wodurch das Leben des Patienten gefährdet wird.

Um so wichtiger muß es sein, die Diagnose frühzeitig zu stellen und durch einen geeigneten Eingriff die Gefahr zu beseitigen.

Überblicken wir die reichhaltige Kasuistik, so finden wir zunächst das weibliche Geschlecht etwas weniger beteiligt als das männliche (41 : 53). Ich glaube nicht, daß man hieraus weitergehende Schlüsse ziehen darf.

Dagegen ist es bemerkenswert, wie auffallend häufig das 2. und 3. Jahrzehnt des Lebens betroffen ist.

Während aus dem 1. Jahrzehnt ein sicherer Fall von Stirnhöhlenosteom mir nicht bekannt ist, gehören 22 Patienten meiner Tabelle dem 2., 36 dem 3. Jahrzehnt des Lebens an, während nur 14 dem 4., 7 dem 5., je 4 dem 6. und 7. und 1 Patient dem 8. Jahrzehnt angehören.

Die jüngsten Patienten waren 14, der älteste 72 Jahre alt.

Diese Daten sind von Interesse für die Beurteilung der Ätiologie der Stirnhöhlenosteome. Bedenken wir, daß die Stirnhöhlen beim Neugeborenen noch fehlen und erst während der Pubertätszeit größere Ausdehnung gewinnen, daß aber der Patient meist erst dann in Behandlung kommt, wenn der langsam wachsende Tumor einen erheblicheren Umfang erlangt hat, also mindestens mehrere Jahre seit dem Beginn seiner Entwicklung verstrichen sind, so werden wir die Entstehungszeit des Tumors in die Pubertätszeit verlegen müssen.

Es ergibt sich hieraus auch ein differentialdiagnostisch verwertbares Moment gegenüber der äußeren Exostose, die gelegentlich auch bei Kindern vorkommt, wie die Fälle von HULKE (97) und NETTLESHIP (123) zeigen.

In 18 Fällen wird ein Trauma angegeben und mit der Entstehung des Tumors in ursächliche Verbindung gebracht.

Dieser Zusammenhang ist wohl nur so zu deuten, daß die Folgen einer Verletzung das Osteom zwar nicht hervorrufen, aber dessen Wachstum befördern.

Hierfür spricht schon der Umstand, daß das zeitliche Intervall zwischen Trauma und Geschwulstbildung in mehreren Fällen viel zu kurz ist (LUCAS 9

1 Monat, TEILLAIS 101 6 Monate), um nicht die Vermutung nahezulegen, daß der Tumor bereits vor der Verletzung vorhanden war.

Jedenfalls läßt sich eine vorausgegangene Verletzung nicht gegen die Diagnose eines Sinusosteoms und für diejenige einer äußeren Exostose verwerten, wie ich oben bereits im Gegensatz zu SMITH hervorgehoben habe.

Die okularen und orbitalen Symptome der Stirnhöhlenosteome hängen wesentlich von der Lage und Ausdehnung des Stirnsinus bzw. des Tumors in derselben und dem Vorhandensein oder Fehlen einer Sinusentzündung ab.

Fehlt letztere, so entwickelt sich die Geschwulst schmerzlos meist im inneren oberen Winkel der Orbita. Der Tumor ist dann knochenhart, nicht auf Druck empfindlich und läßt nicht selten bei der Palpation auf seiner Oberfläche rundliche Leisten und Vorsprünge abtasten, sofern nicht das verdickte Gewebe der Umgebung die zwischen den Vorsprüngen liegenden Vertiefungen auskleidet. Auch in diesem Falle läßt sich jedoch meist die außerordentliche Härte der Geschwulst durchfühlen.

Die Abgrenzung gegen die umgebende Orbitalwand ist häufig schwierig. Es entsteht meist der Eindruck, als wenn der Tumor breitbasig und unverschieblich in dieselbe überginge. Ist dagegen die Frontalhöhle durch Stauung des Sekretes ektasiert, dann können die Erscheinungen der Mucocele Sinus frontalis so in den Vordergrund treten, daß das Vorhandensein eines Sinusosteoms geradezu verdeckt wird.

In dieser Beziehung sind die von AXENFELD (217) und SCIMENI (241) mitgeteilten Fälle bemerkenswert, wo erst bei der Operation die Geschwulst gefunden und entfernt wurde.

In anderen Fällen kombinieren sich die Symptome einer Stirnhöhlenentzündung mit denjenigen des Osteoms.

Nicht selten sind dann Fisteln (BONYER 25, ADELMANN 28, ARNOLD 76, IMRE 98, WEINLECHNER 107, TILLMANNS 111, KIKUZI 129, TAUBER 174, KIRCHHOFF 238), Lidschwellung oder Abszesse im inneren oberen Teil der Orbita vorhanden.

Derartige Befunde sind von besonderer differentialdiagnostischer Bedeutung gegenüber der äußeren Exostose der Orbita, da sie auf die Beteiligung einer Nebenhöhle, und zwar meist der Stirnhöhle, schließen lassen.

In solchen Fällen sind meist auch Schmerzen vorhanden, oft recht beträchtliche, die in Kopf oder Orbita lokalisiert werden, oft intermittierend auftreten und mit erheblichem Depressionsgefühl verbunden sein können.

Die eine der von mir beobachteten Patientinnen mit Stirnhöhlenosteom hatte seit 4 Jahren einen Tumor im inneren oberen Teil der Orbita bemerkt, der schmerzlos entstanden war. Seit einigen Monaten erst hatten sich Kopfschmerzen eingestellt, die sich zu fast unerträglicher Höhe steigerten, so daß sich die Patientin, als sie sich zur Untersuchung vorstellte, mit Selbstmordgedanken trug.

Die Nasenhöhle wurde in den meisten Fällen, wo sie untersucht wurde, normal gefunden.

Eiterung der Nase erwähnen Panas (115) und Witzheller (197), adenoide Vegetationen Moser (192).

Auch dann, wenn die Sinusschleimhaut entzündet ist und eine Mucocele besteht, kann, wie die Fälle von Axenfeld (217) und Birch-Hirschfeld (218) zeigten, die Nase unverändert sein.

Natürlich ist die rhinoskopische Untersuchung bei Verdacht auf Stirnhöhlenosteom sehr zu empfehlen, schon deshalb, um ein Osteom der Siebbeinhöhle, das viel eher rhinoskopische Erscheinungen macht, nicht zu übersehen.

Hier sei der Fall von Snell (161) erwähnt, wo neben einem Stirnhöhlenosteom ein Osteom der Ethmoidalhöhle aus dem rhinoskopischen Befund diagnostiziert und später operiert wurde.

Fast alle Autoren berichten, daß der Bulbus durch den Tumor aus der Orbita hervorgetrieben, sehr häufig, daß er nach unten und außen abgelenkt wurde.

Störungen in der Beweglichkeit besonders nach oben innen gehören gleichfalls zu den häufigen Erscheinungen, wenn es auch kaum jemals trotz hochgradigster Verlagerung des Augapfels vorkommt, daß dieser jede Bewegungsfähigkeit einbüßt. Auch diese Bewegungsstörungen sind auf rein mechanische Verhältnisse, nicht auf Nervenläsionen zurückzuführen und entsprechen deshalb dem Sitze und der Größe des Tumors.

Ob man die in manchen Fällen beobachtete Ptosis auf Dehnung der motorischen Nervenfasern, wie Taranto (201) will, zurückführen darf, ist zweifelhaft. Jedenfalls kann sie trotz starker Herabdrängung des Orbitalrandes und Dehnung des oberen Lides fehlen.

Häufig ist das Auftreten von Doppelbildern das erste für den Patienten bemerkbare Symptom. Diese Doppelbilder sind meist der Dislokation des Bulbus entsprechend gekreuzt und höhendistant. Sie sind lediglich durch mechanische Verhältnisse, nicht durch Nervenläsion bedingt und pflegen sich nach Beseitigung des Tumors zurückzubilden.

Daß es jedoch keineswegs in allen Fällen zum Doppeltsehen kommt, und zwar selbst dann, wenn der Bulbus über eine gute Sehschärfe verfügt, lehrt ein Blick auf die Tabelle.

Wie ist dies zu erklären? — Offenbar besitzt das Auge in weitem Maße die Fähigkeit, sich sehr allmählich eintretenden Stellungsänderungen durch entsprechende stärkere Aktion bestimmter Muskelgruppen anzupassen.

Für die Seitenablenkungen ist dies leicht verständlich. Aber auch bei allmählich eintretender Vertikaldistanz ist ein Ausgleich innerhalb gewisser Grenzen möglich.

Auch durch Entstehung einer anormalen Korrespondenz der Netzhäute könnte das Auftreten von Doppelbildern verhindert werden.

Häufiger dürfte jedoch die Ursache des Fehlens der Doppelbilder darin zu suchen sein, daß bei erheblicheren Graden der Ablenkung, d. h. zu der Zeit, wo der Orbitalfortsatz des Tumors eine beträchtlichere Größe erlangt hat, die Geschwulst zugleich einen Druck auf den Bulbus ausübt, wodurch Astigmatismus hervorgerufen wird, der eine Herabsetzung der Sehschärfe bedingt und damit die Exklusion des Doppelbildes erleichtert.

Das Vorhandensein dieses Astigmatismus konnte ich in beiden selbst beobachteten Fällen nachweisen. Beide Male handelte es sich um einen myopischen Astigmatismus mit schräger Achse, so zwar, daß der stärker brechende Meridian von oben innen nach unten außen gerichtet war. In beiden Fällen ging nach Entfernung des Tumors der Astigmatismus erheblich zurück.

Das Sehvermögen pflegt, abgesehen von dem erwähnten Astigmatismus, meist nicht erheblich zu leiden, selbst dann nicht, wenn die Größe des Tumors und die Dislokation sehr erheblich sind.

Als extremes Beispiel erwähne ich den Fall von Imre (98), wo nach 42jährigem Bestehen der faustgroße Tumor den Bulbus bis zum Mundwinkel gedrängt hatte. Trotz Trübung der Hornhaut zählte das Auge Finger in 5 Fuß.

Hieraus ist zu schließen, daß die allmählich erfolgende Zerrung des Optikus allein nicht die in manchen Fällen eingetretene Amaurose zu erklären vermag.

Leider wird in vielen Berichten die Sehschärfe nicht angegeben.

In 19 Fällen wird sie als normal bezeichnet, und zwar in den Fällen von Tweedy (102), Witzheller (197) und Zimmermann (203) trotz vorhandener Stauungspapille. Mäßig herabgesetzt war der Visus in 28 Fällen.

Als Ursache dieser Herabsetzung ist wohl meist, wie in meinen Fällen, der durch den Druck des Tumors bedingte Astigmatismus anzusehen.

Amaurotisch war das Auge in 12 Fällen.

In 7 dieser Fälle war der Bulbus zerstört infolge von Ulcus corneae und Perforation und deren Folgezuständen.

Diese Hornhauterkrankung ist in analoger Weise wie bei anderen Arten von Exophthalmus aufzufassen. Sie kann von Herabsetzung der Sensibilität der Hornhaut (Panas 105) oder von heftigen Ziliarneuralgien (Berlin 88) begleitet sein.

Der Augenhintergrund war unter 50 Fällen, in denen er genau untersucht wurde, 19 mal normal, 9 mal bestand Hyperämie der Papille, 15 mal Neuritis optica oder Stauungspapille, 9 mal Atrophia nervi optici.

In einem Falle (Quaglino und Guaita 90) wurde neben Verengerung der Gefäße und Abblassung der Papille ein roter Fleck in der Makula wie bei sogen. Embolie der Art. centralis retinae beobachtet.

Von Interesse ist ein von Spassky (248) mitgeteilter Fall durch ein absolutes zentrales Skotom bei Herabsetzung der Sehschärfe auf $^1/_{10}$. Eine Erklärung dieses offenbar äußerst seltenen Befundes läßt sich schwer geben. Vielleicht hat gleichzeitig die Entzündung einer hinteren Nebenhöhle vorgelegen, die den Sehnerven beteiligte.

Für die Beurteilung dieser Schädigung des Sehorgans scheint mir von Bedeutung, daß in nicht weniger als 9 Fällen, wo die Sehschärfe erheblich herabgesetzt war (ohne daß Hornhautkomplikationen vorlagen) Zeichen von Entzündung im Stirnsinus und der Orbita festgestellt wurden. Ich möchte daraus schließen, daß es meist nicht der Tumor als solcher ist, der die Erkrankung des Sehnerven bedingt, sondern die auf das Orbitalgewebe nach Perforation der Sinuswand sich fortsetzende Entzündung.

Die Gefahr der dauernden Erblindung bei Osteom der Stirnhöhle mit Beteiligung der Orbita ist nach der vorliegenden Kasuistik auf 11 % zu berechnen.

Aber das Stirnhöhlenosteom bedingt zweifellos außerdem eine schwere Gefahr für das Leben des Patienten dadurch, daß der Tumor die hintere Wand des Sinus durchbrechend auf das Gehirn übergreift.

Wollen wir die Größe dieser Gefahr auf Grund der vorliegenden Kasuistik berechnen, so müssen wir zunächst sämtliche Fälle ausschalten, in denen der Tumor operativ entfernt wurde, ehe Gehirnsymptome auftraten, was für sämtliche operierte Fälle mit Ausnahme der Fälle von Pooley (142) und Coppez und Depage (186) zutrifft. Weiter müssen wir 9 Fälle abziehen, in denen der weitere Verlauf teilweise wegen zu kurz dauernder Beobachtung nicht angegeben ist. Es bleiben dann 27 Fälle.

In nicht weniger als 13 dieser Fälle kam der Patient unter zerebralen Erscheinungen ad exitum, so daß wir die Mortalität des nicht operierten Frontalsinusosteoms auf 48,2 % berechnen können.

In 8 Fällen stieß sich der Tumor spontan ab. In den übrig bleibenden 6 Fällen können wir über den Endausgang kein Urteil fällen. Da die Osteome sehr langsam wachsen und eine sehr erhebliche Größe erlangen können, ehe sie auf das Cavum cranii übergreifen — es hängt dies natürlich sehr von ihrem Ausgangspunkte und der Richtung ihres Wachstums ab —, ist eine sehr lange Beobachtungsdauer erforderlich, um über den definitiven Ausgang Klarheit zu gewinnen.

Bedenken wir, daß nur 8 mal unter 115 Fällen spontane Abstoßung beschrieben wird (7 %), dann werden wir die Aussicht auf eine solche Spontanheilung nur sehr gering veranschlagen dürfen.

Aber selbst wenn wir annehmen, daß in 50 % dieser Fälle sich der Tumor spontan abgestoßen hätte, berechnet sich die Mortalität der nicht operierten Fälle auf 63,3 %.

Als Hirnerscheinungen bei Übergreifen des Tumors auf das Frontal-

hirn werden beschrieben: Erweichung (Virchow 63), Melancholie (Lambl 44
1. Fall), Idiotie (Lambl 44 2. Fall), Konvulsionen und Geistesschwäche (Carreras y Arago 89), Epilepsie (Yates 133).

Diese Symptome stellen offenbar die Folge von direkter Gehirnkompression, nicht von entzündlichen Affektionen dar.

Daß trotz stattgefundener Perforation der hinteren Sinuswand keine
Symptome von Seiten des Gehirns vorhanden zu sein brauchen, eine Tatsache,
die für die Beurteilung der Prognose und Therapie von großer Bedeutung
ist, dafür gibt der von Panas (115) geschilderte Fall einen guten Beleg.

Von anderen Komplikationen habe ich auf die nicht selten nachgewiesenen entzündlichen Symptome, die den Durchbruch des Osteoms nach
der Orbita begleiten, bereits hingewiesen, ebenso auf die Schädigungen des
Bulbus selbst.   Daß der Tumor bis zur Größe einer Mannesfaust oder gar
eines Kindskopfes anwachsend (Arnold 76 2. Fall, Carreras y Arago 89,
Imre 98, Weinlechner 107, Coppez und Depage 186) eine hochgradige Entstellung des Gesichtes herbeiführen muß, ist ohne weiteres klar.

§ 248. Das Hauptinteresse, das die Osteome der Stirnhöhle
darbieten, gipfelt in der Frage, welche Therapie auf Grund der
vorliegenden Beobachtungen zu empfehlen ist und welche Aussichten dieselbe bietet.

Für die Beantwortung dieser Frage ist das im vorigen Abschnitt Gesagte von einschneidender Bedeutung.

Wenn auch das Osteom unter die gutartigen Tumoren gerechnet wird,
insofern weder ein infiltrierendes Wachstum, noch Metastasenbildung, noch
ein Übergang in Osteosarkom vorkommt, so ist doch gerade für die Stirnhöhlenosteome die Bezeichnung gutartig sehr wenig zutreffend.

Berlin (88) schreibt in der ersten Auflage dieses Handbuches: »Die
Prognose der Orbitalosteome scheint, wenn dieselben sich selbst überlassen
werden, diejenigen, welche in das Cavum cranii hineinwuchern, mit eingerechnet, durchaus günstig zu sein. Die durch sie hervorgerufenen Störungen
beschränken sich auf eine, oft allerdings monströse Entstellung, auf Schmerzhaftigkeit und den Ruin des betreffenden Augapfels.«

Es ist mir unerklärlich, wie Berlin bei Berücksichtigung der aus älterer
Zeit stammenden Sektionsbefunde zu dieser Auffassung kommen konnte.

Vielleicht trug die Vermengung der verschiedenen Arten von Knochentumoren der Orbita besonders der gutartigen äußeren Exostosen mit den
Osteomen dazu bei, ihm die Mortalität der nicht operierten Fälle geringer
erscheinen zu lassen.

Betrachtet man die beigegebene Tabelle, so kommt man sicherlich zu
der gegenteiligen Ansicht.

Es ist deshalb von verschiedenen Seiten gegen BERLINS Ausführungen Widerspruch erhoben worden.

BERLIN wurde wesentlich dadurch zu seiner Meinung gebracht, daß nach seiner Berechnung von 16 wegen Osteoms des Orbitaldaches operierten Patienten 6 infolge von Meningitis und Encephalitis ad exitum kamen, also ca. 38 %.

BORNHAUPT (92) fand die Mortalitätsziffer der operierten Stirnhöhlenosteome noch wesentlich höher. Er fand unter 11 Fällen 7 Todesfälle an Hirnabszeß, 2 Fälle mit unbekanntem Ausgang und nur 2 Heilungen. Dies ergibt eine Mortalität von 63 %.

Trotzdem hält BORNHAUPT nicht wie BERLIN das Osteom der oberen Orbitalwand für ein Noli me tangere, sondern betont, daß die möglichst früh ausgeführte Totalexstirpation unbedingt indiziert ist, mit Rücksicht auf den meist sehr traurigen Endausgang der nicht operierten Fälle. Die partielle Resektion des orbitalen Fortsatzes verwirft er als ebenso gefährlich und weniger sicher als die vollständige Entfernung des Tumors, und nur in Fällen, wo die Perforation nach der Gehirnhöhle bereits eingetreten ist, widerrät er jeden Eingriff.

TARANTO (201) berechnet die Mortalität der orbitalen Osteome in zwei Zeitepochen. Von 1850—1874 fand er unter 28 operierten Fällen 8 Todesfälle (28,6 %), von 1875—1900 unter 46 Fällen 3 Todesfälle (6,5 %). Diese Zahlen sind deshalb wenig beweisend, da TARANTO ebensowenig wie BERLIN und LAGRANGE zwischen den verschiedenen Formen von knöchernen Orbitaltumoren unterscheidet.

Die Indikation der operativen Entfernung wird aber noch weit überzeugender, wenn man aus meiner Tabelle die Mortalitätsziffer der operierten Fälle berechnet und mit den nicht operierten vergleicht.`

Unter 82 operierten Fällen finden sich 14 Todesfälle.

8 mal in diesen letal verlaufenen Fällen hat es sich nur um eine partielle Resektion gehandelt, nur 5 mal um die Totalexstirpation.

Es spricht dies für die BORNHAUPTsche Angabe, daß die partielle Entfernung des orbitalen Tumorteiles sicherlich nicht ungefährlicher ist als die Totalexstirpation, sondern daß eher das Gegenteil zutrifft.

Betrachten wir nun die Fälle mit letalem Ausgang nach der Operation genauer, so finden wir, daß wir Grund haben, die Verlustziffer des operativen Vorgehens noch günstiger zu stellen.

Der Patient von KNAPP (64) starb erst 7 Wochen nach der Operation, und bei der Sektion fand sich, daß der Tumor die Crista galli perforiert hatte. Hier handelte es sich offenbar um eine sekundäre Infektion vom Stirnsinus aus, und es ist schwer zu sagen, inwiefern die Operation am Tode des Patienten schuld war.

Ähnlich liegen die Verhältnisse in den Fällen von v. Oettingen (55) und Panas (160).

Sicher aus der Zahl der Todesfälle auszuschließen sind, wenn man die Verlustziffer der Operation berechnen will, die Fälle von Weinlechner (107) und Silcock (131).

Der Fall Weinlechners (2. Fall) war offenbar ein Sinusosteom, das sich im Laufe von 26 Jahren zu mehr als Mannsfaustgröße entwickelt hatte. Der Tumor reichte vom Stirnhöcker bis zur Nasenwurzel, in der Nasenhöhle und im Rachenraum fanden sich Polypen. An 3 Stellen waren die gedehnten Weichteile ulzeriert. Die Geschwulst ließ sich leicht aus einer mit Granulationen bedeckten, gegen Schädelgrube, Keil- und Schläfenbein ausgebuchteten Höhle extrahieren. Spongiöse Reste des Tumors wurden aus der Nasenhöhle entfernt. Nach dieser Beschreibung kann es sich nur um ein Osteom der Stirn- und Siebbeinhöhle gehandelt haben.

Weinlechners Patient starb erst $3^{1}/_{2}$ Monate nach der Operation infolge eines erst später aufgetretenen Erysipels und der Patient von Silcock 3 Jahre nach der partiellen Resektion, nach welcher Zeit der Sinustumor auf das Gehirn übergegriffen hatte. Dieser Fall zeigt zur Evidenz, wie sehr die Totalexstirpation vor der partiellen Resektion den Vorzug verdient.

Bringen wir die 3 Fälle von Knapp, Silcock und Weinlechner in Abzug, so berechnet sich die Verlustziffer der operierten Stirnhöhlenosteome auf 13,4 %, während die nicht operierten Fälle in 50 % (bzw. 63,3 %) letal endigten.

Diese Zahlen lassen das Irrige in Berlins Auffassung, die auch in neuerer Zeit vereinzelte Anhänger gefunden hat (di Nola 243), während die meisten neueren Autoren sich meiner hier ausgeführten, schon früher vertretenen Auffassung (218) anschlossen, deutlich genug hervortreten.

Zugleich zeigen diese Tatsachen, daß die Operation des Stirnhöhlenosteoms keineswegs zu den gefahrlosen Eingriffen zählt. Man könnte hier der Meinung sein, daß ein großer Bruchteil der Verluste der mangelhaften oder fehlenden Asepsis früherer Jahrzehnte zur Last falle und daß (wie z. B. die Berechnung von Taranto zu beweisen scheint) das Risiko der Operation sich jetzt wesentlich günstiger gestaltet hat, als zu der Zeit, wo Berlin seine Abhandlung schrieb.

Ich kann mich nicht vollständig zu dieser Auffassung bekennen. Vergleichen wir den Zeitraum von 1853—1879 mit demjenigen von 1880—1907, so finden wir in ersterem 6 (gegenüber 14 durch Operation geheilten Fällen), in letzterem 8 Todesfälle (bei 51 Heilungen durch Operation).

Hat sich also auch das prozentuale Verhältnis gegen früher — offenbar infolge Anwendung frühzeitiger Operation, geeigneter Methoden — nicht zum wenigsten auch durch Einführung der Asepsis wesentlich gebessert, so ist doch auch gegenwärtig noch die Operation des Stirnhöhlenosteoms keineswegs als ungefährlich anzusehen.

Die Ursache ist darin gegeben, daß sich der Tumor — wenigstens meist — nicht in einem aseptischen Terrain, sondern in einer Knochenhöhle befindet, deren Schleimhaut sehr häufig entzündet, mit eitrigem oder schleimigem Sekret erfüllt ist, und die sich bei der Kommunikation mit der Nase, nicht mit Sicherheit durch antiseptische Ausspülungen, Auskratzung der Schleimhaut usw. steril halten läßt.

Hatte der Tumor bereits das Cavum cranii eröffnet oder geschah die Eröffnung erst bei der Operation, so sind die Vorbedingungen für eine Infektion der Meningen und des Gehirns gegeben. Diese Infektion kann bei der Operation selbst oder erst nach derselben erfolgen.

Die in manchen Fällen beobachtete längere Zwischenzeit zwischen Operation und Auftreten der Gehirnerscheinungen, die auf eine postoperative Infektion hindeutet, ist wichtig für das Urteil über den Erfolg der Operation, das man nicht zu früh fällen soll.

Wenn auch meist bei eintretenden zerebralen Symptomen (Erbrechen, Lähmungen, Konvulsionen usw.) der Tod nicht lange auf sich warten läßt, so sind doch auch einige Fälle bekannt geworden, wo ein günstiger Ausgang eintrat (Adelmann 28, Teillais 104, Lewis 155, Witzheller 197).

Wir sehen hieraus, daß auch bei eingetretenen Hirnerscheinungen die Prognose nicht absolut infaust zu stellen ist.

Der Erfolg der Operation des Stirnhöhlenosteoms hängt nicht nur von komplizierenden Momenten (Mucocele oder Empyem des Sinus), sondern auch von der Wahl der Operationsmethode ab.

Letztere wieder muß sich nach den Verhältnissen des einzelnen Falles richten. Es ist deshalb von größter Bedeutung, vor Entwerfung des Operationsplanes über Sitz und Größe der Geschwulst und ihre Beziehungen zu der Nachbarschaft möglichst klare Auskunft zu erlangen.

Ermöglicht wird dies durch die Röntgenphotographie.

Auffallender Weise hat diese Methode bisher nur recht selten Anwendung gefunden.

Taranto (201) berichtet über einen Fall, wo sich die Radiographie sehr nützlich erwies, indem sie Größe und Sitz des Tumors feststellen ließ. Es handelte sich um ein Siebbeinhöhlenosteom, das auf die Stirnhöhle übergegriffen hatte. Leider gibt er nicht an, ob die Aufnahme von verschiedenen Seiten ausgeführt wurde, und inwiefern sie die von Nélaton vorgenommene Operation beeinflusste bzw. erleichterte (es wurde in diesem Falle sowohl von der Nasenhöhle als von der Stirn operativ vorgegangen).

Lagrange (190) bemerkt ganz allgemein, daß sich die Radiographie für die Diagnose der orbitalen Osteome verwerten lasse. Er gibt zwei Radiogramme wieder, an denen leider sehr wenig zu sehen ist.

Von Axenfeld (217), Birch-Hirschfeld (218) und Heine (225) ist dann unter Bericht von Fällen die große Bedeutung der Röntgendurchleuchtung hervorgehoben worden.

Ich möchte hier kurz über die beiden Fälle berichten, die ich selbst beobachten konnte und in denen der Nutzen der Röntgenphotographie sehr evident war.

Fig. 35.

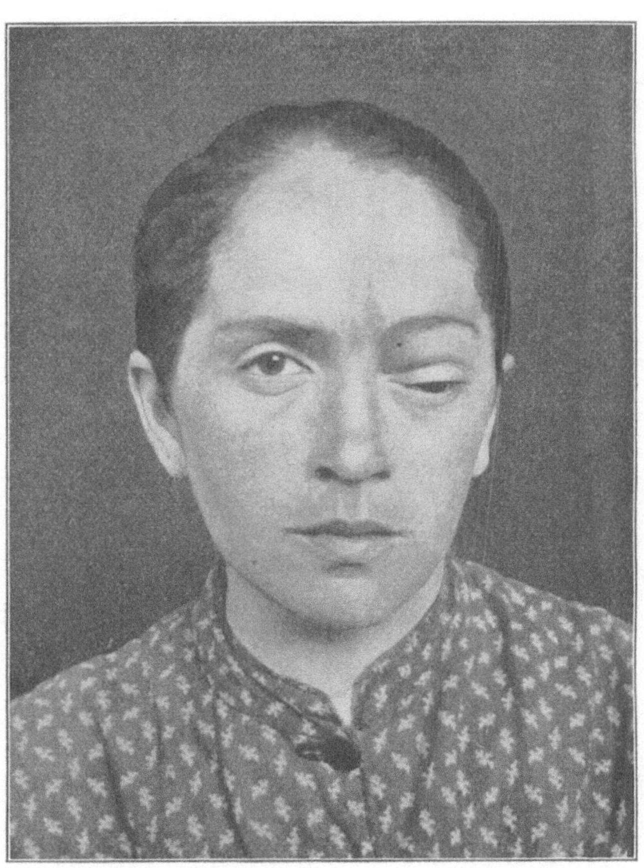

1. Fall. Die 26jährige A. S. bemerkte vor 4 Jahren Doppelbilder und Tiefertreten des linken Auges. Zugleich stellten sich Kopfschmerzen ein, anfangs anfallsweise, später kontinuierlich als Druckschmerz in der linken Stirn empfunden. In den letzten Wochen waren diese Schmerzen fast unerträglich.

Die Untersuchung ergab eine erhebliche Verdrängung des linken Bulbus nach unten außen und etwas nach vorn (Tieferstand 10 mm, Seitenablenkung 6°, Exophthalmus 1,5 mm) durch einen knochenharten Tumor im inneren Drittel des oberen Orbitalrandes.

Die Beweglichkeit nach oben war beträchtlich, nach innen wenig beschränkt.

Der Augenhintergrund war normal. Es bestand ein Hornhautastigmatismus von 2 Di und eine Sehschärfe von $^6/_9$.

Die Betrachtung des Röntgenbildes, das bei Profilstellung des Kopfes gewonnen wurde, ergab, daß der der Orbita angehörende Teil der Geschwulst nur einen kleinen Teil des ganzen Tumors darstellte. Die Hauptmasse derselben gehörte der stark erweiterten Stirnhöhle an, wo sie sich mit einem nach oben zugespitzten Fortsatz etwa 3,5 cm über die Stirnbasis erhob. Nach vorn zu war der Schatten, den der Tumor gab, scharf begrenzt, fast gradlinig, nach dem Gehirn zu unregelmäßig höckrig.

Fig. 36.

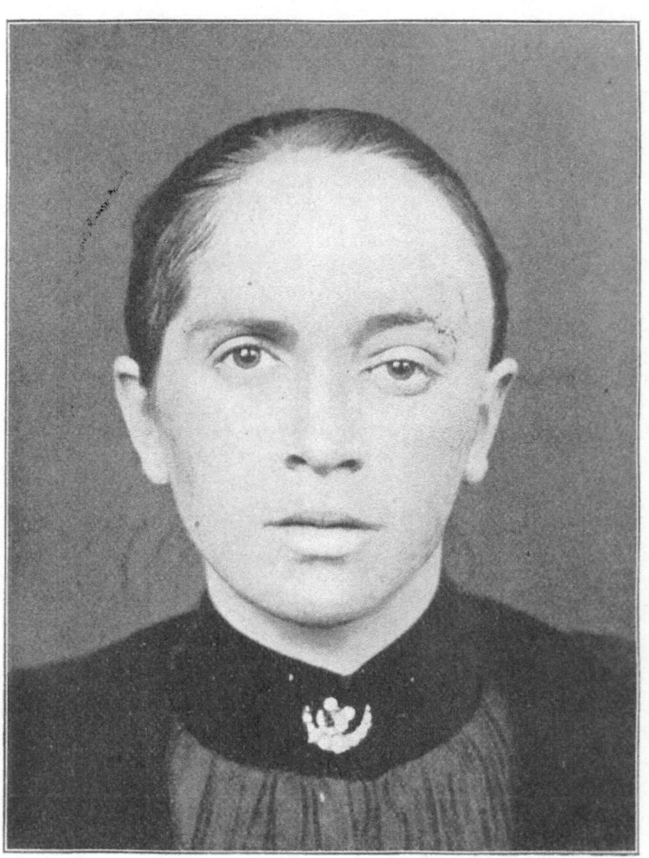

Was von besonderer Bedeutung für das operative Vorgehen sein mußte, war der Nachweis, daß der Tumor der Stirnhöhle nicht auf das Stirnbein übergegriffen hatte, sondern einen schmalen Spalt zwischen dem Os frontis und seiner Vorderfläche frei ließ. Hätte auch nur an einer kleinen Stelle eine Verwachsung mit diesem Knochen stattgefunden, so würde sich das bei der seitlichen Röntgenaufnahme auf der Platte bemerkbar gemacht haben. Das beschriebene Verhalten mußte den Gedanken nahelegen, nach genügend breiter temporärer Resektion der vorderen Stirnhöhlenwand das Osteom freizulegen.

Über die Ausdehnung der Geschwulst gab eine zweite Röntgenaufnahme, bei der die Patientin mit der Stirn auf der Platte lag, weiteren Aufschluß. Sie zeigte, daß der Haupttumor zwar der linken Stirnhöhle angehörte, daß er sich aber bis über die Mittellinie des Kopfes erstreckte und anscheinend in den rechten Frontalsinus übergegriffen hatte. Diese zweite Aufnahme, bei der die Vorderfläche des Tumors bzw. sein größter Umfang in frontaler Richtung sichtbar wurde, mußte für die Größe des zu bildenden Hautknochenlappens von entscheidender Bedeutung sein.

Durch die Operation wurden diese Befunde vollauf bestätigt. Nach Zurückklappen des Haut-Knochenlappens der Stirn lag die Vorderfläche des Osteoms frei zutage. Sie war mit einer graurötlichen glasigen Schleimhaut bedeckt. Mit geringer Gewaltanwendung ließ sich der Tumor in toto aus der Stirnhöhle herausheben, wobei ein etwa bleistiftdicker kurzer Stiel, der in der Gegend zwischen Siebbein und Stirnbein festsaß, abgebrochen wurde.

Die Stirnhöhle wurde dann ausgekratzt und nach Reposition des Haut-Knochenlappens vom temporalen Wundwinkel drainiert und später täglich mit Borlösung gespült.

Der Heilerfolg war in jeder Beziehung zufriedenstellend. Die Verdrängung und Beweglichkeitsstörung des Auges bildeten sich in wenigen Wochen zurück, der Astigmatismus schwand, der binokulare Sehakt stellte sich wieder her. Die quälenden Kopfschmerzen waren von der Operation an dauernd und vollkommen geschwunden.

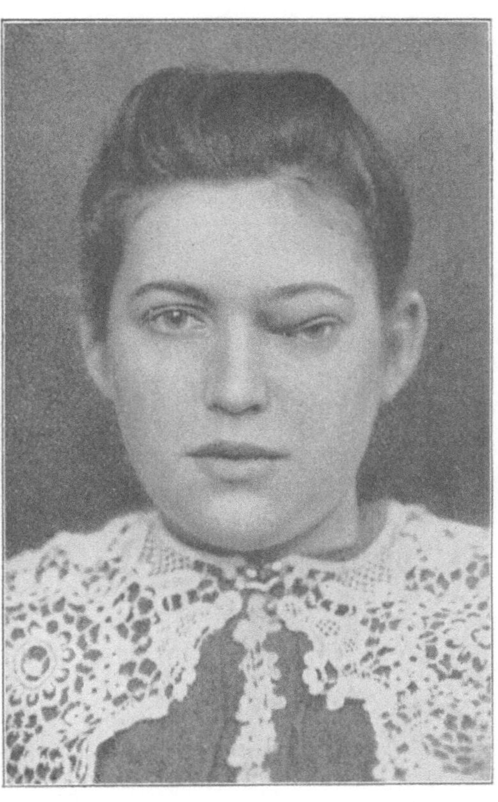

Fig. 37.

Der Tumor war ein Osteoma eburneum von 25 g Gewicht und 3,5 × 5,5 cm Dm., das in der Gegend zwischen Sieb- und Stirnbein entstanden war.

Mein zweiter Fall betraf ein 18jähriges Mädchen, bei dem sich im Laufe von 4 Jahren anfangs schmerzlos, später unter heftigen anfallweise auftretenden Schmerzen in Stirn und Schläfe ein knochenharter Tumor im oberen inneren Teil der linken Orbita entwickelt hatte. Der Bulbus war nach unten und etwas nach außen abgelenkt. Die Messung am Exophthalmometer ergab eine Differenz von 3 mm.

Es bestand ein myopischer Astigmatismus von 4 Dioptrien und $^6/_{10}$ Sehschärfe (mit cyl. — 4,0 10°). Die ophthalmoskopische Untersuchung ergab bis auf venöse Hyperämie der Papille normalen Befund.

Die Nasenhöhle war intakt. Die Röntgenphotographie führte auch hier zu einer Klarlegung der anatomischen Verhältnisse, die für das operative Vorgehen von größter Bedeutung sein mußte.

In der Profilaufnahme sah man, daß der Tumor, im hinteren und unteren Teil der stark erweiterten Stirnhöhle gelegen, einen rundlichen Fortsatz nach der Orbita bildete. Auch hier ließ sich wie in meinem ersten Falle die Unversehrtheit der vorderen Stirnhöhlenwand im Röntgenbilde feststellen. Bemerkenswert war der breite Übergang des Geschwulstschattens in den Schatten der hinteren unteren Begrenzung der Stirnhöhle. Dies legte von vornherein die Vermutung nahe, daß die Exstirpation des Tumors schwieriger als im ersten Falle und kaum ohne Freilegung der Dura möglich sein würde, was prognostisch nicht ohne Bedeutung sein konnte.

Die zweite Aufnahme von hinten nach vorn ergab ein ähnliches Bild wie im ersten Falle, nur daß der Umfang des Tumors geringer und die Geschwulstlinie auf die Stirnhöhle und den oberen inneren Teil der Orbita beschränkt war.

Die Operation wurde in analoger Weise wie in meinem ersten Falle durch Bildung eines Hautknochenlappens aus der Stirn begonnen. Der Tumor ließ sich nicht in toto von der Hinterfläche der Stirnhöhlenwand, mit der er breit verwachsen war, loslösen. Der breite sporangiöse Stiel brach beim Lösungsversuche durch und wurde dann mit der hinteren Wand gemeinsam entfernt, wobei die Dura in der Ausdehnung eines Talers freilag.

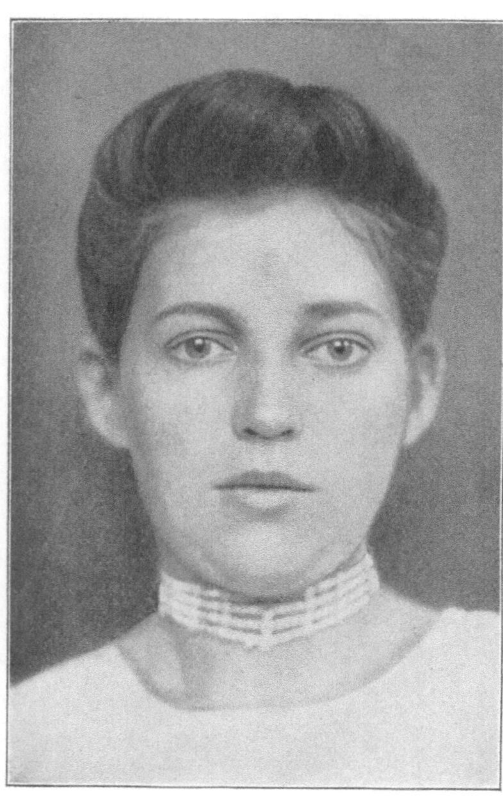

Fig. 38.

Das Resultat der Operation war auch in diesem Falle ein ausgezeichnetes. Die Schmerzen hörten sofort auf, der Astigmatismus bildete sich zurück, die Sehschärfe hob sich auf $^6/_6$. Auch der kosmetische Erfolg war durchaus zufriedenstellend.

Die beiden beschriebenen Fälle zeigen besonders gut, wie wertvoll das Resultat der Röntgenphotographie für die Exstirpation des Stirnhöhlenosteoms ist.

Kennt man Sitz und Größe des Tumors genauer, so kann man, das scheint mir besonders wichtig, den Haupttumor selbst operativ angreifen, statt, wie das in sehr vielen Fällen geschehen ist, von der Orbita aus vorzudringen.

Dieses Vordringen von der Orbita macht die Operation des Stirnhöhlenosteoms zu einer besonders schwierigen und langdauernden und erhöht zweifellos die Lebensgefahr für den Patienten.

Es ist sicherlich kein Zufall, daß in nicht weniger als 10 von den 14 tödlich verlaufenen operierten Fällen der Orbitalfortsatz und nicht der Haupttumor im Frontalsinus angegriffen wurde.

Will man sich eine Vorstellung von der Schwierigkeit machen, die sich bei einem Exstirpationsversuch des Tumors von der Orbita aus bieten kann, so braucht man nur z. B. den Bericht von KNAPP (228) zu lesen.

Der Operateur legte den orbitalen Fortsatz des Tumors frei, bohrte mit dem Heineschen Osteotom ein 6 cm großes Loch am Orbitalrande. Mit Meißel und Säge wurde ein 30 mm breites, 18 mm tiefes Tumorstück abgetragen. Der Rest des Tumors ließ sich nicht entfernen. Die Operation dauerte 5 Stunden! Der Fall ist nicht vereinzelt. ADAMÜK (141) schildert einen Fall, wo es einer zweistündigen Arbeit bedurfte, um bis an die tiefstgelegene Partie der Neubildung von der Orbita aus vorzudringen. Hierbei brachen 2 Osteotome, so groß war die Härte des durchsägten Knochens. Bis zur hinteren Geschwulstfläche konnte ADAMÜK überhaupt nicht gelangen und mußte den unzersägten Knochenhals mit der Knochenzange abbrechen.

Im ersten Falle von MOSER (192) wurden bei der Operation vier Meißel verdorben.

Die Schwierigkeit der Exstirpation des Stirnhöhlenosteoms vom oberen inneren Orbitalrande aus wird noch von vielen anderen Autoren betont.

Der Grund dieser Schwierigkeit ist leicht zu verstehen. Der orbitale Fortsatz bildet meist nur einen relativ kleinen Teil der ganzen Geschwulst. Ihn abzutragen ist schwierig oder geradezu unmöglich, wenn er, wie dies recht häufig der Fall ist, Elfenbeinhärte besitzt. Eröffnet man nur von unten her die Stirnhöhle, so erlangt man auch so keinen Überblick über Lage und Größe des Haupttumors, kommt aber in Gefahr, die Schädelhöhle zu eröffnen oder das dünne Orbitaldach bei forcierten Extraktionsversuchen zu frakturieren.

Die Erfahrung lehrt nun, daß die Stirnhöhle bei Vorhandensein eines Osteoms meist beträchtlich erweitert ist. Man braucht sich deshalb nicht an das Durchschnittsmaß der normalen Stirnhöhle zu halten, wenn man die Größe des Hautknochenlappens der Stirn abmißt.

In kosmetischer Hinsicht und zur Abkürzung der Operationsdauer ist es natürlich sehr vorteilhaft, wenn man den Knochenlappen der Stirn etwas größer macht, als dem frontalen Umfange des Tumors entspricht, da man bei zu kleinem Zugange gezwungen sein kann, die Öffnung nachträglich mit der Knochenzange zu erweitern.

Bei der Bildung des Knochenlappens kann, wie in meinem zweiten Falle, der elektrisch betriebene Knochenbohrer sehr gute Dienste tun.

Geht, wie die Röntgenphotographie ergeben würde, der Tumor breit von der vorderen Wand der Stirnhöhle aus, so wird man den Knochenlappen hiernach einrichten müssen. Man wird in solchen Fällen vielleicht am zweckmäßigsten die Stirnhöhle dicht neben dem Stiel (an einer Stelle, wo das Os frontale nach dem Röntgenbilde frei vom Tumor ist) mit dem Trepan eröffnen und dann mit einer gebogenen Sonde die Ausdehnung des Stieles und die Größe der Stirnhöhle festzustellen suchen, ehe man den Knochenlappen bildet.

Die Erfahrung lehrt, daß selbst in Fällen, wo der ganze Tumor Elfenbeinhärte besitzt, der Stiel von spongiöser Beschaffenheit ist.

Man wird deshalb, sobald man über Lage und Größe des Stieles im klaren ist, die Abtragung desselben mit Hammer und Meißel meist ohne große Schwierigkeit bewerkstelligen können. — Gehört der Stiel der hinteren Sinuswand an, dann wird man nicht selten die Dura freilegen müssen, was an sich, wenn man sich vor Verletzungen derselben hütet, für gründliche Ausräumung, Drainage und Ausspülung der Stirnhöhle Sorge trägt, die Prognose nicht wesentlich verschlechtern dürfte.

Natürlich wird die Ausräumung der Sinusschleimhaut sich nur dann gründlich durchführen lassen, wenn zuvor der Tumor, an dessen Vertiefungen meist Schleimhautteile und Sekret haften, vollständig entfernt ist, ein Grund mehr, die Totalexstirpation mit allen Mitteln anzustreben.

Ich möchte nicht behaupten, daß die Operationsmethode, wie sie in den von mir beobachteten Fällen von Prof. PERTHES angewendet wurde, in jedem Falle von Stirnhöhlenosteom anwendbar ist. Es kann z. B. der Fall sein, daß, wie die Fälle von HOPPE (43), HALTENHOFF (128), R. SATTLER (170) und TARANTO (201) zeigen, neben der Stirnhöhle auch andere Nebenhöhlen Osteome enthalten, oder daß ein Fortsatz des Tumors breit auf benachbarte Sinus übergreift. In solchen Fällen wird man unter Umständen von der Nasenhöhle aus oder von der medialen Orbitalwand eingehen müssen. Aber immer wird sich die Röntgenphotographie als wichtiges Hilfsmittel für die Aufstellung des Operationsplanes erweisen.

Die in früherer Zeit angewendeten Operationsmethoden (CAUSTIK-BRASSANT 3, Einbohren von Löchern, in die in Salpetersäure getränkte Seidenfäden eingelegt wurden, — AIKEN 46, GROSSMANN 122, Abtragung in kleinen Stücken — EMRYS JONES 127, BADAL 108) sind jetzt wohl als veraltet anzusehen.

AXENFELD (217) operierte nach KROENLEIN, »um über Ausdehnung und Tiefe des Tumors vor seiner Berührung ein Urteil zu gewinnen.« Erst nach Eröffnung der erweiterten Stirnhöhle wurde ein knolliger Knochentumor in derselben festgestellt, der nach Abtragung der verdünnten vorderen Sinuswand entfernt wurde. AXENFELD betont selbst, daß hier die Röntgenuntersuchung wesentliche diagnostische Dienste geleistet haben würde. Es würde dann wohl analog wie in meinen Fällen die vordere Stirnhöhlenwand direkt eröffnet und vor der Operation nach KROENLEIN abgesehen worden sein.

Die primäre Eröffnung der vorderen Sinuswand zur Entfernung des Stirnhöhlenosteoms ist bereits früher von Birkett (73), Silcock (132), Coppez (178) (4. und 5. Fall) Fridenberg (177), Moser (192) (2. Fall) und Witzheller (197) ausgeführt worden. In keinem dieser Fälle war jedoch eine genaue Feststellung des Tumors durch Röntgenphotographie vorausgegangen und es wurde wohl, obwohl dies aus der Beschreibung meist nicht ersichtlich ist, die vordere Sinuswand stückweise abgetragen, nicht temporär im Zusammenhange mit dem Hautlappen reseziert. Welche Vorteile diese letztere Methode in kosmetischer Hinsicht bietet, ist ohne weiteres klar.

In diagnostischer Beziehung ist von verschiedenen Seiten auf die Durchleuchtung der Stirnhöhle und die Probepunktion hingewiesen worden. Daß unter Umständen diese Verfahren zur Stellung der Diagnose des Stirnhöhlenosteoms beitragen können, soll nicht bestritten werden. Sicherlich leisten sie nicht dasselbe wie die Röntgenuntersuchung und werden durch diese entbehrlich.

Es wurde schon oben betont, daß die gründliche Ausräumung der Stirnhöhlenschleimhaut namentlich dann, wenn sie, wie häufig, entzündlich geschwellt, polypös entartet ist, unbedingt erforderlich ist, um die Gefahren einer Infektion des Gehirns nach Möglichkeit zu beseitigen. Es gelten hier die für die Behandlung der Sinusitis frontalis anerkannten Regeln.

Ob es notwendig ist, wie Kuhnt will, die ganze vordere Sinuswand mit Meißel, Hammer und Luerscher Knochenzange wegzunehmen, möchte ich bezweifeln. Der Verlauf der beiden von mir beobachteten Fälle scheint das Gegenteil zu beweisen, und sicherlich ist bei temporärer Resektion der vorderen Stirnhöhlenwand der kosmetische Effekt besser, als wenn man die vordere Knochenwand abträgt. Dagegen empfiehlt es sich sehr, Kuhnts Rat folgend, genau auf das Vorhandensein kranker Appendices der Stirnhöhle zu achten und diese gleichfalls auszuräumen.

Die Nachbehandlung ist sehr einfach. Sie besteht in täglichen Spülungen der Stirnhöhle von dem seitlich eingelegten Drain mit Sublimat- oder Borsäurelösung bis zum Versiegen der Sekretion. In wenigen Wochen pflegt dann die Heilung vollendet zu sein.

§ 249. In anatomischer Hinsicht bieten die Stirnhöhlenosteome erhebliche Verschiedenheiten, sowohl was ihre Größe, ihren Sitz als ihre Struktur anlangt.

Den größten Umfang besaßen die Tumoren in den Fällen von Carreras y Arago (89) (17×9 cm, Gewicht 587 g), Weinlechner (107) ($13 \times 11 \times 3,5$ cm, Gewicht 281 g), Imre (98) ($8^1/_2 \times 6^1/_2 \times 6$ cm, 250—300 g), Arnold (76) ($9 \times 3,5 \times 7$ cm, Gewicht 110 g).

No.	Autor	Alter	Geschl.	Ätiologie	Symptome	Visus
1.	VEIGA (1586)	—	W	—	eigroßer Tumor am oberen Orbitalrand	gut
2.	VALLISNIERI (1733)	—	—	—	—	—
3.	BRASSANT (1774)	50	W	—	Tumor oben innen, Exophthalmus	—
4.	SPORINE (1778)	35	M	—	Exophthalmus, Tumor oben innen	Ambl.
5.	BAILLIE (1799)	—	—	—	—	—
6.	LUCAS (1805)	28	W	Kuhhornstoß	nach 1 Monat mandelgroßer Tumor oben innen, Exophthalmus	Amaur.
7.	BELL (1828)	38	M	—	Tumor im inneren Winkel, Exophthalmus	Ambl.
8.	—	34	W	—	Exophthalmus, seit 1 Jahr Schmerzen, Tumor am Orbitaldach	Amaur.
9.	MIDDLEMORE (1835)	28	W	—	Exophthalmus, Bulbus nach unten außen	Ambl.
10.	HILTON (1836)	36	M	—	seit 23 Jahren	—
11.	BOUYER (1841)	28	M	Stoß von Pferdekopf	nach 2 Jahren Tumor oberes Lid, Fistel nach Sin. front.	—
12.	ROKITANSKY (1844)	—	—	—	—	—
13.	ADELMANN (1845)	23	W	—	Tumor medial von der Braue, Exophthalmus, Abszeß Fistel	—
14.	TORNROTH und ILMONI (1851)	50	W	—	Tumor oben außen	Amaur.
15.	WEISS (1851)	—	—	—	—	—
16.	PAGET (1853)	20	W	—	seit 3 Jahren Tumor oben innen	—

Bulbus	Therapie	Verlauf	Bemerkungen
—	»herausgerissen«	Heilung	—
—	nicht operiert	†	Osteom des Sin. front. nekrosiert, nach Schädelhöhle perforiert
—	Kaustik	spontane Abstoßung, Heilung	—
—	Operation wegen Blutung abgebrochen, später von einem Bauern extrahiert	Heilung mit gutem Visus	—
—	nicht operiert	†	Osteom Sin. front. in Cavum cran., Orbita und Nasenhöhle perforierend
—	nach 11 Monaten Tumor durch Nekrose beweglich, extrahiert	Heilung mit gutem Visus	38 g schwer
—	—	spontane Losstoßung, Heilung	—
Hornhauttrübung	keine Operation	zerebr. Erscheinung †	—
—	mehrfache Operation	Heilung mit gutem Visus	—
Ulc. corn. perf.	—	spontane Abstoßung	große Höhle von Sin. front. bis Antr. maxill. Tumor 14 3/4 Unzen
—	nach 4 Jahren Exstirpation	Heilung	Tumor 15 g
—	nicht operiert	—	Osteom der Stirnhöhle, Perforation nach Gehirn und Orbita, von letzterem auf Foss. zygomat. Knochenexkreszenz der Diploï des Os front. und des großen Knochenbeinflügels
—	Operation	nach 3 Tagen Meningitis, nach 6 Wochen geheilt	—
Bulbus zerstört	partielle Entfernung	Eiterung	—
—	nicht operiert	—	eigroßes Osteom des Sin. front.
—	partielle Exstirpation	Meningitis †	—

No.	Autor	Alter	Geschl.	Ätiologie	Symptome	Visus
17.	Lambl (1857)	36	M	—	im 14. Jahr entstanden	—
18.	2. Fall	22	M	—	—	—
19.	Aiken (1858)	—	W	—	seit 3 Jahren Tumor im rechten äußern Winkel	Ambl.
20.	Hutchinson (1859)	50	W	—	2 Fisteln	Am.
21.	v. Oettingen (1860)	24	M	—	Tumor oben innen seit 3 Jahren	—
22.	Knapp (1861)	54	M	—	Exophthalmus, seit 9 Monaten weicher Tumor oben innen	—
23.	Dolbeau (1863)	21	M	—	Schmerzen im Kopf, Exophthalmus, Bulbus nach unten außen	—
24.	Maisonneuve (1863)	17	M	—	Tumor oben innen, seit 1 Jahr Schmerzen, Exophthalmus	—
25.	Jobert (1864)	—	—	—	—	—
26.	Roux (1864)	—	—	—	—	—
27.	Virchow (1864)	47	M	—	—	—
28.	Knapp (1865)	—	M	—	nußgroßer Tumor oben innen	—
29.	Hewitt (1867)	24	W	—	Tumor über der Nasenwurzel	—
30.	2. Fall	33	M	—	Tumor der Nasenwurzel	—
31.	Lawrence	—	—	—	—	—
32.	de Wecker (1867)	—	—	—	—	—
33.	Richet (1869) 2. Fall	20	M	—	Tumor der Braue	—
34.	Birkett (1871)	15	W	—	seit 3 Jahren Bulbus nach unten außen, Abszeß im innern Winkel	—
35.	Bryant (1872)	24	M	—	seit 5 Jahren Tumor über der Nase	—
36.	Arnold (1873)	—	M	—	Tumor innen oben, Fistel, Eiterung	—

Bulbus	Therapie	Verlauf	Bemerkungen
—	nicht operiert	† Melancholie	Stirnhöhlenosteome
—	nicht operiert	† Idiotie	Stirnhöhlenosteome
—	Löcher gebohrt, Acid. nitr.	nach 4 Monaten Tumor abgestoßen	hühnereigroßer Tumor elfenbeinhart
Bulbus zerstört	Exstirpatio, Orbitalwand zerstört, Dura freiliegend	Heilung	—
—	partielle Resektion	† nach 29 Tagen, Fract. oss. front.	Rest des Osteoms im Sin. front.
—	Operation (5 Std.)	† nach 7 Wochen	Eitrige Meningitis, Ost. Sin. front., Perforation durch Crista galli
—	Operation, Tumor brach durch	Heilung	Gewicht 10 g
—	Totalexstirpation (leicht)	Eiterung, Heilung	Osteom, Sin. front.?
—	keine Operation	†	Perforation nach Cav. cran., Osteom Sin. front. 8×5 cm
—	keine Operation	†	apfelgroßes Osteom im Sin. front., Stiel medial
—	keine Operation	†	Osteom des Sin. front., von der vorderen Wand des Os front., Gehirnerweichung
—	Exstirpation	Heilung	Osteom Sin. front.?
—	partielle Resektion, Dura freiliegend	Heilung nach 19 Monaten	Osteom Sin. front.
—	Exstirpation	Heilung	—
—	—	†	Osteom des Sin. front. mit Fortsatz in Orbita und Schädelhöhle
—	—	—	vom Os frontal
—	Exstirpation	Heilung	19 g, Osteom des Sin. front.?
—	Operation, Eröffnung der vorderen Sinuswand	† nach 38 Std., meningit. Hirnabszeß	Ausgang von der hinteren Wand des Sin. front., Perforation nach Gehirn und Sin. ethm.
—	Operation, Orbitalfortsatz zuerst entfernt, dann der Sinusteil	Heilung	Osteom Sin. front.
—	keine Operation	†	Osteom Sin. front., Perforation durch Orbitaldach

No.	Autor	Alter	Geschl.	Ätiologie	Symptome	Visus
37.	Arnold (1873) 2. Fall	23	M	—	seit 5 Jahren Tumor der Nasenwurzel, Exophthalmus, Bulbus nach außen unten	—
38.	Banga (1874)	18	M	Stockschlag vor 5—6 Jahren	vor 3 Jahren Tumor oben innen taubeneigroß	—
39.	Burow (1878)	28	W	rechter Arm durch Kuhhornstoß verloren	Tumor im rechten innern Winkel, seit 22 Jahren keine Schmerzen	—
40.	Berlin (1880)	—	W	—	Exophthalmus 15 mm, Tumor oben innen, Kopfschm., Ziliarneurose	Ambl.
41.	Carreras y Arago (1880)	30	M	Schlag	—	—
42.	Quaglino und Guaita (1880)	23	W	—	seit 3 Jahren Tumor oben innen	Amaur.
43.	Solger (1880)	62	M	—	—	—
44.	Bornhaupt (1881)	18	W	—	Exophthalmus Doppelb., entzündliche Erscheinung, Tumor im innern Winkel, Bulbus nach unten außen	—
45.	Knapp (1881)	48	M	—	Tumor im innern Winkel, haselnußgroß	—
46.	Imre (1882)	64	W	—	seit 42 Jahren Tumor linke Braue, mehrere Fisteln	F 5′
47.	Lediard (1882)	33	M	—	Tumor zwischen Lid und Braue	—
48.	Teillais (1882)	19	M	Schlag auf linken Orbitalrand	nach 6 Monaten Tumor, Bulbus nach unten	1

Bulbus	Therapie	Verlauf	Bemerkungen
—	partielle Exstirpation, breiter Stiel	† nach 19 Tagen Gehirnsymptome, Konvulsionen, Coma	Osteom Sin. front., Perforation nach der Schädelhöhle durch Crista galli, Nasenhöhle, Orbita, Lamin. perpend. oss. ethm. u. kl. Keilbeinflügel zerstört, Gewicht 110 g 9×3,5×7 cm Polypen der hinteren Sinuswand
—	Operation	nach 8 Tagen Gehirnsymptome †	Gehirnabszeß, Meningitis 18 g, außen elfenbeinhart, innen spongiös. Ausgang: vordere Sinuswand
—	Exstirpation	—	55 g 5×5×3 cm
Ulc. corn.	Enucleat. bulb.	nach 2¼ Jahren Tumor etwas gewachsen	Ost. Sin. front.?
—	nicht operiert	† Konvulsionen geistesschwach	17 cm lang, 9 cm breit, von Stirnhöhle auf Orbita usw. übergreifend 587 g
Atr. n. o. Gef. dünn, Fleck an d. Mac. wie bei Embolie	stückweise entfernt	—	Ost. Sin. front.
—	nicht operiert	†	3—4 Elfenbeinosteome im Sin. front. an der hinteren oberen Wand fixiert
Stauungspapille	Operation	Heilung	Ursprung hinterer Teil am Siebb. 50 g.
—	Operation, vorderer innerer Teil d. Orbitaldachs fehlend	Heilung mit Fieber	Urspr. Scheidewand der Stirnhöhlen
Hornhaut in Höhe des Mundwinkels, trüb	—	spont. Abstoßung, 4 cm große Öffnung mit Eiter, Heilung	8½×6½×6 cm höckrig, teils porös, teils elfenbeinern 250—300g
Bulbus zerstört	—	spont. Abstoßung	—
Hyperämie der Pap.	partielle Resektion	Fieber, Hemiplegie, Heilung	—

No.	Autor	Alter	Geschl.	Ätiologie	Symptome	Visus
49.	Tweedy (1882)	25	M	—	seit 2 Jahren Tumor oben innen	1
50.	Panas (1883)	18	W	—	seit 5 Jahren Tumor oben innen, keine Schmerzen, Eiterung der Nase	Lichtempf.
51.	Pareja (1883)	35	—	—	Exophthalmus, seit 15 Monaten Schmerz	1
52.	Weinlechner (1883)	51	M	—	seit 26 Jahren Tumor rechts oben innen, keine Schmerzen, 3 Fisteln, Eiter	Ambl. u. Am.
53.	Weinlechner 2. Fall	16	W	—	Tumor im innern Winkel der linken Orbita, Exophthalmus 9 mm, Bulbus nach unten außen	1
54.	Badal (1884)	34	M	—	Tumor oben innen, seit 2 Jahren	$1/3$
55.	Tillmanns (1884)	53	W	—	Exophthalmus, Kopfschmerzen, Tumor der Stirn, seit 6 Jahren Fistel und Eiter	—
56.	Finger (1885)	—	M	vor 14 Jahren Holzstück gegen die Stirn	10 Jahre später Tumor im innern Winkel, Eiter	1
57.	Lucas Championnière (1886)	—	M	—	Bulbus nach außen, Narbe, Eiterung	—
58.	Andrews (1887)	—	—	—	—	—
59.	Bassère (1887)	72	W	—	Tumor innerer Winkel, Schmerzen, Exophthalmus	Ambl.
60.	Grossmann (1887)	26	M	—	Tumor ob. innen, kirschgroß	$10/20$ später Am.
61.	Emry Jones (1888)	26	M	Fall vor 7 Jahren	Tumor unter oberem Lid	$1/2$
62.	Kikuzi (1888)	26	M	—	Tumor im innern Teil der Braue, Exophthalmus, Bulbus n. unten außen	—

Bulbus	Therapie	Verlauf	Bemerkungen
Neurit. opt.	partielle Resektion	nach 1 Mon. Fieber, Kopfschmerz †	Meningitis Ost. Sin. front. auf linkes Orbitaldach, Nase und Os sphen. übergreifend
Atr. n. o.	Operation, Eröffnung der vorderen Sinuswand versucht, keine Höhlung gefunden	† Meningitis	Tumor hühnereigroß, Perforation ins Gehirn, Ausg.: lam orbit. oss. front. auf os ethm. übergreifend
—	Exstirpation	† Meningitis	Osteom der Stirnhöhle?
Atr. bulb.	Totalexstirpation	Erysipel † nach 3½ Monaten	Ost. eburn. 13×11×3,5 281 g, 24 cm Umfang, Urspr. Diploë des Orbitaldachs
Hintergr. o. B.	Exstirpation	Heilung	Urspr. Os frontal. vorn innen Osteoma eburn. 32 g 4,5×3,3×2,2 cm
Pap. blaß, kerat. neuroparal.	stückweise entfernt	Heilung	Osteom Sinus front. in Ethm.-höhle u. Sphenoidalspalte eingedrungen, Lücke im hinteren Teil des Orbitaldaches 6×3×4 cm
—	Operation, Exstirpation, Enucl. bulb.	Heilung	2 Osteome der Stirnhöhle, 1 großes totes Osteom der Nasenhöhle 47 g
o. B.	Operation. Im Sin. front. beiderseits Osteophyten	Heilung	—
—	Operation	Heilung	taubeneigroßes Osteom des Sin. front. mit Fortsatz auf Orbita und Nasenhöhle
—	Operation	Heilung	Osteom Sin. front.
Neurit. opt.	nicht operiert	?	Osteom Sin. front.?
Ven. Hyper., später Atr. bulb.	partielle Resektion nach 2 Jahren, Enucleat., Löcher in den Tumor gebohrt	Heilung	bilateral. Osteom Sinus front.
o. B.	stückweise Abtragung	† nach 7 Tagen Meningitis	Osteom des linken Sin. front., myxomat. Tumor des Vorderhirns (?)
—	Operation	Heilung	Osteom der Stirnhöhle, Schleimpolyp aufsitzend

No.	Autor	Alter	Geschl.	Ätiologie	Symptome	Visus
63.	KIKUZI (1888) 2. Fall	45	M	—	seit 19 Jahren Tumor der Stirn, Bulbus nach unten, Fistel	—
64.	SILCOCK (1888)	20	W	Stoß an den Kopf	Tumor an d. linken Braue	$^6/_6$
65.	YATES (1888)	—	—	—	epileptische Anfälle	$^6/_{12}$
66.	HUTCHINSON (1888)	—	—	—	—	—
67.	2. Fall	—	—	—	—	—
68.	JAMAIN (1889)	16	W	—	linke Orbita, Tumor oben innen Exophthalmus, Bulbus nach unten außen, Doppelbilder, rechtes kastaniengroße Exostose	$^1/_4$
69.	ADAMÜCK (1890)	22	M	—	rechte Exophthalmus, Bulbus nach unten, Tumor ob., seit 2 Jahren	$^1/_2$
70.	2. Fall	30	M	—	Tumor oben innen, haselnußgroß, seit 2 Jahren Ptosis	—
71.	POOLEY (1890)	23	W	—	Tumor rechts oben innen, Schmerzen, Delirien	$^{20}/_{200}$
72.	WATSON (1890)	25—30	W	—	Tumor unter dem innern Teil der Braue seit mehreren Jahren	—
73.	BEAUMONT (1891)	14	W	—	Tumor ob. innen, Bulbus nach unten außen	$^6/_{24}$ $^6/_{36}$
74.	MAYDL (1892)	14	W	Kuhhornstoß	Exophthalmus 2 cm, rechts Kopfschmerzen, Bulbus nach unten außen	$^6/_{10}$
75.	MITVALSKY (1892)	30	M	Schlag auf A. vor 4 Jahren	Exophthalmus, Bulbus nach unten	—
76.	POPPERT (1892)	26	M	—	Exophthalmus, Doppelbilder, Tumor über dem lateralen Rand, Bulbus 2 cm tiefer	$^{20}/_{40}$
77.	LEWIS (1893)	27	M	Hundebiß am Nasenrükken. Steinwurf an Proc. mast.	seit 18 Monaten Exophthalmus rechts, Abn. des Vis. seit 3 Monaten	$^{20}/_{70}$

Bulbus	Therapie	Verlauf	Bemerkungen
—	Operation	Heilung	totes Osteom der Stirnhöhle
o. B.	Operation, vordere Sinuswand resec., Totalexstirpation unmöglich	† Übergreifen des Tumors auf das Gehirn 3 Jahre später	Osteom des Sinus front., erst für Ossific. Sarkom, dann für Hyperostose gehalten
—	nicht operiert	†	Osteom Sin. front. auf Orbita und Frontallappen übergreifend, myxomat. Tumor adhärent
—	Trepanation	Heilung	Osteom Sin. front.
—	Exstirpation	Sepsis †	Osteom Sin. front.
Hyp. der Pap. beiderseits	Operation	Heilung mit vollem Vis.	2,6×3×6,5 cm 55 g, 4×3,5×3 cm 36 g
ven. Hyp.	Operation (schwierig)	Heilung n. 4 Wochen	39×35×19 mm 23 g, Osteom Sin. front. ?
—	nicht operiert	unbekannt	Osteom Sin. front. ?
Neurit. opt.	partielle Resektion (1¼ Std.)	Heilung n. 8 Mon.	26 g 39×29×30 mm Osteom Sin. front. ?
—	Exstirpation	Heilung	frei im subkut. Gewebe, Elfenbeinstruktur; für abgeschnürtes Enchondrom gehalten
—	Partielle Exstirpation (haselnußgroß)	Rezidiv nach 12 Mon. Oper., Heilung	Elfenbeinschale, Inhalt weich, Ost. sin. front. ?
Stauungspap.	Operation, Dura adhärent	Heilung, nach 1 Jahre Gehirnkompression, kleines Rezidiv(Op.),Heilung	Ost. Sin. front. 180 g Schleimpolypen der vordern, untern Fläche
o. B.	partielle Resektion	Heilung	Osteom Sin. front.
—	Operation (Dura eröffnet)	Heilung	80 g Ost. Sin.front., Forts. in l. Sin. fron., Nasenhöhle n. Orbita
Neurit. opt.	Operation (schwierig)	Nach 2 Tagen Erbrechen, Eiterung der Orbita, Parese der linken Hand, Heilung	Ost. Sin. front. mit Forts. nach Nasenhöhle und Orbita bis Canal. opt.

No.	Autor	Alter	Geschl.	Ätiologie	Symptome	Visus
78.	DE BONO (1894)	—	—	—	Tumor oben, innen	—
79.	GREEN (1894)	23	M	—	Tumor rechts oben innen	$^6/_{60}$
80.	POWER (1894)	—	—	—	—	—
81.	SNELL (1894)	25	W	—	seit 4 Jahren Kopfschmerzen, Tumor ob. innen, Lidschwellung Eiterung, Nasentumor	—
82.	COPPEZ (1895)	20	M	—	seit 18 Monaten Tumor rechts oben, Exophthalmus, Schmerzen	$^1/_3$
83.	2. Fall	65	W	—	seit 2 Jahren Tumor rechts oben innen, Abszeß, Ptosis	$^1/_3$
84.	3. Fall	25	M	—	Tumor im innern Teil der Orbita	$^1/_6$
85.	4. Fall	22	M	Fall vor 8 Jahren	seit 3 Jahren Tumor ohne Schmerzen, Pergamentknittern	$^2/_3$
86.	5. Fall	20	W	—	Tumor Mitte des oberen Orbitalrandes, Exophthalmus, Bulbus nach unten	$^1/_2$
87.	6. Fall	48	M	Stöße an den Kopf	seit 2½ Jahren rechts Exophthalmus, Kopfschmerzen, Bewegungsstörung	Lichtempfindung
88.	7. Fall	19	M	—	seit 4 Wochen Tumor über recht. Auge im äußern Teil, Parese m. Rect. ext., sup. u. lev.	$^1/_6$
89.	GALLOZZI (1897)	—	—	—	links Exophthalmus, rechts Exophthalmus, Bulbus nach außen	Am.
90.	TAUBER (1897)	33	M	Schlag auf das linke Auge	5 Jahre später Exophthalmus, Bulbus nach unten außen, 2 cm tiefer als rechts, Fistel oben innen	Ambl.
91.	ZELLER (1897)	—	—	—	Tumor oben innen, Exophthalmus	—
92.	BIETTI (1898)	19	W	—	Tumor ob. Orbitalrand, entzündende Ersch., Schmerzen	$^1/_2$
93.	FRIDENBERG (1898)	28	M	—	seit 14 Jahren Exophthalmus	$^{22}/_{100}$

Bulbus	Therapie	Verlauf	Bemerkungen
—	Operation	Heilung	hühnereigroße Ost. Sin. front.
—	Operation	Heilung	Osteom Sin. front. (?)
—	Operation	Heilung	Osteom Sin. front.
—	Operation	Heilung	Ost. Sin. front., taubeneigr. Ausg. med. Wand. Ost. d. Ethmoidalhöhle (später op.)
o. B.	partielle Resektion sin. front. Eröffn.	Heilung mit Fistel, Ectroph. hec. corn. nach 10 Jahren Panophthalmus	—
o. B.	Operation	Heilung	—
Stauungspap.	Totalexstirpation	Heilung v = $^1/_4$	—
—	Resektion d. vorderen Sinuswand	Heilung	elfenbeinhart
venöse Hyp.	Resektion d. vorderen Sinuswand	Heilung	Urspr.: mittlerer Teil der vorderen Wand 13 g
Atr. e neurit. opt.	keine Operation	?	—
Stauungspap.	Exstirpation	Heilung	—
l. Atr. n. o.	l. Enukleation, r. Exstirpation d. Tumors	Heilung, rechts Vis. gebessert	Ost. Sin. front. ?
Gesichtsfeld eingeengt.	Operation, Myxomat. Gewebe, 2 Osteome entfernt, ein 3. an der hintern Sinuswand gelassen, später abgetragen	Heilung	12 g
—	Operation (leicht)	Heilung	Ost. Sin. front. ?
o. B.	Operation	Heilung	perivascul. Infiltr., beginn. Degenerat. d. Tumor Periostal. Urspr. 22×13×7 mm
Astigm. 8 Di.	Operation, d. vorderen Sinuswand	Heilung, Vis. gebessert	31×25×20 mm, Eröffnung. Urspr. hint. Wand

No.	Autor	Alter	Geschl.	Ätiologie	Symptome	Visus
94.	Luc (1899)	56	W	—	Tumor rechts ob. innerer Winkel, Bulbus nach unten	—
95.	Chevallereau (1900)	32	W	—	Tumor seit 2 Jahren beiderseits unten Sin.-frontal	r. Am. l. $^2/_3$
96.	Copper et Depage (1900)	20	W	Schlag auf die Stirn vor 3 Jahren	Exophthalmus, Kopfschmerzen, Übelkeit, Erbrechen	r. = Fing. 25 cm l.-Lichtempfdg.
97.	Moser (1900)	22	W	Kuhhornstoß am innern Winkel	seit mehreren Jahren Kopfschmerzen, Exophthalmus, Doppelbilder	$^{20}/_{100}$
98.	2. Fall	32	M	—	seit 7 Jahren Schwellung übern linkem Auge, Incis., Blut und Eiter	—
99.	3. Fall	16	W	—	seit 7 Jahren apfelgroßer Tumor, Bulbus nach unten, Adenoid, Vegetation der Nase	$^5/_{7,5}$
100.	Pergens (1900)	—	—	—	—	—
101.	Witzheller (1900)	28	M	—	Tumor oben, seit $^1/_2$ Jahr Doppelbilder, Stirnschmerzen, Eiter und Blut aus Nase	1
102.	Gallet et Copper (1901)	—	M	—	Bulbus nach unten Bewegungsstörung	Lichtempfindg.
103.	Lukin (1901)	14	M	—	Tumor des Orbitaldachs	—
104.	Wray (1901)	64	M	—	Exophthalmus, Bulbus nach unten außen	1
105.	Zimmermann (1901)	17	M	Ohrfeige vor $2^1/_2$ Jahren	Doppelbilder, Bulbus nach unten außen, Bewegungsstörung	1
106.	Giese (1902)	35	W	—	seit 1 Jahr Ptosis, keine Schmerzen, Bewegung frei	1
107.	Köhler (1902)	27	M	—	Tumor am rechten oberen Orbitalrand, Bulbus nach unten außen	1
108.	Poche-Molokow (1902)	—	—	—	seit 14 Jahren Exophthalmus, Bulbus nach unten, Tumor im äußern Teil des oberen Orbitalrandes	1
109.	Axenfeld (1904)	40	M	—	Tumor am Orbitaldach, Bulbus nach unten, Nase frei	1

Bulbus	Therapie	Verlauf	Bemerkungen
—	Operation, Dura freiliegend	Heilung	—
Stauungspap. r. Atr. n. o.	hält Operation für nicht indiziert	?	—
beiderseits:Papillites	Operation	Heilung, Eiterung, Keratitis, 1 V = 1	9×5 cm, 283 g
ven. Hyp.	Operation (schwierig) 4 Meisel verdorben	nach 12 Tagen Amaurose, Heilung	Ursprung im med. Teil d. Stirnhöhle $5,5 \times 3$ cm
—	Operation Abtragung der vorderen Sinuswand	Heilung	—
o. B.	Operation Orbitaldach reseziert, kindsfaustgroße Höhle nach THIERSCH gedeckt	Rezidiv n. $4^{1}/_{2}$ Mon.	Starke Erweiterung der Stirnhöhle
—	Operation	Buphthalmus	Exostose d. Sinus frontal.
Pap. verwaschen	Operation, vordere Sinuswand eröffnet	nach 11 Tagen Erbrechen, Nackenschmerzen, Exophthalmus Lidœdem, Heilung	Ausg. hintere Sinuswand
Atr. n. o.	Operation Enucleatio bulb. Exstirpation	† nach 14 Tagen, Meningitis	hühnereigr. Tumor 167 g Ausg. vom Sin. sphen.
—	Operation abgemeiselt	Heilung	Osteom Sin. front. ?
—	nicht operiert	?	Osteom Sin. front. ?
Stauungspap.	Operation (schwierig) Perfor. nach Schädelhöhle, Gehirnpulsation	Heilung	Ursprung medial. untere Wand der Stirnhöhle, $5 \times 4,5$ cm 30 g, spongiöser Kern
o. B.	Operation	Heilung	Ost. Sin. front. 55—60 g, spongiöser Kern, Stirnhöhle stark erweitert
Astigmat.	Operat., breiter Stiel am Orbitalrand	Heilung	Osteom Sin. front.
o. B.	?	?	Osteom Sin. front. ?
o. B.	Operation n. KROENLEIN, Mucocele der Stirnhöhle und Ost.	Heilung mit Trochlearislähmung	—

No.	Autor	Alter	Geschl.	Ätiologie	Symptome	Visus
110.	BIRCH-HIRSCH-FELD (1904)	26	W	—	seit 4 Jahren Doppelbilder, Kopfschmerzen, Bulbus nach unten außen, Exophthalmus, 1,5 mm, Bewegungsstörung, Astigm. Nase oder Bulbus	$6/9$
111.	DOLLINGER (1904)	21	M	—	Tumor oben innen, seit 1 Jahr Abn. des Vis., Radiogramm	$5/30$
112.	GOYANES (1904)	—	—	—	Exophthalmus, Bulbus nach außen Lagophthalmus, Bewegungsstörung, keine Doppelbilder	1
113.	BIRCH-HIRSCH-FELD	18	W	Kein Trauma	seit 4 Jahren Tumor oben innen, seit 14 Tagen heftige Kopfschmerzen, Bulbus nach unten außen, Doppelbilder, Exophthalmus 3 mm	$6/60$
114.	ROGMANN (1906)	21	M	Mit 6 Jahren Fall auf die Nase	Tumor im innern Teil der Orbita	$5/30$
115.	OPPENHEIMER (1906)	42	W	seit 5 Jahren Exophthalmus	Exophthalmus	1
116.	KIRCHHOFF (1907)	31	M	seit Jahren Anfälle von Stirnhöhlenentzündung	Exophthalmus	1
117.	SCIMEMI (1908)	—	—	—	—	—
118.	HANSELL (1909)	—	—	—	Tumor innen oben, gestielt	—
119.	CARGILL (1912)	22	M	Schlag ins Gesicht vor $3/4$ Jahr Exophthalmus	Harter Knoten an der Nasenwurzel, im Röntgenbild Schatten der Stirnhöhle	1
120.	SPASSKY (1912)	18	W	seit 1 Jahr	Exophthalmus 20 mm, Tumor oben innen	o. 1 centr. Skotom

Die Form des Tumors hängt wesentlich von derjenigen der umgebenden Höhle ab. Wenn er auch, mehr und mehr wachsend, die knöcherne Wand nach der Orbita, Nasenhöhle oder Gehirn zu durchbrechen vermag, so erfährt

Bulbus	Therapie	Verlauf	Bemerkungen
o. B.	Operation Eröffnung der vorderen Stirnhöhlenwand	Heilung	Osteom der Stirnhöhle 3,5 ✕ 5,5 25 g
Papillitis	Operation Totalexstirpation, Schädelhöhle eröffnet	Heilung Vis. $^5/_{15}$	Osteom d. Sinus front.
o. B.	?	?	Osteom, Sin. front.
Hyp. d. Pap. Astigmat. 4. Di	Operation, Resektion der vorderen Stirnhöhlenwand	Heilung V = 1	Osteom der Stirnhöhle hinten gestielt, elfenbeinharte Schale, spongiöser Stiel und Kern
Neuritis optica	Exstirpation	Heilung	Tumor von Gestalt und Größe einer Kastanie
o. B.	Exstirpation	Ulc. serp. nach der Op., Empyeme dauern fort	Empyem der Stirn, Siebbein-und Keilbeinhöhle
o. B.	Erst Fistel zur Stirnhöhle ausgekratzt, später durch Röntgenbild Diagnose gestellt	Heilung	Osteom in beiden Stirnhöhlen vom Septum ausgehend
—	—	—	Osteom und Mucocele der Stirnhöhle
—	Exstirpation	—	kastaniengroßer Tumor, Periostitis d. Stirnhöhle
Hyperaemie d. Opt.	—	—	Stirnhöhlenosteom
Neuroretinitis	Exstirpation	Heilung V = 0,6	Osteom der Stirnhöhle, zentral spongiös

er doch auch zu der Zeit, wo er noch auf die Stirnhöhle beschränkt ist, Wachstumshemmungen, die seiner Form durch Bildung von Furchen, Vertiefungen zwischen den gyrusartigen Erhebungen das eigenartige Aussehen verleihen.

Der Tumor entwickelt sich immer wandständig, wenn auch sein Stiel bald dünner und länger, bald breiter und kürzer ist.

Von Interesse ist der Ausgangspunkt der Geschwulst. In vielen Fällen wird er leider nicht angegeben.

Ein Osteom der v o r d e r e n Sinuswand beschreiben BANGA (78), COPPEZ (178) (5. Fall) und VIRCHOW (63), der m e d i a l e n Wand SNELL (161), MOSER (192), KNAPP (93) und AXENFELD (217). Von der i n n e r e n u n t e r e n Stirnhöhlenwand entstand die Geschwulst in den Fällen von BORNHAUPT (92), PANAS (160), WEINLECHNER (107) (2. Fall), MAYDL (151) und in dem ersten der von mir beobachteten Fälle, von der h i n t e r e n Wand in den Fällen von BIRKETT (73), FRIDENBERG (215), WITZHELLER (197) und in meinem zweiten Falle.

Wir können demnach nicht einen bestimmten Bezirk der Stirnhöhlenwand als Prädilektionsstelle der Osteombildung bezeichnen.

Das Osteom kann aber auch in einer dem Stirnsinus benachbarten Höhle entstehen und sekundär auf die Stirnhöhle übergreifen, wie die Fälle von PECH (12), HOPPE (43), MARTIN (165) und TARANTO (201) zeigen, die ich wegen ihres Ausgangspunktes unter die Osteome der Siebbeinhöhle gerechnet habe.

Der Struktur nach können wir spongiöse, elfenbeinerne und gemischte Osteome unterscheiden.

Im strengen Sinne besitzt wohl jedes Osteom einen spongiösen Anteil im Bereiche seiner Anheftungsstelle. Von hier aus müssen Markräume in den Tumor hineinführen, die zu seiner Ernährung dienen. Aber das Verhältnis des spongiösen zu dem außerordentlich harten elfenbeinernen Anteil der Geschwulst variiert erheblich. Häufig ist nur die Peripherie des Tumors von einer elfenbeinharten Schale umgeben. Es kann aber auch der ganze Tumor bis auf seinen Stiel, selbst bei erheblichem Umfange, Elfenbeinstruktur besitzen.

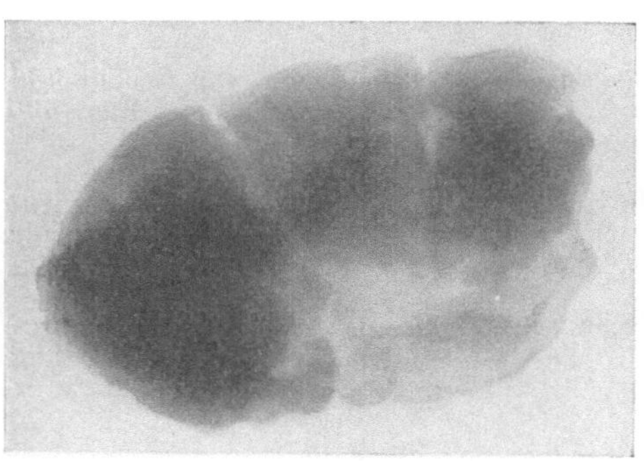

Fig. 39.

Röntgenbild eines Osteoms
(mein zweiter Fall).

Mit Hilfe der Röntgenphotographie kann man auch von der Struktur des Osteoms eine gute Anschauung erhalten. Ein Osteoma eburneum gibt einen sehr dunklen, gleichmäßigen Schatten, ein spongiöses Osteom läßt — besonders im Zentrum und am Stiel — mehr Strahlen hindurchtreten (vgl. Fig. 39).

Die mikroskopische Zusammensetzung und die Schlüsse, die sich hinsichtlich der Genese aus den klinischen und anatomischen Verhältnissen entnehmen lassen, stimmen bei den sämtlichen Nebenhöhlenosteomen so vollständig überein, daß wir sie am besten in einem späteren Abschnitte (§ 253) gemeinsam besprechen.

B. Das Osteom der Siebbeinhöhle.

§ 250. Das Siebbeinhöhlenosteom ist wesentlich seltener als dasjenige der Stirnhöhle (auf 118 Fälle des letzteren kommen bei meiner Zusammenstellung nur 53 Osteome der Ethmoidalhöhle).

Trotz mancher Übereinstimmung mit dem Frontalsinusosteom in klinischer und anatomischer Beziehung bietet es manche Unterschiede, die im Interesse einer exakten Diagnostik (die wieder die Grundlage einer rationellen Therapie bildet) hervorgehoben werden müssen.

Die Zeit des Auftretens stimmt bei beiden überein.

Unter 41 Fällen von Siebbeinhöhlenosteomen, wo das Lebensalter angegeben wird, fallen 9 auf das 2., 18 auf das 3., 8 auf das 4., 4 auf das 5. und nur 2 auf das 6. Jahrzehnt.

In 8 von 53 Fällen ging der Entstehung des Tumors ein Trauma voraus.

Während das Stirnhöhlenosteom im oberen inneren oder oberen Teil der Orbita die Augenhöhlenwand durchbricht, greift das Siebbeinhöhlenosteom von der medialen Wand auf die Orbita über, drängt also meist den Bulbus nach außen.

Jedoch ist dies nicht immer so. In den Fällen von Fergusson (71), Kaemmerer (138), Caterell (168), Strachow (183), Lagrange (190), Taranto (204) und in meinem Falle saß der Tumor oben innen und drängte den Bulbus nach unten außen. Wir können also nicht ohne weiteres aus der Lokalisation des Tumors in der Orbita auf seinen Ursprung in der Stirnhöhle oder Siebbeinhöhle schließen.

Auffallend ist das seltene Auftreten von Doppelbildern bei Siebbeinosteomen. Es erklärt sich dies wohl größtenteils dadurch, daß bei sehr allmählich entstehender Seitenablenkung das Fusionsvermögen weit mehr in Betracht kommt, als bei Höhenablenkung.

Empyeme der das Osteom bergenden Siebbeinhöhle, die zur Abszeßbildung im medialen Teil der Orbita führten, werden von Lenoir (232), Letenneur (53), Textor (65), Jayle (145), Martin (165), Strachow (183) und Lagrange (190) erwähnt.

Diese Erscheinungen können wie die gleichartigen Symptome der Stirnhöhle die Feststellung der Lokalisation des Osteoms erleichtern, andererseits aber auch, solange der Tumor noch klein und auf die Nebenhöhle beschränkt ist, sein Vorhandensein verdecken.

Das Auftreten von Beweglichkeitsstörungen des Bulbus, besonders nach innen, und von Astigmatismus durch Druck des Tumors teilt das Siebbeinhöhlenosteom mit demjenigen der Stirnhöhle.

Dagegen ist ihm eigentümlich die Erschwerung der Nasenatmung (Lenoir 232, Fergusson 71, Richet 74, Michel 77, Sprengel 125, Kaemmerer 138, Steinheim 166), die Epiphora durch Druck des Tumors auf die Tränenwege (Martin 165, Norris 172, Mazza 222), Geruchsstörung (Michon 33) oder eines rhinoskopisch sichtbaren Tumors in der Nase (Lenoir 232, Sprengel 125, Montaz 130). Auch polypöse Wucherungen in der Nase wurden beobachtet (Lagrange 190).

Diese Symptome können differentialdiagnostisch verwertbar sein, sind aber nicht immer vorhanden.

Ist der Tumor auf den oberen Teil der Siebbeinhöhle beschränkt, so kann die Nase ganz normales Verhalten darbieten (Bartholomeus 214, Taranto 201, Birch-Hirschfeld).

In 12 Fällen war das Auge der erkrankten Seite amblyopisch, 6 mal wird Optikusatrophie, 7 mal beginnende oder ausgesprochene Neuritis optica erwähnt. Ein Teil dieser Amblyopien beruht auch hier wohl auf dem Astigmatismus, auf den nur selten genau geachtet wurde.

Hiernach läßt sich jedenfalls keine größere Gefährdung des Bulbus durch das Siebbeinosteom als durch dasjenige der Stirnhöhle ableiten.

Daß das Osteom der Ethmoidalhöhle einen sehr großen Umfang gewinnen kann, zeigen die Fälle von Pech (12) und Textor (65), wo der Tumor der Größe eines Kindskopfes entsprach.

Wie das Stirnhöhlenosteom, kann auch das Siebbeinosteom auf die Schädelhöhle übergreifen und den Tod des Patienten unter Gehirnerscheinungen herbeiführen (Roemhild 8, Coopez 169, Pech 12).

Unter 45 operierten Fällen (31 mal wurde die Totalexstirpation, 14 mal die partielle Resektion vorgenommen) kamen 6 Fälle infolge von Meningitis und Gehirnabszeß ad exitum (= 13,7 %).

Die Verlustziffer ist also bei dem Siebbeinosteom eher etwas höher als bei demjenigen der Stirnhöhle.

Auch hier gilt, daß diese Verluste weniger einer mangelnden Asepsis bei der Operation, als dem Umstande zuzuschreiben sind, daß nach Exstirpation des Tumors (namentlich dann, wenn die Dura freigelegt oder gar beim Extraktionsversuch verletzt wurde) eine Infektionsgefahr des Gehirns von der Nasenhöhle aus vorliegt, die sich nicht völlig beseitigen läßt.

Das Operationsverfahren wird natürlich, der Lage der Siebbeinhöhle entsprechend, von demjenigen, das bei Entfernung des Stirnhöhlenosteoms in Frage kommt, abweichen müssen.

Soweit die bisherigen Erfahrungen urteilen lassen, besitzt der auf die Orbita übergreifende Teil des Siebbeinosteoms meist den gleichen oder wenigstens annähernd den gleichen Durchmesser wie der in der Siebbeinhöhle gelegene.

In solchen Fällen läßt sich nach Eröffnung der medialen Orbitalwand
der ganze Tumor meist ohne besondere Schwierigkeit extrahieren.

Reicht dagegen der Tumor weit nach hinten und oben, entsendet er
Fortsätze in die Stirnhöhle (Taranto 201, Martin 165, Hoppe 43) oder Keilbeinhöhle (Pech 12, Fergusson 71, Roemhild 8, Birch-Hirschfeld), dann
kann die Entfernung recht schwierig sein, dann wächst auch die Gefahr
einer Gehirninfektion.

Es ist auffallend, daß sämtliche vier Fälle, wo sich das Osteom bis zur
Keilbeinhöhle erstreckte, tödlich verliefen.

In zwei Fällen (Lenoir 232, Kaemmerer 138) wurde die Entfernung des
Tumors in der Weise vorgenommen, daß von der Nase nach Spaltung bzw.
Aufklappung derselben eingegangen wurde.

Diese Methode dürfte wohl nur in solchen Fällen in Betracht kommen,
wo das Osteom sich vorwiegend nach der Nasenhöhle zu entwickelt hat
und gewisse Dimensionen nicht überschreitet.

Hierüber wie über den Sitz des Knochentumors vermag am besten die
Röntgenphotographie Auskunft zu geben. Natürlich sind auch hier zwei
Aufnahmen (eine von hinten nach vorn und eine seitliche) erforderlich.

Ich möchte hier über einen selbstbeobachteten Fall von Siebbeinosteom
berichten, der die Leistungsfähigkeit der Röntgenuntersuchung besonders dartut
und ein Pendant zu den oben (§ 248) erwähnten Stirnhöhlenosteomen bildet.

Die 36jährige M. R. hatte seit etwa 1 Jahre bemerkt, daß ihr linkes Auge
vortrat und eine Geschwulst im inneren oberen Winkel entstand. 4—5 Wochen
vor ihrer Vorstellung hatte die Sehschärfe des linken Auges allmählich abge-
nommen. Schmerzen waren nicht vorhanden.

Die Untersuchung ergab einen knochenharten, auf Druck nicht empfind-
lichen Tumor im oberen inneren Teil der linken Orbita, der den Bulbus nach
unten und außen drängte (Exophthalmus von 2 mm), aber nur eine sehr geringe
Beweglichkeitsstörung verursachte. Die Papille war hyperämisch, aber scharf
begrenzt, der Visus auf $^6/_{60}$ herabgesetzt durch einen hyperopischen Astigmatismus von 2,5 Dioptr. Nach Korrektion desselben betrug er $^6/_{18}$.

Zeichen einer Nebenhöhlenentzündung fehlten. Der rhinoskopische Befund
war negativ.

Während die Diagnose eines Knochentumors schon wegen der Härte der
palpablen Geschwulst gestellt werden mußte, ließ sich über die Frage, ob eine
äußere Exostose der Orbita, ein Osteom der Stirnhöhle oder ein solches der
Siebbeinhöhle vorlag, aus den klinischen Verhältnissen keine Sicherheit gewinnen.

Durch die Röntgenaufnahme wurde nun festgestellt, 1. daß die Stirnhöhle
frei war, 2. daß der Tumor dem oberen Teil der linken Siebbeinhöhle angehörte,
von wo er einen breiten Fortsatz durch die Lamina papyracea in die Orbita
schickte, 3. daß der Tumor eine spindelförmige Gestalt besaß, in seiner Längsrichtung sagittal gerichtet war und sich nach hinten zu bis zur Keilbeingegend
erstreckte, 4. daß er sich mit seiner oberen Fläche den Knochen der Hirnbasis
(Lamina cribrosa) unmittelbar anschmiegte bzw. mit ihnen verwachsen war.

No.	Autor	Alter	Geschl.	Ätiologie	Symptome	Visus
1.	Roemhild (1800)	—	—	—	kindskopfgroßes Osteom	—
2.	Cooper u. Travers (1818)	—	—	—	Exophthalmus, beiderseits 2 große Tumoren im unteren Teil der Orbita	—
3.	Pech (1819)	27	W	—	kindskopfgroßer Tumor linke Gesichtshälfte	—
4.	Sentin (1834)	34	M	—	Exophthalmus, Tumor im unteren inneren Teil der rechten Orbita	-
5.	Frank (1842)	—	—	—.	—	—
6.	Michou (1851)	19	M	Schlag auf Auge	seit 3 Jahren Schwellung des Gesichts, Exophthalmus, Bulbus nach oben, Doppelb., Geruchsstörung	—
7.	Brainard (1852)	20	M	—	Tumor im inneren Winkel	1
8.	Maisonneuve (1853)	22	M	—	Schmerzen, Exophthalmus, Tumor im inneren Winkel	Ambl.
9.	Busch (1854)	30	W	—	Tumor im rechten inneren Winkel, im 11. Jahr entstanden	Ambl.
10.	Hoppe (1857)	22	W	—	seit 7 Jahren Tumor der Nasenwurzel	—
11.	Lenoir (1858)	34	W	—	Tumor im inneren Winkel, Lidabszeß, Fistel, Tumor in der linken Nase	—
12.	Mott (1858)	33	M	—	seit 7 Jahren Tumor im inneren Winkel, Kopfschmerz, Exophthalmus, Bulbus n. außen	Ambl.

Bulbus	Therapie	Verlauf	Bemerkungen
—	nicht operiert	÷	Perforation ins Cranium, Ursprung aus Siebbein und Keilbein
—	nicht operiert	† Apoplexie	links Perforation nach Cav. cran.
—	nicht operiert	÷ Apoplexie	Os front., os maxill. sup., Nasenhöhle, Keilbeinflügel, os malare, vorderer Teil des Schläfenlappens ergriffen, Fortsetzung in rechte Orbita, von Sin. sphen. und Ethmoidalhöhle ausgegangen
—	zwei Löcher eingebohrt, ein großes Stück entfernt	Heilung	außen elfenbeinhart, innen spongiös
—	nicht operiert	÷	beiderseits an Stelle der Oberkiefer tuberöse Knochenmassen, die Orbita ausfüllend, bis zur Hirnbasis reichend, Ausgang von Sin. ethm. und sphen.
—	Operation	Erysipel, Heilung	Tumor 120 g, Ausgang Ethmoidalhöhle
—	Totalexstirpation	Epiphora, Heilung	?
—	Exstirpation (mühsam)	Heilung	28 g, Ursprung Ethmoidalhöhle
Atr. bulb.	Totalexstirpation	Heilung	Außen elfenbeinhart, innen spongiös, Ethmoidalhöhle
—	Totalexstirpation	† nach 30 Tagen	Gehirnabszeß, hühnereigroßer Tumor im Sin. ethm. u. front., nach Schädelhöhle perforiert
—	Spaltung der Nase, Tumor am Cranium adhaerent	Ausgang fraglich	Osteom der Ethmoidalhöhle
—	Enukleation des Tumors	Besserung d. Visus	Osteom der Ethmoidalhöhle

No.	Autor	Alter	Geschl.	Ätiologie	Symptome	Visus
13.	Bowmann (1859)	30	M	—	seit 8 Jahren Exophthalmus	—
14.	Letenneur (1859)	40	M	—	Tumor im inneren Winkel, keine Schmerzen, Doppelb., Abszeß im inneren Winkel	1
15.	Sydney Jones (1863)	48	M	Fall auf die Stirn	Exophthalmus, Tumor im inneren Winkel	1
16.	Knapp (1865)	36	M	—	seit 19 Jahren beiderseits apfelgroßer Tumor der Orbita, Bulbi nach außen	1
17.	Textor (1865)	22	W	—	Tumor, rechte Orbita in 10 Jahren von Nußgröße bis Kindskopfgröße gewachsen, Abszesse	—
18.	Deprez (1868)	19	M	—	seit 18 Monaten Tumor im inneren Teil der Orbita	Ambl.
19.	Fergusson (1868)	21	M	—	seit 12 Jahren Tumor oben innen, Nase verengt	1
20.	Richet (1869)	14	W	—	seit 3 Jahren Bulbus nach außen, Verstopfung der Nase	1
21.	Michel (1873)	22	W	—	Tumor im rechten inneren Winkel, Nasenatmung behindert	—
22.	Deprez (1875)	—	W	—	Otit. med. purulent. 10 Monate vor dem Exitus	—
23.	Knapp (1884)	47	W	—	Tumor der linken inneren Orbitalwand	—
24.	Vermyue (1884)	—	—	—	—	—
25.	Magni (1886)	—	—	—	Tumor im inneren Teil der Orbita	1
26.	Andrews (1887)	—	—	Steinwurf	Tumor im inneren Winkel	—

Bulbus	Therapie	Verlauf	Bemerkungen
N. opt. gerötet	Operation von der inneren Orbitalwand	Heilung	Osteom der Ethmoidalhöhle
—	Operation	Heilung	Vom Os unguis und lam. pap. der Ethmoidalhöhle
—	Totalexstirpation (schwierig)	Heilung	Siebbeinosteom?
—	Totalexstirpation	Heilung	Osteom der Ethmoidalhöhle
—	Extraktion, faustgroße Höhle	nur 1 Tage beobachtet	Von Bornhaupt für Osteom der Ethmoidalhöhle gehalten
—	stückweise Abtragung Resektion der inneren Wand	Heilung mit gutem Visus	21 g, Osteom der Ethmoidalhöhle (?)
—	Exstirpation, Tumor am Keilbein oben, nach innen adhaerent	÷ nach 3 Tagen	2 Knochentumoren, nach dem Gehirn perforiert, Gehirn und Meningen o. Bulbus, Osteom der Keilbeinhöhle und Ethmoidalhöhle
—	Exstirpation in zwei Stücken	Heilung	Osteom des Siebbeins
—	Operation (schwierig), Vomer zerstört	Heilung	Osteom der Ethmoidalhöhle
—	Operation (leicht)	† nach 10 Tagen	Exostos. Sin. maxill. auf Nasenhöhle und Orbita übergreifend, nicht gestielt
Papille geschwellt	Operation, lam. pap. perforiert	† Meningitis nach 4 Tagen	Osteom der vorderen Ethmoidalzellen $15 \times 27 \times 15$ mm, von dem lam. pap. wie von einem Kragen umgeben, zentral spongiös
—	keine Operation	?	Osteom des Siebbeins
—	Operation	Heilung	120 g, $6^1/_2 \times 4^1/_2$, Osteom der Siebbeinhöhle?
—	Operation	Heilung	Osteom der Ethmoidalhöhle 50 mm Durchmesser

No.	Autor	Alter	Geschl.	Ätiologie	Symptome	Visus
27.	Sprengel (1887)	28	M	—	seit 15 Jahren Tumor der Nasenhöhle	—
28.	Weiss (1887)	49	M	—	seit 24 Jahren Schmerzen der Stirn, Exophthalmus, Bulbus n. außen	Ambl.
29.	Montaz (1888)	28	M	—	Tumor am linken Naseneingang, 2 Tumoren seitlich in der Orbita	—
30.	Kaemmerer (1889)	11	W	Fall auf Steinboden	Verstopfung der rechten Nase, Bulbus nach unten außen	--
31.	Jayle (1891)	47	M	—	seit 13 Jahren Stirnschmerzen, Abszeß, Inzision, Bulbus nach unten außen, Fisteln, Ptosis	Ambl.
32.	Franck (1892)	—	—	—	Osteom der Orbita und Nase	—
33.	Jackson (1892)	18	W	—	Tumor im oberen inneren Winkel, Bulbus nach unten, Ptosis, Bewegungsstörung	1
34.	Helferich (1895)	52	W	—	seit 12 Jahren schmerzlos	1
35.	Martin (1895)	23	M	—	seit 2 Jahren Exophthalmus, Bewegungsstörung, Abszeß, Bulbus nach außen, Tränenfluß.	$\frac{1}{2}$
36.	Steinheim (1895)	42	W	—	Tumor im inneren Winkel seit 4—5 Jahren, Bulbus nach außen, Nasenatmung erschwert	Ambl.
37.	Catterell (1896)	18	M	—	Bulbus nach unten außen	—
38.	Norris (1897)	24	M	Schlag vor 10 Jahren	seit 6 Jahren Tumor im inneren Winkel, Kopfschmerz, Exophthalmus, Bewegungsstörung, Tränenfluß	$5/_{7,5}$
39.	Strachow (1899)	30	M	—	seit 10 Jahren Tumor oben innen, Exophthalmus, Bulbus n. außen, Abszeß, 2 Fisteln	0,1
40.	Lagrange (1900)	33	M	—	Tumor im inneren oberen Winkel, Intermittier. Schmerzen u. Schwellung, Eiter, links Nasenpolypen	$\frac{1}{10}$

Bulbus	Therapie	Verlauf	Bemerkungen
o. Bulbus	Totalexstirpation	Heilung	Osteom des Siebbeins oder Keilbeins
Stauungspa-pille	Operation	Heilung (Exophthalmus blieb)	Osteom der Ethmoidalhöhle
—	Partielle Resektion	Heilung	Osteom der Ethmoidalhöhle
—	Operation, Aufklappung der Nase	Heilung	Osteom der Ethmoidalhöhle
—	Operation	† Hirnabszeß	Osteom der Ethmoidalhöhle
—	Operation	Heilung	Osteom der Ethmoidalhöhle
—	Operation, Drillbohrer, partielle Resektion (schwierig)	Heilung	Osteom der Ethmoidalhöhle
o. Bulbus	Operation	Heilung	Osteom der Ethmoidalhöhle 67 g
o. Bulbus	Totalexstirpation	Heilung	Osteom der Nasenhöhle (auf Stirnhöhle übergreifend)
Atr. N. O.	Operation, Enukleation	Heilung	37 × 29 × 26 mm, 29 g, Ausgang vom proc. max. oss. lacrym.
Neurit. opt.	Operation	Heilung, nach einiger Zeit zweiter Tumor	nußgroßer Tumor, Osteom der Ethmoidalhöhle?
Gesichtsfeld eingeengt	Operation	Heilung nach 14 Monaten	41 × 25 × 24 mm, keine Haversischen Kanäle, Osteom der Ethmoidalhöhle
Leucoma corn. Papille blaß	mit der Hand extrahiert	Heilung	64 g, Lam. pap. u. Tränenbein fehlend, Ost. Sin. Ethm.
Neurit. opt.	Operation, Totalexstirpation	Heilung, V = 1/3	Osteom der Ethmoidalhöhle, Tränensack zerstört

No.	Autor	Alter	Geschl.	Ätiologie	Symptome	Visus
41.	TARANTO (1901)	29	M	—	seit 3 Jahren Lidschwellung, Tumor oben innen, Exophthalmus, Röntgenbild	$^1/_4$
42.	BARTHOLOMEUS (1903)	31	M	Sturz von der Treppe	nach mehreren Jahren Tumor im inneren Teil, Exophthalmus, Bulbus nach unten außen, Nase o. Bulbus	Ambl.
43.	FRIDENBERG (1903)	22	M	Trauma	—	—
44.	RISLEY (1903)	—	—	—	—	—
45.	MAZZA (1904)	17	W	—	Tumor im inneren Teil der Orbita, Tränenfluß, Bulbus nach außen unten	—
46.	HEINE (1905)	22	M	Stoß gegen Unterkiefer	seit 4 Jahren Bulbus nach außen unten, Doppelb., Nase o. Bulbus, seit einem Jahr Schmerzen im Auge	$^4/_{12}-^4/_8$
47.	OGILOY (1905)	24	M	—	Exophthalmus, 3 mm Bulbus nach außen	1
48.	VISCHER (1905)	23	M	—	nach Typhus entstanden, Stirnschmerzen, Tumor der inneren Wand, keine Doppelb.	$^{10}/_{200}$
49.	2. F.	16	M	—	Tumor im inneren Winkel, Kopf- und Zahnschmerzen, Doppelb., Beweglichkeit gestört	$^2/_3$
50.	LENOIS (1906)	52	M	—	seit 2 Jahren Tumor Nasenwurzel, Respiration erschwert, Nasensept. verbogen	—
51.	BIRCH-HIRSCHFELD	36	W	—	seit einem Jahr Exophthalmus, seit 4—5 Wochen Abnahme des Visus, Tumor im inneren oberen Winkel, Bulbus nach unten außen	$^6/_{18}$
52.	CIRISE (1911)	17	W	—	Tumor der inneren Wand der Orbita	1

Bulbus	Therapie	Verlauf	Bemerkungen
Stauungspa-pille	Operation (Nélaton), vordere Sinuswand eröffnet	Heilung	Stiel in der vorderen Siebbeinzelle, Über-greifen auf Stirnhöhle
Atr. N. O.	Operation, Stirnhöhle frei	Heilung	4 ✕ 3,5 cm, 8 g
—	Operation, Gehirn bloßliegend	Heilung	Osteom der Siebbein-höhle, kastaniengroß
—	—	—	Osteom der Siebbein-höhle
—	mit Zahnzange ent-fernt	Heilung 11 Tage	5 ✕ 4 ✕ 3 cm, Osteom der Siebbeinhöhle
o. Bulbus	Totalexstirpation	Heilung	taubeneigroß, 5 ✕ 3,75 ✕ 2,75 cm, 35 g, konzen-trierte Lamellen, Ost. des Siebbeins
Streifen in der Chor.	Operation stückweise (mühsam)	Parese aller Recti nach d. Operation	Osteom des Siebbeins
Papille blaß	Operation (stückw.)	Heilung	$3^1/_2$ ✕ 5 ✕ 4 cm, elfen-beinhart, bis vor foram. opt. reichend
o. Bulbus	Totalexstirpation	Heilung	Osteom der Siebbein-höhle
—	wie ein Zahn extra-hiert	—	4 cm, 35 g, im Zentrum spongiös
venöse Hyp.	Operation, Totalex-stirpation	† nach 22 Tagen unter d. Ersch. d. Gehirnabsc.	nach dem Röntgenbild Ausgang vom oberen inneren Teil der La-mina papyrac.
ohne Bulbus	Exstirpation	Heilung	207 g schweres Osteom

Nach diesem Befunde ließ sich vermuten, daß die Entfernung des Tumors schwierig und bei der offenbar notwendigen Eröffnung der Schädelhöhle nicht gefahrlos sein würde. Andererseits schien bei der Lage der Geschwulst die Totalexstirpation dringend notwendig.

Bei der Operation, die Herr Prof. PERTHES vornahm, wurde die Siebbeinhöhle von der Orbita her, ungefähr nach der von KUHNT angegebenen Methode, ausgiebig freigelegt. Die Lamina papyracea, auf welcher der Tumor breit aufsaß, wurde dabei, soweit erforderlich, abgetragen. Da sich dem oberen und hinteren Teile des Tumors nicht direkt beikommen ließ, wurde derselbe mit möglichster Schonung von seinen Verbindungen losgebrochen, was ohne besondere Mühe gelang. Eine Eröffnung der Schädelhöhle (Abfließen von Liquor cerebrospinalis) ließ sich nach Entfernung des Tumors nicht nachweisen. Die Wundhöhle wurde ausgiebig gesäubert und nach der Nase zu drainiert. 8 Tage nach der Operation stellte sich Fieber, Kopfschmerzen, Pulsschwäche ein, wozu sich später Sprachstörungen und Beschwerden beim Schlucken gesellten. Am 19. Tage nach der Operation trat der Exitus letalis ein. Die Sektion wurde leider nicht gestattet.

Trotz des ungünstigen Verlaufes zeigt dieser Fall, wie gute Dienste auch für die Diagnose und Behandlung des Siebbeinosteoms die Röntgenuntersuchung leisten kann.

In anatomischer Beziehung unterscheidet sich das Siebbeinosteom nicht von dem Osteom der Stirnhöhle. Auch hier kann man spongiöse und elfenbeinharte Tumoren unterscheiden, während in den meisten Fällen die Geschwulst sich teilweise aus markhaltigem, teilweise aus elfenbeinartigem Gewebe zusammensetzt.

C. Das Osteom der Kieferhöhle.

§ 251. Das Kieferhöhlenosteom, das die Orbita beteiligt, ist wesentlich seltener als dasjenige der Stirn- und Siebbeinhöhle, wenn auch nach

No.	Autor	Alter	Geschl.	Ätiologie	Symptome	Visus
1.	NOWSHIP (1816)	—	M	—	kleine Tumoren beiderseits im unteren inneren Teil, Schmerzen, Eiterung	Ambl. beiders.
2.	SCHOTT (1836)	20	M	—	Bulbus nach oben außen, Tumor unten innen	—
3.	DUKA (1866)	26	W	—	seit 6 Jahren Tumor rechts unten, Eiter der Nase	—
4.	MANZ (1879)	20	W	—	Tumor im linken inneren Winkel, haselnußgroß, kein Exophthalmus	$6/20$
5.	NORRIS (1885)	32	W	—	Tumor der rechten unteren Orbitalwand	Ambl.
6.	LEMOND (1893)	24	M	—	Tumor unterer Rand der Orbita, Bulbus nach oben außen	$7/20$

Zuckerkandl kleinere Osteome im Innern der Highmorshöhle nicht selten zufällig bei Sektionen gefunden werden sollen.

Durch das Auftreten im jugendlichen Alter, ihr langsames Wachstum, die nicht selten vorhandene eitrige Entzündung der sie bergenden Höhle stehen die Kieferhöhlenosteome den Osteomen der Stirn- und Siebbeinhöhle gleich.

Durchbrechen sie die untere Orbitalwand, so drängen sie den Bulbus nach oben oder oben außen. Der Exophthalmus kann so beträchtlich sein, daß der Augapfel vor die Lider luxiert wird (Howship 10).

Das Sehvermögen leidet nicht selten in erheblichem Grade (Howship 10, Manz 86, Norris 172, Lemond 154).

Auch hier kommt neben der Formänderung des Bulbus durch den Druck des Tumors (Astigmatismus) die Kompression des Optikus und seiner Gefäße in Betracht.

Für die Diagnose ist die Röntgenaufnahme von entscheidender Bedeutung, wenn sie auch, wie es scheint, bisher für diese Tumoren noch nicht verwendet wurde. Sie erweist nicht nur die Knochennatur des Tumors, sondern ermöglicht durch Bestimmung von Sitz und Ausdehnung der Geschwulst die Feststellung des Operationsplanes.

Die Operation besteht in Eröffnung der Sinuswand und Lösung des Stieles.

Ob in den Fällen von Hilton (22) und Demarquay (67) das sehr umfängliche Osteom in der Kieferhöhle entstand oder sekundär auf diese übergriff, läßt sich nicht entscheiden.

Bulbus	Therapie	Verlauf	Bemerkungen
Luxatio bulb.	—	Heilung?	von Os maxill. auf Orbita übergreifend
—	Exstirpation	Heilung	42 g, Osteom der Kieferhöhle
—	Exstirpation nach Eröffnung der Highmorshöhle	Heilung nach 10 Tagen	—
—	Exstirpation (2 Stdn.), schwierig	Erysipel	Haupttumor in der Highmorshöhle 26,1 g
Atr. N. O., bräunl. Fleck d. Mac.	stückweise entfernt. Enucleatio bulb.	Heilung	Osteom der Highmorshöhle
—	Operation. Mit Hammer und Drillbohrer entfernt	Heilung	Osteom der Highmorshöhle

D. Das Osteom der Keilbeinhöhle.

§ 252.   Einen Fall, wo das Osteom auf die Keilbeinhöhle beschränkt war, habe ich in der Literatur nicht finden können.

Meist sind gleichzeitig die Keilbeinhöhle und die Siebbeinhöhle Sitz des Tumors (PECH 12, ROEMHILD 8, FERGUSSON 71, FRANK 26, VOSSIUS 184, BLAKE 251). Es läßt sich in diesen Fällen nicht entscheiden, ob die erstere oder die letztere den eigentlichen Ausgangspunkt der Geschwulst bildet.

Nach BERGER und TYRMAN sollen die Nebenhöhlenosteome des Rindes meist vom Keilbein ausgehen und eine derartige Größe erlangen, daß sie die Schädelhöhle hochgradig verengern.

Beide Autoren bemerken, daß die Osteome des Keilbeins die Neigung hätten, sehr früh nach dem Cavum cranii durchzubrechen und durch Kompression des Sehnerven im Canalis opticus früh zu ein- oder beiderseitiger Erblindung zu führen, wodurch sie sich von den Osteomen des Siebbeinlabyrinthes und der Stirnhöhle sehr unvorteilhaft unterscheiden sollen. Ein Osteom der Orbita, welches frühzeitig zur Erblindung führe, rechtfertige den Verdacht, daß es vom Keilbein ausgehe.

Dieser Angabe kann ich auf Grund der Durchsicht der Literatur nicht völlig beipflichten.

Die von BERGER und TYRMAN angeführten Fälle sind durchweg Keilbein- und Siebbeinhöhlenosteome. In dem FERGUSSONschen Falle war der Visus gut. Über die Fälle von FRANK, ROEMHILD und PECH liegen nur anatomische Berichte vor. In den Fällen von HALTENHOFF, WALTON, HUTCHINSON, VOSSIUS und HAENEL, bei denen die Keilbeinhöhle neben anderen Nebenhöhlen Sitz des Tumors war, und die von BERGER und TYRMAN noch nicht erwähnt werden, bestand zwar Amblyopie, aber wir sahen, daß dieselbe auch bei Siebbein- und Stirnhöhlenosteomen keineswegs selten ist.

Ich möchte deshalb die differentialdiagnostische Verwertbarkeit der Sehstörung für die Lokalisation des Nebenhöhlenosteoms bezweifeln.

Als Beispiel für diejenigen Fälle, bei denen neben anderen Sinus auch die Keilbeinhöhle Sitz des Tumors war, möchte ich die Beobachtungen von VOSSIUS und HAENEL kurz referieren.

Diese zeigen, daß die Entfernung eines bis zur Sphenoidalhöhle reichenden Knochentumors recht erhebliche Schwierigkeiten bereiten kann und daß auch hier die Röntgenuntersuchung zur Feststellung des Tumors große Vorteile bietet.

Der Fall von VOSSIUS (184) betraf einen 22jährigen Mann, der vor $1/2$ Jahre mit Kopfschmerzen, linksseitigem Exophthalmus und Abnahme der Sehschärfe erkrankt war. Der Visus betrug $6/24$, der Hintergrund war unverändert. Später sank

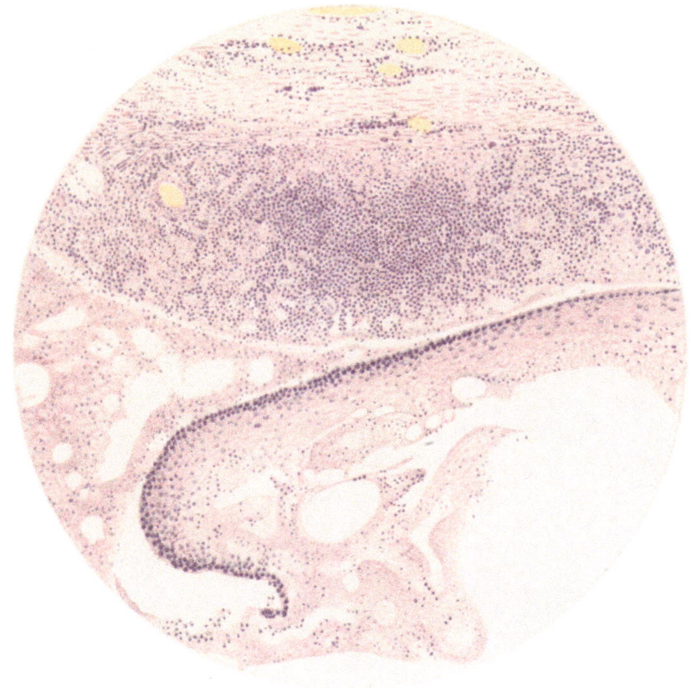

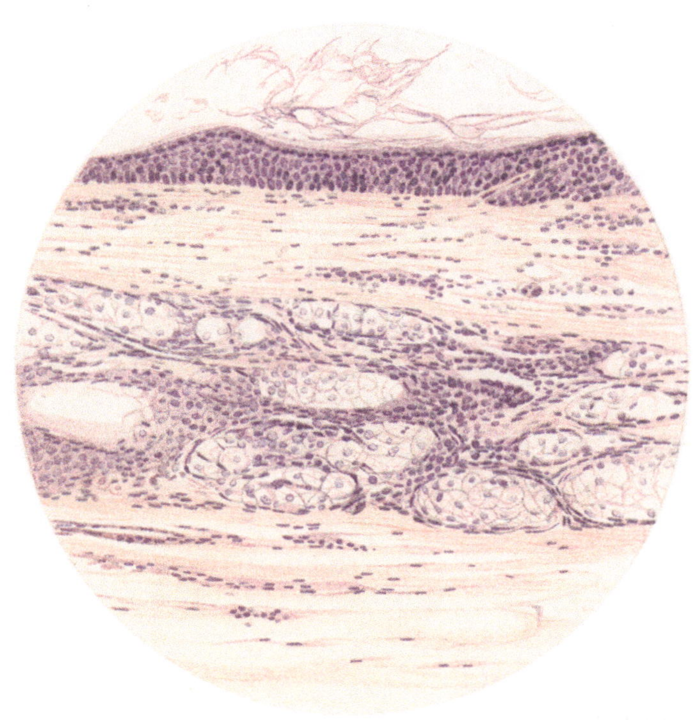

Verlag v. Wilhelm Engelmann in Leipzig.　　Lith. Anst. v. E. A. Funke. Leipzig.

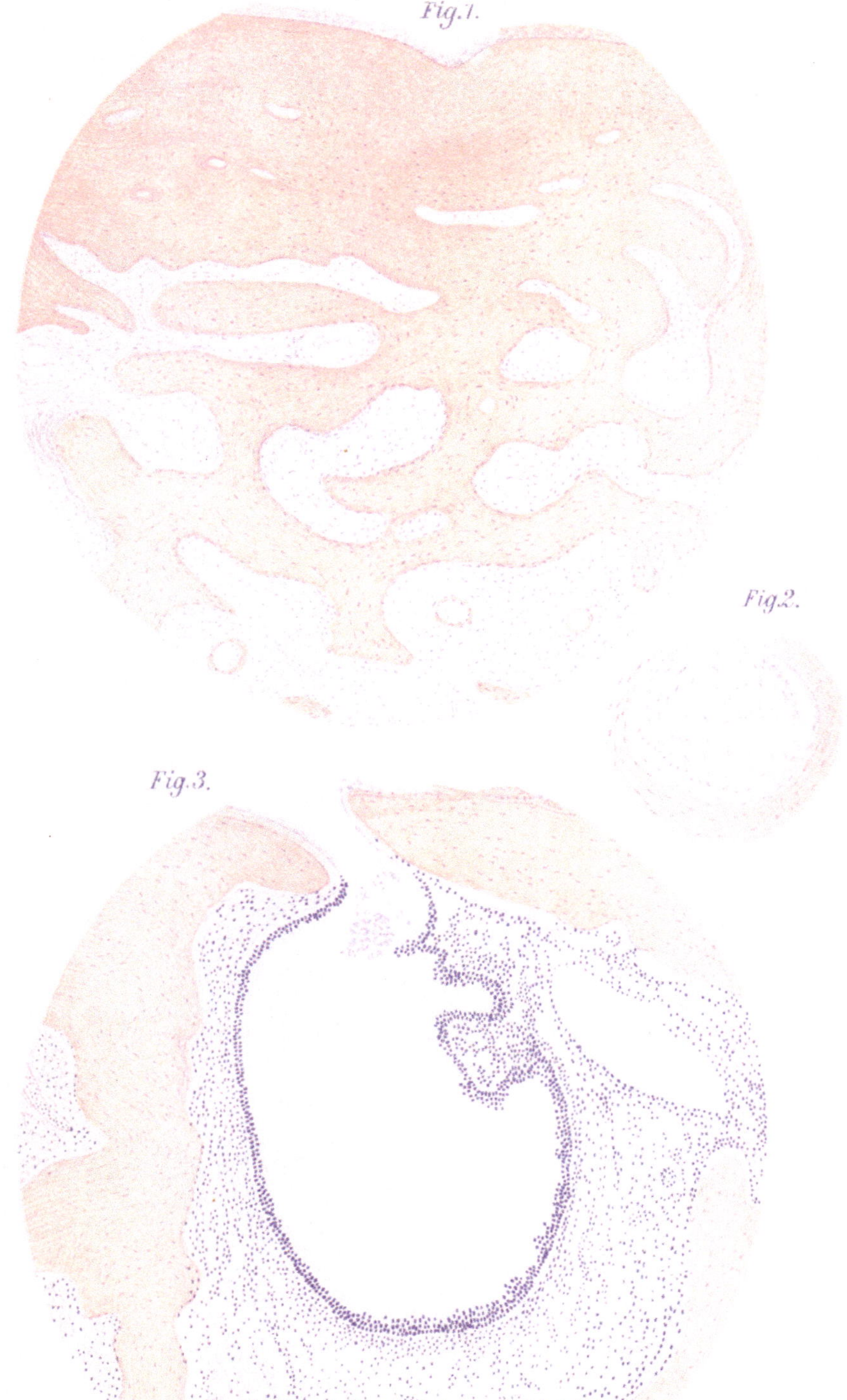

Verlag v. Wilhelm Engelmann in Leipzig

Lith Anst v. E. A Funke Leipzig

die Sehschärfe auf Fingerzählen unter dem Bilde der Optikusatrophie. Der Bulbus war etwas nach abwärts disloziert, seine Beweglichkeit nach oben und außen beschränkt. Die rhinoskopische Untersuchung ergab Schwellung und Rötung der mittleren Muschel und einen kirschgroßen Polyp über derselben. V. diagnostizierte einen Keilbeintumor. In der chirurgischen Klinik wurde die Nase gespalten und nach Entfernung zweier Schleimpolypen der linke Nasenflügel gelöst, das linke Nasenbein und der Processus nasalis des Oberkiefers temporär reseziert und nach aufwärts umgeklappt. Dann erst wurde ein knochenharter Tumor in der Tiefe der Nasenhöhle entdeckt, der an der Schädelbasis festsaß. »Nicht ohne Mühe gelang es nunmehr, mittels eines scharfen Löffels den Tumor in einzelnen mehr oder minder großen Stücken herauszuhebern. Im ganzen hatte derselbe etwa die Größe eines Hühnereies. Es ließ sich feststellen, daß das Osteom von der linken Keilbeinhöhle ausgegangen war und die Lamina papyracea des Siebbeins durchbrochen und in die linke Augenhöhle verdrängt hatte.« — Der Heilungsverlauf war normal. Der Exophthalmus und die Amaurose blieben bestehen.

Der Tumor bestand aus spongiöser Substanz und einer Elfenbeinschale von 3—7 mm Dicke.

Bei dem 40jährigen Patienten von HAENEL (221) war vor 9 Jahren ein Osteom der linken Stirnhöhle entfernt worden. 3 Jahre später wurden Osteome in beiden Kieferhöhlen festgestellt, nach weiteren 3 Jahren die rechte Stirnhöhle eröffnet und ein großes Siebbeinosteom abgemeißelt. Später traten beide Bulbi stärker hervor und wurden nach außen abgelenkt, während die Nasenwurzel sich verbreiterte. Von der oberen inneren Orbitalwand wurden jetzt Knochenmassen abgemeißelt. Die Röntgenuntersuchung ergab, daß alle Knochenhöhlen, auch die Keilbeinhöhle, von Knochentumoren ausgefüllt waren.

Dieser Fall dient als Beispiel, daß mehrere, sogar sämtliche Nebenhöhlen der Nase gleichzeitig oder nacheinander von Osteomen erfüllt werden können.

Es braucht sich also nicht um ein einzelnes Osteom zu handeln, das allmählich wachsend von einem Sinus auf die anderen Sinus übergreift.

Analoge Fälle von multiplem Auftreten der Osteome sind von TILLMANNS (116), SOLGER, JAMAIN (136) und HALTENHOFF (128) beschrieben worden.

Da nun die tiefer gelegenen Osteome der Siebbein- und Keilbeinhöhle, solange sie klein sind, keine klinischen Erscheinungen zu verursachen pflegen, empfiehlt es sich, in jedem Falle, wo ein Nebenhöhlenosteom diagnostisch in Betracht kommt, das Verhalten sämtlicher Nebenhöhlen im Röntgenbilde festzustellen.

Der Fall von BLAKE (251) ist durch die Größe des Tumors und die Dauer seines Bestehens (60 Jahre) ausgezeichnet. Der Tumor füllte, wie das Röntgenbild zeigte — eine Operation wurde bei dem 82jährigen Patienten nicht vorgenommen — die ganze Orbita und die Nebenhöhlen von der Stirnhöhle bis zur Keilbeinhöhle aus. Der Bulbus war durch das stark ödematöse untere Lid durchzufühlen, stark nach unten gedrängt, der Optikus erheblich gestreckt.

No.	Autor	Alter	Geschl.	Ätiologie	Symptome	Visus
1.	WALTON (1853)	60	M	mehrfache Schläge	18 Jahre vor dem Tode Exophthalmus beiderseits	Ambl. beiders.
2.	HALTENHOFF (1888)	16	M	Stoß gegen eine Mauer	3 Jahre später Kopfschmerzen, Nystagmus	$\frac{1}{6}$
3.	HUTCHINSON 3. F. (1888)	—	W	—	großes Osteom	Ambl.
4.	SATTLER, R. (1896)	25	M	—	seit 3 Jahren Tumor oben innen, Exophthalmus	1
5.	VOSSIUS (1899)	22	M	—	Kopfschmerzen, Exophthalmus, Abnahme des Visus, näselnde Sprache, Bewegungsstörung	Finger dir. N.
6.	HAENEL (1904)	40	M	—	vor 9 Jahren Osteom Sin. front. lam., vor 6 Jahren Osteom Sin. max., vor 3 Jahren Osteom Sin. front., r. Exophthalmus, Bulbi nach außen, im Röntgenbild Osteom der Keilbeinhöhle	—
7.	BLAKE (1913)	82	M	seit 60 Jahren	seit 8 Jahren Schmerzen, Inzision, Eiter, im Röntgenbild großer Tumor, die Stirnhöhle bis Keilbeinhöhle und Orbita ausfüllend	0

Vgl. auch die Fälle von PECH, ROMHILD, FERGUSSON, FRANK, die in der Tabelle der Ethmoidalhöhle oder Keilbeinhöhle seinen

Pathogenese der Nebenhöhlenosteome.

§ 253. Die Lehre von der Pathogenese der eingekapselten Osteome hat verschiedene Wandlungen durchgemacht.

DOLBEAU (60), der ihnen zuerst eine ausführliche Studie widmet, erklärt sie aus einer Verknöcherung der Sinusschleimhaut. Sie sollen nach ihm in allen Entwicklungsstadien vom Knochen unabhängig sein. Hieraus folge, daß man sie nach Eröffnung des Sinus einfach mit der Pinzette fassen und herausnehmen könne, wie einen Blasenstein aus der Blase.

Bulbus	Therapie	Verlauf	Bemerkungen
Ulc. corn. sin.	nicht operiert	Geistesstörung, Apoplexie, †	beide Orbitae, Sin. max. und sphen. durch knöcherne Tumoren erfüllt
Ven. Hyp.	Totalexstirpation?	3 Jahre später epileptischer Anfall, nach 4 Jahren Hemiparese, nach 6 Jahren †	nußgroßer Tumor durch crista galli auf das Gehirn übergreifend, freier Knochentumor im rechten Sin. sphen., Knochenprominenz im rechten Sin. front
—	partielle Resektion (schwierig), nach 12 Monaten Rest entfernt	Heilung	mehrere Höhlen
—	Operation	Heilung, später Fistel im Sin. front., taubeneigroßer Tumor, Exstirpation, Heilung	Sin. front. und Ethmoidalhöhle
Atr. N. O.	Operation, Spaltung der Nase, partielle Entfernung	Heilung, Exophthalmus blieb	Osteom der Keilbein- und Siebbeinhöhle
—	mehrfache Operation, Abmeißlung der Orbitalfortsätze	—	Osteome aller Nebenhöhlen
—	keine Operation	—	?

Siebbeinhöhlenosteome angeführt wurden. Bei diesen nahm der Tumor von der Ursprung. Sie endeten sämtlich letal.

Diese Theorie ist sowohl in ihren Grundlagen als Folgerungen unrichtig.

Ich kann deshalb LAGRANGE (190) nicht beipflichten, wenn er bemerkt, daß sie richtig sei, aber nur für eine kleine Zahl von Stirnhöhlenosteomen passe. Offenbar meint LAGRANGE die sog. toten Sinusosteome, die aber, wie wir sehen werden, nicht anders als die gestielten Osteome aufzufassen und sicherlich nicht auf Ossifikation der Sinusschleimhaut zurückzuführen sind.

VIRCHOW (63) weist darauf hin, daß man bei der komplizierten Entwicklung der Nebenhöhlen der Orbita teils aus dem Primordialcranium, teils aus einer bindegewebigen Grundlage das Auftreten von Entwicklungsstörungen erklären könne. Er läßt die Osteome der Stirnhöhle aus der Diploë des Os frontale hervorgehen und bezeichnet sie deshalb als Enostosen.

Nach Arnold (76) entstehen die Osteome aus embryonal versprengten Knorpelkeimen, während sie Rokitansky (27) geradezu als ossifizierte Enchondrome bezeichnet.

Berlin (88) spricht sich nur unbestimmt über die Genese der orbitalen Osteome aus, stellt sie mit den übrigen wahren Neubildungen auf gleiche Stufe und sucht ihre Ursache mit Arnold und Cohnheim in einer embryonalen Anlage.

Die periostale Genese des Osteoms wird von Bornhaupt (92), Sprengel (125), Panas (115), Zimmermann (203), Taranto (204) verfochten.

Wir sehen also, wenn wir von der allgemein verlassenen Hypothese von Dolbeau absehen, daß sich für jede der drei Möglichkeiten (Entstehung des Knochens aus präformiertem Knorpel, aus Knochenmark, vom Periost) Vertreter finden.

Fügen wir hinzu, daß von einigen Autoren (Lagrange 190, Borst) eine verschiedenartige Entstehung, z. B. bald aus Knorpel, bald vom Periost, bald vom Markraum des Mutterknochens angenommen wird, so erkennen wir, daß die Pathogenese der Nebenhöhlenosteome noch keineswegs endgültig festgestellt ist.

Doch scheint es mir, daß der Widerspruch in den Auffassungen der verschiedenen Autoren nicht so groß ist, als es zunächst scheint, daß von ihnen nur die eine oder andere Gewebsart, die bei der Knochenentwicklung eine Rolle spielt, einseitig in den Vordergrund gestellt wurde.

Betrachten wir den Vorgang bei der normalen Knochenbildung, so sehen wir enchondrale und perichondrale Ossifikation meist nebeneinander bestehen.

Mehr noch, die perichondrale Verknöcherung wird von den Histologen geradezu mit der periostalen identifiziert (z. B. Stöhr, Bardeleben u. a.), während beim enchondralen Typus die Markräume aus dem bereits gebildeten Markraum entstehen.

Wir finden also einen peripheren mit einem zentralen Anbau von Knochengewebe verknüpft. Das Wesen beider, Prozesse besteht in dem Vordringen gefäßhaltiger Kanäle, in denen durch die Tätigkeit der Osteoblasten konzentrische Knochenlamellen gebildet werden.

In ganz analoger Weise entsteht auch das eingekapselte Osteom.

Fraglich ist allerdings, wieweit wir das Vorhandensein eines knorpligen Vorstadiums postulieren müssen.

Die eigenartige und komplizierte Entwicklung derjenigen Knochen, aus denen die Osteome hervorgehen, bei denen es sich meist um Teile des Primordialcraniums handelt, der Befund von Knorpelresten z. B. im Siebbeine bis zum 5. und 6. Lebensjahre, legen den Gedanken nahe, daß diese Tumoren sich aus zurückgebliebenen bzw. verlagerten Knorpelinseln entwickeln.

Wenn nun auch in allen Fällen, die wir als echte Nebenhöhlenosteome ansprechen müssen (die Fälle von Mitvalsky und Sands möchte ich, wie oben erwähnt, unter die Exostosen rechnen), nichts von einem Knorpelkern nachzuweisen war, so läßt sich hieraus nicht der Schluß ziehen, daß eine Knorpelanlage niemals vorhanden gewesen sei.

Bekanntlich unterscheidet man knorplig vorgebildete und Bindegewebsknochen. Zu den ersteren gehört das Keilbein (mit Ausnahme der inneren Lamelle des Proc. pterygoideus), das Siebbein und die Lamina orbitalis des Stirnbeins, zu den letzteren das os frontale und maxillare sup.

Die Verknöcherung beginnt (nach Kölliker) im zweiten embryonalen Monat im Oberkiefer, dem das Keilbein und Stirnbein im 3. Monate folgt. Gegen Mitte des fötalen Lebens verknöchert das Siebbein und zwar zuerst die Lamina papyracea desselben.

Für die periostale bez. perichondrale Ossifikation spricht die lamelläre Schichtung der peripheren Teile des Tumors, für die enchondrale Verknöcherung die radiäre Anordnung der Markräume, die vermittelst des stets spongiösen Stieles mit dem Mutterknochen in Verbindung stehen.

Die verschiedene Struktur des Osteoms bezeichnet offenbar nur verschiedene Stadien desselben Prozesses. Geht die Markraumbildung schneller vor sich und tritt die Anlagerung von Knochenbalken in den Haversischen Kanälen relativ zurück, so entsteht ein spongiöses Osteom.

Die Elfenbeinstruktur entsteht dadurch, daß die Markräume durch konzentrische Anlagerung von Knochenlamellen hochgradig verengt werden. Daneben findet wahrscheinlich nach Virchow eine direkte Eburneation d. h. Bildung einer kompakten Knochensubstanz durch periostale Anlagerung statt.

Dies erklärt den regelmäßigen Befund einer Elfenbeinschale auch bei spongiösem Osteom, die auf dem Durchschnitt eine lamelläre Schichtung darbietet.

Zwischen der Elfenbeinrinde und dem spongiösen Teil der Geschwulst, die beide eine sehr wechselnde Ausdehnung besitzen können, findet sich eine Art von Übergangsschicht, in der noch Haversische Kanäle zu erkennen sind, die aber, verglichen mit denjenigen des normalen Knochens, abnorm eng und unregelmäßig gelagert sind.

Die Knochenbildung in den Markräumen des Osteoms läßt sich durch Nachweis des Osteoblastenringes (siehe Fig. 2 auf Taf. VIII) verfolgen.

Ich möchte auch (nach der Beschreibung und Abbildung) die von Bietti (176) in einem Falle von orbitalem Osteom geschilderte kleinzellige Infiltration der Markräume, die der Autor als entzündlich auffaßt, als nichts anderes denn Osteoblasten ansehen.

Daß auch eine Knochenresorption im Osteom stattfinden kann, zeigt die Beobachtung von Osteoklasten in dem von BIETTI untersuchten Falle. In meinem Falle konnte ich diese nicht nachweisen.

Die Oberfläche des Osteoms wird von einem periostalen Überzug, einem submukösen Bindegewebe und der eigentlichen Mucosa und ihrem geschichteten Zylinderepithel bekleidet.

Sehr häufig lassen diese Schichten entzündliche Infiltration und polypöse Wucherungen erkennen.

Diese Veränderungen der Sinusschleimhaut sind als Folge, nicht als Ursache der Osteomentwicklung anzusehen, wie z. B. VERMYNE (112) annahm. Sie führen zu mehr oder weniger starker schleimiger Sekretion, nicht selten auch zu partieller Abstoßung des Epithels.

Die entzündliche Wucherung der Sinusschleimhaut kann geradezu einen myxomatösen Tumor vortäuschen.

So berichten YATES (133) und EMRYS-JONES (127) von einem myxomatösen Tumor des Vorderhirns, der neben einem nach dem Gehirn übergreifenden Stirnhöhlenosteom bestand.

Von Interesse ist weiter der Befund von zystischen Hohlräumen, die in der Peripherie des Tumors durch Einsenkung der Sinusschleimhaut in das Knochengewebe entstehen.

Vielleicht haben wir es hier mit der Vorstufe solcher Tumoren zu tun, die man mit VIRCHOW als Osteoma kystomatosum zu bezeichnen pflegt. Analog ist wohl der von COPPEZ (179) beschriebene Fall zu deuten.

An solchen Stellen kann man auch nicht selten den Eintritt größerer Gefäße in die Markräume des Knochens beobachten.

Endlich sind diejenigen Vorgänge zu erwähnen, die zu einer spontanen Abstoßung der Geschwulst führen können.

Von einer partiellen Nekrose des Tumors berichten VALLISNIERI (2), WEINLECHNER (107) und BIETTI (176). Betrifft diese Nekrose den spongiösen Stiel der Geschwulst, so kann sich der Tumor vom Mutterboden lösen, wie ein Knochensequester.

Die spontane Lösung ist nicht häufig (etwa 8 %) und scheint vorzugsweise bei Stirnhöhlenosteom vorzukommen (BRASSANT 3, BELL 13, KIKUZI 129, IMRE 98, LÉDIARD 99): Nur in dem Falle von TILLMANNS (116) fand sich neben zwei toten Osteomen der Stirnhöhle ein solches der Nasenhöhle.

Überblicken wir nochmals die Pathogenese der Nebenhöhlenosteome, so glaube ich zu folgenden Folgerungen berechtigt zu sein.

1. Die Nebenhöhlenosteome entwickeln sich aller Wahrscheinlichkeit nach auf Grund von kongenitalen Entwicklungsstörungen bzw. Verlagerung von Knorpelresten.

2. Das Wachstum, das sich mindestens über Jahre erstreckt, macht

besonders in der Pubertätszeit und nach derselben d. h. in der Periode, wo die Nebenhöhlen größeren Umfang gewinnen, Fortschritte.

3. Neben der perichondralen oder periostalen Ossifikation handelt es sich auch um eine enchondrale Verknöcherung durch Markraumbildung vom Mutterboden. Wahrscheinlich trägt auch eine direkte Eburneation durch subperiostale Auflagerung von konzentrischen Knochenlamellen zum Wachstum des Tumors bei. Der Tumor entspricht nach seiner mikroskopischen Struktur und der Art seines Wachstums dem normalen Typus der Knochenbildung.

4. Die Verschiedenheiten der Struktur (Osteoma eburneum, Osteoma spongiosum, Osteoma mixtum) sind bedingt durch stärkeres Hervortreten der Knochenanlagerung oder der Markraumbildung.

5. Das Osteom besitzt einen Überzug von Sinusschleimhaut, der sehr häufig entzündliche Veränderungen darbietet.

6. Das Trauma spielt bei der Entstehung des Sinusosteoms nur die Rolle eines auslösenden bzw. das Wachstum befördernden Momentes.

7. Syphilis, rheumatische, skrophulöse Dyskrasien, die von älteren Autoren als Ursache orbitaler Osteome bezeichnet wurden, kommen für die Entstehung dieser Tumoren nicht in Frage.

Zur Stütze meiner oben ausgeführten Anschauung möchte ich das Urteil zweier Pathologen anführen.

Borst (1903) bemerkt in seiner Monographie:

„Die zentralgelegenen Osteome sind Produkte des Knochenmarkes, welches wuchert und fortgesetzt neue Schichten von Knochensubstanz ansetzt. — Andrerseits ist es sehr wahrscheinlich, daß Reste des Knorpels (sowohl bei der primären Skelettanlage als im postembryonalen Leben) verlagert und in fertigen Knochen eingeschlossen werden. Aus diesen Resten können sich dann sowohl zentrale Knorpelgeschwülste als Osteome entwickeln; im letzteren Falle entsteht dann das Knochengewebe nach Vaskularisation des Knorpels genau im Schema der normalen endochondralen Ossifikation. — Die peripheren Osteome sind Produkte des Periostes." —

Und Ribbert schreibt in seiner Geschwulstlehre:

„Der Tumor muß hervorgehen aus einem Mark-, Periost- oder Knorpelkeim, der den physiologischen Zusammenhang teilweise oder ganz verlor und in ein selbständiges Wachstum geriet. — Die Ossifikation erfolgt histologisch ganz analog wie in der Norm, einerseits durch den Modus der enchondralen Verknöcherung, andrerseits unter Osteoblastentätigkeit bzw· unter Umwandlung eines osteogenen faserigen Gewebes in Knochen."

Literatur.

Die knöchernen Tumoren der Orbita.

1586.   1. Veiga, Commentarii in Galeni libros de locis affectis. Lyon. p. 225.
1733.   2. Vallisnieri, Opere fisico-mediche. Venezia.
1774.   3. Brassant, Mém. de l'acad. roy. de chirurg.

1777.   4. Acrel, Chirurg. Vorfälle übers. v. Murray vol. I. p. 102 u. 104.
1778.   5. Lourdain, Traité des malad. de la bouche I. p. 289.
         6. Sporing, Abhandlungen der schwedischen Akad. d. Wissensch. IV. p. 206.
1799.   7. Baillie, Series of engravings. London. t. 1.
1800.   8. Romhild, Dissertatio continens nonnulla de exostosibus. Göttingen.
1805.   9. Lucas, Edinburgh medic. and surg. Journ. p. 405.
1816.   10. Howship, Practical observations in surgery London. p. 26.
1818.   11. Cooper et Travers, Surgic. essays. London. I. 169.
1819.   12. Pech, Osteome. Diss. Würzburg.
1828.   13. Bell, Treatise on the dis. of the bones. Glasgow med. Journ. I. p. 121.
        14. Schön, Patholog. Anatomie des Auges. Hamburg. S. 115.
1829.   15. van der Meer, Dissert. exhibens historias quatuor operation. Groningen.
1831.   16. Salzer, The Lancet I. p. 671.
1832.   17. Himly, De exostosi cranii rariore. Dissert. Göttingen.
        18. Oesterlen, Würtemberg. medic. Correspondenzbl. Stuttgart. S. 79.
1834.   19. Sentin, Observateur belge. Oct.
1835.   20. Middlemore, Treatise on the diseases of the eye. London. II. p. 601.
        21. Rognella, Revue méd. de Paris. p. 706.
1836.   22. Hilton, Guys hospit. Rep. p. 492.
        23. Schott, Controverse über die Nerven des Nabelstranges. Frankfurt.
1838.   24. Cannstatt, Journ. d. Chirurg. u. Ophthalmol. Bd. 27. Nr. 1. S. 208.
1841.   25. Bouyer, Ann. chirurg. franç. et étrangère III. p. 242.
1842.   26. Franck, Opuscula posthuma. Wien. p. 102.
1844.   27. Rokitansky, Handbuch der patholog. Anatomie. Wien. II. p. 210.
1845.   28. Adelmann, Beiträge zur medicinischen u. chirurg. Heilkunde II. p. 172.
            Erlangen.
1847.   29. Brodi, Hawkins Vorlesungen übers. v. Behrend. Leipzig. II. S. 607.
        30. Keate, Hawkins Vorlesungen. Leipzig. II. S. 607.
1851.   31. Canton, Medical Times I, 23. p. 494.
        32. Emmert, Lehrbuch d. Chirurgie Bd. II. S. 65. Stuttgart.
        33. Michon, Mémoires de la Soc. de chirurg. t. II. p. 461.
        34. Tornroth u. Ilmoni, Analecta clinica. Helsingfors. t. I. 1.
        35. Weiss, Bull. de la soc. Anatom. de Paris. p. 220.
1852.   36. Brainard, Am. Journ. of med. sciences.
1853.   37. Maisonneuve, Gazette des Hôpit. no. 95.
        38. Paget, Lectures t. II. p. 236.
        39. Walton, Operative ophthalmic surgery. London. p. 345.
1854.   40. Busch, Chirurgische Beobachtungen. p. 22.
        41. Mackenzie, Treatise on the diseases of the eye. London. Obs. 74.
        42. Stephenson, Amer. Journ. of med. sciences. Oct.
1857.   43. Hoppe, De exostosibus ossis frontis. Diss. Bonn.
        44. Lambl, Prager Vierteljahrsbericht. p. 67.
        45. Windsor, Ann. d'Ocul. p. 211.
1858.   46. Aiken, Charlestown Journ.
        47. Carron du Villards, Ann. d'Ocul. XL.
        48. Dumas, Société de chirurg. 13. Janv.
        49. Lenoir, Bull. de la soc. anat. p. 107.
        50. Mott, Amer. Journ. of med. sciences.
1859.   51. Bowman, Medical Times II. p. 403.
        52. Hutchinson, Ophthalmic Rev. p. 222.
        53. Letenneur, Gaz. des Hôpit.
1860.   54. Bader, Ophth. hosp. Rep. III.
        55. Oettingen, Beiträge zur Heilkunde. Riga.
1861.   56. Bowman, Ophth. Hosp. Rep. III. p. 80.
        57. Grünhoff, Die Knochenauswüchse der Augenhöhle. Diss. Dorpat.
        58. Horner, Klin. Monatsbl. f. Augenheilk. p. 77.

1861. 59. Knapp, Arch. f. Ophthalm. VIII. p. 237.
1863. 60. Dolbeau, Bullet. de l'académ. de méd.
       Jobert, vgl. Dolbeau.
       61. Maisonneuve, Ann. d'Ocul. LI. p. 134.
       Roux, vgl. Dolbeau.
       62. Sydney Jones, Union med. no. 129. p. 191.
1864. 63. Virchow, Die krankhaften Geschwülste.
1865. 64. Knapp, Klin. Monatsbl. f. Augenheilk.
       65. Textor, Würzburger med. Zeitschr. T. VI.
1866. 66. Duka, Transactions of the pathol. Soc. London. p. 256.
1867. 67. Demarquay, Gazette méd. de Paris April 20.
       68. Hewitt, St. Georges Hosp. Rep. p. 14.
       69. de Wecker, Traité des malad. des yeux.
1868. 70. Deprez, Bull. méd. de l'Aisne. p. 141.
       71. Fergusson, Transact. of the pathol. Soc. London.
1869. 72. Richet, Thèse Ollivier.
1871. 73. Birkett, Guys hosp. Rep. p. 503.
       74. Richet, Gaz. des Hôpit. p. 257.
1872. 75. Bryant, British med. Journ. II. p. 631.
1873. 76. Arnold, Arch. f. pathol. Anat. T. 57. S. 145.
       77. Michel, vgl. Taranto. S. 176.
1874. 78. Banga, Deutsche Zeitschr. f. Chirurg. S. 486.
1875. 79. Deprez, Bull. génér. de thérap. méd. et chir. t. 88. p. 185.
1876. 80. Knapp, Congr. internat. d'Opht. New York.
1878. 81. Burow, Osteom der Orbita. Berl. klin. Wschr. 21. Okt.
       82. Credé, Exostose des Stirn-, Nasen- u. Oberkieferknochens. D. Zeitschr.
           f. prakt. Med. Nr. 35.
1879. 83. Bull, Hyperostosis of the left side of the frontal bone, the left malar,
           the squamous portion of the left temporal and possibly of the sphe-
           noid. Transact. of Am. Ophth. Soc. p. 599.
       84. Gruber, Über einen, den Eingang in die Orbita unter dessen oberem
           Rande verlegenden knöchernen Bogen bei einem Knaben. V. A. 77,1.
           S. 110.
       85. Lindsley, A case of osseous tumor in right orbital cavity success-
           fully removed, with preservation of sight. Med. Rec. XVI. p. 124.
       86. Manz, Exstirpation eines Osteoms aus der Augenhöhle. Arch. f. Augen-
           heilk. VIII,2. S. 121.
       87. Williams, Über Exostosis eburnea orbitae. Journ. of the Am. M. Ass.
           6.—9. Mai.
1880. 88. Berlin, Die Tumoren der Augenhöhle. Graefe-Saemisch, Handb. d.
           ges. Augenheilk. I. Aufl. XI. Cap. S. 731.
       89. Carreras y Arago, Exostose éburnée du frontal remplissant les cavités
           de l'orbite et du cerveau; présentation de la pièce anatomique. Congr.
           intern. à Milan. Compt. rend. p. 252.
       90. Quaglino e Guaita, Esostosi spugnosa dell' angolo esterno inferiore
           dell' orbita sinistra. Demolizione — Carie dell' osso. Guarigione. Esame
           microscopica del tumore. Bibliografia dei tumori ossei dell' orbita.
           Ann. di Ottalm. IX,3. p. 321.
       91. Schmidt-Rimpler, Hochgradiger Exophthalmus in Folge einer nach
           Fraktur der Orbitalränder entstandenen Exostose. Klin. Monatsbl.
           f. Augenheilk. S. 327.
1881. 92. Bornhaupt, Ein Fall von linksseitigem Stirnhöhlenosteom. A. f. klin.
           Chir. XXVI. S. 589.
       93. Knapp, Subperiostale Enucleation einer Elfenbeinexostose des sinus
           frontalis, welche in die Nasen- und Rachenhöhle vordrang. Arch. f.
           Augenheilk. X. S. 486.

1881.   94. Nieden, Exostosis eburnea orbitae dextrae. Schwund durch Jodkali-
             gebrauch. Klin. Monatsbl. f. Augenheilk. p. 67.
        95. Sands, Erfolgreiche Entfernung einer Orbital-Exostosis. Arch. f.
             Augenheilk. X, 3. p. 341.
1882.   96. Huber, Klin. Beiträge zur Lehre von den Orbitaltumoren. Diss. Zürich.
        97. Hulke, Osteoma of orbit. Lancet no. 22.
        98. Imre, Ein Fall von Osteom der Orbita. Centralbl. f. Augenheilk. VI.
        99. Lédiard, Necrosis and spontaneous separation of a large ivory exost-
             osis of the orbit. Brit. med. Journ. II. p. 1252.
       100. Sands, Arch. of Ophth. Bd. 9. p. 471.
       101. Teillais, De quelques tumeurs de la région orbitaire. Ann. d'Ocul.
             t. 87. p. 44.
       102. Tweedy, On a case of large orbital and intracranial ivory exostosis;
             removal of orbital portion; death thirty two days after operation;
             necropsy. Lancet I. p. 303 u. Ophth. Hosp. Rep. X. p. 303.
1883. 103. Birnbacher, Ein Fall von Ectopie des Bulbus durch Osteophyten des
             Orbitaldaches mit consecutiver Pneumatose der Regio supraorbitalis.
             Arch. f. Augenheilk. XII, 4.
       104. Kundrat, Exostosengeschwulst der Orbita. Wiener med. Bl. Nr. 48.
             Vgl. Kundrat, Wien. med. Jb.
       105. Panas, Des exostoses frontoorbitaires. Arch. d'Opht. p. 289.
       106. Pareja, Gazet. med. de Granada Sept.
       107. Weinlechner, Wiener med. Blätter Nr. 46—48.
1884. 108. Badal, Exostose du frontal remplissant du cavité orbitaire; enlevée
             par la gouge et le maillet. Guérison avec conservation de l'œil et de
             la vue. Ann. d'Ocul. XCII. p. 20.
       109. Chauvel, Rapport sur un cas d'exostose éburnée du frontal, rem-
             plissant la cavité orbitaire. Ablation avec la gouge et le maillet.
             Guérison par M. Badal de Bordeaux. Rev. de chirurg. no. 62. p. 685.
       110. Knapp, Ein Fall von Elfenbeinexostose der Siebbeinzellen. Exstirpation
             von der Augenhöhle aus. Tod. Sektion. Zeitschr. f. Ohrenheilk. XIII.
             S. 307.
       111. Tillmanns, Osteom der linken Stirnhöhle. Berl. klin. Wchschr. Nr. 47.
       112. Vermyne, Exophthalmus from disease of the ethmoid bone, the con-
             sequence of chronic catarrh of the naso-pharynx. Am. J. of Ophth.
             p. 129.
1885. 113. Fryer, Bony tumor of orbit (cystoid) caused by and enclosiny for-
             eign body. Transact. of the Am. Ophth. Soc. 21. meet. p. 90. Am.
             J. of Ophth. II. p. 145.
       114. Norris, Two cases of orbital tumor. Transact. of the Am. Ophth. Soc.
             Boston. p. 698.
       115. Panas, Exostose du sinus frontal. Sém. méd. no. 14.
       116. Tillmanns, Über tote Osteome der Nasen- und Stirnhöhle. Arch. f.
             klin. Chir. XXXII. p. 677.
1886. 117. Guaita, Voluminosa esostosi dell' orbita demolita conservando il globo
             oculare. Bibliographia dei tumori ossei dell' orbita. Annali di Ottalm.
             XV. p. 205.
       118. Lucas-Championnière, Edinb. med. and surgic. Journ. vgl. Taranto.
       119. Magni vgl. Guaita.
1887. 120. Andrews, Successfull removal of two osteomata of the orbit with a
             history of osteomata of the neighbouring pneumatic cavities of the
             orbit. Med. Rec. Sept. p. 261.
       121. Bassère, Journ. de méd. de Bordeaux. p. 591.
       122. Grossmann, Ivory exostoses of orbit removed by drilling. Ophth.
             Review. p. 341.

1887. 123. Nettleship, Post papillitic atrophy of optic nerves from congenital hyperostoses of skull. Transact. of the Ophth. Soc. of the Unit. Kingdom. p. 222.

124. Pouchet, Des exostoses éburnées de l'orbite. Bordeaux. p. 59.

125. Sprengel, Ein Fall von Osteom des Siebbeins. Langenbecks Arch. f. klin. Chir. XXXV, 1. p. 224.

126. Weiss, Exostose de l'orbite. Ablation suivie de guérison. Rev. méd. de l'Est. 1. XII.

1888. 127. Emrys-Jones, Large exostosis of orbit associated with intracranial tumor. Ophth. Rev. p. 221.

128. Haltenhoff, Traité d'Ophthalm. de Wecker et Landolt t. IV. p. 859.

129. Kikuzi, Zwei Fälle von Stirnhöhlen-Osteom. Beitr. z. klin. Chir. III, 3.

130. Montaz, Note sur un cas d'ostéome. Gaz. des Hôpitaux.

131. Silcock, Exostosis of orbit. Transact. of the Ophth. Soc of the Unit. Kingdom. p. 50.

132. Silcock, Partial hyperostosis of the frontal bone. Ophth. Rev. p. 347.

133. Yates, Exostosis of the orbit associated with cerebral tumour. Brit. med Journ. I. p. 646.

1889. 134. Haltenhoff, Ostéome éburné de l'orbite. Traité d'Opht. de Wecker et Landolt.

135. Hutchinson, Ophth. Rev. p. 222.

136. Jamain, Cas d'exostose orbitaire double bilatérale et symétrique. Ann. d'Ocul. CI. p. 59.

137. Jeaffreson, Lancet II. p. 110.

138. Kaemmerer, On osteomata of the nasal cavity. Ann. of Surgery p. 98. Ref. Centralbl. f. Chir. 17. p. 298.

139. Lee, Osteoma of orbit. Liverpool med. chir. Journ. p. 456.

140. Smith, Ein Fall von Hyperostose des großen rechten Keilbeinflügels. Arch. f. Augenheilk. XX. S. 123.

1890. 141. Adamük, Drei Fälle von knöchernen Orbitaltumoren. Arch. f. Augenheilk. XXI. S. 337.

142. Pooley, Removal of a large exostosis of the orbit with preservation of the eye. Transact. of Am. Ophth. Soc. V. p. III. p. 611.

143. Watson, A case of osteoma of the infra superciliary region with the specimen removed by operation. Transact. of Am. O. S. X. p. 44.

1891. 144. Beaumont, Exostosis of the orbit removed by operation. Ophth. Rev. p. 351.

145. Jayle vgl. Dubar 1900. Thèse de Paris u. Taranto.

146. Millikin, Partielly bony growth of the orbit. Am. Ophth. Soc. Sept.

147. Sgrosso, Contribution à la casuistique des ostéomes de l'orbite. Neapel.

1892. 148. Chevallereau, Kyste dermoide osseux. Soc. d'Opht. Paris Janv. 5.

149. Franck, Osteoma orbitae et nasi; exstirpatio. Internat. klin. Rundschau Wien VI. S. 1058.

150. Jackson, Osteoma of the orbit removal with preservation of vision. Philad. Polyclin. I. p. 299 u. Journ. Am. M. Ass. Sept. 10.

151. Maydl, Demonstration eines aus dem Stirnbein eines 15 jährigen Mädchens operativ entfernten Tumors. Ztschr. der czechischen Ärzte III.

152. Mitvalsky, Über die Orbitalgeschwülste. 1. Über die Blutcysten des Orbitalbindegewebes. 2. Über die Orbitalosteome. Noving lekarskie no. 2—4.

153. Poppert, Münch. med. Wochenschr. S. 35.

1893. 154. Le Mond, Exostosis of the orbit. Journ. Am. Med. Assoc. Chicago. XXI. p. 649.

155. Lewis, Osteom of the orbit. Med. Record. New-York. p. 654.

1893. 156. Mackinlay, Hyperostosis or leontiasis ossea. Transact. Ophth. Soc.
        XIII. p. 108.
1894. 157. De Bono, Contributo alla casuistica degli osteomi orbitarii. Archiv. di
        Ottalm. I. p. 304.
     158. Green, A case of exostosis of the orbit; operation. Transact. of the
        Ophth. Soc. Unit. Kingdom. p. 186.
     159. Mitvalsky, Recherches sur les tumeurs osseuses de la région orbitaire.
        Arch. d'Opht. XIV. p. 593.
     160. Panas, Exostoses orbitaires. Traité des maladies des yeux. Paris,
        Masson.
     161. Snell, Osteoma of orbit. Ophth. Rev. p. 212.
1895. 162. Coppez, Arch. d'Opht. t. XV. p. 279.
     163. Gallemaerts, Exostose de l'orbite. La Policlin. de Bruxelles 15. XI.
     164. Helferich, Münchner med. Wschr. S. 546.
     165. Martin, Exophthalmie produite par un ostéome orbitonasal. Journ.
        de méd. de Bordeaux. Juillet.
     166. Steinheim, Ein Osteom der Orbita. Deutsche med. Wschr. Nr. 50.
1896. 167. Axenfeld, Geschwülste des Auges. Ergebn. d. allg. Pathologie, Lu-
        barsch-Ostertag. S. 63.
     168. Caterell, Exostosis of orbit. Med. Soc. London 10. II.
     169. Coppez, Ostéome kystique du sinus frontal. Arch. d'Opht. XVI. p. 566.
     170. Sattler, R., Ivory exostosis of the orbit. Transact. of Am. Ophth.
        Soc. 32. Meet. p. 553.
1897. 171. Gallozzi, Doppelseitiges Osteom der Orbita. Atti dell' Accad. med.
        di Napoli 50. p. 329.
     172. Norris, An ivory exostosis of the orbit. Transact. of Am. Ophth.
        Soc. 33. Meet. p. 67.
     173. Sattler, R., Supplementary report of a case of ivory exostosis of the
        orbit. Transact. of Am. Ophth. Soc. 33. Meet. p. 70.
     174. Tauber vgl. Dubar u. Taranto.
     175. Zeller, Osteom der rechten Orbita. Münchner med. Wschr. S. 128.
        Halbhühnereigr. ob. inn. breit aufsitzend. Gering. Exo leicht entfernt.
1898. 176. Bietti, Contribuzione allo studio degli osteomi dell' orbita. Annali di
        Ottalm. XXVII. p. 33.
     177. Fridenberg, Exostosis of the frontal sinus-enophthalmus. Transact.
        of Am. Ophth. Soc. 34. p. 389.
1899. 178. Coppez, Exostose de l'orbite. Ann. d'Ocul. CXXIV. p. 61.
     179. Coppez, Ostéome du sinus frontal. Journ. méd. de Bruxelles. no. 23.
     180. Ellis, Hyperostosis cranii with the report of a case leading to exoph-
        thalmus and blindness. Arch. of Ophth. XXVIII. p. 380. Ref. Arch. f.
        Augenheilk. Beil. S. 133.
     181. Luc, Annales des malad. de l'oreille et du larynx.
     182. Schuchard, Osteom der oberen Orbitalwand mit Erhaltung des Bulbus
        entfernt. Deutsche Zeitschr. f. Chir. LIV. S. 371.
     183. Strachow, Osteom der Orbita. Mosk. augenärztl. Ges. 28. Wratsch
        XX. p. 588.
     184. Vossius, Ein Fall von Osteom der Keilbeinhöhle u. des Siebbeins mit
        Opticusatrophie nebst einem Fall von Opticusatrophie bei einem Nasen-
        rachenpolypen. Ophth. Klin. Nr. 8.
1900. 185. Chevallereau, Über Exostosen der Orbita. Ophth. Klin. S. 9.
     186. Coppez et Depage, Ostéome de l'orbite. Soc. des sciences méd. de
        Bruxelles. Ref. Rev. gén. d'Opht. p. 332.
     187. Dianoux, Hyperostose de l'orbite. Bull. de l'ac. de méd. Paris 20 Mars.
     188. Dubar, Thèse de Paris.
     189. Griffith, Double frontal sinus mischief simulating symmetrical exostoses
        in the neighbourhood of the lacrimal sac. Ophth. Rev. p. 229.

1900. 190. Lagrange, Ostéome de l'orbite. Rec. d'Opht. p. 349.

191. Miodowski, Zur Kasuistik der knöchernen Orbitaltumoren. Diss. Breslau.

192. Moser, Zur Casuistik der Stirnhöhlengeschwülste. Beitr. z. klin. Chir. XXV, 2.

193. Panas, Hyperostose de l'orbite. Sém. méd. 12. (vgl. Dianoux).

194. Pergens, Buphtalmie après extraction d'une exostose du sinus frontal. Bull. de la Soc. Belge d'Opht. 25. XI.

195. Schuchardt, Osteom d. oberen Orbitalwand etc. Deutsche Zeitschrift für Chirurgie, Band 54. Heft 3 u. 4. S. 371. Ophth. Klin. S. 383.

196. Tschilinghiroff, De l'ostéome de l'orbite. Thèse de Bordeaux.

197. Witzheller, Über einen Fall von spongiösem Osteom der Stirnbeinhöhle. Diss. Greifswald.

1901. 198. Gallet et Coppez, Un cas d'ostéome géant du sinus sphénoidal. Arch. d'Opht. XXI. p. 497.

199. Lukin, Ein Fall von Osteom der Orbita. (Russ.) Westnik Ophth. XVIII. p. 434.

200. Szytschen, Ein Fall von Osteom der Orbita. Westnik Ophth. XVIII. p. 534.

201. Taranto, Les ostéomes de l'orbite. Thèse de Paris.

202. Wray, Exostosis of the frontal sinus. Ophth. Rev. p. 173.

203. Zimmermann, Ein Osteom des Sinus frontalis. D. Zeitschr. f. Chir. Bd. 57. Nr. 3 u. 4.

1902. 204. Emptoz, De l'ostéome sarcome du bord supéro-interne de l'orbite. Thèse de Lyon. Ref. Rev. gén. d'Opht. p. 570.

205. Giese, Ein Fall von Osteom der linken Stirnbeinhöhle und Orbita. Diss. Kiel.

206. Großmann, Ivory exostosis of orbita operated upon and observed during 18 years. Brit. med. Journ. Nov. 1. p. 1425.

207. Großmann, Ein Fall von Exostosis orbitae. Arch. f. Augenheilk. XLVII. p. 352.

208. Köhler, Osteom am obern Orbitalrand. D. med. Wschr. Nr. 24. S. 184.

209. Loukine, Un cas d'ostéome de l'orbite. Westnik Ophth. Ref. Archives d'Opht. 1903. p. 619.

210. Pochemolokow, Fall von Knochentumor am obern Orbitalrand. Russk. Wratsch. no. 47. p. 1743.

211. Roselli, Un caso raro di esoftalmo. XVI. Congr. dell' assoc. oft. ital. Ann. di Ott. u. Lavori Napoli XXXI. p. 708.

212. Thier, Demonstration eines Orbitaltumors. 30. Vers. Heidelbg. S. 284.

1903. 213. Bowen, Exostosis of the orbit. Med. Age 25. Sept.

214. Bartholomäus, Beitrag zur Kenntnis der Siebbeinosteome der Augenhöhle. Diss. Leipzig.

215. Fridenberg, Orbital osteoma of ethmoidal origin. Transact. of the Am. Ophth. Soc. 39. Meet. p. 83.

216. Risley, Osteoma of the ethmoid. Ophth. Rec. p. 132.

1904. 217. Axenfeld, Latentes Osteom und Mucocoele des Sinus frontalis. mit negativem rhinoskopischen Befund in der Stirnhöhle. Klin. Monatsbl. f. Augenheilk. I. S. 229.

218. Birch-Hirschfeld, Beitrag zur Kenntnis des Osteoms der Orbita. Klin. Monatsbl. f. Augenheilk. I. S. 213.

219. Dollinger, Über die konservative Behandlung der Orbita. Pester med.-chir. Presse. 34.

220. Goyanes, Estudio del osteoma de los senos frontales. Arch. de Oftalm. Hisp.-Am. Oct.

221. Haenel, Ein Fall von Osteombildung in sämtlichen Nebenhöhlen der Nase. Münch. med. Wschr. S. 731.

1904. 222. Mazza, Exostose éburnée volumineuse de la cavité orbitaire. Ann.
         d'Ocul. CXXXII. p. 419.
      223. Nicolini, Di un caso di osteoma eburneo dell' orbita. La Clinica
         Oculist. p. 1734.
      224. Perthes, Die Bedeutung der Röntgenstrahlen für die Diagnose und
         Operation der Stirnhöhlenosteome. Arch. f. klin. Chir. Bd. 72. H. 4.
1905. 225. Heine, Über knöcherne Geschwülste der Orbitalhöhle und ihre Röntgen-
         durchleuchtung. Diss. Halle.
      226. Hucktenbroich, Über einen Fall von Osteom nebst Mucocele der
         Stirnhöhle, sowie über einen Fall von Sarkom des Siebbeins. Diss.
         Freiburg.
      227. Lawson and Parsons, A case of orbital exostosis in a child. Ophth.
         Rev. p. 58.
      228. Knapp, Ostéome de l'orbite. Acad. d. méd. de New-York. 18. X.
      229. Nicolini, A propos d'un cas d'ostéomie éburné de l'orbite. La Clinica
         Oculist. Ref. Archives d'Opht. 187.
      230. Stevenson, Notes on a case of large orbital exostosis removed by
         operation. Ophth. Rev. p. 122.
      231. Vischer, Über Osteome der Orbita und des Oberkiefers. D. Zeitschr.
         f. Chir. Bd. 77. H. 2.
1906. 232. Lenois, Exostose éburnée. Ref. Bruns Beitr. z. klin. Chir. Bd. 34. H. 1.
         Bull. de la Soc. de Chirurg. Paris.
      233. Ogilvy, Ivory exostosis of the orbit removed by operation. Transact.
         Ophth. Soc. XXV.
      234. Oppenheimer, Der Wert der Radiographie bei Orbitaltumoren. Klin.
         Monatsbl. f. Augenheilk. I. S. 358.
      235. Rogman, Ein Fall von Osteom der Orbita. Belg. opht. Ges. Nov. 1905.
         Ref. d. Ophth. Klin. S. 177.
      236. de Stella, Osteoma of the ethmoid bone. Ned. Tijdschr. voor Genees-
         kunde. I. p. 318.
      237. Stevenson, Exostosis of orbit. Liverpool. Med. Chir. Journ. Jan.
1907. 238. Kirchhoff, Ein Fall von Osteom der Stirnhöhle. Diss. Bonn.
      239. Perthes, Die Verletzungen und Krankheiten der Kiefer. Deutsche
         Chirurgie Lief. 33a. Enke, Stuttgart.
1908. 240. Schmidt-Rimpler, Osteome in beiden Augenhöhlen auf periostitischer
         Basis. Münch. med. Wschr. S. 648.
      241. Scimemi, Osteoma in corrispondenza del seno frontale con mucocele.
         Atti d. R. Accad. Pelor. vol. XXIII. fasc. 1.
1909. 242. Hansell, A case of osseous tumor of the orbit. Coll. of. phys. Philadelph.
         16. XII.
      243. Di Nola, Osteoma dell' orbita. XVI. internat. med. Congr. Budapest.
1910. 244. Marx, Osteome der Nasennebenhöhlen mit seltenen Komplikationen
         am Auge. Arch. f. Ophth. LXXIV. S. 311.
      245. Wagenmann, Zur Kenntnis der Osteome der Orbita. Arch. f. Ophth.
         LXXIV. S. 502.
1911. 246. Cruise, Osteoma of the orbit. Transact. of the Ophth. Soc. of the
         Unit. Kingdom. p. 266.
1912. 247. Cargill, A case of osteoma of the frontal sinus. Ophth. Rev. p. 125.
      248. Spasski, Osteom der Orbita. Westnik Ophth. Bd. 29. p. 126.
      249. Toulant, Exostoses symétriques des orbites. Ann. d'Ocul. CXLVII.
         p. 300.
      250. Wray, Exostosis of orbit. Transact. of the Ophth. Soc. of the Unit.
         Kingdom XXXII. p. 137.
1913. 251. Blake, A huge orbital osteoma. The Ophth. Rec. p. 419.

Das Lipom der Orbita.

§ 254. In der ersten Auflage dieses Handbuches kommt BERLIN nach kritischer Besprechung der bis dahin vorliegenden Fälle zu dem Schlusse, daß die Lehre von dem innerhalb der Orbita entstandenen Lipom auf sehr schwachen Füßen stehe. Bei den mit diesem Namen belegten Neubildungen handelte es sich entweder um Fettgewebsentwicklung bei Angiom (KNAPP), um Lidlipom (BOWMAN), Cholesteatom oder Dermoid (DUPUYTREN, HAUSER) oder um eine so unwahrscheinliche Beschreibung (CARRON DU VILLARDS), daß größtes Mißtrauen gerechtfertigt ist. 14 Jahre später kommt LAGRANGE zu einer ähnlichen Auffassung wie BERLIN. Er betont, daß eine Form von Angiom sich im subkutanen Fettgewebe entwickelt, die einen abgegrenzten zuweilen gelappten Tumor bildet, der leicht für ein Lipom gehalten werden kann. Auf dieses Angioma lipomatodes hatte schon SCHUH (1) hingewiesen.

Die Fälle von KNAPP und VAN DUYSE deutet LAGRANGE in analoger Weise.

Aus der neueren Literatur habe ich 21 Fälle sammeln können, die als Lipome bezeichnet werden.

Ein Teil dieser Fälle gehört offenbar in die Gruppe der Lidlipome, nicht in diejenige der orbitalen Neubildungen (KNAPP 16, ANTONELLI 8, ARMAIGNAC 4), mehrere kann man nach ihrer Beschreibung als Fibrolipom bezeichnen (PLAZA-SANCHIS 5, GALLENGA 12, BULL 11), während wieder andere wegen ihres Reichtums an erweiterten Gefäßen unter die Angiolipome gerechnet werden können (HOLDEN, BRAULT 9, ZWINGMANN 7).

Einige Fälle sind zu ungenau beschrieben oder entsprechen zu wenig dem Charakter eines Lipoms, das einen gutartigen äußerst langsam wachsenden Tumor darstellt, von dem man kaum eine hochgradige Störung der Beweglichkeit des Bulbus und Druck auf den Optikus erwarten kann.

Hierher gehört der Fall von STAVENHAGEN (2) (39 jähriger Mann, Bulbus unbeweglich, Hornhaut vereitert, nußgroßer Tumor hinter dem oberen Orbitalrand. Exstirpation, Tumor dem Fettzellgewebe der Orbita durchaus ähnlich) und der Fall von PUCCIONI (19) (17 jähriger skrophulöser Patient, im oberen Teile der Orbita rasch entstandener Tumor, Exophthalmus, Kompression des Optikus. Mikroskopisch: Fettgewebe, Bindegewebsstränge, neugebildete Gefäße, es dürfte sich hier wohl um eine entzündliche Affektion der Orbita gehandelt haben).

Auch der Fall, den WÜRDEMANN (18) beschreibt, kann nicht ein Lipom gewesen sein, da er rezidivierte und zu einer Ophthalmoplegia externa, Ptosis und partieller Optikusatrophie führte.

Trotzdem ist es zweifellos, daß echte Lipome in der Orbita vorkommen, und zwar scheint es, daß sie mit Vorliebe sich in der Umgebung eines Muskels oder Nervs der Orbita entwickeln. So beschreibt PASCHEFF (21) ein bohnengroßes Lipom am äußeren geraden Augenmuskel, das keine Bewegungsstörung hervorrief, WOOD (20) bei einem 5 Monate alten Kinde ein Lipom, das gleichfalls dem Musc. rect. ext. aufsaß und beim Schreien stärker hervortrat.

Im Falle von VOSSIUS (6) saß das Lipom im oberen inneren Teile der Orbita und war anscheinend vom Nerv. supraorbitalis ausgegangen. GRUE-NING (13) fand bei einem 35jährigen Mann einen gelappten abgekapselten Tumor im unteren Teile der Orbita, der seit 20 Jahren bestand, und HUBBELL (10) bei einem 3 Monate alten Kinde ein Lipom im inneren Winkel, das durch einen Stiel mit dem Knochen verbunden war. Mikroskopisch bestand der Tumor in beiden Fällen aus Fettgewebe.

Wir können also nicht einfach das Lipom aus der Liste der Orbital-tumoren streichen und müssen zugeben, daß es, wenn auch recht selten, vorkommt, wesentlich seltener als die subkonjunktivalen Lipome.

Therapeutisch kann nur die Exstirpation in Betracht kommen, die, wie die vorliegenden Fälle zeigen, keine Schwierigkeiten bereitet.

Daß wir es mit angeborenen, sehr langsam wachsenden Tumoren zu tun haben, zeigen die Fälle von GRUENING (13), HUBBELL (10), WOOD (17) und PASCHEFF (21).

Ich glaube aber, daß wir auch die Fälle von Angiolipom, die dem Angiomasimplex nahestehn (während sonst in der Orbita vorwiegend kaver-nöse Angiome vorkommen) und diejenigen von Fibrolipom mit gutem Rechte hierher rechnen dürfen. Es liegt wenigstens meines Erachtens bei stärkerer Entwicklung des Bindegewebes oder der Blutgefäße kein Grund vor, die zum guten Teil aus Fettgewebe bestehenden Geschwülste von den Lipomen abzutrennen, besonders wenn man bedenkt, daß es sich um angeborene und gutartige Tumoren handelt, die aus dem Mesenchym hervorgehen.

Literatur.

Lipom der Orbita.

1854.   1. Schuh, Über die Teleangiektasien. Path. u. Therap. der Pseudoplasmen. Wien.

1881.   2. Stavenhagen, 2 Orbitaltumoren. Petersb. med. Wschr. p. 276.

1885.   3. Bullard, Lipomata of the orbit. Am. Journ. of Ophth. II. p. 145.

1886.   4. Armaignac, Tumeurs lipomateuses symétriques probablement congéni-tales aux deux paupières supérieures. Exstirpation. Deux récidives. Guérison. Rev. clin. d'oculist. Nr. 3. p. 49. III.

1891.   5. Plaza-Sanchis, Fibro-lipoma de la orbita. Cron. Med. Valencia XIV. p. 257.

1895.   6. Vossius, Heidelb. Vers. d. Ophthalm. Gesellsch.

    7. Zwingmann, Lipom der Orbita. St. Petersb. med. Wschr. Nr. 17.

    8. Antonelli, Lipome plat, diffus et symétrique des paupières.. Bull. et mém. de la Soc. fr. d'Opht. p. 223.

1896.   9. Brault, Lipomes congénitaux des deux yeux. Arch. d'Opht. XVII. p. 440.

    10. Hubbell, Congenital growth at inner canthus. Transact. of Ophth. Soc. 32. Meet. p. 578.

1898. 11. Bull, Some unusual tumors of the orbit. Trans. Am. Ophth. Soc. p. 281.
    12. Gallenga, Contribuzione allo studio dei tumori congeniti dell' orbita (fibrolipoma congenito). Archiv. di Ottalm. VI. p. 133.
    13. Gruening, Case of Lipoma of the orbit. Transact. of. Am. Ophth. Soc. 34. Meet. p. 294.
1899. 14. Casey Wood, Orbital lipoma. Ophth. Rec. p. 252.
    15. Chevallereau, Discuss. Ophth. Klin. p. 323.
    16. Knapp, Über einige seltene Geschwülste der Orbita. IX. intern. Ophthalm. Congr. Utrecht.
1900. 17. Wood, A case of orbital lipoma. Ophth. Klin. p. 10.
    18. Würdemann, Unusual complications occurring after an operation for orbital lipoma. Ophth. Rec. p. 228.
1903. 19. Puccioni, Lipoma dell' orbita. Bolletino dell' ospedale oftalmico. Roma. p. 169.
1904. 20. Wood, Lipoma of the external rectus muscle. The Ophth. Rec. p. 395.
1908. 21. Pascheff, Die Geschwülste der äußeren Augenmuskeln. Ann. d'Ocul. 140. p. 249.

Das Fibrom der Orbita.

§ 255. Während Berlin dem Fibrom der Orbita kein besonderes Kapitel zuweist, sondern es zu den Fibrosarkomen rechnet, ohne diesen Standpunkt näher zu begründen, hält Lagrange das Vorkommen eines durchaus gutartigen aus dichtem Bindegewebe bestehenden Orbitaltumors für gesichert. Wenn wir die Fälle von reinem Fibrom d. h. diejenigen, die sich lediglich aus fibrösem Gewebe aufbauen, in Betracht ziehen, so müssen wir zugeben, daß wir es mit einer außerordentlich seltenen Neubildung der Orbita zu tun haben. Hierher gehören die Fälle von Roy (31), Gamble (28), Oram Ring (30), Chevallereau und Chaillous (22), Guglianetti (29), Ussel (12), Schreiber (7), Gagen-Torn (20), Fano (9), Cauchois (6). Rechnen wir noch eine Anzahl von Fällen hinzu, die als Angiofibrome, Myxofibrome und Fibrolipome bezeichnet sind, so erhöht sich die Zahl der in der Literatur mitgeteilten Fibrome auf etwa 30. Dabei sind die Neurofibrome, die eine gesonderte Stellung verlangen, nicht mitgerechnet.

Die klinischen Erscheinungen des Fibroms der Orbita bieten wenig Anhaltspunkte, die eine Diagnose vor der Exstirpation und mikroskopischen Untersuchung zulassen.

Die Lokalisation hat nichts Charakteristisches. Im oberen Teile der Orbita fanden es Rollet, Chevallereau und Chaillous, oben innen Oram Ring, im inneren Teile Fano, Gagen-Torn und Despagnet. Sowohl der vordere als der hintere Teil der Augenhöhle kann Sitz des Tumors sein.

Ein Überwiegen des weiblichen Geschlechtes, das Lagrange angibt, kann ich nicht bestätigen. Die Fälle verteilen sich ziemlich gleichmäßig über beide Geschlechter. Das Lebensalter differiert beträchtlich. Im Steinerschen Falle handelte es sich um einen großen angeborenen Tumor. Meist treten allerdings die Erscheinungen erst viel später hervor.

Eine Verletzung ging in dem Falle von Chevallereau und Chaillous und in demjenigen von Teulières der Geschwulstentwicklung voraus.

Das Wachstum ist ein sehr langsames. In den Fällen von Gagen-Torn und Cauchois bestand der Tumor seit 6 Jahren, in dem von Parinaud und Roché seit 9 Jahren, in demjenigen von Valude seit 10, von Tornatola seit 16 Jahren.

Die Konsistenz wird als hart, knorpelartig angegeben, kann aber, wenn zystische Erweichung vorliegt, auch weicher sein. Häufiger d. h. wenn der Tumor dem vorderen Orbitalteil angehört, läßt sich ein Zusammenhang mit dem Periost feststellen.

Exophthalmus war in der Mehrzahl der Fälle vorhanden, meist auch seitliche Verdrängung des Bulbus.

Eine Parese des unteren und äußeren geraden Augenmuskels beobachtete Schreiber. Hier saß der Tumor auf dem großen Keilbeinflügel.

Eine Beteiligung des Sehnerven wurde mehrfach beobachtet. Oram Ring sah Stauungspapille, Schreiber Sehnervenatrophie, Tornatola Gesichtsfeldeinengung und Amblyopie.

In einigen Fällen zeigte die Orbitalwand an der Stelle des Tumors einen Defekt (Gagen-Torn, Teulières). Perls sah bei einem kurz nach der Geburt verstorbenen Kinde ein Fibrom, das zu einer rarefizierenden Ostitis des Orbitaldaches mit fibröser Verdickung der Dura geführt hatte.

Da in jedem Falle trotz der Gutartigkeit des Tumors eine Schädigung des Sehvermögens bei fortschreitendem Wachstum eintreten kann, ist möglichst frühzeitige operative Entfernung der Geschwulst angezeigt, auch schon deswegen, weil sich vor der Operation kaum mit Sicherheit die Art und der Charakter der Neubildung bestimmen läßt.

In welcher Weise man operiert, hängt in erster Linie von Sitz und Größe des Tumors ab.

Während Goldzieher durch die Bindehaut einging, machten die meisten Autoren die Orbitotomie an derjenigen Stelle des Orbitalrandes, welche der Lage des Tumors entsprach. Die Exstirpation ließ sich meist leicht und ohne stärkere Blutung bewerkstelligen. Ein Rezidiv wurde niemals beobachtet.

Die Frage, ob ein Fibrom sich in ein Fibrosarkom umwandeln kann, ist schwer zu beantworten. Ein Fall, der in dieser Richtung beweisend wäre, liegt meines Wissens nicht vor. Wir würden von ihm erwarten müssen, daß nach vieljährigem Bestande eine plötzliche Zunahme des Tumors erfolgte und daß sich im mikroskopischen Bilde im Zentrum die für ein echtes Fibrom typische Struktur, in der Peripherie diejenige des Fibrosarkoms nachweisen ließe. Solange derartige Fälle nicht beobachtet sind, bleibt die Frage der Umwandlung des Geschwulstcharakters offen. Die Möglichkeit einer solchen Umwandlung ist natürlich nicht zu bezweifeln.

Die Differentialdiagnose des orbitalen Fibroms kann, wie aus den klinischen Symptomen zur Genüge hervorgeht, Schwierigkeiten darbieten. Das langsame schmerzlose Wachstum und die derbe Konsistenz des Tumors ist noch am ehesten geeignet, die Diagnose zu stützen, wenn auch beide Symptome anderen Orbitalgeschwülsten eigen sein können und bei tieferem Sitz des Tumors die Konsistenz sich überhaupt dem Nachweise entziehen kann. Zystische Orbitaltumoren, Osteome und selbst entzündliche Neubildungen können gelegentlich zu Verwechslungen führen. Erst die anatomische Untersuchung sichert die Diagnose.

Anatomisch besteht das Fibrom aus Bindegewebsfasern und Bündeln, die in der verschiedensten Richtung durchflochten, häufig auch knäuelartig angeordnet sind. Gefäße sind selten, doch kommen auch erweiterte Venen vor, die der Geschwulst den Charakter des kavernösen Gewebes geben können (Fibroangiome, Fälle von LAPERSONNE, SÉGUALL, PARINAUD und ROCHÉ). Von regressiven Metamorphosen sind in den orbitalen Fibromen Verkalkung (STORY, ROY), schleimige Erweichung (TORNATOLA) und hyaline Degeneration (GOUIN) beschrieben worden.

In einigen Fällen, z. B. in dem von TEULIÈRES mitgeteilten, zeigte die Peripherie des Tumors einen Aufbau aus unregelmäßig verflochtenen Bindegewebsfasern, während die tiefen mit dem Periost zusammenhängenden Teile eine lamelläre Schichtung darboten.

Der von SCHIESS-GEMUSEUS untersuchte Tumor enthielt im Zentrum kleine Zysten, die von einer gelblichen flockigen Masse und Cholestearinkrystallen erfüllt waren. Eine von HORNER beschriebene Geschwulst zeigte im Zentrum käsige Herde. Ob diese beiden Fälle wirklich echte Fibrome darstellen, oder ob es sich vielleicht um tuberkulöse Neubildungen handelte, dürfte zweifelhaft sein.

Ein von LAGRANGE beobachteter Fall nimmt insofern eine Sonderstellung ein, als der solide kastaniengroße Tumor, dessen Struktur rein fibromatös war, von einer Zyste umgeben war, die eine seröse Flüssigkeit enthielt und deren Wand aus Bindegewebe ohne Epithelauskleidung bestand. Einen diesem analogen Fall habe ich weder in der Literatur angetroffen noch selbst beobachten können.

Literatur.

Fibrom der Orbita.

1868. 1. Schieß-Gemuseus, Großes cystoides Fibrom der Orbita. Arch. f. Ophth. XLV. 1.

1871. 2. Horner, Klin. Monatsbl. f. Augenheilk.

1874. 3. Perls, Berl. klin. Wochenschr. Nr. 39. S. 335.

1879. 4. Badal, Forme rare de tumeur de l'orbite. Leçons d'Opht.

1881. 5. Despagnet, Compt. rend. de la clinique Galezowski.

1883. 6. Cauchois, Observation de fibrom orbitaire à point de départ périostique et rémontant à six ans. France méd. no. 30. p. 355.

1884.   7. Schreiber, Demonstration eines Kranken, bei dem aus der Tiefe der
           Orbita ein walnußgroßer fibromatöser Tumor mit Erhaltung des
           Bulbus exstirpiert worden ist. 57. Vers. d. Naturf. Magdeburg. Berl.
           klin. Wschr. Nr. 43.
        8. Story, Rare tumour of orbit. Ophth. Rev. III. 34. August.
1888.   9. Fano, Tumeur fibreuse souscutanée du grand angle de l'orbite droite,
           exstirpation, guérison. Journ. d'ocul. et de chir. no. 180. p. 191.
       10. Piéchaud, Leç. clin. de chirurgie infantile. Bordeaux. p. 251.
1889. 11. Maurange, Contribution à l'étude du fibrome de l'orbite. Journ. de
           méd. de Bordeaux. Mai.
       12. Ussel, Le fibrome de l'orbite. Thèse de Bordeaux.
1891. 13. Tronatola, Fibroma missomatode dell' orbita. Ann. di Ottalm. XIX.
           p. 491.
1894. 14. Goldzieher, Über einen Fall von freibeweglichem Fibrom der Orbita.
           Cbl. f. Augenheilk. III. p. 65.
1896. 15. Lodato, Fibromioma dell' orbita. Archiv. di Ottalm. IV. fasc. 3—4.
           p. 120.
1897. 16. Bocchi, Fibromioma dell' orbita. Archiv. di Ottalm. Anno V. vol. V.
           fasc. 1. 2. p. 59.
1899. 17. Gallenga, Contribuzione allo studio di Tumori congeniti dell' orbita.
           Archiv. di Ottalm. Anno VI. fasc. V. Ref. Ophthalmol. Kl. S. 80.
       18. Gonin, Über ein subconjunktivales Angiofibrom des äußeren Augen-
           muskels mit hyaliner Degeneration. Arch. f. Augenheilk. XXXIX.
1901. 19. Parinaud et Roché, Angiofibrome de l'orbite, modification au procédé
           de Kroenlein. Ann. d'Ocul. p. 241.
1902. 20. Gagen-Torn, Zur Frage über Tumoren der Schädelbasis u. über
           Methoden der Exstirpation von solchen. Russk. Chir. Arch. XVIII.
           no. 2. Ref. Jahrb. f. Ophth.. 494.
1903. 21. Ligal, Un cas d'angiofibrome de l'orbite. Westnik Ophth. p. 35.
1904. 22. Chevallereau et Chaillous, Fibrom der Orbita. Soc. d'Opht. de Paris
           5. Juli. Ref. Klin. Monatsbl. f. Augenheilk. II. p. 166.
1905. 23. Cross, Fibroadenom der Orbita. Ophth. Soc. of the Unit. Kingdom.
           4. Mai.
1906. 24. Königshöfer, Fibroma orbitae maligne degeneratum. Sitzungsber.
           Herbstversamml. d. württemberg. Augenärzte. 25. Nov.
1908. 25. Bossalino, Un caso di esoftalmo da tumore intraorbitale. — Fibro-
           angioma cavernoso capsulato. Ann. di Ottalm. p. 634.
       26. Lapersonne, Angiofibrome de l'orbite. Archive d'Opht. p. 417.
       27. Rucker, Contribution à l'étude des angiofibromes de l'orbite. Thèse
           de Paris.
1909. 28. Gamble, Simple fibroma of the orbit. Ophth. Rec. p. 405.
       29. Guglianetti, Fibroma dell' orbita in un ciprino. Arch. di Ottalm. XVII.
           289.
       30. Ring O., Ein Fall von Orbitalfibrom. Am. Ophth. Soc. 14—15. VII.
       31. Roy, Calcified fibroma of the orbit. Ophthalmoscope. p. 15.
1910. 32. Ring, Orbital fibroma with unusual clinical manifestations. The Ophth.
           Rec. 1910. p. 130.
       33. Steiner, Ein Fibrom der Orbita. Cbl. f. Augenheilk. XXXIII. Sept.
1911. 34. Cosmettatos, Fibrome et élargissement congénital de l'orbite. Ann.
           d'Ocul. CXLV. p. 282.
1913. 35. Teulières, Le fibrome de l'orbite. Arch. d'Opht. XXXIII. p. 236.

Das Neurofibrom der Orbita.

§ 256. Das plexiforme Neurom (Billroth 1), Rankenneurom oder Neuroma cirsoideum (Bruns 2), zylindrisches Fibrom der Nervenscheiden (Marchand 3), Elephantiasis neuromatodes (de Vincentiis 11) gehört zu den seltenen Orbitalerkrankungen. Berlin (4) kannte nur 2 Fälle (von Billroth und Marchand), denen er einen dritten (von Bruns) hinzufügt. Bisher sind einige 20 Fälle in der Literatur mitgeteilt worden.

In vielen dieser Fälle handelt es sich um eine sekundäre Beteiligung der Augenhöhle bei primärem Neurom des Oberlides, das bekanntlich eine Prädilektionsstelle für das plexiforme Neurofibrom darstellt.

Nach v. Michel, auf dessen eingehende Darstellung hier verwiesen werden kann (vgl. dieses Handbuch II. Aufl., V. Bd., S. 161) tritt das Neurofibrom an den Augenlidern in drei Formen auf, als plexiformes Neurom, als Fibroma molluscum und als halbseitige Gesichtshypertrophie.

Von diesen Formen beteiligt besonders die erstgenannte (das Rankenneurom) die Orbita.

Klinische Erscheinungen.

Das plexiforme Neurom ist eine angeborene Neubildung, zuweilen kann eine erbliche Anlage vorliegen (Bruns). Meist ist bei der Geburt nur das Lidneurom vorhanden, während sich die orbitale Geschwulst erst nach Jahren entwickelt.

Ob ein Trauma, wie es in dem Falle von Katz (9) beobachtet wurde, seine Entwicklung beschleunigen kann, ist zweifelhaft.

Da das Lidneurom den äußeren Teil des Oberlides und die angrenzende Haut der Schläfe zu betreffen pflegt, finden sich die in die Augenhöhle hineinwuchernden Tumorzapfen im oberen äußeren Teile der Orbita, wodurch eine Verdrängung des Bulbus nach unten innen verursacht wird.

Die Verdickung und Vergrößerung des äußeren Lidteils, der lappenartig herabhängen und das Auge bedecken kann, verdeckt meist die Stellungsänderung des Bulbus und verhindert das Auftreten von Doppelbildern.

Ein charakteristisches Zeichen ist der Nachweis einer Anzahl von härtlichen, wurmartigen Strängen und Knoten im erkrankten Oberlide, die untereinander zusammenhängen. Sie entsprechen nach Sitz und Ausdehnung im wesentlichen dem ersten Trigeminusaste. Schmerzen fehlen meist, können aber auch vorhanden sein (Billroth 1, Wherry 6, Parker 25). Das gleiche gilt für Sensibilitätsstörungen, auf die leider in vielen Fällen nicht genügend geachtet wurde.

Der Grad des Exophthalmus kann recht beträchtlich sein (Parker 25, Tertsch 19 — 12 mm). Die Sehkraft kann in verschiedener Weise leiden, einmal durch Druck des Tumors auf den Optikus (die Neuritis optica im

Falle von Wherry ist kaum anders zu deuten) oder, was häufiger ist, durch Buphthalmus und seine Folgeerscheinungen.

Auf das eigenartige Zusammentreffen von Rankenneurom der Orbita und Buphthalmus hat wohl zuerst Sachsalber (10) hingewiesen, der als Ursache dieser Störung eine primäre Erkrankung der Saftbahnen der Nerven in der Aderhaut annimmt. Diese soll zu diffuser Bindegewebsneubildung und zu entzündlichen Veränderungen mit Obliteration der Blut- und Lymphgefäße führen. Auch Treacher Collins (18) und Batten, Snell (17), Rosenmeyer und Michelsohn-Rabinowitsch u. a. sahen Buphthalmus mit plexiformem Neurom der Orbita kompliziert, während andere Autoren (Fruginele 20, Parker 25, Tertsch 19, Schreiber 7, Katz 9 u. a.) den Bulbus frei von glaukomatösen Veränderungen antrafen. Wenn man in denjenigen Fällen, wo der Bulbus phthisisch war (wie z. B. in einer Beobachtung von Snell) das Vorausgehen eines Buphthalmus annehmen kann, dürfte sich, soweit meine Zusammenstellung schließen läßt, die Häufigkeit des Zusammentreffens von plexiformem Neurom der Orbita und Buphthalmus auf etwa 50% berechnen lassen.

Nicht allzuselten beteiligt das Neurofibrom die benachbarte Orbitalwand, an der es entweder zu Verdickung (Osteophytenbildung) kommt (Bruns 2, Billroth 1) oder zu Usurierung (Bruns 2, Parsons und Rockliffe 16, Sachsalber 10). Der Fall von Parsons und Rockliffe ist dadurch bemerkenswert, daß der Tumor durch das Orbitaldach in die Schädelhöhle gewachsen war und das klinische Bild des pulsierenden Exophthalmus bestand. Der Patient starb kurz nach der Exenteration der Augenhöhle. Auch de Vincentiis (11) sah ein Aneurysma arteriovenosum und erwähnt einen ähnlichen Fall von Lansdown. Ein solcher Verlauf bildet aber sicherlich die Ausnahme. Meist ist das plexiforme Neurom der Orbita eine gutartige Neubildung, die äußerst langsam wächst und weder zu infiltrierendem Wachstum noch zur Metastasenbildung neigt.

Als Ausgangspunkt der Geschwulst kommt sowohl der Nervus frontalis und supratrochlearis (Valude 27, Parker 25), als der supra- und infraorbitalis (Marchetti 15, Golowin 14) in Betracht. Ein solitäres Neurofibrom der Orbita, das wahrscheinlich vom Trigeminus ausging, beschreibt Tertsch.

Eine besondere Schmerzhaftigkeit scheint nicht zum Bilde des plexiformen Neuroms der Orbita zu gehören, wenn sie auch gelegentlich erwähnt wird (Wherry 6). Die Sensibilität wurde meist leider nicht geprüft, in mehreren Fällen normal, in anderen herabgesetzt gefunden (Valude 27, Beard und Brown 22).

Für die Differentialdiagnose ist neben der kongenitalen Entstehung die Beteiligung des oberen Lides und der Schläfengegend, besonders aber der palpatorische Nachweis der eigenartigen wurmähnlichen Stränge verwertbar.

Therapeutisch kommt lediglich die Exstirpation der Geschwulst in Frage, die bei geringerem Umfange des Tumors keine Schwierigkeiten zu bereiten pflegt und, wie die Literatur zeigt, meist einen dauernden Erfolg erzielt.

PARKER (25) und SCHREIBER (7) operierten nach der KROENLEINschen Methode. Bei phthisischem oder buphthalmischem erblindeten Bulbus ist natürlich die Exenteration der Orbita vorzuziehen (MARCHETTI, SACHSALBER, SNELL, WHERRY).

Pathologische Anatomie.

§ 257. Den Ausgang der Neubildung von den Nerven der Orbita hatte bereits BILLROTH (1) festgestellt. Einzelne der Stränge schienen kolbig zu enden, setzten sich dann direkt oder indirekt in einen feinen Faden fort, welcher bei mikroskopischer Untersuchung als feiner Nerv zu erkennen war. — Die Stränge selbst bestanden aus ziemlich kernreichem derben Bindegewebe. Daß die Geschwulst durch Wucherung des fibrösen Peri- und Endoneurium entsteht, ist von vielen Autoren festgestellt worden (TREACHER-COLLINS 18, FRUGINELE 20, PARKER 25 u. a.).

Der von BEARD und BROWN (22) untersuchte Tumor bestand aus gelappten Gewebsbündeln, deren jeder aus einem dunkelbraunen Kern und weißlicher Rinde bestand. Die äußere Zone war von schmalen Membranen von Spindelzellen begrenzt, unter denen sich eine Bindegewebsschicht mit Blut- und Lymphgefäßen fand, während die innere Zone aus Nervengewebe mit atrophischen Veränderungen bestand.

Eine besondere Stellung nimmt der von TERTSCH (19) untersuchte Fall ein, bei dem aus der Orbita ein solitäres Neurofibrom entfernt wurde, das sich gut ausschälen ließ und, da keine Ausfallserscheinungen in der Beweglichkeit des Augapfels bestanden, vom Trigeminus abgeleitet wird.

Mikroskopisch ließ sich deutlich das Einstrahlen eines Nervenstammes in den Tumor verfolgen. Die Nervenfibrillen lagen ohne Scheiden zwischen den Bindegewebszellen und boten deutliche pathologische Veränderungen, Verschmälerung, Verlust der Färbbarkeit, spindelförmige Anschwellungen oder Einkerbungen.

Das Stroma des Tumors bestand aus stark gewundenen Fasern, zwischen denen große runde Zellen mit feingekörntem Plasma und kleinen Kernen neben verzweigten unregelmäßig begrenzten Zellen, Spindelzellen und Leukozyten anzutreffen waren.

Den Ausgang der Geschwulst bildeten die Nervenhüllen, die Fibrillenscheiden, vielleicht auch die Zellen der SCHWANNschen Scheide. Die Nervenfasern verhielten sich rein passiv. Analog war der Befund in den Fällen von PARKER und MARCHETTI, die gleichfalls als solitäre Neurome der Orbita aufzufassen sind.

Daß die Amputationsneurome der Ziliarnerven, wie sie BIETTI nach

Neurektomia optico-ciliaris beschrieben hat, eine besondere Gruppe der orbitalen Neurome bilden, wenn sie auch anatomisch analoge Verhältnisse zeigen, bedarf keiner näheren Ausführung.

Literatur.

Neurom der Orbita.

1869.   1. Billroth, Plexiformes Neurofibrom des oberen Lids und der Schläfengegend. Langenbecks Arch. XI. S. 232.

1870.   2. Bruns, Virch. Arch. L. p. 80.

1877.   3. Marchand, Das plexiforme Neurom. Virch. Arch. LXX.

1880.   4. Berlin, Dieses Handbuch. I. Aufl. S. 716.

1891.   5. Andry et Lacroix, Lyon médical.

1892.   6. Wherry, Specimen of orbital neuroma about the size of a large walnut, which caused proptosis and led the removal of the eye. Transact. Ophth. Soc. of the Unit. Kingdom. XII. p. 40.

1895.   7. Schreiber, Plexiformes Neurom der Orbita. Jahresbericht der Augenheilanstalt Magdeburg. 95 u. 96. S. 22.

1896.   8. Finotti, Beiträge zur chirurgischen u. pathol. Anat. der peripheren Nerven. Virch. Arch. CXLIII.

1898.   9. Katz, Über ein Rankenneurom der Orbita u. d. oberen Lides. Arch. f. Ophth. 45. 1.

      10. Sachsalber, Über das Rankenneurom der Orbita mit sekundärem Buphthalmus. Deutschm. Beitr. z. Augenheilk. III. S. 523.

1899. 11. Vincentiis, Elephantiasis neuromatodes mit Aneurysma der Orbita. Lav. Clin. Oc. Napoli V.

1902. 12. Aurand, Névrôme plexiforme de la paupière sup. Rec. d'Opht. p. 679.

      13. Delfosse, Névrôme plexiforme des paupières. Bull. de la Soc. anat. clin. de Lille. Mai.

      14. Golowin, Ein Fall von Neurom d. N. supraorb. Westnik Ophth. XIX. Heft 4 u. 5.

1903. 15. Marchetti, Pseudoneurom des nervus infraorbitalis. Ann. di Ottalm.

      16. Rockliffe and Parsons, Plexiform neuroma. Ophth. Rev. p. 267.

      17. Snell, Three cases of plexiform neuroma (elephantiasis, neuromatosis) of temporal region. Orbit, eyelid and eyeball. Ophth. Soc. of the Unit. Kingdom. June 11. Ref. Ophth. Rec. p. 391.

      18. Snell and Collins, Plexiform neuroma (elephantiasis, neuromatosis) of temporal region, orbit, eyelid and eyeball. Three cases with histological examination. Ophth. Rev. p. 269.

      19. Tertsch, Ein Neurom der Orbita. Arch. f. Ophth. LV, 1. S. 121.

1904. 20. Fruginele, Über das plexiforme orbito-temporo-palpebrale Neuro-Fibrom. Ann. di Ottalm. no. 1 u. 2.

      21. Lagrange, Traité des tumeurs de l'œil. Paris, Steinheil.

1906. 22. Beard und Brown, Plexiformes Neurom der Orbita. Arch. of Ophth. XXXV.

      23. Albrecht, Ein Fall von Rankenneurom am oberen Augenlid. Beitr. z. klin. Chirurg. I. 2. Heft.

1907. 24. Knapp, Plexiform neuroma of the orbit. Transactions of the Amer. Ophth. p. 229.

      25. Parker, Neurofibroma of the orbit: Krönlein operation. Journ. of Am. med. Ass. July 6. p. 17.

1908. 26. Marx, Ein Fall von multipler Neurofibromatose. Zeitschr. f. Augenheilk. XIX. S. 528.

1909. 27. **Valude**, Neurofibrome de l'orbite dévéloppé aux dépens du nerf frontal. Ann. d'Ocul. p. 446.
1912. 28. **Zentmayer**, A case of plexiform neurofibroma involving the orbit. Transact. of the Amer. Ophth. Soc. p. 205.

Das Chondrom der Orbita.

§ 258. Das Chondrom der Orbita ist außerordentlich selten, wie sich daraus ergibt, daß nur 8 Fälle in der mir zugänglichen Literatur beschrieben sind. Wenn wir allerdings die Mischtumoren der Tränendrüse, soweit sie Knorpelinseln enthalten, mit hierher rechnen wollen, dann erhöht sich die Zahl der Fälle auf einige 20.

Es erscheint mir jedoch richtiger, diese Mischtumoren der Tränendrüse nach ihrer klinischen und anatomischen Eigenart gesondert zu besprechen.

Der SCHÖLERsche (1) Fall betraf ein 33jähriges Weib, dessen linkes Auge eine Protrusion von 12—15 mm bot. Die Orbita war im vertikalen Durchmesser um 10 mm erweitert. Die höckrige Geschwulst saß an der inneren oberen Orbitalwand und war mit dem Knochen verwachsen. Sie war im 7. Lebensjahr zuerst bemerkt worden und langsam gewachsen.

Auch der REIDsche (2) Fall, der einen 19jährigen Mann betraf, saß fest am Knochen der äußeren Orbitalwand und reichte bis zum Foramen opticum. 5 Monate nach der Entfernung rezidivierte er. Die mikroskopische Untersuchung ergab ein Enchondrom.

PAUL (6) beschreibt bei einem 45jährigen Weibe einen Tumor unterhalb des Bulbus, der in Zeit von 2 Jahren unter Schmerzen und mit den Erscheinungen von Neuritis optica und Amblyopie gewachsen war. Er reichte in die Kieferhöhle und bestand aus weichem Knorpelgewebe.

Der LAWSONsche (3) Fall ging vom Keilbein aus, enthielt eine Reihe von Zysten und bestand aus hyalinem Knorpel.

Die Mitteilung von BROWNE (8) weist mit derjenigen von PAUL Ähnlichkeit auf. Auch hier griff der Tumor vom Orbitalboden auf die Kieferhöhle über. Er wurde operativ entfernt und rezidivierte nicht. Mit der Nachbarschaft war er nicht verwachsen.

FROMAGET (5) sah bei einem 18jährigen Mädchen zwischen Muskeltrichter und Orbitalwand ein kastaniengroßes abgekapseltes Fibrochondrom, das den Bulbus nach unten außen gedrängt hatte und 8 Jahre vorher entstanden sein sollte.

Der stumpf von der Bindehaut aus entfernte Tumor bestand aus Bindegewebe und Knorpel. Überall, sowohl innerhalb der fibrösen Teile als außerhalb derselben fanden sich Knorpelinseln mit sternförmigen Zellen oder hyaliner Knorpel mit Rundzellen. Daneben traf man Fett- und

Schleimgewebe und Herde von Muskelfasern, die Degenerationszeichen darboten. Ein Teil des Tumors machte einen sarkomatösen Eindruck.

Im Siwzeffschen (9) Fall war der Tumor bei einem 14jährigen Manne vom oberen inneren Teile der Orbita aus in die Siebbeinhöhle vorgedrungen. Er wurde mit Erhaltung des Bulbus von der Bindehaut aus entfernt und bestand aus hyalinem Knorpel.

Was die Genese des Enchondroms der Orbita anlangt, so ist es nicht ohne Interesse, daß Gallenga (4) mehrfach knötchenförmige Inseln von hyalinem Knorpel bei Anophthalmus, Mikrophthalmus und Lidmißbildungen in der Orbita angetroffen hat, die er auf Entwicklungsstörungen zurückführt und die nach ihm zur Entstehung gemischter Tumoren Anlaß geben können.

Ich möchte hinzufügen, daß auch gelegentlich bei Sarkomen der Orbita neben den Bindegewebszellen bei genauer mikroskopischer Untersuchung kleine Herde von Knorpel nachgewiesen werden können, wie in einem von mir beschriebenen Falle.

Aus solchen Knorpelinseln, die auf eine Keimverlagerung hinweisen, können sich also sowohl gutartige als maligne Tumoren entwickeln.

Andrerseits soll nicht bestritten werden, daß die unter der Bezeichnung eines Enchondroms geschilderten Fälle, besonders diejenigen von ihnen, die zystische Hohlräume und eine Kommunikation mit Nebenhöhlen der Nase darboten, den Gedanken an Mucocelen nahelegen.

Leider ist die Beschreibung des anatomischen Befundes in einer Reihe dieser Fälle zu mangelhaft, um eine Entscheidung darüber zuzulassen, ob ein echter Knorpeltumor vorlag oder nicht.

Literatur.

Chondrom der Orbita.

1880.   1. Schöler, Jahresbericht seiner Augenklinik.
1882.   2. Reid, Enchondroma of orbit. Brit. med. Journ. IV. p. 615.
1883.   3. Lawson, Congenital tumor of orbit. Brit. med. Journ. Oct. 20. p. 773.
1895.   4. Gallenga, Della presenza di noduli cartilaginei nel cavo orbitario. Archiv. di Ottalm. II. p. 275.
1902.   5. Fromaget, Fibro-chondrome de l'orbite. Exstirpation par le cul-de-sac supérieur avec conservation du globe et de la vision. Arch. d'Opht. XXII. p. 380.
        6. Paul, Zwei Fälle seltener Orbitalgeschwulst. Brit. med. Journ. 22. März.
1903.   7. Birch-Hirschfeld, Beitrag zur Kenntnis der symmetrischen Orbitaltumoren. Arch. f. Ophth. LVI, 3.
        8. Browne, Cas d'enchondrome de l'orbite. Bullet. et Mém. de la soc. franç. d'Opht. p. 103.
1912.   9. Siwzeff, Chondroma orbitae. Moskauer Augenärztl. Ges. 13. III.

Das Angiom der Orbita.

§ 259. Das Angiom dürfte in der Orbita etwa ebenso häufig vorkommen wie das Dermoid. Wie für dieses gilt auch für die angiomatösen Tumoren, daß sie häufiger an den Lidern ihren Sitz haben, als im eigentlichen Gebiete der Augenhöhle.

Wenn LAGRANGE unter den Gefäßtumoren der Orbita neben dem Angiom die Varicocele und den pulsierenden Exophthalmus behandelt, so haben wir es in unserer Bearbeitung lediglich mit dem Angiom der Orbita zu tun, da die beiden anderen Erkrankungsformen nicht unter die eigentlichen Orbitaltumoren gerechnet werden können und außerdem an anderer Stelle dieses Handbuches eingehend besprochen werden.

VIRCHOW, der die Bezeichnung Angiom geprägt hat, unterscheidet zwischen Angioma simplex und Angioma cavernosum. Ersteres besteht aus erweiterten und verlängerten Kapillaren, entbehrt meist einer Kapsel und steht der sog. Teleangiektasie nahe. Es kommt in der Orbita sehr selten vor, während es im subkutanen Gewebe, auch demjenigen der Lider, weit häufiger beobachtet wird. Das kavernöse Angiom besteht aus einem Gerüst von Bindegewebsbalken, in dessen vielfach miteinander zusammenhängenden Hohlräumen sich Blut befindet. Die Hohlräume sind mit platten Epithelzellen ausgekleidet und hängen mit weiten Venen zusammen. In den Scheidewänden finden sich Arterien und Kapillaren. Der anatomische Bau zeigt mit demjenigen des Schwellkörpers des Penis große Übereinstimmung. Es besitzt meist eine Kapsel und ist von seiner Umgebung gut abgegrenzt, wenn .es auch gelegentlich mit der Nachbarschaft z. B. mit einem Augenmuskel in Verbindung steht.

Es ist wichtig, auf diese Unterschiede von vornherein hinzuweisen. Allerdings ist bei manchem Falle besonders der älteren Literatur die Beschreibung zu ungenau, um eine gesicherte Diagnose zuzulassen.

Zweifellos ist aber die überwiegende Mehrzahl der orbitalen Haemangiome unter die kavernösen Tumoren zu rechnen.

Nach BERLIN wird das einfache Angiom in der Orbita selten isoliert beobachtet. Es ist meist mit Angiom der Lider (Fälle von SCHMIDT, KÜCHLER, KNAPP u. a.) oder der benachbarten Haut (MARTIN) verbunden, gelegentlich auch als Angioma lipomatodes aufzufassen (KNAPP).

Von neueren Fällen wird man diejenigen von SNELL (27), GOSETTI (2), BICHELONNE (103), DENIG (57), COPPEZ (50), ROLLET (3 Fälle) zu den einfachen Angiomen rechnen müssen. Im einzelnen ist es jedoch oft recht schwierig, namentlich bei ungenauer Schilderung und fehlender anatomischer Untersuchung, eine sichere Unterscheidung der beiden Tumorarten zu treffen. Häufig können wir nur mit einiger Wahrscheinlichkeit nach dem klinischen Bilde urteilen.

Die Fälle von intermittierendem Exophthalmus durch Varicocele der Orbita sind am besten in eine gesonderte Gruppe zu rechnen, wenn sie auch zu den einfachen Angiomen der Augenhöhle Übergänge zeigen und sich zum Teil nicht sicher von ihnen klinisch abgrenzen lassen. Streng genommen müßte man zum intermittierenden Exophthalmus (vgl. S. 105 dieser Bearbeitung) nur diejenigen Fälle zählen, wo es sich lediglich um eine Erweiterung der Orbitalvenen handelt und wo dementsprechend bei genügender Entleerung dieser Venen kein Exophthalmus, sondern häufig sogar Enophthalmus vorhanden ist. Das Angiom würde dem gegenüber eine durch fortschreitendes, wenn auch oft recht langsames Wachstum ausgezeichnete Neubildung darstellen.

Bei genauerer Durchsicht der von Lagrange (87) aufgestellten Tabelle, die 83 Fälle umfaßt, möchte ich nicht weniger als 20 Fälle ausscheiden, die, wie ich glaube, nicht zu den Angiomen, sondern zum intermittierenden oder pulsierenden Exophthalmus oder zu anderen Orbitalerkrankungen zu rechnen sind. So sind die Fälle von Walton, Carron de Villards, Morton, Oettingen als pulsierender Exophthalmus, die von Mackenzie, Foucher und Gruening als intermittierender Exophthalmus aufzufassen, während der Ledransche Fall als Orbitalabszeß, der von Cabannes als Lymphangiom zu bezeichnen ist. Es bleiben danach nur 63 Fälle übrig, die man wohl mit Recht als Angiome der Orbita ansprechen kann.

§ 260. Die von mir zusammengestellte Tabelle, auf deren genaue Wiedergabe ich glaube verzichten zu dürfen, umfaßt 157 Fälle, von denen 132 mit Sicherheit, 25 mit größerer oder geringerer Wahrscheinlichkeit zu den orbitalen Angiomen gerechnet werden dürfen.

Die Genauigkeit der Beobachtung und gegebenen Beschreibung läßt leider recht oft zu wünschen übrig, so daß ein sicheres Urteil über die Struktur des Tumors häufig nicht möglich ist.

Auch ist es zweifelhaft, wie man die Grenzlinien für das Angiom ziehen soll. Soll man z. B. diejenigen Fälle, wo deutliche Pulsation des Tumors vorhanden ist, zu den Angiomen oder zum pulsierenden Exophthalmus rechnen? — Ich glaube, daß das letztere richtiger ist, denn es steht zweifellos fest, daß das Symptom der Pulsation im Krankheitsbilde des Angioms ganz ungewöhnlich ist.

Existiert in solchen Fällen keine anatomische Untersuchung (Watson, Carron de Villards, Oettingen) oder ist dieselbe so ungenau, daß über den Charakter des Tumors nichts zu sagen ist (Morton), so ist immer die Vermutung gerechtfertigt, daß wir es mit einem Aneurysma der Orbita zu tun haben, sei es ein Aneurysma arteriovenosum, wie es nach Ruptur der Carotis im Sinus cavernosus entsteht, sei es ein Aneurysma der Art. ophthalmica.

Schwieriger noch ist die Abgrenzung zwischen dem Angiom und der Varicocele der Orbita. Auf die Genese und den Symptomenkomplex der letzteren bin ich in dem Kapitel über den intermittierenden Exophthalmus (S. 105 dieser Bearbeitung) näher eingegangen.

Dort habe ich auch hervorgehoben, daß als Unterscheidungsmerkmal zwischen Angiom und intermittierendem Exophthalmus in erster Linie der Umstand in Betracht komme, ob auch bei aufrechter Haltung Exophthalmus vorhanden sei.

Es muß aber zugegeben werden, daß viele Fälle von Angiom der Orbita die Symptome des intermittierenden Exophthalmus darbieten und daß es in den Anfangsstadien des Angioms schwer oder unmöglich sein kann, eine Entscheidung zu treffen. Selbst eine Operation wird in solchen Fällen nicht notwendig zur Klärung der Diagnose führen, da anatomisch das Angioma simplex und Angioma diffusum genau mit einer Varicocele übereinstimmen kann.

Unter den 132 Fällen meiner Tabelle, die als Angiome aufgefaßt werden können, finden sich 114, bei denen sich die Art des Tumors genauer feststellen läßt. Nicht weniger als 98 von diesen waren Cavernome, 13 Angioma simplex, 3 diffuse Angiome.

Wir können also sagen, daß weitaus die Mehrzahl der Fälle von orbitalen Angiomen zur Gruppe des Cavernom gehört.

Ob, wie BERLIN behauptet, Übergänge von einer Angiomform in die andere vorkommen, ist schwer zu entscheiden. Soviel ist wohl sicher, daß das Cavernom ebenso wie das Angioma simplex häufig angeboren ist, das erstere sich also nicht aus dem letzteren zu entwickeln braucht, und daß auch bei älteren Leuten, bei denen die Geschwulst schon lange bestand, einfache Angiome nicht selten beobachtet worden sind.

Die Fälle von Angioma simplex von denjenigen des cavernösen Angioms abzutrennen und gesondert zu behandeln, wäre vielleicht wünschenswert, läßt sich aber zur Zeit nicht an einem größeren Material durchführen, da nur genauer anatomisch untersuchte Fälle in dieser Beziehung zu rubrizieren sind.

Von klinischer Bedeutung ist eine solche Unterscheidung kaum oder nur insofern, als das diffuse oder einfache Angiom der Totalexstirpation größere Schwierigkeiten zu bereiten pflegt, als das Cavernom, das nicht selten einen in sich geschlossenen, von einer Bindegewebskapsel umgebenen Tumor darstellt.

Die klinischen Symptome stimmen sonst bei beiden Angiomformen überein, ermöglichen jedenfalls keine Unterscheidung beider.

§ 261. Ehe ich zur Besprechung des Krankheitsbildes übergehe, möchte ich die von mir beobachteten Fälle von Angiom in tabellarischer Übersicht wiedergeben.

No.	Alter	Geschl.	Ätiologie	Symptome	Visus
1.	58	M	vor 8 Jahren Contusio bulbi, aber kein Exophthalmus, das Auge trat erst vor einem halben Jahre hervor und zugleich nach oben, keine Schmerzen, kein Geräusch	Im unteren Teile der linken Orbita weicher Tumor, Bulbus 4 mm nach oben, 14 mm nach vorn gedrängt, Beweglichkeit nach unten vermindert, sonst gut, Doppelsehen	Visus $^1/_6$
2.	30	M	seit ca. 5 Jahren Vortreten des rechten Auges ohne Veranlassung, keine Schmerzen	rechter Bulbus 5 mm nach vorn, Beweglichkeit frei, keine Doppelbilder	$^6/_{12}$
3.	10	M	seit der Geburt Vorstehen des linken Auges	Varix im linken oberen Lid, leichter (2 mm) Exophthalmus, beim Bücken, Pressen und Jugulariskompression bis 5 mm zunehmend, kein Geräusch, keine Pulsation, keine Schmerzen	$^6/_6$
4.	$^1/_2$	W	seit Geburt linkes Auge vorstehend	Protrusio l. von ca. 10 mm in der optischen Axe, Beweglichkeit nach allen Seiten vermindert, kein Geräusch, anscheinend keine Schmerzen, weiche Resistenz hinter dem Bulbus fühlbar, beim Schreien tritt das Auge stärker hervor	Visus anscheinend vorhanden
5.	$1^1/_4$	M	seit Geburt Schwellung im linken inneren Winkel	weicher Tumor kompressibel oben innen vom Bulbus, Exophthalmus ca. 5 mm, beim Schreien und Stauung zunehmend	anscheinend gut
6.	30 Woch.	W	seit Geburt rechter innerer oberer Winkel weiße Geschwulst	med. Teil des rechten oberen Lides blaurot, Exophthalmus ca. 3mm, bei Druck auf den Lidtumor größer	?

Hintergrund	Therapie	Verlauf	Bemerkungen
Hyperämie und leichte Schwellung der Papille, Netzhautvenen stark gefüllt	Exstirpation, Inzision am unteren Orbitalrand, der Tumor läßt sich stumpf ausschälen, er steht mit dem M. rect. inf. in Verbindung	glatter Heilverlauf, Exophthalmus n. einigen Wochen geschwunden, Senkung noch etwas erschwert, Hgrd. normal	die anatomische Untersuchung ergibt ein typisches kavernöses Angiom von 15×18 mm Größe, deutlich abgekapselt
Hyperämie der Netzhaut u. des Optikus, Venenpuls	Kroenleinsche Operation, kirschgroßer Tumor innerhalb des Muskeltrichters, stärkere Blutung	nach der Operation bleibt 14 Tage leichter Exophthalmus bestehen (Orbitalblutung), leichte Lidschwellung, n. 4 Wochen Beweglichkeit frei, Visus = 1	kavernöses Angiom
Hgrd. normal	der Lidvarix wird elektrolytisch behandelt, ohne daß die Orbitalgeschwulst beeinflußt wird	der Exophthalmus nimmt bei längerer Beobachtung etwas zu (3 mm b. Primärstellung)	wegen der geringen Beschwerden und des leichten Grades der Protrusio wird auf den Wunsch der Eltern von einem Eingriffe abgesehen
venöse Hyperämie	Kroenleinsche Operation, der Tumor besteht aus einem Konvolut stark gefüllter Venen, von denen ein größerer Teil etappenweise unterbunden wird	wesentliche Besserung des Exophthalmus und der Beweglichkeit	Angioma diffusum, keine Kapselbildung, keine kavernösen Räume
venöse Hyperämie	Elektropunktur (5 Sitzungen)	Schwellung und Exophthalmus gehen etwas zurück	nicht anatomisch untersucht
venöse Hyperämie	galvanokaustische Behandlung d. Lidtumors	Lidtumor kleiner, Exophthalmus unverändert	nicht anatomisch untersucht

No.	Alter	Geschl.	Ätiologie	Symptome	Visus
7.	$3/4$	W	seit Geburt Tumor im rechten inneren Winkel	weicher Tumor im rechten inneren Winkel, leichter Exophthalmus (ca. 3 mm), beim Schreien tritt das Auge stärker hervor, Beweglichkeit frei	anscheinend gut
8.	63	W	seit ca. 10 Jahren Vortreten des linken Auges ohne Schmerzen, seit einem Jahre Kopfschmerzen	linkes Auge 12 mm Exophthalmus, leicht nach außen abgelenkt, Beweglichkeit nach allen Seiten beschränkt, bei Kompression am Halse Zunahme des Exophthalmus um ca. 2 mm	$1/15$
9.	56	M	seit 5 Jahren rechtes Auge vorgetrieben, besonders bei Stauung am Kopfe	rechtes Auge 13 mm Exophthalmus, Beweglichkeit gut, Bulbus zurückdrückbar, in den Seitenteilen der Orbita eine weiche Geschwulst fühlbar, keine Pulsation	$6/24$
10.	36	W	seit ca. einem Jahre Vortreten des linken Auges bemerkt, während der Periode angeblich Zunahme der Schwellung	linkes Auge 8 mm Exophthalmus, Bulbus leicht nach außen, gut beweglich, beim Bücken und Jugulariskompression nimmt die Protrusio auf 10 mm zu, kein Doppeltsehen	$6/6$
11.	18	W	seit mehreren Jahren Schwellung im linken inneren Winkel von wechselnder Größe, Vortreten des Augapfels	weicher, kompressibler Tumor im linken inneren oberen Teil der Orbita, Beweglichkeit nach innen oben leicht gestört, keine Pulsation, Lider o. B., Exophthalmus 4 mm	$6/6$
12.	12	W	vor 3 Jahren linke Schieloperation, damals kein Exophthalmus, seit 2 Jahren trat das linke Auge langsam vor, zeitweise war das Hervortreten stärker, dann stellten sich oft leichte Kopfschmerzen, Appetitlosigkeit, Mattigkeit ein	linkes Auge 8 mm nach vorn, wenig nach unten und innen verdrängt, Abduktion stark herabgesetzt, Bulbus zurückdrängbar, oben und außen neben ihm eine weiche Resistenz fühlbar, beim Bücken und bei Jugulariskompression keine Änderung der Bulbusstellung	$6/24$ Astigm. hyp.

Hintergrund	Therapie	Verlauf	Bemerkungen
venöse Stauung	da auf Elektrolyse keine wesentliche Besserung, Versuch der Exstirpation, zartwandige, stark gefüllte Venen, heftige Blutung	nach der Operation beträchtlicher Exophthalmus (Orbitalblutung), der sich langsam zurückbildet	diffuses Angiom oder Varix orbitae
Stauungspapille	Kroenleinsche Operation, der im Muskeltrichter liegende Tumor läßt sich stumpf aus seiner Umgebung lösen, geringe Blutung	Exophthalmus fast ganz geschwunden, Beweglichkeit sehr gebessert, Visus unverändert	kavernöses Angiom mit Kapsel, mit Plasmazellen und Lymphozyten, die teilweise zu typischen Follikeln geordnet sind
Papille geschwellt, Venen sehr stark gefüllt	Operation n. Kroenlein, der pflaumengroße Tumor umgreift d. Optikus, Exstirpation schwierig, starke Blutung	nach 3 Monaten noch leichter Exophthalmus, Beweglichkeit freier, Visus $^6/_{12}$	kavernöses Angiom, im Stroma einzelne Blutungen und Lymphfollikel
leichte Hyperämie der Papille, starke Venenfüllung	Operation n. Kroenlein, Tumor stumpf ausgeschält, geringe Blutung	nach 14 Tagen kein Exophthalmus, Bulbus frei beweglich, Visus $^6/_6$	typisches kavernöses Angiom, einzelne Follikel und reichliche Plasmazellen
Stauung der Netzhautvenen	Operation nach Inzision am Orbitalrande oben innen, der Tumor läßt sich stumpf ausschälen mit geringer Blutung, er reicht bis dicht zum Sehnerven	glatter Heilverlauf, Exophthalmus geschwunden, Beweglichkeit gut, Visus $^6/_6$	kavernöses Angiom von Größe und Form einer Maulbeere
leichte Schwellung und Hyperämie der Papille, Stauung der Netzhautvenen, Venenpuls	Operation n. Kroenlein, der walnußgroße abgekapselte Tumor läßt sich stumpf ausschälen, Blutung gering, die Geschwulst reichte bis an den Sehnerven	glatte Heilung, nach 3 Wochen Exophthalm. geschwunden, Visus $^6/_{12}$, Papille o. B.	kavernöses Angiom mit fibröser Kapsel, Pigmentzellen und Blutungen im Zwischengewebe, vereinzelten Plasmazellen und Lymphozyten

No.	Alter	Geschl.	Ätiologie	Symptome	Visus
13.	7	W	seit 4 Jahren Vortreten des linken Auges bemerkt, zeitweilig stärker, keine Schmerzen, Tränen des Auges	linkes Auge Exophthalmus 12 mm, bei Bewegung und Jugulariskompression nicht zunehmend, Bulbus zurückdrängbar, keine Pulsation, Orbita im Röntgenbilde deutlich erweitert	$5/6$
14.	57	M	vor 4 Jahren an ein Brett gestoßen, danach Schwellung der Lider, seit 2 Jahren linkes Auge vorgetreten und langsam schmerzlos erblindet	linkes Auge stark nach oben (10 mm) und vorn (15mm), Hornhaut matt, Kammer seicht, Tens. gesteigert, Auge starr, Tumor weich, kompressibel	$1 = 0$

Es befinden sich darunter 8 Fälle von Cavernom, 3 von Angioma simplex und 3 nicht operierte und daher nicht anatomisch untersuchte Fälle.

Unter 132 Fällen meiner großen Zusammenstellung betrafen 59 das männliche, 73 das weibliche Geschlecht.

Von Interesse ist die Verteilung über das Lebensalter. In 21 Fällen handelte es sich um Säuglinge (bis zum 1. Jahre), im 1.—10. Jahre wurde es 16 mal, im 2. Jahrzehnt 20 mal, im 3. und 4. je 15 mal, im 5. 12 mal, im 6. 16 mal und im 7. 3 mal festgestellt.

An der kongenitalen Entstehung kann kein Zweifel sein, wie die Fälle von CHEVALLEREAU und CHAILLOUS (78), FIALKOWSKI (23), TÖRÖK (92), LAGRANGE (111), BIRCH-HIRSCHFELD u. a. beweisen.

Wenn der Tumor nicht selten erst viel später deutliche Erscheinungen hervorrief und den Patienten veranlaßte, den Arzt aufzusuchen, so erklärt sich das aus dem meist außerordentlich langsamen Wachstum. Vom ersten Nachweis des Exophthalmus bis zur Konsultation des Arztes verstreicht oft lange Zeit (16 Jahre — HORNER; 14 Jahre — LAGOUTTE 86, DE WECKER; 15 Jahre — COPPEZ 50, MANZ, A. v. GRAEFE; 10 Jahre — WHITEHEAD 74, KUMBERG 52; 9 Jahre — AXENFELD 84, BRAUNSCHWEIG 30, PARINAUD-ROCHE 70).

Dagegen kommt es anscheinend selten vor, daß das Vortreten des Auges nur wenige Monate zurückreicht, und in diesen Fällen ging mehrmals (LEBER 47, WEISS 63) ein Trauma voraus.

Hintergrund	Therapie	Verlauf	Bemerkungen
normal	Exstirpation nach Freilegung des oberen äußeren Orbitalrandes, der Tumor besteht aus stark gefüllten einzelnen Venensträngen, die nacheinander unterbunden werden, sein Hauptteil gehört dem Muskeltrichter an, er sitzt fest an der Tenonschen Kapsel	der nach der Op. geschwundene Exophthalmus kehrt in leichtem Grade zurück und es macht sich eine Schwellung oben innen bemerkbar, 2. Op.: Einschnitt oben innen, es wird ein größeres Gefäßknäuel freigelegt u. nach Unterbindung entfernt. Erst nach der 3. Op. normale Stellung des Bulbus mit guter Sehschärfe, leicht. Ptosis u. Schwäche im M. rect. ext.	Angioma simplex
nicht zu spiegeln	Exenteratio orbitae, im unteren Teil der Orbita entleert sich dabei ein superiostaler Bluterguß, der aus dem den Bulbus innerhalb u. außerhalb des Mmtrichters umschließenden Tumor stammt	glatter Heilverlauf	kavernöses Angiom mit wenig scharfer Abgrenzung, im Stroma Blutungen und Pigment

Das Wachstum der Geschwulst scheint meist langsam und kontinuierlich zu erfolgen. Doch sind auch Fälle bekannt, wo Perioden eines schnelleren Fortschreitens mit solchen eines langsameren Wachstums abwechselten (Holmes Spicer 94, Bull 65, Mauthner 3, Lagrange 111). Auch spontane Remissionen sind beobachtet.

Es ist wohl anzunehmen, daß diese spontane Rückbildung der Geschwulst in einer Thrombosierung und Verödung der prallgefüllten Gefäße ihren Grund hat. Diese kann mit einer fibrösen Umwandlung des Tumors verbunden sein (Angiofibrom). Sicher ist das aber sehr selten der Fall, und in der großen Mehrzahl der Fälle schreitet das Wachstum zwar langsam, aber stetig fort.

Mehrfach wurde eine Verletzung, die oft der Entwicklung des Exophthalmus viele Jahre, einige Male aber nur wenige Monate vorausging, mit der Entstehung des Tumors in Verbindung gebracht.

So erlitt der Patient von Camuset (9) eine Eisensplitterverletzung vor 9 Jahren, während derjenige von Dolgenkow (26) vor 14 Jahren bei einem Fall eine Contusio orbitae davontrug, der von Frogé und Baulai (68) eine gleiche Verletzung vor 13—14 Jahren erlitt. Der Lebersche (47) Fall betrifft einen Mann, der vor 2½ Monaten einen Kuhhornstoß erlitt, der von Weiss (63) einen Patienten, den vor einem Vierteljahre ein Pferd mit dem Kopfe ans Auge geschlagen hatte. Einer meiner Patienten (14. Fall) stieß sich vor

4 Jahren an ein Brett, worauf Lidschwellung eintrat. Zwei Jahre später trat das Auge vor.

In der großen Mehrzahl der Fälle wird von einer Verletzung nichts erwähnt.

Es kann wohl keinem Zweifel unterliegen, daß das Trauma mit der Entstehung des Angioms nicht in ursächlichen Zusammenhang zu bringen ist. Höchstens kann man nach Analogie anderer Geschwülste eine wachstumbefördernde Wirkung der Verletzung und ihrer Folgen annehmen, wobei sich diese Wirkung aber nicht erst nach Jahren zeigen dürfte, wie in mehreren der oben erwähnten Fälle.

Daß neben dem orbitalen Angiom noch andere Angiome bestehen können, zeigen die Fälle von Chevallereau und Chaillous (78) (Tumoren der Zunge und der Schenkelbeuge) und Bull (65), Denig (57).

Das gleichzeitige Vorkommen von Lid- und Orbitalangiomen gehört nicht zu den Seltenheiten (Fälle von Badal 77, Lagoutte 86, Panas 32, Lagrange 111 u. a.). Es wird sich hier meist um zusammenhängende, seltener um getrennte Tumoren handeln. Hereditäre Verhältnisse scheinen bei dem Angiom der Orbita nicht wesentlich in Betracht zu kommen.

Auf die in klinisch-diagnostischer Beziehung wichtigsten Punkte hat schon A. v. Graefe (vgl. Berlin, dieses Handb. I. Aufl.) hingewiesen.

Besonders charakteristisch ist die Erscheinung des spontanen Aufschwellens und Abschwellens bei Stauung im venösen Kreislauf. So führt längeres Beugen des Kopfes, Husten, Schreien, Kompression am Hals, Pressen beim Stuhlgang nicht selten zu einem stärkeren Hervortreten der Geschwulst. Auch unabhängig von solchen direkt erkennbaren Einflüssen wird ein wechselndes Volumen des Tumors nicht selten angegeben.

Sehr ausgesprochen war dies in einem Falle meiner Privatpraxis, der ein 12jähriges Mädchen betraf (Fall 12 meiner Tabelle). Hier war der Mutter das wechselnde Aussehen des Auges besonders aufgefallen; Wochen, wo das Auge völlig normal schien, wechselten mit solchen ab, wo ein ganz geringer Grad von Protrusion hervortrat, die sich in einer leichten Erweiterung der Lidspalte und Änderung des Gesichtsausdrucks zeigte. Zu gleicher Zeit bestanden dann Kopfschmerzen, Appetitlosigkeit und Mattigkeit. Vermutlich ist diese Schwankung im Exophthalmus auf vasomotorische Einflüsse zurückzuführen, die auf lokaler oder allgemeiner Ursache beruhen können.

So erklärt sich auch die wiederholte Beobachtung, daß bei Frauen während der Periode das Angiom stärker hervortreten kann (Rosmini 14, Birch-Hirschfeld). Im Falle von Spicer Holmes (94) nahm der Tumor während einer Schwangerschaft erheblich zu.

Recht häufig (unter den von mir beobachteten 14 Fällen 7mal) führt eine Stauung im Venengebiete des Kopfes zur Zunahme der Protrusio oder stärkerem Hervortreten der Geschwulst im vorderen Abschnitt der Orbita (AXENFELD 84, BULL 65, COPPEZ und DEPAGE 56, DOLGENKOW 26, KUMBERG 52, STORY 25, LAGRANGE 111 u. a.).

Besonders häufig scheint das bei Säuglingen der Fall zu sein, die beim Schreien eine stärkere Anschwellung des Tumors erkennen lassen (MARTIN, KNAPP 44, SNELL 27, SMITH, BIRCH-HIRSCHFELD [4., 5. und 7. Fall]).

Aber auch forcierte Exspiration, Vorneigung des Kopfes, Kompression der Jugularis am Halse kann das Volumen der Geschwulst vorübergehend vermehren.

Das spricht dafür, daß eine Verbindung zwischen dem Tumor und den Venen der Orbita vorhanden sein muß und daß der unter gewöhnlichen Verhältnissen gleichmäßig erfolgende Blutaustausch unter Umständen, die in der Norm das Auge nicht oder nur wenig vortreten lassen, erschwert wird, was eine Stauung zur Folge haben muß.

Von Interesse sind diese Erwägungen besonders im Hinblick auf die Genese des intermittierenden Exophthalmus, als dessen Grundlage eine variköse Erweiterung orbitaler Venen angenommen werden muß. Nach meinen Untersuchungen ist die primäre Ursache der Varixbildung in der Erschwerung des Abflusses des Venenblutes bei derjenigen Körperhaltung zu erblicken, bei welcher die vorderen Abflußwege vorzugsweise in Betracht kommen. Auch für das Angiom, das in gleicher Weise sein Volumen ändert, können derartige Momente mitwirken, nur daß hier der Tumor als solcher, der geradezu ein dem orbitalen Blutkreislauf angeschaltetes Reservoir des Venenblutes bildet, auch bei genügend weiten vorderen Abflußwegen durch seine raumbeengende Wirkung auf die Nachbarschaft die Stauung begünstigen wird.

Es ist also bei übereinstimmendem Symptomenkomplex zwischen Varix orbitae und Angiom nicht notwendig, die gleichen mechanischen Grundursachen für beide Erkrankungen verantwortlich zu machen.

Ich habe versucht, die Frage zu entscheiden, ob es vorwiegend die Fälle von Angioma simplex oder diejenigen von Angioma cavernosum sind, die das intermittierende Vortreten des Tumors bei Stauung darbieten, bin jedoch zu keinem eindeutigen Resultat gelangt. Auf Grund meiner eigenen Fälle möchte ich als sicher annehmen, daß beide Arten von Gefäßtumoren diese intermittierenden Schwankungen darbieten können, das Angioma simplex vielleicht häufiger und stärker als das Cavernom.

So wichtig diese Volumenschwankungen für die Diagnose des orbitalen Angioms gegenüber andersartigen Tumoren sind, so gestatten sie doch keine präzisere Feststellung der Struktur der Geschwulst.

Die Beurteilung der Größe des Tumors kann Schwierigkeiten bereiten, da recht häufig während der Exstirpation die oft sehr dünne Gefäßwand eröffnet wird und ein größerer Teil des Blutes sich entleert. Der entfernte

Tumor zeigt dann natürlich ein wesentlich geringeres Volumen, als er in der Orbita hatte. Außerdem kann vor der Operation bei gleichzeitig bestehender Orbitalblutung (vgl. meinen 14. Fall) die Protrusio größer erscheinen, als der Größe des Angioms entspricht.

Die Verdrängung des Bulbus ist natürlich von Sitz und Größe des Angioms abhängig. Die Größe schwankt meist zwischen einer Nuß und einem Ei, kann aber auch diejenige einer Orange oder einer Faust erreichen (Cirera 99, Török 92).

Was den Sitz der Geschwulst anlangt, so gewinnen wir an der Hand von 84 Fällen, bei denen sich genauere Angaben finden, folgendes Bild.

Am häufigsten (25 mal) saß der Tumor innerhalb des Muskeltrichters, am zweithäufigsten innen (15 mal) oder oben innen (9 mal). Oberhalb des Bulbus wurde er 12 mal, oben außen (in der Tränendrüsengegend) 8 mal, unterhalb des Bulbus nur 5 mal, unten innen 2 mal, unten außen 4 mal angetroffen.

Es bestätigt sich also Berlins Angabe, daß eine gewisse Prädilektion für den Standort innerhalb des Muskeltrichters besteht, wenn ich auch nicht, wie Berlin auf Grund einer kleineren Statistik tut, den Sitz außerhalb des Muskeltrichters als Ausnahme bezeichnen kann. Das Überwiegen des inneren Orbitalteils über den äußeren ist so auffallend, daß er für die Diagnosenstellung in Rücksicht gezogen zu werden verdient, wenn auch freilich ein sicherer Schluß aus dem Standort allein sich niemals gewinnen läßt.

Der Grad des Exophthalmus kann sehr beträchtlich sein. Mauthner (3) fand einen solchen von 24 mm, Zimmermann (64) von 11 mm, Knapp (67) von 13 mm. In 6 von meinen Fällen betrug er mehr als 10 mm. Es ist verständlich, daß sich hieraus eine Gefährdung des Auges (Geschwürsbildung der Hornhaut infolge mangelhaften Schutzes durch die Lider) ergeben kann (Fall von Mauthner).

Gelegentlich findet sich die das Angiom beherbergende Orbita in ihrem Rauminhalt erheblich erweitert, wie ich das in meinem 13. Falle gut im Röntgenbilde nachweisen konnte. Diese Erweiterung ist offenbar dadurch zu erklären, daß der zur Zeit der Entwicklung der Orbita (während des ersten Jahrzehntes) bereits vorhandene Tumor die dem Inhalte sich anpassende im jugendlichen Alter sehr nachgiebige, erst später verknöchernde Orbitalwand beeinflusst. Dementsprechend treffen wir diese Erscheinung nur bei denjenigen Angiomen, die schon frühzeitig größeren Umfang gewinnen.

Die Diagnose wird wesentlich erleichtert, wenn der Tumor an einer Stelle bis unter die Haut des Lides oder unter die Bindehaut reicht und als bläuliche oder bläulichrote Vorragung sichtbar wird. An solchen Stellen läßt sich auch das wichtigste Symptom, die Schwellbarkeit, nicht selten gut nachweisen.

Die Konsistenz der Geschwulst wird meist als prall elastisch, häufiger auch als weich geschildert. Sie ist natürlich nicht nur vom Blutgehalte des Tumors, sondern auch vom Fehlen oder dem Vorhandensein einer Bindegewebskapsel abhängig.

Von manchen Seiten wird die Kompressibilität der Geschwulst d. h. die Möglichkeit, durch Druck sein Volumen zu verringern, als ein wertvolles diagnostisches Zeichen angeführt.

Es ist hier jedoch darauf hinzuweisen, daß keineswegs alle kavernösen Orbitaltumoren dieses Zeichen darbieten, und daß auch anderartige Geschwülste (z. B. Encephalocelen) dieses Symptom nachweisen lassen.

Immerhin ist dieses Symptom, wenn es vorhanden ist, insofern wichtig, als es gegen einen soliden Orbitaltumor verwertbar ist.

Fluktuation des Tumors ist nach Berlin eine Ausnahmeerscheinung, nach Lagrange häufiger (in etwa einem Drittel der Fälle) zu beobachten.

Da eine große Anzahl der Fälle der direkten Palpation durch ihre tiefe Lage in der Orbita nicht zugänglich ist, in anderen, die weiter nach vorn reichen, durch Verschieblichkeit der Umgebung eine Fluktuation vorgetäuscht werden kann, ist diesem Symptom keine große Bedeutung beizumessen.

Wichtiger ist die von A. von Graefe zuerst hervorgehobene lange Erhaltung einer relativ guten Beweglichkeit besonders gegenüber malignen Tumoren mit infiltrativem Wachstum. Nach Lagrange war in 70% der Fälle das Muskelspiel intakt, in 20% gestört und in 10% aufgehoben.

Unter den Fällen meiner Zusammenstellung finde ich 24 mal eine Störung der Beweglichkeit des Auges angegeben.

Unter den von mir beobachteten Fällen war die Beweglichkeit 3 mal erheblich nach allen Richtungen hin, 3 mal in geringerem Grade und nur nach einer Richtung herabgesetzt. Wir sehen schon aus diesen kleinen Zahlen, daß die Verhältnisse recht verschiedenartige sein können. Schon aus diesem Grunde kann diesem Symptom allein keine wesentliche Bedeutung beigemessen werden. Die Ursache der Beweglichkeitsbeschränkung kann in dem Umfang der Geschwulst, die nicht selten vom retrobulbären Gewebe zwischen den Augenmuskeln auf die Seitenteile übergreift, gegeben sein. Häufig kommen Verwachsungen zwischen dem Tumor bzw. seiner Kapsel und dem Bulbus oder einzelnen Augenmuskeln mit in Frage.

Das Auftreten von Doppeltsehen scheint sehr selten zu sein (Weiss 63, Parinaud und Roche 70, Camuset 9). Das Angiom teilt diese Eigenschaft mit anderen langsam wachsenden Tumoren der Orbita (z. B. Dermoiden und Osteomen). Offenbar ist das Auge durch den Fusionszwang innerhalb weiter Grenzen befähigt, Abweichungen, die zum Doppeltsehen Anlaß geben, durch Änderung der Innervation auszugleichen, dann aber, wenn dies nicht mehr möglich ist, das Doppelbild zu unterdrücken. Gerade beim Angiom dürfte dies nicht selten der Fall sein, da es häufig zu Sehstörungen führt, was

die Exklusion des Doppelbildes erleichtert. Ptosis wird von Maslennikow (88), Bull (65) und Rollet erwähnt.

Schmerzen in der Orbita oder in ihrer Umgebung gehören gleichfalls
zu den Ausnahmen (Glöckner, Horner, Lawson, Panas), so daß man mit
v. Graefe die Schmerzlosigkeit unter die häufigen Symptome des orbitalen
Angioms zählen kann.

Besonderes Interesse verdienen die Fälle von sogen. pulsierenden
Angiomen. In allen bisher vorliegenden Zusammenstellungen sind Fälle enthalten, bei denen der Tumor mehr oder weniger ausgesprochene Pulsation
zeigte, häufiger auch ein sausendes oder schwirrendes Geräusch subjektiv
oder objektiv festgestellt werden konnte.

So nimmt z. B. Lagrange die Fälle von Walton und Morton, Carron
de Villards und Oettingen in seine Tabelle auf.

Man kann zunächst, wie oben bereits ausgeführt wurde, mit gutem
Grund der Meinung sein, daß die Fälle nicht zu den Fällen von Angiom,
sondern zum pulsierenden Exophthalmus zu rechnen sind.

Wenn wir überhaupt, was unbedingt geboten erscheint, an diesem
Krankheitsbilde festhalten wollen, so werden wir ihm alle Fälle zurechnen
müssen, bei denen arterielle Pulsation nachzuweisen ist, gleichviel, ob ätiologisch ein Aneurysma arteriovenosum traumaticum, ein Aneurysma arteriale
der Orbita oder ein echter gefäßreicher Orbitaltumor in Betracht kommt.

Zum Krankheitsbilde des Angioms, mag es sich um das sogen. plexiforme oder kavernöse Angiom handeln, gehört die Pulsation so wenig, daß
wir allen Grund haben, beim Vorhandensein derselben einen andersartigen
Tumor anzunehmen.

Allerdings existiert in der älteren Literatur ein Fall von Frothingham
(1875), bei dem das klinische Bild dem pulsierenden Exophthalmus entsprach (35jährige Frau, spontan entstandener Exophthalmus, Pulsation und
lautes Geräusch über Schläfe und Auge) und bei der anatomischen Untersuchung ein Tumor gefunden wurde, der aus 2 Portionen bestand. Die
eine war gebildet durch ein Konvolut sackartig erweiterter Gefäße, die
durch lockeres Bindegewebe zusammengehalten wurden, die andere durch
ein eingekapseltes kavernöses Angiom.

Es kann kein Zweifel sein, daß die Pulsation nicht durch dieses Angiom,
sondern durch das von ihm getrennte Gefäßkonvolut verursacht wurde und
daß wir es hier mit einer gewiß äußerst seltenen Kombination von einem
kavernösen Angiom mit einem Aneurysma cirsoideum der Orbita zu tun haben.

Es ist ja nicht ausgeschlossen, daß das sogen. plexiforme Angiom
Pulsation und aneurysmatische Geräusche veranlaßt, wenn eine große Zahl
erweiterter Arterien in den Tumor eintritt. Die älteren Fälle von Walton
Haynes und 2 Fälle von Morton werden von Sattler in dieser Weise
gedeutet.

Vielleicht lassen sich neuere Beobachtungen von Friedenwald, Fruginele, Keschmann Abercrombie, Stedmann Bull, Israel, Lauber und Schüller in gleicher Weise erklären, wenn auch beim Fehlen einer genaueren anatomischen Untersuchung und den zum Teil lückenhaften Berichten eine Entscheidung schwer zu treffen ist.

Die Fälle von Hitschmann, Gallenga, Lavagna, Kreutz und Heitmüller möchte ich dagegen eher als Aneurysmata racemosa (cirsoidea) auffassen. Sie gehören also nicht zu demjenigen Krankheitsbild, das man als Angiom der Orbita zu bezeichnen gewohnt ist.

Diese Fälle werden in einem anderen Kapitel dieses Handbuches (H. Sattler jun. Pulsierender Exophthalmus) eingehend besprochen, weshalb ich es für richtiger halte, an dieser Stelle nicht näher auf ihre Einzelheiten einzugehen.

Bezüglich der Erklärung des Zustandekommens der Pulsation bei orbitalem Angiom möchte ich nur bemerken, daß die Auffassung von Jocqs (40), de Wecker und Le Fort, die eine Kompression der Art. ophthalmica durch die gestauten Orbitalvenen und eine Fortleitung der Pulsation durch die Venen annimmt — eine Deutung, für die sich auch Lagrange (S. 276 seines Werkes) ausspricht —, offenbar auf falschen Voraussetzungen beruht. Bei der Nachgiebigkeit der Wandungen der Orbitalvenen, dem Fehlen von Klappen und reichlichen Anastomosen erscheint es ganz unverständlich, wie ein in der Tiefe der Orbita gelegenes arterielles Gefäß vom Kaliber der Art. ophthalmica seine Pulsation durch die Orbitalvenen sichtbar machen soll.

Sobald wir Pulsation eines Orbitaltumors oder des vor ihm befindlichen Bulbus nachweisen, haben wir allen Grund zu der Annahme, daß entweder arterielles Blut in die Venenbahnen hineingelangte (Ruptur der Carotis im Sinus cavernosus) oder daß ein aus arteriellen Gefässen bestehendes Gefäßkonvolut (d. h. ein Rankenaneurysma oder neugebildete arterielle Gefäße in einem Tumor) die Pulsation und das Geräusch veranlaßte.

Dann aber handelt es sich nicht mehr um ein Angiom der Orbita, sondern um einen Fall von pulsierendem Exophthalmus.

Die Angabe von Berlin, daß in den anatomisch konstatierten Fällen von kavernösem Angiom der Orbita niemals Pulsation nachweisbar war, besteht auch jetzt, wo wir ein wesentlich größeres Material überblicken, zu Recht.

Auf die einzige — nur scheinbare — Ausnahme des Frothinghamschen Falles wurde oben bereits hingewiesen.

Für Bulbus und Sehvermögen bedeutet das Angiom der Orbita eine erhebliche Gefahr. Die häufige Lage des Tumors im Muskeltrichter in der Nachbarschaft des Sehnervens, sein langsames aber fortschreitendes Wachstum führen häufig zu einer Schädigung des Optikus und des Sehvermögens.

Unter 92 Fällen meiner Zusammenstellung, in denen der Visus genauer angegeben ist, bestand 21 mal Amaurose, 39 mal Amblyopie (d. h. Verminderung der Sehschärfe auf $1/3$ oder mehr) und 32 mal voller Visus.

Als ophthalmoskopischer Ausdruck einer Kompression des Sehnerven wurde Hyperämie und Schwellung der Papille häufig beobachtet (Weiss 63, Leber 47, v. Mandach 59, Zimmermann 64, Gossetti 2, Schreiber 41, Knapp 67, Parinaud 70, Coppez 50, Birch-Hirschfeld u. a.), in späteren Stadien oder wenn der Tumor den gefäßlosen Abschnitt des Optikus komprimierte, das Bild der Atrophie (Usher 55, Borsalino, Tschemolossow 73, v. Graefe u. a.). Amblyopie mit oder ohne ophthalmoskopischem Befund wird von Emrys Jones (31), Fialkowski (23), Knapp (67), Usher (55), Polignani (71), Capdeville (10) u. a. erwähnt. In einem Teile dieser Fälle besserte sich die Sehschärfe nach Entfernung der Geschwulst.

Durch Zunahme des Exophthalmus traten Hornhautgeschwüre in den Fällen von Spicer Holmes (72) und Mauthner (3) auf. In den Fällen von Peyrot (13), Panas (18), Gallenga (12) und Török (92) ging das Auge durch Atrophia und Phthisis bulbi zugrunde.

Die **Differentialdiagnose** des orbitalen Angioms ergibt sich aus den angeführten Symptomen und dem, was oben bei der Abgrenzung dieser Tumorart gesagt ist, von selbst.

Das langsame, meist schmerzlose Wachstum der Geschwulst, die Vorliebe für die Entwicklung im Muskeltrichter, die Erscheinung des An- und Abschwellens, die Elastizität und Zusammendrückbarkeit des Tumors, unter Umständen sein Sichtbarwerden im Orbitaleingang und das gleichzeitige Vorhandensein von Angiomen an anderen Körperstellen — alle diese Momente geben für die Diagnose des Angioms der Orbita wichtige Hinweise, wenn wir auch nicht erwarten dürfen, sie sämtlich in jedem Falle anzutreffen.

Trotzdem wird in einer Reihe von Fällen besonders bei tieferem Sitz und geringerem Umfang der Geschwulst die exakte Diagnose erst bei der Operation gestellt werden können.

Prognose.

§ 262. Die Prognose des orbitalen Angioms ist quoad vitam günstig. Nur in dem Falle von Frogé und Baulai (68), wo der Tumor bis in die Schädelhöhle reichte, erfolgte nach der Exstirpation der Tod unter Gehirnsymptomen. Es ist mir zweifelhaft, ob es sich hier wirklich um ein Cavernom gehandelt hat, wie die Autoren annehmen. Eher möchte ich an ein gefäßreiches Sarkom glauben.

Die Frage, ob eine maligne Degeneration des Angioms der Orbita vorkommt, wird von Lagrange unter Hinweis auf den Fall von Sokoloff (54) bejaht. Ich glaube nicht, daß man diesen Fall als beweiskräftig ansehen

kann, ebensowenig wie ich nach dem klinischen Verlauf in dem Falle von
GIACOMO die Bezeichnung als teleangiektatisches Sarkom gerechtfertigt finde.

Zweifellos kommen in der Orbita sehr gefäßreiche Sarkome vor, die
als ·Angiosarkome (TROMBETTA, WÜRDEMANN, ADAM u. a.), als Endothelioma
intravasculare (WATANABE) beschrieben sind. Aber wenn man annehmen
wollte, daß diese Tumoren aus einfachen oder kavernösen Angiomen durch
Umwandlung der Gewebselemente entstanden seien, so würde man den
Beweis für diese Annahme schuldig bleiben.

Das Angiom der Orbita, das einen sehr erheblichen Umfang gewinnen
kann, neigt weder zur Metastasenbildung noch zu lokalen Rezidiven noch
pflegt es die begrenzenden Knochen zu durchbrechen. Wir können es also
mit Recht als eine gutartige Geschwulst bezeichnen. Daß sich ihre Gutartigkeit aber nicht auf die Funktion des Auges erstreckt, geht aus unserer
Schilderung des Krankheitsbildes zur Genüge hervor.

Allerdings kann es vorkommen, wie der Fall von AXENFELD (84) und
einer meiner Fälle zeigt, daß die Knochen der Orbita durch den Tumor
auseinandergetrieben werden und im Röntgenbilde verdünnt erscheinen.

Therapie.

§ 263. Während BERLIN als zweckmäßigste Therapie die Exstirpation
des Angioms bezeichnet, hat es bis in neuere Zeit nicht an Versuchen gefehlt, die Heilung durch weniger eingreifende Maßnahmen zu erreichen.

Von der Einspritzung chemischer Agentien, die eine lokale Blutgerinnung bewirken sollten (Liquor ferri sesquichlorati, Ergotin, Tannin,
Alkohol) ist man anscheinend völlig zurückgekommen. Nur KLINEDIENST (105)
will durch Alkoholinjektionen (4 mal 3—6 Tropfen) eine Verödung des Angioms
erzielt haben.

Das neuerdings von MORESTIN (112) für die Behandlung diffuser oder
pulsierender Angiome empfohlene Verfahren (Gefäßunterbindung, Injektion
einer Formaldehydlösung (1 Teil 90 % Alkohol, 1 Teil Glyzerin, 1 Teil Form-
aldehyd) in die Umgebung des Tumors und in diesen selbst, ist meines
Wissens bei den orbitalen Angiomen noch nicht angewendet worden. Da
es eine starke Reaktion (Ödem, Schmerzen) zur Folge hat, die für die
Orbita nicht unbedenklich sein dürfte, wäre jedenfalls Vorsicht anzuraten.

Von vielen Autoren gerühmt wird die elektrolytische Behandlung, die sich
bekanntlich bei Lidangiomen gut bewährt hat. MENACHO (95), VON MOLL (48),
FROMAGET (69), CIRERA (99) und ROSMINI (14) hatten mit dieser Methode
günstige Erfolge, während PANAS (32), FROGÉ und BAULAI (68), DENIG (57)
und BULL (65) weniger günstig urteilen.

In einem Falle von Orbitaltumor, der nach den klinischen Symptomen
als Angiom angesprochen werden musste, habe ich die PAYRSche Methode
der Magnesiumstiftbehandlung angewendet. Die Stifte wurden durch das

untere Lid in den Tumor eingestochen uud blieben mehrere Tage liegen. Es trat infolge der Gasentwicklung eine starke Zunahme des Exophthalmus ein, und bei der Exenteratio orbitae, die wegen heftiger Schmerzen und Erblindung des Auges vorgenommen wurde, zeigte es sich, daß es sich nicht um ein Angiom sondern um ein Fibrosakrom handelte. So sehr sich die PAYRsche Methode bei oberflächlich gelegenen Angiomen bewährt hat, so dürfte ihre Anwendung bei retrobulbären Angiomen sich weniger empfehlen.

Neuerdings hat ROLLET in 4 Fällen von orbitalem Angiom durch Röntgenstrahlen Besserungen bzw. Heilungen erzielt, einmal nach 39 Sitzungen (57 Holzknechteinheiten — Behandlungsdauer 10 Monate). Allerdings handelte es sich um Fälle von Angioma simplex mit oberflächlichem Sitz. Daß bei den tiefer sitzenden kavernösen Angiomen der Orbita die Strahlenbehandlung, soweit sie ohne Schädigung des Bulbus anwendbar ist, einen wesentlichen Effekt erzielt, scheint mir zweifelhaft.

Unter den operativen Behandlungsmethoden kommt neben der Exstirpation nach Orbitotomie die KROENLEINsche Operation in Frage.

Es ist kein Zweifel, daß es nicht selten gelingt, bei geringerem Umfang der Geschwulst sich durch einen ·seitlichen Einschnitt einen genügenden Zugang zum Tumor zu schaffen und diesen stumpf aus seiner Umgebung zu lösen. Gelegentlich kann hierzu eine Inzision der Bindehaut genügen. Meist wird man wohl besser durch die Haut am Orbitalrande eingehen. ZIMMERMANN (64), SCHWEINITZ (53), SCHMEICHLER (60), AHRENS (29), BECKER (38), SOHRAB KHAN, BIRCH-HIRSCHFELD u. a. haben in dieser Weise orbitale Angiome mit Erhaltung des Augapfels entfernt.

Andrerseits bietet gerade hier die KROENLEINsche Operation besondere Vorteile. Sie gestattet eine klare Übersicht und eine bessere Beherrschung der Blutung, die gelegentlich (bei dünner Kapsel) recht heftig und störend sein kann (z. B. in den Fällen von STORY 25, CAPDEVILLE 10). Da bei retrobulbärem Sitz die Geschwulst nicht selten nahe an den Sehnerven heranreicht und diesen umfaßt, ist es natürlich zweckmässig, unter Kontrolle des Auges möglichst vorsichtig vorzugehen. Nach meinen eigenen Erfahrungen gibt hier die KROENLEINsche Operation sehr schätzbare Vorteile. Tritt eine stärkere Blutung ein, die sich auch bei stumpfer Lösung des Tumors nicht immer vermeiden läßt, so ist zunächst zu versuchen, sie durch Tamponade zu stillen. Die Anwendung des Thermokauters dürfte sich wegen der Gefahr der Verletzung wichtiger Organe der Orbita wenig empfehlen.

In einigen Fällen hat sich mir hier mein Tiefenunterbinder sehr gut bewährt, der eine schnelle und sichere Ligatur der Gefäße auch an solchen Stellen gestattet, wo man durch die engen räumlichen Verhältnisse nicht in gewöhnlicher Weise unterbinden oder umstechen kann.

Was die 14 Fälle von orbitalem Angiom anlangt, die ich im Laufe der letzten 15 Jahre operiert habe, so wurde 6 mal KROENLEINsche Operation,

4 mal die einfache Exstirpation nach Freilegung des Orbitalrandes vorgenommen. Der Heilverlauf war in allen Fällen ein günstiger. Meist gelang
es, den Tumor stumpf aus der Umgebung zu lösen und in toto zu entfernen. Der Visus hob sich in einigen Fällen beträchtlich, und die Erscheinungen von Papillenschwellung bildeten sich schnell zurück, ebenso
leichte Motilitätsstörungen und ein geringer Exophthalmus, die in mehreren
Fällen nach der Operation zu bemerken waren. Ein Rezidiv ist nur in
einem dieser Fälle aufgetreten.

Ein Fall, der in der Leipziger Klinik in früherer Zeit operiert wurde,
scheint mir nicht ohne Interesse, insofern er zeigt, daß ein möglichst breiter
Zugang zum Tumor, der sich bei retrobulbärem Sitz desselben am besten
durch die KROENLEINsche Operation gewinnen läßt, notwendig ist, um eine
Verletzung des Sehnerven zu verhüten.

In dem Falle, bei dem das lateral vom Optikus sitzende Angiom durch
einen Einschnitt am Orbitalrande entfernt wurde, wurde der Sehnerv ver-
sehentlich durchtrennt, was bei der KROENLEINschen Operation sich wohl
sicher hätte vermeiden lassen.

Kürzlich operierte ich einen Fall von Angioma simplex oder plexiforme der Orbita, wo ich die stark gefüllten Venenstämme so weit als möglich freilegte und nach Abbindung entfernte. Der Exophthalmus ging
danach von 12 auf 3 mm zurück. Im weiteren Verlaufe bildete sich an
einer anderen Stelle des Orbitaleingangs ein weicher Tumor, wobei der
Bulbus wieder auf 6 mm vortrat. Auch dieser Tumor, der aus stark
dilatierten Venen bestand, wurde freigelegt und exstirpiert. Unter Druckverband hielt sich jetzt der Exophthalmus auf 3 mm, nahm aber nach
Weglassung des Verbandes im Laufe einiger Stunden auf 5 mm zu. Erst
nach einer dritten Exstirpation eines Venenkonvolutes im inneren oberen Teile
der Orbita und längerem Druckverband erfolgte auch bei längerer Freilassung
des Auges keine Zunahme der Protrusio mehr. Der Fall scheint mir deshalb
von Interesse, weil er zeigt, daß zur Nachbehandlung des Angioma simplex,
bei dem eine vollständige Exstirpation viel schwieriger ist als beim eingekapselten kavernösen Angiom, ein Druckverband lange genug fortgesetzt
günstig einzuwirken vermag, wenn auch freilich bei der Kürze der Beobachtungszeit sich das Endresultat noch nicht überblicken läßt.

In einer Anzahl von Fällen der Literatur wurde der Bulbus bei der
Operation mit entfernt (POLIGNANI 71, PANAS 18, NEESE 49, EMRYS JONES 3,
BRINCKEN 19, TSCHEMOLOSSOW 73). Abgesehen von den seltenen Fällen, wo
der Bulbus atrophisch oder phthisisch oder glaukomatös ist, wird man
natürlich immer versuchen müssen, ihn zu erhalten, was bei nicht sehr
umfänglichem Tumor auch fast immer möglich sein wird.

Pathogenese und Pathologische Anatomie.

§ 264. Schon oben wurde erwähnt, daß wir zwischen dem einfachen oder plexiformen Angiom, das nach VIRCHOW aus erweiterten und verlängerten Kapillaren besteht, und dem kavernösen Angiom, das ein Bindegewebegerüst mit weiten Bluträumen darstellt, unterscheiden müssen. Wir sahen, daß innerhalb der Orbita das kavernöse Angiom viel häufiger ist als das einfache Angiom. LAGRANGE unterscheidet 2 Phasen der Entwicklung. Die erste umfaßt die Neubildung und Erweiterung von Kapillaren, die zweite die Entstehung des kavernösen Gewebes durch Ruptur und Resorption von Gefäßwänden. Nach dieser Ansicht entsteht also das kavernöse Angiom aus einem einfachen Angiom.

Wenn man, wohl mit Recht, die Bildung des Angioms auf primäre Ektasie dicht neben einander gelegener Venen oder Kapillaren zurückführt, so ergibt sich aus den anatomischen Verhältnissen der Orbitalgefäße die Erklärung für das relativ häufige Auftreten des Angioms in dieser Region. Es zeigt sich hier eine gewisse Übereinstimmung mit anderen blutreichen Organen (Leber, Milz, Knochenmark), in denen gleichfalls Angiome vorkommen. Ob die primäre Veränderung in der Gefäßwand zu suchen ist oder im perivaskulären Gewebe, bleibt unentschieden.

Bei den Orbitalvenen kommt letzterem vielleicht eine besondere Bedeutung zu. Wir können uns gut vorstellen, daß bei Ektasie der kleinsten Venen, die im Fettgewebe eingebettet sind, dieses mehr und mehr zur Resorption gelangt, so daß sich die erweiterten Gefäße gegenseitig berühren und ihre Wand durch den Druck des Gefäßinnern partiell atrophiert. Ist ein größerer Bezirk angiomatös umgewandelt, so können die größeren Venenstämme, durch die er sein Blut entleert, ventilartig abgesperrt werden, was zu neuen Stauungen Anlaß gibt und das klinische Symptom des An- und Abschwellens bei Stauung des venösen Abflusses erkärt.

Daß kongenitale Momente bei der Entstehung des orbitalen Angioms eine Rolle spielen, ergibt sich aus der Tatsache, daß dieses nicht selten bis zur Geburt zurückreicht, wenn es auch in den ersten Lebensjahren oder Lebensjahrzehnten keine Erscheinungen hervorzurufen braucht.

Nicht selten finden wir in der Anamnese ein Trauma, meist eine Contusio bulbi angegeben und als ätiologisches Moment in Anspruch genommen. Bei genauerem Zusehen scheint die Wahrscheinlichkeit, daß das Trauma bei der Entstehung oder dem Wachstum des Tumors eine wesentliche Rolle gespielt hat, recht gering. So lagen in dem Falle von VALUDE 4, in demjenigen von DOLGENKOW 7 Jahre, im MAUTHNERschen 8 und in demjenigen von SOLER 10 Jahre zwischen Trauma und Auftreten des Exophthalmus. Bei der Häufigkeit eines Stoßes oder Schlages an das Auge oder seine Umgebung und einer derartig langen Zwischenzeit wird man, was in gutachtlicher Hinsicht wichtig ist, kaum eine kausale Beziehung zwischen Verletzung und Tumorbildung annehmen dürfen. Anders ist es, wenn ein Angiom nach einer Verletzung in schnelles Wachstum übergeht.

Fälle von einfachem Angiom oder Teleangiektasien der Orbita sind von Quakenboss und Verhoeff (97), Kalt (37), van Duyse (22), Gossetti (2) mitgeteilt. Velhagen (62) hat ein Angioma lipomatodes beschrieben. Auch die Fälle von Kalt und van Duyse können nach ihrer anatomischen Struktur so bezeichnet werden. Der Tumor setzte sich aus Fettgewebe, Bindegewebe und venösen Gefäßen zusammen. Van Duyse schreibt: »Es gibt eine Form des intraorbitalen Angioms, welches im Fettgewebe der Orbita entsteht und ganz der Struktur des umschriebenen einfachen oder teleangiektatischen Angioms des subkutanen Fettgewebes entspricht. Ebensowenig wie dieses in Verbindung mit der Haut steht, ebensowenig hat jenes etwas mit den Lidern zu tun oder kompliziert sich mit einem Lidnaevus. Die klinischen Symptome dieser Varietät sind nicht die gleichen wie diejenigen der kavernösen Angiome der Orbita. Ihre lobuläre Struktur erinnert häufig mehr an ein Fibrolipom als an einen erektilen Tumor. Auch Lagrange betont die Ähnlichkeit des Angioma simplex orbitae mit demjenigen der Haut und dem Fibrolipom.

Das kavernöse Angiom besteht aus der Kapsel, dem Stroma und den bluthaltigen Alveolen.

Die Kapsel ist sehr verschieden stark entwickelt, was die Konsistenz beeinflußt und die Exstirpation erleichtern oder erschweren kann. Sie besteht aus konzentrisch geschichteten Bindegewebsfasern, elastischen Fasern und an der Innenseite aus einem mehr oder weniger entwickelten Granulationsgewebe. Das mit ihr in Verbindung stehende Stroma wird ebenfalls durch Bindegewebs- und elastische Fasern gebildet. Es enthält in seinen Maschen nicht selten Pigmentzellen (Blutpigment) und Inseln von Drüsengewebe (von Mandach 59, Taylor 42, Campart 20, Birch-Hirschfeld). Diese Lymphfollikel, die nach meinen Untersuchungen sicher nicht zu den seltenen Bestandteilen des kavernösen Angioms der Orbita gehören, wenn sie auch in der Literatur relativ selten beschrieben werden, sind von besonderem Interesse. Allgemein wird behauptet, daß in der Orbita normalerweise kein Lymphgefäßsystem existiert. An anderer Stelle dieser Bearbeitung (S. 261) habe ich von Untersuchungen berichtet, aus denen hervorging, daß sich in der Orbita ein System von Lymphspalten nachweisen läßt, wenn es mir auch nicht gelang, in der normalen Augenhöhle Lymphfollikel festzustellen (mit Ausnahme der Tränendrüse und ihrer Umgebung). Beweist nun der Befund typischer Follikel in kavernösen Angiomen der Orbita, daß es sich um heteroplastische Bildungen handelt, die auf eine Keimversprengung hindeuten würden? — Ich glaube nicht. Gibt es doch entzündliche Prozesse der Orbita, bei denen diese Follikel geradezu das anatomische Bild beherrschen (bei der sogen. Lymphomatose der Orbita vgl. S. 497). Die Ähnlichkeit ist um so größer, da bei diesen chronischen Entzündungen (teilweise wohl sicher tuberkulöser Natur) reichliche Plasmazellen angetroffen werden, die auch in den kavernösen Angiomen beobachtet worden sind (SAHRAB KHAN, GUGLIANETTI 104, BIRCH-HIRSCHFELD).

LODATO (96) bezeichnet offenbar analoge Zellen, die sich mit UNNAS polychromem Methylenblau färbten und sich in den interalveolaren Septen besonders der Peripherie des Tumors vorfanden, als Mastzellen.

Das Vorkommen dieser Zellen scheint mir dafür zu sprechen, daß wir es mit einem Reaktionsvorgang des Orbitalgewebes zu tun haben, der nicht nur bei chronischen Entzündungen sondern auch bei Gefäßneubildungen bzw. Gefäßtumoren beobachtet wird. Die Lymphozytenanhäufungen im Angiom sind teilweise von den Untersuchern (z. B. von BRAUNSCHWEIG) fälschlicherweise als Zeichen einer Entzündung gedeutet worden, wofür das klinische und anatomische Verhalten des Angioms sonst keine Anhaltspunkte bietet.

Die blutführenden Alveolen sind häufig mit einem einschichtigen Endothelbelag versehen, der aber nicht selten stellenweise defekt ist, offenbar durch sekundäre Veränderungen (BRINCKEN 19, KNAPP 44, NEESE 49). Auch glatte Muskelfasern lassen die Alveolenwandungen nachweisen (COPPEZ 50). Blutungen in das Stroma sind besonders bei solchen Angiomen beobachtet worden, die elektrolytisch behandelt wurden (BULL 65), kommen aber auch bei unbehandelten Fällen vor (BIRCH-HIRSCHFELD).

Die Alveolen sind meist vollgestopft mit roten Blutkörperchen, denen relativ wenig weiße Blutkörper beigemengt sind. Letztere sind über den Querschnitt des Lumens verstreut. Meist sind die Blutzellen analog dem zirkulierenden Blute wohl erhalten; seltener lassen sich Thrombosen feststellen, die auch sekundäre Veränderungen — kalkige Degeneration (Venensteine) darbieten können (SAMELSOHN 6, STORY 25). Hyaline Degeneration der Gefäßwände beschreibt TÖRÖK (92).

Einen besonders eigenartigen Fall von kavernösem Angiom beschreibt PANAS (18).

Bei einem 7jährigen Patienten war wegen eines orbitalen Angioms die Elektrolyse ohne Erfolg angewendet worden. Während eines Typhus entwickelte sich eine Orbitalphlegmone. Bei der Enukleation fand sich neben dem Optikus ein Angiom, das vereitert war und aus dem sich der Typhusbazillus züchten ließ.

Auf die Frage, ob das Angioma orbita sich in einen malignen Tumor umwandeln könne, wurde oben schon eingegangen. Ich möchte eine solche Umwandlung, wenn sie überhaupt vorkommt, für äußerst selten halten. Meist handelt es sich wohl bei den hierher gerechneten Fällen um von vornherein maligne gefäßreiche Tumoren, die in keinem Stadium ihrer Entwicklung die Struktur des gutartigen Angioms darboten. Dagegen ist wohl möglich, daß durch stärkere Entwicklung des Bindegewebsstroma, Thrombosierung und Resorption des Alveoleninhalts sich das Bild des

Angioms umwandelt und demjenigen des Fibroms mehr und mehr annähert. Hierher sind die Fälle von Segal, Peyrot, Polignani, Logetschnikow, Parinaud und Roche zu rechnen, die man mit den Autoren als Fibroangiome bezeichen kann.

Daß sich, wenn auch zweifellos äußerst selten, neben dem Angiom aneurysmatische Bildungen in der Orbita finden können, die das klinische Bild des Angioms in dasjenige des pulsierenden Exophthalmus umwandeln können, beweist der Fall von Frothingham. Ob die als pulsierende Angiome gedeuteten Fälle in analoger Weise erklärt werden können oder ob es sich dabei um Rankenaneurysmata der Orbita handelte, läßt sich bei dem Mangel anatomischer Feststellung nicht entscheiden.

Literatur.

Angiom der Orbita.

1870.   1. Narkiewicz-Jodko, Angioma cavern. orbitae dext. und dessen Entfernung mit Erhaltung des Bulbus. Gazeta lekarske. Warschau.

1878.   2. Gosetti, Angioma semplice de l'orbita destra. Annali di Ottalm. VII. p. 265.

    3. Mauthner, Über Exophtalmus. Wien. med. Presse. 6. Jan.

1880.   4. Berlin, Die Tumoren der Augenhöhle. Graefe-Saemisch, Handb. d. ges. Augenheilk. I. Aufl. Cap. XI. S. 696.

    5. Geissler, Zur Casuistik der Gefäßgeschwülste der Augenhöhle. Schmidts Jahrb. CLXXXVI. p. 273.

    6. Samelsohn, Eine cavernöse Geschwulst der Orbita mit völliger Schonung des Augapfels entfernt. Berl. klin. Wschr. S. 13.

    7. Sattler, Pulsierender Exophthalmus. Graefe-Saemisch, Handb. d. ges. Augenheilk. I. Aufl. 6. Bd. II. Tl. S. 745.

1881.   8. Yvert, Des tumeurs de l'orbite en communication directe avec la circulation intracranielle. Rec. d'Opht. p. 1 u. 93.

1882.   9. Camuset, Angiome caverneux capsulé de l'orbite, opéré avec conservation du globe oculaire et réstitution de la vision. Dijon, Avril.

    10. Capdeville, Angiome caverneux de l'orbite. Marseille méd.

    11. Éloui, Étude clinique et anatomique sur un cas d'angiome caverneux enkysté de l'orbite. Arch. d'Opht. II. no. 5. p. 259.

    12. Gallenga, Contribuzione allo studio dei tumori vascolari dell' orbita. Giorn. dell R. Accad. di Med. di Torino. XLV. 5. 6. p. 382.

    13. Peyrot, Angiome fibreux de l'orbite. Gaz. hebdom. de méd. et de chir. 17. II. no. 7. p. 113.

    14. Rosmini, Un caso di esoftalmo da tumore sanguineo cavernoso retrobulbare. Ann. di Ottalm. X. 6.

1883.   15. Gussenbauer, Exstirpation eines cavernösen Angioms aus der Augenhöhle mit Erhaltung des Augapfels. Wien. med. Wschr. Nr. 9.

    16. Knapp, Aneurismal tumor of the orbit. New York med. Journ. no. 38.

    17. Liebold, Remarkable case of tumor orbitae. Tumor cavernosus s. angioma cavernosum encysticum. Transact. of the Amer. Homoeopathic-ophth. and otolog. Soc. June.

    18. Panas, Apropos de deux nouvelles observations d'angiomes caverneux de l'orbite. Arch. d'Opht. p. 1.

1884.   19. Brincken, Retrobulbäres Cavernom bei einem $2\frac{1}{2}$ jährigen Kinde mit Epikrise von Prof. Neelsen. Klin. Monatsbl. f. Augenheilk. S. 129.

1884.   20. Campart, Contribution à l'étude de l'angiome caverneux de l'orbite.
             Bull. des Quinze-vingts. p. 186.
        21. Carreras y Aragó, Tumor sanguineo volumoso intraorbitario com
             exophthalmo de bolbo direito por traumatismo. Arch. Oftalm. de Lisb.
             IV. 3. p. 1.
        22. Duyse, Angiome simple de l'orbite avec concretions phlébolitiques.
             Gand. Vanderhaegen.
        23. Fialkowski, Angioma cavernosum venosum retrobulbare duplex.
             Westnik oft. Kieff. I. p. 260.
        24. Rampoldi, Angioma cavernoso della conginutiva con diffusione alla
             caruncola lagrimale. Annali di Ottalm. XIII. p. 75.
        25. Story, Report in ophthalmic surgery. (Rare tumour of the orbit.)
             Ophth. Rec. III. p. 245.
1886.   26. Dolgenkow, Tumor cavernosus orbitae sinistrae. Westnik ophth.
             Jan./Febr.
        27. Snell, Case of orbital naevi treated bey electrolysis. Lancet. July.
             p. 163.
1888.   28. Vennemann, Tumeur érectile de l'angle interne de l'orbite. Rev.
             méd. Louvain. p. 117.
1889.   29. Ahrens, Ein neuer Fall von Tumor cavernosus orbitae. Klin. Monatsbl.
             f. Augenheilk. S. 460.
        30. Brunschwig, Angiome caverneux encapsulé de l'orbite. Arch. d'Opht.
             I. VIII. p. 419.
        31. Emrys Jones, Cavernous angioma of the orbit. Ophth. Rev. p. 249.
1891.   32. Panas, Angiomes encapsulés et suppurés de l'orbite dans le cours de
             la fièvre typhoïde. Étude clinique et bact. Progrès méd. no. 14. p. 279.
1892.   33. Bock, Angioma cavernosum oculi. Centralbl. f. prakt. Augenheilk.
             p. 261.
1893.   34. Feuer, Exstirpation eines Tumor cavernosus orbitale. Pest. med.-
             chir. Presse. XXIX. S. 319.
        35. Walter, Ein Beitrag zur Kasuistik der Angiome der Orbita. St. Petersbg.
             med. Wschr. X. p. 57.
1894.   36. Adamück, Zwei Fälle von Neubildungen des Nervus opticus und der
             Orbita mit letalem Ausgang. Arch. f. Augenheilk. XXVIII. S. 129.
        37. Kalt, Angiome encapsulé de l'orbite. Arch. d'Opht. p. 418.
1895.   38. Becker, Arch. f. Ophth. XLI, 1.
        39. Feuer, Tumor cavernosus orbitae. Ung. Beitr. z. Augenheilk. I. S. 85.
        40. Jocqs, Contribution au diagnostic des tumeurs vasculaires de l'orbite.
             Soc. franç. d'Opht. p. 284.
        41. Schreiber, Jahresbericht der Augenheilanstalt in Magdeburg. p. 27.
        42. Tailor, Angioma venoso cistico dell' orbita. Lavori Napoli. IV. p. 137.
        43. Valude, Angiome kystique de l'orbite, électrolyse. Ann. d'Ocul. CXVII.
             p. 210.
1896.   44. Knapp, Ein Fall von kavernösem Angiom in der Tiefe der Augen-
             höhle. Entfernt mit Erhaltung des Augapfels. Arch. f. Augenheilk.
             XXXII. S. 271.
        45. Logetschnikow, Ein Fall von erfolgreich exstirpirtem Fibroangiom
           · der Augenhöhle, welches nach 7 Jahren ein Recidiv gab und wieder
             erfolgreich, d. h. mit Erhaltung des sonst gesunden Auges entfernt
             wurde. Westnik Ophth. XIII, 3. p. 272.
        46. Polignani, Angioma cavernoso bilobare dell' orbita. Napoli Tip.
             A. Tocco.
1897.   47. Leber, Orginalmitteilung aus d. Heidelb. ophthalm. Klinik (bei Domela-
             Nieuwenhuis p. 62).
        48. van Moll, Behandeling der angiomata der oogleden en der Orbita
             van haematoma orbitae. Nederl. Oogheelk. Bydragen. Afl. 3. p. 46.

1897. 49. Neese, Ein Fall von Angioma orbitae fibrosum. Arch. f. Augenheilk. XXXV. S. 9.

1898. 50. Coppez, Angiome caverneux de l'orbite. Soc. d'Anat. path. de Bruxelles. 3. Juin. Rev. gén. d'Opht. p. 29.

51. Defrège, Note sur un cas d'ablation d'un angiome caverneux de l'orbite. Rev. gén. d'Opht. p. 517.

52. Kumberg, Zur Casuistik der Gefäßgeschwülste der Augenhöhle. Wojenno-Medizinsk Journ. 76. Jg. Jan.

53. Schweinitz, A contribution to the pathology of the eye and its appendages. Am. Ophth. Soc. July 20. Ophth. Rec. p. 463.

54. Sokolow, Temporäre Resektion der äußeren Orbitalwand bei Entfernung postokularer Tumoren. Wratsch. XIX. p. 959.

55. Usher, A case of cavernous angioma of orbit. Brit. med. Journ. p. 621. Arch. f. Augenheilk. 38. Syst. B. S. 166.

1899. 56. Coppez et Depage, Tumeur vasculaire de l'orbite opérée suivant le procédé de Krönlein. Soc. méd. chir. de Brabant. Oct.

57. Denig, Varicose veins in the orbit. Ophth. Rec. p. 226.

58. Fermond, De l'angiome de l'orbite. Thèse de Bordeaux.

59. v. Mandach, (Originalmitteilung aus dem Schaffhauser Kantonspital) vgl. Domela-N.

60. Schmeichler, Augenärztliche Mitteilungen. Über Protrusion des Augapfels. Wien. med. Wschr. Nr. 8 u. 9. Ref. Centralbl. f. Augenheilk. S. 288.

61. Valude, Clinique Nationale des Quinze-vingts. Paris. (Domela-N.)

62. Velhagen, Ein Fall von Angioma lipomatodes am Auge. Klin. Monatsbl. f. Augenheilk. Juli.

63. Weiß, Exstirpation eines großen retrobulbären Tumors nach der Krönleinschen Operationsmethode mit Erhaltung der Sehkraft und mit guter Stellung und Beweglichkeit des Auges. Münch. med. Wschr. S. 1265.

64. Zimmermann, Cavernom der Orbita bei einem 6 jährigen Jungen. Ophth. Klin. S. 202.

1900. 65. Bull, Three cases of vascular tumor of the orbit. Transact. of the Am. Ophth. Soc. 36. Meet. p. 27.

66. Fermond, De l'angiome de l'orbite. Thèse de Bordeaux.

67. Knapp, Ein Fall von Orbitalcavernom, entfernt nach Krönleins Methode mit Erhaltung des Auges und Verbesserung der Sehschärfe. Arch. f. Augenheilk. XLI. S. 264.

1901. 68. Frogé et Baulai, Angiome veineux traumatique de l'orbite droit. Clin. Opht. p. 194.

69. Fromaget et Debédat, Volumineux angiome de l'orbite et de la paupière guéri par l'électrolyse. Rec. d'Opht. p. 174.

70. Parinaud et Roche, Angio-Fibrome de l'orbite modification au procédé de Krönlein. Ann. d'Ocul. T. CXXVI. p. 241.

71. Polignani, Angioma cavernoso dell' orbita. Clin. ocul. p. 684.

72. Spicer, Holmes, Naevus of the orbit. Ophth. Rec. p. 103.

73. Tschemolossow, Tumor (Angiom) der Orbita. Wratsch. XXII. p. 1530.

74. Whitehead, A case of cavernous angioma of the orbit. Brit. med. Journ. 13. April und Transact. Ophth. Soc. of the Unit. Kingdom. p. 209.

1902. 75. Friedenwald, Cavernous angioma of the orbit. Am. Journ. of Ophth. p. 108.

76. Puccioni, Angioma cavernoso dell' orbita. Bollet. della Rep. Accad. di Roma. XXVIII. fasc. VII. Ref. Handb. f. Ophthalm. S. 490.

1903. 77. Badal, La Transformation fibreuse des angiomes de l'orbit. Clinique Opht. de Bordeaux. no. 22.

78. Chevallereau-Chaillous, Angioma venosum am inneren Winkel der Orbita. Pariser ophth. Ges. 6. Jan. Ref. Ophth. Klin. S. 132.

79. Ernantène, De la transformation anatomique des angiomes de l'orbite. Thèse de Bordeaux.

80. Segal, Ein Fall von Angiofibrom der Orbita. Westnik Ophth. XX. Nr. 3.

81. Spicer-Holmes, Naevus et the orbit. Transact. of the Ophth. Soc. of the Unit. Kingdom. p. 188.

82. Spicer, Sections from Naevus of the orbit. Ophth. Rev. p. 82.

83. Wersin, Ein Fall von kavernöser Geschwulst der Orbita. Russk. Wratsch. II. no. 50.

1904. 84. Axenfeld, Diffuses Angiom der Orbita. Freiburger Ärzteverein. Münch. med. Wschr. S. 779.

85. Dollinger, Pest. med. Presse. 34.

86. Lagoutte, Angiome caverneux enkystée de l'orbite. Soc. de chir. de Lyon. 28. IV.

87. Lagrange, Traité des tumeurs de l'oeil. Paris Steinheil.

88. Maslennikow, Kavernöses Angiom der Orbita. Operation nach Krönlein. Westnik Ophth. XXI. Nr. 3.

89. Menacho, Beitrag zum Studium der Gefäßgeschwülste der Orbita und des Sinus cavernosus. Span.-am. Ophth. Ges. Madrid. 15—19. IV. Ref. klin. Monatsbl. II. S. 152.

1905. 90. Berjeskin, Ein Fall von variköser Erweiterung der Vena ophthalmica. Westnik Ophth. p. 745.

91. Schimanowsky, Sphinkterlähmung nach Extraktion eines Tumors aus der Orbita. Westnik Ophth. XXII. p. 320.

92. Török, Angioma cavernosum orbitae. Szemészet. p. 125.

93. Whitehead, Cavernous angioma of orbit. Transact. Ophth. Soc. Vol. XXIV. 1904. p. 209. Ref. Ophtalmoscope. p. 516.

1906. 94. Holmes-Spicer, Cavernous angioma of the orbit of nearly 30 jears' duration. Evisceration of the orbital contents. Ophth. Soc. of the Unit. Kingdom. June 14.

95. Maslennikow, Angiome caverneux de l'orbite operation de Krönlein. Westnik Ophthalmologii T. XXI. Suite 1. Ref. Archives d'ophtalmol. p. 404.

1908. 96. Lodato, Angioma cavernoso dell' orbita con numerose »Mastzellen«. Arch. di Ottalm. p. 245.

97. Quackenboss, Angioma of the orbit with invasion of the globe along the ciliary nerves. Annals of Ophthalm. p. 654.

1909. 98. Adam, Sarkomatös entartetes Kavernom der Orbita. Centralbl. f. Augenheilk. S. 207.

99. Cirera, Un caso notable de angioma congenito progressivo de la orbita curado por la electrolisis del ion Zinc. Arch. de Oftalm. hisp.-amer. p. 6.

100. Goldberg, Angiosarcoma of the orbit. Ophth. Rec. p. 252.

101. Isupow, Haemangiom der Orbita. Westnik Ophth. Okt.

102. Sahrab Khan, De l'angiome caverneux de l'orbite. Thèse de Lyon.

1910. 103. Bichelonne, Un cas de varicocele de l'orbite. Ann. d'Ocul. CXLIV. p. 103.

104. Guglianetti, Angioma cavernoso dell' orbita con particolarita istologiche non ancora descritte. Arch. di Ottalm. p. 501.

105. Klinedienst, Varix or an angioma venosum of the orbit cured by alcohol injections. Ophth. Rec. XIX. no. 1. p. 26.

1911. 106. Leenheer, Hemangioendothelioma perivasculare. Ophth. Rec. p. 211.

107. Posey, Angioma of the orbit. Ophth. Rec. p. 303.

1912. 108. Pagenstecher, Knabe mit kavernösem, pulsierendem Angiom der Orbita. Berl. klin. Wschr. S. 2102.

109. Römer, Krönleinsche Operation bei kavernösem Angiom der Orbita. D. med. Wschr. Nr. 46. S. 2154.

1913. 110. Dupuy-Dutemps et Mawas, Trois cas d'angiome caverneux de l'orbite. Ann. d'Oculist. Nov.

111. Lagrange, De l'angiome caverneux de l'orbite. Arch. d'Opht. Bd. 33. p. 721.

1914. 112. Morestin, Traitement des angiomes étendus diffus ou pulsatiles de la face par les ligatures vasculaires et la fixation formolée. Rev. de chir. 34. Jahrg. no. 2. p. 137.

Das Lymphangiom der Orbita.

§ 265. Als Berlin in der ersten Auflage dieses Handbuches die Orbital-tumoren behandelte, war nur ein einziger Fall von Lymphangiom, derjenige von Foerster bekannt, und Berlin äußert kritische Bedenken über die Berechtigung der Diagnose.

Gegenwärtig sind, soweit ich die Literatur übersehe, 15 Fälle von Lymphangiom der Augenhöhle beobachtet und anatomisch untersucht worden, so daß an dem Vorkommen dieser Geschwulstart nicht gezweifelt werden kann.

Daß es sich um eine sehr seltene Affektion handelt, beweist nicht nur die geringe Zahl der mitgeteilten Fälle sondern auch der Umstand, daß an der Leipziger Augenklinik kein einziger Fall beobachtet worden ist.

Die klinischen Erscheinungen bieten mit denjenigen des kavernösen Hämangioms große Übereinstimmung. In einigen Fällen (Cabannes 8, Stadler) wurde die Geschwulst kurz nach der Geburt festgestellt, in den meisten trat sie erst in späteren Jahren hervor. Einmal soll 14 Tage vor Auftreten des Exophthalmus ein Trauma vorausgegangen sein (Dejonc).

Der Tumor kann in den verschiedensten Teilen der Orbita entstehen (im inneren Teile — Dejonc 12, Cabannes 9, im unteren Teile — Wiesner 2, Kann 11 2. Fall, Westhoff 3, im äußeren Teile — Kann 11 1. Fall, im Muskel-trichter — Wintersteiner 7, Ayres 4, Foerster 1).

Wie das kavernöse Hämangiom kann auch das Lymphangiom den Optikus schädigen. Neuritis optica sahen Ayres und Kann, Atrophie Foerster. Im Wiesnerschen Falle war der Musc. rect. inf. geschädigt. Der Tumor saß hier zwischen Bulbus und unterer Orbitalwand.

Der Exophthalmus betrug im 1. Fall von Kann 10 mm.

Das Wachstum der Geschwulst ist ein außerordentlich langsames, kann aber ebenso wie beim kavernösen Hämangiom nach längerer Zeit plötzliche Fortschritte machen.

Therapeutisch wurde in einigen Fällen die Elektrolyse versucht. In dem 2. Falle von Kann trat nach einer Sitzung eine plötzliche Zunahme des Exophthalmus durch Blutung mit Amaurose auf. Einfache Exstirpation wurde von Cabannes (9), Wiesner (2) und Kann (11), mit Enukleation von Foerster (1) und Ayres (4), mit Exenteratio orbitae von Wintersteiner (7) vorgenommen. In keinem Falle wurde ein Rezidiv beobachtet.

Das Hauptinteresse des Lymphangioma orbitae liegt auf pathologisch-anatomischem Gebiete.

Die anatomische Struktur bietet große Ähnlichkeit mit derjenigen des kavernösen Hämangioms. Wie dieses hat es eine Bindegewebskapsel, besteht aus endothel ausgekleideten Hohlräumen und einem Septensystem aus Bindegewebe, in dem häufig Follikel nachzuweisen sind.

Die Anwesenheit elastischer Fasern scheint nicht konstant zu sein, da Foerster (1) und Wiesner (2) sie nachweisen konnten, Wintersteiner (7) sie in seinem Falle in den Wandungen der Kavernen vermißte. In den kavernösen Räumen findet sich teilweise eine geronnene Flüssigkeit, die mit Sicherheit als Lymphe zu erkennen ist, teilweise auch Blut. Dies ist offenbar dadurch zu erklären, daß es in die Lymphräume sekundär hineingeblutet hat. Hierfür spricht auch der Befund blutiger Imbibition des Gewebes in der Umgebung degenerierter Gefäße (Wintersteiner). Auch der Pigmentgehalt der Bindegewebszellen und Leukozyten in den Septen sowie der Endothelzellen ist auf Blutungen zurückzuführen, zu denen Druckschwankungen und kleine Insulte, die den Tumor treffen, Anlaß geben können.

Die Auskleidung der Lymphräume kann hyaline Degeneration darbieten. Wintersteiner hält es für möglich, daß sie durch Plasmagerinnung und Niederschlag auf die Wandungen der Hohlräume entsteht. Endarteriitis im Bereiche des Tumors deutet der gleiche Autor als Folge einer Stauung, die eine Vermehrung der Kräfte in den zuführenden Gefäßen und eine Art Arbeitshypertrophie der Arterien zur Folge habe.

Recht bemerkenswert ist der von Wintersteiner erhobene Befund einer direkten Fortsetzung der kavernösen Räume in die perivaskulären Lymphspalten, welche längs der Arteriae ciliares porticae die Sklera durchsetzen. Dies bringt den Beweis für die lymphangiektatische Natur dieser Tumoren.

Der Befund von glatten Muskelfasern in den Septen der Geschwulst (Foerster 1, Ayres 4, Wintersteiner 7) läßt sich bei einem Sitz des Tumors im Muskeltrichter nicht auf die normalerweise in der Orbita vorhandene glatte Muskulatur zurückführen und macht eine kongenitale Anlage wahrscheinlich.

Auch das lymphatische Gewebe kann in dieser Weise erklärt werden, da eine chronische Entzündung, wie sie Wiesner für seinen Fall annimmt, kaum allgemeine Geltung beanspruchen kann. Allerdings ist zuzugeben, daß bei chronischen Entzündungen (z. B. bei den sogen. Lymphomatosen der Orbita, die teilweise auf tuberkulöser Grundlage entstehen) typische Follikel im Orbitalgewebe sich bilden können.

Der von mir erbrachte Nachweis eines Lymphspaltensystems der Orbita (vgl. § 142) beweist zwar nicht, daß das Lymphangiom aus diesen Spalten hervorgeht, läßt es aber immerhin als möglich erscheinen.

Literatur.

Lymphangiom der Orbita.

1886. 1. Forster, Demonstration zweier Präparate von Lymphangiom. Münchner med. Wschr. Nr. 33.

2. Wiesner, Das Lymphangiom der Augenhöhle. Arch. f. Ophth. XXXII, 2. p. 205.

1893. 3. Westhoff, Lymphangiom der Orbita. Geneeskundige Courant.

1895. 4. Ayres, Lymphangioma cavernosum of the orbit with an original case. Am. Journ. of Ophth. p. 321.

5. Israel I., Über eine congenitale Geschwulstform des oberen Augenlids und der Schläfenbeingegend. Berl. med. Ges. 26. VI. Berl. Klin. Wschr. S. 616.

1896. 6. Silcock, Lymphangioma of orbit. Transact. of the Ophth. Soc. of the Unit. Kingdom. p. 180.

1898. 7. Wintersteiner, Das Lymphangioma cavernosum orbitae. Arch. f. Ophth. XLV, 3. p. 613.

1903. 8. Cabannes, Thèse Ernautène Bordeaux.

1904. 9. Werncke, Ein Beitrag zur Onkologie des Auges und seiner Adnexe. Mitteilg. a. d. Augenklin. Jurjew. H. 2. p. 81.

1906. 10. Hirschberg, Über das angeborene Lymphangiom der Lider, der Orbita und des Gesichtes. Centralbl. f. Augenheilk. Jan.

11. Kann, Zur Kenntnis des Lymphangioma cavernosum orbitae. Deutschm. Beitr. zur Augenheilk. 65. Heft.

1908. 12. Dejonc, Zur Klinik u. pathol. Anat. des Lymphangioma cavernosum der Konjunktiva u. d. Orbita. Klin. Monatsbl. f. Augenheilk. Bd. XLVI. S. 37.

13. Fehr, Lymphangioma cavernosum. Ber. der Berliner Ophth. Gesellsch. 21. Mai.

1909. 14. Bergmeister, Lymphangiom der Orbita. Berl. klin. Wschr. S. 375.

1910. 15. Fehr, Lymphangiom der Orbita. Centralblatt für Augenheilk. S. 209.

1911. 16. Waldstein, Lymphangioma orbitae dextrae et palatini. D. med. Wschr. Nr. 43. S. 2030.

Das Lymphom und die Lymphomatosen der Orbita.

§ 266. Während in der Berlinschen Bearbeitung das Lymphom oder Lymphadenom der Orbita gar nicht erwähnt ist, in der Monographie von Lagrange unter den Sarkomen eine kurze und unvollständige Schilderung erfährt, hat sich im letzten Jahrzehnt das Interesse der Autoren besonders dieser Erkrankung zugewendet, die unter den Orbitalerkrankungen eine eigenartige Stellung einnimmt.

Wir haben es hier nicht mit einer echten Geschwulst zu tun, so sehr auch die klinischen Erscheinungen und zum Teil auch die histologische Struktur mit einer solchen übereinstimmen und zu ihr überleiten, sondern mit dem Ausdruck einer Systemerkrankung des lymphatischen Apparates, die man in neuerer Zeit mehr und mehr den Infektionskrankheiten zurechnet.

Ein Teil der in diese Gruppe zu rechnenden Fälle beruht anscheinend auf tuberkulöser Grundlage, während für andere diese Ätiologie unwahrscheinlich ist.

Die Anschauungen über die Einteilung, gegenseitige Abgrenzung und Ätiologie dieser Erkrankungen ist noch Gegenstand der lebhaften Diskussion, was eine auf sicherer Basis beruhende Abhandlung erschwert oder unmöglich macht.

Dazu kommt, daß die die Orbita betreffenden Erkrankungsfälle größtenteils aus früherer Zeit stammen und deshalb bei mangelndem oder ungenügendem Blutbefund vielfach kein Urteil über das Grundleiden zulassen.

Der eigenartigen Stellung dieser Lymphomatosen entsprechend habe ich bereits in einem früheren Kapitel dieser Bearbeitung (Die entzündlichen Pseudotumoren, § 207, S. 503) darauf hingewiesen und einige selbst beobtete Fälle angeführt, deren klinisches Bild und anatomische Untersuchung sie den alymphaemischen aggressiven Lymphomatosen zuweisen läßt.

Bei diesen Fällen trat der chronisch entzündliche Charakter der orbitalen Neubildung durch den Nachweis von Plasmazellen und Gefäßwandveränderungen deutlich hervor, so daß sie nicht den eigentlichen Orbitalgeschwülsten, sondern den Orbitalentzündungen zugerechnet werden mußten.

Hier möchte ich nun diejenigen Fälle im Zusammenhange besprechen, die unter der Bezeichnung Lymphom oder Lymphadenom von den Autoren geführt werden, wenn es auch keinem Zweifel unterliegen kann, daß sie zu der Gruppe der Lymphomatosen gehören und nur zum kleinsten Teil zu den echten Neubildungen gerechnet werden dürfen.

§ 267. Die Kasuistik, die meiner Darstellung zugrunde liegt, umfaßt (mit Ausschluß der Fälle von Mikuliczscher Erkrankung, die hier nicht eingehender zu behandeln sind, und der Chlorome, die ich gesondert besprechen möchte) 60 Fälle.

Hochheim (48) hat versucht, 27 Fälle von lymphomatösen Tumoren der Lider und Orbita nach der ätiologischen Grundlage zu ordnen. Er unterscheidet: 1. einfache Lymphome (Becker-Arnold, Bernheimer, Schirmer, Silcock, Gayet [Fall 1], Westhof); 2. leukämische Tumoren (Gallasch, Leber, Osterwald, Birk, Delens, Kerschbaumer, Dunn, Chauvel); 3. pseudoleukämische Tumoren (Axeneeld, Oxley, Tomasi-Cruceli, Corrado, Boerma, Fröhlich, Reymond, Bronner, Treacher-Collins, Guaita, Panas) und 4. zweifelhafte Fälle (Powell, de Wecker, Gayet [2. Fall]).

Ein Teil dieser Fälle muß hier ausscheiden, da es sich um reine Lidneubildungen, nicht um solche der Orbita handelte

Aber das gewiß löbliche Bestreben Hochheims, die Fälle nach der ätiologischen Grundlage zu sondern und in Gruppen zusammenzufassen, muß auf Grund der neueren Auffassung vom Wesen der Leukämie als gescheitert angesehen werden.

Einmal ist für die erste Gruppe der Hochheimschen Einteilung (die einfachen Lymphome) eine Unterscheidung von den leukämischen und pseudoleukämischen Tumoren unmöglich, da in keinem dieser Fälle eine Blutuntersuchung vorlag. Das berechtigt natürlich nicht dazu, sie als einfache Lymphome zu bezeichnen. Aber auch für die anderen Fälle fehlt leider meist ein genauer Blutbefund, der die Morphologie der Blutkörperchen berücksichtigte und das Verhältnis der Lymphozyten zur Gesamtmenge der weißen Blutkörper klarlegte.

Es ist deshalb, wie Meller (81) mit Recht bemerkt, vollständig wertlos, sich in eine diesbezügliche Diskussion über diese Fälle einzulassen, anderseits nach unseren Anschauungen über Leukämie und Pseudoleukämie vollkommen zwecklos, eine Sonderung der Fälle in dieser Richtung vorzunehmen.

Es scheint mir deshalb wichtiger, das vorhandene kasuistische Material im ganzen zu überblicken und eine Einteilung der lymphomatösen Geschwulstbildungen der Orbita in leukämische, pseudoleukämische und echte Lymphome ganz fallen zu lassen.

Die Frage, ob es primäre Lymphome (Lymphadenome) in der Orbita gibt, die als echte Geschwülste aufzufassen sind und sich nicht auf dem Boden einer Systemerkrankung entwickeln, läßt sich bisher nicht entscheiden.

Die bisher in der Literatur unter dieser Bezeichnung mitgeteilten Fälle (Becker-Arnold, Bernheimer, Rollet, Ferrer, Hotz, Sporleder, Standish, Monastirski) können nicht als Beweis gelten, da bei fehlender genauer Blutuntersuchung das alleinige Betroffensein der Orbita, mag es einseitig oder doppelseitig sein, das Vorhandensein einer Allgemeinerkrankung nicht ausschließen läßt. Kann sich doch die orbitale Neubildung als erstes und einziges Symptom derselben entwickeln.

Erst lang genug beobachtete und genau auf die histologische Struktur und die Blutbeschaffenheit untersuchte Fälle werden darüber Klarheit schaffen können.

Auch die Abgrenzung der als echte maligne Tumoren aufgefaßten Lymphosarkome (Kundrat) von den Lymphomatosen mit aggressivem Wachstum bereitet nicht geringe Schwierigkeiten, wenn sich auch auf Grund der histologischen Untersuchung hier eher eine Unterscheidung treffen lassen dürfte.

§ 268. Unter 50 Fällen meiner Zusammenstellung, in denen Geschlecht und Alter angegeben ist, betrafen 33 das männliche, 17 das weibliche

Geschlecht. Vertreten sind alle Altersstufen (7 mal das 1., 6 mal das 2., 5 mal das 3., 4 mal das 4., 9 mal das 5., je 8 mal das 6. und 7. Jahrzehnt).

37 mal waren beide Orbitae Sitz der Neubildungen, 23 mal nur eine, wobei mehrmals jedoch die Lider des anderen Auges gleichfalls lymphatische Tumoren nachweisen ließen.

Auffallend ist, daß bei denjenigen Fällen, die offenbar ein früheres Stadium darstellten, wie aus dem geringen Umfang der Tumoren und der kurzen Zeit seit ihrer Entstehung zu schließen ist, besonders der vordere Teil der Orbita von der Neubildung ergriffen war.

Es spricht dies für die z. B. von Stock (86) vertretene Auffassung, daß bei Leukämie und Pseudoleukämie symmetrische Knoten im vorderen Abschnitte der Orbita aufzutreten pflegen. Allerdings möchte ich nicht so weit gehen, wie Stock hieraus ein differentialdiagnostisches Moment zwischen Lymphosarkom und Lymphomatose abzuleiten.

Auch wenn der Tumor im vorderen Abschnitte der Orbita seinen Ursprung nimmt, kann er in kurzer Zeit zu einer beträchtlichen retrobulbären Neubildung führen, wie die Fälle von Berl (47), Becker-Arnold (1), Ahlstroem (68), Delens (13), Brudzewski (50), Osterwaid (6), Seeligsohn (85) u. a. beweisen.

Am Orbitaleingang ist es offenbar die Umgebung der Tränendrüse oder diese selbst, die als Prädilektionsstelle der lymphomatösen Neubildungen in Betracht kommt. Doch sind auch Fälle beschrieben, wo der Tumor am unteren Orbitalrand oder im inneren Winkel der Augenhöhle entstand (Colucci 39, Rückel 84).

Die Zeit der Entstehung wird sehr verschieden angegeben. Sie schwankt zwischen wenigen Wochen und mehreren Jahren. Dabei können die Geschwülste schnell eine ansehnliche Größe erreichen, langsam oder unregelmäßig, bald schneller, bald weniger schnell wachsen, auch längere Zeit stationär bleiben oder sich sogar spontan zurückbilden. Dieses schwankende Verhalten, das freilich nicht zur Regel gehört, kann unter Umständen für die Diagnose einer lymphomatösen Neubildung und gegen diejenige eines malignen Tumors verwertet werden.

Die Konsistenz der Tumoren wird teilweise als hart angegeben. Häufig ist die Geschwulst mit dem benachbarten Periost, gelegentlich auch mit der Sklera breit verwachsen.

Mehrfach wurde auf ein eigenartiges Verhalten der Bindehaut hingewiesen (von Axenfeld 21, Boerma 30, Hochheim 48 u. a.), die im Bereiche der Übergangsfalten oder der Plica sulzige Verdickungen zeigte. Goldzieher (27) hat derartige isoliert an der Bindehaut auftretende Erscheinungen als Lymphoma conjunctivae, Meller (81) u. a. lymphomatöse Wucherungen am Limbus beschrieben. Eine Schwellung der Krauseschen Drüse wurde von Meller festgestellt.

Der Nachweis einer derartigen lymphomatösen Erkrankung der Bindehaut kann gewiß gelegentlich zur Klärung der Diagnose des Orbitaltumors beitragen.

Das Vorhandensein oder Fehlen des Exophthalmus und der Grad desselben ist natürlich von Sitz und Ausdehnung der Neubildung abhängig.

In dem Falle von BECKER-ARNOLD (1) betrug die Protrusion beiderseits mehr als 15 mm, im AHLSTROEMschen (68) rechts 30, links 25 mm, in demjenigen von SEELIGSOHN (85) 10 mm. In dem einen MELLERschen Falle war der Bulbus 2 mm nach vorn, 15 mm nach unten verlagert.

Meist leidet in denjenigen Fällen, welche das retrobulbäre Gewebe beteiligen, die Beweglichkeit des Auges erheblich, was mit dem Verhalten maligner Orbitaltumoren übereinstimmt.

Auch Schmerzen werden nicht selten angegeben, besonders dann, wenn das Periost von der Neubildung infiltriert wurde.

In mehreren Fällen trat infolge mangelhaften Lidschlusses eine Hornhauterkrankung auf (AHLSTROEM 68, WERNER 79, VENNEMANN 45).

Iritis sahen ROLLET (63) und SEELIGSOHN (85).

Die in einer größeren Zahl von Fällen nachgewiesene Sehstörung beruht in erster Linie auf Veränderungen in der Netzhaut und am Sehnerven, die wohl nur selten einfache Stauungserscheinungen, verursacht durch Druck der Orbitalgeschwulst, darstellen, sondern auf eine besondere Erkrankung des Augeninnern zurückzuführen sind, auch wenn sie nicht unter dem Bilde der sog. Retinitis leucaemica verlaufen.

Wenigstens die Fälle von weißen Herden in der Netzhaut und Netzhautblutungen (WERNER 79, MELLER 81, BRUDZEWSKI 50) möchte ich in dieser Weise auffassen, während Hyperämie des Sehnerven und Stauungspapille durch die orbitale Neubildung verursacht sein kann (v. MICHEL 83, SEELIGSOHN 85, BECKER-ARNOLD 1, BERL 47).

Daß die lymphomatöse Geschwulstbildung den Uvealtraktus, die Netzhaut und die TENONSche Kapsel betreffen kann, zeigen genau histologisch untersuchte Fälle von KERSCHBAUMER (31) und MELLER (81).

Natürlich kann man nicht erwarten, daß sich in jedem Falle als Ausdruck lymphoider Infiltration der Netzhaut weiße Herde mit dem Augenspiegel beobachten lassen, aber gelegentlich wird der Nachweis solcher Herde zur Feststellung der Diagnose beitragen können.

Ein für die Differentialdiagnose gegenüber anderen Orbitaltumoren wichtiges Zeichen bildet die Drüsenschwellung in anderen Körperregionen. Sehr häufig sind die Drüsen am Halse, nicht selten auch die Axillar-Cubital-, seltener die Inguinaldrüsen beteiligt. Gelegentlich sind auch am Gaumen Lymphome beobachtet (VAN DUYSE 75, DELENS 13, HOCHHEIM 48, STANDISH 44).

Schwellungen der Milz und der Leber sind, wenn es sich um leukämische oder pseudoleukämische Neubildungen handelt, gleichfalls nicht selten (BERL 47, AXENFELD 21, BRUDZEWSKI 40, KOMOTO 105 u. a.).

Der Verlauf des Leidens ist ganz von demjenigen der Allgemeinerkrankung abhängig.

Es gibt Fälle, bei denen sich die orbitale Neubildung in kurzer Zeit entwickelt, wo das Leiden außerordentlich schnell fortschreitet und unter kachektischen Erscheinungen bald zum Tode führt, wie in dem einen von MELLER (81) beschriebenen Falle und im Falle von BRUDZEWSKI (50).

In anderen ist der Verlauf wesentlich gutartiger und erstreckt sich über viele Jahre, wobei es sogar zu einer spontanen Rückbildung der orbitalen Lymphomatose kommen kann.

Wir dürfen aber hieraus nicht, wie das HOCHHEIM tut, den Schluß ziehen, daß es sich in diesen Fällen um einfache Lymphome handle.

Der Blutuntersuchung ist in den bisher vorliegenden Fällen, wie schon oben erwähnt, leider nur selten die erforderliche Sorgfalt geschenkt worden.

Als Beispiel eines genau untersuchten Falles möchte ich denjenigen von MELLER anführen, der ein 26 jähriges Mädchen betraf, das an einer akuten Lymphämie mit allgemeiner Drüsenschwellung, die auch die rechte Orbita beteiligte, erkrankte. Der Hämoglobingehalt war 40—50 %, die Zahl der roten Blutkörperchen 2 600 000, diejenige der weißen 11 200 (Verhältnis 1 : 232).

Im gefärbten Präparat fanden sich fast ausschließlich einkernige Leukozyten und zwar Lymphozyten mit großem Kern und schmalem Protoplasmasaum. Die großen Lymphozyten betrugen 90 %, die kleinen mit intensiv gefärbtem Kern (Triacidfärbung) 8 % aller weißen Blutkörper, während die polynuklearen Leukozyten in 2 %, kernhaltige rote Blutkörperchen überhaupt nicht vorhanden waren.

Ungefähr einen Monat später war der Hämoglobingehalt auf 15 %, die Zahl der roten Blutkörperchen auf 1 200 000, die der weißen auf 10 000 gesunken und die polynuklearen fehlten ganz.

Im Falle von BRUDZEWSKI fanden sich 94 % Lymphozyten, 5,3 % neutrophile Myclozyten und Erythrozyten (Lymphämie), in demjenigen von LÖWENSTEIN 80 % Lymphocyten auf 12 % mononukleare.

Im SEELIGSOHNschen Falle kamen 66 % polynuklearer Leukocyten auf 32 % Lymphozyten und 2 % eosinophile (Leukozytose).

Eine Angabe über das Verhältnis der Anzahl der weißen zu den roten Blutkörperchen ist natürlich nicht ausreichend, um den Charakter des Blutbildes zu bestimmen, da auch bei normalem Verhältnis die Morphologie der Leukozyten wesentlich von der Norm abweichen kann.

Da es auch Fälle gibt, die mit allgemeinen Lymphdrüsenschwellungen einhergehen ohne Blutveränderungen und andere für eine Leukämie oder Pseudoleukämie sprechende Erscheinungen, bei denen die positive Tuberkulinreaktion oder ein meist allerdings spärlicher Bazillenbefund oder endlich der Tierversuch die tuberkulöse Ätiologie feststellen ließen, wird man auch den hierauf gerichteten Untersuchungsmethoden bei den Lymphomatosen der Orbita Beachtung schenken müssen.

§ 269. Allerdings kommen hier wesentlich solche Fälle in Betracht, bei denen es sich um symmetrische Schwellung der Tränendrüsen und der Speicheldrüsen, um den sog. Mikuliczschen Symptomenkomplex handelt.

Bedenken wir aber, daß auch die leukämischen und pseudoleukämischen Tumoren mit Vorliebe von der Gegend der Tränendrüse ausgehen, sehr häufig symmetrisch auftreten und die Parotis gleichzeitig erkrankt ist (Leber 3, Axenfeld 21, Dunn 26, Reymond 10, Meller 81, Komoto 105), dann verstehen wir, daß sich eine strenge Unterscheidung zwischen der Mikuliczschen Erkrankung und den übrigen Lymphomatosen der Orbita nicht immer treffen läßt.

Dies ist um so weniger der Fall, als auch der histologische Befund von der einfachen lymphoiden Infiltration zur ausgesprochenen chronischen Entzündung mit typischen Tuberkeln, epitheloiden Zellen und Riesenzellen mannigfache Übergänge zeigen kann, so daß auch das Resultat der Untersuchung eines zur Probe exzidierten Stückes nicht entscheidend zu sein braucht.

Die Mikuliczsche Erkrankung kann deshalb mit einem gewissen Rechte als eine Unterart der orbitalen Lymphomatose bezeichnet werden.

Neuerdings ist mehrfach festgestellt worden, daß die Tuberkulose als ätiologischer Faktor für diese Erkrankung in Betracht kommt. Die genau untersuchten Fälle von Plitt, Krailsheimer-Fleischer (102) und Napp (94), bei denen der Nachweis von Tuberkelbazillen gelang, lassen in dieser Hinsicht keinen Zweifel zu. Anderseits kommen Igersheimer und Pöllot (103), die neuerdings die Frage nach der Beziehung der Mikuliczschen Krankheit zur Tuberkulose einer eingehenden Prüfung unterzogen, zu dem Ergebnis, daß die meisten Fälle nichts mit Tuberkulose zu tun haben. Sie neigen mehr der Annahme zu, daß ein im Blute kreisendes chemisches Agens entzündungserregend auf die Tränen- und Speicheldrüsen wirken könne.

Igersheimer und Pöllot unterscheiden drei Formen von Mikuliczscher Erkrankung.

Zur ersten Form rechnen sie diejenigen Fälle, bei denen es sich um Hyperplasie des lymphoiden Gewebes handelt ohne jeden ätiologischen Anhaltspunkt, zur zweiten diejenigen, in denen irgendein Zusammenhang — aus anamnestischen, klinischen oder anatomischen Gründen — mit Tuberkulose besteht, und zur dritten Gruppe zwei Beobachtungen von Goldzieher und Gutmann, die einen Verdacht auf luetische Entstehung erweckten.

Nach alledem muß man die Mikuliczsche Erkrankung als einen klinischen Sammelbegriff auffassen, bei dem vielleicht doch, wie ich glauben möchte, der Tuberkulose eine größere Bedeutung zukommt, als Igersheimer und Pöllot annehmen.

In dem Kapitel über Orbitaltuberkulose habe ich darauf hingewiesen, daß sichere Fälle orbitaler Entzündung tuberkulöser Natur ohne die sonst für diese Erkrankung charakteristische Gewebsnekrose verlaufen können. Das gleiche ist bei zahlreichen Fällen von symmetrischer Tränendrüsenentzündung der Fall, bei denen epitheloide Zellen, Riesenzellen, Lymphozyteninfiltration und Vermehrung des interstitiellen Gewebes gefunden wurden.

Aber selbst wenn die entzündlichen Charaktere im histologischen Bilde zurücktreten und dieses wesentlich eine Anhäufung lymphatischer Elemente aufweist (Fälle von Fuchs 22, Tietze 37, Pollack 77, Napp 91 u. a.) also histologisch als Lymphomatose angesprochen werden muß, kann das Leiden auf tuberkulöser Grundlage beruhen.

Wieweit die Lues zu analogen klinischen und anatomischen Erscheinungen in der Tränendrüse und Orbita zu führen vermag, läßt sich nach dem bisher vorliegenden Material nicht entscheiden.

Der Fall von Gutmann (90) wurde nicht anatomisch untersucht und diejenigen von Goldzieher, Schott, Blessig und Soloweitschik boten bei der histologischen Untersuchung keine Lymphomatose, sondern ein entzündliches Granulationsgewebe. Nur Walter erwähnt eine lymphoide Infiltration (vgl. § 191, S. 431).

Im allgemeinen möchte ich annehmen, daß die Lues als Ätiologie der orbitalen Lymphomatose eine wesentlich geringere Rolle spielt als die Leukämie, Pseudoleukämie und die Tuberkulose.

§ 270. Hier verdienen weiterhin diejenigen Fälle von lymphomatösen Tumoren der Orbita eine besondere Besprechung, die man unter der Bezeichnung Chlorom früher allgemein den Sarkomen zugerechnet hat, während sie wegen der konstanten Veränderungen des Blutbildes, wie man jetzt weiß, den leukämischen Lymphomatosen der Orbita zuzurechnen sind.

Eigenartig ist diesen Fällen neben der grünlichgelben Färbung der Geschwülste, die meist erst bei der Sektion, gelegentlich aber schon intra vitam (Meller 107) festgestellt wird, der bösartige Charakter und die Vorliebe zur Beteiligung des Periostes und der Knochen.

Aus der Literatur habe ich 25 Fälle zusammenstellen können, bei denen die Orbita beteiligt war. Auffallend ist, daß es sich fast durchweg um jugendliche Personen meist im ersten Lebensjahrzehnt handelte. Nur der Fall von Behring und Wicherkiewicz (7) betraf einen 28 jährigen Mann.

Einen weiteren Unterschied zu den übrigen leukämischen Lymphomatosen der Orbita bietet das Chlorom insofern, als der Exophthalmus meist als Früh- und Hauptsymptom das klinische Krankheitsbild beherrscht, was darauf hindeutet, daß die Geschwulst frühzeitig auf das orbitale Zellgewebe übergreift.

Nach seinem klinischen Verlaufe ist das Chlorom als eine akute Lymphomatose aufzufassen.

Es führt meist in kurzer Zeit zum Tode unter kachektischen Erscheinungen.

Seinen Ausgang nimmt es offenbar mit Vorliebe vom Knochenmark, von dem es unter Erweichung des Knochens (dieser läßt sich häufig mit dem Messer schneiden) auf das Periost und seine Umgebung übergreift.

Für das orbitale Chlorom wurde der Ausgang vom Keilbein (AYRES 32, BEHRING und WICHERKIEWICZ 7 und KÖRNER 33), vom Stirnbein (SUGANUMA 104, GADE 12) und Oberkiefer (CHIARI 9) festgestellt. Häufig fanden sich gleichzeitig auch andere Körperregionen beteiligt (Sternum, Beckenknochen, Schädelbasis).

Der Exophthalmus ist häufig doppelseitig, beginnt aber oft auf beiden Seiten nicht gleichzeitig.

Häufig treten mit fortschreitendem Wachstum der periostalen Tumoren heftige Schmerzen auf.

Das Blutbild kann für Leukämie typisch sein (ROSENBLATH 64), aber auch der Lymphämie entsprechen (MELLER 82, SUGANUMA 104). Nicht selten zeigt es beim gleichen Patienten während des Fortschreitens des Leidens Schwankungen und Übergänge (von einem Stadium der Anämie und Alymphämie in ein lymphämisches).

Die ihrem Wesen nach unbekannte Grünfärbung, nach der die Erkrankung ihren Namen führt, ist ein mehr zufälliger und unwesentlicher Befund.

Nach klinischem Verlauf und anatomischer Grundlage ist das Chlorom nichts anderes als eine akute Lymphomatose, bei welcher die lymphoiden Wucherungen besonders das Knochensystem bevorzugen.

§ 271. Die Therapie der orbitalen Lymphomatosen wird nach der gegebenen Schilderung in erster Linie das Grundleiden berücksichtigen müssen.

Auf die Behandlung der Leukämie und Pseudoleukämie, die man jetzt mehr und mehr als infektiöse Erkrankungen auffaßt, ist hier nicht näher einzugehen.

Ich möchte nur erwähnen, daß der Erfolg der Röntgentherapie bei lymphatischer Leukämie recht verschieden beurteilt wird. Manche Fälle zeigten sich ohne erkennbare Ursache lange refraktär oder blieben ganz unbeeinflußt (SCHUBERT, ZIEGLER, KLIENEBERGER), andere verschlechterten sich zusehends (ZIEGLER), während in vielen Fällen wesentliche Besserung erzielt wurde. KEYMLING kommt auf Grund einer größeren Zusammenstellung zu dem Ergebnis, daß die Röntgentherapie die beste jetzt bekannte Behandlungsmethode der Leukämie sei.

Auf ophthalmologischem Gebiete will van Duyse (75) günstige Erfolge gesehen haben. Die Drüsenschwellung ging nach 4 Sitzungen (je 10 Minuten 4—5 Holzknechteinheiten) erheblich zurück.

Am wirksamsten erwies sich nach Béclère die Bestrahlung der Milz.

Über die Wirksamkeit der Behandlung mit Mesothorium, das, intravenös oder als Trinkkur, die Zahl der weißen Blutkörper stark herabzusetzen vermag, lauten die Ansichten gleichfalls sehr verschieden.

Bei der Behandlung mit Benzol (Koranyi) ist große Vorsicht geboten, da schwere Schädigungen innerer Organe eintreten können.

Bei der Pseudoleukämie (Lymphogranulomatose und aleukämische Lymphadenose) hat sich neben der Röntgenbehandlung die Arsentherapie seit Jahrzehnten bewährt, ohne allerdings eine sichere Heilung zu erzielen.

Gerade die pseudoleukämischen Orbitalgeschwülste haben mehrfach auf Arsenbehandlung sich schnell zurückgebildet (Axenfeld 21, de Schweinitz, Seeligsohn 85 u. a.), während in anderen Fällen die Besserung nur eine vorübergehende war.

Liegen für eine tuberkulöse oder luetische Ätiologie der orbitalen Lymphomatose Anhaltspunkte vor (positiver Wassermann, positive Tuberkulinreaktion), so wird man natürlich eine spezifische Behandlung einzuzuleiten haben.

In den Fällen von Mikuliczscher Erkrankung, die, wie oben angeführt wurde, den lymphomatösen Erkrankungen der Orbita nahestehen, hat sich mehrfach Jodkalium sehr gut bewährt, was Igersheimer auf Abspaltung von freiem Jod in der Tränendrüse zurückführt.

Bei den durch außerordentlich malignen Verlauf ausgezeichneten Chloromen ist jede lokale und allgemeine Therapie machtlos.

Das Verständnis und die richtige Diagnose der orbitalen Lymphomatosen besitzt eine weitgehende praktische Bedeutung insofern, als die Therapie dieser Erkrankungen von derjenigen der echten Orbitalgeschwülste erheblich abweicht.

Die Frage, ob man die lymphomatösen Neubildungen exstirpieren soll, ist nach meiner Meinung im allgemeinen zu verneinen, nur in besonderen Fällen zu bejahen.

Allerdings sind nicht selten partielle oder totale Exstirpationen vorgenommen worden, aber offenbar unter der falschen Voraussetzung, daß es sich um einen echten Tumor handle.

Redard (4) hat sogar in einem Falle die Enukleation, Ferrer (11) die Exenteratio orbitae ausgeführt.

Es bedarf keiner näheren Begründung, daß ein derartiger Eingriff völlig ungerechtfertigt ist.

Allerdings dürfen wir nicht vergessen, daß bei einseitigem Auftreten, beim Fehlen allgemeiner Drüsenschwellungen und beim normalen Verhalten des Blutes Fehldiagnosen vorkommen können, besonders Verwechslung mit Orbitalsarkom.

Recht interessant ist in dieser Hinsicht eine Untersuchung von Meller (107), der 9 Fälle von Geschwulstbildungen der Orbita, die unter der Diagnose Tumor orbitae teilweise mit dem Bulbus entfernt wurden, nach dem histologischen Befunde als chronisch-entzündliche Bildungen feststellen konnte.

Es ist deshalb in allen zweifelhaften Fällen von Orbitaltumoren eine Probeexzision dringend anzuraten, deren anatomische Untersuchung zur Klärung der Diagnose wesentlich beitragen kann.

Führen die lymphoiden Tumoren der Orbita durch Druck auf den Bulbus oder den Sehnerven oder durch die Zunahme des Exophthalmus zu einer Beeinträchtigung des Sehvermögens, dann ist allerdings eine operative Entfernung der Geschwülste in Erwägung zu ziehen.

Handelt es sich um die gutartige, nicht aggressive, d. h. infiltrativ in die Umgebung vordringende Form des Lymphoms, dann macht die Auslösung der Tumorknoten keine Schwierigkeiten, besonders da dieselben meist vom Orbitaleingang ihren Ursprung nehmen.

Ob man vom Orbitalrande oder von der Bindehaut eingehen soll, wird von den Verhältnissen des Einzelfalles abhängen müssen, vor allem von der Größe und Lage der orbitalen Neubildung.

In der Leipziger Universitäts-Augenklinik sind in einem Zeitraum von 20 Jahren 6 Fälle beobachtet worden, die man zu den lymphomatösen Neubildungen der Orbita rechnen kann.

2 von diesen Fällen, bei denen es sich nach dem Resultat der anatomischen Untersuchung offenbar um chronisch-entzündliche Veränderungen mit reichlicher Neubildung von follikulären Herden im Orbitalgewebe handelte, habe ich in dem Kapitel der entzündlichen Pseudotumoren (S. 503) näher mitgeteilt.

Ein weiterer Fall ist früher von Boerma und später von Dutoit veröffentlicht worden. Er gehört in die Gruppe der pseudoleukämischen Tumoren.

Bei der mikroskopischen Untersuchung der exstirpierten und bei der Sektion gewonnenen Tumoren zeigte sich das Bild der aggressiven Lymphomatose. Die Zellen hatten die typische Form der Lymphozyten und deren Färbbarkeit, wenn auch einzelne größere Zellen mit blasser gefärbtem Kern ihnen beigemengt waren. Das Zwischengewebe bestand aus zarten Bindegewebsfasern. Gefäße waren spärlich vorhanden. Sie boten teilweise arteriosklerotische Veränderungen und Lymphozyteninfiltration ihrer Wand, wie sie von Axenfeld u. A. beschrieben worden ist. Plasmazellen und eosinophile Zellen fehlten. Eine Untersuchung der Schnittpräparate auf Bakterien war negativ. Von den Haupttumoren erstreckten sich Züge von Lymphozyten in das Orbitalgewebe hinein, nach ihrer Anordnung offenbar den präformierten Lymphspalten folgend.

Als Ursprung des einen Tumorknotens wurde die direkte Nachbarschaft der Tränendrüse festgestellt.

Von den 3 übrigen Fällen ist der eine als Mikuliczsche Erkrankung aufzufassen. Hier bildete sich die Schwellung der Tränendrüsen und Speicheldrüsen unter Arsen- und Jodkalibehandlung in einigen Wochen zurück.

Anzeichen von Lues oder Tuberkulose fehlten (allerdings konnte die WASSERMANNsche Untersuchung und die Tuberkulinprobe nicht gemacht werden, da beide Untersuchungsmethoden damals noch nicht bekannt waren).

Zwei weitere Fälle waren nach dem klinischen und anatomischen Verhalten als Lymphosarkome aufzufassen. Beide betrafen Knaben im Alter von 5 bzw. 7 Jahren, die in Zeit von wenigen Monaten unter schwerer Kachexie ad exitum kamen. In dem einen Falle hatte die Geschwulst auf das Gehirn durch die obere Orbitalfissur übergegriffen und zu zahlreichen Metastasen in der Haut und am Periost verschiedener Körperteile geführt.

Die Blutuntersuchung war in beiden Fällen negativ, doch muß zugegeben werden, daß sie — die Fälle wurden vor 12 bzw. 14 Jahren beobachtet — nicht mit der Genauigkeit vorgenommen wurde, die nötig ist, um den Charakter des Blutbildes sicher festzustellen.

Anatomisch boten beide Fälle nichts Wesentliches, so daß ich auf eine genauere Wiedergabe des Befundes verzichten kann.

Pathologische Anatomie.

§ 272. Die Bezeichnung der Lymphomatosen und die Berechtigung, auf verschiedener Ätiologie beruhende Erkrankungen unter diesem Namen zusammenzufassen, beruht auf dem Ergebnisse der anatomischen Untersuchung, die in allen diesen Fällen einen Aufbau aus lymphoiden Zellen erkennen läßt.

Es muß aber hervorgehoben werden, daß es sich keineswegs immer um den typischen Bau einer normalen Lymphdrüse handelt, d. h. um in einem feinen Retikulum zu Follikeln geordnete Lymphozyten, sondern daß die verschiedensten Übergänge sich finden können, einmal zum malignen Tumor (Lymphosarkom) und andrerseits zur chronisch-entzündlichen Neubildung.

Im allgemeinen kann man sagen, daß die bei Leukämie und Pseudoleukämie auftretenden Lymphomatosen der Orbita einen ziemlich gleichförmigen Aufbau aus Lymphozyten zeigen, nur mit dem Unterschiede, daß diesé Lymphozyten in ihrer Anordnung bald eine gutartige, in sich abgeschlossene und von der Umgebung scharf getrennte Geschwulst darstellen, bald eine starke Infiltration der orbitalen Lymphspalten erkennen lassen.

Für die Beurteilung der Genese dieser orbitalen Neubildungen ist die Auffassung des Grundleidens, auf dessen Boden sie sich entwickeln, von entscheidender Bedeutung.

Als lymphoide oder lymphatische Pseudoleukämie bezeichnet man jetzt allgemein Erkrankungen, die, ohne den für Leukämie charakteristischen Blutbefund zu bieten, mit den klinischen Symptomen der lymphatischen Leukämie (Drüsenschwellungen, Milzschwellung) übereinstimmen. Von vielen Seiten ist in neuerer Zeit der Übergang der aleukämischen zu leukämischen Formen zugegeben.

Das von Türk aufgestellte, auch von Sahli angenommene System der echten Lymphomatosen trennt die generalisierte von der lokalisierten, aber zur Metastasenbildung neigenden Form. Letztere wäre identisch mit dem Lymphosarkom (Kundrat). Die generalisierte Form wird weiter in eine chronische und eine akute unterschieden, diese wieder in eine bösartige (aggressive) und eine relativ gutartige (nicht aggressive) Form.

Nach dem Blutbilde ergeben sich weitere Unterscheidungen in eine alymphämische, sublymphämische und lymphämische Form. So ist z. B. die chronische lymphoide Leukämie von der chronischen lymphämischen Lymphosarkomatose durch die aggressive Wachstumstendenz der letzteren unterschieden und ebenso die akute lymphatische Leukämie vom lymphatischen Chlorom (Chloroleukämie).

So gut eine derartige Systematisierung einen Überblick über die verschiedenen Arten von lymphomatösen Erkrankungen gibt, so schwierig kann es im Einzelfalle sein, eine Unterscheidung zu treffen, auch wenn man neben dem klinischen Verlauf und der Blutbeschaffenheit die histologische Struktur des Tumors berücksichtigt.

Die orbitalen Lymphomatosen sind teils zu den akuten, teils zu den chronischen, teils zu den lymphoiden Leukämien, teils zu den alymphämischen oder sublymphämischen, den aggressiven oder gutartigen Formen zu rechnen, während das die Orbita beteiligende Chlorom als myeloide Leukomatose aufgefaßt werden dürfte.

Frühere Autoren hat bei den Lymphomatosen der Orbita besonders die Frage beschäftigt, wie es möglich sei, daß in einem Gewebe, welches keine Lymphgefäße und Lymphdrüsen enthält, derartige Bildungen entstehen können.

Teilweise half man sich damit, daß man das Vorhandensein kleinster mikroskopischer Lymphknötchen im Orbitalgewebe annahm (Arnold und Becker 1) oder die Lymphozyten aus Bindegewebs- und Gefäßzellen ableitete (Berl 47) — eine Annahme, die sicher nicht zutreffen kann — oder endlich die Lymphozyten mit dem Blutstrom in die Orbita gelangen ließ, wofür ihre perivaskuläre Anordnung zu sprechen schien (Kerschbaumer 31).

Goldzieher (27) vertrat die Ansicht, daß sich vom adenoiden Gewebe der Bindehaut Zellen abschnüren und, in der Orbita sich vermehrend, zur Lymphombildung führen könnten, und die Feststellung von Lymphgewebe in der Tränendrüse (Axenfeld) legte den Gedanken nahe, daß von hier aus die Lymphomatose ihren Ursprung nahm.

Besonders von Meller wird darauf hingewiesen, daß die orbitalen Lymphome — ausgenommen sind die Chlorome, die vom Knochen und Periost zu entstehen scheinen — vom Orbitaleingang meist von der Tränendrüsengegend ausgehen. Er betont, daß die Ausschwemmung der Lymphozyten ins Blut in der Orbita Schwierigkeiten bereite und ihrer Anhäufung die natürliche Folge sei.

Das von mir in der Orbita anatomisch festgestellte Lymphspaltensystem bietet dann Gelegenheit zu einer Infiltration des Orbitalgewebes. Die in den Spalten sich anhäufenden Lymphozyten können ganz das Bild eines malignen Tumors hervorrufen, ohne daß es sich um einen solchen handelt.

Gibt es nun außerdem ein echtes Lymphosarkom der Orbita, wie es KUNDRAT annimmt?

Die Frage wird von den meisten Autoren bejaht, und es muß zugegeben werden, daß der klinische Verlauf in manchen Fällen hierfür spricht (TREACHER-COLLINS 29, TOMASI-CRUDELI, SILCOCK 17, JULER, OXLEY u. a.), wenn auch das Fehlen einer genauen Blutuntersuchung eine sichere Entscheidung nicht zuläßt.

Nach dem histologischen Bilde allein ist jedenfalls eine Unterscheidung nicht möglich. Zwar soll nach PALTAUF das Grundgewebe des Lymphosarkoms von demjenigen des normalen retikulären Lymphgewebes abweichen, die Zellen des Lymphosarkoms mehr den großen einkernigen Leukozyten als den Lymphozyten entsprechen (STERNBERG).

Indessen glaube ich nicht, daß sich hiernach eine sichere Diagnose stellen läßt.

Auch von MELLER wird zugegeben, daß sich die histologischen Unterschiede zwischen Lymphosarkom und lymphomatöser Neubildung verwischen können und daß Übergänge vorkommen, was auch SAHLI anzunehmen scheint, wenn er angibt, daß diese Abgrenzung sehr schwer durchzuführen sei, da viele Fälle, von denen man später durchaus den Eindruck einer Systemerkrankung erhält, im Anfang lokalisiert auftreten können.

Daß das Chlorom nach seiner histologischen Struktur zu den Lymphomatosen gerechnet werden muß, bedarf keiner besonderen Begründung.

Es ist, wie TÜRK sagt, »in allen seinen Charakteren eine akute Lymphomatose mit grüner Färbung der lymphoiden Wucherungen und einer besonderen Bevorzugung des Knochensystems in Periost und Mark bei der Lokalisation«.

Dagegen unterscheidet sich in weitaus der Mehrzahl der Fälle die MIKULICZsche Erkrankung histologisch von den orbitalen Lymphomen, mit denen sie klinisch manche Übereinstimmung zeigt (symmetrisches Auftreten, Lokalisation in der Tränendrüse).

Neben diffuser und herdförmiger Infiltration des Drüsengewebes mit Lymphozyten sind meist deutliche Zeichen von Entzündung vorhanden (Granulationsgewebe, chronisch-indurierende Entzündung — HIRSCH 40, epitheloide Zellen, Riesenzellen, selten Nekrose und Verkäsung).

Man könnte hiernach geneigt sein, sie ganz von der Gruppe der orbitalen Lymphomatosen abzutrennen, doch muß bemerkt werden, daß in einigen Fällen (POLLACK 77, TIETZE 37, FUCHS 22, ARNOLD und BECKER 1) der reine Bau eines Lymphoms nachzuweisen war.

Es ist deshalb wohl richtiger, die zu dieser Erkrankung gerechneten Fälle, die in ihrem anatomischen Bilde stark variieren und in ihrer Gesamtheit alle Übergänge vom Lymphom zur typischen tuberkulösen Entzündung darbieten, den Lymphomatosen der Orbita an die Seite zu stellen.

Die lymphomatösen Erkrankungen der Orbita sind also weder ätiologisch, noch klinisch, noch anatomisch ein einheitlicher Begriff.

Sie sind ihrer Ätiologie nach sicherlich eher den Orbitalentzündungen zuzurechnen, so sehr sie klinisch und anatomisch mit den echten Neubildungen der Augenhöhle übereinstimmen. Gemeinsam ist ihnen, daß adenoides Gewebe in Wucherung gerät, zur Entstehung umschriebener Neubildungen in der Tränendrüse, im vorderen Teile der Augenhöhle führt oder das retrobulbäre Gewebe diffus infiltriert.

Wir müssen dieses adenoide Gewebe aus präformierten Bestandteilen herleiten, als welche das lymphatische Gewebe der Tränendrüse und der Bindehaut in Betracht kommt.

So wie das adenoide Gewebe der Bindehaut auf verschiedene entzündliche Reize mit einer Hyperplasie, die zu Follikelbildung führt, reagieren kann, so können wir uns auch vorstellen, daß die lymphomatöse Wucherung der Orbita bei verschiedenartigen Erkrankungen, die das Lymphgewebe beteiligen, sich entwickelt.

Durch weitere Erfahrungen und genaue Untersuchungen wird man die Ätiologie der zugrundeliegenden Erkrankung festzustellen versuchen und später vielleicht imstande sein, nach ätiologischen Gesichtspunkten eine Sonderung vorzunehmen und den wenig befriedigenden Sammelbegriff der orbitalen Lymphomatosen aufzugeben.

Für die Differentialdiagnose der Orbitaltumoren sind diese lymphoiden Neubildungen so wichtig, daß ihnen schon deshalb an dieser Stelle ein besonderer Abschnitt zu widmen war.

Literatur.

Lymphomatöse Tumoren.

1872. 1. Becker und Arnold, Doppelseitiges symmetrisch gelegenes Lymphadenom der Orbita. Arch. f. Ophth. XVIII, 2. S. 56.

1877. 2. Chauvel, Tumeur lymphatique. Gaz. hebdom. de Méd. et Chir. Nr. 23.

1878. 3. Leber, Über einen seltenen Fall von Leukämie mit großen leukämischen Tumoren an allen vier Augenlidern und mit doppelseitigem Exophthalmus. Arch. f. Ophth. 24. Bd. S. 295.

1880. 4. Redard, Sur un cas rare de lymphadénome périoculaire et de la conjunctive. Enucléation-guérison. Rec. d'Opht. p. 193.

5. Verneuil, Cas rare de lymphadénome périoculaire et de la conjunctive. Énucléation, guérison. Gaz. des Hôp. p. 145.

1881.   6. Osterwald, Ein neuer Fall von Leukämie mit doppelseitigem Exophthalmus durch Orbitaltumoren. Arch. f. Ophth. XXVII,3. S. 203.

1882.   7. Behring und Wicherkiewicz, Ein Fall von metastasierendem Chlorosarkom. Berl. Klin. Wochenschr. Nr. 33.

1883.   8. Birk, Ein interessanter Fall von Leukämie. Petersb. med. Wochenschr. Nr. 47 und 48.

9. Chiari, Zur Kenntnis des Chloroms. Prag. Zeitschr. f. Heilk. IV. S. 177.

10. Reymond, Limfomi voluminosi delle due orbita ed al davanti delle due orecchie con degenerazione amiloidea delle soli elementi linfoidi. Annali di Ottalm. XII. p. 337.

1884.   11. Ferrer, A case of tumor of the orbit. Exenteratio. Recovery. Am. Journ. of Ophth. I. no. 1. IV.

12. Gade, Bidrag tie Kundskaben om Klorom. Nord. med. Arckiv. XVI. no. 19. (V. H. Jb. I,2. p. 282.)

1886.   13. Delens, Observation de tumeurs lymphadéniques des deux orbites. Arch. d'Opht. VI. p. 154.

14. Gayet, Die symmetrischen Orbitaltumoren und ihre characterist. Symptome. Arch. d'Opht. Jan.

1888.   15. Dianoux, Lymphadénome de l'orbite. Journ. de méd. de l'ouest. Nantes. p. 127.

16. Monastirski, Verein Petersb. Ärzte. 15. III.

17. Silcock, Transact. of the Ophth. Soc. VIII. p. 53.

1889.   18. Bernheimer, Über Lymphadenom der Orbita. XX. Vers. Heidelberg. S. 199.

19. Haltenhoff, Observations cliniques. Ann. d'Ocul. CII. p. 108.

1890.   20. Zirm, Ein Fall von gleichzeitiger chronischer Tränendrüsen- u. Parotidenschwellung, vorübergehende Heilung durch interkurrierendes Erysipel. Deutschm. Beitr. I. S. 314.

1891.   21. Axenfeld, Zur Lymphombildung in der Orbita. Arch. f. Ophth. XXXVII. 4. p. 102.

22. Fuchs, Gleichzeitige Erkrankung der Tränendrüsen und der Parotiden. Deutschm. Beitr. Heft III.

1892.   23. Mikulicz, Über eine eigenartige symmetrische Erkrankung der Tränen- und Mundspeicheldrüsen. Beitr. z. Chir. Billrothsche Festschr. Stuttg. Enke. S. 160.

24. Wecker et Masselon, Tumeurs symétriques des glandes palpébrales et des parotides. Rec. d'Opht. p. 720.

1893.   25. Debierre, Un cas de tuméfaction symétrique des glandes lachrymales et parotidiennes. Rev. gén. d'Opht. p. 433.

26. Dunn, Leucaemia with case lymphoid growths of orbit and parotid glands. Transact. of the College of Physic. of Philadelph. p. 103.

27. Goldzieher, Lymphom der Conjunctiva. Centralbl. f. Augenheilk.

28. Panas, Diagnostic des tumeurs de l'orbite. Panas. Traité Paris und Semaine méd.

29. Treacher Collins, On a case with a tumour in each orbit. Ophth. Hosp. Rep. XIII. p. 248.

1894.   30. Boerma, Über einen Fall von symmetrischen Lymphomen in der Orbita. Arch. f. Ophth. XL,4. S. 249.

1895.   31. Kerschbaumer, Ein Beitrag zur Kenntnis der leukämischen Erkrankung des Auges. Arch. f. Ophth. 41. Bd. S. 99.

1896.   32. Ayres, A case of chloroma. Journ. of the Am. med. Ass. 7. Nov. Am. Journ. of Ophth. March 1897.

33. Körner, Ein Fall von Chlorom beider Schläfenbeine, beider Sinus sigmoidei und beider Orbitae, eine otitische Phlebitis des Sinus cavernosus vortäuschend. Zeitschr. f. Ohrenheilk. XXIX. S. 92.

1897. 34. Kümmel, Doppelseitige Hypertrophie der Tränendrüsen. D. med. Wochenschr. S. 38.

35. Kümmel, Weitere Beiträge zur Lehre von der symmetrischen Erkrankung der Tränen- und Mundspeicheldrüsen. Mitteilungen aus dem Grenzgeb. d. Med. u. Chir. II. Bd.

36. Sporleder, Über einen Fall von symmetrischen Lymphomen der Orbita. Diss. Leipzig.

37. Tietze, Ein Beitrag zur Lehre von der symmetr. Erkrankung der Tränen- und Mundspeicheldrüsen. Beitr. z. Klin. Chir. XVI. H. 3.

1898. 38. Bock, Augenärztl. Mitteilungen, Wiener med. Wochenschr. Nr. 30.

39. Colucci, Linfosarcoma bilaterale dell' orbita. Lavori Napoli V. p. 236.

40. Hirsch, Ein weiterer Beitrag zur Lehre von der symmetrischen Erkrankung der Tränen- und Mundspeicheldrüsen. Mitteilungen aus d. Grenzgebiet der Med. u. Chir. III. H. 3 u. 4. S. 384.

41. Hotz, Multiple lymphoid tumors of the orbits. Western Ophth. Ass. Ophth. Rec. p. 322.

42. Lubarsch, Zur Kenntnis der Chlorome des Schläfenbeins. Z. f. Ohrenheilk. 32. S. 129.

43. Osler, On chronic symmetr. enlargement of the salivary and lachrymal glands. Am. Journ. of med. Soc. LXV.

44. Standish, Lymphoma of the lids. Trans. Am. Ophth. S. p. 364.

45. Vennemann, Lymphome orbitaire double chez un adulte. Bull. soc. belg. d'Opht. no. 5. p. 60.

46. Wescott, Multiple Lymphome der Orbita. Western Ophth. and Otol. Assoc. Chicago Am. Journ. of Ophth.

1899. 47. Berl, Pseudoleukämische Erkrankung der Bindehaut und des orbitalen Gewebes. Deutschm. Beitr. z. prakt. Augenheilk. H. XXXVII. S. 32.

1900. 48. Hochheim, Ein Beitrag zur Kenntnis der symmetrischen Lid- und Orbitaltumoren. Arch. f. Ophth. LI. Bd. S. 347.

1901. 49. Alsberg, Über eine eigenartige symmetrische Erkrankung der Tränen- und Speicheldrüsen. Ärztl. Verein in Hamburg 12. XII. Deutsche med. Wochenschr. Nr. 5.

50. Brudzewski, Leukämische Retrobulbärgeschwülste. Postemp. okul. no. 7. Ref. Zeitschr. f. Augenheilk.

51. Risel, Zur Kenntnis des Chloroms. D. Arch. f. klin. Med. LXXII.

1902. 52. Bajardi, Linfo-adenoma angiectatico dell' orbita destra. Gazz. med. ital. no. 8.

53. Byron Bramwell, Chlorom. Edinb. Medico-Chirurg. Soc. 5. II.

54. Cirincione e Calderaro, Cloroma bilaterale dell' orbita. Clin. oculist. Sept. Nov.

55. Dunlop, Chlorom. Edinburg Medico-Chirurg. Soc. 5. II.

56. Fleischer, Ein Fall von eigentümlicher symmetrischer Tränen- und Ohrspeicheldrüsenschwellung mit Erkrankung der Conjunktiva. Klin. Monatsbl. f. Augenheilk. XL,1. S. 398.

57. Haeckel, Beitrag zur Kenntnis der symmetrischen Erkrankung der Tränen- und Mundspeicheldrüsen. Arch. f. Klin. Chir. 69. H. 1. u. 2.

1903. 58. Axenfeld, Retrobulbärer Tumor bei Pseudoleucämie. Münch. med. Wochenschr. S. 576.

59. Baas, Ein Fall von symmetrischen Geschwülsten der Tränendrüsen, der Lider, von Mund- (und Schlund?) Schleimhaut- (auch Kehlkopf-) Drüsen. Zeitschr. f. Augenheilk. X. S. 184.

60. Dutoit, Ein Fall von pseudoleukämischen Lymphomen der Augenlider mit generalisierter Lymphombildung. Diss. Bern.

61. Hitschmann, Chlorom. Sitzungsbericht der Ges. der Ärzte. Wien. 18. 12.

1903. 62. Miller Jos., Beitrag zur Beteiligung des Auges an der Pseudoleukämie.
        Diss. Freiburg.
       63. Rollet, Lymphadénome de l'orbite. Rev. gén. d'Opht. p. 60.
       64. Rosenblath, Über Chlorom und Leukämie. D. Arch. f. klin. Med.
        Bd. 72. S. 1.
       65. Snegirew, Beiderseitige Erkrankung der Tränen- und Speicheldrüsen.
        Verh. d. Mosk. augenärztl. Ges.
       66. Türk, Ein System der Lymphomatosen. Wiener Klin. Wochenschr.
        Nr. 39.
       67. Varatges, Contribution à l'étude du lymphadénome de l'orbite. Thè-
        se de Lyon.
       68. Ahlström, Fall von pseudoleukämischen Orbitaltumoren. Klin. Mo-
        natsbl. f. Augenheilk. II. S. 276.
1904. 69. Axenfeld, Doppelseitige Lymphome der Orbita, Lider- und Tränen-
        drüsen infolge von Pseudoleucämie. Münch. med. Wochenschr. S. 1128.
       70. Heyden, Das Chlorom. Wiesbaden. Bergmann.
       71. Meller, Symmetrischer Tumor der Tränendrüsen und Krauseschen
        Drüsen. Zeitschr. f. Augenheilk. XII.
       72. Shoemaker, A case of bilateral enlargement of the lacrimal glands.
        Opth. Rec. p. 34.
       73. Snegirew, Über beiderseitige gemeinschaftliche Erkrankung der Trä-
        nen- und Speicheldrüsen. Westnik Ophtht. XXI. Nr. 1. u. 5.
       74. Wallenfang, Beitrag zur Lehre von der symmetrischen Erkrankung
        der Tränen- und Mundspeicheldrüsen. Virch. Arch. Bd. 176. H. 1.
1905. . 75. van Duyse, Contribution à l'étude des tumeurs symétriques lympho-
        mateuses, pseudoleucémiques des glandes lacrymales et salivaires.
        Arch. d'Opht. XXV. p. 705.
       76. Marcuse, Ein Fall von Mikuliczscher Krankheit. Berl. med. Gesellsch.
        Münch. med. Wochenschr. S. 2028.
       77. Pollak, Mikuliczsche Krankheit. Berl. ophth. Ges. 16. III.
       78. Stock, Zur Kenntnis der Augenveränderungen bei Leukämie und Pseu-
        doleukämie. Ber. d. 32. Vers. Heidelberg. S. 117.
       79. Werner, Symmetrical tumours of the orbits in a case of a cute leu-
        kaemia with rapidles fatal result. Ophth. Soc. United Kingdom. Ju-
        ne 8th.
1906. 80. Meller, Über die Beziehungen der Mikuliczschen Erkrankung zu den
        lymphomatösen und chronisch-entzündlichen Prozessen. Klin. Monats-
        blätter f. Augenheilk. XLIV. S. 177.
       81. Meller, Über die Beteiligung der Orbita und des Auges an den lympho-
        matösen Prozessen. Zeitschr. f. Augenheilk. XV. S. 538.
       82. Meller, Die lymphomatösen Geschwulstbildungen in der Orbita und
        im Auge. Arch. f. Ophth. 62. Bd. 1. H. S. 130.
       83. Michel, Tumoren, pseudo-leukämische. Berl. Ophth. Ges. 17. Mai.
        Ref. Ophth. Klin. S. 639.
       84. Rückel, Über das Lymphom resp. Lymphadenom der Lider und der
        Orbita. Zwanglose Abhandlungen aus dem Gebiete der Augenheilkunde.
        VI, 4.
       85. Seeligsohn, Ein Fall von pseudoleukämischen Orbitaltumoren. Cen-
        tralbl. f. Augenheilk. S. 161.
       86. Stock, Über Augenveränderungen bei Leukämie und Pseudoleukämie.
        Klin Monatsbl. f. Augenheilk. XLIV. S. 328.
       87. Stuka, Chlorom der Orbita. Ophth. Ges. Wien. 4. VII.
1907. 88. Broeckaert, Pseudoleucémie simulant la prétendue maladie de
        Mikulicz. Soc. belg. d'otol. Ref. Rev. gén. d'Opht. S. 238.
       89. Freund, Mit Röntgenstrahlen behandelter Fall von Mikuliczscher Krank-
        keit. Deutsche med. Wochenschr. Nr. 1560.

1907. 90. Gutmann, Berl. Ophth. Ges. 14. III.

91. Napp, Über die Beziehungen der Mikuliczschen Krankheit zur Tuberkulose. Zeitschr. f. Augenheilk. XVII. S. 513.

92. Senator, Demonstration. Deutsche med. Wochenschr. S. 1353.

93. Stock, Bemerkung zu der vorstehenden Arbeit von J. Meller: »Weitere
Mitteilungen über lymphomatöse Geschwulstbildungen in der Tränen-
drüse und Orbita mit besonderer Berücksichtigung des Lymphsarkoms.«
Klin. Monatsbl. f. Augenheilk. Bd. 45,I. S. 509.

1908. 94. Lundberg, Demonstration von Präparaten von einem Lymphoma orbitae. Augenärztl. Verein Upsala.

1909. 95. Bergmeister, Chlorom. Ophth. Ges. Wien. 27. X.

96. Fukushi, Chlorom. D. med. Wochenschr. Nr. 41. S. 1816.

97. Harmel, Ein Fall von Mikuliczscher Krankheit. D. med. Wochenschr.
Nr. 37. S. 1616.

98. Middeldorf und Moses, Ein Fall von Mikuliczscher Krankheit.
D. med. Wochenschr. S. 1479.

99. Sahli, Lehrbuch der klinischen Untersuchungmethoden. Dentike.

100. Voit, Mikuliczsche Krankheit. D. med. Wochenschr. Nr. 2. S. 86.

101. Ziegler, Zwei Fälle von Mikuliczscher Krankheit. Amer. Ophth. Soc.
14.—15. VII.

1910. 102. Fleischer, Über Beziehungen der Mikuliczschen Krankheit zur Tuberkulose und Pseudoleukämie. Klin. Monatsbl. f. Augenheilk. S. 289.

103. Igersheimer und Pöllot, Über die Beziehungen der Mikuliczschen
Krankheit zur Tuberkulose. Arch. f. Ophth. LXXIV. S. 411.

104. Suganuma, Über das sogen. Chlorom und dessen Histogenese. Klin.
Monatsbl. f. Augenheilk. S. 612.

1911. 105. Komoto, Über Lymphome der Orbita. Japan. ophth. Zeitschr. Aug.

106. Löwenstein, Pseudoleukämischer Tumor und Chlorom der Augenhöhle.
Arch. f. Münchner med. Wochenschr. S. 660.

1913. 107. Meller, Über chronisch-entzündliche Geschwulstbildungen der Orbita.
Ophth. 85. Bd. H. 1. S. 146.

1914. 108. Port, Neuere Forschungen und therapeutische Bestrebungen auf dem
Gebiete der Blutkrankheiten. Beitr. z. Med. Klinik. H. 6 u. 7.

Kapitel XIII.

(Fortsetzung.)

Die bösartigen Geschwülste der Augenhöhle.

Von

Birch-Hirschfeld.

I. Das Sarkom der Augenhöhle.

1. Allgemeine Diagnostik, Symptomatologie und Therapie.

Die malignen Orbitaltumoren.

§ 273. Wenn wir von der Besprechung der gutartigen Orbitaltumoren zu derjenigen der bösartigen Geschwülste der Augenhöhle übergehen, so müssen wir uns zunächst darüber klar sein, daß diese Unterscheidung, die sich in erster Linie auf das klinische Verhalten und den Endausgang der Erkrankung, außerdem aber auch auf den histologischen Bau der Geschwulst bezieht, nicht selten Schwierigkeiten verursacht.

Ganz abgesehen davon, daß die Feststellung, ob ein Orbitaltumor gutartig oder bösartig ist, häufig erst nach langer Beobachtung möglich ist, daß die klinische Diagnose allein häufig überhaupt keinen Schluß darüber zuläßt, ob ein chronisch-entzündlicher Prozeß (Lues, Tuberkulose, Lymphomatose) oder ein echter Tumor vorliegt und welcher Art dieser sei, zeigt der Grad der Bösartigkeit in den einzelnen Fällen so erhebliche Schwankungen und Abstufungen, daß man oft im Zweifel bleibt, ob man die Geschwulst noch den gutartigen oder schon den bösartigen Tumoren zurechnen soll.

Im allgemeinen spricht für den malignen Charakter einer Geschwulst ihr schnelles Wachstum, die Neigung zum Übergreifen auf die Nachbarschaft, zu Rezidiven oder Metastasen, vor allem aber der anatomische Nachweis eines atypischen infiltrierenden Übergreifens der Tumorzellen auf die benachbarten Gewebe.

Aber auch als gutartig angesehene Geschwülste (z. B. Angiome, Osteome) können durch fortschreitendes Wachstum nicht nur für den Bulbus und Sehnerv verhängnisvoll werden, sondern durch Übergreifen auf das Gehirn den Tod des Patienten herbeiführen.

Andererseits können Orbitalgeschwülste, die wir zu den atypischen rechnen müssen (z. B. die Mischtumoren der Tränendrüse) lange Jahre einen klinisch und anatomisch gutartigen Charakter bewahren, sich mit einer festen Bindegewebskapsel umkleiden und sich leicht in toto entfernen lassen, ohne zu rezividieren.

Wir sehen hieraus, daß es nach rein klinischen Gesichtspunkten nicht immer möglich ist, die gutartigen von den bösartigen Orbitalgeschwülsten abzugrenzen. Beide können lange Zeit hindurch die gleichen Symptome hervorrufen, wenn auch natürlich in vielen Fällen schon die klinische Beobachtung eine Unterscheidung zuläßt.

Die in der Tiefe der Orbita sich entwickelnden Geschwülste sind der direkten Inspektion und Palpation oft genug und lange Zeit entzogen und verraten sich nur durch Wirkung auf ihre Nachbarschaft, Verdrängung des Augapfels, Störung der Motilität, Druck auf den Sehnerven und dadurch bedingte Sehstörung.

Um so wichtiger ist die anatomische Untersuchung der Struktur des Tumors, die Feststellung seines Ausgangspunktes und der Art seiner Ausbreitung. Sie allein kann zu einem vollen Verständnis der im Einzelfalle auch bei derselben Geschwulst häufig abweichenden klinischen Erscheinungen führen und die Grundlage zu einer wissenschaftlich gesicherten Beurteilung der verschiedenartigen malignen Orbitalgeschwülste und ihres Krankheitsbildes führen.

Glücklicherweise fehlt es nicht an zahlreichen genauen Untersuchungen, denen im einzelnen ein kasuistisches Interesse zukommt, die aber in ihrer Gesamtheit nach den wesentlichen Gesichtspunkten geordnet ein Urteil über die Klinik und Pathologie der Orbitalgeschwülste zulassen.

Ich hatte Gelegenheit, an dem sehr großen Krankenmaterial der Leipziger Augenklinik während eines Zeitraumes von 15 Jahren eine größere Anzahl von Orbitaltumoren zu beobachten, zu operieren und anatomisch zu untersuchen, die ich in den letzten Jahren durch das ebenfalls nicht kleine Königsberger Material bereichern konnte.

Aber die Erfahrungen des einzelnen, so reichhaltig sie sind, können auf diesem Gebiete nicht genügen, um allgemeine Schlüsse zu rechtfertigen. Ich habe deshalb meiner Darstellung eine ausführliche tabellarische Zusammenstellung der gesamten in der Literatur niedergelegten Kasuistik, soweit sie mir zugänglich war, zugrunde gelegt.

Bei der Bearbeitung dieser Zusammenstellung zeigte sich, daß leider recht viele Fälle zu ungenau oder zu kurz beobachtet oder beschrieben sind, daß häufig auch die Schilderung der anatomischen Struktur ein sicheres Urteil über die Natur der Geschwulst nicht zuläßt.

§ 274. Besondere Schwierigkeiten bereitet die Einteilung der bösartigen Orbitalgeschwülste.

Schon die Unterscheidung in epitheliale Neubildungen (Karzinome) und solche vom Bindegewebstypus (Sarkome) ist nicht für alle Formen möglich, da für einige Tumorarten (Zylindrome, Mischtumoren der Tränendrüse) die Frage nach der epithelialen oder endothelialen Genese noch nicht sicher entschieden ist.

Da ich durch eigene Untersuchung und eingehendes Studium der Literatur zu der Überzeugung gelangt bin, daß die sogenannten Mischtumoren der Tränendrüse und ihrer Nachbarschaft unter die Epitheliome zu rechnen sind, muß ich sie den Karzinomen der Orbita zurechnen.

Schwieriger noch ist die Einteilung der Sarkome in Unterarten.

Berlin (8) unterscheidet unter ihnen a) das Zylindrom, b) das plexiforme Sarkom, c) das Myxosarkom, d) das Rundzellen-, Spindelzellen- und Fibrosarkom, d) das Melanosarkom.

Lagrange (83) stellt den Leukosarkomen, bei denen er solche vom Bindegewebstypus, endotheliale Tumoren (Angiosarkom) und gemischte Sarkome unterscheidet, das Melanosarkom gegenüber.

Diese Einteilungen haben das mißliche, daß sie sich nach bestimmten anatomischen Eigenschaften der Tumoren richten, denen keine wesentliche Bedeutung zukommt, wie schon daraus hervorgeht, daß das Rezidiv eines Fibrosarkoms sich als Myxosarkom darstellen kann, manche Tumoren aber in ihren verschiedenen Teilen einen recht verschiedenartigen Aufbau zeigen.

Besser wäre es, die Sarkome nach ihrem Ausgangspunkt, z. B. von der Orbitalwand und ihrem Periost, dem retrobulbären Gewebe, der Sehnervenscheibe usf. zu unterscheiden, wie das z. B. Würdemann (87) vorgeschlagen hat.

Dies ist jedoch für einen großen Prozentsatz der Orbitalsarkome nicht möglich. Meinen Versuch, in dieser Richtung das vorhandene Beobachtungsmaterial zu ordnen, muß ich leider als gescheitert ansehen.

Es bleibt mir daher nur übrig, unter Weglassung aller derjenigen Fälle, bei denen keine anatomische Untersuchung stattfand, die Struktur der Geschwülste zur Grundlage ihrer Einteilung zu nehmen. Es würde sich dabei die folgende Einteilung ergeben:

a) Primäre Orbitalsarkome:

1. Rundzellensarkome,   5. Chondrosarkome,
2. Fibrosarkome,   6. Osteosarkome,
3. Melanosarkome,   7. Gliosarkome,
4. Myosarkome,   8. Endotheliome.

b) Sekundäre Orbitalsarkome:

1. von den Lidern und der Bindehaut,
2. von benachbarten Nebenhöhlen.
3. vom Gehirn,

4. vom Sehnerven und seinen Scheiden,
5. vom Bulbus auf die Orbita übergreifende Sarkome,
6. metastatische Sarkome.

Um Wiederholungen zu vermeiden, erscheint es mir zweckmäßig, zunächst ein allgemeines Kapitel über die Diagnostik, Symptomatologie und Therapie der Orbitalsarkome vorauszuschicken, während die pathologische Anatomie und die Besonderheiten der verschiedenen Sarkomarten in den folgenden Abschnitten besprochen werden.

Diagnostik, Symptomatologie und Therapie der Orbitalsarkome.

§ 275. Von der Häufigkeit und klinischen Bedeutung der Orbitalsarkome erhalten wir einen Begriff, wenn wir bedenken, daß ich aus der Literatur 1567 Fälle von Orbitaltumoren zusammenstellen konnte, von denen annähernd die Hälfte (710) Sarkome waren, während 693 Fälle gutartige Tumoren, 164 bösartige Geschwülste epithelialer Natur betrafen.

Rechnet man die Zylindrome und Mischtumoren der Tränendrüse zu den Sarkomen, so würde sich der Prozentsatz der Sarkome noch wesentlich erhöhen.

Diese Zahlen geben natürlich, da keineswegs jeder Fall von Orbitalsarkom veröffentlicht wird, eine sehr ungenaue Vorstellung von der wirklichen Häufigkeit.

Bessere Auskunft erhalten wir, wenn wir ein großes, einheitliches Krankenmaterial der Berechnung zugrunde legen.

Unter 200000 Augenkranken der Leipziger Universitäts-Augenklinik befanden sich 70 Orbitaltumoren (0,035%), unter diesen 42 Sarkome (0,021% der Gesamterkrankungen, 60% der Orbitalgeschwülste).

Peters (33) fand unter 38500 Fällen der Bonner Augenklinik (im Zeitraum von 10 Jahren) 17 primär in der Orbita entstandene Tumoren. Darunter waren: 14 Sarkome, 1 Fibrom, 1 Zyste und 4 Tränendrüsentumoren.

Truc (26) erwähnt unter 5500 Augenkranken 2 Fälle von Orbitalsarkom.

Gelpke (82) machte unter 6008 Patienten 2mal die Kroenleinsche Operation wegen Fibrosarkom.

Billroth (2) sah unter 2058 Tumoren 217 des Gesichts, der Nasen- und Mundhöhle, 18 der Augenhöhle.

Fischer (63) unter 7637 Kranken 3 Orbitalsarkome.

Wir dürfen also nach dieser Berechnung sagen, daß die Orbitalsarkome zwar unter der Gesamtheit der Augenerkrankungen ein recht seltenes Leiden darstellen, unter den Orbitalgeschwülsten aber mehr als die Hälfte ausmachen. Die gutartigen Tumoren, auch die am häufigsten vorkommenden

(Dermoide, Angiome, knöchernen Tumoren), stehen ihnen an Häufigkeit wesentlich nach, ebenso aber auch die bösartigen epithelialen Neubildungen der Augenhöhle.

Unter den Orbitalsarkomen stehen an Häufigkeit die Rundzellensarkome an erster Stelle, von denen meine Tabelle 226 (208 aus der Literatur, 18 eigene) Fälle enthält, während die Fibrosarkome mit 137 Fällen (129 der Literatur, 8 eigenen), die Endotheliome mit 87 Fällen (83 der Literatur, 4 eigenen) und die Melanosarkome mit 69 Fällen (64 der Literatur und 5 eigenen) vertreten sind. Seltener sind die Myxosarkome (43), Osteosarkome (39), Gliosarkome (13) und Zystensarkome (13), nur in einzelnen Fällen bisher beobachtet Myo-, Chondro- und metastatische Sarkome der Orbita.

§ 276. Nach meiner Tabelle entfallen unter 448 Fällen von Orbitalsarkom, in denen nähere Angaben über Geschlecht und Lebensalter der Patienten vorliegen, 263 auf das männliche und nur 185 auf das weibliche Geschlecht. Dieses Überwiegen des ersteren ist entschieden auffallend. Vielleicht läßt es sich zum Teil dadurch erklären, daß Verletzungen, die bei einem nicht geringen Teil der Orbitalsarkome eine Rolle spielen, bei Frauen seltener sind, als bei Männern.

Hierfür würde sprechen, daß nach Zusammenstellung von REMELÉ (187), die 58 Fälle von traumatisch entstandenen Orbitalsarkomen umfaßt, sich nur 11 Frauen und 47 Männer befanden.

Die Verteilung über die verschiedenen Lebensalter zeigt ein Überwiegen des ersten und zweiten Jahrzehnts, während die Kurve im dritten Jahrzehnt etwas abfällt, um vom vierten bis sechsten in gleicher Höhe zu bleiben.

Das erste Jahrzehnt ist etwa doppelt so häufig betroffen, wie das vierte.

Genauer ergibt sich aus meiner Zusammenstellung von 448 Fällen:

1.— 9. Lebensjahr	95 Fälle,	40.—49. Lebensjahr	58 Fälle,
10.—19. „	71 „	50.—59. „	57 „
20.—29. „	64 „	60.—69. „	37 „
30.—39. „	55 „	70.—79. „	11 „

Als Ausgangspunkt der Sarkome kommen alle Teile der Orbita in Frage. Sie können vom Knochen und Periost der Orbitalwand, dem retrobulbären Zellgewebe, der Sehnervenscheide, Tränendrüse und Tränensack, in der Tiefe des Orbitaltrichters oder am Eingange der Augenhöhle entstehen. Leider läßt sich der Ausgangspunkt der Geschwulst auch bei genauester anatomischer Untersuchung keineswegs immer mit Sicherheit bestimmen, besonders, wenn der Tumor bereits auf seine Umgebung übergegriffen und größeren Umfang gewonnen hat. Nun ist aber eine hinreichend genaue Untersuchung der meist durch Operation gewonnenen Orbitalsarkome überhaupt nur in einer relativ kleinen Zahl der Fälle, die in der Literatur verzeichnet sind, durchgeführt worden. Sehr oft begnügten sich die Autoren damit, die Art der Geschwulst festzustellen. Aus dem mikroskopischen Aufbau aber auf den Ursprungsort Rückschlüsse zu machen, ist nur in beschränktem Maße möglich. Wenn also Berlin (8) schreibt, daß erst die Zukunft lehren müsse, inwieweit der Standort eines Sarkoms mit seiner histologischen Natur in diagnostisch verwertbarer Beziehung stehe, so gilt das auch noch jetzt.

In mancher Hinsicht haben sich allerdings durch die reichen Erfahrungen seit der Berlinschen Zeit unsere Anschauungen etwas geklärt. So wissen wir jetzt, daß die Fibrosarkome gern vom Periost der Orbita und von den Scheiden des Optikus, seltener vom retrobulbären Fettgewebe, von der Tenonschen Kapsel und den Augenmuskeln bzw. ihren Scheiden ausgehen. Die Rundzellensarkome nehmen ihren Ursprung gleichfalls sehr häufig vom Periost der Orbitalwand, aber anscheinend, soweit die Angaben der Literatur einen Schluß zulassen, nicht selten aus dem retrobulbären Fettgewebe und der Tränendrüse. Das gleiche scheint für die sogenannten Endotheliome (Sarkome mit alveolärer Struktur, Zylindrome) zu gelten, sofern diese nicht als epitheliale Mischgeschwülste der Tränendrüse anzusehen sind.

Für die melanotischen Tumoren der Orbita ist, soweit es sich um echte Chromatophorome handelt, an einen Ausgang von Pigmentherden des episkleralen Gewebes, der Sklera am hinteren Pol oder, im Sinne der Cohnheimschen Theorie, an Einschlüsse embryonaler Pigmentzellen im orbitalen Gewebe zu denken.

Natürlich wird man bei der Beurteilung des Ausgangspunktes einer Geschwulst in erster Linie die Art der Verdrängung des Bulbus — ob in der optischen Achse nach vorn oder seitlich — zu Rate ziehen. Auch ein vom Orbitaleingang direkt tastbarer, oder beim Versuch, den Bulbus zurückzudrängen, fühlbarer Widerstand kann Anhaltspunkte gewähren, ebenso die Beteiligung bestimmter Organe der Augenhöhle. So wird frühzeitig auftretende Sehstörung, die auf Kompression des Optikus zu beziehen ist, bei negativem Spiegelbefund auf einen Sitz des Tumors an der Spitze der Orbita hindeuten, während starke seitliche Verdrängung denjenigen Tumoren eigen ist, die im mittleren und vorderen Teile der Augenhöhle vom Knochen, Periost, Augenmuskeln, Tränendrüse oder Tränensack ihren Ursprung nehmen.

Schädigung bestimmter Äste des Okulomotorius, des Abduzens und Trochlearis kann zu Bewegungsstörungen führen, die sich durch rein mechanische Behinderung in der Muskelaktion nicht erklären lassen.

Druck auf den Tränensack kann zu Tränenträufeln Anlaß geben.

Trotz dieser verschiedenen Anhaltspunkte bleiben wir ohne genaue anatomische Untersuchung über den Ausgangspunkt der Orbitalsarkome meist im unklaren und zwar um so mehr, je unregelmäßiger die Geschwulst, der Richtung des geringsten Widerstandes folgend, sich ausbreitet.

Wie schwierig es selbst bei eingehender Untersuchung des ganzen Orbitalinhaltes an Serienschnitten sein kann, in den späteren Stadien der Tumorbildung den Ausgangspunkt zu ermitteln, ist jedem klar, der sich, wie ich, häufiger mit derartigen Untersuchungen befaßt hat.

§ 277. Eine nicht unwichtige Rolle kommt bei der Entstehung der Orbitalsarkome dem Trauma zu. Ich erwähnte oben schon, daß das häufigere Befallensein des männlichen Geschlechtes, das aus meiner Zusammenstellung hervorgeht, vielleicht zum Teil dadurch erklärt wird.

Bei der praktischen Bedeutung des Zusammenhanges zwischen Unfall und Geschwulstbildung habe ich die Fälle von traumatisch entstandenen Orbitalsarkomen von Remelé (107) zusammenstellen lassen.

Den 58 Fällen dieses Autors kann ich 10 weitere hinzufügen. 3 von diesen Fällen konnte ich selbst beobachten, operieren und anatomisch untersuchen. Die Kasuistik ist also größer, als es nach den kurzen Bemerkungen Wagenmanns (dieses Handbuch, Verletzungen des Auges, XVII. Kap. S. 164) scheint. In 13 von diesen Fällen muß ich bei eingehender Würdigung der Art des Trauma und des langen zeitlichen Zwischenraumes zwischen Verletzung und Tumorentstehung einen Zusammenhang für unwahrscheinlich halten. Von den übrigen 56 Fällen sind 6 wegen zu ungenauer Berichte zweifelhaft. Bei den übrigen 50 (darunter 3 selbstbeobachteten) ist eine ursächliche Bedeutung der Gewalteinwirkung nicht von der Hand zu weisen.

Das Trauma bestand fast durchweg in einer Kontusion durch Schlag, Fall, Stoß oder Wurf. In mehr als der Hälfte der Fälle handelte es sich um eine schwere Gewalteinwirkung, die Lidschwellung, Ekchymosen, häufiger auch Hautwunden (durch den Knochenrand der Orbita) zur Folge hatte. Die Zwischenzeit zwischen Verletzung und Tumornachweis betrug wenige Monate (Hansel 92, Lagrange 78, Silcock 79, Hollmann 54, Dufail-Berger 11, Lawford 23, Ridley 45), $\frac{1}{2}$ — 1 Jahr (Hartmann 19, Hollmann 54, Huber 12, Pfingst 39, Corvenne 17), mehr als 1 Jahr (Rollet 102, Belt 89, Williams 36, Giraldès 47, van Duyse 43, Krückmann 64, Treacher Collins 44).

In diesen zuletzt erwähnten Fällen würde man den Zusammenhang zwischen Trauma und Tumor für unwahrscheinlich halten müssen, wenn nicht subjektive oder objektive Symptome (Schmerzen, Entzündung, Schwellung) an der betroffenen Stelle eine Brücke vom Unfall zur Tumorbildung schlagen würden.

Bei der Häufigkeit von Traumen, die den Orbitalrand betreffen und der relativ geringen Zahl von Fällen, wo später ein Orbitaltumor entsteht, ist gewiß genaue kritische Prüfung jedes Einzelfalles erforderlich. Der Unfall muß nicht nur tatsächlich nachgewiesen sein, er muß auch zu lokalen Erscheinungen geführt haben an einer Stelle, die mit dem Sitz der später aufgetretenen Geschwulst in Beziehung steht. Fehlt eine von diesen drei Voraussetzungen, so würde ich bei der Begutachtung den Zusammenhang verneinen. Schwierig ist es allerdings den Ort der Gewalteinwirkung mit dem Sitz des Tumors in Beziehung zu bringen, wenn man bedenkt, daß jede stärkere Kontusion des Orbitalrandes, der Lider und des Bulbus zu Veränderungen in der Tiefe der Augenhöhle führen kann (Blutungen, Gewebstrennungen und Quetschungen), die, ohne deutlich sichtbare Erscheinungen hervorzurufen, die Entstehung oder, falls sie schon vorhanden ist, das Wachstum der Orbitalgeschwulst begünstigen können. Man wird also z. B., wenn der äußere Augenhöhlenrand direkt getroffen wurde, die Geschwulst aber im Muskeltrichter oder im medialen Teil der Orbita sich entwickelte, einen Zusammenhang zwischen Trauma und Geschwulstbildung nicht ausschließen können. Es ist auch dabei zu bedenken, daß in vielen Fällen, wo ein Schlag aufs Auge oder seine Umgebung stattfand, die sofort auftretende Schwellung beider Lider die einzige sichtbare und vom Patienten später angegebene Folge sein kann, auch wenn der Orbitalrand an einer Stelle besonders getroffen wurde. Es ist deshalb kein Wunder, daß die Angaben der in der Literatur enthaltenen Fälle betreffs des Ortes der Gewalteinwirkung recht ungenaue sind. Nach meiner Zusammenstellung wurden unter 25 Fällen, in denen nähere Angaben vorliegen, 5mal die Lider, 6mal die Schläfengegend, 5mal die Gegend der Braue und 2mal die Stirn getroffen.

Von 39 Fällen entwickelte sich der Tumor 26mal im Verlaufe des 1. Jahres nach der Verletzung, darunter 13mal im 1 und 2. Monat, 13mal im 3.—10. Monat. Im 2.—5. Jahre kam er 4mal zur Entwickelung.

Da die genaue Zeit der Tumorbildung nicht angegeben werden kann und die Geschwulst schon einen gewissen Umfang gewonnen haben muß, wenn sie klinisch festgestellt werden kann oder der Patient sich veranlaßt sieht, deshalb den Arzt aufzusuchen, da andererseits die verschiedenartigen Sarkome ein sehr verschiedenes Wachstum haben, läßt sich eine bestimmte Zeitgrenze, nach welcher ein Zusammenhang zwischen Tumor und Trauma abgelehnt werden muß, schwer angeben.

Besteht ein Intervall von mehr als 2 Jahren zwischen Verletzung und Auftreten der ersten Geschwulstsymptome und sind dauernde Folgen des Trauma nicht nachzuweisen, die eine Verbindung zwischen dem Insult und der Tumorbildung darstellen, so würde ich den kausalen Zusammenhang als fraglich bezeichnen.

Hinterließ das Trauma keine Folgen oder handelte es sich um eine geringfügige Kontinuitätstrennung oder sonstige Verletzung (Schnitt, Stich, Fremdkörperverletzung), so kann man den Zusammenhang als sehr unwahrscheinlich ansehen.

Zur näheren Erläuterung möchte ich einige Fälle der Literatur und einige selbst beobachtete in kurzem Auszug anführen.

a) Fälle, wo der Zusammenhang zwischen Tumor und Trauma unwahrscheinlich ist.

1. WILLIAMS (36), (1894) 33j. Mann.

Vor 3 Jahren Steinwurf an die rechte Schläfe. Lidschwellung, Abnahme des Visus. Neuritis optici. Doppelbilder. Schwellung der Kiefer- und Nackendrüsen. Enukleation. Kein Tumor entdeckt. Exitus nach 2 Monaten. Sektionsbefund: Karies des Orbitaldaches. Eiter im Olfaktorius und in der Lam. cribrosa. Orbitalsarkom.

2. HARTMANN (19), (1888) 18j. Mädchen.

Vor 6 Jahren Fall auf das linke Auge. Suggilation. 4 Jahre lang kein Symptom, dann Exophthalmus, Amblyopie, Stauungspapille. Bei der Operation wird kein Tumor gefunden. Gehirnsymptome, Taubheit, Krämpfe, Exitus. Sektion: Alveoläres Sarkom der hinteren Schädelgrube, am Akustikus und in der mittleren Schädelgrube.

3. EMRYS-JONES (15), (1883) 50j. Frau.

Vor 12 Jahren Schlag auf das Auge. Nach 9^1/$_2$ Jahren Entzündung. Bulbus nach unten. Gelappter Tumor unter dem oberen Orbitalrand. Exstirpation. Nach 2 Monaten erstes, nach 6 Monaten zweites Rezidiv. Kachexie, Ikterus. Kleinzelliges Rundzellensarkom.

4. DIANOUX (31), (1894) 56j. Frau.

Vor 14 Jahren Schlag an die Schläfe. Bulbus nach unten und außen verdrängt. Exstirpation. Knochen des Orbitaldaches perforiert. Zwei Rezidive, Zylindrom.

5. SILCOCK (79), (1903) 48j. Mann.

Pfeilschuß vor 15 Jahren, seit 1 Monat Tumor. Exzision. Nach 1 Jahr Rezidiv. Exenteratio orbitae. Fibrosarkom.

6. GRIFFITH (32), (1894) 21j. Frau.

Vor 13 Jahren Verletzung mit eisernem Haken. 10 Jahre lang keine Symptome. Exophthalmus. Exstirpation. Adenosarkom.

7. GAYET (46), (1897).

Verletzung vor 13 Jahren. Enukleation wegen Gefahr sympathischer Erkrankung. Seit 1 Jahre schwarzer Tumor im Stumpf. Melanosarkom.

Diesen Fällen lassen sich noch 6 weitere anreihen (die von SILCOCK 79, SOCOR 20, CALLAU 62, BARABASCHEFF 7, DE VINCENTIIS 35, KUNTZEN 16, berichtet sind), bei denen teils die Art des Trauma, teils das Fehlen von Zwischensymptomen, besonders aber die lange Zeitdauer bis zum Auftreten von Geschwulstsymptomen gegen einen Zusammenhang sprechen.

b) Fälle, wo ein Zusammenhang zwischen Tumor und Trauma angenommen werden kann.

1. Peters (33), (1894) 46j. Mann.

Vor 2 Jahren Kontusion des rechten Auges durch Sprengschuß. Gleich nach dem Trauma Entwickelung einer Geschwulst, die in 1 Jahre erbsengroß wird, dann 6 Monate im Wachstum gleichbleibt und in den folgenden 6 Monaten bis zu Walnußgröße zunimmt. Tumor am unteren Orbitalrand. Exstirpation. 3 Monate nach der Operation Exitus. Sarkom.

2. Hollmann (54), (1899) 20j. Mann.

Vor 2¹/₂ Monaten schwere Kontusion des linken Auges. Seitdem Tränen und Druckgefühl, nach 14 Tagen Exophthalmus. Bulbus nach unten. Beweglichkeit nach oben innen beschränkt. Exophthalmus von 12 mm. Exstirpation. Tumor sitzt zwischen Periost und Knochen des Orbitaldaches. Nach 8 Monaten Exenteratio orbitae wegen Rezidivs, nach weiteren 3¹/₂ Monaten zweites Rezidiv. Operation. Orbitaldach und Dura durchwachsen. Innerhalb der nächsten 3 Monate noch zweimal Operation. 1 Jahr später Exitus. Periostales Spindelzellensarkom.

3. Haas (49), (1897) 70j. Frau.

Vor 2 Jahren Holzstück ans linke Auge. 1 Monat später walnußgroßer Tumor. Ptosis. Bulbus nach unten. Exstirpation. Rezidiv nach 11 Monaten am äußeren Winkel, Wange und Parotis. Adenosarkom der Tränendrüse.

4. Lagrange (83), 4j. Knabe.

Vor 2 Monaten Fall auf Kopf und Gesicht. 1 Monat später kontinuierlich zunehmende Schwellung des linken Oberlides. Bulbus nach unten. Apfelgroßer Tumor außerhalb der Orbita. Exenteratio orbitae. Tumor zwischen Orbitaldach und Rect. sup. Rezidiv nach 2 Wochen. In 4 Tagen Orbita ausgefüllt. Exenteratio orbitae und Kauterisation. 2. Rezidiv. Spindelzellensarkom.

5. Hollmann (54), (1899) 40j. Mann.

Fall auf den Kopf vor 6 Monaten. Seitdem Schmerzen im Kopf und Auge. Auge nach außen abgelenkt. Schwellung im unteren Teile der Orbita. Exenteratio orbitae. Der Tumor hat den medialen Teil des Orbitaldaches zerstört. Nach 13 Monaten. Kein Rezidiv. Osteosarkom.

6. Elliot (29), (1893).

Vor 5 Monaten Schlag auf das rechte Auge. Nach 2 Monaten Abnahme des Visus, Abweichung des Auges nach außen. Exophthalmus, Chemosis. Stauung der supraorbitalen und temporalen Venen. Exenteratio orbitae. Fibrosarkom.

7. Rollet (98), (15. Fall) 29j. Frau.

Vor 2 Jahren Schlag auf das linke Auge. Fortdauernde Lidschwellung. Papillitis. Exophthalmus. Tumor am unteren Orbitalrand. Exstirpation von zwei fibrösen Tumoren vom Boden der Orbita. Nach Rezidiv Exenteratio orbitae. Fibrosarkom.

8. van Duyse (43), (1895) (3. Fall) 57j. Mann.

Vor 6 Jahren Kontusion durch Holzstück. Das Auge blieb entzündet. Exenteratio orbitae. Sarkom.

9. Bull (42), (1898) 3j. Knabe.

Stoß an ein Tor. 2 Wochen lang Entzündung und Schwellung. Nach 3 Monaten Exophthalmus. Papillitis. Tumor im medialen Teil der Orbita. Enukleation und Exstirpation des in der Spitze und im medialen Teil der Orbita sitzenden Tumors. Rezidiv nach 4 Monaten, 2. Rezidiv nach 2 Monaten. Kachexie. Myxosarkom.

10. Mütze (99), (1908) 14j. Knabe.

Vor einigen Wochen Stoß ans rechte Auge. Tumor im inneren Winkel. Röntgenstrahlen ohne Erfolg. Exstirpation. Zweimal Rezidive. Exenteratio orbitae. Kleinzelliges Rundzellensarkom vom Periost.

11. Birch-Hirschfeld 2¹/₂j. Knabe.

Fiel vor 3 Monaten mit dem rechten unteren Augenhöhlenrand auf die Schraube einer Wringmaschine. Andauernde Schwellung des unteren Lides, nach 1¹/₂ Monaten Exophthalmus, nach 3 Monaten Protrusio von 11 mm. Bulbus nach oben verdrängt. Hyperämie der Netzhaut. Operation nach Krönlein. Die Geschwulst hat die innere untere Orbitalwand usuriert. Rezidiv und Exitus nach mehreren Monaten. Keine Obduktion. Die anatomische Untersuchung ergibt ein großzelliges Rundzellensarkom von stark infiltrierendem Wachstum, Nekrosen und reichlichem Glykogengehalt.

12. Birch-Hirschfeld, 46j. Frau.

Vor 2 Jahren Schlag mit dem Nabel eines Blechdeckels an das linke Auge. 2 Tage später Schwellung am oberen Lide, die in 3 Tagen walnußgroß wurde. Die Geschwulst verkleinerte sich auf Salben, um dann wieder an Größe zuzunehmen. Dieses schwankende Verhalten zeigte sie auch fernerhin. Sie verschwand niemals vollständig. Vor 2 Monaten Hervortreten des linken Bulbus und rasche Abnahme des Visus. Schmerzen in der Stirn. Sitz des Tumors im oberen inneren Teil der Augenhöhle. Exstirpation mit Schonung des Bulbus. Nach 15 Monaten Rezidiv in der Orbita, Submaxillaris und Parotis. Exitus nach 2 Jahren. Lymphosarkom der Tränendrüsengegend.

13. Birch-Hirschfeld, 66j. Frau.

Vor 2 Jahren heftiger Stoß ans linke Auge. 14 Tage später bildete sich ein schmerzhafter Knoten im inneren Teil der Orbita, der unter entzündlichen Erscheinungen an Größe langsam zunahm. Bulbus nach oben und außen verdrängt. Hornhauttrübung. Amaurose, Beweglichkeitsstörung, Exenteratio orbitae. Die anatomische Untersuchung ergab ein epibulbäres melanotisches Sarkom der Orbita.

Die übrigen 46 Fälle meiner Zusammenstellung, bei denen ein Trauma der Entwicklung eines Orbitalsarkoms vorausging und eine wesentliche Bedeutung desselben nicht zu leugnen ist, brauche ich um so weniger anzuführen, als sie größtenteils in der Dissertation von REMELÉ angeführt sind.

Der gegebene Überblick zeigt, daß die Geschwulstart der traumatisch entstandenen Orbitalsarkome verschieden sein kann. Am häufigsten wurden Rundzellensarkome (21 mal) beobachtet, nächstdem Melanosarkome, Fibro- und Myxosarkome (je 6 mal), je 3 mal Spindelzellensarkome, Adenosarkome und Endotheliome, Osteosarkom, Zylindrom, Zystosarkom wurden je 1 mal angegeben. Eine genauere Prüfung derjenigen Fälle, bei denen der Zusammenhang zwischen Verletzung und Geschwulstbildung nicht bestritten werden kann, ergibt, daß es sich meist um recht bösartige Sarkome handelte, die durch schnelles Wachstum und baldiges Auftreten von Rezidiven auch nach energischer Behandlung ausgezeichnet waren.

Die Deutung des Zusammenhanges zwischen Tumor und Trauma wird verschieden ausfallen, je nachdem man der einen oder anderen Geschwulsttheorie huldigt, ob man annimmt, daß embryonal versprengte Keime durch Einwirkung des Trauma zum Wachstum angeregt wurden (COHNHEIMsche Lehre), ob man eine Isolierung von Keimen (wie sie RIBBERT fordert) auf die Verletzung zurückführt, auf die Umwandlung des Zellcharakters (Anaplasie-HANSEMANN) durch besondere Reize das Hauptgewicht legt, oder endlich an eine parasitäre Genese glaubt — hier könnte das Trauma zur lokalen Geschwulstinfektion in analoger Beziehung stehen, wie es die Lokalisation bakterieller Entzündungen beeinflussen kann.

§ 278. Das wichtigste klinische Symptom des Orbitalsarkoms ist die Verdrängung des Augapfels.

Diese fehlt nur dann, wenn sich die Geschwulst am Eingange des Orbitaltrichters entwickelt und direkt auf die Lider oder die benachbarten Teile des Gesichts übergreift. Sobald sich aber ein Teil des Tumors zwischen Bulbus und Orbitalrand drängt, muß das eine seitliche Verlagerung des Auges zur Folge haben.

Rein mechanisch könnte eine solche nur dann ausbleiben, wenn die Raumbeengung durch den Tumor gerade durch Schwund des normalerweise zwischen Bulbus und Orbitalwand vorhandenen Gewebes (Fettgewebe, Blutgefäße usw.) ausgeglichen würde. Dies wird jedoch kaum vorkommen können, da die Atrophie des Fettgewebes erst eine sekundäre Folge des Tumordruckes darstellt und gerade die bösartigen Geschwülste dauernd einen Überdruck über die normale Gewebsspannung ihrer Umgebung bewirken. Da die Orbita beim Menschen einen seitlich von starren Wandungen begrenzten Trichter darstellt, der Bulbus aber infolge der Elastizität seiner Verbindungen mit der Orbitalwand seitlich und nach vorn ausweichen vermag, muß die Verschiebung des Bulbus einen Indikator für jede Raumbeengung innerhalb der Augenhöhle darstellen.

Ob aber diese Verlagerung des Augapfels als seitliche Verdrängung oder als Exophthalmus früher oder später erfolgt, hängt von verschiedenen Umständen ab.

Zunächst hat die Orbita bei verschiedenen Menschen einen verschiedenen Rauminhalt, teilweise abhängig von der Schädelbildung und vom Lebensalter. Aber auch die stärkere oder geringere Entwicklung des orbitalen Fettgewebes, der Blutgefäße, die relative Größe des Bulbus, die mehr oder weniger große Nachgiebigkeit des Bandapparates, des Muskeltonus können im Einzelfalle die Entwicklung eines Exophthalmus begünstigen oder ihm entgegenwirken.

So wird ein Tumor bei gleichem Sitz und gleicher Größe nicht immer den gleichen Grad von Protrusion herbeiführen.

Weitere Unterschiede ergeben sich daraus, ob der Tumor schnell oder langsam, expansiv oder infiltrativ wächst.

Bei expansivem Wachstum eines von einer Kapsel umschlossenen Orbitalsarkoms verstärkt sich der Gewebsdruck durch das in der Nachbarschaft der Kapsel zusammengedrängte Gewebe des Mutterbodens. Diesen Widerstand muß der Tumor erst überwinden, ehe er siegreich weiterdringen kann. Bei den infiltrierenden Sarkomen gelangen die in Zügen vordringenden Zellen eher in Gegenden geringeren Gewebswiderstandes, wo sie schnell zu größeren Neubildungen führen können.

Wächst der Tumor langsam, so kann sich ihm die Umgebung in gewissem Sinne anpassen, die elastischen Kräfte geben nach, der Bulbus weicht aus und Zirkulationsstörungen treten seltener auf. Bei schnellem und infiltrierendem Wachstum wird der Bulbus nicht selten schon nach kurzer Zeit starr und unbeweglich eingekeilt, wobei hinzukommt, daß Gefäße, Nerven und Muskeln frühzeitig in Mitleidenschaft gezogen werden. Die Bewegungsstörung beruht dann nicht selten mehr auf dieser direkten Schädigung des Bewegungsapparates als auf der mechanischen Verdrängung. Sehen wir doch oft genug, daß ein sehr stark vorgetriebenes Auge bei langsamer Zunahme der Protrusion (Mukokele, Angiom usw.) recht gut beweglich sein kann. Zirkulationsstörungen mit ödematöser Durchtränkung des Gewebes, Nekrosen innerhalb der Geschwulst und dadurch bedingte entzündliche Veränderungen können das Bild noch verwickelter machen.

Endlich ist zu bedenken, daß das Wachstumstempo der bösartigen Geschwülste nicht selten Schwankungen erkennen läßt, daß z. B. ein eingekapselter Tumor plötzlich die Kapsel durchbrechen und infiltrativ wachsen kann.

Aus dem Gesagten ergibt sich der Hauptunterschied zwischen gutartigen und bösartigen Orbitalgeschwülsten, deren verschiedenartiges Wachstum auch auf die Stellung des Bulbus verschieden wirken muß.

Bei der klinischen Feststellung ist auf diese Unterschiede zu achten. Bei genügender Vorsicht können sie zur Diagnose des Charakters der Neubildung verwendet werden.

Die Anamnese hat neben der Mitwirkung ev. Traumen und hereditärer Einflüsse in erster Linie die Dauer des Bestehens der Neubildung festzustellen. Dabei ist zu bedenken, daß häufig dem Exophthalmus oder der seitlichen Verdrängung des Auges subjektive Erscheinungen vorausgehen, Druckgefühl hinter dem Auge, dumpfe Schmerzen, die meist in die Umgebung verlegt werden, leichte Ermüdbarkeit bei Nahearbeiten. Wenn A. v. Graefe (1) bemerkt, daß er kein Sarkom der Orbita beobachtet habe, das bis zu einer erheblichen Höhe indolent verlaufen wäre, so darf daraus keineswegs geschlossen werden, daß jeder Fall von Orbitalsarkom mit Schmerzen verbunden sei. Dafür spricht, daß in den Fällen meiner Zusammenstellung nur in etwa dem siebenten Teil Schmerzen angegeben werden, häufig ausdrücklich hervorgehoben wird, daß solche fehlten. Auch unter den von mir beobachteten Fällen waren Schmerzen keineswegs regelmäßig vorhanden. Sie bestanden nur in einem Drittel der Fälle. Immerhin kann man wohl sagen, daß Schmerzen besonders bei den schnell und infiltrativ wachsenden Sarkomen häufiger sind als bei gutartigen Orbitalgeschwülsten.

Über Doppeltsehen wird häufiger geklagt als bei den gutartigen d. h. langsam wachsenden Orbitalgeschwülsten. Allerdings finden sieh in meiner Zusammenstellung, die 710 Fälle der Literatur und 42 eigene umfaßt, nur 32 Angaben über Doppeltsehen. Das mag daher kommen, daß auf diese Symptome im allgemeinen wenig geachtet wird, daß sehr häufig die Sehschärfe zur Zeit der Untersuchung vermindert oder aufgehoben war oder infolge von Lidschwellung und Ptosis das Doppeltsehen dem Kranken nicht zum Bewußtsein kam.

Daß die bei seitlicher Verdrängung des Bulbus durch ein Orbitalsarkom auftretenden Doppelbilder nicht in das Schema einer Augenmuskellähmung passen, sondern je nach der Funktionsmöglichkeit der einzelnen Muskeln und der Art der Verlagerung verschiedenes Verhalten zeigen, braucht kaum hervorgehoben zu werden.

Zu echten Lähmungen eines Augenmuskels kommt es bei Orbitalsarkomen recht selten. Ich fand in der Literatur nur 4 hierher gehörige Fälle und zwar 3 Fälle von Lähmung des Rectus superior, 1 von Abduzenslähmung (Basso 88, de Vincentiis 35, Rollet 98, Scott 34). Ich möchte vermuten, daß sie in Wirklichkeit doch wesentlich häufiger sind, daß aber meist die gleichzeitig vorhandene räumliche Verdrängung des Bulbus ihren Nachweis erschwert oder unmöglich macht.

Ptosis finde ich 20 mal angegeben. Dabei handelt es sich durchweg um eine direkte Schädigung des Lidhebers durch Entwicklung der Geschwulst im oberen Teile der Orbita.

§ 279. Nicht ohne Interesse ist ein Überblick über die zeitliche Entwicklung der Orbitalsarkome, soweit sie sich aus meiner Zusammenstellung ergibt. Leider liegen nur über 226 Fälle nähere Angaben in dieser Hinsicht vor. Von diesen boten 34 seit mehreren Wochen Erscheinungen, die auf eine Orbitalgeschwulst hindeuteten, 48 mal bestanden solche seit mehreren Monaten, 57 mal seit 1—2 Jahren und 87 mal länger als 2 Jahre.

Wenn diese Angaben auch zweifellos sehr unvollständig und ungenau sind, so zeigen sie jedenfalls so viel, daß die Patienten mit bösartigen Orbitalgeschwülsten sehr häufig erst sehr spät in augenärztliche Behandlung kommen und daß die Orbitalsarkome, auch dann wenn es sich später um recht bösartige und schnell wachsende und zu Rezidiven neigende Tumoren handelt, während der ersten Zeit ihrer Entwicklung langsam an Größe zunehmen. Das ist besonders in differentialdiagnostischer aber auch in therapeutischer Beziehung wichtig. Es zeigt, daß langsame Zunahme der Symptome, vor allem der Bulbusverdrängung, keineswegs das Vorhandensein einer gutartigen Geschwulst beweist und ein Sarkom ausschließen läßt und daß viel gewonnen wäre, wenn es gelingen würde, die Kranken im Beginn ihres Leidens genau zu untersuchen und zu operieren.

Allerdings gibt es eine Art von Orbitalsarkomen (meist sind es periostale Rundzellensarkome von embryonalem Zelltypus), bei denen sich die Geschwulst von Anfang an rapid innerhalb weniger Wochen oder Monate zu großem Umfang entwickelt. Aber diese besonders im jugendlichen Alter auftretenden Tumoren bilden nur eine kleine Gruppe unter den Orbitalsarkomen und dürfen nicht, wie das zuweilen geschieht, zum Maßstab für alle Orbitalsarkome genommen werden.

Die Tatsache, daß ein anfangs langsam wachsendes Orbitalsarkom erst nach Jahren in schnelleres Wachstum übergeht, legt den Gedanken einer malignen Degeneration vorher gutartiger Geschwülste nahe. Dem ist jedoch entgegenzuhalten, daß, wenn diese Vermutung zutreffen würde, die anatomische Untersuchung in manchen Teilen der Geschwulst neben dem atypischen einen typischen Bau nachweisen lassen würde, was sicherlich nur sehr selten der Fall ist, wie ich besonders auf Grund eigener Untersuchungen behaupten kann.

§ 280. Was den Sitz des Tumors in der Orbita anlangt, so fand ich darüber bei 252 Fällen nähere Auskunft. 48 mal wird der obere, 33 mal der untere, 25 mal der innere und nur 13 mal der äußere Teil der Augenhöhle angegeben. Außen oben saß der Tumor in 77 Fällen (was wohl durch die relative Häufigkeit des Ursprungs von der Tränendrüse bedingt ist), innen oben 37 mal, innen unten 13 mal, und außen unten 6 mal. In einem großen Teil der übrigen Fälle ist in den Krankengeschichten notiert, daß der Bulbus direkt nach vorn in der optischen Achse verlagert war.

§ 281. Nicht allzuselten (soweit meine Beobachtungen zeigen — in der Literatur finden sich nur wenig Angaben hierüber —) wird durch Druck des Tumors der Bulbus in seiner Form beeinflußt und zeigt eine Änderung des Refraktionszustandes.

In einem Falle von Fibrosarkom mit hochgradigem Exophthalmus (10 mm) und Tieferstand des Augapfels (12 mm), bei dem sich die Geschwulst vom Periost des Orbitaldaches aus entwickelte und den Bulbus nach unten und innen drängte, fand ich einen hyperopischen Astigmatismus von 4,5 Dioptrien, bei dem die stärker brechende Achse entsprechend dem Druck der Geschwulst nach oben und innen geneigt war. Nach der Operation (Kroenlein) bildete sich dieser Astigmatismus im Laufe einiger Monate vollständig zurück.

Noch in 5 anderen Fällen von Orbitalsarkomen konnte ich einen Astigmatismus von mehr als 2 Dioptrien nachweisen, der nur durch den Druck der Geschwulst verursacht war.

Diese Refraktionsänderung verdient größere Beachtung, als ihr meist geschenkt wird. Sie erklärt nicht nur in solchen Fällen eine Herabsetzung der Sehschärfe, sondern beweist, daß die Elastizität des Bulbus, die ihm gestattet, dem Tumordruck auszuweichen, erschöpft ist, sei es, daß die Faszien und Muskeln (der Sehnerv nach Ausgleich der S-förmigen Krümmung) straff angespannt, sei es, daß der Bulbus durch den Tumor seitlich gegen den Orbitalrand angepreßt wurde. In diesen Fällen läßt ein weiterer Verfall der Sehschärfe, wenn der Tumor nicht operativ beseitigt wird, nicht lange auf sich warten und es ergibt sich ein Grund mehr mit dem Eingriff nicht zu warten.

Bei gutartigen Tumoren der Orbita kommen diese Refraktionsänderungen durch Druck der Geschwulst zwar auch vor, sind aber doch seltener und scheinen erst bei sehr großem Umfang der Neubildung d. h. bei hohen Graden von Protrusio sich zu entwickeln.

Auftreten von Druckastigmatismus bei geringem oder mäßigem Exophthalmus spricht deshalb für das Bestehen einer malignen Neubildung.

Neuerdings beschreibt A. Vogt (121) einen Fall von regulärem Astigmatismus durch einen Orbitaltumor. Der Astigmatismus betrug 3,5 Dioptrien. Der Tumor, über dessen Natur keine Klarheit herrschte, bestand bei dem 20jährigen Patienten seit den ersten Kinderjahren. Beim Abziehen des Tumors vom Bulbus blieb der Astigmatismus bestehen.

Neben dieser Refraktionsänderung läßt sich bei schnell wachsenden Tumoren gelegentlich eine Hypotonie des Bulbus beobachten, die offenbar in gleicher Weise — durch Druck der Geschwulst von hinten und von der Seite her und der Lider von vorn — zu erklären ist, wie diejenige nach Druckverband.

Vielleicht läßt sich auch diese einseitige Hypotonie (ich konnte tonometrisch 2mal einen intraokularen Druck von 10 mm Hg feststellen) dia-

gnostisch verwerten, wenn auch von vornherein erwartet werden muß, daß
sie kein regelmäßiges Symptom darstellt, da sie von einer ganzen Reihe
verschiedenartiger Momente abhängt.

Nach BERLIN (8) soll in den früheren Phasen zuweilen eine Steigerung
des intraokularen Druckes vorkommen.

Jedenfalls ist es zweckmäßig, Fälle von Orbitaltumoren zu tonometrieren
und weiteres Erfahrungsmaterial in dieser Hinsicht zu sammeln.

Einen durch den Hintergrundsbefund bemerkenswerten Fall der Leipziger
Klinik möchte ich etwas genauer mitteilen.   Es handelte sich um ein Spindelzellensarkom bei einem 20jährigen Mann, dessen Erscheinungen mit Funken-
sehen begannen.   Einen Monat später trat der Bulbus vor.   Nach 2 Monaten
wurde ein Exophthalmus von 12 mm, Tieferstand von 7 mm festgestellt.   Die
Beweglichkeit war nach oben fast aufgehoben, nach innen und außen beschränkt.
Trotzdem der Patient nie Doppeltsehen bemerkt hatte, ließen sich mit rotem
Glas Doppelbilder nachweisen, die in der rechten oberen Blickfeldhälfte gekreuzt
und höhendistant, 10° nach außen von der Medianebene rein höhendistant und
im äußeren Teil des linken Blickfeldes gleichnamig waren.   Unter dem oberen
Orbitalrande war eine weichelastische Geschwulst mit knotenförmigen Erhebungen
fühlbar, die von der Incisura supraorbitalis bis zum äußeren Orbitalrand reichte.
Am linken Auge bestand ein hyperopischer Astigmatismus von 3 Dioptr. mit
leicht nach außen geneigter Achse.   Gesichtsfeld und Farbensinn waren normal.
Visus mit cyl. + 2,5 = 6/24.   Die Papille war liegend oval.   In ihrer Umgebung bemerkte man horizontal verlaufende ganz feine helle Streifen, anscheinend Fältelungen der Netzhaut, über welche die Gefäße mit deutlichen Knickungen
wegzogen.   Die Streifen waren besonders temporal ausgeprägt in einem etwa
3 Papillenbreiten umfassenden Bezirk.   Nasal von der Papille war die Netzhaut
getrübt, die Venen stark gefüllt, die Arterien eng.

Nach Exstirpation des Tumors (durch Orbitotomie) hob sich die Sehschärfe
zur Norm und die Beweglichkeit besserte sich.   Es trat binokulares und stereo-
skopisches Sehen ein.   Die ovale Form der Papille bildete sich zurück, ebenso
das Netzhautödem, während die feinen Streifungen noch nach 7 Monaten nachweisbar, wenn auch weniger deutlich waren.   Der Astigmatismus schwand fast
vollständig.

Nach weiteren 3 Monaten (10 Monate nach der ersten Operation) trat ein
Rezidiv des Tumors auf, mit Exophthalmus von 10 mm, ohne daß sich das
Spiegelbild änderte.

Exenteratio orbitae war nach wenigen Monaten von einem zweiten Rezidiv
gefolgt, das zum Tode des Patienten unter zerebralen Erscheinungen führte.

Die eigenartigen Veränderungen der Netzhaut, die ebenso wie der
Astigmatismus zweifellos auf den Druck des Tumors zurückzuführen sind,
finden ihre anatomische Erklärung durch einen kürzlich von mir gemeinsam mit C. SIEGFRIED (119) mitgeteilten Fall, bei dem der Bulbus noch
weit stärker durch den Tumor gedrückt wurde.

Der Augapfel saß hier dem vorderen und oberen Teile des Tumors
auf und wurde von diesem gegen das Orbitaldach angepreßt.   Der Druck
erfolgte nicht nur von unten nach oben, sondern zugleich von hinten nach

vorn. Es mußte so nach dem Parallelogramm der Kräfte als Hauptrichtung der Druckwirkung eine schräg von hinten unten nach vorn oben gerichtete Linie in Betracht kommen. So wurde der hintere Augenabschnitt trichterförmig ausgezogen, der vordere von unten her glaskörperwärts eingedellt. Das führte zu einer wesentlichen Verkleinerung des Bulbusinnenraumes, dessen Membranen in Falten zusammengeschoben wurden, soweit sie nicht elastisch genug waren, sich der veränderten Oberfläche anzupassen. Am deutlichsten war diese Faltenbildung an den äußeren Netzhautschichten nachzuweisen (vgl. Fig. 40). Dies führte zu der in funktioneller Hinsicht

Fig. 40.

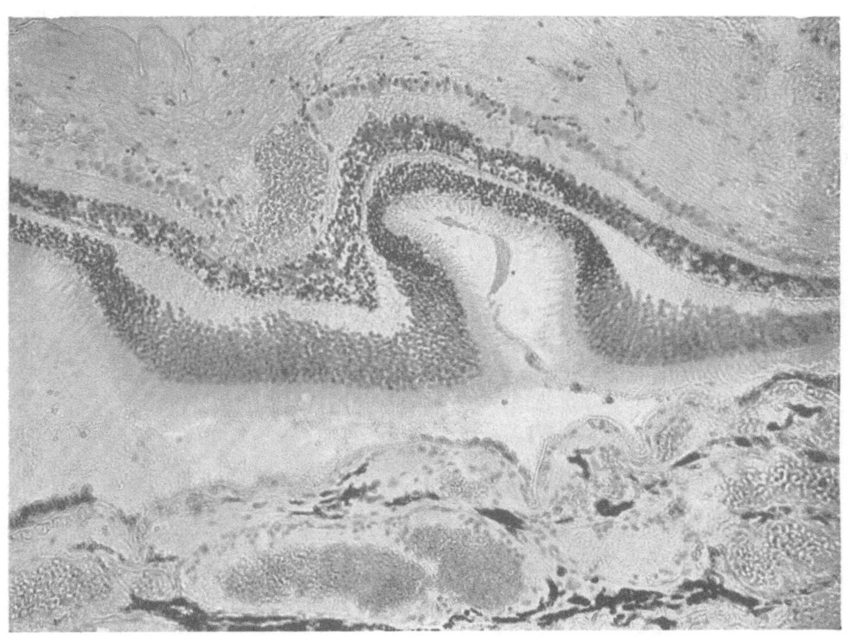

wichtigen Folge, daß die Netzhaut sich von ihrer Unterlage hier und dort ablöste und durch Zusammenschieben und gegenseitiges Berühren der Falten im Bereiche des Sinnespithels eine Degeneration der Zapfen- und Stäbchenaußenglieder, zum Teil auch der zugehörigen Körner eintrat. Die Faltenbildung ließ sich bis zur Makula verfolgen. Durch Zerrung der Aderhaut kam es weiter zu einer Abhebung derselben am vorderen Bulbusabschnitt. Der Sehnerveneintritt bot das Bild der Stauungspapille. Die Zentralgefäße, besonders die Venen, waren beträchtlich erweitert, ebenso die Venen der Aderhaut und Netzhaut. Daß diese Stauung durch Zerrung oder partielle Verlegung der hinteren Abflußwege (Vena centralis retinae, Venae vorticosae) veranlaßt wurde, ist kaum zu bezweifeln.

Die makroskopische Abbildung des Auges von unten her (Fig. 41) zeigt, daß der untere gerade Augenmuskel dem Druck der Geschwulst am meisten

Fig. 41.

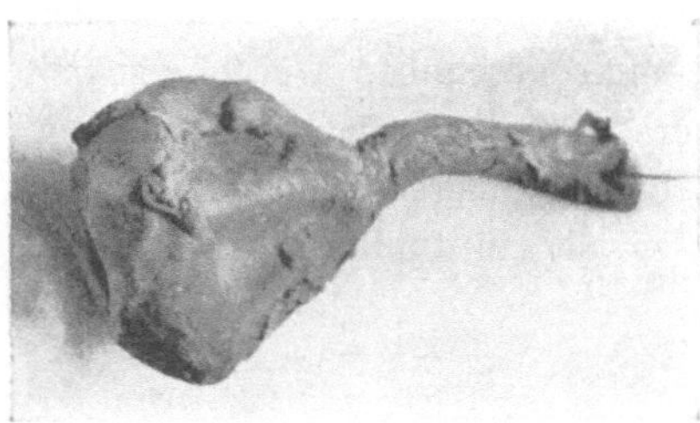

Widerstand geleistet hat und einen vorspringenden Wulst zwischen zwei tiefen seitlichen Dellen bildet.

Die eigenartige Form des Bulbus läßt sich gut an einem sagittal gerichteten mittleren Durchschnitt veranschaulichen (Fig. 42). Dieser läßt auch die Eindellung der Hornhaut und die Änderung in der Form der vorderen Augenkammer durch Einknickung der Iris hervortreten.

Daß derartige Veränderungen, wenn auch vielleicht in geringerem Grade bei schnell wachsenden und umfangreichen Tumoren der Augenhöhle vermutlich häufiger vorkommen, ist wohl anzunehmen.

Fig. 42.

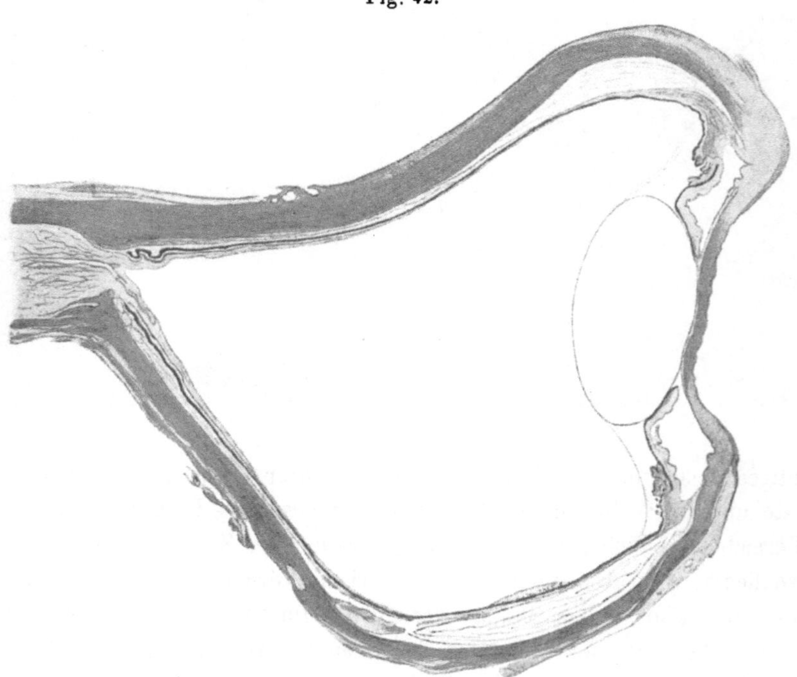

BERLIN (8) erwähnt in der 1. Aufl. dieses Handbuches, daß mit Zunahme der Geschwulst umfangreichere Einknickungen der Wandungen nicht zu Phthisis bulbi, sondern zu förmlicher Atrophie der Formhäute führen können.

Haab (48) hat 1897 eine besondere Art von Scheintumoren am Auge beschrieben, bei denen eine Einbuchtung des Augapfels durch einen äußerlich aufsitzenden Tumor bewirkt, und der Anschein eines Aderhauttumors erweckt wird.

Leber (4) wies schon 1877 darauf hin, daß Tumoren der Orbita das Bild einer Ablatio retinae durch Einbuchtung aller Formhäute des Auges hervorrufen können, und hat 1901 das Präparat eines solchen Falles demonstriert.

Es wäre von Interesse, zu verfolgen, wieweit diese Veränderungen des Bulbus nach Entfernung der Geschwulst sich zurückbilden können und ob sie dauernde Störungen hinterlassen.   Hierüber müssen weitere Untersuchungen Aufschluß geben.

Eine eigenartige Veränderung innerhalb des Bulbus bei einem Orbitasarkom beschreibt neuerdings Ischreyt (122).   Es handelte sich um eine periphere Irissynechie, ohne daß glaukomartige Veränderungen aufgetreten waren, die der Autor auf pathologische Stoffwechselprodukte zurückführt. Außerdem fand sich Degeneration der inneren Netzhautschichten, offenbar durch Zirkulationsbehinderung infolge hochgradiger Luxation des Bulbus und Druck des Tumors.

Analoge Veränderungen, wie in unserem Falle wurden in einem Falle beobachtet, den Böhm (123) vor kurzem mitgeteilt hat.   Auch hier war der Bulbus durch den Druck der Geschwulst stark deformiert, die Netzhaut und im vorderen Abschnitte auch die Aderhaut abgelöst.   Es bestand eine Stauungspapille.   Die Hornhaut zeigte Faltenbildung, besonders an der Deszemet.   Die Iris war etwas nach vorn verlagert.   Der Kammerwinkel war offen, aber zugespitzt.

Wenn Beblin (8) bemerkt, daß ein Übergang einer im Orbitalgewebe entstandenen Neubildung auf das Gewebe des Bulbus nicht stattfinde, so kann ich dem nicht beistimmen. Wenn auch meist der Bulbus dem Druck der Geschwulst, selbst wenn sie infiltrierend wächst, auszuweichen pflegt, so gibt es doch zweifellos Fälle, wo Sklera und Hornhaut befallen werden.

So beschreibt Coppez (37) einen Fall von Rundzellensarkom, das vom hinteren Teil der Orbitaldaches entstehend entlang der Ziliargefäße auf den Bulbus, auf Sklera und Hornhaut übergriff, Valude (55) das Übergreifen eines retrobulbären Sarkoms auf den hinteren Pol des Auges.   Ob in dem Falle, dem Baeumler (Klin. Mon. Bl. 85, S. 5) mitteilt (alveoläres Sarkom der Orbita und der Aderhaut im Umkreis der Papille) und in einem Falle von Hirschberg (Klin. Mon. Bl. VI, S. 163) die Annahme der Autoren, daß der Tumor extrabulbär entstand und sekundär auf den Bulbus übergriff, zutrifft, erscheint mir zweifelhaft. Daß Optikustumoren (z. B. Myxosarkome) auf die Papille und das Bulbusinnere übergreifen können (wie z. B. Fälle von v. Graefe, Goldzieher, Jacobson u. a. zeigen), ist nicht zu bestreiten.

§ 282. Die bei Orbitalsarkomen auftretende **Funktionsstörung** des Auges kann in verschiedener Weise zustande kommen.

Daß sehr häufig das Sehvermögen schwer geschädigt wird, oder völlig zugrunde geht, ergibt meine Zusammenstellung, die 143 Fälle von Schwachsichtigkeit, 47 von Erblindung aufweist.

Meist handelte es sich dabei offenbar um Kompression des Optikus durch die Geschwulst. Der Tumor braucht dabei keineswegs auf den Sehnerven selbst überzugreifen. Er kann den Optikus so stark zusammenpressen, daß dieser seine runde Querschnittform verliert und z. B. nahezu dreieckig wird

Fig. 43.

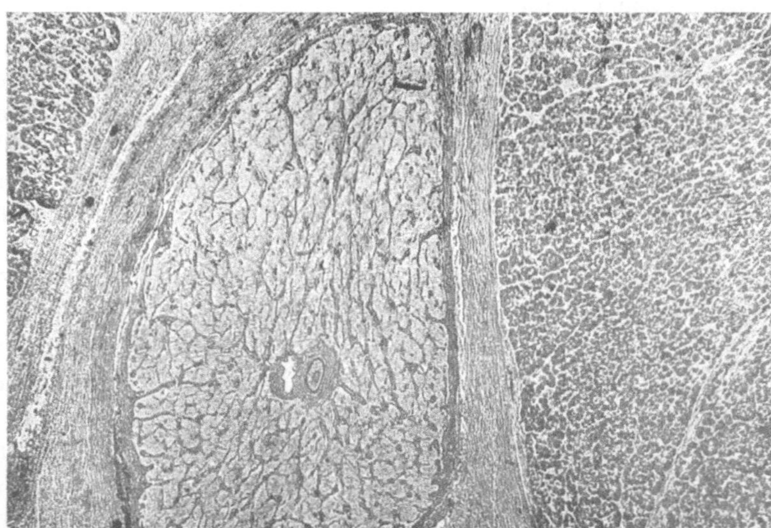

(wie ich in einem Fall von metastatischen Karzinom anatomisch nachweisen konnte und wie aus Fig. 43 zu ersehen ist).

Auch durch starke Zerrung und Knickung des Nervenstammes kann eine Atrophie seiner Fasern verursacht werden, wenn dies auch wohl nur bei sehr umfangreichen Tumoren möglich ist. Weiter können Zirkulationsstörungen — hier ist besonders an den schrägen Durchtritt der Vena centralis durch die Duralscheide zu denken — zu Ödem des Nervenstammes führen und dadurch die Degeneration der Fasern begünstigen.

Die Kompression des Sehnerven ist naturgemäß in erster Linie vom Sitze des Tumors abhängig. So wird es in der Spitze der Orbita, bei der räumlichen Beengung leicht zu einer Sehnervenerkrankung kommen, die ophthalmoskopisch sich unter dem Bilde der einfachen absteigenden Atrophie äußern kann.

Spielt sich die Kompression mehr im vorderen Teile der Orbita ab, so kommt es zur venösen Hyperämie des Sehnerven (die ich 14 mal erwähnt finde), zur Neuritis optica (in meiner Tabelle 28 mal erwähnt) oder zur Stauungspapille (53 mal erwähnt).

Über die Art, wie sich die Funktionsstörung in den ersten Stadien äußert, fehlen leider nähere Angaben fast völlig. Nur selten wurde, wie in einem Falle von BULL eine umschriebene Einengung des Gesichtsfeldes oder ein zentrales Skotom nachgewiesen.

Die Erklärung dieser Seltenheit ist wohl in erster Linie darin zu suchen, daß meist das Gesichtsfeld nicht genau genug untersucht wurde oder wegen zu weit vorgeschrittener Sehstörung, zu jugendlichen Alters des Patienten, wegen bestehender Hornhauttrübung nicht untersucht werden konnte.

Bei meinen 42 eigenen Fällen fand ich 3 mal unregelmäßige periphere Einengung, 2 mal zentrale Skotome (einmal relativ, einmal absolut).

In einem der Fälle der Leipziger Augenklinik (Spindelzellensarkom bei einem 51 jährigen Manne mit 6 mm Exophthalmus und Herabsetzung der Sehschärfe am betroffenen Auge auf Fingerzählen in 2 m) wurde ein zentrales Skotom festgestellt, das sich nasal 3°, temporal 20° vom Fixationspunkte nach oben und unten 10° erstreckte. Die Papille war hyperämisch, ihre nasale Grenze verschleiert. In der Makula fanden sich feine gelbliche Fleckchen mit unscharfer Begrenzung. Später entwickelte sich eine typische Stauungspapille. Der Urin war frei von Eiweiß. Da der Patient vor 4 Jahren an Syphilis erkrankt war, wurde zunächst besonders auch auf Grund des Hintergrundsbefundes, der als zentrale Chorioretinitis gedeutet wurde, eine gummöse Erkrankung der Orbita angenommen. Jodkali und Inunktion waren ohne Erfolg und die später vorgenommene Exenteration und anatomische Untersuchung des Tumors stellten ein Spindelzellensarkom außer Zweifel.

Es ist anzunehmen, daß je nach den Verhältnissen im einzelnen Fall bald der eine, bald der andere Teil der Nervenfasern mehr geschädigt wird, ehe es zu völliger Atrophie des ganzen Querschnittes kommt. Auch die zeitliche Entwicklung bietet Schwankungen. Während es oft Wochen oder Monate vom ersten Beginn der Sehstörung bis zur Erblindung dauert, kann in anderen Fällen bereits innerhalb weniger Tage die Sehkraft erlöschen.

Die Frage, wieweit die durch den Druck des Tumors auf den Sehnerven verursachte Sehstörung sich nach Entfernnng der Geschwulst zurückbilden kann läßt sich auf Grund der vorliegenden Berichte nicht genauer beantworten. Meist wird es nicht möglich sein, gerade diese zur Kompression führende Tumoren mit Schonung des Bulbus und Optikus vollständig zu beseitigen. Aber selbst, wenn dies gelingen sollte, wird der Zerfall der Sehnervenfasern meist zu weit vorgeschritten sein, um eine wesentliche Besserung zuzulassen.

Für die durch einen Orbitaltumor bedingte einseitige Stauungspapille, die nur zur Vergrößerung des blinden Flecks und leichter Sehstörung führte,

liegen die Verhältnisse günstiger.   Hier können sich alle Erscheinungen
nach glücklich gelungener Operation in kurzer Zeit zurückbilden.

Die Deutung der Genese der Stauungspapille bei Orbitalgeschwulst
bereitet keine besonderen Schwierigkeiten.   Man wird hier ebenso vor allem
an mechanische Behinderung des Lymphabflusses im Zwischenscheidenraum

Fig. 44.

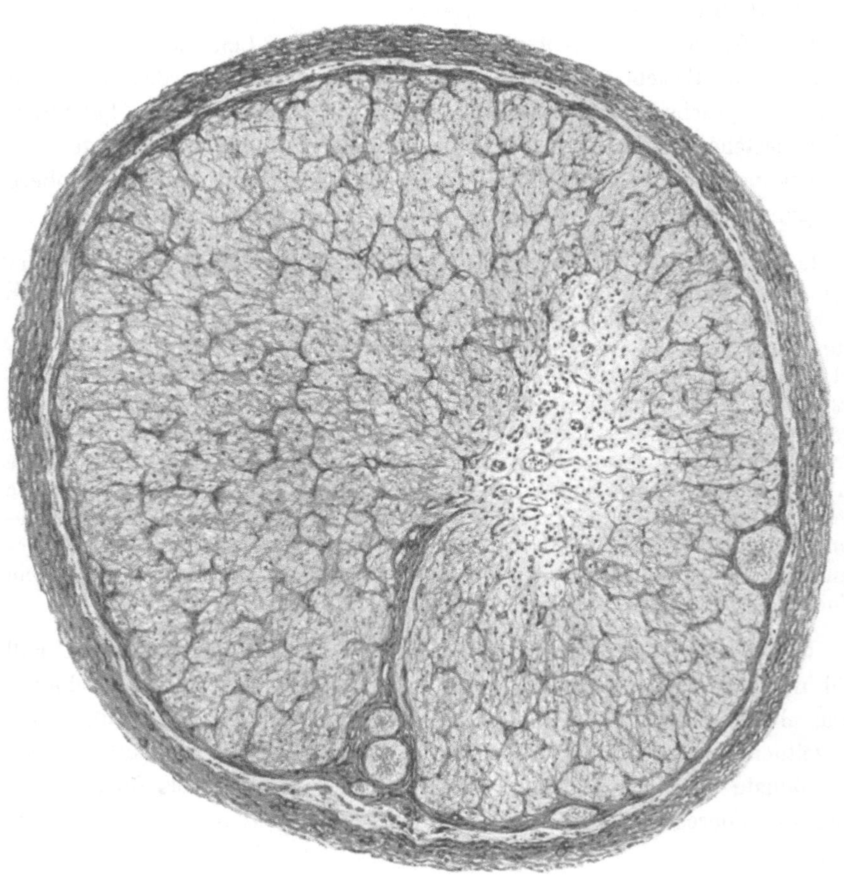

und im Sehnerven selbst denken müssen, wie bei der durch Hirngeschwulst
hervorgerufenen Papillenschwellung.   Zu der Störung des Lymphabflusses
tritt jedenfalls häufig eine Stauung im Bereiche der Zentralvene hinzu, die
ihrerseits zur Erhöhung des Druckes in Nervenstamm und Papille beiträgt.
Dabei braucht die Einschnürung des Sehnerven oder die Lymphabfluß-
störung im Zwischenscheideraum durch den Tumor nicht gerade die Durchtrittsstelle der Zentralvene durch die Nervenscheide zu betreffen.

Ich möchte hier auf einen recht instruktiven Fall verweisen, den ich anatomisch genau untersuchen konnte, wenn es sich auch nicht um ein Orbitalsarkom, sondern um ein von der Siebbeinhöhle in die Augenhöhle eingebrochenes Karzinom handelte. Hier fand sich in vivo eine hochgradige Stauungspapille und ein zentrales, anfangs relatives, später absolutes Skotom. Der Tumor reicht im hinteren Teil der Orbita an den Sehnerven heran, ohne auf ihn überzugreifen, führte aber zur Kompression der Zentralvene. Als anatomische Grundlage des zentralen Skotoms wurde im Optikus dicht hinter der Austrittsstelle der Zentralvene ein dem papillomakularen Bündel entsprechender Erkrankungsherd mit Degeneration der Nervenfasern, Quellung und Vermehrung der Gliazellen und starker Dilatation der nach vorn (zur Umbiegungsstelle der Zentralvene) ziehenden Venen nachgewiesen (Fig. 44).

Ähnliche Veränderungen können natürlich auch bei einem orbitalen Sarkom auftreten und ebensowohl zur Stauungspapille wie zur Entstehung eines zentralen Skotoms führen.

Es kann also ein Orbitaltumor zur Schädigung des Optikus führen, ohne bis an die Scheide desselben heranzureichen und das Vorhandensein von Stauungspapille und zentralem Skotom beweist nicht, daß der Optikus von der Geschwulst direkt eingepreßt wurde.

Es wird natürlich nicht leicht sein, aus dem klinischen Verhalten derartige Veränderungen abzuleiten. Wenn man in den Fällen von Orbitalsarkom, die zur Exenteratio führten, sich nicht mit der Feststellung der Tumorart begnügen, sondern den ganzen Orbitalinhalt in Serienschnitten durcharbeiten würde, dann würde man sicherlich über die Verschiedenartigkeit, wie der Tumor den Sehnerven beteiligt, nähere Aufschlüsse erhalten.

Von Bedeutung sind weiter die bei Orbitalsarkomen beobachteten Hornhauterkrankungen.

Unter den von mir zusammengestellten 751 Fällen werden 7mal Hornhauttrübungen, 22mal Hornhautgeschwüre erwähnt.

Fast immer handelte es sich dabei um hohe Grade von Exophthalmus, bei welchen der Schluß der Lidspalte erschwert, die Hornhaut der Austrocknung, Epithelschädigungen und Infektionen in erhöhtem Grade ausgesetzt war.

Auch Sensibilitätsstörungen der Hornhaut wurden mehrfach beobachtet, z. B. von SATTLER (50), BRAUNSCHWEIG (28), die zur Erkrankung der Hornhaut (Keratitis neuroparalytica) beitragen und das Entstehen von Hornhautgeschwüren auch in solchen Fällen erklären lassen, wo der Grad der Protrusio weniger hochgradig war.

In einem Falle, den ich anatomisch untersuchen konnte, handelte es sich um eine ausgedehnte Hornhautnekrose mit beginnender Loslösung des nekrotischen Bezirkes durch ulzeröse Erweichung und Infiltration seiner Umgebung.

2mal sah ich Hornhautinfiltrate nach operativer Entfernung des Tumors schnell in Heilung übergehen.

Bei weiterem Wachstum des Tumors ist der Verlauf des Hornhautulkus ein sehr schwerer. Es kommt trotz aller Therapie zur Perforation
mit ihren Folgezuständen (Irisprolaps, Sekundärglaukom, Panophthalmie,
Phthisis bulbi).

Von endobulbären Erkrankungen finde ich außer den oben bereits erwähnten Sehnervenerkrankungen 1 mal Katarakt, 2 mal Glaukom (Valude 55,
Van Duyse 43), 4 mal Glaskörperblutungen (Roselli 66, Bratz 61, Bull 42),
3 mal Trübungen und Plaques der Netzhaut (De Vincentiis 35, Forster 6,
Robbars 84), 3 mal Netzhautblutungen (Bull 42, Besch 90, Stedmann-Bull 24),
2 mal Netzhautabhebung (Huber 12, Zentmayer 56) erwähnt, 1 mal Embolie
der Zentralarterie (Kroenlein 22).

§ 283.   Über den Grad des Exophthalmus finden sich in den
meisten Fällen keine genaueren Angaben. Und doch ist gerade die genauere
Verfolgung dieses Symptoms von besonderem Wert für die Differentialdiagnose. Vor allem sollte auch immer angegeben werden, mit welchem
Instrumente gemessen wurde, und ob die Bestimmung nur schätzungsweise
und ungenau durch ein seitlich angelegtes Lineal geschah.

Als der praktischste Exophthalmometer hat sich wohl der von Hertel
angegebene bewährt, der bei der Benutzung sehr handlich und leicht ist,
wenn er auch keine genauen Werte liefert, da erstens je nach der Art
der Anlegung der Haken an den äußeren Orbitalrand der Bulbus durch
Einschieben von Gewebe in die Orbita vorgedrängt oder durch seitliche
Anspannung der Lidhaut zurückgedrängt werden kann, und zweitens die
Ablesung schwankt, wenn sich das ablesende Auge dem untersuchten nicht
genau gegenüber befindet. Differenzen von 1 bis 1,5 mm können deshalb,
besonders wenn verschiedene Personen untersuchen, nichts beweisen.

Zur genaueren Bestimmung des Exophthalmus und als Hilfsmittel für die
Differentialdiagnose zwischen gutartigen und bösartigen Orbitaltumoren habe ich
ein photographisches Exophthalmometer benutzt, das man sich leicht herstellen
kann. Der äußere Augenhöhlenrand wird durch einen Tintenstrich bezeichnet,
der Kopf des Patienten durch ein Beißbrett und eine Stirnstütze festgestellt und
durch Einstellung einer Fixiermarke für Primärstellung des Auges gesorgt. Auf
einer genau frontal gerichteten Schiene befindet sich eine einfache photographische
Kammer, auf deren Mattscheibe sich Orbitalrand und Hornhautscheitel in Profilstellung abbilden, zugleich mit einer Millimeterskala, die, an der Stirnstütze reitend,
vor die Pupillenmitte gestellt wird und sich im gleichen Abstande vom Objektiv
befindet, wie der Hornhautscheitel. Zeichnet man Hornhautscheitel und äußeren
Orbitalrand auf ein auf die Mattscheibe aufgelegtes Pauspapier durch oder macht
eine photographische Aufnahme, so ist für spätere Feststellungen ein genauer
Vergleich gegeben.

Benutzt man als Objektiv für die Kamera eine Linse von 7 Dioptr., wählt den
Abstand des Objektivs von der Mittellinie 24 cm, die Länge der Kamera 36 cm,
so erhält man etwa doppelte lineare Vergrößerung, was das Durchzeichnen und
Abnehmen erleichtert.

Der Apparat hat sich mir bei einer größeren Anzahl von Orbitaltumoren recht brauchbar erwiesen.

Im übrigen sei betreffs der Exophthalmometrie auf § 22 dieses Kapitels verwiesen.

Den höchsten Grad von Exophthalmus hei Orbitalsarkom fand nach meiner Zusammenstellung Forster (6), mit 40 mm (Rundzellensarkom), 25 mm betrug er im Falle von Israel (69) (Fibrosarkom von 6, 5×3 cm Größe), 15 mm in Fällen von Braunschweig (28) (Fibrosarkom) und

Fig. 45.

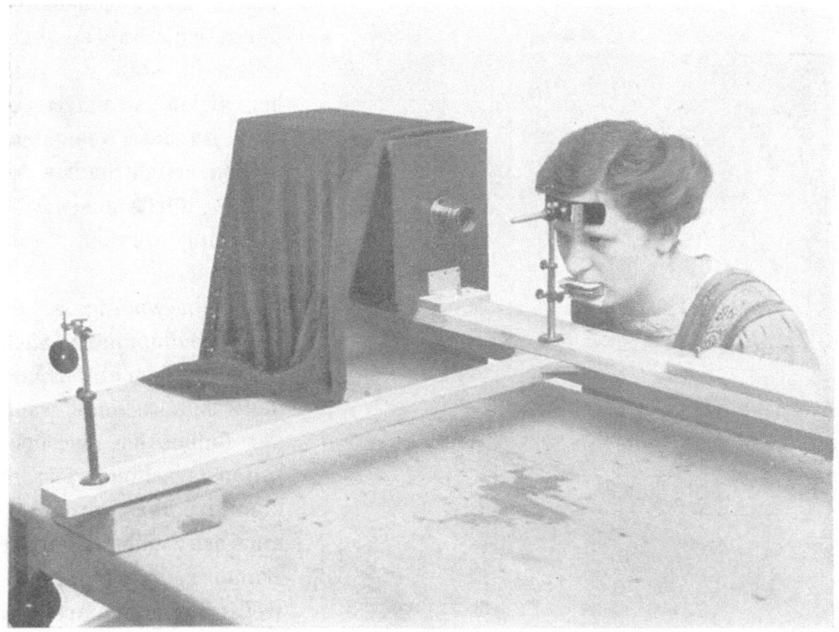

Schreiber (105) (Adenomyxosarkom), 12mm in Fällen von Robbars (84), Forster (6), Maruo (Rundzellensarkom von $50 \times 30 \times 23$ mm).

Es ist leicht zu verstehen, daß es bei so hochgradiger Protrusion zur Luxation des Augapfels vor die Lidspalte kommen kann, besonders wenn die Lider nicht geschwellt sind und auseinandergezogen werden, wie das in einem Falle von Chevallereau und Challous (67) (Spindelzellensarkom), in dem oben schon erwähnten Fall von Israel (69), einem von Rollet (98) (Endotheliom) beobachtet wurde.

Unter den von mir beobachteten Fällen betrug der Exophthalmus 1 mal 15 mm, 2 mal 12 mm, 3 mal 10 mm, 4 mal 6—8 mm, 7 mal 5—6 mm. Es waren darunter alle Arten von Orbitalsarkom, besonders Fibro- und Rundzellensarkome vertreten.

Einmal bei einem sehr bösartigen Rundzellensarkom eines 2jährigen Knaben konnte ich im Laufe einer Woche eine Zunahme der Protrusion um 5 mm feststellen (Fig. 46), in einem anderen Fall innerhalb der gleichen Zeit eine solche von 3 mm, in einem dritten und vierten von 2 mm.

Diese schnelle Zunahme des Exophthalmus spricht immer für einen malignen Charakter der Neubildung und findet sich besonders dann, wenn der Tumor seine Umgebung diffus infiltriert, oder wenn eine Komplikation mit entzündlicher Infiltration oder Zirkulationsstörungen eintritt.

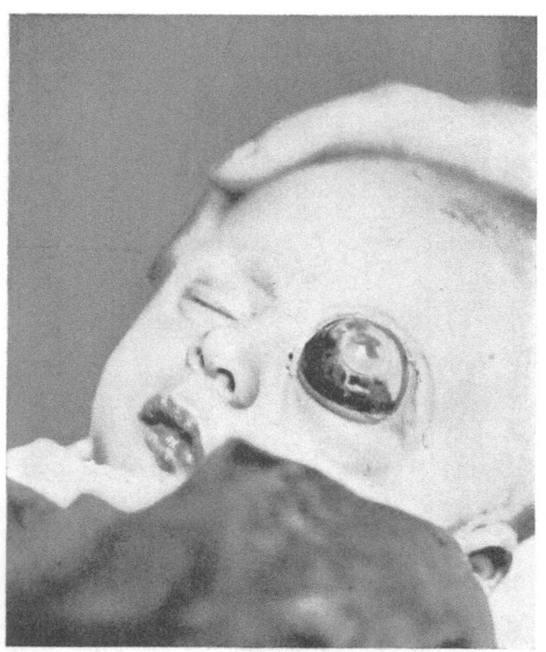

Fig. 46.

Bei Tumoren, die gegen ihre Umgebung durch eine Kapsel abgeschlossen sind — auch bei vielen Orbitalsarkomen ist das wenigstens in den ersten Stadien der Fall —, dürfte eine solche Zunahme kaum vorkommen.

Sehr wichtig ist die Exophthalmometrie nach der operativen Entfernung der Orbitalsarkome, wenn der Bulbus bei der Operation geschont werden konnte. Der Exophthalmus schwindet nach der Tumorexstirpation keineswegs immer sofort, sei es, daß Blutungen oder Ödemflüssigkeit sich resorbieren müssen oder die normale Elastizität derjenigen Apparate, die den Bulbus in seiner normalen Stellung halten, sich erst wiederherstellen muß.

Da andererseits mit Rezidiven gerechnet werden muß, ist das erneute Auftreten von Protrusion von großer Bedeutung.

Es empfiehlt sich deshalb, in jedem Falle von exstirpiertem Orbitaltumor, wenn das Auge erhalten blieb, längere Zeit hindurch die Stellung des Bulbus genau zu messen.

§ 284. Ein weiteres wichtiges Symptom ist die Verminderung der Zurückdrängbarkeit, die der normale Bulbus infolge der Elastizität seiner Verbindungen und des relativ weichen Polsters, auf dem er aufliegt, erkennen läßt.

Diese Zurückdrängbarkeit ist natürlich ebenso wie die Bulbusstellung von der Größe des Bulbus und der Orbita und von anderen Umständen (Grad des Exophthalmus, Grad der Spannung der seitlichen Haftbänder, Fettgewebe und Gefäßfüllung der Orbita) abhängig, die großen Schwankungen unterworfen sein können.

Immerhin ergibt der Vergleich mit dem anderen Auge des Patienten einen guten Maßstab.

Wenn man die Kuppen mehrerer Finger nebeneinander auf den durch das gesenkte obere Lid geschützten vorderen Bulbusabschnitt aufsetzt und den Augapfel vorsichtig nach hinten drängt, fühlt man deutlich bei Anwesenheit eines Tumors im retrobulbären Gewebe einen vermehrten Widerstand, der von der Größe, Lage und Konsistenz der Geschwulst abhängt.

Da die Orbitalsarkome nach ihrer Struktur eine sehr verschiedenartige Konsistenz besitzen, jedenfalls aber meist härter sind als das normale retrobulbäre Fettgewebe, ihre Lage zur hinteren Bulbuswand eine sehr verschiedene sein kann, so wird man von dieser Prüfung wichtige Aufschlüsse in denjenigen Fällen erlangen können, wo der Tumor nicht seitlich neben dem Bulbus hervorragend direkt abzutasten ist.

Neuerdings hat LANGENHAN (104) ein Instrument zur Messung der Zurückdrängbarkeit des Augapfels angegeben, das aus einem mit einem Gewicht beschwerten, in einer Hülse gleitenden Stab besteht, der mit einer Kalotte auf die Hornhaut oder die geschlossenen Lider aufgesetzt wird. Messungen an gesunden Augen zeigten im Durchschnitt bei einer Belastung mit 100 g ein Zurückweichen des Bulbus in die Orbita um 4,7 mm, bei Belastung mit 200 g von 6,6 mm.

Die praktisch wichtigste Frage wird immer diejenige sein, ob der Tumor gegen seine Umgebung genügend abgegrenzt ist, um eine operative Beseitigung mit Schonung des Auges und des Sehnerven zu ermöglichen. Die Beantwortung dieser Frage kann im Einzelfalle auch bei sorgfältigster Palpation recht schwierig oder unmöglich sein. Sie muß dann der Operation selbst überlassen bleiben.

Da die Orbitalsarkome größere zystische Hohlräume enthalten können (Zystosarkome) spricht der Nachweis von Fluktuation nicht gegen ein Sarkom und für einen gutartigen zystischen Tumor.

Eine Zunahme des vorhandenen Exophthalmus bei Einwirkungen, die den Abfluß des Venenblutes aus der Orbita erschweren (Kompression am Hals, Bücken usw.), soll nach BERLIN (8) nur bei kavernösen Angiomen, nicht bei Sarkomen vorkommen.

Ich halte diese Angabe nicht für zutreffend. Bei gefäßreichen Sarkomen kann man nicht selten die gleiche Erscheinung beobachten, wenn auch in geringerem Grade, als bei den retrobulbären Gefäßtumoren.

So sah ich in einem Falle bei einem $1/_2$jährigen Kinde, bei dem die anatomische Untersuchung ein sehr gefäßreiches Endotheliom ergab, während des Schreiens eine deutliche Zunahme des Exophthalmus und in einem zweiten Fall von gefäßreichem Fibrosarkom bei einem Erwachsenen eine Zunahme der Protrusio nach längerem Bücken um 2 mm.

Immerhin läßt sich aus dem Vorhandensein oder Fehlen dieses Symptoms kein bindender Schluß auf den Gefäßreichtum, noch gar auf die Struktur des Tumors machen, da es noch von anderen Umständen abhängen wird, ob die Symptome des intermittierenden Exophthalmus andeutungsweise vorhanden sind. Es kommt hier auch auf die Füllung der Orbitalvenen und auf ihre Verbindungen mit den Venen der Nachbarschaft an. Sind letztere ausreichend vorhanden, so braucht eine venöse Blutstauung im Orbitaltrichter keine vermehrte Protrusio zu bewirken.

§ 285. Differentialdiagnostisch von noch größerem Interesse sind diejenigen Fälle von Orbitalsarkom, wo pulsatorische Erscheinungen vorhanden waren.

BERLIN (8) erwähnt, daß Pulsation und systolisches Schwirren nicht nur bei einigen Formen von wahren Angiomen und Enzephalozelen, sondern ausnahmsweise hie und da bei blutreichen Orbitalsarkomen vorkommen.

LENOIR (1852) beschreibt den Fall eines faustgroßen erweichten Tumors, der die Orbita, Jochbein, Stirnbein und Oberkiefer einnahm, SZOKALSKI (1864) einen pulsierenden Exophthalmus nach Schlag gegen die Schläfe, wo das Auftreten einer pulsierenden Metastase am Darmbeinkamm die Tumornatur erwies. NUNNELEY (1865) einen pulsierenden Tumor im äußeren Teile der Orbita, wo die Unterbindung der Karotis die Pulsation zum Schwinden brachte, während die Geschwulst an Größe zunahm. Auch in den Fällen von WITHUSEN (1866), ALEXANDER (1884), HIGGENS (1886), ISRAEL und OESTREICH (1891) und DE BONO (1896) — Sturz, Tod nach 7 Monaten, bei der Sektion Feststellung eines Adenoangioms — wohl richtiger eines gefäßreichen Endothelioms —, VAN DUYSE (1903, Fibrosarkom mit schleimiger Entartung vom Siebbein ausgehend, Unterbindung der Karotis verminderte das Geräusch vorübergehend) und ADAM (Angiosarkom) ist die Pulsation wohl auf den starken Gehalt des Tumors an arteriellen Gefäßen zu beziehen. In den Fällen v. OETTINGENS (1873, Fibrom der Schädelgrube) und SCHELLS (1881, Gliom des Vorderhirns) bildete dagegen wohl ein Defekt im Orbitaldach die Ursache fortgeleiteter Hirnpulsation. Im übrigen sei hier betr. dieser Fälle auf die Bearbeitung des pulsierenden Exophthalmus von C. H. SATTLER (dieses Handbuch II. Aufl.) verwiesen. Ich möchte ihnen noch 7 weitere Fälle anfügen.

Der Fall von R. SATTLER (50) betraf einen 9jährigen Knaben, bei dem sich der Tumor am Boden der Orbita entwickelt hatte. 6 Wochen nach

der Exenteration zeigte sich ein lokales Rezidiv, 6 Monate später erfolgte
der Tod durch Gehirnbeteiligung. Eine genauere anatomische Untersuchung
liegt nicht vor.

Der Sichelsche Fall (8) war ein Melanosarkom der Orbita, das gleichfalls 3 Monate nach der Ausräumung der Augenhöhle rezidivierte.

Der Bergersche Patient (Fall auf Holzaxt einige Monate vor Entwicklung des Tumors), bei dem es sich um ein weiches pulsierendes Sarkom
handelte, ging ebenfalls nach der Exenteration an einem Rezidiv zugrunde.

Auch im Fall Dufails (11) ging ein Trauma voraus (Fall auf einen
Stock). Nach Entfernung des pigmentierten Sarkoms trat ein Rezidiv auf,
das zum Tode führte.

Gayets (29[b]) Fall betraf ein Rundzellensarkom bei einem 14jährigen
Knaben, welches einen Knoten am oberen Orbitalrand, einen zweiten unter
dem Tränensack entwickelte. Das auf die Lidhaut aufgesetzte Stethoskop
ließ ein stärkeres Geräusch hören.

In dem von Oliver (57[b]) geschilderten Fall wurde die Diagnose auf
Morb. Basedowi gestellt, da bei dem 57jährigen Manne im Alter von
21 Jahren eine Struma, später Exophthalmus auftrat. An Orbita und
Schläfe war auskultatorisch ein Geräusch und mit der Aorta synchrone
Pulsation festzustellen. Der Tumor wurde später entfernt und erwies sich
als Rundzellensarkom.

Ob der 16. von Jeaffreson (21[b]) mitgeteilte Fall (45jähriger Mann,
Ptosis, Aufhebung der Beweglichkeit des Bulbus, Exophthalmus, Stauungspapille, systolisches Geräusch über Auge und Schläfe, Ligatur der Karotis,
Tod unter Gehirnerscheinungen) als maligner Tumor oder Aneurysma arteriovenosum aufzufassen ist, vermag ich bei der ungenauen Beschreibung nicht
anzugeben.

Daß an einem Sarkom, welches das Orbitaldach durchbrechend auf
das Gehirn übergreift, Gehirnpulsation sichtbar werden kann, ist leicht
verständlich. Doch muß auch die Möglichkeit zugegeben werden, daß
gefäßreiche Sarkome selbst pulsieren können, wenn dies auch recht selten
vorzukommen scheint. Endlich ist in den erwähnten Fällen von Dufail
und Berger (11) an die Möglichkeit zu denken, daß das Trauma (Fall auf
einen Stock) nicht nur zur Entwicklung des Tumors, sondern auch zur Entstehung eines echten Aneurysma arterio-venosum durch Ruptur der Karotis
im Sinus cavernosus Anlaß gab, wenn sich dies auch aus den näheren
Angaben der Autoren nicht feststellen läßt.

§ 286. **Die Verschieblichkeit der Geschwulst gegen Bulbus
und Orbitalwand, die Form ihrer Oberfläche und endlich ihre Konsistenz** sind weitere Zeichen, die bei denjenigen Tumoren, die für den
palpierenden Finger zugänglich sind, Beachtung verdienen.

Recht häufig sitzen gerade die Sarkome dem Periost der Orbitalwand breit auf und lassen sich nicht oder wenig verschieben. Stehen sie mit der Bulbuswand in breiterer und festerer Verbindung, dann werden sie nicht nur die Beweglichkeit des Auges in stärkerem Grade behindern, sondern bei Kompression eine seitliche Verschiebung des Auges erkennen lassen.

Je nach Lage, Größe und Konsistenz des Sarkoms wird der Widerstand, der sich dem neben dem Bulbus in die Orbita vordringenden Finger entgegenstellt, verschieden sein. Je tiefer die Geschwulst liegt und je kleiner sie ist, um so unsicherer wird natürlich das Resultat der Palpation ausfallen. Aber auch die Konsistenz ist von wesentlicher Bedeutung, denn es ist leicht zu verstehen, daß sich ein Sarkom, das sehr weich ist oder infiltrativ in schmalen Zügen zwischen das Fettgewebe vorwuchert, schwer oder gar nicht von seiner Umgebung abgrenzen läßt.

Fühlt der tastende Finger eine höckerige Oberfläche oder mehrere einzelne Tumorknoten, so spricht das sehr für eine maligne Neubildung, während eine glatte runde Oberfläche gute Abgrenzbarkeit und derbe Konsistenz auf einen solitären, von einer festen Kapsel umschlossenen Tumor schließen lassen. Es wäre aber falsch, in diesem Fall ein Orbitalsarkom ausschließen zu wollen. Auch dieses kann, wenigstens im Beginn seiner Entwicklung von einer Kapsel umschlossen und gut abgegrenzt sein. Für die Entfernungsmöglichkeit liegen aber zweifellos unter diesen Umständen die Verhältnisse wesentlich günstiger als bei infiltrativem Wachstum, und schon um die Prognose in dieser Hinsicht möglichst sicherzustellen, ist eine genaue Palpation, die zuweilen Auskunft geben kann, sehr zu empfehlen.

Freilich darf man von ihr nicht zuviel verlangen. Es kann, wovon ich mich mehrfach überzeugt habe, nur ein kleiner Teil der Geschwulst dem Finger zugänglich sein, der günstige Verhältnisse für die Entfernung annehmen läßt, während sich bei der Operation ergibt, daß der Tumor an anderen unzugänglichen Stellen doch die Kapsel durchbrochen und diffus auf die Nachbarschaft übergegriffen hat. Wir werden also immer die Prognose mit Vorsicht stellen müssen.

Aus der Konsistenz des Tumors auf seine Struktur zu schließen, führt gleichfalls nicht selten zu Trugschlüssen.

Zwar sind die Fibrosarkome oft wesentlich härter als die Rundzellensarkome, Endotheliome, Myxosarkome und Zylindrome, aber ich habe auch eingekapselte Rundzellensarkome gesehen, die infolge ihrer derben Kapsel bei der Palpation fast Knorpelkonsistenz zeigten, und andererseits bei weicheren Tumoren einen festen fibrösen oder selbst knochenharten Kern gefunden.

Auch von komplizierenden Momenten kann die Konsistenz der Geschwulst beeinflußt werden, so von Ödem oder entzündlichen Infiltrationen

der Orbita, chemotischer Schwellung der Bindehaut, Verschiebung von Fettgewebe oder der Tränendrüse durch die in der Tiefe sich entwickelnde
Geschwulst.

Nach dem Angeführten ist es leicht zu verstehen, daß wir auch bei
sorgfältigster Beachtung aller Einzelsymptome recht häufig nicht entscheiden
können, ob wir es mit einer gutartigen oder bösartigen Orbitalgeschwulst
zu tun haben, noch gar über deren Struktur Näheres aussagen können.

Differentialdiagnose.

§ 287. Ich führe nochmals die Momente an, die sich für die Diagnose eines Orbitalsarkoms verwerten lassen:

Im Laufe von Monaten, nicht selten unter Schmerzen im Auge oder
seiner Umgebung auftretender Exophthalmus höheren Grades mit Beweglichkeitsstörungen spricht gegen eine gutartige Orbitalgeschwulst, kann aber
auch, wenn keine besonderen Tumorerscheinungen vorliegen, auf chronisch
entzündlicher Ursache beruhen.

Ja selbst wenn eine umschriebene Resistenz zu fühlen ist, die durch
einen Tumor verursacht erscheint, muß an die Möglichkeit einer entzündlichen Neubildung (Syphilis, Tuberkulose, Lymphomatosis, Mukozelen und
Sinusitis mit Periostitis orbitae) gedacht werden.

Wir werden also immer, ehe wir bei solchem Befund die Diagnose
Orbitalsarkom als gesichert ansehen können, an diese Erkrankungen denken
und sie durch genaue Allgemeinuntersuchung (Lungenbefund, Blutuntersuchung, ev. Rhinoskopie) ausschließen müssen.

Daß nicht allzuselten die Orbita unter der Annahme eines malignen
Tumors ausgeräumt wurde, während es sich in Wirklichkeit um eine chronische Entzündung handelte, steht außer Zweifel, wenn sich auch über die
Häufigkeit dieses diagnostischen Irrtums leider kein näheres Urteil gewinnen
läßt, da häufig keine anatomische Untersuchung stattfand oder ihr Ergebnis
nicht mitgeteilt wurde. In einem früheren Kapitel (die entzündlichen Pseudotumoren der Orbita, S. 497) bin ich auf die Literatur und eine Reihe selbst
beobachteter Fälle näher eingegangen.

Komplizieren sich die Erscheinungen des Orbitaltumors mit solchen
entzündlicher Natur, wie das bei ausgedehnten Nekrosen in der Geschwulst
vorkommen kann, so kann die Unterscheidung noch schwieriger werden.

Fehlen aber alle entzündlichen Veränderungen und ist der Tumor aus
der Verdrängung des Augapfels oder durch direkte Betastung festzustellen,
so kann die Unterscheidung von einer gutartigen Geschwulst Schwierigkeiten verursachen, da Drüsenmetastasen, die für eine maligne Geschwulst
sprechen würden, bei dem Mangel an Lymphgefäßen in der Orbita, wie
schon BERLIN (8) erwähnt, sehr selten sind, Fortpflanzung der Geschwulst
auf die Schädelhöhle und die Nachbarschaft der Orbita (Fossa temporalis,

Nebenhöhlen) oder Metastasen erst in den späteren Stadien der Erkrankung aufzutreten pflegen.

Da, wie wir oben gesehen haben, auch bei anatomisch erwiesenem Orbitalsarkom sich die Dauer des Bestehens auf viele Jahre erstrecken kann, die Anamnese aber häufig keine genaueren Daten ermitteln läßt, läßt sich die Unterscheidung zwischen Sarkomen und gutartigen Geschwülsten aus dem zeitlichen Verlauf allein oft nicht treffen.

Aber den gutartigen Tumoren der Orbita sind nicht selten Symptome eigen, die von vornherein ein Sarkom ausschließen lassen. Ich weise hier nur hin auf die Orbitalzysten, die durch Sitz, Form und Fluktuation, die Knochentumoren, die durch ihre Konsistenz und besonders im Röntgenbilde, die Angiome, die durch die Erscheinung des An- und Abschwellens, das Neurofibrom, das durch seine häufige Beteiligung der Lider ausgezeichnet sind.

Frühzeitig, d. h. bei geringerem Exophthalmus auftretende Beweglichkeitsstörungen, breite Verwachsung mit den Orbitalwandungen, dem Bulbus oder Sehnerven und Schmerzen fallen immer für die Diagnose Sarkom ins Gewicht, wenn sie auch nicht beweisend sind.

Das Karzinom der Orbita, das metastatisch oder von einer Nebenhöhle durchbrechend die Orbita befällt, ist gegenüber dem Sarkom so selten, daß es nicht häufig zu Fehldiagnosen Anlaß geben wird, wenn wir nicht die Mischtumoren der Tränendrüse (Adenomyxome, Zylindrome) ihm zurechnen wollen. Das von den Lidern und der Bindehaut in die Augenhöhle vordringende Kankroid läßt sich leicht feststellen. Bei den Tumoren der Tränendrüse aber, über deren Natur ob epithelial oder endothelial bei den Autoren noch keine Übereinstimmung herrscht, fällt, selbst wenn wir sie als Karzinome gelten lassen, eine klinische Unterscheidung vom Orbitalsarkom nicht ins Gewicht.

Aus dem Gesagten ergibt sich, wie schwierig es sein kann, ein Orbitalsarkom, das sich in der Tiefe der Orbita entwickelt, frühzeitig nachzuweisen, und daß selbst im vorgerückteren Stadium die Diagnose der Tumorart schwierig sein kann.

Man hat deshalb versucht, durch Röntgenaufnahmen, durch Probeinzisionen, Punktion oder Harpunierung der Orbita Klarheit zu gewinnen.

Über den Nachweis von Orbitalsarkomen im Röntgenbilde ist in der Literatur wenig mitgeteilt. Tobias sah von einem Tränendrüsentumor, Basso (88) bei einem Spindelzellensarkom einen Schatten in der Orbita auf der Röntgenplatte, Cargill bei einem Sarkom, das auf die Schläfengrube übergegriffen hatte, Franke (76) beschreibt zwei Fälle, bei denen sich die Geschwulst auf der Platte markierte.

Sein zweiter Fall betraf einen Patienten, der vor $^3/_4$ Jahr ein Schädeltrauma erlitten hatte, und dessen rechtes Auge 3—4 mm vorgetrieben nach unten und außen abgelenkt war. Das Röntgenbild zeigte im Gebiete der Orbita einen Schatten, der bis in die Stirnhöhle reichte, und ein Klaffen der Naht zwischen Jochbein und Processus frontalis. Über die Art der Geschwulst und den Befund bei der Operation ist leider nichts mitgeteilt.

Die Hoffnung, die FRANKE äußert, daß es möglich sei, feste Geschwülste mit dem Röntgenverfahren schon zu einer Zeit nachzuweisen, wo die klinischen Symptome uns nur eben erst den Verdacht oder einige Anhaltspunkte für die Diagnose zu geben vermögen, hat sich mir nicht bestätigt. Auch bei sicheren ausgedehnten Orbitalsarkomen ist es mir nur selten gelungen, den Tumor selbst auf der Platte zu sehen, wenn auch Knochenperforationen, Dehnung von Nahtlinien, die durch den Tumor verursacht waren, gelegentlich festgestellt werden konnten.

Vielleicht läßt sich die Technik der Röntgenaufnahme, die beim Nachweis orbitaler Fremdkörper, von Sinusaffektionen, von Osteomen so Schätzenswertes leistet, für den Nachweis von Orbitalsarkomen und ihre Abgrenzung weiter ausgestalten, was zweifellos von großem Vorteil sein würde.

Möglicherweise ist dies durch die besonders von ADAM (115) eingeführte stereoskopische Röntgenphotographie der Augenhöhle erreichbar. In einem Falle von Hirntumor war dadurch nicht nur die Abflachung der Orbita in ihrem hinteren Teil, sondern auch der Tumor selbst sichtbar.

Die Harpunierung und Probepunktion des Tumors zu diagnostischen Zwecken, die BERLIN (8) als wichtige Methoden erwähnt, sind jetzt wohl mit Recht allgemein verlassen. Sie sind nicht nur sehr häufig nutzlos, sondern können durch Verletzungen wichtiger Gebilde und Blutungen gefährlich sein.

Dagegen ist gegen eine aseptisch ausgeführte Probeexzision besonders dann nichts einzuwenden, wenn ein Teil des Tumors gut zugänglich ist und die Diagnose zwischen echtem Sarkom und Pseudotumor (Tuberkulose, Lues, lymphatische Tumoren) schwankt. Ich habe sie in solchen Fällen mehrfach mit gutem Nutzen angewendet.

Auch die KROENLEINsche Operation kann man in gewissem Sinne als diagnostisches Hilfsmittel verwenden. Da sie, richtig und aseptisch ausgeführt, dem Auge nicht schadet und einen guten Überblick über das retrobulbäre Gewebe gestattet, ist sie nicht selten auf den bloßen Verdacht eines Orbitalsarkoms hin gemacht worden.

Natürlich wird man, wenn die Geschwulst dabei entdeckt wird, die Entfernung derselben am besten direkt anschließen.

§ 288. Über die Prognose des Orbitalsarkoms habe ich versucht, aus meiner Zusammenstellung von 710 Fällen einen Überblick zu gewinnen.

In 160 Fällen wird der Tod des Patienten erwähnt. Dies darf natürlich nicht zu der Meinung führen, daß die Geschwulst in den übrigen Fällen

nicht zum Tode geführt habe. In sehr vielen Fällen war die Beobachtungszeit zur Zeit der Publikation viel zu kurz, um ein Urteil über Dauerheilung
zuzulassen. Oft genug wird auch nach der Operation der Patient dem be-
handelnden Arzte aus dem Gesichtskreis entschwunden sein. Zum Teil
sind die Berichte so dürftig, daß sich über den Verlauf überhaupt nichts
Näheres aussagen läßt.

Unter 337 operierten Fällen, über die ich genaue Daten vorfand, rezidivierten 93 einmal, 26 mehrmals, während nur 32 bei einer Beobachtungszeit, die von $^1/_2$ bis 15 Jahren schwankte, rezidivfrei blieben.

Genauer ergibt sich folgendes Resultat:

rezidivfrei	nach	$^1/_2$	Jahre	5
»	»	1	»	9
»	»	2	»	4
»	»	3	»	7
»	»	4	»	1
»	»	5	»	2
»	»	7	»	1
»	»	8	»	1
»	»	10	»	1
»	»	15	»	1
				32

95 mal war die Ausräumung der Orbita, 148 mal die Exstirpation des Tumors
vorgenommen, 24 mal nach KNAPP oder ROLLET, 70 mal nach KROENLEIN
operiert worden.

Wir sehen also, wenn wir nur diese Fälle berücksichtigen, daß die
Erfolge auch bei radikalem operativem Vorgehen keineswegs glänzende sind.
Natürlich hängt das Ergebnis nicht nur von der Art des Tumors, dem
Stadium seiner Entwicklung, sondern auch von der Art und der Ausführung
der Operation ab.

Wie sich bei den verschiedenen Sarkomarten die Prognose gestaltet,
darauf wird in den späteren Kapiteln einzugehen sein.

So viel ist jedenfalls sicher und allgemein anerkannt, daß ohne Operation das Sarkom der Orbita oft schon nach kurzer Zeit zum Tode führt,
daß das Wachstum, auch wenn der Tumor anfangs nur langsam an
Größe zunahm, in den späteren Stadien erheblich zuzunehmen und durch
Übergreifen auf das Gehirn oder durch Metastasen verhängnisvoll zu werden
pflegt.

Es muß deshalb alles getan werden, um erstens das Bestehen eines
Orbitalsarkoms so zeitig als möglich nachzuweisen und zweitens es so
gründlich als möglich zu entfernen. Sicherlich ist es besser, einmal eine
Orbita wegen eines entzündlichen Pseudotumors, der zur Diagnose Sarkom

geführt hatte, auszuräumen, als durch interne Behandlung die Zeit zu verlieren, die für die radikale Beseitigung der Geschwulst günstig war.

Da sich nun die Operation in zweifelhaften Fällen leicht so einrichten läßt, daß sie je nach dem dabei erhobenen Befund abgebrochen oder fortgesetzt, mit Schonung des Bulbus durchgeführt oder in die Exenteration der Orbita übergeleitet werden kann, so ist man um so eher berechtigt beim Verdacht eines Orbitalsarkoms operativ vorzugehen.

§ 289. In neuerer Zeit ist, angeregt durch günstige Erfahrungen auf anderen Gebieten der Medizin, die Röntgen- und Radiumtherapie auch bei den malignen Orbitaltumoren angewendet worden.

Soviel die bisherigen Berichte erkennen lassen, wird diesen Behandlungsmethoden in Zukunft zweifellos eine große Bedeutung zufallen, wenn wir auch zugeben müssen, daß wir uns noch in den Vorstadien befinden und weit davon entfernt sind, den Wert der Radiotherapie bei den Orbitalsarkomen genügend abschätzen und die Methodik der Behandlung genau bestimmen zu können.

Die bisher mitgeteilten Resultate seien kurz angeführt.

Mütze (99) bestrahlte ein kleinzelliges Rundzellensarkom der Orbita ohne Erfolg. Nach zwei Rezidiven die nach der Exstirpation auftraten, wurde die Orbita ausgeräumt. Auch in Hadens Fall (großes melanotisches Orbitalsarkom), das zweimal nach der Exzenteration rezidivierte, hatten Röntgenstrahlen keinen Effekt.

Webster Fox (113) behandelte ein 20jähriges Mädchen mit Orbitaltumor des linken Auges, der mit dem Orbitalrand verwachsen war. Das Röntgenbild zeigte eine Verdunkelung der Kieferhöhle. Brom und Jod war ohne Erfolg. Probeinzision: Nach Abhebung des Periosts der vorderen und mittleren Siebbeinzellen floß gelbe eiweißartige Flüssigkeit ab. Die erkrankten Siebbeinzellen wurden ausgekratzt und tamponiert. Die Untersuchung von Granulationen der Wunde führte zur Diagnose Spindelzellensarkom. Nun wurde 28 Tage täglich 5 Minuten lang, dann 10 Minuten (im ganzen 64 mal) mit Röntgenstrahlen bestrahlt. Ein Erythem der Lider zwang zu längeren Unterbrechungen.

Der Bulbus kehrte in seine normale Lage zurück und nach 4 Monaten war kein neues Wachstum zu bemerken. Die Wimpern und Brauen gingen verloren.

Der eigenartige Befund bei der Probeinzision macht mir hier das Bestehen eines subperiostalen Abszesses bei Sinusitis ethmoidalis wahrscheinlich. Ob die histologische Untersuchung der Wundgranulationen das Bestehen eines orbitalen Spindelzellensarkoms beweist, ist mir zweifelhaft. Jedenfalls scheint mir in diesem Falle sowohl die Diagnose als die Bezeichnung des Erfolges (Heilung nach 4 monatlicher Beobachtung) wenig beweiskräftig.

BULL (91) hat in 10 Fällen von inoperablen Orbitaltumoren Röntgenstrahlen angewendet, ohne schädliche Nebenwirkungen zu beobachten. Von 2 günstig beeinflußten Fällen war einer ein Karzinom des Bulbus und der Orbita, einer ein Epitheliom der Nase, Lider und Orbita. Die übrigen 8 Fälle waren Sarkome und wurden nicht beeinflußt.

Der Fall von BÉCLÈRE (81) betraf ein Sarkom des Orbitaldaches, bei dem zwei operative Eingriffe keinen Wachstumsstillstand erzielten. Das Auge wurde entfernt. Auf Röntgenstrahlen, die 4 Monate lang anfangs täglich, später wöchentlich angewendet wurden, trat Besserung ein. Über die Art der Geschwulst, die genauere Methodik der Bestrahlung (Härtegrad) und die Beobachtungsdauer ist in den mir zugänglichen Referaten nichts ausgesagt.

Genauere Daten bietet ein Fall, über den VAN DUYSE und DENOBELE (100) berichten.

Ein 16jähriger kachektischer Knabe litt an einem großen Tumor der rechten Orbita mit ulzerierter Oberfläche, die vor 9 Jahren mit Lidödem entstanden war. Hochgradiger Exophthalmus.

Bestrahlung mit Röntgenstrahlen (4—5 BENOIST) jeden zweiten Tag. 10 Minuten. 15 Tage Pause, im ganzen zwölf Sitzungen. Beginn 22. Mai 1908. 30. Mai Nachlaß der Schmerzen und Blutungen. 6. Juni Verkleinerung des Tumors, 21. Juni Tumor geschwunden, Bulbus an normaler Stelle phthisisch. Haut der Umgebung des Auges stark pigmentiert. Beobachtungszeit vom Beginn der Behandlung 4 Monate.

Metastasen in der Haut des Rückens (Struktur: Endothelioma interfasciculare) reagieren nicht auf die Bestrahlung.

SJÖGREN (40) bestrahlte ein Lymphosarkom (Chlorom) des Orbitaldachs nach der Exstirpation in 20 Sitzungen. Kein Rezidiv nach 3 Monaten.

Nach KIENBÖCK (94) hat PFAHLER ein retrobulbäres Sarkom, das die Stirnhöhlen beteiligte, mit gutem Erfolge bestrahlt. Nach 1 Monat schwanden die Schmerzen und die Schwellung.

Einen bemerkenswerten Fall teilt STEINER (109) mit. Ein 60jähriger Mann wurde wegen eines nußgroßen, auf der oberen Orbitalwand sitzenden, geringen Exophthalmus bedingenden Tumors operiert, der sich histologisch als alveoläres Sarkom erwies. 6 Monate später trat ein Rezidiv mit großen Schmerzen auf. Nun wurde mit kleinen Dosen bestrahlt (3—4 H) mit Zeitintervallen von 4—5 Tagen. Die Schmerzen gingen zurück und die Geschwulst verkleinerte sich und blieb während fortgesetzter Bestrahlung in längeren Intervallen — 2 Jahre hindurch — stationär. Dann trat ein rapides Wachstum ein mit heftigsten Schmerzen. Wenige Tage nach der operativen Entfernung des Tumors ging der Patient unter Gehirnerscheinungen zugrunde.

Von Interesse ist hier die anfangs günstige Beeinflussung des Tumors durch die Strahlen, deren Wirkung dann plötzlich versagte.

Es ist natürlich schwer zu sagen, ob in diesem Falle eine Operation des ersten Rezidivs eine dauernde Beseitigung der Geschwulst erreicht haben würde oder ob es durch intensivere Bestrahlung doch gelungen wäre, den Tumor ganz zu beseitigen.

FLEMMING (116) bestrahlte ein epibulbäres Spindelzellensarkom mit Radium (10 mg in Glashülse in Abständen von 3 Tagen je 5 Minuten). Keine Besserung. Exstirpation. Nach 4 Wochen Rezidiv. Bestrahlung mit Radium (2 Stunden), 4 Wochen später mit Mesothor (12 mg) 50 Minuten. Conjunctivitis circumscripta. Nach $2^1/_2$ Monat Tumor geheilt.

Es liegt auf der Hand, daß bei retrobulbären Orbitalsarkomen Bestrahlungen mit Radium und Mesothorium, die nur eine geringe Tiefenwirkung haben und, wenn es sich um stark wirkende Präparate handelt, leicht zu schweren Veränderungen am Bulbus führen können, hinter der Röntgenbestrahlung zurückstehen werden.

Über diese läßt sich nach den ausgeführten Berichten so viel sagen, daß bei umfänglichen Tumoren, bei denen eine Radikaloperation wenig aussichtsvoll oder wegen des Allgemeinzustandes nicht ratsam ist, unbedingt ein Versuch angezeigt ist.

Auch dürfte es sich empfehlen, in Fällen, wo die Exenteratio orbitae eine Perforation der Knochenwand durch den Tumor erkennen ließ, möglichst bald Bestrahlungen folgen zu lassen.

Endlich glaube ich, daß wir besonders bei den Lymphosarkomen (nach KIENBÖCK 120) und Endotheliomen (Fall von VAN DUYSE und DENOBILE 100) berechtigt sind, ehe wir zu einem größeren chirurgischen Eingriff schreiten, einen Versuch mit Röntgenbestrahlung vorzunehmen.

Auch bei den oft recht langsam wachsenden Orbitalsarkomen anderer Struktur bedeutet dieser keinen langen Zeitverlust, da, wenn die Geschwulst wirklich radiosensibel ist, die Abschwellung meist schon nach kurzer Zeit bemerkbar wird.

Meine eigenen Erfahrungen erstrecken sich auf 3 Fälle von Orbitalsarkom. Sie beweisen nicht viel, da sie jahrelang zurückliegen, d. h. einer Zeit angehören, wo die Röntgentechnik noch nicht so weit gefördert war wie jetzt. Einmal handelte es sich um ein sehr malignes Rundzellensarkom bei einem 6jährigen Knaben, das wenige Wochen nach der Exenteratio orbitae rezidiviert war, einmal um ein periostales Fibrosarkom bei einem 30jährigen Manne und einmal um ein Endotheliom, das sich vom Orbitaldach hinter den Bulbus erstreckte. In allen 3 Fällen wuchs der Tumor trotz wiederholter intensiver Bestrahlung (die von chirurgischer Seite nach Methoden durchgeführt wurde, die den damaligen Erfahrungen der Röntgentherapie entsprachen).

Ob die Verwendung gefilterter Röntgenstrahlen, die sich besonders in der Gynäkologie bewährt haben, bei Orbitalsarkomen· bessere Erfolge zeitigen wird und welche Strahlendosis sich am meisten empfiehlt, wird weiter festzustellen sein.

Nach Kienböck (120) sollen rasch wachsende Tumoren im allgemeinen besser als langsam wachsende reagieren, weiche Tumoren besser als harte.

Da bei jeder Sitzung eine Reihe wichtiger Fragen zu beantworten ist (Bestrahlungsfläche, Fokusdistanz, Art des Filters, Oberflächendosis), die moderne Radiotherapie aber durch mannigfaltige technische Fortschritte weit ausgebaut worden ist, empfiehlt es sich natürlich stets, einem geübten Radiotherapeuten die Behandlung zu überlassen, da bei ungeeignetem Verfahren leicht Schädigungen entstehen und die Methode mit Unrecht in Mißkredit kommen kann.

Für die Bestrahlung von retrobulbären Tumoren ist neben einer bestimmten Tiefenwirkung die Verwendung von Strahlen wichtig, die keine Schädigung des Auges erwarten lassen.

Nach Vorversuchen am Kaninchen, bei denen die Struktur der Tränendrüse als Indikator diente und stets zugleich die im Strahlengang befindliche Netzhaut untersucht wurde, halte ich dies sehr wohl für möglich, wenn auch bestimmte allgemein anwendbare Regeln sich für diesen speziellen Fall noch nicht aufstellen lassen.

Daß die Röntgentherapie ganz die chirurgische Behandlung der Orbitalsarkome verdrängen und ersetzen wird, glaube ich nicht. Namentlich wenn die Hoffnung besteht, eine Orbitalgeschwulst mit Erhaltung des Auges vollständig zu entfernen, wird man bei dem mindestens unsicheren Erfolg der Radiotherapie immer dem chirurgischen Verfahren den Vorzug geben.

§ 290. Die chirurgische Behandlung der Orbitalsarkome hat seit Erscheinen der ersten Auflage dieses Handbuches zweifellos große Fortschritte gemacht.

Berlin (8) empfiehlt nur »möglichst frühzeitige Exstirpation«, auf deren Methode und Aussichten bei den verschiedenen Tumorarten er nicht näher eingeht.

Wenn auch natürlich jetzt noch das Ziel der Operation das gleiche ist, d. h. möglichst frühzeitige und radikale Entfernung der bösartigen Neubildung, so sind doch die Wege zur Erreichung dieses Zieles ausgebaut worden und wir dürfen jetzt der aufgestellten Forderung hinzufügen: mit möglichster Rücksicht auf die funktionellen und kosmetischen Verhältnisse.

Der Fortschritt der Orbitalchirurgie bei der Behandlung des Orbitalsarkoms knüpft sich besonders an drei Namen: Knapp, Kroenlein und Rollet.

Vor Knapp hat man bei retrobulbären Sarkomen im allgemeinen den Bulbus entfernt, auch wenn er ein gutes Sehvermögen besaß, wenn auch in vereinzelten Fällen schon vorher (so von Scarpa 1816 und Critchett 1832) mit Erhaltung des Bulbus operiert wurde.

Die von Knapp zuerst (1874) bei einem Endotheliom der Optikusscheide angewandte Methode besteht darin, daß zwischen zwei Augenmuskeln die Bindehaut und Tenonsche Kapsel eröffnet wird, bis der Zeigefinger die Geschwulst fühlen kann. Diese wird dann aus der Umgebung gelöst, und, wenn nötig, mit dem Optikus, der direkt hinter dem Bulbus und in der Spitze der Orbita durchtrennt wird, aus der Wunde gehoben.

Die Inzision kann auch durch die Haut gemacht, der Zugang zum retrobulbären Gewebe durch temporäres Abtrennen eines Augenmuskels, der später wieder angenäht wird, erweitert werden.

Der Hauptvorteil der von Kroenlein angegebenen temporären Resektion eines dreiekigen Knochenteils aus der äußeren Orbitalwand, die 1886 zuerst gemacht, 1889 publiziert wurde, liegt in der Gewinnung eines breiten seitlichen Zugangs zur Orbita mit vollkommener Schonung der Orbitalgebilde.

Während bei der Knappschen Methode (und derjenigen von Rollet, auf die ich später eingehen werde) der in die Wunde eingeführte Finger Form und Umfang der Geschwulst abtasten muß, was bei den engen räumlichen Verhältnissen der Augenhöhle schwierig und für die Funktion des Auges gefährlich sein kann, ist bei der Operation nach Kroenlein die hintere Bulbuswand und ein längeres Stück von Sehnerven direkt zu übersehen. Das resezierte Knochenstück ist etwa 3 cm hoch und $2^1/_2$ cm lang, gibt also genügend Raum, einen ziemlich umfänglichen Tumor aus dem retrobulbären Gewebe zu entfernen.

Bezüglich der Ausführung der Operation, die von verschiedenen Seiten modifiziert wurde, im ganzen aber fast ungeteilte Anerkennung bei den Ophthalmologen gefunden und im Zeitraum von 30 Jahren sich sehr bewährt hat, verweise ich auf einen späteren Abschnitt im Kapitel der Augenoperationen. Hier handelt es sich lediglich darum, die Indikationsstellung der verschiedenen operativen Eingriffe bei Orbitalsarkom näher zu besprechen und gegeneinander abzugrenzen.

Von manchen Autoren wurde bei tief sitzenden und ausgedehnten Tumoren der Zugang nicht genügend breit gefunden und deshalb eine Erweiterung durch Knochenresektionen am unteren oder oberen Orbitalrande angestrebt (Franke, Lagrange, Czermak, Golovin, Goris).

Lagrange (83) wirft der Kroenleinschen Operation vor, daß die Ziliarnerven und das Ganglion ciliare zerstört werde, daß sie zu Ptosis, Strabismus, Unbeweglichkeit des Bulbus führe, daß sie sehr mühsam sei und oft eine häßliche Narbe hinterlasse.

Rollet (102) meint, daß das Knochenstück schwer einheile und leicht infiziert werde. Ich kann nach eigener Erfahrung diesen Äußerungen nicht beipflichten, sondern muß in Übereinstimmung mit zahlreichen anderen

Autoren (von denen ich nur Domela 57, Helbron 93, Braunschweig 28, Axenfeld .52, Fleischer 106 nenne) hervorheben, daß man bei genügender Sorgfalt der Ausführung ganz ausgezeichnete Resultate in funktioneller und kosmetischer Hinsicht erhält.

Etwas anderes ist es, wenn Rollet (1907) betont, daß eine Knochenresektion auch bei großen Tumoren nicht nötig sei, wenn man durch bogenförmigen Hautschnitt (je nach Lage des Tumors oben, innen außen oder unten) den Orbitalrand in genügender Ausdehnung freilegt und den Bulbus stumpf zur Seite drängt.

Die gleiche Erfahrung hatte ich in einer größeren Anzahl von Fällen mehrere Jahre vor Erscheinen der Publikation von Rollet gemacht.

Mein Operationsverfahren bei entzündlichen Erkrankungen der Orbita (vgl. dieses Kapitel S. 294 und 401), das gleichfalls eine breite Freilegung der Orbita durch Inzision am Augenhöhlenrande bezweckt, hatte mir oft gezeigt, daß man in dieser Weise einen guten Zugang gewinnt, um z. B. bei Freilegung der medialen Wand diese bis zur Spitze der Orbita zu übersehen. Es lag nahe, das gleiche Verfahren zur Entfernung von Orbitalgeschwülsten zu verwenden, was ich bisher in 15 Fällen getan habe.

Trotzdem halte ich es nicht für richtig, die Kroenleinsche Operation ganz zu vernachlässigen. Es kommt meiner Meinung nach in erster Linie darauf an, wo der Tumor sitzt und welchen Umfang er hat. Hierüber gibt uns das klinische Bild meist genügenden Aufschluß.

Gehört die Geschwulst dem retrobulbären Gewebe an, was z. B. bei den von der Sehnervenscheide ausgehenden Sarkomen der Fall ist, so würde ich immer die Kroenleinsche Operation vorziehen. Handelt es sich dagegen um ein wandständiges, z. B. vom Periost der oberen und inneren Wand ausgehendes Sarkom, dann wird oft die breite Inzision der Weichteile am Orbitalrande genügen und vorzuziehen sein.

Endlich kann man bei sehr umfänglichen Tumoren auch im inneren Winkel der Orbita beide Verfahren miteinander kombinieren. Man gewinnt dabei den Vorteil, daß sich nach Resektion des Kroenleinschen Knochenkeils das Nachbargewebe des Tumors mit Bulbus und Sehnerv mit einem Spekulum weit besser nach außen und unten wegschieben läßt, so daß man einen freieren Zugang zum Tumor, auch seiner hinteren Begrenzung, gewinnt.

Ich habe in dieser Weise mehrmals mit recht gutem Erfolge operiert.

Unterliegt es nach den klinischen Verhältnissen keinem Zweifel, daß ein maligner Tumor die Orbita breit und diffus infiltriert hat, dann kann von vornherein nur die Ausräumung in Frage kommen.

Es ist aber, wie aus dem oben bei Besprechung der Symptomatologie Ausgeführten zur Genüge hervorgeht, keineswegs immer leicht, aus dem klinischen Verhalten auf die Gutartigkeit oder Bösartigkeit einer Orbitalgeschwulst sichere Schlüsse zu ziehen. Oft genug erweist sich ein Tumor bei der

Operation und der histologischen Untersuchung als Sarkom, den wir nach dem klinischen Bilde für gutartig, für ein Angiom, Fibrom oder Dermoid gehalten hatten. Aber auch der umgekehrte Fall kann eintreten. Wo wir die Diagnose auf ein infiltrierendes Sarkom gestellt hatten, handelt es sich z. B. um eine chronisch entzündliche Neubildung.

Hieraus ergibt sich, daß wir häufig den Operationsplan entwerfen müssen, noch ehe wir der Richtigkeit unserer Diagnose sicher sein können.

Von diesem Standpunkte aus muß es als richtig erscheinen, möglichst so vorzugehen, daß bei der Operation der Sachverhalt klargestellt wird, ehe man den ganzen Inhalt der Augenhöhle geopfert hat. In dieser Beziehung haben sich die schonenden Verfahren von KROENLEIN, KNAPP und ROLLET besonders bewährt.

Zeigt sich dabei, daß die Geschwulst nicht so gut von der Umgebung abgegrenzt ist, um mit Schonung des Auges und der Sehnerven entfernt zu werden, so kann man die Ausräumung der Augenhöhle sofort anschließen, zu der man sich deshalb vorher die Ermächtigung geben läßt.

Nach genauer Durchsicht der Literatur habe ich den Eindruck gewonnen, daß nicht selten die Orbita ausgeräumt wurde, wo eine Entfernung der Geschwulst mit Erhaltung des Auges möglich gewesen wäre, ohne daß deshalb die Prognose ungünstig beeinflußt werden mußte.

Würde die Exenteration bei bösartigen Sarkomen mit einiger Sicherheit ein lokales Rezidiv vermeiden lassen, dann würde sie freilich in jedem Falle von erwiesenem Sarkom vorzuziehen sein. Dies ist aber nicht der Fall, wie sich sowohl aus der Literatur, wie aus meinen eigenen Erfahrungen ergibt.

Um den Wert der verschiedenen operativen Eingriffe bei Orbitalsarkom und damit die Prognose näher kennen zu lernen, habe ich aus meiner Zusammenstellung der Literatur diejenigen Fälle ausgewählt, bei denen sowohl die Art der Geschwulst und die Art der Operation genügend angegeben war, als auch eine Beobachtungszeit von mindestens $1/2$ Jahre ein wenn auch freilich beschränktes Urteil über den Erfolg der Operation gestattete.

Unter Hinzurechnung meiner eigenen Fälle kann ich so eine Zahl von 364 Fällen überblicken.

147mal wurde die Augenhöhle ausgeräumt, 167mal nur der Tumor entfernt, 50 mal die Operation nach KROENLEIN gemacht.

In 140 Fällen wurde kein Rezidiv beobachtet bei einer Beobachtungszeit von durchschnittlich $1^{3}/_{4}$ Jahren ($1/2$—8 Jahre). Dies würde einem Prozentsatz von 38,4 operativer Heilungen entsprechen, während in 61,6 % ein Rezidiv meist nach einigen Monaten, in einzelnen Fällen aber erst nach mehreren Jahren (2—4 Jahre nach der Operation) sich einstellte.

Der Fehler dieser Statistik, wie jeder gleichartigen, beruht darin, daß die Beobachtungszeiten innerhalb weiter Grenzen schwanken, die rezidivfreien Fälle also ungleichwertig sind. Würde man aber nur die durch Jahre nachkontrollierten Fälle zusammenstellen, so würde die Ausbeute zu gering ausfallen, um überhaupt Prozentzahlen zu berechnen. Außerdem spielt natürlich die Art der Geschwulst eine ausschlaggebende Rolle, die in erster Linie von ihrer Struktur abhängig ist, aber auch bei gleicher Struktur verschiedene Grade von Bösartigkeit erkennen läßt.

Man wird also wohl annehmen müssen, daß der Heilerfolg des Orbitalsarkoms mit 38,4 % zu günstig angenommen ist, daß noch mancher Fall, der als rezidivfrei gebucht ist, später doch noch rezidivierte.

Vielleicht kommen wir der Wahrheit nahe, wenn wir im Durchschnitt bei Zusammenfassung der verschiedensten Arten von Orbitalsarkom die Aussicht, durch Operation eine Dauerheilung zu erzielen, auf 30 % ansetzen.

Wie sehr aber die verschiedenen Sarkomarten Differenzen darbieten, zeigt folgende Zusammenstellung:

Unter 107 Fällen von Rundzellensarkom blieben 20 rezidivfrei (= 18,7 %), unter 90 Fällen von Fibrosarkom 40 (= 44,4 %), unter 41 Endotheliomen 17 (= 41,5 %), unter 26 Myxosarkomen 11 (= 42,3 %). Am günstigsten stellt sich nach meiner Zusammenstellung der operative Heilerfolg bei den Mischtumoren der Tränendrüse dar (die, wenn sie auch nach meiner Meinung den epithelialen Geschwülsten zuzurechnen sind, in klinischer Beziehung meist den Sarkomen beigerechnet werden). Hier rezidivierten von 49 operierten Fällen nur 9, was einem Heilerfolg von 81,6 % entsprechen würde.

Wir können aus diesen Tatsachen den wichtigen Schluß ziehen, daß die Kenntnis der Struktur des Orbitalsarkoms zur Stellung einer genaueren Prognose unbedingt nötig ist, daß wir also mit anderen Worten erst dann ein Urteil über die Aussichten eines Falles abgeben können, wenn wir wissen, ob wir es mit einem Rundzellensarkom, einem Fibro- oder Myxosarkom oder mit einem Endotheliom zu tun haben.

Wir müssen also versuchen, nicht nur die Diagnose des Orbitalsarkoms gegen gutartige Tumoren und entzündliche Neubildungen abzugrenzen, sondern auch, soweit dies möglich ist, aus dem klinischen Verlaufe, sonst durch Probeexzision oder baldige anatomische Untersuchung des durch die Operation erlangten Präparates den Charakter der Geschwulst zu bestimmen.

In früheren Bearbeitungen (BERLIN 8, LAGRANGE 83) ist hierauf nicht genügend geachtet und meist nur ein allgemeines Bild entworfen worden, das auf alle Arten von Orbitalsarkomen mehr oder weniger paßt, während die anatomischen Besonderheiten an der Hand der Literatur in besonderen Abschnitten besprochen werden. Es dürfte aber jetzt, wo wir über ein viel reicheres Tatsachenmaterial verfügen, an der Zeit sein, das klinische Bild der einzelnen Sarkomformen in direkter Beziehung zum anatomischen Aufbau der Geschwulst zu entwerfen, was ich, soweit mir dies möglich ist, in den folgenden Kapiteln versuchen werde.

Die Beurteilung des Heilerfolges der drei Hauptoperationsmethoden bei Orbitalsarkom (der Exstirpation mit Erhaltung des Auges, der Operation nach Kroenlein, der Exenteratio orbitae) kann an der Hand meiner Zusammenstellung nur mit Vorsicht geschehen.

Es wäre natürlich grundfalsch, aus der viel größeren Mortalität der exenterierten Fälle und dem hohen Prozentsatz der Rezidivfreiheit nach der Kroenleinschen Operation schließen zu wollen, daß diese jener überlegen und allgemein vorzuziehen sei.

Auch hier ist es unbedingt nötig, die verschiedenen Arten von Sarkom gesondert zu betrachten. Während z. B. das oft sehr maligne Rundzellensarkom unter den 147 exenterierten Fällen 58mal vertreten ist (39 %), ist dies bei den nach Kroenlein operierten Fällen nur in 26 %, bei den exstirpierten in 22 % der Fall.

Die gleichfalls gern rezidivierenden Melanosarkome und Osteosarkome sind unter den nach Kroenlein operierten Fällen überhaupt nicht vertreten. Dies muß natürlich die Gesamtstatistik beeinflussen.

Noch wichtiger ist der Umstand, daß weit vorgeschrittene Fälle, bei denen das Sehvermögen häufig geschwunden, die Aussicht auf isolierte Entfernung der Geschwulst gering ist, natürlich häufiger exenteriert, seltener nach Kroenlein operiert wurden. Endlich finden sich unter den exenterierten Fällen nicht wenige, die vorher bereits den konservativen Methoden ohne Dauererfolg unterworfen worden waren.

Hieraus erklärt es sich zum guten Teil, daß unter 147 Fällen, die exenteriert wurden, nur 27 (18,4 %) rezidivfrei blieben, unter 167 exstirpierten 73 (44,8 %) und unter 50 nach Kroenlein operierten 40 (80 %).

Immerhin wird man aus diesen Ergebnissen den Schluß ziehen müssen, daß stets, wenn irgend Aussicht besteht, den Tumor in toto aus seiner Nachbarschaft zu lösen, zunächst die schonendere Methode, die, wenn sie gelingt, bessere Heilungsaussichten ergibt, versucht werden sollte, um so mehr, da man, wenn der Fall es erfordert, sofort die Ausräumung der Augenhöhle anschließen kann.

Davon, daß das radikale Vorgehen der Exenteration im allgemeinen günstigere Aussichten auf Heilung bietet, kann nicht die Rede sein.

Bei den schnell rezidivierenden und infiltrativ wachsenden Sarkomen ist auch bei lege artis ausgeführter Exenteration die Aussicht auf Heilung sehr gering (nach meiner Zusammenstellung bleibt weniger als ein Fünftel der Fälle rezidivfrei).

Man kann deshalb mit Recht die Frage aufwerfen, ob es in vielen Fällen nicht besser sei, von einem chirurgischen Eingriff ganz abzusehen, besonders wenn man mit Bull (52) der Meinung ist, daß das Wachstum der Rezidivgeschwülste schneller ist als dasjenige des primären Tumors, und daß mit jedem neuen Eingriff das Intervall bis zum neuen Rezidiv kürzer wird.

In praxi dürfte es sich jedoch empfehlen, in allen Fällen, wo die Entfernung des Tumors mit Erhaltung des Auges unausführbar ist, die Orbita auszuräumen und im Anschluß an die Operation eine energische Strahlentherapie durchzuführen. Vielleicht gelingt es dann doch, in Zukunft günstigere Resultate zu erreichen, als das bisher möglich gewesen ist.

Auf die Besonderheiten, welche sich aus der Struktur des Tumors für die diagnostische und prognostische Beurteilung der Orbitalsarkomen ergeben, ist in den folgenden Kapiteln näher einzugehen.

Literatur.

1864.   1. v. Graefe, Zur Kasuistik der Tumoren. Arch. f. Ophth. X, 1. S. 195.
1871.   2. Billroth, Chirurgische Erfahrungen. Wien 1871—1876. S. 121.
1874.   3. Knapp, Exstirpation einer Sehnervengeschwulst mit Erhaltung des Augapfels. Klin. Monatsbl. f. Augenheilk. XII. S. 439.
1877.   4. Leber, Krankheiten der Netzhaut. Handbuch Graefe-Saemisch. 1. Aufl.
1878.   5. Barbot, Etude sur le Sarcome de l'orbite. Thèse de Paris.
6. Forster, Zur Kenntnis der Orbitalgeschwülste, deren Ausgangspunkte und Fortpflanzungsbahnen. Arch. f. Ophth. XXIV, 2. S. 93.
1879.   7. Barabascheff, Intra- und extraokulares Endotheliom. Arch. f. Augenheilk. S. 416.
1880.   8. Berlin, Die Tumoren der Augenhöhle. Handbuch d. ges. Augenheilk. v. Graefe-Saemisch. 1. Aufl. XI. Kap.
1881.   9. Fano, Traitement des tumeurs et des fistules du grand angle de l'orbite. Rev. méd. franç. Nr. 13. 26. III.
10. Sous, Symptômes généraux des tumeurs de l'orbite. Journ. de méd. de Bord.
1882. 11. Dufail, Des sarcômes de l'orbite et de leur traitement par l'exstirpation des parties molles. Paris.
12. Huber, Klinischer Beitrag zur Lehre von den Orbitaltumoren. Diss. Zürich.
13. Panas, Diagnostic des tumeurs de l'orbite. Gem. méd. Paris II. p. 213.
1883. 14. Carter, Diseases of the orbit. Quaius dictionary of medecine. p. 1070.
15. Emrys-Jones, A case of orbital tumour. Lancet II. p. 684.
1885. 16. Kuntzen, Über maligne Tumoren der Orbita. Diss. München.
1887. 17. Corvenue, Sarcome vasculaire de l'orbite. Bull. clin. nat. opth. de l'hosp. des Quinze-Vingts. V. p. 169.
18. Malpas, Contribution à l'étude clinique des tumeurs de l'orbite. Thèse de Paris.
1888. 19. Hartmann, Über das Endotheliom der Orbita. Arch. f. Ophth. XXXIV, 4. S. 188.
20. Socor, Sur un cas d'adénôme de la glande lacrymale. Bull. soc. de méd. et nat. de Jan. 1888. II. p. 257.
1889. 21. Ayres, Tumors of the orbit. Cincinnati. Lancet-Clinic. p. 127.
21b. Jeaffreson, A record of sixteen cases of orbital tumour with remarks. Lancet. 20. July. p. 110.
22. Kroenlein, Osteoplastische Resektion der äußeren Orbitalwand. Beitr. f. Chir. Bd. IV. S. 149. H. 1.
23. Lawford, A further note on cases of orbital sarcoma in children. Ophth. hosp. Rep. XII. p. 329.
24. Stedman Bull, Contributions to the subject of tumour of the orbit and neighbourine cavities. New-York med. Record. 24. August.

1892. 25. Combalat, Considérations chirurgicales sur les sarcòmes de l'orbite. Revue de chirurgie. Jan.

26. Truc, Contribution à l'étude des tumeurs oculaires et perioculaires; statistique et observations cliniques. Nouveau Montpellier méd. Suppl. p. 44.

27. White and Gray, Orbital and ocular growths. Journ. am. med. Ass. XIX. p. 460.

1893. 28. Braunschweig, Die primären Geschwülste der Sehnerven. Arch. f. Ophth. XXXIX. Bd. H. 4.

29. Elliot, A case of fibro-sarcoma of the orbit. Lancet. 26. XI.

29[b]. Gayet, Deux tumeurs à marche rapide développées dans l'orbite. Soc. franç. d'Opht. p. 261.

30. Stirling, On primary sarcoma of the orbit. Ophth. Hosp. Rep. XIII, IV. p. 529.

1894. 31. Dianoux, Des tumeurs de la glande lacrymale. Soc. franç. d'opht. p. 96.

32. Hill Griffith, Orbital tumors. Ophth. Rev. p. 107.

33. Peters, Beitrag zur Kasuistik der Orbitaltumoren. Diss. Bonn.

34. Scott, Sarcoma of orbit. Transact. Ophth. Soc. U. K. p. 188.

35. De Vincentiis, Sull' esottalmo da neoplasia dell' orbita. Lavori Napoli. IV, I.

36. Williams, Case of rapidly growing sarcoma of the orbit. Transact. Ophth. Soc. U. K. p. 183.

1895. 37. Coppez fils, Tumeur orbitaire avec envahissement secondaire de la sclérotique et de la cornée. Arch. d'Opht. XV. p. 544.

38. Panas, A discussion on the diagnosis of orbital tumors. Brit. med. Ass. 63. Meeting. Sect. of Ophth. Am. Journ. of Ophth. p. 332.

39. Pfingst, Zwei interessante, durch Trauma entstandene Tumoren des Auges. Klin. Monatsbl. f. Augenheilk. Bd. XXXIII.

40. Sjögren, Über Röntgenbehandlung von Sarkomen. Fòrtschr. auf d. Geb. d. Röntgenstrahlen. VIII.

41. Swanzy, A discussion of the diagnosis of orbital tumours. 63. Ann. Meet. Brit. med. Ass.

1896. 42. Bull, The cause and prognosis of orbital tumors as influenced by surgical operation for their removal. Transact. of the Am. O. S. 32. Meet. p. 498.

43. van Duyse, Endo-(Péri)théliome ou sarcome périthélial alvéolaire de l'orbite. Arch. de Opht. XVI. p. 604.

44. Treacher Collins, A lecture on orbital and ocular tumours. Clinic Journ. 29. IV.

45. Ridley, Orbital tumour; thirty Years growth; history of injury. Brit. med. J. 15. II.

1897. 46. Gayet, Tumeur de l'orbite. Ann. d' Ocul. CXVII. p. 288.

47. Giraldés, Tumeurs mélanique de l'orbite. Ann. de la chir. franç. III. p. 232. Vgl. Lagrange.

48. Haab, Eine besondere Art von Scheintumoren im Auge. Ber. d. 26. Vers. d. Ophth. Ges. S. 178.

49. Haas, Ein Fall von Sarkom der Tränendrüse. Diss. Gießen.

50. Sattler, R., Sarcoma of the orbit. Ophth. Rec. p. 290.

51. Teillais, Sarcomes de l'orbite. Soc. Journ. d'Opht. p. 359.

1898. 52. Bull, Some unusual tumors of the orbit, eyelid and vicinity. Transact. of O. S. 34. Meeting. p. 281.

1899. 53. Axenfeld und Busch, Ein Beitrag zur klin. Symptomatologie und zur Histologie des primären Myxosarkoms des Sehnerven sowie zur operativen Entfernung desselben nach der Kroenleinschen Methode. A. f. A. p. 1. 39. Bd.

1899. 54. Hollmann, Über die Entstehung von Orbitalgeschwülsten nach traumatischen Einwirkungen. Diss. Leipzig.
       55. Valude, Mitteilung an Domela-N. S. 84.
       56. Zentmayer, A Case of tumour of the orbit with secondary involvement of the lymphatic. Ophth. Rev. p. 246.
1900. 57. Domela-Nieuwenhuis, Über die retrobulbäre Chirurgie der Orbita. Diss. Zürich.
       57b. Oliver, Case of removal of•a retrobulbar lymphosarcoma with preservation of normal vision. Transact. Amer. O. S. 36. Meet. p. 36.
       58. Schlodtmann, Exstirpation retrobulbärer Tumoren mit Erhaltung des Augapfels. Festschr. f. Hippel. Halle.
       59. Vieusse, Contribution à l'étude de la perforation du crâne par les sarcomes qui évolvent dans l'orbite. Recueil d'Opht. p. 466 u. 522.
1901. 60. Barroyer, Les sarcomes de l'orbite. Thèse de Lyon.
       61. Bratz, Ein Fall von retrobulbärem Sarkom der Orbita. Diss. München.
       62. Callan, Melanosarkom des Auges, der Orbita und der Leber. New-York eye and ear inf. rep. Vol. IX.
       63. Fiser, Zur Kenntnis der Krankheiten der Augenhöhle. Wien. med. Wochenschr. Nr. 48—52.
       64. Krückmann, Über ein Endotheliom der Orbita. 29. Vers. d. Ophth. Ges. Heidelberg.
       65. Kuhnt, Über retrobulbäre Operationen. D. m. W. S. 15.
       66. Roselli, Melanosarcoma retrobulbare dell' orbita destra. Bull. della R. Acad. med. di Roma. XXVII, 4, 5, 6.
1902. 67. Chevallereau et Chaillous, Tumeurs de l'orbite. Soc. Journ. d' Opht. p. 391.
       68. Coley, The influence of the Roentgen rays upon different varities of sarcoma. Med. News.
       69. Israel, Operation eines Orbitalsarkoms mit Erhaltung des Auges. Zbl. f. Augenheilk.
       70. Lindner, Zur Kasuistik der temporären Resektion der äußeren Orbitalwand nach Kroenlein. Diss. Gießen.
       71. Tobias, Ein Beitrag zur Kenntnis der Tränendrüsentumoren und ihrer Operation nach der Kroenleinschen Methode. Diss. Freiburg.
1903. 72. Beck, Sarkom der Orbita mit Röntgenstrahlen behandelt. New-Yorker med. Monatsschr. Dez.
       73. Bialetti, Esame analitico di ottantacinque casi di tumori dell' occhio e suoi annesti. Desunto dalle storie cliniche del cinquennio 1896 sino 1900. Bollet. dell' Associaz. sanitaria milanese. Maggio.
       74. Clomesnil, Contribution à l'étude des tumeurs de l'orbite. Thèse de Paris.
       75. Delbanco, Zur Kasuistik der Orbitaltumoren. M. med. Wochenschr. S. 713.
       76. Franke, Zur Diagnose und Behandlung retrobulbärer Erkrankungen. A. f. A. XLVII. S, 60.
       77. Kindt, Der Exophthalmus und die Kroenleinsche Operation. Diss. Marburg.
       78. Lagrange, Diagnostic et traitement des Tumeurs de l'orbite. Bullet. et mém. de la Soc. franç. d'Opht. p. 1.
       79. Silcock and Devereux Marshall, Cases of mesoblastic tumours of the orbit. Ophth. hosp. Rep. XV. p. 129.
       80. Terrier et Morax, Le diagnostic des tumeurs orbitaires. Revue de chirurgie. 10. Nov.
1904. 81. Béclère, Sarcome du plancher de l'orbite guéri par les rayons de Roentgen. Soc. méd. des hôp. de Paris. Juin.
       82. Gelpke, Aus meiner 15jährigen augenärztlichen Tätigkeit. Beiträge z. Augenheilk. Bd. 6. Nr. 52.

1904. 83. Lagrange, Traité des tumeurs de l'œil, de l'orbite et des annexes. Paris.

84. Robbars, Bericht über 43 klinisch behandelte Orbitaltumoren. Diss. Halle.

85. Werneke, Ein Beitrag zur Onkologie des Auges und seiner Adnexe. Mitteilungen aus d. Augenklinik in Jurjew. H. 2.

86. Willets, The differential Diagnosis of Exophthalmus. Penns. Med. Journ. June. Ref. Ophthalmology. p. 120.

87. Würdemann, Tumors of the orbit. Am. med. ass. ref. Ophth. Rec. June 1904. p. 311.

1905. 88. Basso, Contributo ai tumori dell' orbita. Annali di Ottalm. XXXIV. p. 851.

89. Belt, Sarcoma of the orbit with report of cases. Washington med. Annals. Nov.

90. Besch, Ein Beitrag zur Lehre der primären Orbitalsarkome. Diss. Leipzig.

91. Bull, The traitement of inoperable cases of malignant diseases of the orbit by the X-ray Method. Ophth. Rec. p. 298.

92. Hansell, A case of cystic sarcoma of the orbit. Ophth. Rec. p. 297.

93. Helbron, Zur Kroenleinschen Operation. Zeitschr. f. Augenheilk. XIII. S. 64.

94. Kienböck, Die Röntgenbehandlung der Sarkome. Fortschr. a. d. Geb. d. Röntgenstrahlen. X, 5. S. 329.

95. Tiffany, Differential diagnosis of intraorbital tumors. Journ. of the Amer. Med. Assoc. Sept. 30.

96. Webster Fox., Sarkom der Orbita durch X-Strahlen geheilt. Arch. f. Ophth. XXXIII. H. 1 u. 2.

1907. 97. Birch-Hirschfeld, Beitrag zur Kenntnis der Sehnervenerkrankungen bei Erkrankung der hinteren Nebenhöhlen der Nase. Arch. f. Ophth. LXV. Bd. S. 440.

98. Rollet, Extirpation de tumeurs orbitaires, avec conservation de l'œil, par les incisions cutanées curvilignes. Arch. d' Ophth. p. 273.

1908. 99. Muetze, Ein Fall von Sarkom der rechten Orbita. Ann. of ophthalm. XVII, 2. p. 217.

1909. 100. Van Duyse et Denobele, Sarcome de l'orbite guéri par la radiothérapie. Arch. d' Ophth. p. 1.

101. Golovine, Exenteratio orbitosinualis. Ann. d' ocul. Déc.

102. Rollet, 22 Beobachtungen von Orbitaltumor. Arch. d' Opht. Juin.

1910. 103. Grignolo, Contributo clinico ed anatomico allo studio di tumori dell' orbita. Ophthalmologia Vol. I. p. 413.

104. Langenhan, Instrumentelle Messung der Zurückdrängbarkeit des Augapfels in die Augenhöhle. Zeitschr. f. Augenheilk. XXIV. Bd. S. 447.

105. Schreiber, Ophthalmolog. Bemerkungen zur Röntgenphotographie. Münch. med. Wochenschr. S. 1095.

1911. 106. Fleischer, Über einige Kroenleinsche Operationen. Verein. Württemb. Augenärzte. 21. V. 1911.

107. Remelé, Über traumatische Orbitalsarkome. Diss. Leipzig.

108. Scheinker, Über die Dauerresultate der Kroenleinschen Operation. Diss. Berlin.

109. Steiner, Die Röntgentherapie in der Okulistik. Röntgen-Taschenbuch. III. Bd.

110. Wätzold, Auf welche Weise lassen sich brauchbare Röntgenaufnahmen des unteren Abschnittes der Augenhöhle gewinnen. Berl. Ophth. Ges. 26. X.

1912. 111. Handmann, Über temporäre Myopie bei orbitalen Neubildungen. Zeitschr. f. Augenheilk. S. 542.

112. Stargardt, Die Röntgentherapie in der Augenheilkunde. Strahlentherapie. 1. Bd. S. 156 u. 526.

1912. 113. Webster, A case of sarcoma of the orbit. Med. Rec. Vol. LXXXII. Nr. 7.

114. Werner, Die Rolle der Strahlentherapie bei der Behandlung der malignen Tumoren. Strahlentherapie. I, 1. S. 100.

1913. 115. Adam, Die stereoskopische Röntgenphotographie der Augenhöhle und ihres Inhaltes. Ber. d. Ophth. Ges. Heidelberg. S. 291.

116. Flemming, Experimentelle und klinische Studien über den Heilwert radioaktiver Strahlen bei Augenerkrankungen. Arch. f. Ophth. LXXXIV, 2. S. 345.

117. Koster, Über die direkte Behandlung von Augenerkrankungen mit Radium und Mesothorium. Strahlentherapie. III. Bd. S. 582.

118. Simonson, Die schmerzstillende Wirkung der Röntgen- und Radiumstrahlen. Strahlentherapie. II. Bd.

1915. 119. Birch-Hirschfeld und C. Siegfried, Zur Kenntnis der Veränderungen des Bulbus durch Druck eines Orbitaltumors. Arch. f. Ophth. XC. Bd. S. 404.

120. Kienböck, Radiotherapie der bösartigen Geschwülste. Strahlentherapie. V. Bd. S. 502.

121. Vogt, Durch Orbitaltumor bedingter Astigmatismus regularis der Kornea. Klin. Monatsbl. f. Augenheilk. LV. Bd. S. 652.

1916. 122. Ischreyt, Primäres Sarkom der Orbita mit Iridozyklitis anterior adhaesiva. Klin. Monatsbl. f. Augenheilk. LVII. Bd. S. 432.

1917. 123. Böhm, Über Veränderungen des Auges durch den Druck einer orbitalen Neubildung. Klin. Monatsbl. f. Augenheilk. LVIII. Bd. S. 530.

2. Das Rundzellensarkom.

§ 291. An Häufigkeit und klinischer Bedeutung steht das Rundzellensarkom der Orbita an erster Stelle. Das ergibt sich aus der Tatsache, daß meine 704 Fälle von Orbitalsarkomen umfassende Zusammenstellung (bei Berücksichtigung der ungenau bzw. nicht anatomisch untersuchten Fälle würde die Gesamtzahl wesentlich größer sein) nicht weniger als 208 Rundzellensarkome enthält, denen ich 16 eigene Fälle anreihen kann. Für mein Material aus der Literatur würde sich danach die Häufigkeit auf 29 %, für mein eigenes Tumormaterial auf 26 % berechnen, Zahlen, die sich ziemlich entsprechen, so daß wir wohl zu dem Schlusse berechtigt sind, daß etwa ein Viertel aller Orbitalsarkome zu den Rundzellensarkomen gehören. Würden wir auch die bei Leukämie und Pseudoleukämie auftretenden orbitalen Lymphome und die Chlorosarkome hierher rechnen, die nach neueren Anschauungen nicht zu den primären Orbitalsarkomen gehören, so würde die Zahl noch erheblich vermehrt werden. Es ist namentlich bei den Fällen der älteren Literatur nicht immer leicht, ihnen die richtige Stellung anzuweisen. Auch gibt es gemischtzellige Sarkome, die man, je nachdem eine flüchtige oder genauere anatomische Untersuchung eines kleinen Gewebsstückes oder verschiedener Stellen der Geschwulst stattfand, bald dem Rundzellensarkom, bald einem anderen Typus zurechnen wird.

Es ist nicht zu leugnen, daß bei aller Sorgfalt in der Verwertung der Berichte hier nicht selten Irrtümer unterlaufen können.

Ja, es ist sogar möglich, daß eine als Rundzellensarkom beschriebene Geschwulst der Orbita trotz anatomischer Untersuchung den entzündlichen Neubildungen der Augenhöhle zugerechnet werden müßte.

Hierher gehört vermutlich ein Fall von Oliver (81) (anatomisch Zellen mit Protoplasma und rundem oder ovalem Kern, hyaline Degeneration der Gefäßwand, luetische Infektion vor 26 Jahren) und ein in neuerer Zeit von Posey (114) mitgeteilter Fall (diffuse Verdickung des Orbitalgewebes, 4 Knoten aus gestreiften Muskeln mit entzündlicher Infiltration der Umgebung). Auf andere von den Autoren nach der anatomischen Untersuchung dem Rundzellensarkom zugerechneten Fälle von Orbitalerkrankung, die nach Art und Verlauf des Falles zu den entzündlichen Neubildungen zu rechnen sind, habe ich in früheren Abschnitten (S. 425, 444, 497) hingewiesen.

§ 292. Unter 147 Fällen mit näheren Angaben betreffen 82 das männliche, 65 das weibliche Geschlecht.

Betrachten wir die Beteiligung der verschiedenen Lebensalter, so bemerken wir, daß die Kurve zwei Höhepunkte zeigt, einen ersten im ersten Jahrzehnt, und einen zweiten im sechsten, während das mittlere Lebensalter weniger häufiger befallen ist. Dieses Verhalten, das für andere Sarkomformen weniger ausgesprochen ist, dürfte sich dadurch erklären, daß eine besonders bösartige und häufige Form von Rundzellensarkomen das frühe kindliche Lebensalter heimsucht, während der zweite Anstieg der Kurve vom 40.—60. Jahr den relativ langsamer sich entwickelnden Sarkomen zufällt.

Daß gerade in der Ätiologie des Rundzellensarkoms dem Trauma eine Bedeutung nicht abzusprechen ist, ergibt sich daraus, daß in nicht weniger als 21 Fällen meiner Tabelle ein solches erwähnt wird. Wenn auch in einem Teil dieser Fälle der Zusammenhang zwischen Trauma und Geschwulstbildung wenig wahrscheinlich ist, so läßt sich doch mit Recht behaupten, daß bei den Rundzellensarkomen eine Verletzung weitaus häufiger der Entwicklung des Tumors vorausgeht, als bei den übrigen Geschwulstarten. Im übrigen kann ich hier auf § 277 des vorigen Kapitels verweisen.

§ 293. Nicht ohne Interesse ist ein Überblick über die zeitliche Entwicklung des Rundzellensarkoms der Orbita.

Nehmen wir als Beginn der Tumorbildung denjenigen Zeitpunkt, wo die ersten Erscheinungen (Schmerzen, Lidschwellung, Exophthalmus, Doppeltsehen) von den Patienten oder ihren Angehörigen bemerkt wurden, so finde ich unter 76 Fällen von anatomisch festgestelltem Rundzellensarkom

23 mal	Beginn ·der Symptome vor einigen Wochen,		3 mal	vor	4 Jahren,
			3 »	»	5 »
17 »	vor einigen Monaten,		2 »	»	12 »
9 »	» 1 Jahre,		1 »	»	18 »
12 »	» 2 Jahren,		1 »	»	35 »
5 »	» 3 »				

Wir sehen also, daß es sich in etwa der Hälfte der Fälle um ein sehr schnelles Wachstum der Geschwulst handelte, während in einem Viertel das Wachstum bis zum Aufsuchen ärztlicher Hilfe 1—2 Jahre, in einem weiteren Viertel 3 Jahre oder mehr erforderte.

Wir dürfen also nicht sagen, daß das Rundzellensarkom der Orbita durchweg ein sehr maligner, d. h. schnell wachsender Tumor sei, sondern müssen eine relativ gutartige von einer viel bösartigeren Form unterscheiden. Wir werden sehen, daß diese Unterscheidung auch sonst notwendig ist.

Klinische Symptome.

§ 294.   Was die Lokalisation betrifft, so läßt sich diese natürlich nur in einem Teil der mitgeteilten Fälle genauer angeben, bei denen entweder die klinischen Symptome auf einen besonderen Sitz der Geschwulst hinweisen, oder besser die anatomische Untersuchung uns darüber unterrichtet.

Unter 77 in dieser Beziehung verwertbaren Fällen finden sich der obere, obere innere und obere äußere Teil der Augenhöhle ungefähr gleich häufig angegeben, etwas seltener der untere, viel seltener der untere innere und untere äußere Teil. Auch ein rein retrobulbärer Sitz gehört zu den Seltenheiten.

Natürlich ist damit nicht gesagt, daß der Tumor auch dort entstand, wo sich ein Geschwulstknoten am Orbitaleingang nachweisen ließ, da die Geschwulst, in der Tiefe sich entwickelnd, einen Zapfen nach vorn senden kann, wie ich das mehrfach anatomisch feststellen konnte.

Immerhin läßt sich soviel sagen, daß das Rundzellensarkom mehr die seitlichen Teile der Orbita bevorzugt, als das retrobulbäre Fettgewebe.

Schmerzen in Kopf, Stirn, Schläfe und Augenhöhle finde ich nur 23 mal angegeben, doch mag es sein, daß oft nicht genügend darauf geachtet wurde.

Der Grad des Exophthalmus zeigt erhebliche Schwankungen, soweit er überhaupt gemessen wurde. In seltenen Fällen erreichte er 10 mm oder mehr (Robbars 97, Maruo 109 12 mm, Napp 107 13 mm, mein 15. Fall 25 mm).

Das Sehvermögen war häufig und meist beträchtlich gestört. Unter 78 Fällen meiner Tabelle ist 19 mal Amaurose, 35 mal hochgradige Amblyopie verzeichnet.

Auffallend ist weiter die relative Häufigkeit von Neuritis optica und Stauungspapille (nach meiner Tabelle annähernd 20 %) und Entzündung oder Geschwürsbildung der Hornhaut (etwa 10 %). Diese Erscheinungen und die gleichfalls häufig festgestellten frühzeitig, d. h. bei geringen Graden von Exophthalmus auftretenden starken Störungen der Beweglichkeit des Bulbus sind zweifellos auf das infiltrative Wachstum eines Teils der Rundzellensarkome zu beziehen.

Aus diesen Tatsachen ergibt sich, daß das Rundzellensarkom zu den bösartigsten Orbitalsarkomen gehört, wenn es auch Fälle gibt, die lange Zeit hindurch gutartig verlaufen, d. h. langsam wachsen, die Umgebung wenig beeinflussen und sich bei der Operation stumpf ausschälen lassen.

§ 295. Für die Differentialdiagnose des Rundzellensarkoms der Orbita fehlen besondere Anhaltspunkte. Sein Sitz ist, wie erwähnt, sehr verschiedenartig. Seine Konsistenz und Größe ist erheblichen Schwankungen unterworfen. Der Zusammenhang mit den Seitenteilen der Orbita und die dadurch bedingte geringe Verschieblichkeit gegen das Periost sind nicht immer vorhanden, und wo sie sich finden, auch gegenüber anderen Sarkomformen nicht verwertbar.

Eine relativ weiche Konsistenz, infiltratives Wachstum und schnelle Größenzunahme mit frühzeitiger Beteiligung des Bulbus und Sehnerven (Neuritis optica, Amblyopie, Hornhauttrübungen und Geschwüre) kann am ehesten noch in gewissem Grade die Diagnose stützen, wenn auch das Rundzellensarkom keineswegs an diese Symptome gebunden ist.

Drüsenmetastasen scheinen, wenn wir von den Chlorosarkomen, leukämischen und pseudoleukämischen Tumoren der Orbita absehen, die wir von den Rundzellensarkomen trennen müssen, zum mindesten sehr selten vorzukommen, auch bei denjenigen Fällen, die durch einen besonders bösartigen Verlauf ausgezeichnet sind.

§ 296. Ehe ich zur Besprechung des anatomischen Bildes übergehe, möchte ich diejenigen Fälle von Rundzellensarkom der Orbita, die ich in Leipzig und Königsberg zu beobachten, zu operieren und anatomisch zu untersuchen Gelegenheit hatte, in kurzem Auszug folgen lassen. .Es erscheint mir dies schon deshalb angezeigt, weil bisher noch niemals ein gleich großes Material einheitlich nach den Hauptgesichtspunkten bearbeitet wurde, aus einer solchen Bearbeitung sich aber meines Erachtens nicht unwichtige Schlußfolgerungen ableiten lassen.

Das Ergebnis der anatomischen Untersuchung ist der Übersichtlichkeit wegen den einzelnen Fällen beigefügt, wenn auch erst später darauf Bezug genommen werden soll.

Eigene Fälle.

1. Fall: Bei dem 7 Wochen alten Kinde P. bemerkten die Eltern 14 Tage nach der Geburt Hervortreten des linken Auges. Im Laufe einiger Wochen nahm die Schwellung so stark zu, daß der Augapfel fast vor die Lider gedrängt wurde. Das Kind war unruhig, schrie viel, hatte offenbar Schmerzen. Bei der Untersuchung bestand links ein Exophthalmus von etwa 15 mm mit starker Chemosis und Lidschwellung. Der Bulbus war etwas nach innen

und oben verdrängt, unbeweglich, die Hornhaut dicht getrübt. Unterhalb des Bulbus ließ sich durch das Lid eine mäßig harte, fest am Periost sitzende Geschwulst palpieren.

Bei der Ausräumung der Orbita zeigte sich, daß die Geschwulst in die Kieferhöhle eingedrungen war. Trotz anscheinend radikaler Ausräumung derselben war schon nach 2 Wochen ein lokales Rezidiv nachweisbar, das die ganze Augenhöhle ausfüllte, auf Wange, Ober- und Unterkiefer übergriff. 6 Wochen nach der Operation erfolgte der Tod unter Gehirnerscheinungen. Sektion: verweigert.

Die anatomische Untersuchung des Tumors ergab einen gleichmäßigen Aufbau. Er durchsetzte den ganzen unteren und hinteren Teil der Orbita, infiltrierte die Augenmuskeln und das retrobulbäre Fettgewebe, ohne auf den Bulbus und den Sehnerven überzugreifen. Auf seinem Durchschnitt zeigte er markweiche Konsistenz und wenig Blutgefäße. Eine Kapsel fehlte. Das Rezidiv stimmte mit dem primären Tumor überein.

Die mikroskopische Untersuchung ergab einen Aufbau der Geschwulst aus nahezu gleichgroßen, dicht gelagerten Zellen von ovaler und rundlicher Form mit schmalem Protoplasmasaum und großem, blaßgefärbtem bläschenartigem Kern. An einigen Stellen finden sich umschriebene Nekrosen und in ihrer Nachbarschaft entzündliche Infiltration. Das infiltrative Wachstum zeigt sich am deutlichsten im Bereich der Augenmuskeln und im orbitalen Fettgewebe, wo sich die Geschwulstzellen, offenbar den Lymphspalten folgend, zwischen die Fettträubchen verfolgen lassen. Auch zwischen die Fasern des Periosts drängen sich die Geschwulstzellen vor. Von einem Bindegewebsstroma kann kaum gesprochen werden. Nur vereinzelt lassen sich zarte Fibroplasten zwischen Rundzellen antreffen. An Gefäßen ist die Geschwulst sehr arm. Einzelne Gefäße zeigen im Querschnittsbild eine zarte konzentrische Schichtung, meist ist die Wand durch Tumorzellen gebildet.

Der Tumor reicht bis zur Optikusscheide im mittleren und hinteren Teile der Orbita, ohne auf die Scheide selbst und den Sehnerven überzugreifen. Der Optikusquerschnitt zeigt normales Verhalten, keine Atrophie.

Es handelt sich mithin um ein typisches Rundzellensarkom mit Zellen, die einen embryonalen Charakter besitzen und ein sehr lebhaftes infiltratives Wachstum zeigen. An Glykogenschollen ist der Tumor reich. Als Ausgangspunkt ist vermutlich das Periost im unteren Teile der Augenhöhle oder das retrobulbäre Gewebe anzusehen.

2. Fall: Bei dem 4jährigen E. W. ist vor 3 Monaten, ohne bekannte Veranlassung das linke Auge vorgetreten. Bei der Untersuchung war der Bulbus nach unten und äußen verlagert, im inneren oberen Winkel ein ziemlich weicher, breit mit dem Periost zusammenhängender Tumor abzutasten. Die Beweglichkeit war stark behindert. Untersuchung der Nase negativ. Exophthalmus 6 mm. Visus nicht genauer zu prüfen. Ophthalmo-

skopisch: Stauungspapille von 3 mm Prominenz mit einzelnen Blutungen im Papillengewebe.

Wegen des aus dem klinischen Verhalten abzuleitenden infiltrativen Wachstums wird die Orbita ausgeräumt. Nach 14 Tagen ist ein Rezidiv in der Spitze der Orbita nachzuweisen, das sofort exstirpiert wird. Ausgiebige Kauterisation. Trotzdem 2. Rezidiv nach 14 Tagen, das auf die Schläfengrube übergegriffen hat.

Energische Röntgenbestrahlung ohne jeden Erfolg. Das Kind stirbt nach 2 Monaten unter »Gehirnkrämpfen«. Keine Sektion.

Die anatomische Untersuchung des Orbitalinhaltes bot einen Tumor von Walnußgröße und unregelmäßig höckeriger Gestalt im inneren oberen Teile der Augenhöhle. Derselbe saß peripher breitbasig am Periost und schickte mehrere unregelmäßige Zapfen und Zellzüge ins retrobulbäre Gewebe.

Bulbus und Sehnerv reichten medial bis nahe an die Geschwulst heran, ließen sich aber von derselben stumpf ablösen. Nur an der Spitze der Orbita war der Sehnerv in den Tumor eingebettet.

Mikroskopisch bot der Tumor fast genau das gleiche Bild wie der 1. Fall, d. h. sehr dicht gelagerte Rundzellen mit bläschenartigen Kernen, zwischen denen sich spärliche Spindelzellen verfolgen ließen. Nirgends ist eine regelmäßige Anordnung der Zellen anzutreffen. Blutgefäße spärlich, ihre Wandung meist von Tumorzellen gebildet. Vereinzelte Nekrosen. Ausgesprochene Infiltration des retrobulbären Gewebes der medialen Augenmuskeln und des Periosts.

Als Ursprungsort der Geschwulst ist hier offenbar das Periost im inneren oberen Teile der Orbita anzusehen.

3. Fall: Bei dem 6 Jahre alten A. P. bemerkten die Eltern seit 3 Monaten Schwellung des rechten Auges und Schmerzen. Am rechten oberen Orbitalrande wurde ein knorpelharter, kirschgroßer Tumorknoten gefühlt, der sich gegen den Bulbus, aber nicht gegen den Knochen verschieben ließ. Exophthalmus von etwa 5 mm. Bulbus nach unten verdrängt. Beweglichkeit nach oben aufgehoben, nach den Seiten beschränkt. Augenhintergrund: venöse Hyperämie der Papille. Pupillenreaktion prompt. Visus normal, Gesichtsfeld frei. Röntgen- und Nasenuntersuchung negativ.

Da die Geschwulst gut abgrenzbar erscheint, wird die Entfernung mit Schonung des Bulbus versucht. Einschnitt am oberen Orbitalrand. Freilegung des Tumors. Dabei zeigt sich, daß dieser sich nicht nur entlang des Orbitaldaches in die Tiefe erstreckt, sondern auch mit dem umgebenden retrobulbären Gewebe so fest zusammenhängt, daß er sich nicht stumpf ausschälen läßt. Er ist viel weicher, als es bei der Palpation den Anschein hatte, und die Abtrennung von der Umgebung bereitet große Schwierigkeiten. Es wird deshalb, da eine isolierte Entfernung unmöglich erscheint, sofort die Ausräumung der Augenhöhle angeschlossen.

Bei glattem Heilverlauf wird das Kind nach 14 Tagen entlassen.

Auf briefliche Anfrage teilt der Vater mit, daß sich nach 6 Monaten ein neuer Geschwulstknoten gezeigt habe, der schnell an Größe zunahm und trotz erneuter Operation durch einen Chirurgen nicht radikal beseitigt werden konnte. Das Kind starb 1½ Jahre nach der ersten Operation in stark abgemagertem Zustande.

Die anatomische Untersuchung ergab ein zellreiches Rundzellensarkom. Die Zellen waren größer als Lymphozyten, mit rundem, dunkelgefärbtem Kern und schmalem Protoplasma. An manchen Stellen der Geschwulst lagen sie nestartig zwischen Bindegewebszellen, die zum Teil eine kapselartige Abgrenzung gegen die Umgebung bewirkten. Besonders war dies in dem der Palpation zugänglichen Teile der Fall. An anderen Stellen, und zwar offenbar an denjenigen, wo der Tumor das stärkste Wachstum zeigte, traten die Bindegewebszellen ganz zurück, und dichtgedrängte Züge von Rundzellen griffen auf das retrobulbäre Gewebe über.

Der anatomische Aufbau erklärt gut, daß es unmöglich war, den Tumor aus der Umgebung freizupräparieren. An Blutgefäßen ist der Tumor reicher als die beiden vorigen Fälle. Glykogen findet sich reichlich in allen Teilen der Geschwulst. Nekrosen fehlen.

Als Ursprungsort kommt auch hier wohl das Periost, und zwar im oberen Teile der Orbita in Betracht.

4. Fall: Bei dem 2½jährigen E. St. soll vor 3 Wochen unter Schmerzen innerhalb weniger Tage das linke Auge vorgetreten sein. Bei der Untersuchung fand sich ein Exophthalmus von 9 mm mit Verdrängung des Auges nach unten außen. Bulbus starr. Starke Chemosis. Visus nicht zu prüfen. Hyperämie der Papille und Verwaschenheit ihrer Grenzen. Pupillenreaktion links herabgesetzt. Im oberen inneren Teile der Orbita ein ziemlich derber Tumor zu fühlen. Bulbus nicht zurückdrängbar.

Bei der Operation nach KROENLEIN ergibt sich, daß die Orbita von Tumormassen ausgefüllt ist, die sich nicht in toto aus ihrer Umgebung lösen lassen. Es wird deshalb die Exenteratio orbitae angeschlossen. Bei glattem Heilverlauf wird das Kind nach 3 Wochen entlassen. Nach 2 Monaten Rezidiv, das nochmals operiert wird. 2. Rezidiv nach 4 Wochen. Röntgenbestrahlung ohne Erfolg. Exitus 5 Monate nach der ersten Operation. Nach brieflicher Mitteilung soll zuletzt auch das rechte Auge vorgetreten und erblindet sein. Keine Sektion.

Die anatomische Untersuchung ergibt ein fast die ganze Orbita einnehmendes weiches Sarkom. Der Haupttumor gehört dem oberen inneren Winkel an; von ihm schieben sich, die inneren und oberen Augenmuskel infiltrierend, dichte Züge von Geschwulstzellen in das retrobulbäre Gewebe vor. Die Zellen sind rund, protoplasmaarm, mit rundem, bläschenartigem Kern. In der Mitte des Haupttumors ein großer nekrotischer Herd. Bindegewebsstroma sehr spärlich entwickelt. Gefäße meist ohne eigene Wandungen von Tumorzellen umgrenzt.

Ausgang vermutlich vom Periost der oberen inneren Orbitalwand.

5. Fall. Die 10jährige A. Z. erkrankte vor 1 Monat mit rechtsseitigem Exophthalmus und anfallsweise auftretenden Schmerzen. Die Geschwulst nahm schnell an Größe zu und bildete im unteren äußeren Teil der Orbita einen fühlbaren, ziemlich derben Knoten. Bulbus nach innen und oben

Fig. 47.

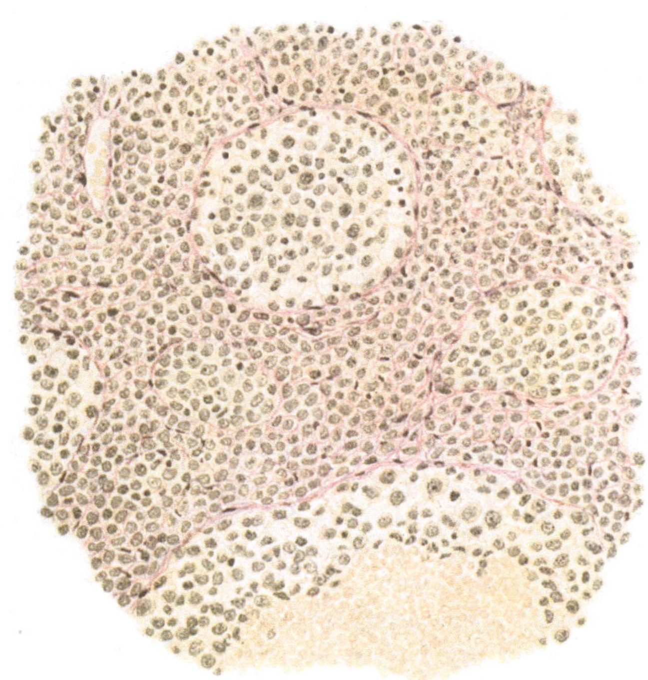

verdrängt, nicht zurückdrängbar. Exophthalmus 8 mm. Beweglichkeit fast aufgehoben. Hintergrund o. B. Visus normal.

Operation mit Schonung des Bulbus vom unteren äußeren Orbitalrand. Es gelang, die Geschwulst, die eine höckerige Oberfläche besaß, ziemlich stumpf von ihrer Umgebung abzulösen. Mäßige Blutung mit Tiefenunterbinder gut zu stillen. Glatter Heilverlauf. Beweglichkeit sehr gebessert, noch geringer Exophthalmus (2—3 mm). Nach 3 Monaten lokales Rezidiv mit Zunahme des Exophthalmus auf 7 mm. Tumorknoten oben außen vom Bulbus. Exenteratio orbitae. Nach 6 Wochen (die Patientin war inzwischen nach Hause entlassen worden) 2. Rezidiv, nach 9 Wochen

(5½ Monate nach der ersten Operation) Tod unter zerebralen Symptomen (Erbrechen, Bewußtlosigkeit). Keine Sektion.

Die mikroskopische Untersuchung des zuerst entfernten Tumors ergibt ein zellreiches, weiches Sarkom mit runden Zellen und schmalem Protoplasmasaum. An manchen Stellen der Tumorperipherie Andeutung von Kapselbildung. Bindegewebsstroma dürftig entwickelt. Gefäße zahlreich mit gut ausgebildeter Wand.

Der durch die Exenteration gewonnene Rezidivtumor besteht aus sehr dicht gedrängten Rundzellen mit bläschenförmigem Kern und stark infiltrativem Wachstum. Er ist sehr arm an Gefäßen.

Über den Ursprungsort ließ die Untersuchung nichts Sicheres ermitteln.

6. Fall. Bei der 9jährigen H. W. bemerkten die Eltern seit 4 Wochen eine Geschwulst am rechten Auge, die schnell an Größe zunahm. Am rechten Oberlid pflaumengroße Schwellung von kugeliger Gestalt, derbelastischer Konsistenz. Bulbus nach unten und etwas nach innen gedrängt, wenig zurückdrängbar. Exophthalmus 5 mm. Vom oberen äußeren Teil des Tumors erstreckt sich ein bleistiftdicker Strang von Knorpelkonsistenz parallel dem oberen Orbitalrand bis zum inneren Winkel, wo er sich in der Tiefe verliert. Augenhintergrund und Sehschärfe normal. Röntgenbild negativ.

Operation mit Schonung des Bulbus. Schnitt am oberen Orbitalrand. Es gelingt, den runden Tumor auszuschälen. Der von außen durchzufühlende Strang erweist sich als vorderer Ausläufer einer flachen, lappig abgeteilten Geschwulst, die sich vom Orbitaldach nach hinten in die Orbita erstreckt. Ihre hintere Grenze läßt sich nicht freilegen. Deshalb Enukleation und Exenteration der Orbita. Nach 4 Wochen ohne Rezidiv entlassen. Nach 2 Monaten rechte Orbita von Tumormassen ausgefüllt, die die mediale Orbitalwand durchbrochen haben.

Links: Beginnende Stauungspapille.

Nach gründlichster Ausräumung der rechten Orbita 2. Rezidiv nach 2 Wochen, das auf die Stirn übergreift. Nach 6 Wochen starb das Kind unter zerebralen Erscheinungen. Keine Sektion.

Anatomische Untersuchung: Der Tumor gehörte der Hauptsache nach dem oberen äußeren Teile der Orbita an. Er war von gleichmäßiger Konsistenz und grauweißer Farbe und hing durch den strangförmigen Ausläufer mit dem Lidtumor zusammen. Eine Kapsel war makroskopisch nicht nachzuweisen. Der temporalen Orbitalwand entsprechend, fand sich eine derbere hellweise, vom übrigen Tumor nicht scharf abgegrenzte Partie mit einem linsengroßen, ovalen Herd von hyaliner Beschaffenheit. Die Abgrenzung des Orbitaltumors war nach keiner Seite hin scharf. Vielmehr ließ sich bereits makroskopisch feststellen, daß sein Gewebe die benachbarten Teile (Muskeln, Fettgewebe) infiltriert hatte.

Mikroskopisch bestand der primäre Tumor aus ovalen und rundlichen Zellen von wechselnder Größe, im Durchschnitt etwa doppelt so groß
als ein Lymphozyt. Die Färbbarkeit des Kerns variiert beträchtlich. Im
Zentrum des Tumors mehrere Erweichungsherde, in denen die Zellen alle
Stadien des Zerfalles erkennen lassen. Grundsubstanz meist homogen, teilweise mit muzinöser Degeneration (Thioninfärbung) und spärlichen Bindegewebszellen. Ein Teil der Tränendrüse ist im Tumor aufgegangen. In

Fig. 48.

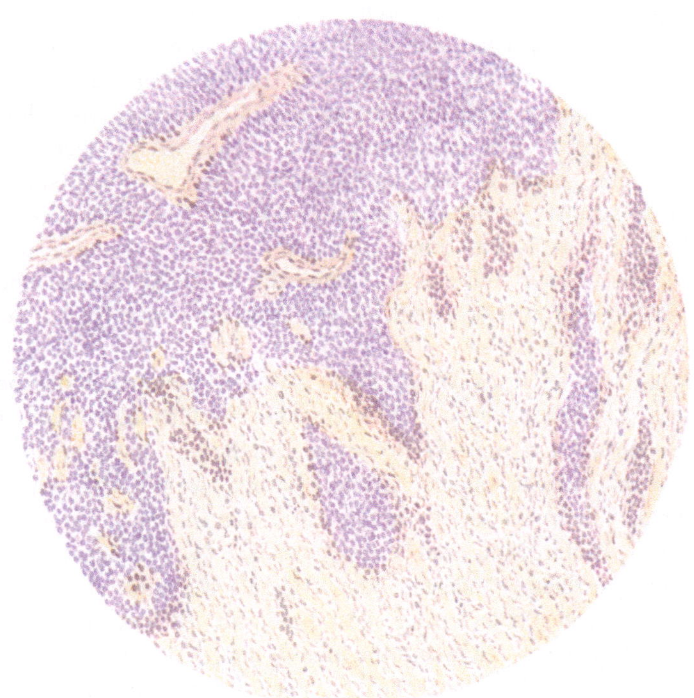

der Randzone der Geschwulst sind noch deutliche Drüsenschläuche zu erkennen, teils seitlich zusammengedrängt mit spaltförmigem Lumen, teils
völlig obliteriert. Die Gefäßwandungen bieten normale Verhältnisse. Das
Bindegewebsstroma fehlt an keiner Stelle, ist aber sehr unregelmäßig entwickelt. Glykogen ist in geringer Menge vorhanden (Färbung nach BEST).
Es liegt teils intrazellulär, teils zwischen den Zellen in feinen Körnchen
oder größeren Haufen.

Von besonderem Interesse ist der schon makroskopisch festzustellende
Herd aus hyalinem Knorpel, der dem oberen äußeren Teile der Orbita angehört, etwa linsengroß ist und einen ovalen Querschnitt besitzt. An die

49*

wohlerhaltenen Knorpelzellen grenzen einige Lagen konzentrisch geschichteter Bindegewebszellen, deren Fasern durch Rundzellen auseinandergedrängt werden, die völlig den übrigen Tumorzellen entsprechen.

Der Rezidivtumor weicht in seiner Struktur von derjenigen der primären Geschwulst nicht unerheblich ab. Er besteht aus zahlreichen unregelmäßig begrenzten Nestern von Rundzellen, die nach Form und Färbbarkeit mit den Zellen des primären Tumors übereinstimmen, aber zwischen ihnen finden sich dichtgedrängte Züge spindelförmiger Zellen, die den ganzen Tumor durchziehen und, sich pinselförmig auffasernd, zwischen die Nester von Rundzellen hineinschieben. Man würde den Tumor hiernach als eine Mischform von Rundzellen- und Spindelzellensarkom bezeichnen müssen, während der primäre Tumor als reines Rundzellensarkom anzusprechen ist.

Nach den klinischen Erscheinungen und dem Resultat der mikroskopischen Untersuchung möchte ich den Ursprung des Tumors im oberen äußeren Teile der Orbita, etwa in der Nachbarschaft der Tränendrüse, suchen. Streng genommen ist er nach dem Nachweis des Knorpelherdes und der Spindelzellenzüge im Rezidivtumor nicht als einfaches Rundzellensarkom, sondern als Mischtumor aufzufassen. Eine oberflächliche Untersuchung der primären Geschwulst würde zweifellos zur Diagnose eines typischen Rundzellensarkoms geführt haben.

7. Fall. Der 8jährige W. H. stieß sich vor 9 Monaten oberhalb des linken Auges (Lidschwellung und blauschwarze Verfärbung). Nach einigen Monaten Exophthalmus und Verdrängung des Bulbus nach unten. Keine Schmerzen. Im inneren oberen Teil der Orbita wurde von einem Arzte ein steinharter Geschwulstknoten gefühlt, der zur Diagnose Osteom führte. Doppeltsehen. Hintergrund und Visus normal. 14 Tage später fand der Arzt das Bild gänzlich geändert, »eine kolossale Zunahme der Geschwulst und starke Beweglichkeitsstörung des Bulbus«. Bei Aufnahme in die Leipziger Klinik betrug der Exophthalmus 4 mm. Der Bulbus war nach unten außen abgelenkt, die Beweglichkeit nach innen und oben beschränkt. Doppelbilder entsprechend. Volles Sehvermögen. Im oberen inneren Teil der linken Orbita war die Kuppe eines harten, mit dem Periost zusammenhängenden Tumors zu fühlen, der sich hinter den Bulbus erstreckte.

Operation: Schnitt am oberen Orbitalrand. Tumor stumpf vom Orbitaldach abgelöst, taubeneigroß, derb mit dem Periost und Knochen an schmaler Stelle zusammenhängend. Enukleation und Exenteration mit Kauterisation. Nach 2 Monaten Tumor der rechten Orbita, wie früher links.

Links kein lokales Rezidiv. Dieses erschien erst nach 4 Wochen, während rechts schon hochgradiger Exophthalmus bestand und der rechte Oberkieferknochen vom Tumor ergriffen wurde. Verstopfung der Nase, Kopfschmerzen, Schmerzen im rechten Bein und beim Urinlassen. Nach einigen weiteren Monaten Exitus.

Bei der Sektion in der Höhe der mittleren Brustwirbel ein 6 cm langer Tumor im Wirbelkanal am Periost. Schädelhöhle frei von Tumor. Das Präparat des Gesichtsschädels, das mir durch die Freundlichkeit des Herrn Kollegen VELHAGEN-Chemnitz zur Untersuchung überlassen wurde, gestattete, die eigenartigen Verhältnisse der Geschwulst näher festzustellen.

Die linke Orbita war von Tumormassen ausgefüllt, die bis zum Foramen opticum reichten und als fingerdicker Strang die Lamina papyracea ossis ethmoid. durchbrochen hatten.

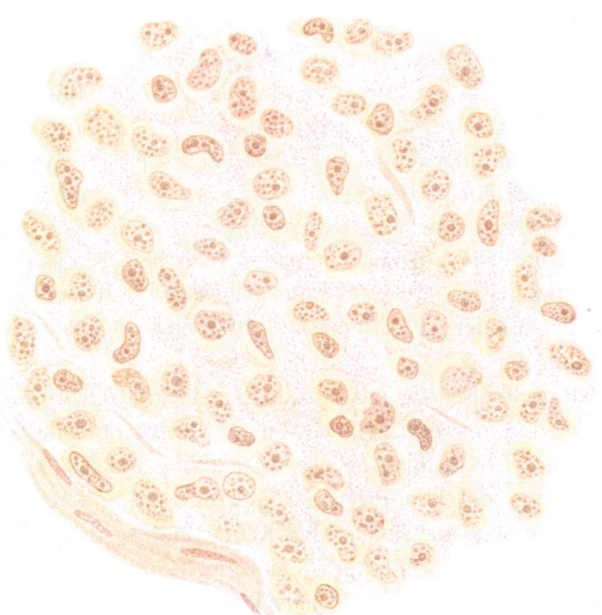

Fig. 49.

In der rechten Orbita fand sich ein flacher Tumor an der oberen inneren Wand, der gleichfalls die Siebbeinwand durchbrochen hatte und die laterale Nasenwand vorwölbte. Weiterhin war der Tumor von der rechten Orbita durch die Fissura orbitalis inferior nach der Flügelgaumengrube und durch die Kieferhöhle nach der Wange durchgebrochen. Der hintere Teil der rechten Orbita war frei von Tumormassen. Das Nasenseptum war intakt. Miskroskopisch wurde ein Zusammenhang der rechts- und links-seitigen Tumoren im hinteren Teil der Nasenhöhle in der Gegend der Keil-beinhöhle festgestellt.

Der Hauptanteil des Tumors besteht aus runden und ovalen Zellen mit großem Kern und schmalem Protoplasmasaum. Der Kern entspricht im Durchschnitt der Größe eines Lymphozyten, doch finden sich zahlreiche größere und kleinere Kerne, erstere blasser gefärbt mit feinem Kerngerüst. Größere bläschenförmige Zellen mit geblähtem Protoplasma lassen bei Thioninfärbung muzinartige, fädige und körnige Substanz nachweisen. Unregelmäßige Mitosen sind häufig. Das Bindegewebsstroma ist spärlich entwickelt, stellenweise zeigt es hyaline Degeneration. An Gefäßen ist der Tumor arm. In einem Bezirk der Geschwulst tritt eine auffallende Ähnlichkeit mit einem Zylindrom hervor. Der Tumor ist hier fächrig gebaut und besteht aus zahlreichen bluthaltigen Räumen, die keine eigentliche Wand, statt deren eine Einscheidung von hyalinen stark lichtbrechenden homogenen Balken erkennen lassen. Dieser Bezirk leitet zu einem ovalen Herd von hyalinem Knorpel über, der in seinem größtem Umfang die Größe eines Hirsekorns besitzt. Er ist besonders zellreich in seiner Peripherie: während die Grundsubstanz im Zentrum homogen ist, fasert sie sich in der Randzone auf.

Gegenüber den Muskeln, Nerven und Fettgewebe läßt die Geschwulst ein stark infiltratives Vordringen erkennen.

Das lokale Rezidiv der linken Orbita ist ein zellreiches Rundzellensarkom ohne hyaline und schleimige Degeneration, ebenso der Tumor im Wirbelkanal.

Die Geschwulst der rechten Orbita stimmt histologisch mit derjenigen der linken überein. Sie liegt oberhalb des Lidhebers, dessen Muskelfasern sie infiltriert. Im oberen äußeren Teile der Orbita läßt sich gleichfalls ein Herd von hyalinem Knorpel nachweisen. Der Sehnerv bietet das Bild hochgradiger Stauungspapille.

Es handelt sich also um ein sehr malignes Rundzellensarkom, das anscheinend im oberen inneren Teil der linken Orbita entstand, vielleicht in der Nachbarschaft des Knorpelherdes, der wohl auf einen versprengten embryonalen Keim zurückzuführen ist. Trotz des Zusammenhangs der beiderseitigen Tumoren am Boden der Keilbeinhöhle, der sich an Serienschnitten nachweisen ließ, dürfte es sich wohl um eine primäre Multiplizität handeln, wofür der Befund eines kleinen Knorpelherdes auch in der rechten Orbita sprechen würde. Beide Orbitalsarkome haben nach der Nasenhöhle durchbrechend eine sekundäre Verbindungsbrücke hergestellt.

Der Fall ist auch insofern recht instruktiv, als er zeigt, daß ein bei oberflächlicher Untersuchung als einfaches Rundzellensarkom erscheinender Tumor bei genauerem Zusehen einen recht verschiedenartigen Aufbau darbieten kann, der berechtigen würde, ihn als Mischtumor anzusprechen.

Endlich ist dem Trauma hier für die Entstehung des linksseitigen Orbitalsarkoms eine Bedeutung nicht abzusprechen.

8. Fall. Der 20jährige O. P. hatte 14 Tage, ehe er sich in der Leipziger Klinik vorstellte, Schwellung des rechten Auges bemerkt. Wenig Schmerzen. Es zeigte sich eine hochgradige Protrusio (8 mm) mit leichter Verdrängung des Bulbus nach außen unten. Beweglichkeit nahezu aufgehoben. Bulbus nicht zurückdrängbar.

Medial neben dem Bulbus eine diffuse, ziemlich derbe Resistenz fühlbar. Beide Lider geschwellt. Chemosis. Pupillenreaktion vermindert. Stauungspapille. Visus: Finger in direkter Nähe nur im oberen Teile des Gesichtsfeldes.

Operation nach Kroenlein. Hinter dem Bulbus findet sich ein nach allen Richtungen sich ausbreitender, aus einzelnen Knoten und Strängen bestehender Tumor, der anscheinend bis zur Spitze der Orbita reicht und sich nicht im Zusammenhang freilegen und aus der Umgebung lösen läßt. Es wird deshalb die Orbita exenteriert. Die Orbitalwand scheint nirgends durchbrochen. Glatter Heilverlauf. Entlassung nach 14 Tagen ohne lokales Rezidiv. Über das weitere Schicksal des Patienten ist nichts zu erfahren.

Der Tumor ist ein typisches Rundzellensarkom von unregelmäßig gelagerten runden und ovalen Zellen mit gut gefärbten Kernen und spärlich entwickelter Zwischensubstanz. Starke Infiltration des retrobulbären Fettgewebes und der Augenmuskeln. An zahlreichen Stellen finden sich nekrotische Herde im Tumor. Gefäße reichlich. Glykogen spärlich.

9. Fall. Der 34jährige J. B. klagte seit 2 Jahren über Druck im linken Auge. Vor 1 Jahre wurde eine Orbitalgeschwulst konstatiert und einmal operiert. Wenige Wochen später trat ein Rezidiv auf. Unter dem oberen Orbitalrand war ein höckeriger Tumor von derber Konsistenz zu fühlen, der mit dem Periost zusammenhing und sich hinter den Bulbus erstreckte, diesen nach vorn und unten drängend. Beweglichkeit nach oben fast aufgehoben, nach den übrigen Richtungen leicht behindert. Ophthalmoskopisch: Hyperämie der Papille. Visus: 6/24. Gesichtsfeld von unten 30° eingeengt.

Der Tumor wurde vom oberen Orbitalrande aus freigelegt und mit Schonung des Bulbus entfernt, was ohne besondere Schwierigkeit und ohne stärkere Blutung gelang. Der Exophthalmus ging darauf zurück und die Beweglichkeit besserte sich. Nach 7 Wochen war kein Rezidiv nachzuweisen. Ein solches soll jedoch nach brieflicher Erkundigung sich 4 Monate nach der Operation eingestellt und die Ausräumung der Orbita veranlaßt haben. Über den weiteren Verlauf des Falles war nichts zu ermitteln.

Der Tumor erwies sich bei der miskroskopischen Untersuchung als ein Rundzellensarkom mit ziemlich gleichmäßig gefärbten und dicht gelagerten Zellen und einem gut entwickelten Bindegewebsstroma, das in der Peripherie der Geschwulst die Tumorzellen gegen die Umgebung abgrenzt, so daß von einer Kapselbildung gesprochen werden kann. Nur an zwei Stellen, an den mit dem Periost des Orbitaldaches zusammenhängenden Teilen und im hinteren Teile des Tumors ist diese Abgrenzung nicht vorhanden.

Der Tumor ist anscheinend vom Periost des Orbitaldaches ausgegangen. Er hat zur Zeit seiner operativen Entfernung noch nicht das retrobulbäre Gewebe infiltriert.

10. Fall. Die 46jährige E. B. stieß sich vor 2 Jahren mit dem Nabel eines Blechdeckels ans linke Auge. 20 Monate später trat der Bulbus vor und nahm der Visus ab. Zeitweilig traten heftige Stirnkopfschmerzen auf. Bei der Aufnahme wurde ein Exophthalmus von 5 mm und Verdrängung des Bulbus nach innen festgestellt. Beweglichkeit nur nach unten und innen erhalten. Durch das verdickte obere Lid ist in der Gegend der Tränendrüse eine höckrige derbe Geschwulst zu fühlen. Papille verwaschen, Venen gestaut, Visus: Fingerzählen in 5 Meter. Präaurikulardrüse geschwellt. Exstirpation der Orbitalgeschwulst vom Bindehautsack. Zunächst lag die vergrößerte Tränendrüse vor, die von einem weichen Sarkom, das sich der äußeren Orbitalwand dicht anschmiegte und bis zum Canalis opt. reichte, nach vorn gedrängt wurde. Nach Ablösung des Musculus rectus externus wurde das Sarkom stumpf ausgelöst. Blutung mäßig.

Nach 6 Monaten Rezidiv mit Exophthalmus von 4 mm und erneuter Papillenschwellung. Enukleation und Exenteration.

Die Patientin ist ungefähr 1 Jahr nach der zweiten Operation unter Gehirnerscheinungen (Bewußtlosigkeit, Krämpfe, Erbrechen) verstorben. Keine Sektion.

Die mikroskopische Untersuchung des taubeneigroßen primären Tumors ergab, daß dieser durchweg aus Rundzellen besteht. Sie besitzen meist Größe und Form von Lymphozyten und einen schmalen Protoplasmasaum. Ihre Anordnung wird wesentlich durch das Bindegewebsnetz bestimmt, das den ganzen Tumor durchzieht. Dort, wo es in parallele Züge geordnet ist, bilden die Geschwulstzellen lange Reihen. Größere Herde von Geschwulstzellen werden von dichten Lagen von Bindegewebsfasern umkreist, von denen sich schmale Fasern abzweigen. Neben den kleinen lymphoiden Zellen finden sich größere blasse Zellen in der Minderzahl. Mitosen sind reichlich vorhanden. Zerfallsherde fehlen. Die Wand der mittleren und kleineren Gefäße bietet vielfach Zeichen hyaliner Entartung. Die Geschwulstzellen lassen sich bis zur Tränendrüse verfolgen, zwischen deren Drüsenschläuche sie sich vordrängen. Die Peripherie läßt nur an einzelnen Stellen eine Art Kapselbildung feststellen. In den meisten Gegenden herrscht ein infiltratives Wachstum vor, das sich bis tief in das rotrobulbäre Gewebe verfolgen läßt.

Als Ausgangspunkt kommt vermutlich die Gegend der Tränendrüse oder diese selbst in Betracht.

11. Fall: Bei der 65jährigen J. L. ist vor 1/2 Jahre das linke Auge mit heftigen Schmerzen vorgetreten. Zugleich nahm das Sehvermögen ab. Es fand sich ein Exophthalmus von 6 mm. Bulbus nach oben und innen verdrängt. Beweglichkeit aufgehoben. Visus = 0. Hintergrund o. B. Myopischer Astigmatismus perversus (durch Druck des Tumors). Nach unten und außen vom Bulbus ist ein knochenharter Tumor zu fühlen, der breit

am Periost sitzt. Da sich derselbe vom unteren Orbitalrande aus nicht mit Schonung der Umgebung freilegen läßt, wird die Exenteration der Orbita angeschlossen. Der Knochen erweist sich als intakt.

Nach 2 Monaten lokales Rezidiv in der Gegend der unteren Fissur. Ausräumung — Röntgenbestrahlung (mehrfach) —. Nach 6 weiteren Monaten ist kein Tumor in der Orbita mehr festzustellen. Späteres Schicksal der Patientin nicht zu ermitteln.

Der Orbitaltumor erweist sich bei der mikroskopischen Untersuchung als ein zellreiches Lymphosarkom mit infiltrativem Wachstum, das sich anscheinend vom Periost im unteren äußeren Teile der Augenhöhle entwickelt und breit auf das retrobulbäre Gewebe übergegriffen hat. Bindegewebe und Gefäße spärlich entwickelt.

12. Fall: Die Eltern des 7jährigen O. Z. bemerkten seit $^1/_2$ Jahre eine Schwellung am rechten Auge. Ein behandelnder Arzt entfernte 2mal fingergroße Stücke. Seit 14 Tagen wuchs die Geschwulst besonders schnell. Bei der Aufnahme in die Klinik sah man eine taubeneigroße Geschwulst sich unter dem Bulbus hervordrängen. Die Lidhaut darüber verschieblich. Der Tumor hat eine grobhöckrige Oberfläche, weiche Konsistenz mit derberen Strängen. Der nach oben außen verdrängte Bulbus ist in seiner Beweglichkeit stark behindert. Exophthalmus 4 mm. Doppelbilder. Hochgradige Stauungspapille. Visus = Finger in 2 Meter. Gesichtsfeld nicht genauer aufzunehmen.

Exenteratio orbitae. Es zeigt sich eine bleistiftgroße Öffnung der Kieferhöhle. Diese selbst ist frei von Tumor.

Nach 2 Monaten großes lokales Rezidiv. Die Eltern lehnen einen weiteren Eingriff ab. Das Kind stirbt unter meningitischen Erscheinungen 3 Monate nach der Operation.

Der Tumor lagert als taubeneigroße rundliche Masse der unteren Bulbusfläche an. Er reicht bis 5 mm an den Limbus und dicht an den Sehnerven heran.

Sagittalschnitte durch Bulbus und Tumor zeigen folgendes Bild. Der Bulbus ist im unteren Teile durch den Tumor abgeflacht, der Abstand zwischen Sehnerv und Ora serrata von 15 auf 18 mm verlängert. Die Netzhaut ist im unteren Teile flach abgehoben. Der Sehnerv und seine Scheiden sind frei von Tumor. Die äußeren Schichten der Sklera, besonders in der Gegend des Ansatzes des Musculus obl. inf. sind von Tumorzellen auseinandergedrängt, doch ist die Sklera nirgends durchbrochen.

Der Tumor besteht aus dichtgedrängten runden und polygonalen Zellen von Form und Größe der Lymphozyten, zwischen denen sich reichlich größere blassere bläschenartige Kerne finden. Die Zwischensubstanz ist an vielen Stellen homogen und feinkörnig und gibt Muzinreaktion.

Die Gefäße sind reichlich entwickelt. Sie bieten vielfach stärkere Intimawucherungen. In der Peripherie des Tumors, besonders in der Nähe des Sehnerven finden sich zahlreiche Infiltrationsherde. In seinem vorderen Teile läßt der Tumor eine Bindegewebskapsel nachweisen, von welcher sich Züge in das Innere der Geschwulst fortsetzen. Weiter nach hinten greifen die Zellen infiltrativ auf das Orbitalgewebe über.

Als Ausgangspunkt dürfte das Periost am Boden der Orbita in Betracht kommen.

Fig. 50.

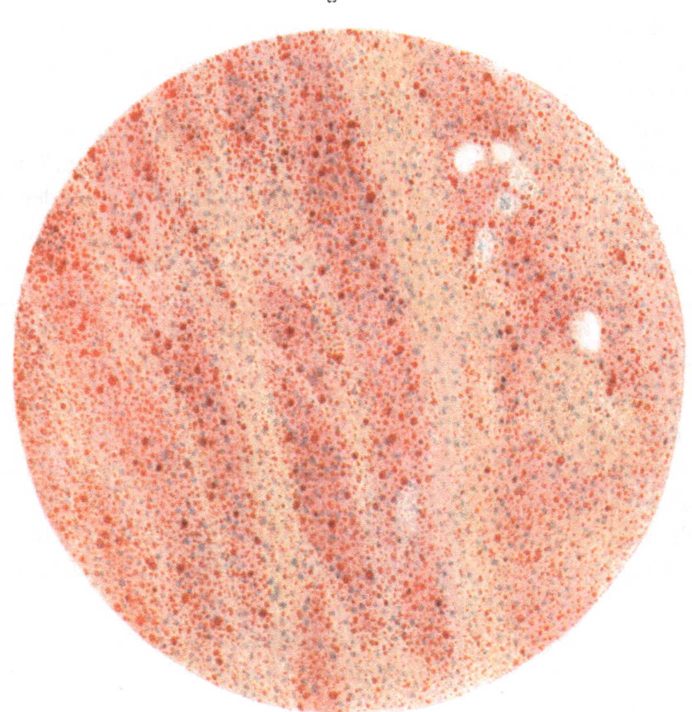

13. Fall: Der 2¹/₂jährige K. S. war vor 3 Monaten auf eine Wringmaschine gefallen und hatte sich den unteren Augenhöhlenrand an einer Schraube verletzt. 8 Wochen später Vortreten des rechten Auges. Bulbus stark nach vorn (11 mm Exophthalmus) und etwas nach oben verdrängt. Chemosis, Ulcus corneae. Ophthalmoskopisch starke Erweiterung und Schlängelung der Netzhautvenen. Papillengrenzen scharf.

Operation nach Kroenlein: Der ganze hintere Teil der Orbita wird von einem weichen Tumor eingenommen, der am Periost haftet und den Knochen am Orbitalboden usuriert hat. Exenteratio orbitae.

Nach 14 Tagen entlassen. Nach mehreren Monaten Rezidiv, Exitus. Keine Obduktion.

Der Tumor nimmt besonders den unteren Teil der Orbita ein. Er reicht bis etwa 1 cm an den Bulbus heran.

Mikroskopisch setzt er sich aus sehr verschiedenen Bezirken zusammen. Stellenweise ist er sehr zellreich. Es handelt sich um Rundzellen mit großem Kern und spärlichem Protoplasmasaum von etwa der doppelten Größe von Lymphozyten. Stellenweise liegen sie zu Nestern geordnet zwischen dichten Bindegewebszügen. Häufig finden sich Zerfallserscheinungen an den Geschwulstzellen und entzündliche Infiltration in der Peripherie der Zellhaufen. Die Gefäße sind spärlich entwickelt, ihre Intima häufig verdickt. Der Tumor ist zum Teil von einer Bindegewebskapsel umschlossen, die jedoch an vielen Stellen aufgelockert und von Geschwulstzellen durchsetzt wird. Von hier aus greifen die Tumorzellen breit auf das retrobulbäre Gewebe über. An Glykogen ist der Tumor sehr reich. Dasselbe findet sich in größeren Klumpen nnd feinen Körnchen intra- und interzellulär besonders in den peripheren zellreichen Bezirken (vgl. Fig. 50). Als Ausgangspunkt kommt wohl das Periost des Orbitalbodens in Betracht.

14. Fall: Die 62jährige W. B. bemerkte seit 2 Jahren eine erbsgroße Schwellung unter dem linken oberen Augenlid, die sich langsam vergrößerte und keine Schmerzen verursachte. Im oberen äußeren Teil der linken Orbita findet sich ein walnußgroßer Tumor, der das Lid vorwölbt, aber nicht auf dasselbe übergreift, von derber Konsistenz fest und unverschieblich am Periost aufsitzend. Geringer Exophthalmus und leichte Beweglichkeitsbeschränkung nach außen und oben. Bulbus unverändert. Visus $+6,0 = 6/12$. Hintergrund normal. Gleichnamige Doppelbilder mit geringem Höhenabstand.

Exstirpation des Tumors mit Erhaltung des Bulbus vom oberen äußeren Orbitalrand. Es gelingt leicht, die Geschwulst stumpf aus ihrer Umgebung zu lösen. Geringe Blutung. Glatter Heilverlauf.

Nach 1 Jahre kein Rezidiv. Mikroskopisch besteht der Tumor aus Rundzellen vom Typus der Lymphozyten. Zwischen ihnen finden sich zahlreiche größere, blasser gefärbte Zellen. Eine bestimmte Anordnung läßt sich nicht nachweisen. Nur in der Umgebung der spärlich vorhandenen, in den Tumor einstrahlenden Bindegewebsbalken sind sie zu Reihen geordnet. Der Tumor reicht bis in die Tränendrüse, deren Drüsenräume er zusammenpreßt. Vermutlich ist er von hier ausgegangen.

15. Fall: Der 57jährige M. K. stieß sich vor 4 Jahren mit dem linken Auge an ein Brett und wurde deshalb 16 Tage im Tilsiter Krankenhause behandelt. Das linke Auge war seit der Verletzung blind. Seit 3 Monaten trat das linke Auge unter zeitweilig heftigen Kopfschmerzen hervor. Bei der Aufnahme in die Königsberger Augenklinik bestand ein Exophthalmus von 25 mm. Die Lider waren stark geschwellt, der Bulbus starr. Durch die Lider fühlte man einen mehrfach abgesetzten, scheinbar zystischen, d. h. teilweise fluktuierenden Tumor von etwa 6 cm Durch-

messer, der die ganze Orbita ausfüllte. Bulbus starr und unbeweglich. Pupille nach innen oben verzogen. Pupillargebiet durch gelbliche Masse erfüllt. Iris atrophisch. Kammer seicht. Amaurose.

Die Orbita wurde ausgeräumt. Knochen intakt, glatter Heilverlauf.

Als sich der Patient 3 Monate später wieder vorstellte, fand sich ein Knoten im linken Unterlid von Haselnußgröße, der entfernt wurde.

Über den weiteren Verlauf nichts zu ermitteln.

Die mikroskopische Untersuchung des durch die Exenteration gewonnenen Orbitalinhaltes ergab folgenden Befund:

Die Geschwulst, die den Bulbus stark nach vorn gedrängt hatte, nahm die ganze Orbita ein. Mit dem Perioste der medialen und oberen Augenhöhlenwand stand sie in fester Verbindung, schickte aber auch Ausläufer zwischen den Angenmuskeln in das retrobulbäre Fettgewebe, bis in die Nachbarschaft des Sehnerven vordringend. Der Sehnerv und seine Scheiden waren frei von Tumor, ebenso der Bulbus, der die typischen Erscheinungen eines Exitus iridocyclitidis darbot (Amotio retinae, Glaskörperschrumpfung, Atrophie der Aderhaut und Iris, Synechien, Katarakt).

Der Tumor bestand aus dichtgedrängten, ziemlich gleichförmigen Zellen von rundlicher und ovaler Form, großem, meist gut färbbarem Kern und spärlichem Protoplasma. An einigen Stellen fanden sich größere nekrotische Bezirke mit Infiltrationsherden der Umgebung. An Gefäßen war die Geschwulst arm. Das Zwischengewebe zeigte teilweise eine homogene oder feinkörnige Beschaffenheit. Bindegewebsfasern waren nur hier und dort anzutreffen. Sehr deutlich ist das infiltrierende Übergreifen des Tumors auf das Orbitalgewebe zu verfolgen.

Es scheint, daß die Geschwulst vom Periost der inneren oder oberen Orbitalwand ausging. Von einer Kapselbildung fand sich keine Andeutung.

Der bösartige Charakter der Neubildung war aus der histologischen Beschaffenheit direkt abzulesen.

16. Fall: Bei der 4jährigen H. T. ist vor 7 Wochen, im Anschluß an einen Fall, das rechte Auge angeschwollen und vorgetreten. Das Kind wurde 4 Wochen im Allensteiner Krankenhaus behandelt. Bei der Aufnahme in die Königsberger Klinik war das rechte Oberlid prall gespannt durch einen elastischen Tumor, der Bulbus nach unten und stark nach außen gedrängt, fast unbeweglich. Hintergrund unverändert. Finger werden in 2 Metern gezählt. Der vom oberen Orbitalrand aus freigelegte Tumor reicht tief in die Orbita. Exenteration. Nach 6 Monaten, nach schriftlichem Bescheid der Mutter, kindskopfgroßes Rezidiv und Exitus.

Der Tumor ist außerordentlich zellreich. Er besteht aus dichtgedrängten, sich häufig gegenseitig abplattenden, bläschenartigen Kernen mit schmalem Protoplasma. Die Zellen liegen regellos, fast ohne Grundsubstanz. Nur vereinzelte junge Bindegewebsfasern sind anzutreffen. Breite Infiltra-

tion des orbitalen Fettgewebes und der Augenmuskeln. Nirgends Kapselbildung. Zahlreiche, häufig unregelmäßige Mitosen, einzelne nekrotische
Herde. Spärliche Blutgefäße, meist ohne deutliche Wandung. Ausgangspunkt der Geschwulst nicht festzustellen.

Die Gesamtheit der in ihren klinischen und anatomischen Hauptdaten
kurz berichteten Fälle läßt die Verschiedenartigkeit, mit der das Rundzellensarkom der Orbita in Erscheinung tritt, gut hervortreten.

Die meisten meiner selbstbeobachteten Fälle (13 von 16) gehören zu
den schnellwachsenden, außerordentlich bösartigen Geschwulstformen.
5 mal ging der Tumorbildung ein stumpfes Trauma des Orbitalrandes voraus.

Nicht weniger als 10 meiner Patienten gehören dem 1. Jahrzehnt an.

Bei der relativ kleinen Zahl kann hier natürlich der Zufall eine Rolle
spielen. Ebenso möchte ich dem Umstande, daß der obere Teil der Orbita
nicht weniger als 9 mal Sitz der Neubildung war, kein großes Gewicht
beimessen.

Pathologische Anatomie und Pathogenese.

§ 297. Dagegen ist es nicht ohne Interesse, die wichtige Frage nach den
Beziehungen zwischen anatomischem Bau der Geschwulst und
ihren klinischen Erscheinungen an der Hand eines einheitlichen
Materials zu prüfen.

Da ergibt sich zunächst, daß wir nach ihrer Struktur drei verschiedene
Arten von Rundzellensarkom der Orbita unterscheiden können.

Die eine Form können wir als Lymphosarkom bezeichnen, insofern
die den Tumor zusammensetzenden Zellen an Größe, Form und Färbbarkeit
den Lymphozyten entsprechen. Hierher gehört mein 3., 9., 10., 11. und
14. Fall.

Der 3. Fall (ein Kind von 6 Jahren) starb $1\frac{1}{2}$ Jahr nach der Ausräumung der Orbita, der 10. (eine 46jährige Frau) 1 Jahr nach der
zweiten Operation. Der 9., 11. und 14. Fall betrafen ältere Patienten
(34, 65 und 62 Jahre alt). Einmal wurde mit Erhaltung des Bulbus operiert
und ein Rezidiv nach 4 Monaten beobachtet. Die nun vorgenommene Exenteration war, soweit die Beobachtungszeit reichte (mehrere Monate), von
Erfolg. Auch im 11. Falle trat ein Rezidiv auf, das nach Exenteration
und 6 monatlicher Beobachtung sich nicht wiederholte. Am günstigsten
verlief der 14. Fall, bei dem 1 Jahr nach der ersten Operation (mit Erhaltung des Bulbus) kein Rückfall nachzuweisen war.

In einer zweiten Gruppe von Fällen handelt es sich um Zellen mit
bläschenartigen Kernen und embryonalem Charakter.

Diese Fälle (mein 1., 2., 4., 5., 15. und 16. Fall) waren durch bösartigen Verlauf ausgezeichnet. Die Exenteration war nach wenigen
Wochen oder Monaten von einem Rezidiv gefolgt, das auch bei mehrfacher

Entfernung nach immer kürzeren Zeitintervallen wiederkam und, bald auf das Gehirn übergreifend, den Tod des Patienten herbeiführte.

Und endlich können wir in eine dritte Gruppe diejenigen Rundzellensarkome zusammenfassen, bei denen der Tumor einen komplizierteren Aufbau zeigt, neben Zellen von Lymphozytenart größere blassere Zellen und ein oft in verschiedenen Gegenden der Geschwulst verschieden entwickeltes Bindegewebsstroma vorhanden sind. Auch diese Tumoren können, wie mein 6., 7., 12. und 13. Fall zeigen, recht bösartig sein.

Es zeigt sich also, daß aus der Art der Rundzellen nur ein sehr bedingter Schluß auf die Malignität der Geschwulst möglich ist, daß wir aber wohl berechtigt sind, die aus Zellen mit bläschenförmigem Kern bestehenden Sarkome als besonders ungünstig anzusehen.

Als anatomische Zeichen des malignen Charakters möchte ich neben der Art der Zellen die unregelmäßige dichte Lagerung derselben, die geringe Entwicklung des Bindegewebsgerüstes und vor allem die infiltrative Ausbreitung auf die Orbita ansprechen. Wir treffen diese Erscheinungen in erster Linie bei den Tumoren der zweiten und dritten Art. Man erhält den Eindruck, daß die Zellvermehrung bei diesen Rundzellensarkomen in so stürmischer Weise erfolgt, daß dem Bindegewebe und den Gefäßen keine Zeit zur vollen Ausbildung gelassen wird. Daher kommt es, daß vielfach Blutgefäße ohne eigentliche Wandung angetroffen werden, bei denen die Tumorzellen unmittelbar an das blutführende Lumen angrenzen, daß die Zellen sich gegenseitig abplatten, daß häufig (offenbar infolge ungünstiger Ernährungsverhältnisse und besonders im Zentrum der Tumorknoten) Nekrose und Zerfall auftreten, die im weiteren Verlaufe zur Zystenbildung führen können. In der Umgebung solcher nekrotischer Herde sind Rundzelleninfiltrate nicht selten.

In der Literatur über Rundzellensarkom der Orbita finden sich diese Angaben, soweit überhaupt genauere mikroskopische Untersuchungen gemacht wurden, mehrfach bestätigt.

Bull (38), Silcock und Marshall (89), Davis (71), Malpas (31), Belt (87), Besch (98), Lawford (34), Lagrange (94), van der Straeten (74) u. a. erwähnen bei der Beschreibung ihrer Fälle analoge Befunde.

Es ist wohl kein Zweifel, daß man mit der Bezeichnung Rundzellensarkom verschiedenartige Tumorarten zusammenfaßt, da die runde Zellform keineswegs für eine genetisch bestimmte Zellart charakteristisch ist. Nicht nur können die Rundzellen nach Größe des Kerns und Entwicklung des Protoplasma wesentliche Verschiedenheiten darbieten, auch in der Art der Lagerung, der Wachstumsenergie, der Neigung zu infiltrativem Übergreifen auf die Umgebung ergeben sich Unterschiede, die für den Verlauf wichtig sind. Ja nicht selten finden sich in derselben Geschwulst verschiedenartige Zellformen nebeneinander, größere und kleinere Zellen, solche mit rundem, gut färbbarem Kern von der Art der Lymphozyten, und soiche mit größeren, blassen Kernen, endlich Übergangsformen zwischen diesen beiden Arten. Auch Beimischung von Spindelzellen gehört nicht zu den Seltenheiten (wie die Fälle von SNELL 52, RING 73, JULER 46 und einige der von mir untersuchten Fälle beweisen). Dabei können verschiedene Bezirke der Geschwulst einen ungleichartigen Aufbau erkennen lassen.

Die relative Gutartigkeit mancher hierher gehöriger Geschwülste verrät sich durch die Entwicklung einer Bindegewebskapsel, die, wenn sie stärker an den der Palpation zugänglichen Teilen entwickelt ist, den Tumor besonders hart erscheinen lassen kann. Sie braucht aber keineswegs den ganzen Tumor zu umgeben und schließt jedenfalls, wenn sie z. B. an einem probeexzidierten Stück nachgewiesen wird, die Bösartigkeit der Geschwulst nicht aus.

Weitere Unterschiede sind gegeben durch das verschiedenartige Verhalten der Grundsubstanz. Die besonders malignen, schnell wachsenden Rundzellensarkome sind meist durch eine homogene Grundsubstanz ausgezeichnet, in der sich nicht selten Muzinreaktion nachweisen läßt. Die Erweichung der Grundsubstanz kann zu dem Bilde des sogenannten Myxosarkoms überleiten, sie braucht aber keineswegs den ganzen Tumor zu betreffen.

Vergleicht man die Struktur des primären Tumors mit derjenigen der Rezidivtumoren, so bieten sich auch nicht selten Unterschiede, nicht nur hinsichtlich der Größe und Lagerung der zelligen Elemente, sondern auch nach dem Verhalten der Grundsubstanz, der Entwicklung des Bindegewebes und der Blutgefäße. Ja, es kann, wie mein 6. Fall zeigt, die primäre Geschwulst einem Rundzellensarkom, der Rezidivtumor einem gemischten Sarkom aus Rund- und Spindelzellen entsprechen.

Wir sehen hieraus, wie schwierig die Abgrenzung des Rundzellensarkoms gegenüber dem sogenannten plexiformen Sarkom sein kann.

Je genauer man derartige Tumoren untersucht, um so mehr überzeugt man sich davon, daß mancher Fall, der auf den ersten Blick als ein einfaches Rundzellensarkom erschien, einen komplizierteren Aufbau zeigt.

Hierher gehören besonders mein 6. und 7. Fall, bei denen die genaue anatomische Durcharbeitung kleine Knorpelherde in der Orbita nachweisen ließ, die man wohl als Folgen einer embryonalen Keimverlagerung im Sinne der COHNHEIMschen Theorie deuten muß. Diese Knorpelherde würden, da sie nur einen geringen Umfang besaßen, bei oberflächlicher Untersuchung sich leicht dem Nachweis entzogen haben. Trotzdem glaube ich nicht, daß wir diese Fälle als Mischtumoren (z. B. im Sinne der Parotis- und Tränendrüsen- und Ovarialtumoren) bezeichnen dürfen, da sie doch einen wesentlich einfacheren Aufbau zeigten und in ihrem weitaus größten Anteil aus Rundzellen bestehen.

Sind wir nun berechtigt, in der großen Gruppe der Rundzellensarkome der Orbita besondere Tumorarten von bestimmter Eigenart zu unterscheiden, etwa 1. Lymphosarkome, 2. Sarkome aus Bläschenzellen, 3. gemischtzellige Sarkome?

Ich glaube nicht, daß sich auf Grund des bisher vorliegenden Beobachtungsmaterials eine solche Unterscheidung allgemein durchführen läßt, da, wie erwähnt, Übergangsformen zwischen den verschiedenen Zellarten vorkommen und derselbe Tumor oder verschiedene Rezidive der gleichen Geschwulst Differenzen in der Struktur darbieten können.

Es dürfte sich aber empfehlen, künftighin sich bei der anatomischen Untersuchung nicht einfach mit der Bezeichnung Rundzellensarkom zu begnügen, sondern möglichst eingehend auf die hier angedeuteten Verhältnisse zu achten.

Wenn wir die bläschenartigen Zellen als den primitivsten, dem embryonalen Charakter auch hinsichtlich ihrer enormen Proliferationsfähigkeit am nächsten stehenden Typus ansehen, dann läßt sich vielleicht annehmen, daß sich aus dieser Zellart bei weitgehender Differenzierung bestimmte Zellformen (lymphozytenartige Zellen, vielleicht auch Spindelzellen) entwickeln können, die dann die Struktur beherrschen. Möglicherweise ist mit dieser Differenzierung, die auf Kosten der Wachstumsenergie erfolgt, eine Abnahme der Malignität verbunden. Wir würden dann verstehen, daß Rundzellensarkome nicht selten Jahre, selbst viele Jahre zu ihrer Entwicklung gebrauchen (3 Jahre und länger bestanden die Tumoren, z. B. in den Fällen von ROBBARS 97 [41. Fall], BULL 50 [11. Fall], MARUO 109, EMRYS JONES 15, NAPP 107 [2. Fall], VAN STRAETEN 74, WEBSTER 119), während in einer anderen großen Gruppe von Fällen die Entwicklung äußerst stürmisch erfolgt und nur wenige Wochen erfordert (z. B. Fälle von BULL 38, BRAILEY 1, GAYET 45, NOYES 6, ROBBARS 97, BRATZ 78, HIRSCHBERG und BIRNBACHER 26 und BIRCH-HIRSCHFELD).

Wenn es sich auch in der Mehrzahl der letztgenannten Fälle um jugendliche Patienten handelte, so fehlt es doch auch nicht an Beobachtungen, daß bei älteren Leuten innerhalb kurzer Zeit sehr bösartige Rundzellensarkome auftreten, die auch nicht selten aus bläschenartigen Zellen bestehen.

Endlich läßt sich manches für die Ansicht anführen, daß ein relativ gutartiges, z. B. zur Abkapslung neigendes Rundzellensarkom der Orbita nach längerem Verlauf in schnelles Wachstum übergeht.

Aus den angeführten Gründen erscheint es mir nicht angängig, etwa ein relativ gutartiges Lymphosarkom einem äußerst bösartigen Bläschenzellensarkom scharf gegenüberzustellen und beide als verschiedenartige Sarkomformen aufzufassen.

Für die Beurteilung der Malignität ist die Schnelligkeit des Wachstums und vor allem auch der Nachweis einer infiltrativen Ausbreitung auf das

Zellgewebe der Orbita von großer Bedeutung. Man sollte auch immer versuchen, die klinischen Erscheinungen des Einzelfalles durch genaue Feststellung der anatomischen Struktur des Tumors der Erklärung näherzubringen.

Liegt erst ein in dieser Hinsicht genau untersuchtes größeres Material vor, dann wird man vielleicht entscheiden können, ob für den gutartigen oder bösartigen Verlauf des Rundzellensarkoms der Orbita besondere Umstände bestimmend sind und ob sich aus den klinischen Erscheinungen Anhaltspunkte für die Art der Geschwulst gewinnen lassen.

§ 298. Der Endausgang des zum Tode führenden Rundzellensarkoms der Orbita wird in erster Linie durch Übergreifen des Tumors auf das Gehirn bedingt. Soweit die in der Literatur beschriebenen Fälle und meine eigenen erkennen lassen, gehen die meisten Patienten unter Gehirnerscheinungen zugrunde. (Krämpfe, Lähmungen, Bewußtseinstörungen, Erbrechen). Der Tumor setzt sich entweder durch die Fissura orbital. super., den Canalis opticus (was selten vorzukommen scheint) oder durch Perforation des Knochens auf das Cavum cranii fort, oder er bricht zuerst nach der Nase oder einer Nebenhöhle durch und setzt sich von da auf das Gehirn fort.

Übergreifen auf Nachbarsinus der Orbita erwähnen Schaaf 90) (2. Fall, Siebbein und Kieferhöhle), Polignani (48) (Kieferhöhle), Ring (73) (Kieferhöhle), Burnett (58) (Stirn- und Siebbeinhöhle), Bull (50) (Kieferhöhle), Johnson (60) (Oberkiefer), Nase und Oberkiefer, Spencer - Watson (5), Nase Fiser (79).

Auch in meinem 7. und 12. Fall ließ sich ein Durchbruch der Orbitalwand nach Siebbein und Kieferhöhle feststellen.

Trotz großer Neigung zu lokalen Rezidiven werden Metastasen in anderen Körperregionen selten erwähnt, wenn wir von denjenigen Tumoren absehen, die als Chlorosarkome oder leukämische und pseudoleukämische Tumoren aufzufassen sind, bei welchen multiple Metastasen in den letzten Stadien häufig vorkommen.

Anatomisch wird man diese Tumoren von den Rundzellen- bzw. Lymphosarkomen der Orbita schwer oder gar nicht unterscheiden können, besonders wenn eine genaue Blutuntersuchung nicht vorgenommen wurde, wie das bei den älteren Fällen häufig zutrifft. Trotzdem bin ich der Meinung, daß ihre Abtrennung von den echten Rundzellensarkomen nach dem heutigen Stande der Wissenschaft nötig ist, und daß man, so gut sich das unter Berücksichtigung der klinischen Erscheinungen tun läßt, ihnen eine besondere Stellung zuweisen soll.

Ich habe dieses bei meiner Tabelle versucht, durchzuführen, wenn ich auch leider bei den oft unvollständigen Berichten nicht behaupten darf, daß es mir immer gelungen sei.

Metastasen in der Leber und in den Nackendrüsen erwähnt Brailey (1) (4. Fall), solche in der Pleura und im Wirbelkanal Lawford (34) (4. Fall), im Ösophagus Robbars (97) (14. Fall). In meinem 7. Fall war eine Metastase im Wirbelkanal nachzuweisen.

§ 299. Bemerkenswert sind diejenigen Fälle von Rundzellensarkom, die, wenn auch zu verschiedener Zeit, beide Orbitae betrafen.

Die symmetrischen Lymphome und Chlorosarkome, die ich in § 266—271 besprochen habe, bei denen sehr häufig beide Orbitae beteiligt sind, sind hier auszuschließen. Sie sind nach klinischem Verlauf und anatomischer Grundlage zu den Lymphomatosen zu rechnen.

Das Auftreten von Rundzellentumoren in beiden Orbitae kann aber sicher nicht als Beweis für die lymphomatöse Natur und gegen die Auffassung als echte primäre Orbitalsarkome geltend gemacht werden. Ist es doch leicht zu verstehen, daß ein Orbitalsarkom von einer Orbita auf die andere (durch Vermittlung der Nasenhöhle oder einer Nebenhöhle) übergreifen, oder, in einem Nachbarsinus, oder an der Hirnbasis entstehend, erst die eine, dann die andere Augenhöhle beteiligen kann.

Hierher ist offenbar der 2. Fall von de Vincentis (56) zu rechnen (periostales Sarkom der rechten Orbita, das sich nach Zerstörung des Siebbeins längs des kleinen Keilbeinflügels in die linke Orbita und nach der Schädelhöhle fortsetzte), ein Fall von Colucci (67) (Rundzellensarkom im inneren unteren Teil der linken, nach 4 Jahren im oberen äußeren Teil der rechten Orbita), van der Straeten (74) (kleinzelliges Rundzellensarkom in der linken Orbita beginnend, vor 4 Jahren Exenteration, Rezidiv von enormen Dimensionen = 46×43 cm, das Ober-, Unterkiefer und beide Orbitae beteiligt).

Entstand hier die Geschwulst in einer Orbita, so wurden beide Augenhöhlen sekundär vom Gehirn aus ergriffen in den Fällen von Alexander (88) (gefäßreicher Tumor einer 24jährigen Frau) und Rosmini (48) (periostales Sarkom von der Dura der vorderen Schädelgrube in beide Orbitae durchbrechend), von der Nasen- oder einer Nebenhöhle in den Fällen von Pagenstecher (86) (Tumor vom Siebbein ausgehend), Nieden (27) (Sarkom vom oberen Teil der Nasenhöhle), Bull (38) (38jähriger Mann, Tumor von den Nasenhöhlen und der linken Kieferhöhle auf beide Orbitae übergreifend).

Neben diesem Übergreifen der Geschwulst auf beide Orbitae, das sich bei der anatomischen Untersuchung genauer feststellen lassen kann, kommt vermutlich noch die primäre Entwicklung getrennter Sarkome in beiden Orbitae in Betracht. Wenigstens spricht für diese Möglichkeit mein 7. Fall, bei welchem zwar ein Zusammenhang der Tumoren in beiden Augenhöhlen in der Gegend des Keilbeins festzustellen war, aber sowohl die klinischen Verhältnisse als besonders der Befund von Knorpelkernen in beiden Orbitaltumoren eine primäre Unabhängigkeit beider Orbitalgeschwülste voneinander wahrscheinlich machen.

Daß ein Rundzellensarkom der Orbita als Metastase eines primären Tumors einer entfernen Körperregion auftritt, ist zwar möglich, gehört aber sicherlich zu den größten Seltenheiten.

In meiner Zusammenstellung befindet sich kein mit Sicherheit hierher gehöriger Fall.

§ 300.   Ein Überblick über den Endausgang der Fälle von Rundzellensarkom der Orbita gibt eine gute Grundlage für die prognostische Beurteilung und zugleich für die Wirksamkeit therapeutischer Eingriffe.

In 123 Fällen konnte ich genaue Angaben über die Art der Operation und den weiteren Verlauf des Falles vorfinden.

In 71 Fällen wurde die Orbita ausgeräumt, nicht selten, nachdem weniger eingreifende Operationen (Exstirpation mit Erhaltung des Bulbus) von einem Rezidiv gefolgt waren. Von diesen Fällen starben 46 (etwa 65 %), Diese Zahl bezeichnet wohl ein zu niedriges Verhältnis, denn es ist anzunehmen, daß unter den übrigen Fällen noch eine größere Anzahl infolge der Geschwulst zugrunde ging, da nur in 10 Fällen ausdrücklich vermerkt ist, daß nach Monaten kein Rezidiv festzustellen war. In 50 von 71 Fällen wurde ein Rezidiv, in 15 Fällen wurden wiederholte Rezidive beobachtet.

Nicht viel günstiger ist die Statistik derjenigen Fälle, die mit Erhaltung des Bulbus durch Exstirpation des Tumors behandelt wurden. Unter 38 gingen 23 zugrunde (60 %), 25 mal erfolgte ein Rückfall, 3 mal mehrere Rezidive.   Immerhin ist die Verhältniszahl derjenigen Fälle, bei denen nach mindestens 6 Monaten kein Rezidiv nachzuweisen war (10 Fälle), wesentlich höher als bei den mit Exenteration behandelten Fällen (d. h. 26 % gegenüber 14 %).

Die Ursache hiervon ist jedenfalls darin zu erblicken, daß Fälle, bei denen der Tumor von seiner Umgebung sich abgrenzen läßt und daher mit Schonung des Bulbus entfernt werden kann, von vornherein wesentlich gutartiger sind, als solche, bei denen die Geschwulst infiltratives Wachstum zeigt.

Nach KROENLEIN endlich wurden 14 Rundzellensarkome operiert, von denen 5 starben, 6 kein Rezidiv, 7 ein Rezidiv nach kürzerer oder längerer Zeit darboten.

Die Bösartigkeit des Rundzellensarkoms tritt gerade bei diesen Fällen besonders hervor, wenn wir sie mit dem günstigeren Erfolge bei anderen Sarkomarten (z. B. Fibrosarkom und Endotheliom — kein Todesfall nach KROENLEIN berichtet) vergleichen.

Die Mortalität aller operativ behandelter Fälle von Rundzellensarkom berechnet sich nach meiner Tabelle auf 59 %. In Wirklichkeit ist sie, da viele Fälle zu kurz beobachtet wurden, um ein Rezidiv ausschließen zu lassen, sicherlich wesentlich höher.

§ 301. Therapie: Bei den aus den gegebenen Daten genügend hervorgehenden ungünstigen Aussichten kann man die z. B. von BULL (50) vertretene Ansicht, daß es besser sei, diese malignen Tumoren überhaupt nicht operativ anzugreifen, wohl verstehen, besonders, wenn man diejenige Tumorform in Betracht zieht, die mikroskopisch durch Zellen mit bläschenförmigen Kernen, klinisch durch ihr häufiges Auftreten in jugendlichem Lebensalter, ihr rapides infiltrierendes Wachstum und die große Neigung zu lokalen Rezidiven ausgezeichnet ist.

Trotzdem wird man sich in praxi wohl auch in solchen Fällen meist zu einem Eingriff entschließen, sei es, daß man die Bösartigkeit noch nicht genügend zu beurteilen vermag, oder daß der Wunsch der Patienten oder ihrer Angehörigen oder endlich die Schmerzen des Patienten die Operation nahelegen.

In der Diskussion zu einem Vortrage ORAM-RINGS (73), der ein schnellwachsendes Rundzellensarkom bei einem 6jährigen Knaben vorstellte, traten der Vortragende, LEONARD und KASSAB für Behandlung mit Röntgenstrahlen ein, MASSAY für Kataphorese.

Ein größeres Beobachtungsmaterial, das ein Urteil über die Wirkung der Radiotherapie bei orbitalem Rundzellensarkom zuließe, liegt leider noch nicht vor.

Die Bestrahlungsversuche in einigen der von mir operierten Fälle waren ohne Erfolg. Trotzdem möchte ich glauben, daß man gerade diese Geschwülste energisch bestrahlen soll, namentlich jetzt, wo die Methoden der Tiefenbestrahlung gut ausgearbeitet sind. Vielleicht ist es am besten, nach gründlicher Ausräumung der Orbita die Bestrahlung prophylaktisch vorzunehmen und öfters zu wiederholen.

Ob man dadurch Rezidive verhüten und Heilung erreichen kann, wird die weitere Erfahrung lehren müssen.

Daß die Bestrahlung die Operation ganz verdrängen wird, halte ich für sehr unwahrscheinlich. Besonders, wenn die Möglichkeit vorliegt, die Geschwulst in toto mit Schonung des Bulbus und Sehnerven zu entfernen, wird man mit der Ausführung der Operation gerade beim Rundzellensarkom um so weniger zögern dürfen, als jederzeit nach anfangs relativ gutartigem Verhalten, d. h. guter Abgrenzung der Tumor in infiltrierendes Wachstum übergehen und dadurch die isolierte radikale Entfernung unmöglich machen kann.

Ob man nach KNAPP von der Bindehaut, nach ROLLET vom Orbitalrand aus eingehen oder nach KROENLEIN die temporale Orbitalwand resezieren soll, wird in erster Linie von der Lage des Falls, Sitz und Größe des Tumors abhängen. Je besser und vollständiger die stumpfe Lösung desselben aus seiner Umgebung gelingt, um so geringer pflegt die Blutung, um so schöner der funktionelle und der Dauererfolg zu sein. Je weicher und bröckliger die Geschwulst ist, je mehr sie Knoten und strangförmige Ausläufer besitzt, und je fester sie mit den Gebilden in der Tiefe der Orbita (Periost, Sehnervenscheide, Tenonsche Kapsel) verwachsen ist, um so schwieriger ist natürlich ihre Entfernung.

Unter derartigen Verhältnissen (daß sie nicht selten sind, beweist, daß ich sie 10 mal unter 16 Fällen antraf), wird man am besten die Ausräumung der Orbita sofort anschließen.

Zeigt sich bei dieser, daß die Geschwulst die Knochenwand etwa nach einer Nebenhöhle durchbrochen hat, so ist zu erwägen, ob die Ausräumung des Sinus nach Resektion der Knochenwand direkt anzuschließen oder in einer weiteren Operation vorzunehmen, oder endlich eine energische Strahlentherapie zu versuchen ist.

Literatur.

(Rundzellensarkom.)

1876. 1. Brailey, Case of a long tumour removed from the cavity of the orbit. Ophth. Hosp. Rep. VIII. p. 302.

2. Nettleship, Three cases of malignant tumour presenting some points of unusual interest. Ophth. Hosp. Rep. VIII. p. 272.

1878. 3. Forster, Zur Kenntnis der Orbitalgeschwülste, deren Ausgangspunkte und Fortpflanzungsbahnen. Arch. f. Ophth. XXIV, 2. S. 93.

4. Higgins, Tumours of the orbit and neighbouring parts. Guys' Hosp. Rep. XXIII. p. 165.

5. Spencer Watson, Polypus of the nose and orbit. Med. Times and Gaz. p. 633.

1878. 6. Hoyes, A case of intraorbital tumor of rapid growth which resulted in death. Transact. of the Amer. opht. soc. p. 594.

1880. 7. Howe, Sarcomatous tumors in the orbit. Buffalo med. and surg. Journ. p. 385.

1881. 8. Briggs, Extirpation of the contents of the orbit and removal of upper portion of right superior maxilla for sarcomatous growth. Recovery. Nashville Journ. med. and surg. XXVIII. p. 193.

9. Jäger, Retrobulbäres kleinzelliges Rundzellensarkom bei einem 3jährigen Kinde. Exstirpation. Wiener med. Presse. XXII. S. 1350.

1882. 10. Capdeville, Tumeur de l'orbite; extirpation; guérison. Marseille méd. XIX. p. 5.

11. Costa Pruneda, Sarcoma de la orbita. Rev. méd. de Chile. Sant. de Chile 1882—1883. p. 137, 181.

12. Porter, Reticulated roundcell sarcoma of the orbit, with secundary growths internally, containing melanotics deposits. Med. Rec. N. Y. XXI. p. 104.

13. Teillais, De quelques Tumeurs de la région orbitaire. Ann. d'Ocul. LXXXVII. p. 44.

1883. 14. Donohue, Two cases of intra-orbital tumors. Med. Bull. Philad. V. p. 38.

15. Emrys-Jones, A case of orbital tumor. Lancet. II. p. 684. — Transact. Opht. Soc. U. K. LXXXIV. p. 45.

1883. 16. Michel, Sarcoma of the orbit, clinical lecture.   North Car. M. Journ. Wilmington. XII. p. 72.

17. Péan, Tumeur maligne de l'orbite. Méd. pract. Paris. IV. p. 14.

1884. 18. Ferrer, Case of tumor of the orbit.   Exenteratio orbitae. Recovery. Am. Journ. of Ophth. p. 4.

1885. 19. Bardeleben, Sarcoma orbitae recidivum.   Charité. Ann. Berlin 1885. X. p. 385.

20. Carmalt, Sarcoma of the orbit in a child. Am. Ophth. Soc. 15. July.

21. Norris, Two cases of orbital tumour. New-York med. Journ. 26. July u. Transact. of the Am. Opht. Soc. Boston. p. 698.

22. Thompson, Tumors of the orbit; case. Lancet. p. 357.

23. Wherry, Orbital tumour. Brit. med. Journ. Jan. 17.

1886. 24. Cocks, Sarkoma of the orbit, repeated removals, non recurrence for eigth months. Med. News. XLIX. p. 147.

25. Hamilton, Tumor (round celled sarcome) removed from orbit of a child. Austral. med. Gaz. V. p. 217.

26. Hirschberg und Birnbacher, Beiträge zur Pathologie des Sehorgans. Zbl. f. pr. A. III. S. 65.

27. Nieden, Über den Zusammenhang von Augen- und Nasenaffektionen. Arch. f. Augenheilk. XVI. S. 381.

28. Richet, Sarcome de l'orbite. Opération. France méd. p. 1289. Nr. 108.

1887. 29. Cross, A case of tumor in the orbit. Bristol med. chir. Journ. V. p. 189.

30. Lang, Orbital tumour recurring after removal. Transact. Opht. Soc. U. K. p. 110.

31. Malpas, Tumeurs de l'orbite. Thèse Paris.

32. Saltini, Sarcoma orbitario. Rassegna di science med. Mod. p. 125.

33. Thompson, An growth in the orbit. Northwest Lancet. St. Paul. p. 424.

1888. 34. Lawford, Curators pathological report; on four cases of orbital sarcoma in children. Ophth. Hosp. Rep. XII, 1. p. 43.

35. Orlow, Beiträge zur Klinik und pathologischen Anatomie der intra-orbitalen Tumoren. Wochenschr. Nr. 18, 20 und 21.

36. Schidlowsky, Sarkom der Augenhöhle. Chirurgischer Ky. Westnik. IV. p. 754.

1889. 37. Alt, Two cases of orbital sarcoma in children. Am. Journ. of Ophth. VI. p. 37.

38. Bull, Contributions to the subject of tumours of the orbit and neighbouring. Transact. of Am. Opht. Soc. 25. Meeting New London. p. 368.

39. Burckhardt, Sarkom der rechten Orbita. Bericht über den Betrieb d. Ludwig-Spitals Charlottenhilfe. Stuttgart.

40. Larder, Tumor of orbit. Liverpool med. chir. Journ. p. 456.

41. Segond, Sarcome de l'orbite. Gaz. des Hôp. Nr. 7. p. 58.

1891. 42. Lemaistre, Exophthalmos; sarcome de l'orbite. Limousin méd. Limoges. XV. p. 57.

43. Treacher Collins, On a case with a tumour in each orbit. Death. Necropsy. Ophth. Hosp. Rep. XIII. p. 248.

44. Webster, A case of roundcell sarcoma of the orbit resulting in death. Am. Journ. of Ophth. p. 156.

1892. 45. Gayet, Deux tumeurs à marche rapide développées dans l'orbite d'un enfant de quatorze ans. Soc. franç. d'Opht. p. 264.

46. Juler, Symmetrical tumours of both orbits, probably sarcomatous. Transact. Opht. Soc. U. K. XII. p. 44.

47. Kummer, Zur Kasuistik der Orbitalsarkome. Diss. Greifswald.

48. Rosmini, Relazione sanitaria dell' Istituto ottalmico di Milano. Boll. di Ocul. XIV. p. 23.

49. Sgrosso, Contribuzione alla morfologia struttura di tumori epibulbari. Annali di Ottalm. XXI. p. 3.

1893. 50. **Bull**, Tumors of the orbit and neighbouring Cavaties. New York. med. Journ. Jan.

51. **Holden**, On the development and extension of orbital sarcome. Arch. of Ophth. XXII. p. 289.

52. **Snell**, Rapidly growing sarcom in a child involving both orbits, with secondary Growths. Ophth. Rev. p. 344.

53. **Wood While**, On tumours of orbit. Brit. med. Journ. April I. p. 710.

1894. 54. **Harlan**, Three cases of malignant tumor of the orbit. Transact. of Am. Opht. Soc. 38. Meet. p. 70.

55. **Peters**, Beitrag zur Kasuistik der Orbitaltumoren. Diss. Bonn.

56. **de Vincentiis**, Tumore orbitale. Lavori della clin. ocul. Vol. IV.

57. **Williams**, Case of rapidly growing sarcoma of the orbit. Transact. Opht. Soc. U. K. p. 183.

1895. 58. **Beaumont**, Case of orbital sarcoma in a child. Lancet. 21. Sept.

59. **Coppez**, Tumeur orbitaire avec envahissement secondaire de la sclerotique et de la cornée. Arch. d'Ophth. XV. p. 544.

60. **Johnson**, Entfernung eines Oberkieferknochens wegen Sarkoms. Annals of Ophth. and Ontol. Oct.

1896. 61. **Bronner**, Sarcoma (congenital?) of lacrymal gland. Transact. of the Opht. Soc. U. K. p. 177.

62. **Snellen**, Sarkome der Augenhöhle, Niederl. Ges. d. Ophth. Sitz. 13. Dez. Ref. Ann. d'Ocul. CXVII. p. 56.

1897. 63. **Morton**, Non-recurrent orbital sarcoma. Opht. Soc. of the U. K. Ophth. Rev. p. 396.

64. **Norris**, Case of tumor of the orbit in a child of 12 years of age. Coll. of Phys. of Philad. Nov. 16.

65. **Salva**, Sarcome de l'orbite. Dauphiné méd. Oct.

66. **Sattler**, R., Sarcoma of the orbit. Ophth. Rec. p. 290.

1898. 67. **Colucci**, Linfosarcoma bilaterale dell' orbita. Lavori della clin. ocul. Napoli. V. III.

68. **Salva**, Über das Sarkom der Orbita. Ophth. Kl. II. Nr. 4.

69. **Stirling**, Sarcoma of the orbit. Ophth. Rec. Nr. 7.

70. **Valude**, Drei Fälle von Orbitalgeschwülsten beim Kinde. Ber. d. 16. Jahresvers. d. frz. Ophthalmol.-Ges. Paris (2. Mai). Ref. d. Ophth. Kl. S. 198.

1899. 71. **Davis**, Report of a case of small roundcell sarcoma of the orbit and neigh-bouring sinuses in a child, metastasis, exhaustion, death. Post. Graduate. Nr. 12.

72. **Lobanow**, Sarcoma orbitae. Petersb. Ophth.-Ges. 18. III. Westnik ophth. XVI. p. 386.

73. **Ring**, Sarcoma of the orbit. Coll. of Phys. of Philad. Nov. 21. Ref. Ophth. Rec. p. 38.

74. **Van der Straeten**, Sarcoma collosal récidivé de l'orbite. Soc. belge d'Opht. Rec. d'Ophth. p. 117.

1900. 75. **Depage**, Tumeur rétroorbitaire. Ann. de la soc. belge de chir. p. 233.

76. **Knapp**, Ein Fall von anfangs unsicherem traumatischen Orbitalsarkom, gefolgt von aseptischer Thrombose des Sinus cavernosus. Festschr. f. Schweigger. Arch. f. A. XLII. p. 182.

77. **Zentmayer**, Ein Fall von Orbitaltumor mit sekundärer Beteiligung der Lymphdrüsen. College of Physicians of Philadelphia 21. March. Ref. Ophth. Kl. S. 44.

1901. 78. **Bratz**, Ein Fall von retrobulbärem Sarkom der Orbita. Diss. München.

79. **Fiser**, Fünf maligne Orbitaltumoren. Wiener med. Wochenschrift. Nr. 48.

80. **Lapersonne**, Tumeurs de l'orbite. Echo méd. du Nord. 3. III.

1901. 81. Oliver, A case of orbital growth a sarcoma involving the frontal, ethmoid and sphenoid sinuses and the antrum. Will's Hosp. Ophth. Soc. May 13. Ref. Ophth. Rec. p. 660.

82. Snell, .Microscopical sections of sarcoma of the orbit. Ophth. Soc. of U. K. Ophth. Rev. ' p. 173.

83. Stirling. Primäres Orbitalsarkom. Engl. Ophthal.-Ges. 31. Jan. Ref. d. Ophth. Klin. S. 85.

84. Thomson, A case of exenteration for orbital sarcome. Ophth. Rec. p. 660.

1902. 85. Braunschweig, Entfernung eines Orbitalsarkoms vermittelst temporärer Resektion der lateralen Orbitalwand. M. med. Wochenschr. S. 1118.

1903. 86. Pagenstecher, Über Opticustumoren. Arch. f. Ophth. LIV. S. 305.

87. Belt, Bericht über Fälle von Orbitalsarkom. Ophthalmology 1093 Nr. 3. Ref. Ophth. Klin. S. 351.

88. Birch-Hirschfeld, Beitrag zur Kenntnis der symmetrischen Orbitaltumoren. Arch. f. Ophth. LVI. S. 387.

89. Silcock and Devereux Marshall, Cases of mesoblastic tumours of the orbit. Ophth. Hosp. Rep. XV. p. 129.

90. Schaaf, Zur Kasuistik der Orbitalgeschwülste. Diss. Gießen.

91. Severi, Sarcoma dell' orbita in un neonato. Annali di Ottalm. e Lavori della clinica oculist. di Napoli. XXXI. Suppl. p. 781.

1904. 92. Benson and Symes, Orbital Tumour. Royal Acad. of Med. in Ireland. Ref. Brit. med. Journ. Nr. 2250. p. 1466.

93. Franck, Kongenitales Sarkom der Orbita. Med. Rec. Jan.

94. Lagrange, Traité des tumeurs de l'œil. Paris.

95. Maynard, Orbital sarkoma, Kroenleins Operation. Ophth. Rev. p. 156.

96. Miro, Contribucion al estudio de las neoplasias orbitarias. Revista de Med. y Cir. Abril.

97. Robbars, Bericht über 43 klinisch behandelte Orbitaltumoren. Diss. Halle.

1905. 98. Besch, Ein Beitrag zur Lehre der primären Orbitalsarkome. Diss. Leipzig.

99. Flemming and Parsons, Giant celled sarcoma of the orbit. Ophth. Rev. p. 120.

100. Ring. Sarkom der Augenhöhle. New York med. Journ. 19. June.

1906. 101. Bocchi, Beitrag zu den orbitalen und epibulbären Tumoren. Sitzungsber. 11. Okt. 18. Vers. d. Ital. Ophth.-Gesellschaft.

102. Cargill, Orbital tumour with extension to the temporal fossa. Ophth. Soc. U. K. 25. I.

103. Massey, Congenital sarcoma of the orbit. Am. Med. Ass. April 28.

1908. 104. Fruginele, Contribution à l'étude des tumeurs péribulbaires. Arch. d'Ophth. p. 490.

105. v. Mangold, Rundzellensarkom am inneren oberen Augenwinkel. Münch. med. Wochenschr. S. 1556.

106. Muetze, A case of sarcoma of the rigth orbita. Annals of Ophthalm. p. 217.

107. Napp, Über seltenere Geschwülste des Auges. Zeitschr. f. Augenheilk. 20. Bd. S. 516.

1909. 108. Rollet, 22 observations du tumeurs de l'orbite. Arch. d'Ophth. p. 350.

1910. 109. Maruo, Über einen Fall von Muskelsarkom, veranlaßt durch ein Trauma. Klin. Monatsbl. f. Augenheilk. S. 69.

1911. 110. Baer-Weidler, Small roundcell sarcoma of the orbital cellular tissues. Ophth. Rec. 1.

111. Fage, Sarcome de l'orbite. Rec. d'Ophth. p. 289.

112. Golowin, Zwei Fälle von Tumoren der Orbita. Odess. Ophth.-Ges. 8. III.

1911. 113. Perrod, Contributo all oncologia oculare. Sarcomi parvocellulari dell' orbita. Ann. di Ottalm. XL. p. 205.
114. Posey, Small roundcell myosarcoma of the orbit. Ophth. Rec. p. 752.
1912. 115. Charlet, Atrophie optique et sarcome orbitaire. Rev. gén. d'Ophth. 1.
116. Jackson, Sarcoma of orbit. Ophth. Rec. p. 190.
117. Israelit, Über primäre Sarkome der Orbita. Diss. Berlin.
118. Krüdener, Orbitalsarkom. St. Petersburger med. Wochenschr. S. 12.
119. Webster, A case of sarcoma of the orbit. Med. Rec. LXXXII. Nr. 7. p. 292.

3. Das Fibrosarkom der Orbita.

§ 302. Das Fibrosarkom nimmt nach der Häufigkeit seines Vorkommens in der Augenhöhle unter den Sarkomen die zweite Stelle ein. Aus der Literatur konnte ich 129 Fälle, bei denen die anatomische Untersuchung die Natur des Tumors feststellen ließ, zusammenstellen, denen ich 7 selbst beobachtete und untersuchte Fälle anreihen kann. Diese Zahl würde sich auf einige 150 erhöhen, wenn wir von den als Myxosarkome bezeichneten Fällen diejenigen, bei denen die fibröse Struktur den Namen Fibrosarkom rechtfertigt, hinzuzählen würden. Auch von den sogenannten Melanosarkomen der Orbita gehört eine Anzahl nach der Beschreibung der Autoren zu den Fibrosarkomen. Ich werde diese Fälle jedoch bei den pigmentierten Orbitaltumoren berücksichtigen und hier beiseite lassen, da es für die Beurteilung einer Tumorart zunächst geboten erscheint, die wesentlichen Erscheinungen des klinischen und anatomischen Bildes hervorzuheben. Die Häufigkeit des Fibrosarkoms unter den primären Orbitalsarkomen berechnet sich nach meiner Zusammenstellung auf 19%, unter sämtlichen Orbitalgeschwülsten auf 8,2%.

Das große Material der Leipziger Augenklinik weist unter 200 000 Fällen nur 7 Spindelzellsarkome der Orbita auf (0,0035%).

Handelt es sich also auch um ein recht seltenes Leiden, so kommt ihm doch in klinischer und diagnostischer Hinsicht eine große Bedeutung zu.

Nach meiner Zusammenstellung überwiegt das männliche Geschlecht das weibliche um etwa 10%. Vielleicht ist die Ursache darin gegeben, daß auch das Fibrosarkom sich nicht allzuselten nach einem Trauma entwickelte und dieses bei Männern häufiger vorkommt als bei weiblichen Personen.

Von traumatischer Entstehung eines Fibrosarkoms berichten Norris (12), Hay (2), Elliot (31), Calderaro (85), Silcock (82), Rollet (86[b]), Birch-Hirschfeld (6. Fall). Unter diesen Fällen befanden sich 2 Frauen, 4 Männer. Stets handelte es sich um Einwirkung stumpfer Gewalt und meist um einen Zwischenraum von einigen Monaten zwischen Verletzung und Tumorbildung, so daß eine Kausalbeziehung nicht in Abrede gestellt werden kann. Im übrigen sei auf § 277 hingewiesen.

Das Fibrosarkom betrifft in ungefähr gleicher Häufigkeit die ersten 4 Jahrzehnte, um vom 5. bis 7. etwas abzufallen. Natürlich gibt dies vom eigentlichen Beginn der Geschwulst keinen genaueren Begriff, da diese besonders im Beginn sehr langsam wachsen kann.

§ 303. Die zeitliche Entwicklung des Fibrosarkoms gibt ein etwas anderes Bild als diejenige des Rundzellensarkoms der Orbita (vgl. § 295). Unter 51 Fällen, bei denen sich genauere Angaben hierüber fanden, begannen die ersten, dem Patienten oder seiner Umgebung auffallenden Symptome

8 mal vor einigen Wochen,
5 » » einigen Monaten,
5 » » 1 Jahre,
10 » » 2 Jahren,
3 » » 3 »
7 » » 4 »
4 » » 5 »
2 » » 6 »
3 » » 8 »
je 1 » » 10, 23 und 32 Jahren.

Während es sich also in 13 Fällen um ein schnelleres Wachstum handelte, waren in 15 Fällen 1—2 Jahre, in 22 Fällen mehr als 3 Jahre vergangen, bis der Patient den Arzt aufsuchte.

Beim Rundzellensarkom sind die Fälle mit schnellerem Wachstum wesentlich häufiger.

Daraus ist jedoch nicht zu schließen, daß das Fibrosarkom wesentlich gutartiger sei als das Rundzellensarkom. Auch die in der ersten Zeit langsam wachsenden Tumoren können, wie die Beobachtungen zeigen, in späteren Stadien eine rapide Größenzunahme erfahren.

§ 304. Über den Sitz des Tumors finde ich in 74 Fällen nähere Angaben. Am häufigsten saß die Geschwulst im oberen Teile der Orbita (15 mal oben, 10 mal oben außen, 9 mal oben innen = 34 mal), etwas seltener innen (9 mal), unterhalb des Bulbus (11 mal), noch seltener außen (2 mal). Innerhalb des Muskeltrichters wurde sie 9 mal angetroffen. Sie stand dann meist in Verbindung mit der Sehnervenscheide, von der sie offenbar ihren Ausgang nahm.

Der Sitz des Fibrosarkoms zeigt mithin annähernd die gleichen Verhältnisse, wie der des Rundzellensarkoms der Orbita.

Das erste Symptom, das auf das Vorhandensein des Tumors hinweist, ist meist der Exophthalmus und die seitliche Verdrängung des Bulbus. Über vorausgehende Schmerzen, die nicht selten anfallsweise auftreten und meist als Kopf- und Stirnschmerzen bezeichnet werden, finde ich 17mal nähere Angaben. Nicht selten ist ausdrücklich vermerkt, daß keine Schmerzen vorhanden waren. Von meinen 7 Patienten klagten 4 über Schmerzen, während 3 schmerzfrei waren.

Wir sehen auch hier, daß die Angabe A. v. Graefes, welche der Schmerzhaftigkeit bei malignen Orbitaltumoren eine große Bedeutung beimißt, keine allgemeine Geltung beanspruchen kann.

Doppeltsehen ist keine häufige Erscheinung, wenn ich die spärlichen Angaben hierüber in Betracht ziehe. Doch mag es sein, daß oft nicht genügend darauf geachtet wurde. Von meinen 7 Patienten klagten nur 3 über Doppeltsehen.

Von Augenmuskellähmungen wird Abduzensparese von Scott, Lähmung des Musculus rectus superior von Israel erwähnt. Die Ptosis, die ich 5 mal verzeichnet finde, beruht wohl in erster Linie auf einer peripheren Schädigung des Levator oder Beteiligung des oberen Lides durch die Geschwulst.

Über die Konsistenz des Tumors, soweit sie sich durch Palpation am Orbitaleingang feststellen ließ, finden sich verschiedenartige Angaben. Nicht selten wird sie als knorpelartig, zuweilen als knochenhart bezeichnet, in anderen Fällen als derb, derbelastisch, aber gelegentlich auch als weich.

In meinem 2. und 7. Falle erschien der Tumor bei der Palpation auffallend weich, während die anatomische Untersuchung an der Diagnose Fibrosarkom keinen Zweifel ließ. Wenn es sich also auch meist um eine derbe Konsistenz handelt, so kommt diesem Symptom doch sicher keine ausschlaggebende Bedeutung zu. Auch auf Bösartigkeit oder Gutartigkeit läßt sich aus der Konsistenz kein sicherer Rückschluß ziehen, wenn man auch wohl sagen kann, daß die von einer derben Bindegewebskapsel umgebenen Fibrosarkome günstiger zu beurteilen sind.

Wichtiger ist die Beweglichkeit des Bulbus, die bei schnell und infiltrierend wachsenden Fibrosarkomen eher und in höherem Grade leidet als bei eingekapselten umschriebenen Tumoren.

Der Grad des Exophthalmus kann bei Fibrosarkomen sehr beträchtlich sein. Ahlstroem (59) fand ihn 12 mm, Braunschweig (36) 14—15 mm, Madelung (47) 17 mm, Israel (76) 25 mm. Bei meinen Fällen betrug er 1mal 12 mm, 1mal 15 mm und 1mal 16 mm, während er in den übrigen 4 Fällen niedriger war.

Bei dem Patienten von Israel hatte sich im Zeitraum von 5 Jahren ein Exophthalmus von 25 mm entwickelt mit Tieferstand von 30 mm. Zeitweilig wurde der Bulbus vor die Lidspalte luxiert. Es bestand Sehnervenatrophie und Amblyopie. Der im oberen äußeren Teile der Orbita sitzende knorpelharte Tumor, der mit Schonung des Bulbus entfernt wurde, wobei sich zeigte, daß er das Orbitaldach durchbrochen hatte, besaß eine Größe von 30 × 65 mm.

Eine Störung des Sehvermögens ist von dem Fibrosarkom der Orbita fast in gleicher Häufigkeit zu erwarten wie von dem Rundzellensarkom. Wenigstens finde ich in meiner Zusammenstellung unter 64 Fällen, über welche nähere Angaben vorliegen, nur 23 mal normale oder fast normale Sehschärfe, 25 mal Amblyopie höheren Grades und 16 mal Amaurose angegeben.

In 8 Fällen wurde eine Trübung oder ein Geschwür der Hornhaut beobachtet (5,8 % gegenüber 10 % beim Rundzellensarkom).

Die Augenspiegeluntersuchung konnte 34 mal (unter 136 Fällen) eine Veränderung des Sehnerven feststellen, und zwar 5 mal Hyperämie, 7 mal Neuritis optica, 15 mal Stauungspapille, 7 mal Atrophie.

Besonders diejenigen Fälle, bei denen sich die Geschwulst im Muskeltrichter und in der Nachbarschaft des Sehnerven entwickelt, scheinen verhältnismäßig früh, d. h. bei geringgradiger Protrusion, den Sehnerven zu beteiligen.

Wie hochgradig die Veränderungen sein können, die durch Druck der Geschwulst am Bulbus hervorgerufen werden, zeigt am deutlichsten die anatomische Untersuchung eines von mir und C. Siegfried untersuchten Falles, den ich in § 281 näher beschrieben habe.

§ 305. Für die Differentialdiagnose des Fibrosarkoms der Orbita gegenüber malignen Tumoren anderer Struktur gilt das gleiche wie für das Rundzellensarkom. Weder aus der Lokalisation, dem Grade des Exophthalmus, der funktionellen Störung, noch aus der Dauer des Bestehens, den Beschwerden des Patienten und der Konsistenz des Tumors lassen sich sichere Anzeichen für die Diagnose entnehmen. Gewisse Unterschiede gegenüber dem Rundzellensarkom sollen nicht bestritten werden. So ist z. B. ein rapides Wachstum der Geschwulst im jugendlichen Lebensalter häufiger beim Rundzellensarkom, Nachweis derber Konsistenz, langen Bestehens relativ geringer Beweglichkeitsstörungen mehr für Fibrosarkom charakteristisch. Aber es muß betont werden, daß auch schnellwachsende und weiche Fibrosarkome vorkommen.

Der häufig breite Zusammenhang mit dem Perioste der Orbitalwand, Verwachsungen der Geschwulst mit der Sehnervenscheide, mit Augenmuskeln, der Tenonschen Kapsel, Perforation des Knochens und Eindringen in Nachbarsinus sind bei beiden Tumorarten nicht selten beobachtet.

Eigene Fälle.

§ 306. 1. Fall: Der 51 jährige St. erkrankte ohne bekannte Veranlassung vor 1 Jahre mit Kopfschmerzen. Ein Halbjahr später trat sein rechtes Auge vor. Im Laufe des letzten Monats nahm die Sehkraft rechts bedeutend ab. Die Untersuchung ergab einen Exophthalmus rechts von

16 mm mit leichter Verdrängung des Bulbus nach oben. Die Beweglichkeit des Auges war nach oben stark beeinträchtigt. Innen und unten ließen sich einige derbe Tumorknoten fühlen, die fest am Periost saßen.

Die Sehschärfe war rechts auf Fingerzählen in 2 m vermindert. Es bestand ein absolutes zentrales Skotom von 1° Dm. Ophthalmoskopisch zeigte sich Hyperämie der Papille und gelbliche Flecken in der Makulagegend.

Fig. 50 a.

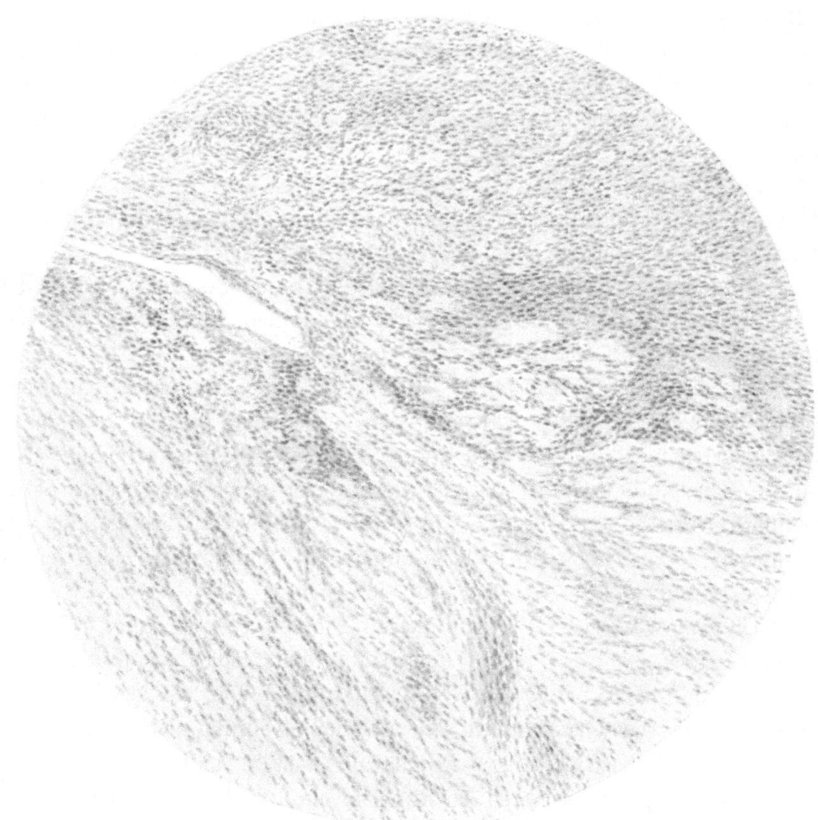

Da bei interner Behandlung die Protrusion zunahm, wurde die operative Entfernung der Geschwulst von einem Hautschnitt am unteren inneren Orbitalrande versucht. Da der Tumor tief in die Orbita reichte und sich nicht mit Schonung des Bulbus ausschälen ließ, wurde die Ausräumung der Orbita angeschlossen. Dabei zeigte sich, daß die Geschwulst in die Kieferhöhle und Siebbeinzellen durchgebrochen war.

Nach einigen Monaten kam es zu einem lokalen Rezidiv, gleichzeitig zu Gehirnerscheinungen, die $1/2$ Jahr nach der Exenteration den Tod des Patienten herbeiführten.

Der Tumor bot eine verschiedenartige Konsistenz in seinen verschiedenen Teilen. Die Hauptgeschwulst, die sich im unteren inneren Teil flach nach der Orbita zu erstreckte, war ziemlich derb. Von ihr aus ließen sich schon makroskopisch strangförmige und knotige Ausläufer verfolgen, die sich zwischen den Augenmuskeln in das retrobulbäre Fettgewebe vorschoben. Der Bulbus selbst war frei von Tumor, der Sehnerv in seinem hinteren gefäßlosen Teil von Geschwulstknoten umgeben.

Mikroskopisch bestand der Tumor aus ziemlich gleichförmigen, spindelförmigen Elementen, die je nach der Schnittrichtung eine strangförmige, geflechtartige oder wirbelartige Anordnung zeigten. In manchen Bezirken fand sich zwischen den aufgelockerten Zellzügen eine myxomatöse Grundsubstanz.

Die infiltrierende Art des Wachstums war deutlich ausgeprägt, während entsprechend dem Periost der inneren Augenhöhlenwand durch parallel geordnete Bindegewebszüge eine Art von Kapsel gebildet war.

Es handelte sich demnach um ein Fibrosarkom, das vom Periost der inneren Orbitalwand ausgehend die Orbita ergriffen hatte und teilweise myxomatöse Enartung zeigte. .

2. Fall: Bei dem 20jährigen C. W. war seit 4 Wochen ohne Schmerzen das linke Auge vorgetreten, während sich unter dem oberen Orbitalrand ein weichelastischer, aus einzelnen Knoten bestehender Tumor bildete. Am linken Auge bestand (durch Druck der Geschwulst) ein hyperopischer Astigmatismus von 3 Dioptr. Sehschärfe mit Korrektion 6/24. Die Papille war hyperämisch. Die Netzhaut ließ besonders im temporalen Teile feinste graue Streifen und Falten nachweisen.

Der Tumor wurde nach Orbitomie am oberen Orbitalrande freigelegt und entfernt. Er reichte tief in die Orbita, ließ sich aber stumpf vom Bulbus ablösen. Nach 2 Monaten war der Exophthalmus fast geschwunden, die Beweglichkeit wiederhergestellt, die Netzhautstreifung nicht mehr nachweisbar und die Sehschärfe ohne Zylinderglas fast normal.

Nach 10 weiteren Monaten zeigte sich ein Rezidiv, das den Bulbus nach vorn und unten drängte. Bei der Ausräumung der Orbita zeigte sich das Orbitaldach in Ausdehnung eines Markstücks perforiert. Trotzdem eine Resektion der in das Stirnhirn eindringenden Geschwulst angeschlossen wurde, ging der Patient nach einigen Monaten unter zerebralen Erscheinungen zugrunde.

Die anatomische Untersuchung der Geschwulst ergab ein zellreiches Fibrosarkom, das sich nach der Orbita zu durch derbe Bindegewebszüge abgrenzte und nirgends diffuse Infiltration feststellen ließ. Es setzte sich aus einzelnen Knoten zusammen, innerhalb deren die Zellzüge wirbelartige

Verflechtung zeigten. Das Zentrum mehrerer Knoten ließ myxomatöse Erweichung erkennen.

Nach der anatomischen Untersuchung war der Tumor vom Periost des Orbitaldaches ausgegangen.

3. Fall: Der 22jährige O. G. hatte vor $^1/_2$ Jahre Doppeltsehen und Vortreten des rechten Auges bemerkt. Keine Schmerzen. Exophthalmus von 12 mm. Beweglichkeit nach oben außen gestört. Papille geschwellt. Visus 6/24. Oben außen neben dem Bulbus eine derbe Resistenz fühlbar.

Operation nach KROENLEIN.

Der Tumor läßt sich stumpf ablösen. Er ist walnußgroß und besteht aus mehreren zusammenhängenden Knoten. Der Exophthalmus bildete sich zurück, ebenso die Papillenschwellung. Die Sehschärfe besserte sich auf 6/12.

Ein Rezidiv war nach 9 Monaten nicht nachzuweisen.

Mikroskopisch erwies sich die Geschwulst als ein typisches Fibrosarkom mit partieller myxomatöser Entartung ohne infiltratives Wachstum.

4. Fall: Die 25jährige R. St. litt seit 2 Monaten an Vortreibung des linken Auges. Sie klagte über anfallsweise auftretende Schmerzen und Doppeltsehen. Der Bulbus war nach oben und innen verdrängt (Exophthalmus 8 mm), in seiner Beweglichkeit behindert. Am äußeren unteren Orbitalrand wurde der vordere Ausläufer eines knorpelhaften Tumors gefühlt.

Augenhintergrund: venöse Hyperämie und leichte Schwellung der Papille. Visus 6/18 nach Ausgleich eines myopischen Astigmatismus von 2,5 Dioptr.

Operation nach KROENLEIN.

Die stumpfe Auslösung des Tumors, der bis nahe an die Sehnervenscheide reicht und mit dieser verwachsen ist, gelingt mit einiger Schwierigkeit. Glatter Heilverlauf. Rückbildung des Exopthalmus. Wiederherstellung der Beweglichkeit bis auf leichte Schwäche des Musculus rectus externus. Kein Rezidiv nach 1 Jahre (nach brieflicher Mitteilung).

Die mikroskopische Untersuchung des walnußgroßen Tumors ergibt ein typisches Fibrosarkom mit einzelnen Erweichungsherden. Ausgang anscheinend vom Periost des Orbitalbodens.

5. Fall: Der 45jährige E. F. bot seit 1 Jahre eine derbe Geschwulst im inneren Winkel des rechten Auges mit Vortreibung und seitlicher Verdrängung des Bulbus. Der anfangs schmerzfreie Tumor verursachte seit einigen Wochen anfallsweise auftretende Stirnkopfschmerzen. Exophthalmus von 5 mm, Bewegung nach innen und oben beschränkt. Harter knotiger Tumor im inneren Augenwinkel zu fühlen. Bulbus wenig zurückdrängbar. Visus 6/12. Hintergrund: o. B.

Exstirpation nach Orbitotomie vom oberen inneren Orbitalrand. Nach 2 Monaten Rezidiv auch im unteren Teile der Orbita. Entfernung mit Erhaltung des Auges, da stumpfe Auslösung verhältnismäßig leicht gelingt und die Einwilligung zur Ausräumung der Orbita versagt wurde. Günstiges Resultat 1½ Jahre lang, dann Auftreten eines zweiten Rezidivs, das rapid wuchs, in die Kieferhöhle und Nase einbrach und inoperabel war. Röntgenbestrahlung ohne Erfolg. Exitus 2 Jahre nach der letzten Operation unter Gehirnerscheinungen.

Fig. 51.

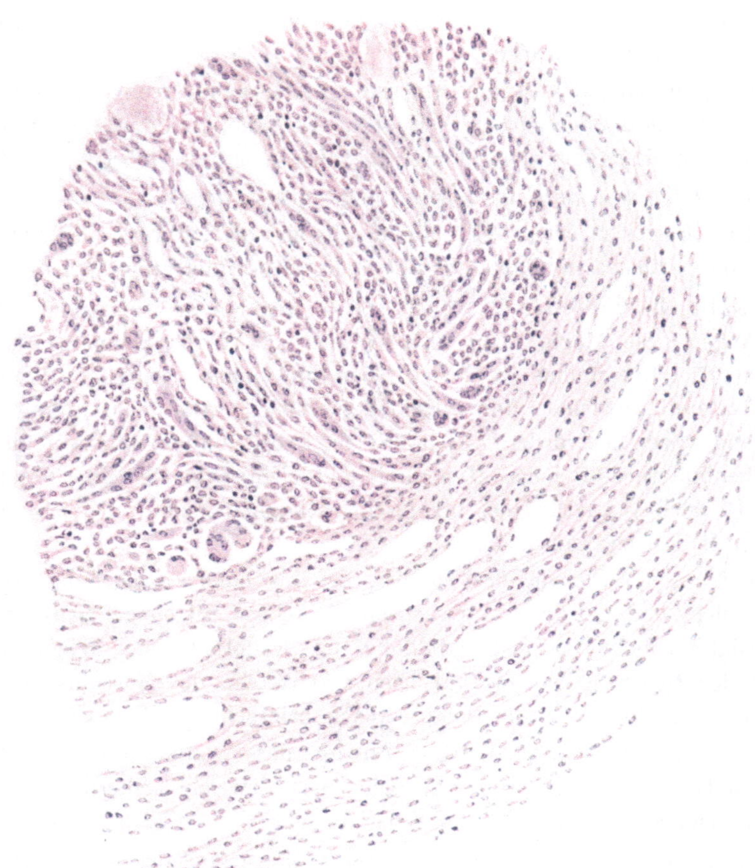

Mikroskopisch untersucht wurde nur der bei der zweiten Operation entfernte Tumor. Er bestand aus dichtgedrängt lagernden Spindelzellen mit unregelmäßig strangförmig verflochtener Anordnung und infiltrativem Wachstum. Einzelne Knoten ließen myxomatöse Degeneration nachweisen. Glykogen fand sich nur spärlich in den Randbezirken der Geschwulst. Stellenweise war eine Kapselbildung durch konzentrisch gelagerte Bindegewebsfasern angedeutet, doch waren diese streckenweise durch Tumorzellen aufgelockert und durchbrochen. An Gefäßen war der Tumor arm. Ein Teil derselben zeigte unregelmäßige Wandverdickungen.

6. Fall: Der 30jährige M. Gr. stieß sich vor $1\frac{1}{2}$ Jahren mit der linken Schläfe an einen Balken. Das linke obere Lid war angeblich längere Zeit geschwellt und blutunterlaufen. Etwa 3 Monate später begann das linke Auge zu tränen, und es stellten sich zeitweilig Doppelbilder ein, die wieder verschwanden. Der Patient ging weiter seiner Arbeit nach und wendete sich erst 1 Jahr nach dem Unfall an einen Arzt, der eine leichte Vortreibung des linken Auges feststellte, Jod und Inunktion verordnete. Als trotz dieser Behandlung — für Syphilis fehlte jeder Anhaltspunkt — das Auge weiter vortrat und sich zeitweilig sehr heftige Schmerzen einstellten, suchte der Patient die Klinik auf. Hier wurde folgender Befund erhoben:

Das linke Auge ist 8 mm nach vorn und nach innen unten verdrängt, die Beweglichkeit besonders nach außen und oben behindert. Es besteht leichte Chemosis im inneren äußeren Sektor. Der Bulbus läßt sich nur wenig zurückdrängen. Bei Verschiebung nach oben außen stößt er auf eine festere Resistenz, deren vorderen Rand der neben dem Augapfel eindringende kleine Finger eben noch dicht am Knochen zu fühlen vermag. Er zeigt eine höckrige Oberfläche.

Hyperop. Astigmatismus von 3 Dioptr. mit schräger Achse. Visus $= 6/15$ (mit cyl. $+2,5$ 130°). Papille leicht geschwellt und hyperämisch. Doppelbilder nur bei Vorsetzen eines dunklen Glases vor das rechte Auge gleichnamig, mit Höhendistanz, in der linken oberen Blickfeldhälfte Abstand zunehmend.

Röntgenaufnahme negativ, Nase o. B. Keine Drüsenschwellungen. Wassermann negativ. Leichte Druckempfindlichkeit des oberen äußeren Augenhöhlenrandes.

Operation nach Kroenlein.

Nach Freilegung der Orbita läßt sich ein etwa walnußgroßer Tumor von derber Konsistenz nachweisen, der sich von der Gegend der Tränendrüse entlang des Orbitaldaches, offenbar dem Periost aufsitzend, bis in die Spitze der Augenhöhle erstreckt. Da er sich nur in seinem vorderen Teile stumpf freilegen läßt, wird die Ausräumung der Orbita angeschlossen. Glatter Heilverlauf. Nach $\frac{1}{2}$ Jahre kein Rezidiv. Gutes Allgemeinbefinden. Es werden mehrere intensive Bestrahlungen mit Röntgenstrahlen vorgenommen, die gut vertragen werden. 9 Monate nach der Operation kein Rezidiv.

Die mikroskopische Untersuchung ergab ein typisches Spindelzellensarkom, offenbar vom Periost ausgehend, das seitlich auf das retrobulbäre Gewebe, nach vorn auf die Tränendrüse übergegriffen hatte. Die Zellen lagen stellenweise sehr dicht gedrängt, an anderen Stellen in eine muzinöse Grundsubstanz eingebettet. Gefäße wenig zahlreich. Glykogen spärlich.

7. Fall: Der 43jährige Schriftsetzer W. klagte darüber, daß sein rechtes Auge seit ungefähr 2 Jahren vorgetrieben sei. Es bestand ein Exophthalmus in der optischen Achse von 3 mm, voller Visus und normaler Hintergrund, Schmerzen und Doppeltsehen waren nicht vorhanden. Es wurde damals ein retrobulbäres Angiom diagnostiziert. Als sich der Patient 6 Jahre später wieder vorstellte, hatte der Exophthalmus auf 10 mm zugenommen. Der Bulbus war jetzt stark nach oben gedrängt, seine Beweglichkeit nach allen Richtungen, besonders nach unten behindert. Der untere Teil der Bindehaut war stark chemotisch. Durch das untere Lid ließ sich ein anscheinend weicher Tumor durchtasten. Die Hornhaut war diffus getrübt, der Innendruck des Bulbus deutlich vermindert. Der Augenhintergrund war normal, der Visus auf 6/15 herabgesetzt.

Da die Zurückdrängbarkeit des Augapfels und das langsame Wachstum der Geschwulst jedenfalls nicht gegen ein Angiom sprachen, wurde ein Versuch mit der Magnesiumbehandlung nach PAYR gemacht, indem zugespitzte Magnesiumstifte durch das untere Lid in den Tumor eingestochen wurden. Unter dieser Behandlung nahm die Protrusion erheblich zu (bis auf 15 mm), ebenso die Hornhauttrübung und die Sehstörung. Da sich außerdem sehr heftige Schmerzen einstellten, machte sich ein operativer Eingriff nötig.

Die Orbita wurde nach KROENLEIN eröffnet. Dabei zeigte sich eine kastaniengroße, ziemlich weiche Geschwulst im retrobulbären Gewebe und im unteren Teile der Orbita, die sich von ihrer Umgebung nicht stumpf ablösen ließ. Da bei dem Versuch der stumpfen Lösung so starke Blutungen auftraten, daß das Leben des Patienten gefährdet erschien, mußte die Operation möglichst schnell beendet werden. Es wurde deshalb der ganze Orbitalinhalt entfernt. Die Heilung erfolgte reaktionslos. Nach 1 Jahre ist kein Rezidiv aufgetreten.

Die eigenartigen anatomischen Veränderungen am Bulbus durch Druck der Geschwulst habe ich bereits oben (vgl. Fig. 40—42) näher beschrieben.

Der Tumor gehört dem unteren Teile des Muskeltrichters an und hat die Muskeln, das orbitale Fettgewebe und die Gefäße seitlich verdrängt. Er ist von grauweißer Farbe und zeigt auf dem Durchschnitt ein gestreiftes Aussehen.

Mikroskopisch läßt sich eine Bindegewebskapsel von verschiedener Dicke nachweisen, die reichlich Blutgefäße und Pigmentzellen enthält. Die eigentliche Geschwulstmasse besteht aus einem kleineren ovalen Kern, der sich aus parallel gerichteten Reihen von Spindelzellen, die nach allen Richtungen miteinander verflochten sind, zusammensetzt. Er ist reich an Gefäßen und enthält zahlreiche Hohlräume, die mit roten Blutkörperchen und homogener eiweißreicher Substanz gefüllt und nur teilweise mit Endothel ausgekleidet sind. Der periphere Teil der Geschwulst ist reichlich von

Bindegewebe durchsetzt, zwischen dessen Zügen die Geschwulstzellen lagern. Hier finden sich außerdem zahlreiche Hohlräume, Pigmentzellen, Rundzelleninfiltrate und endlich tuberkelähnliche Knötchen, die aus Rund- und Riesenzellen bestehen und von Bindegewebe umschlossen sind. Diese eigenartigen Veränderungen sind wohl mit Sicherheit auf die Magnesiumstiftbehandlung zurückzuführen, durch die es zum Eindringen von Wasserstoffblasen in das Gewebe (Hohlräume), zu Blutungen (Pigmentbildung) und zu entzündlicher Reaktion (Infiltrationsherde, Fremdkörperzellen) kam.

Daß der Tumor als Fibrosarkom bezeichnet werden muß, kann keinem Zweifel unterliegen. Als Ausgangspunkt kommt nur der untere Teil des retrobulbären Gewebes in Betracht.

Pathologische Anatomie.

§ 307. In seiner Monographie über die Tumoren des Auges bemerkt Lagrange (84), daß es vom anatomischen Gesichtspunkte ebenso schwer sei wie vom klinischen, zwischen den Fibrosarkomen und den übrigen Sarkomformen zu unterscheiden, da es mannigfache Übergangsformen zwischen ihnen gebe. Er beschränkt sich dann bei der Besprechung der pathologischen Anatomie des Fibrosarkoms auf die geringe Zahl von 10 Fällen, die aus der älteren Literatur stammen und ungenau untersucht sind. Daß aus einem derartig mangelhaften Material sich keine allgemein verwertbaren Schlüsse ziehen lassen, liegt auf der Hand.

Bei eingehendem Studium der Literatur und meiner eigenen Fälle bin ich, im Gegensatz zu Lagrange, zu der Auffassung gelangt, daß sich das Fibrosarkom der Orbita sehr wohl von dem Rundzellensarkom anatomisch unterscheiden läßt, wie das ja auch für die analog gebauten Tumoren anderer Körperregionen zutrifft.

Wenn Berlin in der 1. Auflage dieses Handbuches schreibt, daß nicht selten in ein und derselben Geschwulst Rundzellen und alle möglichen anderen Formen bis zu reinen Spindelzellen vorkommen, so kann ich das nicht bestätigen. Ich möchte vermuten, daß die früher oft recht ungenau durchgeführte Untersuchung zu dieser Bemerkung Anlaß gab. So viel ist sicher, daß die überwiegende Mehrzahl der Fibrosarkome sich von den Rundzellensarkomen so typisch und charakteristisch im anatomischen Aufbau unterscheidet, daß es durchaus gerechtfertigt ist, beide Tumorarten voneinander zu trennen und eine Beantwortung der Frage anzustreben, ob dieser anatomischen Verschiedenheit auch eine solche des klinischen Verlaufes, der Prognose und Therapie entspricht.

Dagegen halte ich es nicht für möglich, zwischen Fibrosarkomen und Spindelzellensarkomen zu unterscheiden, enthält doch auch das Fibrosarkom zum Unterschied vom Fibrom zahlreiche spindelförmige Elemente, die als Vorstufen fertig entwickelter Bindegewebszellen angesprochen werden können.

Auch treten, je nach dem Alter der Geschwulst, bald der Gehalt an Spindelzellen, bald der Übergang zu festem Bindegewebe mehr hervor.

Die Unterscheidung in eine großzellige und kleinzellige Form des Spindelzellensarkoms läßt sich auch nicht immer durchführen, da die Kern- und Zellgröße sich in verschiedenen Abschnitten der Geschwulst verschieden verhalten kann, beim Rezidivtumor zuweilen anders ist als beim primären.

Als kleinzellige Tumoren werden z. B. diejenigen von Fruginele (77), Scimemi (5), als großzellige diejenigen von Snell (74), Valude (56), Dunn (23) und Knapp (65) bezeichnet.

Auf die Malignität scheint die Größe der Zellen, soweit ich sehen kann, keinen Einfluß zu haben.

Rundzellen sind nicht selten dem Fibrosarkom beigemischt, aber es handelt sich dabei meist nicht um Tumorzellen, sondern um Infiltrate von Lymphozyten, die neben den Gefäßen oder zwischen den Tumorzellen herdförmig lagern, oder auch um Tumorzellen, die dadurch, daß sie quer zur Längsrichtung vom Schnitt getroffen wurden, als Rundzellen erscheinen. Ich glaube, daß dieser Umstand nicht zu selten zur Verwechslung mit echten Rundzellen Anlaß gegeben hat.

Die verschiedene Anordnung der Zellbündel kann Besonderheiten des Aufbaues der Geschwulst hervorrufen. Meist findet sich eine unregelmäßige Verflechtung der Fasern, häufig eine Zusammenlagerung zu Zellbündeln oder Balken, die je nach Schnittrichtung bald einen mehr gestreckten Verlauf, wellen- oder lockenartige Biegungen oder spiralige Aufrollung zeigen können. Der gleiche Tumor bietet hier in seinen verschiedenen Abschnitten ein verschiedenes Bild.

Das Zwischengewebe kann äußerst spärlich entwickelt sein, wenn Spindelzelle eng an Spindelzelle gelagert ist, kann aber auch in Form breiter und schmaler Bindegewebsbalken, die von der Kapsel aus die Geschwulst durchziehen, stark hervortreten. Oder die Spindelzellen sind stellenweise lockerer gelagert und zwischen ihnen findet sich eine feinkörnige oder homogene Grundsubstanz, die häufig deutliche Muzinreaktion ergibt.

Durch analoge Vorgänge wird nicht selten das Zentrum der Geschwulst erweicht und der Tumor geradezu in einen zystischen umgewandelt (Fälle von Scott 37, Badal-Lagrange 24, Leber 46). Hier ist auch eines Teils derjenigen Fälle zu gedenken, bei denen von den Autoren die Bezeichnung Myxosarkom gewählt wurde (Franke 53, Fejér 70, Juler 54, Vossius 57, Lawson 55, de Vincentiis 38).

Daß myxomatöse Abschnitte in Fibrosarkomen sich recht häufig antreffen lassen, wenn man die Geschwulst eingehender untersucht, möchte ich nach dem Verhalten meiner eigenen Fälle annehmen, da ich unter 7 untersuchten Fällen diese nur 2 mal vermißte.

Besonders scheinen, soweit die Berichte der Literatur einen Schluß gestatten, die von der Sehnervenscheide ausgehenden Fibrosarkome zu myxomatöser Entartung zu neigen, so daß Lawson an Einschluß eines Teils des embryonalen Glaskörpers in die Optikusscheibe denkt, eine Vermutung, die mir schon deshalb hinfällig scheint, da auch Fibrosarkome, an deren Ursprung vom Periost der Orbitalwand nicht gezweifelt werden kann, häufig genug bei genauem Zusehen schleimig entartete Bezirke nachweisen lassen.

Daß der Gehalt an Schleimgewebe sich prognostisch verwerten läßt, bzw. auf die relative Gutartigkeit der Geschwulst einen Schluß zuläßt, habe ich nicht finden können, weder für meine eigenen Fälle, noch für diejenigen der Literatur.

Der Reichtum an Gefäßen ist erheblichen Schwankungen unterworfen. Er kann so beträchtlich sein, daß man glaubt, einen Gefäßtumor vor sich zu haben. So war es in meinem 7. Falle, in einem Falle von van Duyse, bei dem sogar Pulsation durch dilatierte Gefäße nachzuweisen war, und in einem Falle von Trombetta (75), den der Autor als Angiosarkom bezeichnet. Im 2. Falle von Pergens (72) nahm beim Bücken und bei Kompression der Jugularis die bis über die Braue reichende Schwellung zu. Dieser Gefäßreichtum kann die Exstirpation durch heftige Blutungen sehr erschweren (Combalat 26, Pergens 72, mein 7. Fall).

In anderen Fällen ist die Gefäßentwicklung so gering, daß sich die Operation fast ohne Blutverlust durchführen läßt.

Die Gefäßwandungen zeigen nicht selten hyaline Degeneration (Ahlström 59, Preindlsberger 68), aber auch das Zwischengewebe kann hyalin entarten (Wilson 58, Teillais 48). Sind die Gefäße von hyalinen Balken eingescheidet, so kann das Bild des sog. Zylindroms entstehen.

Endlich kann durch Auftreten osteoider Felder zwischen den Spindelzellen ein Übergang zum Osteosarkom gegeben sein, wie in den Fällen von Knapp (65) (3. Fall) und Milikin (25).

Bedenken wir noch, daß pigmentierte Fibrosarkome nicht zu den Seltenheiten gehören (ich erwähne hier nur die Fälle von Walter, Lange, Buller, Zentmayer und verweise im übrigen auf das Kapitel: Pigmentsarkom der Orbita), so müssen wir zugeben, daß der anatomische Aufbau des Fibrosarkoms große Verschiedenheiten darbieten kann.

Als Ausgangspunkt kommen für das Fibrosarkom die verschiedensten Teile der Orbita in Betracht. Am häufigsten nimmt es zweifellos vom Periost der Orbitalwand seinen Ursprung. Aber auch die Sehnervenscheide (Calderaro 85, Combalat 26, Drake-Brockmann 51, Pergens 72, Valude 56, Braunschweig 36, Rockliffe 32b u. a.), die Umgebung der Tränendrüse (Kalt 41, Bull 39, Köhler 27, Pergens 72 — 5. Fall), das retrobulbäre Zellgewebe (Swanzy 19, Elliot 31), die Tenonsche Kapsel (Barrenechea 21, Noyes 7) kann, soweit die anatomische Untersuchung überhaupt einen

Schluß auf den Ausgangspunkt zuläßt, als Ursprungsort in Betracht kommen.

Der tödliche Ausgang des Fibrosarkoms ist, wie derjenige des Rundzellensarkoms in erster Linie durch das Übergreifen der Geschwulst auf das Gehirn hervorgerufen.

Einen direkten Einbruch des Tumors in die Schädelhöhle erwähnen PREINDLSBERGER (68), ISRAEL (76), TEILLAIS (48), TROMBETTA (75), BARBOT (1 b), SCIMEMI (5), (BIRCH-HIRSCHFELD 1. und 2. Fall). Nicht selten setzt sich die Geschwulst zunächst auf einen Nachbarsinus der Orbita fort und greift von diesem aus auf das Gehirn über.

Metastasen scheinen recht selten zu sein. ROBBARS (82 b) erwähnt eine solche in der Leber, CAUCHOIS (9) ein Sarcoma colli uteri, das 1 Monat nach der Exstirpation des Orbitaltumors festgestellt wurde. Ob es sich hier um eine von der Orbitalgeschwulst herrührende Metastase handelte, oder um den primären Tumor, ließ sich nicht nachweisen. Der Fall von Spindelzellensarkom, den ALT (14) beschreibt, endete mit allgemeiner Sarkomatose.

§ 308. Die Prognose des Fibrosarkoms der Orbita stellt sich wesentlich günstiger dar, als diejenige des Rundzellensarkoms. Unter 136 Fällen, bei denen nähere Angaben über den Verlauf vorliegen, endeten 35 tödlich (27,5 % gegenüber 59 % Mortalität bei den Rundzellensarkomen).

Zwar gibt auch diese Zahl kein genaueres Bild der wirklichen Verhältnisse, da die Beobachtungsdauer große Differenzen aufweist und bei kurz beobachteten Fällen immer noch mit dem späteren Auftreten eines Rezidivs gerechnet werden muß.

Ich habe deshalb auch diejenigen Fälle zusammengestellt, die länger als 1 Jahr beobachtet wurden. Es sind nur 31 Fälle, von denen 8 (26 %) rezidivierten. Da man im allgemeinen sagen kann, daß die meisten Rezidive vor Ablauf 1 Jahres nach der Operation sich einstellen, so darf man wohl annehmen, daß die nach dieser Zeit rezidivfrei gebliebenen Fälle gute Aussicht auf Dauerheilung besitzen. Den 23 Fällen, die nach 1 Jahre rezidivfrei waren, stehen 6 gegenüber, bei denen ein Rückfall beobachtet wurde, während 2 mal das Intervall zwischen Operation und Rezidiv noch größer war (1 mal 4 Jahre).

§ 309. Das therapeutisch anzustrebende Ziel ist natürlich die frühzeitige totale Entfernung der Geschwulst, wenn möglich mit Erhaltung des noch sehtüchtigen Auges.

Daß sich dieses Ziel in einem großen Teil der Fälle erreichen läßt, geht daraus hervor, daß von 74 mit Erhaltung des Bulbus operierten Fällen 22 rezidivierten (29 %), die übrigen 71 % rezidivfrei blieben.

Natürlich ist die Schonung des Bulbus nur dann anzuraten, wenn sich die Geschwulst in toto beseitigen läßt, was von ihrer Größe, ihrem Sitz, ihrer Konsistenz und Verwachsung mit der Umgebung abhängt.

Über diese Verhältnisse gibt sehr oft erst die Operation Aufschluß.

Man tut deshalb gut, sich vor Beginn derselben die Einwilligung zum radikalen Vorgehen der Ausräumung der Orbita geben zu lassen.

Auch die Wahl der Operationsmethode ist von der Lage des Einzelfalles (vor allem Sitz und Größe der Geschwulst) abhängig zu machen.

Je breiter man den Tumor freilegen kann, je besser er stumpf aus seiner Umgebung sich lösen läßt, um so günstiger sind die Aussichten auf dauernde Heilung. Ist der Bulbus erblindet, ist anzunehmen, daß der Tumor bis in die Spitze der Orbita reicht, daß er das Orbitalgewebe diffus infiltriert hat (rapides Wachstum in letzter Zeit, starke Beweglichkeitsbeschränkung des Augapfels), dann ist die Exenteratio orbitae den schonenden Eingriffen vorzuziehen.

Daß trotz dieses radikalen Vorgehens die Prognose in solchen Fällen recht ungünstig ist, lehrt meine Zusammenstellung, die bei 47 primär exenterierten Fällen 30 mal Rezidive aufweist (73 %).

Wesentlich günstiger ist die Prognose, wenn, wir oben sahen, der Tumor sich isoliert entfernen läßt.

Auffallenderweise verliefen diejenigen Fälle am günstigsten, die nach Kroenlein operiert wurden. Unter 19 Fällen ist hier nur 1 Rezidiv angegeben, während von 55 mit Orbitotomie operierten 21 einen Rückfall boten.

Hieraus darf man aber nicht schließen, daß die temporäre Resektion der äußeren Orbitalwand immer der Orbitotomie überlegen sei. Es finden sich unter den orbitotomierten Fällen viele aus der älteren Literatur, und auch manche, bei denen man nach Schilderung des klinischen Bildes und des Operationsverlaufes den Eindruck gewinnt, daß die Fälle sich überhaupt nicht für eine Orbitotomie eigneten, sondern besser exenteriert worden wären.

Als wesentlich dürfte aber auch noch der Umstand in Betracht kommen, daß das Fibrosarkom und Spindelzellensarkom recht häufig im retrobulbären Gewebe sich entwickelt, und daß gerade in solchen Fällen der breite seitliche Zugang zum Sitz des Tumors, den die Kroenleinsche Operation bietet, von besonderem Vorteil für die Lösung und Entfernung der Geschwulst sein kann.

Literatur.

(Fibrosarkom.)

1876. 1. Letulle, Sarcome de l'orbite. Rec. d'Ophth. p. 253.
1b. Barbot, Etude sur le sarcome de l'orbite. Thèse de Paris.
1878. 2. Hay, Sarcôme de l'orbite chez un enfant. Ann. d'Ocul. Vol. CXXX. p. 176.
1879. 3. Bull, Myxosarcoma of orbit rapid growth. Med. Proc. New York. XV. p. 259.

1879.   4. Packard, Intra-orbital sarcome forcing the eye downwards and forwards, removal and replacement of the eye. Am. Journ. of med. sc. p. 127.

5. Scimemi, Excisione del ganglio ottalmico nella asportatione di un sarcoma dell' orbita e dell' antro d'Ighmori. Ann. di Ottalm. p. 178.

1882.   6. Harlan, Sarkom der Tränendrüse. Transact. of Am. Ophth.

7. Noyes, Augentumoren. Transact. Am. Ophth. Soc.

8. Power, Tränendrüsenanschwellung. Transact. Ophth. Soc. U. K. Vol. II.

1883.   9. Cauchois, Observation de fibrome orbitaire à point de départ périostique et remontant à six ans. Rev. d'Ophth. II. p. 562.

10. Dianoux, Tumeur de l'orbite (fibrosarcome). Journ. de méd. de l'ouest. XVII. p. 442.

11. Zwicke, Bericht über die chirurg. Klinik des Prof. Dr. Bardeleben. Charité-Annalen. X. p. 368.

1884.   12. Norris, Myxosarcoma orbitae. Transact. Am. Ophth. Soc.

13. Vinke, A case of sarcomatous tumor of the orbit. Am. Journ. of Ophth. I. p. 37.

1885.   14. Alt, A case of spindle-cell sarcoma of the lachrymal gland. Am. Journ. of Ophth. II. p. 201.

1886.   15. Kepinsk, Trois cas de tumeurs de l'orbite enlevées par l'opération. Medycina Nr. 49.

16. Richet, Sarcome de l'orbite. France méd. Nr. 108 p. 1289 u.- Rec. d'Opht. p. 321.

17. Brailay, Sarcoma growing from the doural sheath of the optic nerve. Transact. Ophth. Soc. U. K. p. 120.

18. Goodman, A case of fibrosarcoma of the orbit. Philad. med. Times XVIII. p. 434.

19. Swanzy, A case of the fibro-sarcoma of the orbit. Ophth. Rev. p. 185.

1888.   20. Schröder, Verein. Petersburger Ärzte. 15. III.

1889.   21. Barrenechea, Beiträge zur Geschwulstlehre des Auges. Zbl. f. Augenheilk. IV. p. 101.

22. Ramsay, Three cases of orbital tumors. Ophth. Rev. p. 187.

1890.   23. Dunn, A case of malignant fibroid of the orbit. Am. Journ. of Ophth. Nr. 12.

1891.   24. Badal, Fibro-sarcoma kystique du fond de l'orbite. Exstirpation avec conservation de l'œil. Arch. d'Ophth. XII. p. 193.

25. Milikin, Case of partially bony tumor. Transact. of Am. Opht. Soc. 27. Meet. p. 169.

1892.   26. Combalat, Considérations chirurgicales sur les sarcomes de l'orbite, à propos de deux observations longtemps suivies de cette maladie. Rev. de Chirurg. janv. Ref. Arch. d'Opht. XII. p. 232.

27. Köhler, Fibrom der Tränendrüse. Charité-Annalen. XVII. S. 329.

27ᵇ. Lange, New Yorker med. Monatsschr. S. 407.

28. Rohmer, Observation de fibrome lymphangiectasique du nerf optique. Soc. franç. p. 96.

1893.   29. Braunschweig, Die primären Geschwülste des Sehnerven. Arch. f. Ophth. 39. Bd. 4. H. S. 1.

30. Dunn, Further history of a case of malignant fibroid of the orbit. Am. Journ. of Ophth. p. 105.

31. Elliot, A case of fibro-sarcoma of the orbit. Lancet. 26. Nov.

32. Elschnig, Sarkom der Orbita. Mitt. d. Vereins d. Ärzte in Steiermark. 2. Monatsvers.

32ᵇ. Rockliffe, Notes on a case of tumour of the optic nerve. Transact. Ophth. Soc. U. K. p. 101.

33. Salzmann, Studien über das Myxosarkom des Sehnerven. Arch. f. Ophth. 39. Bd. 4. H. S. 94.

1893. 34. While, Two cases of orbital and ocular growth, with subsequent history of cases presented last year. Journ. Am. med. Ass. Chicago. XXI.

1894. 35. Adamük, 2 Fälle von Neubildungen (des Nervus opticus und der Orbita) mit letal. Ausgang. Arch. f. A. 28. S. 129.

36. Braunschweig, Entfernung eines Orbitalsarkoms. M. m. Wochenschr. S. 130.

37. Scott, Sarcoma of orbit. Transact. Ophth. Soc. U. K. p. 188.

38. Vincentiis, Sull' exottalmo. Lavori Nap. IV.

1895. 39. Bull, Ungewöhnliche Fälle von Orbitalgeschwülsten mit besonderer Berücksichtigung der Notwendigkeit einer genauen Differentialdiagnose. New York med. Journ. 16. Nov.

40. Dupont, Du Myxo-Sarcome des fosses nasales. Complications oculaires. Thèse Leon.

41. Kalt, Fibrosarcome orbitaire. Soc. franç. d'Opht. p. 291.

1896. 42. Snellen, Niederl. Ges. d. Ophth. 13. XII.

1897. 43. Braunschweig, Weitere Erfahrungen über die Kroenleinsche Operation. Ophth. Klin. Nr. 1. S. 6.

44. Denti, Resoconto clinico del comparto ottalmici. Milano.

45. Deutschmann, Bemerkungen über einige Tumoren des Auges. M. m. Wochenschr. S. 869.

46. Leber, Originalmitteilungen an Domela-N. S. 76.

47. Madelung (Bullinger), Über die Resultate der Exstirpation von retrobulbären Tumoren nach Kroenleins Methode. Beitr. z. klin. Chir. XIX. 43.

48. Teillais, Sarcome de l'orbite. Soc. franç. d'Opht. Rev. gén. Nr. 6.

1898. 49. Ayres, Journ. Ann. Med. Ass. Jan. 8th.

50. Borsch, Exstirpation eines Orbitaltumors ohne Enukleation. Ophth. Klin. Nr. 21.

51. Drake-Brockman, Two cases of retro-ocular tumour. Ophth. Rev. V. p. 8.

52. Ellinger, Myxosarkom des Sehnerven. Zeitschr. f. Augenheilk. T. H. I. p. 48.

53. Franke, Originalmitt. an Domela-N. S. 73. Kurz erwähnt: M. m. Wochenschr. S. 436.

54. Juler, Myxo-Sarcoma of the orbit. Ophth. Rev. p. 377.

55. Lawson, Ophth. Soc. U. K. Meet. 10. Nov.

56. Valude, Trois cas de tumeur orbitaire chez l'enfant. Ann. d'Oc. CXIX. p. 345.

57. Vossius, Vier Fälle von Erkrankungen der Augenhöhle bzw. deren Nebenhöhlen. Med. Ges. Gießen. Ref. D. med. W. Nr. 24. S. 172.

58. Wilson, A large tumor of the orbit (Fibro-Sarcoma) of twenty-three years-Standing. Am. Ophth. Soc. July 20. Ophth. Rec. p. 457.

1899. 59. Ahlström, Exstirpation eines retrobulbären Orbitaltumors mit Erhaltung des Auges. Hygiea. I. 507. Schwed.

60. Axenfeld und Busch, Ein Beitrag zur klinischen Symptomatologie und zur Histologie des primären Myxosarkoms des Sehnerven, sowie zur operativen Entfernung desselben nach der Kroenleinschen Methode. Arch. f. Augenheilk. XXXIX. H. 1. S. 1.

61. Bruns, Henry Dickson und Alt, A case of spindlecell sarcoma of the orbit. Am. Journ. of Ophth. Sept.

62. Golowin, Myxomatöses Fibrosarkom der Tunica arachnoidea des Sehnerven. Westnik Ophth. Juli—Okt.

63. Hartridge, Orbital Tumors. Ophth. Rev. Nr. 218. p. 331.

64. Juler, A case of myxo-sarcoma of the orbit. Transact. Opht. Soc. U. K. p. 133.

65. Knapp, Über einige seltene Geschwülste der Orbita. Kongr. Utrecht.

1899. 66. Lawson, A case of myxofibroma of the nerve sheath. Ophth. Soc. of
        great Brit. and Ireland. Nov. 10. Ref. Ophth. Rec. p. 41.
       67. Mayweg, Drei retrobulbäre Tumoren. Ophth. Klin. S. 90.
       68. Preindlsberger, Sarkom der Orbita. Wien. klin. Wochenschr. 6.
1900. 69. de Bono, Fibrosarcoma dell' orbita interessante i muscoli retto ed ob-
        liquo inferiori aspostati conservando il bulbo veggente. Atti di R. Acc.
        d. Sc. med. Palermo. p. 1.
       70. Féjer, Ein operierter Fall von Myxosarcoma retrobulbare. Orvosi Ke-
        tilap. Szemészet Nr. 5.
       71. Krafft und Gonin, Riesensarkom der Augenhöhle. Revue méd. Nr. 7.
       72. Pergens, Beitrag zur Kenntnis der malignen Tumoren der Orbita. Belg.
        ophth. Ges. 26. XI. 1899. Ref. Ophth. Klin. p. 119.
1901. 73. Chevallereau und Chaillous, Geschwülste der Orbita. Franz. Ophth.-
        Ges. Kongreß 1901 zu Paris. Ref. Ophth. Klin. S. 243.
       74. Snell, An encapsulated sarcoma of the rigth orbit. Transact. Opht.
        Soc. U. K. p. 204.
       75. Trombetta, Angiosarcome del seno frontale. Lavori Napoli. XXX. p. 161.
       76. Israel, Operativ geheilte Orbitalgeschwulst. Berl. ophth. Ges. Jan. Ref.
        Ophth. Klin. S. 101.
1902. 76^b. Polignami, Fibrosarcoma cistico dell' orbita di genesi fetale con diffu-
        sione all' occhio. Napoli Tip. Tocco.
1903. 77. Fruginele, Sarcoma dell' orbita. Ablazione del tumore con conser-
        vazione del bulbo. Giorn. intern. delle scienze. Med. Nap. Anno. XXV.
       78. de Glomesnil, l'étude des tumeurs de l'orbite. Thèse de Paris. Arch.
        d'ophthalmol. p. 687.
1904. 79. Besch, Ein Beitrag zur Lehre der primären Orbitalsarkome, besonders
        der Sarkome mit Höhlenbildung. Klin. Monatsbl. f. A. II. S. 94.
       80. Franke und Delbanco, Zur Kenntnis der Geschwülste des Nerv. opt.
        und seiner Scheiden. Arch. f. Ophth. 59. Bd. S. 485.
       81. Lagrange, Les tumeurs de l'œil. Paris. Steinheil. S. 396.
       82. Maynard, Orbital sarcoma, Kroenlein operation. Ophth. Rev. p. 156.
       82^b. Robbars, Bericht über 43 klinisch behandelte Orbitaltumoren. Diss.
        Halle.
       82^c. Silcock and Marshall, Cases of mesoblastic tumours of the orbit.
        Ophth. Hosp. Rep. XV. p. 129.
1905. 83. Bennet, A case of primary intradural tumor of the optic nerve. Am.
        Journ. of Ophth. p. 177.
       84. Basso, Geschwülste der Orbita, Kroenleinsche Operation. Vers. ital.
        Ges. f. Ophth. Parma.
1908. 85. Calderaro, Über Orbitaltumoren. Clinica oculist. p. 3341.
       86. Natanson, Sarkom des Oberkiefers und der Augenhöhle. Mosk. Augen-
        ärztl. Ges.
1909. 86^b. Rollet, 22 observations de tumeurs de l'orbite. Arch. d'Ophth. p. 350.
1910. 87. Mayou, A congenital sarcoma of the orbit. Ophth. Rev. p. 31.
       88. Posey, Über zwei ungewöhnliche Fälle orbitaler Neubildungen. Am.
        Ophth. Soc. Washington. May. Ref. Kl. Monatsbl. f. A. Juli 1910.
1911. 89. Remelé, Über traumatische Orbitalsarkome. Diss. Leipzig.
1912. 90. Allport, Removal of a spindle-cell sarcoma from the right orbit. Ophth.
        Rec. p. 331.
1913. 91. Groenow, Sarkom der Augenhöhle, Kroenleinsche Operation. Verein.
        Schlesisch-Posenscher Augenärzte. 1. II.

4. Das Melanosarkom der Orbita.

§ 310. Die melanotischen Tumoren der Orbita umfassen keine einheitliche Geschwulstart. Man könnte deshalb den Pigmentgehalt des Tumors als ein nebengeordnetes Symptom ansehen und die einzelnen Fälle denjenigen Geschwülsten zuzählen, denen ihre Zellform entspricht. Andererseits gibt

Fig. 52.

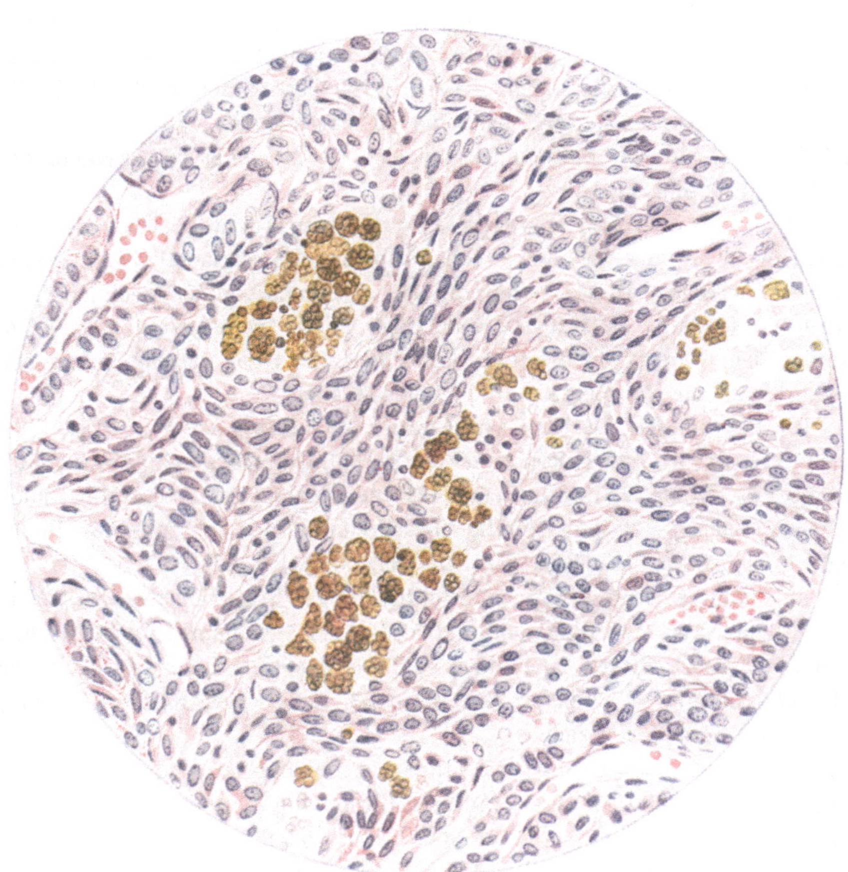

es aber doch melanotische Orbitalgeschwülste, bei denen sowohl der klinische Verlauf als der mikroskopische Aufbau gerade durch die Art und Verteilung der pigmentierten Zellen bestimmte Charaktere darbietet, die eine gesonderte Besprechung rechtfertigen.

Auch scheint es mir, nach Durcharbeitung der Kasuistik, an der Zeit zu sein, den Versuch zu machen, in das Chaos der verschiedenartigen Ansichten der Autoren etwas Ordnung zu bringen und die für die Beurteilung dieser Geschwülste wesentlichen Gesichtspunkte an der Hand des bis jetzt vorliegenden Tatsachenmaterials zusammenzufassen, um so mehr, da ich dieses durch eine Reihe eigener Untersuchungen ergänzen kann. Wir werden dabei sehen, daß manche Differenz der Meinungen von selbst geklärt wird.

Zunächst muß betont werden, daß Pigmentherde in Orbitaltumoren keineswegs selten sind, wenn ich auch keineswegs mit Shakespeare behaupten möchte, daß alle Orbitaltumoren melanotisch seien. Herde von eisenhaltigem, d. h. aus dem Blute stammendem Pigment findet man besonders in gefäßreichen Geschwülsten, auch durchaus gutartigen (kavernöse Angiome, Fibrome) nicht selten. Diese Herde berechtigen noch nicht, die betreffenden Geschwülste als Melanome zu bezeichnen. Ein anatomisches Bild dieser Herde von Blutpigment, wie ich sie in einem Fibrosarkom der Orbita antraf, gibt Fig. 52.

Mit Recht verlangen Ribbert (32), van Duyse (46) u. a., daß die Geschwulstelemente des Melanoms von normalerweise pigmenthaltigen Zellen abgeleitet werden. Dieser Forderung ist aber nicht immer Rechnung getragen worden, und es ist kein Zweifel, daß eine größere Anzahl von Fällen, die mit dem Namen des Melanosarkoms belegt wurden, streng genommen als Sarkome mit Blutpigment zu bezeichnen sind.

Hierher dürften die Fälle von Silcock und Marshall (43), Denti (30), Berry (26), Dufail (10), Benson und Graves (25), Ginestous und Campana (54), Porter (11), Lange (9) und Lagrange (21) zu rechnen sein, vermutlich auch mancher andere, bei dem dürftige Beschreibung des anatomischen Bildes keine Entscheidung in dieser Hinsicht treffen läßt.

Eine andere Gruppe pigmentierter Orbitalgeschwülste nahm ihren Ursprung von Nävis der Bindehaut, ist also streng genommen nicht zu den primären Orbitaltumoren zu rechnen. Diese Tumoren (ich weise auf die Fälle von Ludwig 41, Emanuel 48, Bull 28, Schaaf 42, Robbars 45 hin), bilden eine Gruppe für sich.

Weiter bleibt eine Gruppe von primär retrobulbär entstandenen Tumoren übrig, die man mit van Duyse (46) als Chromatophorome bezeichnen und auf versprengte Pigmentherde an der Sklera oder in der Nachbarschaft des Optikus zurückführen kann (Fälle von Peters 24, Roselli 39, Laurence 3, Achenbach 27, Gayet 31, van Duyse 46, mein 1. und 4. Fall dürften hierher gehören).

Bemerken wir noch, daß manche als pigmentierte Orbitalsarkome beschriebenen Fälle bei genauerem Zusehen sich als Rezidive intrabulbärer Pigmentsarkome erweisen (Buller 14, Chiari 7, Lapersonne 19 u. a.), so verstehen wir, daß mit der Bezeichnung Pigmentsarkom der Orbita wenig anzufangen ist, wenn keine genauere Beschreibung vorliegt, und daß wir zu ganz verschiedenen Schlüssen, z. B. bezüglich der Bösartigkeit oder Gutartigkeit gedrängt werden, je nachdem wir mehr Fälle der einen oder anderen Art unserer Beurteilung zugrunde legen.

Um ein ungefähres Bild von der Häufigkeit der einzelnen Gruppen zu geben, erwähne ich, daß ich unter 775 Fällen maligner Orbitaltumoren 67 Fälle als Melanosarkom bezeichnet finde (8,6 %), von denen 11 Fälle Blutpigment enthielten, 8 von Nävis der Bindehaut stammten, 5 als Chromatophorome (im Sinne von van Duyse 46), 7 als Uvealsarkome aufgefaßt werden können.

§ 311. Unter 53 Fällen gehörten 33 dem männlichen, 20 dem weiblichen Geschlecht an. Das Lebensalter der Patienten ließ ein auffallendes Überwiegen der späteren Jahrzehnte gegenüber dem jugendlichen Alter feststellen (1.—30. Jahr = 10 Fälle, 31.—60. Jahr = 21 Fälle), was aber bei den kleinen Zahlen teilweise auf Zufall beruhen kann. Immerhin ist bemerkenswert, daß die Entstehungszeit, d. h. die Zeit zwischen den ersten Tumorsymptomen und ärztlicher Untersuchung seltener nur Monate, häufig viele Jahre umfaßt (Robbars 45, Wiesner 18, 6 Jahre, Roselli 39, 8 Jahre, Peters 24, 18 Jahre, Mackenzie 2, 25 Jahre).

Wir gewinnen aus diesen Daten die Anschauung, daß sich die pigmentierten Orbitalgeschwülste, wenigstens im Anfang, recht langsam entwickeln können, daß also eine gewisse Gutartigkeit nicht zu verkennen ist.

Übrigens ist dies keineswegs immer der Fall, wie die Beobachtungen von Bull (28), Dufail (10), Schaaf (42), Ludwig (41), Emanuel (48) und mehrere meiner eigenen Fälle zeigen.

Vorausgehende Traumen wurden in 7 Fällen angegeben (Berger, Giraldès, Dufil 10, Gayet 31, Corvenne 17, Callan 38, Hartmann 15).

Bezüglich der Lokalisation besteht keine besondere Vorliebe für einen Teil der Orbita, wenn man auch sagen kann, daß die melanotischen Orbitalgeschwülste am häufigsten hinter dem Bulbus im inneren oder äußeren Winkel zu sitzen scheinen.

Es beruht das darauf, daß sie entweder aus retrobulbären, etwa an der Sehnervenscheide oder im episkleralen Gewebe gelegenen Pigmentherden, oder von Nävis der Bindehaut, und zwar besonders von solchen der Karunkelgegend entstehen. Doch sind sie auch in anderen Teilen der Augenhöhle beobachtet worden.

Bemerkenswert sind die Fälle von Gayet (31) und Hartmann (15), wo sich der Tumor 12 Jahre, bzw. 6 Monate nach der wegen einer Verletzung ausgeführten Enukleation in der Orbita entwickelte. Im Gayetschen Falle fanden sich an der Außenfläche des enukleierten Auges drei Pigmentnävi, so daß es sich um ein Chromatophorom nach Analogie des von van Duyse beschriebenen Falles gehandelt zu haben scheint. Auch für den Hartmannschen Fall, bei dem ein melanotisches Sarkom im Stumpf des enukleierten

Auges saß, das allgemeine Metastasen verursacht hatte, scheint dies zuzutreffen.

Auch WILLIAMS beschreibt einen Fall, bei dem wegen chronischer Iridozyklitis enukleiert wurde. 5 Jahre später entwickelte sich am Boden der Orbita ein walnußgroßes Melanosarkom.

Fassen wir alle als Pigmentsarkom der Orbita beschriebenen Fälle zusammen, so ergibt sich ein sehr verschiedenartiges Krankheitsbild, nicht nur hinsichtlich des Sitzes und Ausgangspunktes, sondern auch des klinischen Verlaufes.

Nicht selten handelt es sich um derbe, von der Umgebung gut abgegrenzte Geschwülste, die langsam und ohne Schmerzen wachsen, die Beweglichkeit des Bulbus wenig beeinträchtigen, und nicht zu infiltrierendem Wachstum neigen. Diese Tumoren lassen sich ohne Schwierigkeit mit Schonung des Bulbus per orbitotomiam entfernen und geben keine schlechte Prognose. Hierher würden die Fälle von BERRY (26), BENSON und GRAVES (25), LAGRANGE (21), GINESTOUS und CAMPANA (54), PORTER (11) u. a. zu rechnen sein.

Sehen wir aber näher zu, so bemerken wir, daß diese Fälle — soweit auf Grund der Beschreibung der anatomischen und mikroskopischen Struktur ein Urteil möglich ist, weder zu den Chromatophoromen der Orbita noch zu den von den Nävis der Bindehaut ausgehenden Geschwülsten gehören, sondern daß es sich wohl größtenteils um Fibro- oder Rundzellensarkome mit Herden von Blutpigment handelt.

Einen ganz anderen Eindruck erhalten wir, wenn wir die übrigen Melanosarkome der Augenhöhle betrachten.

Wir können hier, wie ich schon mehrfach andeutete, zwischen den Chromatophoromen, die im Orbitalgewebe, und zwar mit Vorliebe in der Umgebung der Sklera und der Sehnervenscheide entstehen, und den Tumoren unterscheiden, die von Nävis der Bindehaut ausgehen.

Eigene Fälle.

§ 312. Ich möchte nun zunächst meine eigenen Beobachtungen in kurzem Auszug folgen lassen:

1. Fall: Der Kaufmann B. kam 1892 wegen wiederkehrender Schmerzen in seinem linken phthisischen Bulbus in Behandlung der Leipziger Augenklinik. Der Bulbus war druckempfindlich und vorgetrieben. Bei der Enucleation fand sich hinter dem Bulbus eine kirschgroße, dunkle, rundliche, nahe an den Sehnerven heranreichende, aber nicht mit ihm oder dem Augapfel verwachsene Geschwulst, die entfernt wurde.

Nach 2 Jahren stellte sich ein lokales Rezidiv ein, wegen dessen die Orbita ausgeräumt wurde. Der Rezidivtumor füllte die ganze Spitze der Orbita aus. Über den weiteren Verlauf konnte ich nichts in Erfahrung bringen.

Die anatomische Untersuchung der primären Geschwulst ergab einen etwa 2 cm im Durchmesser messenden Tumor von rundlicher Form und gleichmäßig derber Konsistenz, dunkelbrauner Färbung.

Die Peripherie bot den typischen Bau des Spindelzellensarkoms. Die spindelförmigen Zellen enthalten reichlich feinkörniges, nicht eisenhaltiges Pigment. Zwischen ihnen findet sich ein zartes Netz nicht pigmentierter Bindegewebsfasern. Das Zentrum der Geschwulst wird von mehreren Nestern zu rundlichen Haufen geordneter Zellen eingenommen, die teilweise aus Spindelzellen, teilweise aus ovalen und rundlichen Zellen bestehen. Neben pigmenthaltigen finden sich hier unpigmentierte Zellen. Zerfallserscheinungen fehlen ebenso wie Infiltrationsherde.

An Gefäßen ist der Tumor arm. Diese finden sich besonders in den zentral gelegenen Geschwulstknoten. An vielen Stellen sind die Geschwulstzellen palisadenartig radiär um die Gefäßquerschnitte angeordnet, so daß zahlreiche kleinere Knoten entstehen, zwischen denen sich ein feines Bindegewebsgerüst findet, das gleichfalls von Tumorzellen ausgestopft ist. Auffallenderweise sind diese zwischen den Knoten gelegenen Tumorzellen viel reicher an Pigment als die perivaskulären Zellen.

2. Fall: Die 25jährige E. P. wurde vor etwa 2 Jahren wegen einer kleinen bräunlichen Geschwulst in der Karunkelgegend in Dresden operiert.

Da mehrere Rückfälle auftraten und sich im medialen Teile der Orbita ein schnellwachsender Tumor entwickelte, der Schmerzen, Bewegungsstörung und hochgradigen Exophthalmus zur Folge hatte, und, da er mit der medialen Bulbuswand in fester Verbindung stehend anscheinend nicht isoliert entfernt werden konnte, wurde die ganze Orbita ausgeräumt. Ein halbes Jahr nach der Operation soll kein Rezidiv und keine Metastase aufgetreten sein. Über den weiteren Verlauf vermochte ich nichts zu erfahren.

Der gesamte Orbitalinhalt wurde in horizontaler Richtung geschnitten. Ein Horizontaldurchschnitt, der die Mitte der Pupille und des Sehnerven trifft, zeigt einen etwa walnußgroßen Tumor, der den Bulbus nach außen drängt und seine mediale Wand nach dem Glaskörper zu eindrückt. Der Abstand des Äquators der Bulbuswand nähert sich dadurch auf der medialen Seite dem Zentrum des Bulbus auf 6 mm, während er auf der temporalen Seite 12 mm beträgt. Die Sklera, Aderhaut und Netzhaut erhalten dadurch nasal eine nahezu gestreckte Richtung, wobei sich die Netzhaut in feine Falten legt.

Der eiförmige Tumor reicht bis unmittelbar an die Sklere heran, von der er jedoch durch einen feinen Spaltraum, den Tenonschen Raum getrennt wird. Nirgends greift er auf die Sklera selbst über, auch nicht dort, wo Ziliarnerven und Gefäße diese durchbrechen. Der Tumor wird allseitig von einer schmalen Bindegewebskapsel umgeben, von der sich ein fibröses Stroma in sein Inneres fortsetzt. Er erscheint schon makroskopisch

ungleichmäßig pigmentiert. Am dunkelsten ist er in den der Sklera benachbarten Bezirken. Er schiebt seine Zellen zwischen die Fasern des
Musc. rect. medial., die er auseinanderdrängt. Nirgends greift er auf die
Lymphspalten des retrobulbären Gewebes über. Auch an den Sehnerven
und seine Scheiden reicht er nicht heran. Gegen das Periost der medialen
Orbitalwand ist er gut abgegrenzt. Die Geschwulst setzt sich aus größeren
und kleineren Knoten zusammen, die sich teilweise gegenseitig abplatten.

Fig. 53.

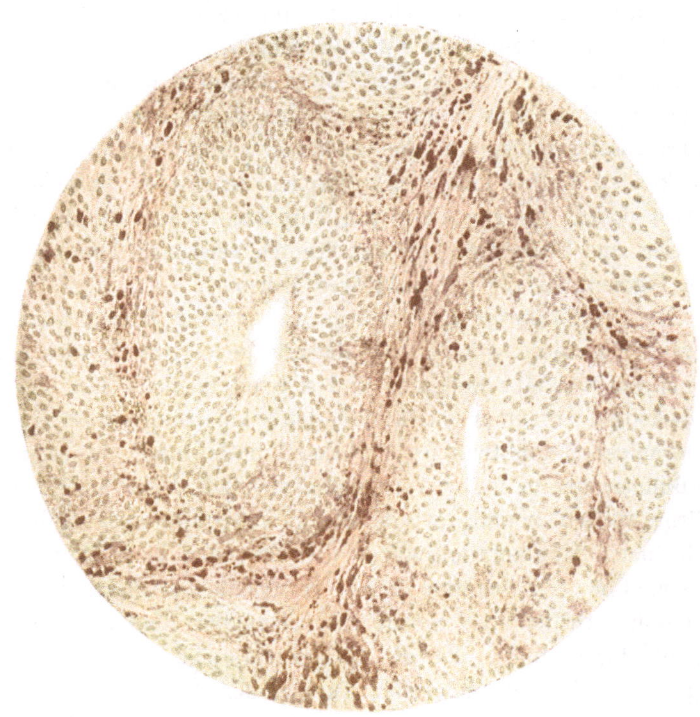

Zwischen ihnen finden sich strangförmige Züge von Bindegewebe, in dessen
Maschen zahlreiche Tumorzellen gleichfalls in strangförmiger Anordnung
lagern. Die Tumorzellen in diesen Strängen sind viel pigmentreicher als
diejenigen in den Knoten, wenn auch in der Peripherie der Knoten pigmentierte Zellen häufig vorkommen.

Bei genauer Untersuchung der Knoten läßt sich feststellen, daß sich
diese wieder aus kleineren Knötchen zusammensetzen, so daß an vielen
Stellen ein alveolärer Aufbau hervortritt. Das Zentrum der kleinen Knötchen wird von einem Gefäß gebildet mit rundem oder spaltförmigem,
häufig offenbar durch Druck verengtem Lumen. Zum Teil handelt es sich

um Blutgefäße mit noch deutlich erkennbarem Inhalt und Wandungen, zum Teil anscheinend um Lymphgefäße. (Fig. 53.) Die Tumorzellen in der Nachbarschaft des Gefäßes sind radiär gestellt, so daß das zentrale Gefäß von einem vielschichtigen Zellmantel umgeben erscheint. Je weiter peripher die Zellen liegen, um so unregelmäßiger wird ihre Form und Lagerung. Sie sind protoplasmareich, teilweise epithelartig, oval, polygonal begrenzt oder spindelförmig und sternförmig mit längeren Fortsätzen und besitzen einen runden oder länglichen, bläschenartigen Kern mit feinem Chromatingerüst. Die pigmenthaltigen Zellen, die sich vorwiegend zwischen den Knötchen und Knoten antreffen lassen, sind nach ihrer Form und Lagerung von den übrigen Tumorzellen nicht verschieden. Das Pigment besteht aus bräunlichen runden Körnchen. Es gibt keine Eisenreaktion. In manchen Zellen ist es so reichlich enthalten, daß es auch an dünnsten Schnitten die Struktur der Zelle ganz verdeckt, während andere Zellen nur einzelne Pigmentkörnchen enthalten. Tumorzellen mit Zeichen von Zerfall — Vakuolisation, Kernschrumpfung, verminderter Färbbarkeit sind vielfach vorhanden.

Mit Rücksicht auf den von Ludwig-Emanuel mitgeteilten Fall habe ich genau auf Nervenstränge geachtet. Solche sind in der Geschwulst mehrfach nachzuweisen. Es handelt sich offenbar um Äste der Ziliarnerven, was bei der Lage und Ausdehnung der Geschwulst leicht verständlich ist, die von den Tumorzellen umschlossen wurden, ebenso wie z. B. die Fasern des Musc. rect. intern. Eine direkte Beziehung der Geschwulst zu den Nervenstämmchen ließ sich nicht feststellen. Mit der Bindehaut stand der Orbitaltumor nicht im Zusammenhang.

Nach alledem ist wohl anzunehmen, daß es sich um ein Melanosarkom handelt, das als echtes Chromatophorom anzusehen ist und sich in mehreren voneinander getrennten Knoten entwickelte. Der erste Knoten entstand in der Karunkelgegend vermutlich aus einem Nävus, der Orbitaltumor aus einem episkleralen Herd von Pigmentzellen, aus dem sich ein walnußgroßer Tumor entwickelte, der nach seinem mikroskopischen Aufbau als alveoläres Peritheliom bezeichnet werden könnte. Man kann sich wohl vorstellen, daß das Tumorwachstum in der Weise erfolgte, daß sich um vordrängende Lymph- oder Gefäßkapillaren Geschwulstzellen gruppierten, von denen sich dann die kleineren Knoten entwickelten. Anfangs stark pigmentiert, verminderte sich in den schnellwachsenden Knoten der Pigmentgehalt wesentlich. Trotz des zweifellos schnellen Wachstums und des malignen Charakters der Neubildung griff diese weder auf den Bulbus noch auf das retrobulbäre Gewebe diffus infiltrierend über, sondern war allseitig von einer Bindegewebskapsel umgeben.

Nach dem Resultat der anatomischen Untersuchung wäre die vollständige Entfernung des Tumors mit Erhaltung des Orbitalinhaltes und

sogar des Bulbus, allerdings mit Opferung des medialen Augenmuskels wohl
möglich gewesen.

3. Fall: Dieser aus der Leipziger Klinik stammende Fall wurde zuerst
von Ludwig (41) und später von C. Emanuel (48) bereits mitgeteilt, so daß
ich nur die wesentlichsten Punkte anführen will.

Die 30jährige Patientin A. L. bemerkte vor 2—3 Jahren in der Karunkelgegend des rechten Auges einen kleinen, erbsengroßen, dunkelroten
Fleck, der allmählich schwarz wurde. Pigmentstreifen setzten sich in die
untere Übergangsfalte fort. Sie wurden mit dem Tumor exstirpiert.
1½ Monat später wurde eine kleine Pigmentierung der Bindehaut festgestellt, 1 Jahr nach der Operation zwei Knoten unter dem unteren Lide.
Bei dem Versuche, sie von der Haut des Unterlides zu exzidieren, zeigte
sich, daß die Neubildung sich diffus ins Orbitalgewebe fortsetzte. Trotzdem die unteren Augenmuskeln geopfert wurden, blieb die Exstirpation
unvollständig. Nach einem Vierteljahr mußte die Orbita ausgeräumt, die
Lider fast vollständig exzidiert werden. Bei der Operation zeigte sich, daß
melanotische Geschwulstmassen in die Nebenhöhlen durchgebrochen waren.
Ungefähr ½ Jahr nach der letzten Operation starb die Patientin. Eine
Sektion wurde leider nicht gemacht.

14 Jahre vor der ersten Operation am Auge wurde ein derber
Tumor am rechten Oberschenkel entfernt (Fibrosarkom), der Nervenfasern
enthielt.

Der melanotische Tumor der Karunkel bestand teilweise aus in Zügen
geordneten melanotischen Spindelzellen und einem mittleren Teil von netz-
förmigen Zellen und mehr epithelialem Charakter. Quer- und Schrägschnitte
kleiner Nervenstämme ließen sich bis dicht an die melanotischen Zellmassen
verfolgen.

Der Orbitaltumor war größtenteils frei von Pigment, nur einzelne in
die Geschwulst einstrahlende dunkelbraune Streifen entsprachen dichtgedrängt lagernden pigmentreichen Geschwulstzellen, während die grauen
Herde zwischen den Streifen aus meist spindelförmigen und polygonalen
Tumorzellen mit bläschenförmigen, runden und ovalen Kernen bestanden.
Züge solcher Geschwulstzellen setzten sich auf die Muskelfasern und das
retrobulbäre Gewebe fort. Eine kapselartige Abgrenzung war nirgends
festzustellen.

4. Fall: Der 66jährige E. W. erkrankte vor 10 Jahren mit Kopfschmerzen und ließ sich deshalb von einem Pfuscher ohne Erfolg behandeln.
Ein Augenarzt, den er vor 7—8 Jahren befragte, soll ihm gesagt haben,
es bilde sich etwas in der Augenhöhle. Damals hatte er Schmerzen im
Auge und in den Zähnen. Vor 3 Jahren erblindete das linke Auge vollständig. Vor 7 Wochen stellten sich heftige Schmerzen in Kopf und Auge
ein, und der Augapfel trat stark hervor.

Der Befund ergab: Linkes Auge: Lider o. B, An Stelle des Bulbus ist in der Orbita eine kleinapfelgroße, höckerige Geschwulst zu sehen, die von einem chemotischen Bindehautwulst bedeckt wird. Ganz nach außen oben ist ein kleiner rhombischer, dichtgetrübter Rest der Hornhaut zu sehen. Der Tumor sitzt dem Bulbus innen und unten breitbasig auf. Der Exophthalmus beträgt 10 mm. Die Beweglichkeit ist aufgehoben. Keine Drüsenschwellung.

Rechtes Auge intakt.

Exenteratio orbitae. Nach 3 Jahren kein Rezidiv.

Der Tumor besitzt eine Größe von $3,5 \times 4 \times 3$ cm. Er hat weißgelbliche Färbung mit braunen Einsprenkelungen und enthält einen grauen, unregelmäßig begrenzten Herd von weicher Konsistenz. Mit der unteren und hinteren Wand des starkgeschrumpften Bulbus steht der Tumor in breiter Verbindung. Der Augapfel selbst ist frei von Tumor. Die Geschwulst reicht zwar bis an die Sklera, greift aber nirgends auf sie über. Auch der Sehnerv, der sich als atrophischer Strang eine Strecke weit durch den Tumor verfolgen läßt, ist nicht von Tumorzellen infiltriert.

Die mikroskopische Untersuchung ergibt, daß der Tumor aus spindelförmigen und rundlichen, größtenteils unpigmentierten Zellen mit großem Kern und deutlichem Protoplasma besteht. Zwischen größeren Knoten unregelmäßig lagernder Tumorzellen finden sich schmale oder breitere, teilweise hyalin degenerierte Züge von Bindegewebsfasern. Mehrere kleine und ein größerer Erweichungsherd im Tumor, mit allen Zeichen der Nekrose, scheinen die Umwandlung in ein Zystensarkom vorzubereiten. Von besonderem Interesse ist der an die Bulbuswand angrenzende Teil der Geschwulst. Hier findet sich ein größerer, unregelmäßiger Herd von Chromatophoren, von dem aus lange Züge mehr oder weniger pigmentierter Zellen in den Tumor einstrahlen. Das feinkörnige Pigment ist nicht eisenhaltig.

Es liegt nahe, anzunehmen, daß von diesen Zellen aus die Neubildung ihren Ursprung nahm, die mit fortschreitendem Wachstum immer mehr an Pigmentgehalt einbüßte. In manchen Teilen zeigen die Tumorzellen eine alveoläre Anordnung.

Die Geschwulst ist von einer Bindegewebskapsel umgeben, die an mehreren Stellen aufgelockert und von Tumorzellen durchsetzt ist. Ein diffus infiltrierendes Übergreifen auf das retrobulbäre Gewebe ist nicht bzw. noch nicht festzustellen.

Wir haben es also mit einem gemischtzelligen Sarkom zu tun, das stellenweise, und zwar besonders dem episkleralen Gewebe des phthisischen Bulbus entsprechend stark pigmentiert, in seinem größten, offenbar jüngeren Anteil unpigmentiert ist.

Nach der Anamnese dürfte wohl anzunehmen sein, daß die Phthisis bulbi als indirekte Folge der Tumorbildung durch Infektion des Augeninneren nach Ulcus corn. perfor. entstand. Jedenfalls handelte es sich nach der mikroskopischen Untersuchung nicht um eine primäre oder sekundäre endobulbäre Geschwulst.

5. Fall: Der 45jährige Klempner E. P., der früher stets gesund war und niemals an Augenentzündung litt, erkrankte während seiner Ausbildung als Soldat an Tränen und Rötung des rechten Auges.

Am 1. April 1916 will er zuerst einen kleinen dunklen Fleck im inneren Winkel des rechten Auges bemerkt haben. $^3/_4$ Jahr später meldete er sich wegen Schmerzen im Auge revierkrank und wurde in einem Lazarett ambulant behandelt. Der behandelnde Arzt bezeichnete das Knötchen als eine Kleinigkeit und kratzte es mit scharfem Löffel aus. Schon nach 8 Tagen bildete sich an derselben Stelle eine neue Schwellung. Mitte Januar, als die bräunliche Geschwulst bohnengroß geworden, wurde sie von einem Arzte abgetragen. Auch dieses Mal zeigte sich nach etwa 8 Tagen ein lokales Rezidiv, das die Verlegung nach Königsberg veranlaßte. Am 10. März 1917 kam der Patient hierher.

Es wurde folgender Befund erhoben:

Rechtes Auge: Lidspalte wenig verengt, oberes Lid verdickt. In der Bindehaut des unteren Lides, am konvexen Tarsalrand und in der benachbarten Übergangsfalte findet sich ein linsengroßes braunes Knötchen, in dessen Umgebung mehrere horizontal verlaufende, wenig prominente bräunliche Streifen. Außerdem sind zahlreiche graulich durchscheinende, rundliche und ovale, zum Teil an Trachomfollikel erinnernde Knötchen in die Conjunctiva fornicis eingelagert.

Am oberen Lide finden sich zwei größere, voneinander getrennte Einlagerungen der Tarsalbindehaut und des Tarsus im inneren und äußeren Teil des Lides. Beide setzen sich aus stecknadelkopf- bis erbsengroßen Knötchen zusammen, von denen einige dunkelbraun gefärbt, die meisten unpigmentiert sind. Auch in dem relativ intakten Teil der Bindehaut sind einige isolierte, ganz wenig erhabene braune Pünktchen festzustellen, ebenso in der Tiefe der Übergangsfalte und in der Augapfelbindehaut. Der Augapfel ist gut beweglich und bietet normale Verhältnisse. In der Karunkelgegend deuten einige zarte Narben auf den Sitz des früher abgetragenen Knötchens. Sie sind nicht pigmentiert und stehen mit den beschriebenen Lidtumoren nicht in direkter Verbindung.

Die ausgesprochene Multiplizität, die partielle Pigmentierung und die mehrfach nach kurzer Zeit aufgetretenen Rezidive, die breite Infiltration des Tarsus und die Drüsenmetastase, sowie der gleiche Ausgangspunkt erinnerten lebhaft an den 4. Fall und ließen an der Diagnose Chromatophorom nicht zweifeln.

Es wurde deshalb, da eine Resektion der Lider mit der Bindehaut keine radikale Beseitigung der Geschwulst als möglich erscheinen ließ, die Orbita ausgeräumt, nachdem die Lider entfernt worden waren.

Daß diese eingreifende Operation angezeigt war, lehrte schon die makroskopische Untersuchung des Orbitalinhaltes.

Trotzdem kein Exophthalmus und keine Beweglichkeitsstörung vorhanden waren, zeigte sich das retrobulbäre Gewebe in der Nachbarschaft

Fig. 54.

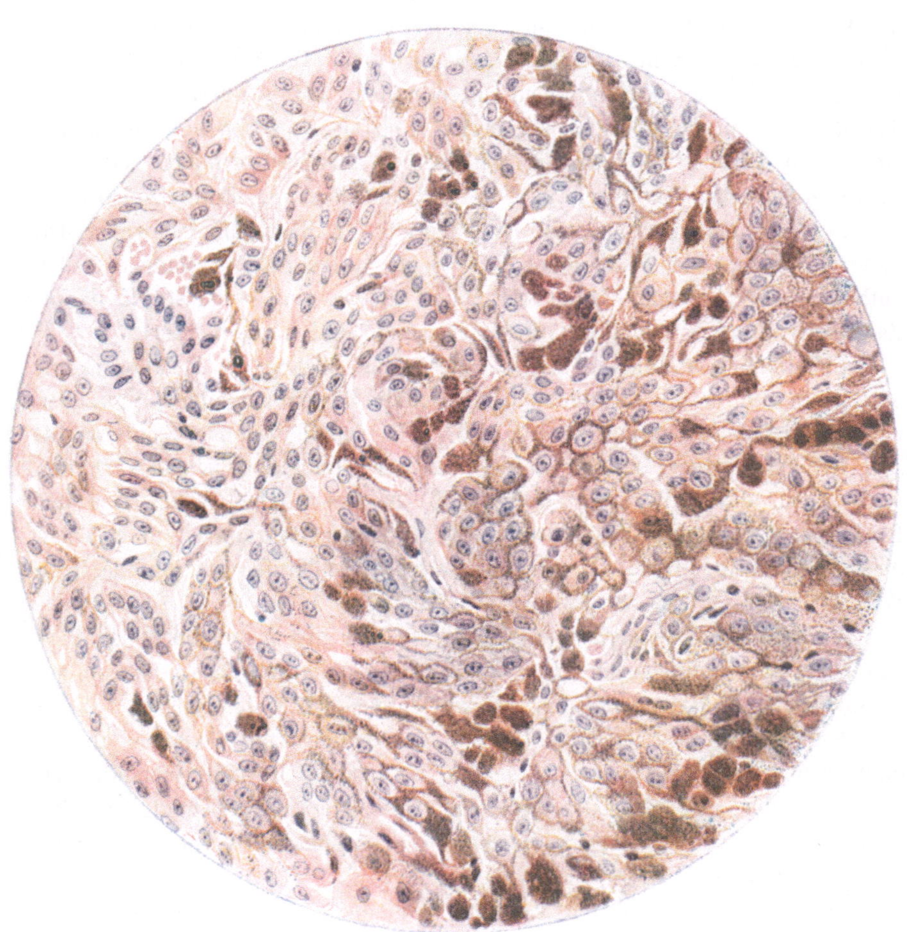

der Sklera von mehreren dunklen Streifen durchsetzt, die sich mikroskopisch als Herde von Chromatophoren erwiesen. Die dunklen Streifen waren von grauen, vom benachbarten Fettgewebe sich durch etwas derbere Konsistenz abhebende graue Knötchen von Linsen- bis Bohnengröße begrenzt, die aus nicht oder nur wenig pigmentierten Tumorzellen bestanden, ganz analog denjenigen, die in den Lidern und der Bindehaut angetroffen wurden.

Der zusammenhängende Charakter der Geschwulst, die aus isolierten

Knötchen besteht, ist besonders auffallend. Noch ist es nirgends zu einer größeren Geschwulst gekommen, doch ist leicht zu verstehen, daß sich bei partieller Beseitigung des Lid- und Bindehauttumors wahrscheinlich in kurzer Zeit eine retrobulbäre Geschwulst entwickelt haben würde, wie das im 4. Falle zutraf.

Mikroskopisch bieten die Tumorzellen die verschiedensten Formen. Meist liegen sie dicht gedrängt, sich gegenseitig abplattend, in unregelmäßigen Haufen zwischen einem feinen Bindegewebsstroma. Die Zellen in den Haufen weisen keine festen Verbindungen untereinander auf, sondern eine lockere Anordnung. Im Randbezirk der Haufen sind sie zwischen kollagenen und elastischen Fasern unregelmäßig verstreut. Teilweise erinnern sie nach Form und Größe des Kerns und des Protoplasmas an Epithelzellen, teilweise würde man sie nach ihrem Äußeren für junge Bindegewebszellen halten können. Ihr Pigmentgehalt ist sehr verschieden. Manche Zellen enthalten nur einzelne Pigmentkörnchen, andere sind vollgestopft damit. Zahlreiche, sonst völlig gleichartige Zellhaufen sind unpigmentiert.

Im Hinblick auf den häufig beobachteten Ausgang des Melanosarkoms der Orbita von Nävis der Bindehaut habe ich die Beziehungen der Tumorzellen zum Epithel der Conjunctiva bulbi und der Karunkel besonders untersucht.

Ich konnte hier an mehreren Stellen der letzteren dasjenige Verhalten nachweisen, das z. B. von WOLFRUM (50) in einer Arbeit über Nävi der Bindehaut als geradezu charakteristisch geschildert worden ist, d. h. einen direkten Zusammenhang der subkonjunktivalen Zellhaufen mit zapfenartigen Wucherungen der basalen Epithelzellen.

Auch Zeichen histolytischer Einwirkung der aus ihrem normalen Verbande gelösten Epithelzellen auf elastische und kollagene Fasern konnte ich an meinen nach HELD gefärbten Präparaten vielfach feststellen.

Nach allem zweifle ich nicht, daß der Tumor von Nävis der Bindehaut seinen Ursprung nahm und sich bei starker Proliferationsfähigkeit auf die Lider und das Orbitalgewebe fortsetzte. Dabei folgte er den Gewebsspalten des episkleralen Gewebes und breitete sich von da auf die Lymphspalten der Orbita aus.

Daß die verschiedensten Teile der Bindehaut mit pigmentierten und unpigmentierten Knötchen besetzt waren, zwischen denen sich weder makroskopisch noch mikroskopisch ein direkter Zusammenhang nachweisen ließ, stimmt mit der Beobachtung vieler anderer Fälle überein.

Mit Rücksicht auf die von EMANUEL (48) vertretene Auffassung habe ich meine Präparate genau auf etwaige Beziehungen der Tumorknoten zu Nervensträngen durchgesehen. Ich fand zwar mehrfach feinere Nervenäste, die von Geschwulstzellen umgeben waren, konnte mich aber nicht davon überzeugen, daß die Zellen der Nervenscheide eine wesentliche Rolle bei der Bildung oder Ausbreitung des Tumors spielten.

Das Drüsenpaket der rechten Halsseite wurde in der chirurgischen Klinik exstirpiert und die Operationsstelle mehrfach bestrahlt. Die Heilung der Orbitalwunde erfolgte glatt. 3 Monate nach der Exenteration war keine Spur eines Rezidivs nachzuweisen. Nach 9 Monaten ging der Pat., bei dem, offenbar vom Halstumor ausgehend, multiple Hautmetastasen aufgetreten waren, zugrunde, ohne daß sich ein orbitales Rezidiv zeigte. Eine Sektion wurde nicht gemacht.

§ 313. Ein Überblick über die angeführten Fälle zeigt, daß wir sie in zwei Gruppen einteilen können, in solche, die als primäre Orbitalgeschwülste aufzufassen sind, als deren Ursprung vermutlich Herde von Pigmentzellen im episkleralen Gewebe der hinteren Bulbuswand oder der Sehnervenscheide in Betracht kommen, und solche, die anscheinend von Pigmentflecken der Bindehaut entstanden, bei denen es sich aber doch um orbitalen Sitz der Neubildung handelte.

Die ersteren finden ihr Analogon in einem von VAN DUYSE (46) beschriebenen Fall, den ich etwas näher anführen möchte, da er sehr eingehend auch anatomisch untersucht wurde und m. E. zu unserer Kenntnis dieser besonderen Tumorart der Orbita den Grund gelegt hat.

Ein 47jähriger Mann, der vor 15 Jahren in einer Grube durch Schlagwetter verletzt wurde, und der mit Leberschwellung und Aszites, infolge eines sekundären melanotischen Lebertumors (Melanin im Urin), ins Krankenhaus kam, bot graue Verfärbung des rechten oberen und unteren Lides und der Schläfe, und Ptosis. Das rechte Auge war nach vorn unten und außen gedrängt, der im oberen äußeren Teil der Orbita die Bindehaut durch einen pigmentierten gelappten Fortsatz vordrängte. Die Conjunctiva fornicis des unteren Lides zeigte $\frac{1}{2}$ Dutzend schwarzer Flecke, ebenso die Bindehaut des oberen Lides und die Augapfelbindehaut im oberen und äußeren Teile.

Die inneren Teile des Auges waren normal.

Die Sektion ergab: Meningen frei, Lebergewicht mehr als $13\frac{1}{2}$ kg, infolge von multiplen Metastasen eines melanotischen Tumors. Keine Hautnävi.

Dura am kleinen Keilbeinflügel pigmentiert, ebenso in der mittleren Schädelgrube und an der Lamina cribrosa. Orbitaldach rechts durch den Tumor vorgewölbt und teilweise arrodiert. Orbitales Periost in ganzer Ausdehnung pigmentiert, ebenso Musc. orbicularis und die Augenmuskeln außer Musc. obliqu. und rect. intern. Eine dünne Lage schwarzen Pigmentes bedeckt den hinteren Abschnitt des Bulbus, während die Optikusscheide bis zum Kanal schwarz gesprenkelt ist. Der Tumor, von der temporalen Orbitalwand ausgehend, umgreift den Bulbus besonders nach oben.

Mikroskopisch bestand die Geschwulst aus Zellen mit langen Fortsätzen, typischen Chromatophoren, spindelförmigen, runden und polymorphen Zellen. Das Zwischengewebe bestand aus hyalinen Bindegewebsfibrillen.

VAN DUYSE erörtert besonders die Frage nach dem Ausgangspunkt seiner Geschwulst. Er leitet sie von Pigmentzellen der hinteren Bulbuswand her, wo im episkleralen Gewebe (AXENFELD) Pigmentnävi vorkommen können, wie in der Sehnervenscheide und an den hinteren Ziliargefäßen (WALDEYER, SCHWALBE). Die multiplen Flecke an den Lidern und der Bindehaut erklärt er für Metastasen durch Ausbreitung der Pigmentzellen in der adventitiellen Scheide von Blutgefäßen und Nerven. So gelangen Herde von Tumorzellen zwischen die Muskelfasern, die sie durch Druck zerstören, und selbst bis nahe an das Epithel der Haut und Bindehaut.

Fälle, die dem von VAN DUYSE (46) geschilderten nach ihrem anatomischen und klinischen Verhalten analog zu sein scheinen, sind von PETERS (24), ROSELLI (39), LAURENCE (3), ACHENBACH (27), GAYET (31) und HARTMANN (15) mitgeteilt worden. Auch meinen 1. und 4. Fall glaube ich hierher rechnen zu dürfen.

Auch mancher andere der mitgeteilten Fälle von Melanosarkom der Orbita dürfte hierher gehören, doch ist die Beschreibung zu ungenau um einen sicheren Schluß zuzulassen. Es ist deshalb verfrüht, da es sich bisher nur um eine kleine Anzahl, wie genaue histologische Untersuchung feststellt, gleichartiger Geschwülste handelt, für die Beurteilung der Symptomatologie, Prognose und Therapie zahlenmäßige Belege abzuleiten.

Immerhin läßt sich soviel sagen, daß diese Chromatophorome meist recht bösartig sind, schnell wachsen, infiltrierend auf die Umgebung, auch auf das Periost, den Knochen und benachbarten Nebenhöhlen übergreifen und nach anscheinend gründlicher Entfernung schnell zu Rezidiven oder zu Metastasen führen.

Als Ausgangspunkt dieser Tumoren ist in erster Linie an Haufen von Pigmentzellen zu denken, die an der Duralscheibe des Optikus von WALDEYER, im episkleralen Gewebe von SCHWALBE nachgewiesen wurden. Sie würden ein Analogon bilden zu den Melanomen der Hirnhäute (Fälle von VIRCHOW, STOERK, STEYNBERG u. a.).

§ 314. Wie steht es nun mit denjenigen melanotischen Tumoren, die von Nävis der Bindehaut ihren Ursprung nehmen und nicht selten auf die Augenhöhle übergreifen? Solche Tumoren, wie sie von LUDWIG-EMANUEL, BULL, SCHAAF, ROBBARS und in meinem 2., 3. und 5. Falle vorlagen, könnte man versucht sein, als eine besondere Gruppe den übrigen melanotischen Tumoren der Orbita gegenüberzustellen, indem man sie als sekundäre Orbitalgeschwülste vom subepithelialen Gewebe der Bindehaut ableitet.

Genaue histologische Untersuchungen der Bindehautnävi, wie sie neuerdings besonders von WOLFRUM (50) in zahlreichen Fällen ausgeführt wurden, haben es zum mindesten sehr wahrscheinlich gemacht, daß wir es hier mit Abkömmlingen von den basalen Epithelzellen, bzw. von Zellen, die sich aus dem epithelialen Verbande losgelöst und biologisch-chemische Veränderungen durchmachten, zu tun haben. Es würde sich also um Basalzellenkrebse im Sinne KROMPECHERS handeln. Dem steht die Ansicht von RIBBERT

gegenüber, der die Melanome der Haut, der Schleimhäute und der Aderhaut
von Chromatophoren ableitet, die bald epithelähnlich, bald von unregelmäßiger, spindeliger, nicht selten verästigter Gestalt und sehr verschieden
pigmentiert sind. Ribbert nennt sie Chromatophorome und widerrät die
Bezeichnung als Melanosarkome, um den Irrtum zu vermeiden, als handele
es sich um ein Sarkom, das nur zufällig pigmentiert sei.

Nach Wolfrum entstehen die Sarkome der Aderhaut zwar aus Chromatophoren d. h. bindegewebigen Elementen, die Bindehautnävi aber aus
dem Epithel.

Von Bedeutung ist die Beziehung der orbitalen Melanome zu den
Nävustumoren.

Sehen wir von der Frage des Ursprungs (ob vom Epithel oder Bindegewebe), die noch nicht völlig geklärt ist, ab, so ist jedenfalls im klinischen
und histologischen Verhalten die Ähnlichkeit zwischen den Nävusmela-
nomen der Bindehaut und den Chromatophoromen der Orbita (Fall van
Duyse u. a.) so groß, daß es schwer fallen dürfte, die einen den Karzinomen, die anderen den Sarkomen zuzurechnen, und daß sich der Eindruck aufdrängt, daß wir es mit derselben, nur von verschiedenen Punkten
ausgehenden Geschwulst zu tun haben. Die Form und Lagerung der
Zellen, Art der Pigmentierung, der Ausbreitung im Gewebe, Multiplizität
des Auftretens, Neigung zu Rezidiven und Metastasen stimmen bei beiden
überein.

Die anatomische Untersuchung meiner 5 Fälle, unter denen es sich
3 mal um Nävustumoren handelte, während 2 mal der Tumor anscheinend
aus dem episkleralen Gewebe seinen Ursprung nahm, spricht unbedingt
für diese Auffassung.

Die Frage, ob bei einem primären Nävustumor (z. B. der Karunkelgegend, wie bei meinem 2. und 3. Fall) die Orbitalgeschwulst, die keine
direkte Verbindung mit dem Bindehauttumor erkennen läßt, als Tochter-
geschwulst oder als eine nur später zur Entwickelung gelangte Geschwulst
ausgehend vom episkleralen Gewebe aufzufassen ist, oder ob umgekehrt,
wie van Duyse für seinen Fall annimmt, vom Orbitaltumor aus sich sekundär
die Tumorzellen bis zu Haut und Bindehaut fortsetzen, dürfte im vorgerückten Stadium der Neubildung oft schwer zu entscheiden sein.

Prognose und Therapie.

§ 315. Jedenfalls müssen wir in diesen Fällen, und das ist für die
prognostische und therapeutische Beurteilung von besonderer Wichtigkeit,
immer mit einer Beteiligung des retrobulbären Gewebes an der Tumorbildung rechnen.

Mein 5. Fall ist in dieser Hinsicht besonders bemerkenswert, da er,
ohne daß noch die klinischen Zeichen eines retrobulbären Tumors vor-

handen waren, bei der anatomischen Untersuchung Züge pigmentierter Zellen bis tief ins Orbitalgewebe verfolgen ließ, die bei mehr konservativer Behandlung zweifellos zu einem baldigen Rezidiv geführt haben würden.

Die Auffassung, daß die melanotischen Geschwülste der Bindehaut und Orbita relativ gutartiger, viel gutartiger als diejenigen der Aderhaut sein sollen, die von Desmarres, Sichel und besonders von Lagrange vertreten wurde, scheint mir deshalb nicht berechtigt.

Wenn Lagrange (21) die melanotischen Tumoren des Uvealtraktus wegen eines echten melanotischen Giftes als besonders bösartig bezeichnet, für die melanotischen Tumoren der Bindehaut, Lider und Orbita aber behauptet, daß ihr Pigment nichts mit ihrer Malignität zu tun habe und die Prognose als weniger ernst bezeichnet, so ist diese, wie ich überzeugt bin, unrichtige Auffassung wohl darauf zurückzuführen, daß er nicht genügend zwischen den Chromatophoromen und den Fällen von Orbitalsarkom mit hämatogener Pigmentbildung unterscheidet.

Daß echte Chromatophorome im Sinne von van Duyse und Ribbert in der Bindehaut und Orbita vorkommen und zu den bösartigsten Geschwülsten gehören, die wir kennen, ist nicht zu bezweifeln.

Es wird sich also bei der Beurteilung der pigmentierten Orbitalgeschwülste in erster Linie darum handeln müssen, möglichst frühzeitig durch histologische Untersuchung den Zellcharakter festzustellen, also entweder eine Probeexzision vorzunehmen oder besser nach möglichst radikaler Entfernung der Geschwulst sofort anatomisch zu untersuchen, ob das Pigment durch Blutungen oder durch Chromatophoren gebildet wurde. Ist letzteres der Fall, dann würde eine radikale Operation (Exenteratio orbitae, eventuell mit Resektion der Lider) namentlich dann anzuschließen sein, wenn der Verdacht besteht, daß Nester von Pigmentzellen bei der Operation zurückblieben. Handelt es sich um Nävustumoren der Bindehaut, so ist eine Probeexzision leicht durchzuführen, die Klarheit über Struktur der Geschwulst geben wird. Meist wird zur Beurteilung schon das klinische Bild hinreichen.

Nach Ludwig-Emanuel neigen die epibulbären Melanome sehr zu lokalen Rezidiven, auch wenn nach der Abtragung kauterisiert wurde. In 67 % trat ein Rezidiv auf, in 33 % mehrere Rezidive. Die ersten Rezidive zeigten sich in 67 % innerhalb des ersten Jahres, in seltenen Fällen nach 5—10 Jahren. In 30 % der mit Exzision behandelten Fälle mußte später der Bulbus entfernt werden, in 11 % erfolgte der Tod. Bei primär enukleierten Patienten traten in 14 % Rezidive auf und 19 % starben.

Den 11,5 % Todesfällen stehen nur 4,7 % Heilungen über 4 Jahre gegenüber.

Diese Daten beziehen sich zwar auf die epibulbären Melanome, lassen aber sehr wohl einen Schluß auf die der Struktur nach gleichartigen orbitalen Melanome zu. Ja wir sind wohl berechtigt, für diese die Prognose noch wesentlich ungünstiger zu stellen, da der Nachweis und die frühzeitige Entfernung in den ersten Stadien der Geschwulstbildung bei retrobulbärem Sitz erschwert oder unmöglich ist.

Ein Fortschritt wird sich auf diesem Gebiete nur dann erreichen lassen, wenn man erstens die pigmentierten Orbitalgeschwülste, mögen sie primär oder sekundär von Bindehautnävis entstanden sein, so früh als möglich nachweist und zweitens in energischster Weise, eventuell mit Opferung des Bulbus, des Orbitalinhalts und der Lider gegen sie vorgeht.

Ob die Strahlentherapie bei diesen Geschwülsten eine wesentliche Besserung des Erfolges ermöglichen wird, läßt sich gegenwärtig noch nicht entscheiden. In den von ZENTMAYER (53) und HADEN (51) mitgeteilten Fällen waren Röntgenstrahlen ohne Wirkung.

Literatur.

(Melanosarkom der Orbita.)

1852. 1. Bouisson, Orbitocèle mélanique démontré par l'exploration sous-conjunctivale, ablation simultanée de la tumeur et de l'œil, guérison. Arch. gén. de méd. Mai.

2. Mackenzie, Traité pract. des mal. de l'œil. T. 1. p. 486.

1866. 3. Laurence, Transact. of pathol. soc. London.

1868. 4. Sichel, Annales d'Ocul.

1877. 5. Buchmann, Drei Fälle von Melanoma faciei. Wien. med. Wochenschr. Nr. 30 u. 31.

1880. 6. Bennet, Melanotische Sarkom der Orbita. Dubl. Journ. 70. S. 60.

7. Chiari, Ein Fall von sehr reichlicher Metastasenbildung nach einem melanotischen Neoplasma des rechten Bulbus und der rechten Orbita. Wien. med. Wochensch. Nr. 12.

8. Dianoux, Melanosarcome de l'œil. Bull. Soc. An. de Nantes. IV.

1881. 9. Lange, Zur Kasuistik der Orbitaltumoren. Petersb. med. Wochenschr. S. 335.

1882. 10. Dufail, Thèse de Paris.

11. Porter, Reticulated roundcell sarcoma of the orbit with secondary growths intervally, containing melanotic deposits. Med. Rec. New York. XXI. p. 104.

1883. 12. Shakespeare, Melanotic sarcoma of the orbit, with metastases of the liver etc. New York med. Record. 20. Jan.

1884. 13. Pollak, A specimen of melano-sarcoma of the orbit. St. Louis med. and surg. Journ. XLVI. p. 269.

1885. 14. Buller, Melanotic fibrosarcoma of orbit removed ten years after enucleation on the eye-ball containing a pigmented growth. Am. Journ. of Ophth. II. p. 118 u. Transact. of Am Ophth. soc. 24. Meeting. p. 84.

15. Hartmann, Tumeur mélanique développée sur un moignon d'énucleation de l'œil, géneralisation. Progrès méd. p. 8.

1886. 16. Otte, Ein Fall von melanotischem Sarkom der rechten Orbita mit Übergang auf die benachbarten knöchernen Teile des Schädels. Halle.

1887. 17. Corvenue, Sarcome vasculaire de l'orbite, évidement. Bull. clin. nat. opht. de l'hosp. des Quinze-vingts. V. p. 169.

1889. 18. Wiesner, A case of melanotic sarcoma of the orbit in a girl six years old. Internat. Journ. of Surg. New York. II. p. 76.

1890. 19. Lapersonne, Mélano-sarcome de l'orbite. Bull. méd. du Nord. Nr. 2. Juin.

1892. 20. Crawford, Melanotic sarcoma of orbit. Indian med. Gaz. Calcutta. p. 295.

1893. 21. Lagrange, Des tumeurs mélaniques primitives de l'orbite. Arch. clin. de Bordeaux. Sept.

22. Walter, Ein Fall von primärem Melanosarkom der Orbita. Klin. Monatsbl. f. A. S. 357.

1894. 23. Lange, Zwei Fälle von Melanosarkom der Orbita. Klin. Monatsbl. f. A. S. 60.

24. Peters, Beitrag zur Kasuistik der Orbitaltumoren. Diss. Bonn.

1895. 25. Benson und Graves, Orbitaltumor. Transact. of the soc. acad. of med. in Ireland. XII. p. 372.

26. Berry, Hospital Cases. Edinb. Hosp. Rep. Vol. II.

1896. 27. Achenbach, Ein Fall von orbitalem Melanosarkom, ausgehend vom episkleralen Gewebe hinter dem Bulbus. V. Arch. 143. p. 324.

28. Bull, The course and prognosis of orbital tumors. Am. Ophth. Soc. Transact.

29. Polignani, Noduli di melanosarcoma metastatici nei musculi extrinseci dell' occhio. Napoli.

1897. 30. Denti, Tumori del cavo orbitale. Resoconto clinico. Milano. p. 239.

31. Gayet, Tumeur de l'orbite. Ann. d'Ocul. CXVII. p. 288. — Soc. de nation. de méd. de Lyon. 15. III.

32. Ribbert, Über das Melanosarkom. Beitr. z. pathol. Anat. XXI. Bd.

1898. 33. Venneman, Quelle est la nature du cancer mélanique de la conjonctive? Soc franc. d'Opht. p. 129.

1899. 34. Soldan, Über die Beziehung der Pigmentmäler zur Neurofibromatose. Arch. f. klin. Chir. LIX. S. 261.

1900. 35. Hotz, A case of melanotic sarcoma of the orbit. Ophth. Rec. p. 633.

36. Uhthoff, Doppelseitiges Melanosarkom der Orbita mit starker Protrusio bulbi und absoluter Amaurose. Stereosk. Atl. 33. Liefg. Nr. 388.

1901. 37. Armaignac, Tumeur de l'orbite. Mém. et bull. de la soc. de Méd. et de Chir. Bordeaux.

38. Callan, Melanosarkom des Auges, der Orbita und der Leber. New York eye and ear inf. rep. Vol. IX.

39. Roselii, Melanosarcoma retrobulbare dell' orbita. Bull. della r. acad. med. Roma. XXVII. 4—6.

1902. 40. Dodd, New growth of the orbit. Ophth. Rev. p. 21.

41. Ludwig, Ein Fall von melanotischer Geschwulst der Caruncula lacrimalis und diffuser Pigmentierung der Conjunctiva. Diss. Leipzig.

1903. 42. Schaaf, Zur Kasuistik der Orbitalgeschwülste. Diss. Gießen.

43. Silcock und Marshall, Cases of mesoblastic tumours of the orbit. Ophth. Hosp. Rep. XV. II. p. 129.

1904. 44. Kraus, Extrabulbäres Pigmentsarkom der Chorioidea. M. med. Wochenschr. p. 1534.

45. Robbars, Bericht über 43 klinisch behandelte Orbitaltumoren. Diss. Halle.

1906. 46. van Duyse, Contribution a l'étude de Chromatophorome. Primitif de l'orbite. Arch. d'Opht. p. 673.

1908. 47. Mc. Connel u. Burmann, Melanosarcome of the orbit. Boston med. and surg. Journ. July 23.

48. Emanuel, Ein Beitrag zur Kenntnis der epibulbären melanotischen Tumoren, besonders ihre Beziehung zur Neurofibromatose. Klin. Monatsbl. S. 539.

49. Emanuel, Präparat von einem melanotischen Tumor der Caruncula lacrymalis bei einer Patientin mit region. multipler Neurofibromatose einer unteren Extremität. Versamml. der ophth. Ges. Heidelberg. Arch. f. A. LXI, 2 u. 3. S. 273.

1909. 50. Wolfrum, Der Naevus der Bindehaut des Augapfels und der Aderhaut und seine Beziehungen zu den melanotischen Tumoren. Arch. f. Ophth. LXXI. Bd. S. 195.
1910. 51. Haden, Melanotic sarcoma of orbit. Ophth. Rec. XIX, 1. p. 24.
1911. 52. Berens, Melanosarcoma of the orbit. Ophth. Rec. p. 131.
53. Zentmayer, Recurrent sarcoma of the orbit. Ophth. Rec. p. 35.
1912. 54. Ginestous et Campana, Sarcome mélanique de l'orbite. Rev. gén. d'Ophth. p. 515.
55. Verhoeff, Unusual case of epibulbar sarcoma. Arch. of Ophth. XLI. 2.
1917. 56. Bourquin, Die angeborene Melanose des Auges. Zeitschr. f. Augenheilk. S. 129.

5. Das Osteosarkom der Orbita.

§ 316. Wenn man mit Osteosarkom eine Sarkomart bezeichnet, welche in größerer oder geringerer Ausdehnung Tendenz zur Verknöcherung darbietet, wobei es entweder zur Entwicklung wirklichen Knochengewebes kommt oder zur Bildung osteoiden Gewebes, dann gehört es zu den seltensten Formen der Orbitalsarkome.

Unter dem großen Material, das ich selbst beobachten und untersuchen konnte, findet sich kein einziger hierher gehöriger Fall.

Bei der Durchsicht der Literatur ist es mir zweifelhaft geworden, ob jeder als Osteosarkom bezeichnete Fall mit Recht diesen Namen trägt. Es scheint vielmehr, daß manche Autoren Tumoren von derber Konsistenz, die den Knochen der Augenhöhle infiltrierten oder wenigstens mit ihm in fester Verbindung zu stehen schienen, so benannten, ohne durch den histologischen Nachweis neugebildeten Knochens im Tumor hierzu berechtigt zu sein.

So erscheinen mir die Fälle von GOOPTA (7), JENSSEN (16), RUTTEN (11), BLESSIG (14), VERROL (8), FIEUZAL (5), BULL (1), PERRET (18) und KOLLOCK (6), über die mir freilich zum Teil nur dürftige Berichte vorlagen, zweifelhaft.

Der von SNELL (10) beschriebene Fall, der von der Orbitalplatte des Stirnbeins ausgegangen sein soll und auf Orbita und Gehirn übergriff, scheint nach der mikroskopischer Beschreibung ein einfaches Endotheliom gewesen zu sein.

Einen Fall, den POST (19) mitteilt, und über dessen mikroskopischen Befund ALT (20) berichtet, möchte ich nach der Beschreibung für eine Mukozele des Siebbeins halten.

Der haselnußgroße Tumor, der von der nasalen Orbitalwand ausgegangen war, bestand aus Hohlräumen, die mit geronnenen Massen erfüllt, durch dünne Knochenwände getrennt waren. Die Schleimhaut, welche die Hohlräume auskleidete, war polypös gewuchert, mit geronnenem Blut und Schleim bedeckt. Der Fall ist dadurch bemerkenswert, daß das sehtüchtige Auge entfernt wurde, was sich bei einer Mukozele natürlich hätte vermeiden lassen.

Ähnlich scheint es mir mit einem Falle von BERGER und MONOD (3) zu stehen, wo ein schmerzlos gewachsener Tumor der Orbita stückweise entfernt wurde. Er enthielt eine enorme Höhle, die vermutlich die eröffnete erweiterte Stirnhöhle war.

Auch der vom Herzog CARL VON BAYERN (4) beschriebene Fall ist wohl hierher zu rechnen, da nach Infraktion der Knochenhülle der im oberen inneren Winkel der Orbita gelegenen Geschwulst gelblicher Schleim abfloß und nach Wegmeißelung einer knöchernen Prominenz Heilung eintrat.

Ob der von MORAX (17) beschriebene Fall den Namen Myelom mit Recht verdient, vermag ich aus der Beschreibung nicht zu ersehen, ebenso wie mir die Diagnose Osteosarkom in einem Falle von KNAPP (9) (Tumor am Os frontale, durch die Fissura orbit. sup. in die Schädelhöhle gewuchert, ein analoger Tumor am Os petrosum, ein dritter am Os parietale. Mikroskopisch: große Rundzellen) unsicher erscheint. Das gleiche gilt für den von GRIFFITH (12) beschriebenen Fall.

Er betraf einen 29jährigen Mann, der mit Schmerzen und Exophthalmus erkrankte. Im oberen inneren Winkel fand sich ein harter Tumor. Die Inzision traf auf erweichten Knochen, der als Karies angesehen und ausgeschabt wurde. Nach 3 Monaten nahm der Exophthalmus zu, und es wurde die Orbita ausgeräumt. Das Orbitaldach war in eine weiche, krebsartige Masse verwandelt. Nach 6 Monaten erfolgte der Tod.

Mikroskopisch bestand der Tumor aus myxomatösem Gewebe mit sternförmigen Zellen und Kernen.

Nach dieser Beschreibung dürfte es sich wohl um ein vom Periost des Orbitaldaches ausgegangenes Myxosarkom gehandelt haben.

Dagegen scheint KUNDRATS (2) Beobachtung die Bezeichnung Osteochondrosarkom zu verdienen.

§ 317. Bei einem 23jährigen Mann, der im Alter von 11 Jahren 3mal von BILLROTH wegen eines Tumors im inneren Augenwinkel operiert wurde, fand sich ein knochenharter Tumor, der mit Meißel und Raspatorium entfernt wurde, wobei die Stirnhöhle eröffnet wurde. Nach 4 Jahren zeigte sich ein pulsierender Tumor von weicher Konsistenz und drüsiger Oberfläche, der aus schleimigen Massen bestand und das Orbitaldach usuriert hatte. Der Patient starb unter Delirien und Somnolenz. Die Sektion ergab einen gänseeigroßen Tumor im Stirnhirn, der in die Lamina cribrosa überging und die rechte Nasenhöhle ausfüllte. Er bestand aus Knochenlamellen und Zysten. Das Grundgewebe setzte sich aus Spindelzellen und Knochenlamellen zusammen mit Inseln von Knorpelgewebe, die ohne scharfe Abgrenzung in hyaline Massen übergingen. Die Zysten waren von Flimmerepithel ausgekleidet.

KUNDRAT glaubt, daß die Geschwulst vom obersten Teil des rechten Nasenraumes innerhalb des Siebbeins aus versprengten Knorpelkeimen entstand. Er vertritt die Meinung, daß die Tumoren der Ethmo-Orbitalregion einen eigenartigen Charakter besitzen, der in ihrem kongenitalen Ursprung aus den verschiedenartigsten Gewebskeimen liege. Es gibt nach ihm alle Übergänge von weichen zu völlig verknöcherten Orbitaltumoren.

Endlich möchte ich über einen Fall berichten, dessen Mitteilung ich Herrn Kollegen BARTELS verdanke, der ihn am 31. Juli 1909 im Unterelsässischen Ärzteverein vorstellte.

Ein 69 jähriger Mann erkrankte mit Exophthalmus und Sehstörung des rechten Auges. Die äußere Orbitalwand war gleichmäßig vorgewölbt, das Auge stark vorgetrieben, gut beweglich, das Sehvermögen erloschen (Atrophie der Sehnerven). Bei der Operation nach KROENLEIN zeigte sich die äußere Augenhöhlenwand stark verdickt. Das Innere der Orbita war frei von Tumor. Ein abgemeißeltes Stück wurde anatomisch untersucht. Es bestand aus spongiösem Knochen mit reichlichen Markräumen, die mit Tumorzellen, Gefäßen und Bindegewebe ausgefüllt waren. An einzelnen Stellen lagen zwischen den Knochenbalken Stränge und Massen von Hyalin. An die Knochenmasse schloß sich direkt ein langfaseriges Bindegewebe, von dem Züge in den Zwischenknochenraum hineinstrahlten, wodurch der Tumor einen alveolären Bau erhielt. Die Tumorzellen waren häufig konzentrisch zu Schichtungskugeln geordnet. Die Zellen waren flach und länglich mit ebenso geformtem Kern, oder kubisch mit breiten und ovalen Kernen. Die Form war von der Lagerung abhängig.
Keratohyalin, Stachel- odea Riffelzellen wurden nicht angetroffen.

BARTELS hält die Tumorzellen für endotheliale Gebilde und bezeichnet die Geschwulst als Osteo-Endotheliom, da das Endotheliom nicht etwa lediglich destruktiv in den Knochen hineinwuchs, sondern der Tumor überall in gleichem Verhältnis aus endothelialen Zellmassen und neugebildetem Knochengewebe bestand. In der Endotheliomliteratur fand er keinen analogen Fall. Er wirft die Frage auf, ob nicht in manchen Fällen, die als Knochenhypertrophien oder Exostosen der Orbita beschrieben wurden, eine analoge Neubildung vorlag, da auch in seinem Falle der Tumor makroskopisch auf der Bruchfläche den Anblick normalen spongiösen Knochens bot, und erst die mikroskopische Untersuchung die Art des Tumors feststellen ließ.
Unsere Kenntnisse vom Osteosarkom der Orbita sind also sehr beschränkt, und es sind weitere Fälle abzuwarten, ehe wir das klinische und anatomische Bild maligner Knochentumoren der Augenhöhle näher umgrenzen können.
Zweifellos sind diese außerordentlich selten, was darin begründet sein dürfte, daß die die Orbita begrenzenden Knochenwände dünnwandig sind und wenig Markräume enthalten.
Ehe wir einen knochenharten Tumor der Orbita als Myelom oder Osteosarkom bezeichnen, müssen wir mikroskopisch den Nachweis von Knochenneubildung in der Geschwulst erbringen.
Die Fälle von KUNDRAT und BARTELS beweisen aber, daß echte Osteosarkome in der Orbita vorkommen können.

Literatur.

1882. 1. **Bull**, Malignant growth probably osteosarcoma, of the orbital walls, involving all the bones of the face and base of the skull, but mainly the sphenoid and ethmoid, bilateral exophthalmos, growth in the naso-pharynx and maxillary sinus. Med. News Philad. XI. p. 317. 82.

1883. 2. **Kundrat**, Zur Kenntnis der Orbitaltumoren. Wien. med. Jahrb. 1883.

1884. 3. **Berger**, Soc. de Chir. 16. Juillet. — Rev. de Chir. p. 685. août.

1886. 4. **Carl**, Herzog von Bayern, Beitrag zur Kasuistik der Orbitaltumoren. Wien. med. Presse.

5. **Fieuzal**, Osteosarcome de l'orbite. Bull. de la clin. nat. opht. de l'hosp. des Quinze-vingts. IV. p. 184.

6. **Kollock**, Osteo-sarcoma of the orbit. Transact. South Car. med. Ass. p. 31.

1888. 7. **Goopta**, Tumour of the supra-orbital region extending into the roof of the orbit, removed on the 17. August 1887. Indian. med. Gaz. Calcutta. XXIV. p. 45.

1893. 8. **Verroll**, On a case of myeloid sarcoma of the orbit. Brit. med. Journ. 29. IV.

1896. 9. **Knapp**, Un cas d'osteo-sarcome de l'arcade sourcilière et d'autres parties du crâne. Soc. amer. d'ophth. 15. a. 16. July. Ref. Arch. d'Opht. p. 646.

1897. 10. **Snell**, Sarcoma of orbit, recurrence after removal, with extension in the cranial cavity. Transact. Ophth. Soc. U. K. p. 245.

1898. 11. **Rutten**, Osteosarcoma proceeding from the nasal cavities and the left antrum of Highmore. Ophth. Rec. p. 197.

1900. 12. **Griffith**, Osteo-sarcoma of the orbit. Ophth. Rev. p. 259.

1901. 13. **Derselbe**, Microscopical specimen of an osteosarcoma of the orbit. Transact. Ophth. Soc. U. K. p. 201.

1904. 14. **Blessig**, Osteosarkom der Orbita. St. Petersb. Ophth. Ges. 22. IV.

1905. 15. **Lafon et Villemonte**, Sarcome à myeloplaqes de l'orbite. Rec. d'Opht. p. 504.

1906. 16. **Jenssen**, Fall von Tumor in Verbindung mit dem Orbitalboden. Nord. med. Ark. Afd. I. H. 1.

1910. 17. **Morax**, Myelom der Orbita und des Schädels. Soc. d'Opht. Paris. 11. X.

1911. 18. **Perret**, Ostéosarcome de l'orbite temporal. Rev. gén. d'Opht. p. 280.

1912. 19. **Post**, Exophthalmos from a bony tumor growing from the nasal wall of the left orbit. Am. Journ. of Ophth. XXIX, 3. p. 40.

20. **Alt**, Microscopical examination of Dr. Posts tumor removed from the orbit. Am. Journ. of Ophth. XXIX. Nr. 2. p. 45.

---

6. Das Glio-, Chondro- und Myosarkom der Orbita.

§ 318. Noch wesentlich seltener als das Osteosarkom ist das Gliosarkom der Orbita, wenn wir von den häufigen Fällen absehen, wo ein Neurogliom der Retina in die Orbita durchbricht.

Den ausführlichen Bericht zweier Fälle von primärem Gliom der Orbita verdanken wir Vanzetti (16) und Lagrange (18).

Vanzettis Patientin war ein 3jähriges Mädchen, bei dem sich vor 2—3 Monaten ohne Schmerzen Exophthalmus und Beweglichkeitsstörung entwickelt hatte. Sehschärfe, Augenhintergrund, Pupillenreaktion waren normal. 4 Monate später wurde eine Geschwulst mit glatter Oberfläche zwischen Bulbus und Orbitaldach gefühlt. Bei der Enukleation des sehtüchtigen Auges ließ sich nachweisen, daß der Tumor, der in keiner Beziehung zum Augapfel stand, den oberen und inneren Teil der Augenhöhle einnahm. Exenteratio orbitae. Nach 2 Jahren weder Rezidiv noch Metastase.

Die anatomische Untersuchung ergab einen nußgroßen Tumor mit glatter Oberfläche und weicher fleischartiger Schnittfläche. Er bestand aus runden Zellen mit großen Kernen, spärlichem Protoplasma und zahlreichen Fortsätzen, die ein dichtes Flechtwerk bildeten. Das Bindegewebsstroma bestand aus zarten Fasern, welche stellenweise hyalin degeneriert waren und die Blutgefäße umgaben. Um die Gefäße gruppierten sich die Gliazellen in radiärer Anordnung.

Der Fall von Lagrange (10), der von dem Autor selbst als nicht ganz sicher bezeichnet wird, betraf einen Knaben von 20 Tagen, dessen rechte Orbita bei der Geburt durch eine umfangreiche Geschwulst ausgefüllt war. Der Bulbus war nach unten und innen bis zur Nasenöffnung verdrängt. Die Hornhaut war ulzeriert, ebenso die Oberfläche der Geschwulst. Die Entfernung des Tumors wurde mit dem Thermokauter ausgeführt. Das Kind starb 11 Tage nach dem Eingriff unter fieberhaften Erscheinungen. Bei der Sektion fand sich eine nußgroße Geschwulst, die durch die Fissura sphenoidalis auf die Hirnbasis übergegriffen hatte. Auch die untere Orbitalwand und die Kieferhöhle hatte die Geschwulst ergriffen. Der Bulbus war frei von Tumor.

Mikroskopisch bestand der Tumor aus zwei Elementen, embryonalen Bindegewebszellen und Nervenzellen. Der Hauptteil der Zellen entsprach dem Typus des embryonalen Nervengewebes. Ovale und längliche Kerne mit reichlichen Nukleolen, zwischen denen sich eine feinkörnige Grundsubstanz nachweisen ließ, führten auch Bard (Lyon) zu der Annahme, daß es sich um ein embryonales Nervengewebe handle.

Während in dem Falle von Vanzetti (16) nach der histologischen Beschreibung an der Natur der Tumorzellen als Gliazellen kaum gezweifelt werden kann, erscheint es mir sehr zweifelhaft, ob der Fall von Lagrange (10) als Gliosarkom bezeichnet werden kann. Er stimmt, soweit die Beschreibung ein Urteil hierüber zuläßt, mit einer keineswegs seltenen Form von Rundzellensarkom (den Sarkomen mit embryonalen Zellen, die ich im Kapitel Rundzellensarkom näher beschrieben habe) so gut überein, daß ich ihn zu derselben rechnen möchte. Die Möglichkeit, daß es sich bei dem einen oder anderen dieser Fälle um embryonale Nervenzellen handelte, ist zugegeben, jedoch ist der Charakter dieser Zellen von demjenigen anderer embryonaler Zellen in früheren Stadien so wenig unterscheidbar, daß es schwer sein dürfte, ihn mit einiger Sicherheit zu bestimmen.

Mit derjenigen Tumorart, die wir als Gliosarkom zu bezeichnen gewohnt sind, zeigt der Fall von Lagrange keine Übereinstimmung.

Für die Fälle von WRIGHT (6), KEY (3), MOIR (8), ROCKLIFFE (19) und OLIVIER (21), die unter der Bezeichnung Gliosarkom der Orbita mitgeteilt wurden, kann ich bei der Dürftigkeit der mir vorliegenden Angaben die Struktur der Geschwulst nicht beurteilen. Der Fall von STARCK betrifft kein primäres Orbitalsarkom, sondern ein perforiertes Gliom der Netzhaut.

3 Fälle (von TERRIEN 25, CASTRESANA 23, NADAUD 2) werden von den Autoren als enzephaloide Sarkome der Orbita bezeichnet. Der Fall von TERRIEN dürfte nach der Beschreibung und der beigegebenen Abbildung ein Rundzellensarkom mit bläschenartigen Zellen gewesen sein. Auch für die beiden anderen Fälle möchte ich das nach den allerdings recht dürftigen Berichten annehmen.

Erwähnt sei noch ein Fall von QUACKENBOSS und VORHOEFF (24), der bei einem 3jährigen Knaben auftrat und histologisch große Ähnlichkeit mit einem Gliom der Netzhaut darbot (Rosettenbildungen). Es soll sich dabei um die orbitale Metastase einer Nebennierengeschwulst gehandelt haben.

§ 319. Seltener noch als das Gliosarkom ist das Chondrosarkom in der Orbita beobachtet worden. Meist dürfte es sich wohl hier nicht um primäre Orbitaltumoren, sondern um Geschwülste handeln, die von der Nasenhöhle oder einer Nebenhöhle ihren Ursprung nahmen.

So scheint es in dem von HIRSCH (18) beschriebenen Falle gewesen zu sein, wo der Tumor Teile des Oberkiefers, des Sieb- und Keilbeins befallen hatte und in der Gegend des Tränensacks auf die Augenhöhle übergriff. Der Operation folgte nach 10 Monaten ein Rezidiv am Oberkiefer und 2 Tage nach der Oberkieferresektion der tödliche Ausgang.

Die Geschwulst bestand aus Knorpelzellen mit wenig Zwischensubstanz und Schleimgewebe.

Der von PAUL und ein anderer von BROWNE beschriebener Knorpeltumor stand mit der Kieferhöhle in Verbindung, während der von SIWZEFF mitgeteilte mit der Siebbeinhöhle zusammenhing, und derjenige, über den LAWSON berichtet, vom Keilbein aus entstanden sein soll. Sie wurden, da es sich um ein gutartiges Chondrom handelte, in einem früheren Abschnitt (§ 258) erwähnt.

Es ist hier auch daran zu erinnern, daß gelegentlich im Rundzellensarkomen der Orbita kleine Knorpelinseln angetroffen wurden (vgl. den von mir im Kapitel Rundzellensarkom in § 296 beschriebenen 7. Fall), ohne daß man deshalb solche Geschwülste als Chondromsarkome bezeichnen wird, da der Knorpel keinen wesentlichen Bestandteil bildet, und daß auch in den Mischtumoren der Tränendrüsengegend nicht selten neben Schleimgewebe Knorpelgewebe nachgewiesen wurde.

§ 320. Myosarkome der Orbita sind von ZENKER (7), ALT (15), LOPEZ und PIQUERO (20) und MOHR (22) beobachtet worden.

Der Tumor war im ZENKERschen Falle im 5. Jahre aufgetreten. Zwei Jahre nach Ausräumung der Augenhöhle zeigte sich ein Rezidiv.

Die Geschwulst erschien makroskopisch knollig rötlich grau, gelbpunktiert und streifig. Sie bestand aus fibrillärem Bindegewebe, embryonalen quergestreiften Muskeln und kleinen Haufen von spindel-, rund- und sternförmigen Zellen, die hyaline Kugeln einschlossen.

Im ALTschen Falle lag die walnußgroße Geschwulst, die sich leicht ausschälen ließ, hinter dem Tränensack.

Der Tumor, den LOPEZ und PIQUERO entfernten und vom Rectus superior ableiten, hatte den Bulbus nach vorn und unten verdrängt und reichte bis zum Foramen opticum, wo er mit dem Periost verwachsen war. Er bestand mikroskopisch aus Rund- und Spindelzellen und quergestreiften Muskelfasern.

Ob es sich in allen diesen Fällen um ein echtes Myosarkom d. h. um eine Geschwulst handelte, bei der die Muskelfasern am Aufbau der Geschwulst aktiv beteiligt waren, oder ob Rund- oder Spindelzellsarkome, wie das nicht selten ist, die Augenmuskeln infiltrierten und dadurch mikroskopisch das Bild des Myosarkoms vortäuschten, vermag ich nach den vorliegenden Berichten nicht zu entscheiden.

Die Beobachtungen von JENNINGS (9), BOCCHI (12), BAYER (4) und LODATO (11), die LAGRANGE im Abschnitt »Myosarkome der Orbita« bespricht, betreffen gutartige Rhabdomyome bzw. Fibromyome, die sich leicht entfernen ließen und nicht rezividierten. Sie gehören also streng genommen nicht in die Gruppe der Sarkome. Vermutlich sind auch die Fälle von ALT und LOPEZ und PIQUERO hierher zu rechnen.

Der Fall von LODATO ist bemerkenswert als einziges bisher bekanntes Leiomyom der Orbita, das vermutlich vom Musculus orbito-palpebralis seinen Ursprung nahm.

<hr>

Literatur.

1859.   1. Fano, Tumeur ostéo-fibro-cartillagineuse de l'orbite. Union méd. IV. p. 537.

1878.   2. Nadand, Cancers de l'orbite. Bordeaux méd. Nr. 15.

1881.   3. Key, Ein Fall von retrobulbärem Gliom. Hygiea. Stockholm Nr. 4 und Med. Arkiv. XI. p. 20 u. 29.

1882.   4. Bayer, Nord. med. Ark. Bd. XIV. Nr. 19. Stockholm.

1884.   5. Lawson, Congenital tumour of the orbit, complete exophthalmos in a child two days old. Removal of eye. Transact. of the pathol. soc. of London. p. 379. (V. N. H. II. 1, 280.)

1888.   6. Wright, Rare case of orbital tumor. Columbus Med. Journ. August.

1890.   7. Zenker, Ein Fall von Rhabdomyosarkom der Orbita. V. A. f. p. Ann. CXX. 3. S. 536.

1892.   8. Moir, Recurrent gliosarcoma in the orbit. Med. Gaz. Calcutta. p. 300.

1895.   9. Jennings, Rhabdomyoma congenit. of the orbit. Am. Journ. of Ophth.

   10. Lagrange, Tumeur congénitale embryonnaire à tissus multiples (nerveux et conjunct.) de l'orbite. Arch. d'Opht. XV. p. 536.

1896. 11. Lodato, Fibromioma dell' orbita. Arch. di Ottalm. IV.
1897. 12. Bocchi, Fibromioma dell' orbita. Arch. di Ottalm. V. p. 59.
      13. Stark, Ein Fall von Gliosarcoma orbitae dext. Diss. Greifswald.
1900. 14. De Waele und Lewuillon, Colobomes de la paupière supérieure et
          gliome cérébroide de l'orbite. Ann. de la Soc. de Méd. de Gand.
1901. 15. Alt, A case of myofibro-sarcoma of the orbit. Am. Journ. of Ophth. p. 65.
      16. Vanzetti, Glioma primitivo della cavità orbitaria. Ann. di Ottalm. u.
          Lavori Napoli. XXX. p. 33.
1902. 17. Fromaget, Fibrochondrome de l'orbite. Soc. de méd. de Bordeaux.
          14. III.
      18. Hirsch, 2 Fälle von Exophthalmus, 1. Sarcoma orbitae, 2. Haemorrhagia
          retrobulbar. A. f. A. XLV. p. 283.
      19. Rockliffe, Ophth. Soc. U. K. Brit. med. Journ. 10. May. p. 1131.
1903. 20. Lopez et Piquero, Sarcome musculaire. Rec. d'Ophth. LV. p. 589.
      21. Oliver, A case of gliosarcoma of the orbit. Ophth. Rec. p. 132.
1905. 22. Mohr Rhabdomyoma malignum orbitae. Dzemészet. p. 267.
1910. 23. Castresana, Un caso di sarcoma encefaloide de la fosa orbitaria.
          Arch. de Ophth. hisp. amer. p. 142.
      24. Quackenboss und Vorhoeff, Metastase eines Nebennierentumors in
          der Orbita. Am. Ophth. Soc. May.
      25. Terrien, Elefantiastisches Sarkom des Oberlides. Soc. d'Opht. Paris.
          5. IV. of Arch. d'Opht. XXX. p. 241.

7. Das Endotheliom der Orbita

(alveoläres Sarkom).

§ 321. Wesentlich größere Schwierigkeiten als die bei aller Verschiedenheit in ihrem Aufbau doch einheitlichen Rundzellen- und Spindelzellensarkome bietet das sogenannte Endotheliom der Orbita. Es liegt das
einmal an der unsicheren Begriffsbestimmung, die dieser Bezeichnung eigen
ist, vor allem aber auch an der oft recht dürftigen anatomischen Untersuchung der in der Literatur mitgeteilten Fälle, die es schwer oder unmöglich macht, einen sicheren Anhaltspunkt über die Art der Neubildung
zu gewinnen.

Auch anatomisch ist das Endotheliom nach Ribbert (35) die am
schwierigsten zu umgrenzende Geschwulstart. »Die Veranlassung zu ihrer
Aufstellung gab der Umstand, daß es aus Strängen epithelähnlicher Zellen
aufgebaute Geschwülste an Stellen gibt, an denen man echtes Epithel in
der Norm nicht findet, und an denen man es auch nicht als einen durch
Verlagerung dorthin gelangten abnormen Bestandteil ansehen kann. In
solchen Fällen zieht man als Ausgangselemente die Zellen heran, welche
die Blut- und Lymphkanäle des Zirkulationsapparates auskleiden.«

Auch wird der Begriff des Endothels von dem Einen weit, von einem
Anderen enge gefaßt. Die einen bezeichnen alle platten Zcllen, welche
Flächen einschichtig überziehen, als Endothel, während andere nur an Blut-
und Lymphgefäßen und Gehirnhäuten ein Endothel anerkennen, den Zell-
belag der großen serösen Höhlen aber als epithelial ansprechen.

Aber auch bei der engeren Umgrenzung des Begriffes ist es oft unmöglich, die Zellen des Tumors von dem Endothel der Blut- und Lymphbahnen abzuleiten, da die morphologischen Anhaltspunkte hierzu nicht ausreichen und der Zusammenhang mit Endothelien sekundär sein kann und nicht die Entstehung aus dieser Zellart beweist.

Dieser besonders von RIBBERT vertretene Standpunkt, dem ich nach dem Studium der Literatur und eigenen Untersuchungen durchaus beipflichten muß, läßt sich ohne weiteres auch auf die Endotheliome der Orbita übertragen.

Ich bin davon überzeugt, daß eine große Anzahl als Endotheliome bezeichneter Orbitaltumoren streng genommen unter die epithelialen Tumoren zu rechnen ist. Ganz besonders gilt dies für die kompliziert gebauten Geschwülste, die in der Tränendrüse oder in ihrer Nachbarschaft entstehen.

Aber wie RIBBERT halte ich mich nicht für berechtigt, die Annahme eines Endothelioms ganz abzulehnen, gerade in der Orbita, wo mit Ausnahme der Tränendrüse ein Epithel nicht vorkommt, und bei Geschwülsten, deren Zellen keine Eigentümlichkeiten haben, welche sie als Epithelien bestimmen lassen (Zylinderzellen, Interzellularbrücken, Verhornung).

Hierher möchte ich erstens eine Anzahl von Fällen rechnen, die von den Autoren als Angiosarkome bezeichnet wurden, ein Name, der, wie BORST und RIBBERT bemerken, lediglich Verwirrung anrichtet und daher besser durch denjenigen des Hämangioendothelioms ersetzt wird, und weiterhin Fälle, bei denen nach dem klinischen und anatomischen Verhalten als Ursprungsstelle die Tränendrüse oder ihre Nachbarschaft nicht in Betracht kommen kann.

Die sogenannten Mischtumoren der Tränendrüse möchte ich dagegen als epitheliale Tumoren ansprechen.

Legen wir diesen strengeren Maßstab an, wozu wir, wie ich glaube, durch den jetzigen Stand der pathologischen Anatomie gezwungen werden, dann schmilzt die Zahl der echten Endotheliome der Orbita ganz erheblich zusammen, besonders wenn wir nur diejenigen Fälle in Betracht ziehen, bei denen nach der Beschreibung der anatomischen Struktur und dem sonstigen Verhalten eine Beurteilung möglich ist.

Unter 139 Fällen meiner Zusammenstellung sind 69 mit Sicherheit als Mischtumoren der Tränendrüse anzusprechen. Von den übrigen 70 Fällen sind 15 Fälle in Abzug zu bringen, bei denen es sich gleichfalls sehr wahrscheinlich um Mischgeschwülste der Tränendrüsengegend handelte. Von den übrigbleibenden 55 Fällen werden 12 als Zylindrome der Orbita bezeichnet, 5 als Angiosarkome, die übrigen 38 als Endotheliome oder alveoläre Sarkome.

Es ist einleuchtend, daß unter diesen Verhältnissen die Darstellung des Endothelioms der Orbita großen Schwierigkeiten begegnet, zumal die 38 als Endotheliome bezeichneten Tumoren nur etwa zur Hälfte den strengen Anforderungen genügen, die wir anatomisch an diese Bezeichnung stellen müssen.

Von den früheren Bearbeitern der Orbitaltumoren hat BERLIN (6) dem Zylindrom, das er dem Sarkom zurechnet, einen besonderen Abschnitt gewidmet, während LAGRANGE (32) in dem Kapitel Sarcomes endothéliaux auf eine genauere Sichtung des vorliegenden Materials ganz verzichtet und sich wesentlich auf die Wiedergabe eines Falles von VAN DUYSE (20) beschränkt.

So sehr ich mich bemüht habe, durch eingehende Beurteilung des Einzelfalles ein anatomisches Geschwulstmaterial zusammenzustellen, das eine gegenseitige Abgrenzung der Begriffe Endotheliom, Zylindrom und Mischgeschwulst der Orbita ermöglichte, so ist mir das doch nur für eine bescheidene Zahl von Fällen gelungen. Andererseits finden sich so mannigfaltige Übergänge zwischen reinem Endotheliom und Zylindrom einerseits, Zylindrom und Mischtumor andererseits, daß man versucht sein könnte, von Unterarten der gleichen Geschwulst zu sprechen. Kann doch selbst die gleiche Geschwulst in dem einen Abschnitte dem Aufbau eines einfachen Endothelioms, in einem anderen demjenigen eines typischen Zylindroms entsprechen.

Da nun auch im klinischen Verhalten das Zylindrom von demjenigen des einfachen Endothelioms nicht abweicht und die hyalinen Gebilde, welche den Namen Zylindrom veranlaßten, keineswegs konstant und charakteristisch sind, wie schon BERLIN (6) bemerkt, scheint es mir nicht richtig, ihm eine Sonderstellung zuzuweisen.

Dagegen bin ich der Meinung, daß die sogenannten Mischtumoren der Tränendrüsengegend, schon wegen ihrer nahen Beziehung zu den gleichartigen Geschwülsten der Parotis, einer zusammenfassenden Darstellung bedürfen, wenn sie auch vielfach als Zylindrome und Endotheliome der Orbita bezeichnet wurden. Dies scheint mir um so mehr berechtigt, da sie bei aller Verschiedenheit im klinischen und anatomischen Verhalten große Übereinstimmung erkennen lassen.

§ 322. An Häufigkeit steht nach meiner Zusammenstellung das Endotheliom unter den malignen Orbitalgeschwülsten an dritter Stelle. Unter 710 Sarkomen berechnet sich sein Vorkommen auf 12,25 %.

Daß es sich um recht seltene Augenerkrankungen handelt, ergibt sich daraus, daß ich unter 200 000 Augenkranken der Leipziger Klinik nur 4 Fälle von Endotheliom der Orbita feststellen konnte (0,002 %). Wir können sagen, daß sie etwa ein Zehntel der Orbitalsarkome ausmachen.

Das weibliche und männliche Geschlecht sind annähernd gleich häufig betroffen, und die Verteilung über die Lebensalter läßt erkennen, daß das 2. Jahrzehnt des Lebens etwas häufiger betroffen ist, als die späteren Jahrzehnte, die eine ziemlich gleichmäßige Verteilung darbieten. In früher Kindheit kommt das Endotheliom selten vor.

Rollet (52) [12. Fall] erwähnt ein Fibroendotheliom bei einem 14 Monate alten Mädchen, Frank (31) ein alveoläres Endotheliom bei einem Neugeborenen, Watanabe (45) hat einen Fall von Hämangio-Endotheliom bei einem ¹/₂jährigen Mädchen beschrieben, Rumszewitsch (39) und Mortimer (34) beschreiben ein kongenitales Endotheliom.

Die Mitwirkung einer Verletzung wird bei der Entstehung der Geschwulst mehrfach angeschuldigt.

In einem Falle von van Duyse (18) erlitt das Auge vor 6 Jahren eine Kontusion durch ein Holzstück. In meinem 3. Fall ging ebenfalls dem Exophthalmus eine Verletzung beim Holzschlagen mehrere Monate voraus, während in meinem 2. Falle sich die Patientin ¹/₂ Jahr vor Entwicklung der dem oberen äußeren Teile der Orbita angehörenden Geschwulst an die Stirn gestoßen hatte. Der Patient von Hartmann (11) fiel vor 6 Jahren, derjenige von Kuntzen (8), ein 78 jähriger Mann, verletzte sich vor 40 Jahren mit einem Schlüssel im inneren Winkel, während die Patientin von Dianoux (17) vor 14 Jahren einen Schlag auf die Schläfe erlitt, der Patient von Dufail-Berger (7) sich vor 3 Monaten an den Orbitalrand stieß, derjenige von Barabascheff (5) vor 7 Jahren auf die Schläfe geschlagen wurde.

Die Entwicklung des Endothelioms der Orbita erfolgt meist langsam, wenn auch in einer Reihe von Fällen der Beginn des Leidens nur eine Anzahl von Monaten vor der ersten Untersuchung sich bemerkbar machte (Fälle von Snell 27, Rollet 52 [2. Fall], mein 3. und 4. Fall).

1—2 Jahre dauerte die Entwicklung in den Fällen von Silcock (30), Hartmann (11), Ewetzky (10), Rollet (52), meinem 1. und 2. Falle, 4 Jahre im Falle von Lapersonne und Mettey (42), 5 Jahre im Forsterschen (3) 4. Fall, 10 Jahre und länger in den Fällen von Schaaf (29), Baeumler (9), Ewetzky (10) (2. Fall) und Ayres (12).

Hieraus ergibt sich schon, daß das Endotheliom oft wenigstens im Beginn wenig bösartig ist.

Damit stimmt auch überein, daß andere Erscheinungen, die gutartigen Geschwülsten eigen sind — Schmerzlosigkeit, langes Erhaltenbleiben guter Beweglichkeit des Augapfels — beim Endotheliom nicht selten hervorgehoben werden.

Der Grad des Exophthalmus ist in den Fällen der Literatur nur selten angegeben. Chevallereau und Chailloux (26) geben ihn mit 4—5 mm, Forster in einem Falle mit 2 mm, in einem anderen mit 4 mm, Becker (28) mit 12 mm an.

Die Entwicklung des Endothelioms kann sich in allen Teilen der Orbita vollziehen, wenn auch der obere äußere Teil als bevorzugt bezeichnet werden kann.

Unter 28 Fällen, in denen genauere Angaben hierüber vorliegen, fand sich der Tumor 11 mal oben außen, 6 mal oben innen, 3 mal oben, 6 mal innen, je 1 mal unten und unten innen.

Würden wir die als Endotheliome der Tränendrüse beschriebenen Geschwülste mit in Betracht ziehen, dann würde die Bevorzugung des oberen äußeren Teils der Orbita noch weit mehr hervortreten. Vermutlich erklärt sich der häufige Sitz im oberen und äußeren Teile der Augenhöhle dadurch, daß auch in manchen dieser Fälle das Endotheliom in der Umgebung der Tränendrüse entstand. Die im inneren Teile der Orbita sitzenden Endotheliome werden zum Teil vom Periost abgeleitet (SONNTAG 54, VAN DUYSE 20), doch können sie auch aus den Nebenhöhlen der Nase in die Orbita eingebrochen sein. Die Fälle von KAKO (62), SNELL (27), SCHWENK (53) und auch der SONNTAGsche legen diese Deutung nahe. Auch auf die von SPANGENBERG beschriebenen Fälle von Endotheliom des Nasenrachenraums ist hier hinzuweisen.

2 von CHEVALLEREAU und CHAILLOUX (26) mitgeteilte Fälle, bei denen sich einmal die Geschwulst hinter der Tränendrüse entwickelte, werden als Psammome bezeichnet und von der Duralscheide abgeleitet.

CASALI (48) und BAEUMLER (9) nehmen einen Zusammenhang mit der Duralscheide des Optikus an, was auch für meinen 1. Fall zuzutreffen scheint.

Es ist verständlich, daß diese in der Tiefe der Orbita und im retrobulbären Gewebe sich entwickelnden Endotheliome den Sehnerven frühzeitig, d. h. ehe es noch zu hochgradigem Exophthalmus kam, durch Druck schädigen werden.

In der Tat ist dies weitaus häufiger der Fall als bei den gleichfalls als Endotheliome beschriebenen Mischtumoren der Tränendrüse, bei denen der Sehnerv und das Sehvermögen nur ausnahmsweise leiden.

Bei den Endotheliomen der Orbita, die den Gegenstand dieser Besprechung bilden, finde ich unter 34 Fällen 10 mal Amblyopie, 10 mal Amaurose und 14 mal volle oder fast volle Sehschärfe erwähnt, und die Augenspiegeluntersuchung ergab 8 mal Sehnervenschwund und ebensooft Stauungspapille.

Aber die Sehstörung kann auch, wie mein 1. und 3. Fall zeigen, auf einem Astigmatismus beruhen, der durch den Druck der Geschwulst auf den Augapfel entsteht und nach Entfernung der Geschwulst völlig zurückgehen kann.

In 4 Fällen bestand ein Hornhautgeschwür (SILCOCK 30 [3. Fall], WILSON 24, VAN DUYSE und DENOBELE 46, BARABASCHEFF 5), 2 mal Glaukom (VAN DUYSE 20, VALUDE 44), 1 mal Buphthalmus (VAN DUYSE [1. Fall]). Da im VALUDEschen Fall neben dem Zylindrom der Orbita ein intraokulares Gliom bestand, in dem einem Falle von VAN DUYSE eine Verletzung des Auges vorausging, wird man das Glaukom kaum zu dem Endotheliom der Orbita in Beziehung setzen können.

Störungen in der Beweglichkeit des Bulbus werden bei den Endotheliomen der Orbita häufig erwähnt, dagegen auffallend selten das Auftreten von Doppeltsehen. Es liegt das wohl einesteils daran, daß der Tumor sich oft, wie wir sahen, sehr langsam entwickelt, und andernteils in einer Reihe von Fällen die Sehschärfe frühzeitig abnimmt. Endlich ist in vielen Fällen anscheinend nicht genauer darauf untersucht worden.

Lähmung besonderer Augenbewegungsnerven, wie sie bei anderen Orbitalsarkomen nicht so selten ist, finde ich in meiner Tabelle nicht angegeben. Nur GRIFFITH erwähnt in seinem 5. Falle Ptosis, die aber wohl, da der im oberen Teile der Augenhöhle sitzende Tumor auf die Stirnhöhle übergriff, nicht als Zeichen einer Okulomotoriusparese aufzufassen ist.

In 3 Fällen bestand neben dem orbitalen Endotheliom noch eine Geschwulst im Inneren des Augapfels.

In BARABASCHEFFS (5) Fall handelte es sich um einen bohnengroßen Tumor des Ziliarkörpers, der bis zur Insertion des Musc. rect. int. reichte, und einen Tumor des Optikus, der mit der Sklera zusammenhing.

Auch im BAEUMLERschen (9) Fall war der Orbitaltumor mit dem hinteren Teile des Bulbus fest verwachsen, während kleine Tumorknoten in der Aderhaut saßen.

Die von VALUDE (23) mitgeteilte Geschwulst war ein Zylindrom, das mit der Optikusscheide zusammenhängend durch das Foramen opticum und die Fissura orbitalis auf das Gehirn übergriff, während ein intraokulares Gliom durch den Optikus durchgebrochen war.

Der TRUCsche (36) Fall, ein in der Tiefe der Orbita entstandenes hühnereigroßes Endotheliom, bot Symptome, die auf Basedowsche Erkrankung hindeuteten (Tachykardie, Herzklopfen, Struma, Tremor), mit einseitigem Exophthalmus und Chemosis. Erst 1 Jahr später wurde im inneren Teile der Orbita eine Geschwulst gefühlt.

Im SNELLschen (27) Falle verursachte das vom Orbitalboden ausgehende Endotheliom variköse Schwellungen der Venen an der Bulbusoberfläche, die nach Entfernung des Tumors schwanden.

In differentialdiagnostischer Beziehung ist jedenfalls als wichtig hervorzuheben, daß das Endotheliom der Orbita nicht zu einem diffus infiltrierendem Wachstum neigt und sich dadurch z. B. vom Rundzellensarkom unterscheidet.

Die Konsistenz der Geschwulst zeigt wesentliche Unterschiede vor allem nach dem Blutgehalt.

So scheinen sich die Hämangioendotheliome (die sogenannten Angiosarkome mancher Autoren) durch ihre weiche Beschaffenheit auszuzeichnen. Daß sehr gefäßreiche Geschwülste dieser Art Symptome darbieten können, die sonst den Angiomen eigen sind (Anschwellung bei venöser Stauung), zeigt der von WATANABE (45) mitgeteilte Fall.

Bei den gefäßärmeren Endotheliomen wird die Entwicklung des Bindegewebes und das Vorhandensein oder Fehlen hyaliner Entartung (Zylindrome) für die Konsistenz maßgebend sein müssen.

Aus den angeführten Erscheinungen geht hervor, daß das Endotheliom der Orbita sich klinisch von den anderen Sarkomformen nicht unterscheiden läßt, wenigstens nicht mit einiger Wahrscheinlichkeit.

Nur die Zeichen schnellen und infiltrierenden Wachstums sprechen gegen dasselbe und das Auftreten einer langsam wachsenden, meist schmerzlosen Geschwulst, besonders im oberen Teile der Augenhöhle, muß immer den Gedanken an diese Tumorart nahelegen.

<h3 align="center">§ 323. Eigene Fälle.</h3>

1. Fall: Die 32jährige C. K. hatte seit 2 Jahren ohne Schmerzen Vortreten des rechten Auges bemerkt. Seit mehreren Monaten nahm die Sehschärfe des Auges ab. Im oberen inneren Teil der rechten Orbita war ein derber, leicht höckriger Tumor zu fühlen, der sich in die Tiefe der Orbita fortsetzte und den Bulbus nach vorn unten außen verdrängte. Die Beweglichkeit war nach oben innen fast aufgehoben, sonst wenig vermindert. Der Exophthalmus betrug 6 mm, Visus 6/30, nach Korrektion eines hyperopischen Astigmatismus von 3 Dioptr. = 6/12. Hintergrund o. B. Keine Drüsenschwellung. Inzision am oberen Orbitalrand.

Der Tumor, der sich in seinem vorderen Teil leicht aus der Umgebung lostrennen ließ, setzte sich als etwa bleistiftdicker Strang in die Tiefe der Orbita fort und reichte bis zur Sehnervenscheide. Beim Versuch, ihn stumpf abzulösen, brach ein Teil des Stieles ab, der in einzelnen Stücken entfernt wurde.

Nach 3 Monaten Rezidiv oben innen. Exenteratio orbitae. Nach weiteren 7 Monaten soll (nach brieflicher Mitteilung) ein zweites Rezidiv aufgetreten sein, das unter Gehirnerscheinungen zum Tode führte. Eine Sektion wurde nicht gemacht.

Der Tumor ist walnußgroß und setzt sich aus mehreren Knoten zusammen, die wieder aus mehreren Knötchen bestehen. Der Querschnitt ist von markweißer Farbe. Mikroskopisch besteht die Geschwulst aus einem dichten Bindegewebe, in welches Nester von rundlichen Zellen mit gleichmäßig gefärbten, runden Kernen und schmalem Protoplasmasaum eingebettet sind. Die Abgrenzung gegen das Bindegewebe ist überall scharf. Die in den Herden peripher gelegenen Zellen zeigen flachere Formen. Sie erscheinen plattgedrückt durch die gegen das umgebende Bindegewebe sich ausdehnenden Zellhaufen. Die Zellnester zeigen die verschiedensten Formen, sie lassen an vielen Stellen ihre Zusammensetzung aus kleineren Zellhaufen erkennen. An Gefäßen ist der Tumor arm. Die Wandungen sind teilweise hyalin entartet.

Es handelt sich demnach um ein typisches Endotheliom ohne Zystenbildung, das anscheinend von der Sehnervenscheide oder deren Umgebung seinen Ursprung nahm, wenn auch die Hauptgeschwulst am Eingange der Orbita zur Entwicklung gelangte.

2. Fall: Die 38jährige L. E. hat sich vor 1½ Jahren an die Stirn gestoßen. ½ Jahr später trat das linke Auge vor und es stellten sich

Fig. 55.

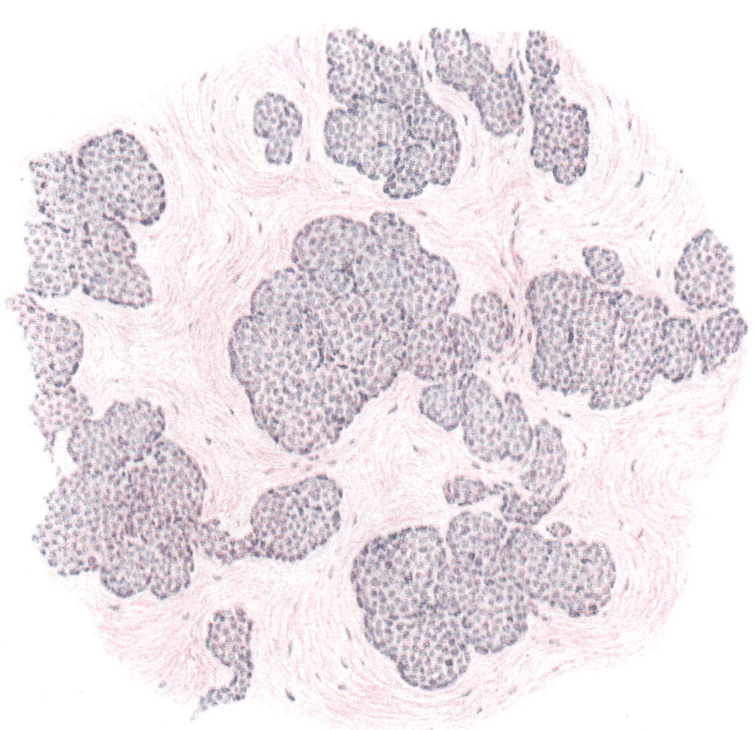

häufiger dumpfe Schmerzen hinter dem Auge und in der Stirn ein. In der letzten Zeit nahm die Geschwulst erheblich·an Größe zu und verursachte störendes Doppeltsehen.

Status: Protrusion von 6 mm. Der Bulbus ist nach innen und unten verdrängt, die Beweglichkeit nach oben aufgehoben. Höhendistante Doppelbilder. Visus = 6/24. Papille verwaschen und hyperämisch. Kein Skotom. Unter dem oberen äußeren Orbitalrande fühlt man den vorderen Rand einer derben, gegen das Periost wenig verschieblichen Geschwulst, die sich in die Tiefe der Augenhöhle verliert. Röntgenbild und rhinologische Untersuchung negativ.

Inzision am oberen äußeren Orbitalrande. Da der Tumor in seinem hinteren Umfang nicht gut freigelegt werden kann, wird die KROENLEINsche Operation angeschlossen, die einen guten Zugang zum Tumor gewährt. Dieser nimmt die Gegend der Tränendrüse ein und reicht tief in die Orbita. Er läßt sich mit Schonung des Bulbus und Optikus stumpf auslösen und mit geringer Blutung entfernen. Er hat die Größe und Form einer Kastanie und ist von derber Konsistenz und unebener Oberfläche. Glatter Heilverlauf.

Fig. 56.

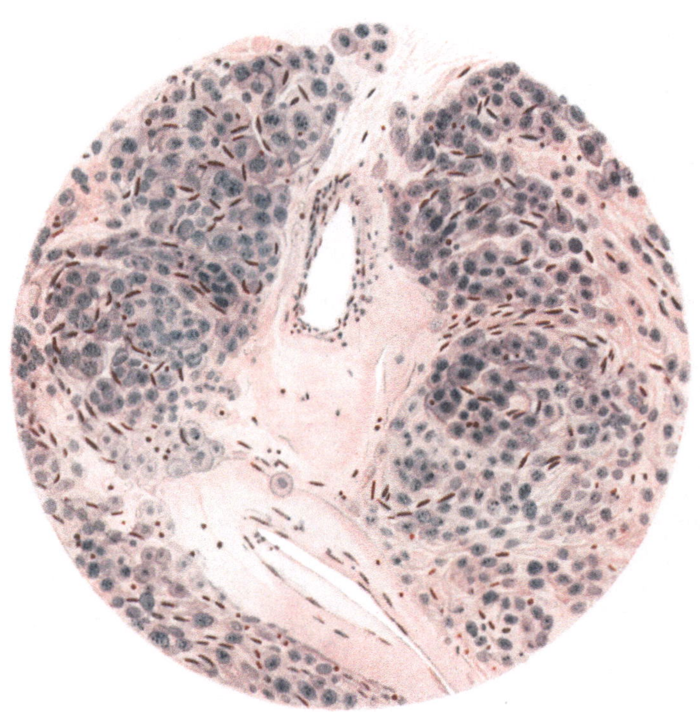

Die Stellung und Beweglichkeit des Bulbus ist nach 6 Wochen normal, der Visus fast normal, die Papille scharf begrenzt. Nach 2 Jahren kein Rezidiv.

Die Geschwulst besteht aus Haufen dicht gedrängt liegender rundlicher und ovaler Zellen mit dunkelgefärbten Kernen und reichlichem Protoplasma. Die Zellen sind zu Nestern geordnet in ein Bindegewebe eingebettet, das ebenso wie die Wände der Gefäße, die ihm angehören, eine weit vorgeschrittene hyaline Entartung erkennen läßt. Die Abgrenzung der Zellnester gegen das umgebende Bindegewebe wird dadurch weniger scharf, daß sich einzelne Zellen aus dem Verbande der übrigen lösen. An diesen sind häufig Zerfallserscheinungen nachzuweisen. Dort, wo Zellhaufen von einer hyalinen Schicht gleichmäßig umgeben sind, entsteht das Bild eines Zylindroms, doch sind die Zellhaufen durchweg solid und enthalten niemals drüsenartige Hohlräume. Der Tumor wird von einer Bindegewebskapsel umschlossen, zwischen deren Zellzüge sich an manchen Stellen Zellhaufen vordrängen, die bis nahe an die Oberfläche der Geschwulst heranreichen.

Es handelt sich also um ein Endothelium mit Übergang in Zylindrom. Der Tumor dürfte in der Gegend der Tränendrüse entstanden sein.

3. Fall: Der 50jährige H. W. der sich vor 4 Jahren beim Holzschlagen am rechten Auge verletzte, bemerkte nach mehreren Monaten mit zeitweise auftretenden Schmerzen ein Hervortreten des Auges und eine Schwellung über demselben.

Der Bulbus war nach unten verdrängt, seine Beweglichkeit nach oben behindert. Im oberen äußeren Teil der Orbita war eine rundliche derbe, etwas verschiebliche Resistenz zu fühlen. Exophthalmus 8 mm. Venöse Hyperämie der Papille. Visus = 6/8 nach Ausgleich eines hyperopischen Astigmatismus von 3 Dioptr. (bedingt durch Druck der Geschwulst, da er sich nach deren Entfernung zurückbildete).

Höhendistante Doppelbilder nur bei Verdunkelung des anderen Auges. Operation nach Kroenlein. Die etwa hühnereigroße Geschwulst, die den äußeren oberen Teil der Orbita einnahm, ließ sich mit einiger Mühe vom Periost stumpf ablösen und in toto ohne stärkere Blutung entfernen. Nach 4 Wochen war die Beweglichkeit wiederhergestellt, das Doppeltsehen geschwunden, die Sehschärfe ohne Glas normal. Nach $1^1/_2$ Jahren kein Rezidiv.

Der Tumor besteht aus einer Bindegewebskapsel, von der Züge durch die ganze Geschwulst durchgehen. Zwischen den Bindegewebsfasern finden sich verzweigte Züge epithelartiger Zellen, die im Längsschnitt schlauch-, keulen- und flaschenartiges Aussehen haben, teilweise solide Zellzapfen darstellen, teilweise größere oder kleinere rundliche, ovale oder verzweigte Hohlräume umschließen. In ihrer Form entsprechen sie teilweise einem geschichteten Plattenepithel, teilweise Zylinderepithel. Daneben finden sich in allen Übergangsstufen niedrige spindelförmige Zellen und homogene strukturlose Massen, die, wo sie die Zellhaufen und Züge einfassen, das Bild des Zylindroms entstehen lassen.

Die Geschwulst ist nach ihrer Struktur den Mischtumoren zuzurechnen, die besonders in der Tränendrüse oder in deren Nachbarschaft beobachtet worden sind. Auch hier ist nach den anatomischen Verhältnissen an diesen Ursprung zu denken.

4. Fall (mitgeteilt von Watanabe, Archiv für Augenheilkunde 1908, S. 269): Die $1/_2$jährige H. K. litt nach Angabe der Mutter seit der Geburt an einer bläulichen Geschwulst des rechten oberen Lides. Dieses war stark geschwellt, von erweiterten Venen durchzogen. Der durch das Lid fühlbare weiche fluktuierende Tumor reichte in die Tiefe der Orbita und verursachte

Fig. 57.

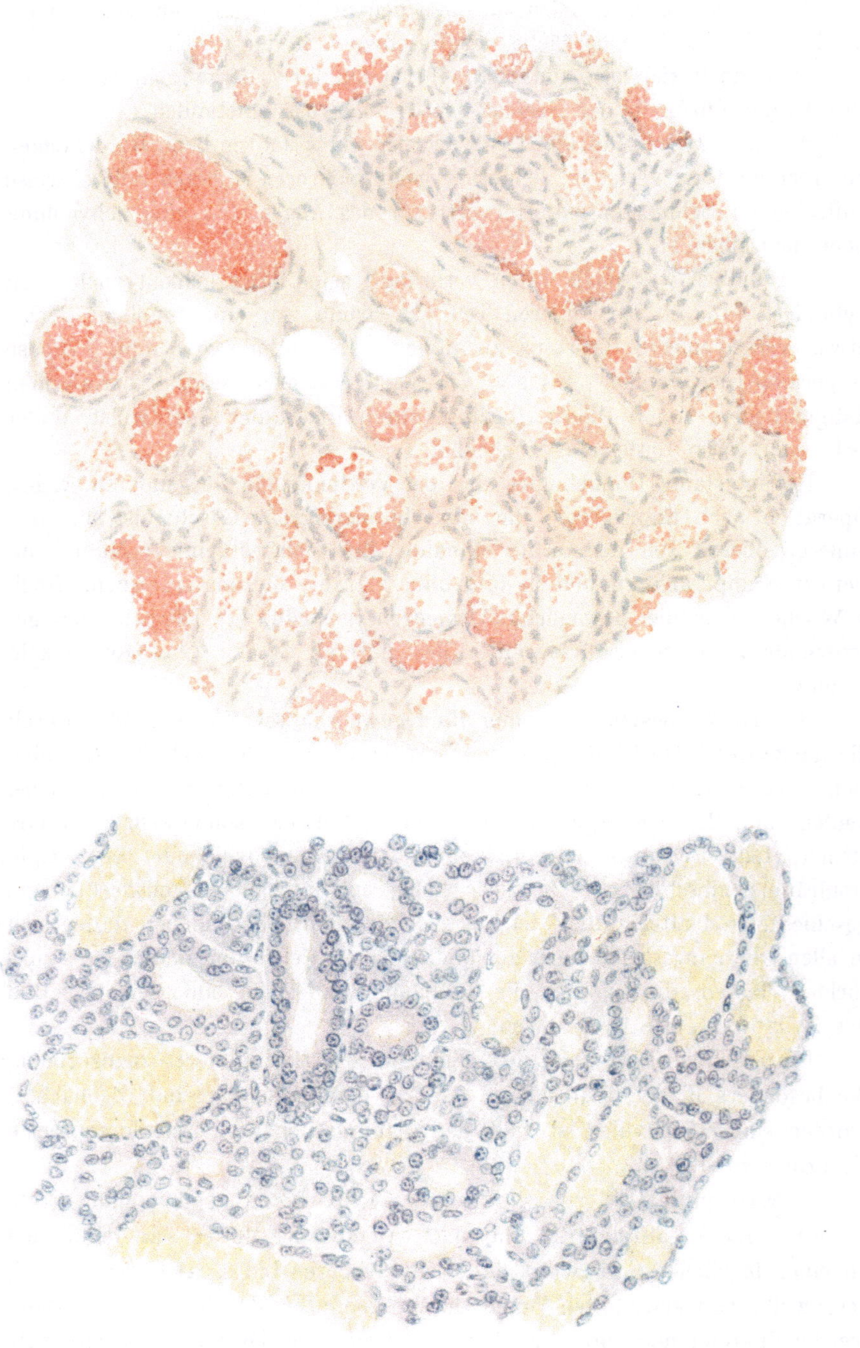

einen Exophthalmus von etwa 5 mm und Verdrängung des Bulbus nach unten und innen. Augenhintergrund unverändert. Entfernung der Geschwulst nach Orbitotomie. Nach 12 Monaten Rezidiv. Exophthalmus von 6 mm. Operation nach KROENLEIN. Die Ausschälung der Geschwulst wird durch deren weiche Beschaffenheit und ihren Blutgehalt sehr erschwert. Trotzdem verlief die Heilung normal. Kein Rückfall nach 3 Jahren.

Das Zentrum der walnußgroßen, zuerst entfernten Geschwulst entspricht einem kavernösen Angiom nur mit dem Unterschiede, daß die Gefäße, die ein zartes einschichtiges Endothel besitzen, von dichtgedrängten Zellen endothelialen Charakters umgeben sind. Nach der Peripherie und zwar nach dem orbitalen Gewebe hin nimmt die Zahl der blutführenden Räume ab, während die endothelialen Zellen zunehmen, die sich herdweise in das Fettgewebe der Orbita vorschieben. Der Hauptteil der gleichfalls im Präparat enthaltenen Tränendrüse ist normal, doch sieht man die Geschwulst bestehend aus Blutgefäßen und endothelialen Zellen zwischen die Drüsenläppchen sich vordrängen. Man kann deutlich verfolgen, wie sie die Drüsenräume zusammendrängt und zum Verschluß ihres Lumens und Atrophie ihres Epithels führt.

Der durch die zweite Operation entfernte Tumor bestand gleichfalls aus zahlreichen Gefäßen und intervaskulär gelegenen endothelialen Zellen.

Die Geschwulst ist hiernach als ein Haemangioendotheliome intravasculare zu bezeichnen. Daß sie in der Nachbarschaft der Tränendrüse zwischen ihr und dem oberen Lide entstand, dafür spricht, daß die Hauptmasse des Tumors diese Gegend einnahm.

Pathologische Anatomie.

§ 324. Das Endotheliom besteht aus einer Grundsubstanz, die von Bindegewebe gebildet wird, und in welche Haufen und Stränge von Zellen eingelagert sind, die ein epithelartiges Aussehen besitzen. Je nach der Ausbreitung und Form dieser Zellhaufen, ihrem Verhältnis zur Grundsubstanz, dem Vorkommen oder Fehlen degenerativer Prozesse, sowie nach der Anordnung und Verbindung der Zellen innerhalb der Haufen und Stränge ergeben sich die verschiedenartigsten Bilder, die nicht selten in der gleichen Geschwulst Übergangsformen erkennen lassen.

Die Zellen, meist von ovaler oder länglicher Form, oft polygonal oder unregelmäßig begrenzt, mit ovalem oder rundlichem Kern, bilden entweder solide Zellhaufen (wie in meinem 1. Fall, vgl. Fig. 55) oder, was bei den orbitalen Endotheliomen besonders häufig zu sein scheint, sie zeigen eine alveoläre Anordnung. Es kann dann um so leichter das Bild des Karzinoms entstehen, als die Zellen geschichteten Pflasterepithelien, zum Teil auch Zylinderzellen sehr ähnlich sein können.

Mit dem umgebenden Bindegewebsstroma, das die Gefäße führt, zeigen die Zellhaufen meist einen festen Zusammenhang, ein Verhalten, das von manchen Seiten für die Unterscheidung des Endothelioms vom Karzinom hervorgehoben wurde. Häufig sitzen die Zellen unmittelbar den Kapillarwänden auf, oder sie umgeben größere Gefäße in ringförmiger Anordnung.

Sehr deutlich war dieses Verhalten in meinem 4. Falle ausgesprochen.

Die enge Beziehung der zelligen Elemente zu den Blutgefäßen tritt in denjenigen Fällen am meisten hervor, die als Angiosarkome (KOLACZEK) bezeichnet worden sind. Richtiger wird man sie als Hämangioendotheliome benennen. Natürlich liegt es nahe, hier die Geschwulstzellen vom Endothel oder Perithel der Blutgefäße abzuleiten (Fälle von ROLLET 52, AYRES 12, VAN DUYSE 18, GHIRARDELLI 41, GOLDBERG 50, WATANABE 45).

In anderen Fällen werden die Geschwulstzellen vom Endothel der Lymphgefäße abgeleitet (CASALI 48, FAUSSILLON 16, OBARRIO 51).

Da in der Orbita, mit Ausnahme der Tränendrüse und ihrer Umgebung, Lymphgefäße nicht vorhanden sind, sondern nur Lymphspalten, die keine eigentliche Endothelauskleidung besitzen, müßte man den Ursprung dieser Geschwülste in den oberen äußeren Teil der Orbita verlegen, was sich indessen nicht immer nachweisen läßt, zuweilen sogar unwahrscheinlich ist. In einer Reihe von Fällen ist eine Entstehung von der Duralscheide des Gehirns oder des Sehnerven um so eher anzunehmen, als Endotheliome nicht selten von der Dura ihren Ursprung nehmen. Hierher würden die Fälle von HARTMANN (11), BÄUMLER (9), BARABASCHEFF (5), VALUDE (23), vermutlich auch mein 1. Fall zu rechnen sein.

Hyaline Entartung des Bindegewebsstroma und der Gefäßwände gehört im Endotheliom zu den häufigen Erscheinungen. Sie kann zum Bilde des sogenannten Zylindroms überleiten. Auch VAN DUYSE (20) vertritt die Ansicht, daß das Zylindrom nur ein Endotheliom mit hyalinen Bildungen sei.

Das Zylindrom ist durch das Auftreten hyaliner Massen in Form von Kugeln, Zylindern, Kolben und Stangen ausgezeichnet, entspricht aber im übrigen durchaus dem Bau des sogenannten Endothelioms.

Die Hyalinbildung kann sich auf homogene oder leicht konzentrisch gestreifte Kugeln beschränken, die sich im Innern der Zellhaufen entwickeln und als Sekretionsprodukt der Zellen aufgefaßt werden können. Überwiegen diese hyalinen Körper an Menge und Größe die Parenchymzellen, so kann bei oberflächlicher Betrachtung das mikroskopische Bild an einen Schnitt durch die Schilddrüse erinnern (vgl. Fig. 58). Es können sich aber auch die Bindegewebsstränge des Stroma zwischen den Zellen zu hyalinen Balken umwandeln, sich in die Parenchymmassen zapfen- oder kolbenförmig einstülpen oder die Zellhaufen als hyaliner Saum umgeben (Fig. 58b).

Schon 1874 hat SATTLER (1) durch sorgfältige Untersuchungen, besonders an Zupfpräparaten, die Bildung dieser hyalinen Massen und ihren innigen

Fig. 58 b.

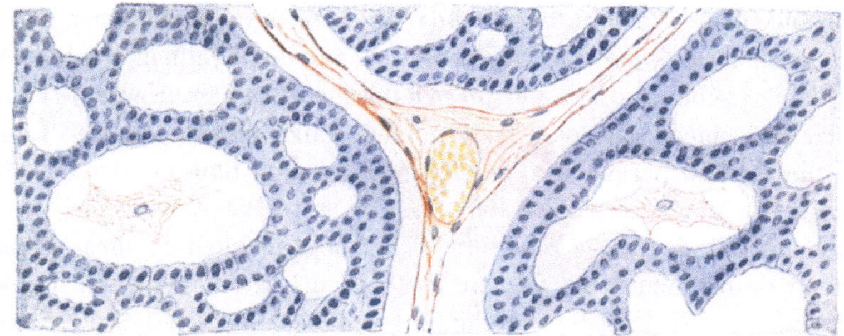

Fig. 58 a.

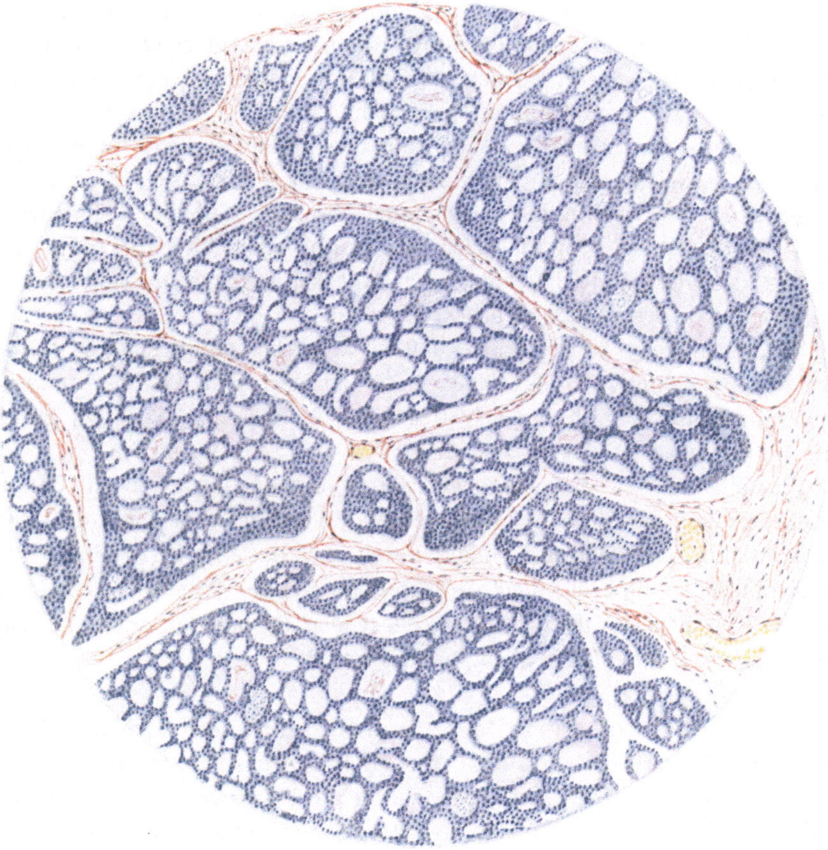

Zusammenhang mit den Geschwulstzellen verfolgt. Sattler untersuchte
besonders die Entstehung der hyalinen Massen und fand, daß die hyalinen
Scheiden der Gefäße ebenso wie die hyalinen Zylinder, Kugeln und
Kolben mit einer Wucherung der Adventitiazellen in Verbindung standen.
Diese gewucherten Zellen quellen auf und bilden den hyalinen Mantel. Nach
ihrem histologischen Aufbau und ihrer klinischen Eigenart (Übereinstimmung
des Sitzes, Tendenz zu lokalen Rezidiven ohne Beteiligung der Lymphdrüsen und der Körperkonstitution, ihrem alveolären Bau und der Beziehung
zu den Gefäßen) unterscheiden sich nach Sattler die Zylindrome von den
Karzinomen, mit denen sie andererseits große Änlichkeit in ihrer Struktur
darbieten. Er bezeichnet sie deshalb als Sarcoma carcinomatosum und stellt
sie zwischen die Geschwülste endothelialer und diejenigen epithelialer Abkunft.

Auch die Meinungen späterer Autoren sind bezüglich der Beurteilung
des Charakters der Parenchymzellen im Zylindrom noch sehr geteilt.

Die einen leiten sie von dem Endothel besonders der Lymph- und
Blutgefäßbahnen ab, wie schon Berlin (6), von neueren Autoren Faussillon (16)
und Obarrio (51), andere rechnen sie den Karzinomen zu (wie Ribbert 35,
Lapersonne und Mettey 42 u. a., vgl. auch § 330).

So viel kann man als sicher annehmen, daß sie sowohl in ihrem
klinischen Verhalten wie in ihrem histologischen Aufbau sich ganz analog
zu verhalten pflegen wie die sogenannten Mischtumoren der Tränendrüse,
für deren Herleitung vom Endothel oder Epithel derselbe Streit entbrannt
ist. Ich kann deshalb in dieser Beziehung auf den nächsten Abschnitt (§ 330)
verweisen, wo diese Frage näher erörtert ist.

Hier genüge es zu bemerken, daß wir wohl berechtigt sind, die Mehrzahl der als Zylindrome der Orbita beschriebenen Fälle als Mischtumoren
der Tränendrüse oder ihrer Nachbarschaft aufzufassen und sie den gleichartigen Geschwülsten der Speicheldrüsen an die Seite zu stellen.

Dasselbe scheint aber auch, wie aus meinen Ausführungen zur Genüge
hervorgehen dürfte, für eine große Anzahl der als Endotheliome oder alveoläre Sarkome beschriebene Orbitaltumoren zuzutreffen. Zwischen diesen,
den Zylindromen einerseits und den Mischtumoren der Tränendrüse andererseits, läßt sich nach dem bisher vorliegenden Beobachtungsmaterial eine
scharfe Abgrenzung häufig nicht durchführen.

§ 325. Die Prognose des Endothelioms der Orbita scheint,
soweit meine Zusammenstellung erkennen läßt, günstiger zu sein als diejenige des Rundzellensarkoms, wenn sie auch keineswegs als günstig bezeichnet werden kann und die Einordnung des Endothelioms unter die
bösartigen Geschwülste der Augenhöhle durchaus rechtfertigt.

Von 50 operierten Fällen, über die nähere Angaben vorliegen, starben 14
(28 %), davon 1 an Erysipel, die übrigen an Ausbreitung der Geschwulst

auf das Gehirn. In Wirklichkeit ist die Prognose sicherlich noch weit ungünstiger, da viele Fälle nicht lange genug beobachtet wurden.

Immerhin läßt sich sagen, daß die Aussichten auf vollständige Beseitigung des Endothelioms weit bessere sind als beim Rundzellensarkom.

Das ergibt sich auch daraus, daß von 31 Fällen, bei denen der Tumor mit Erhaltung des Auges entfernt wurde, nur 6 ad exitum kamen (19,3 %), von 49 Rundzellensarkomen, die in gleicher Weise behandelt wurden, 27 (53 %).

Bei den exenterierten Fällen berechnet sich die Mortalität für das Rundzellensarkom auf 54,9 %, für das Endotheliom auf 31,3 %.

Endlich ist zu bemerken, daß sich auch die Strahlentherapie, soweit die bisher vorliegenden spärlichen Mitteilungen schließen lassen, beim Endotheliom zuweilen sehr bewährt hat, während sie allerdings in anderen Fällen ganz versagte oder nur vorübergehend einen günstigen Einfluß ausübte.

Hier ist besonders des Falles zu gedenken, den VAN DUYSE und DENOBELE (46) mitteilen.

Bei einem 16 jährigen Knaben war die ganze rechte Orbita von einer seit 9 Jahren gewachsenen Geschwulst eingenommen, der Bulbus zerstört. Es bestanden keine Drüsenschwellungen, aber eine Anzahl von Tumoren in der Haut.

Nach 4 Bestrahlungen mit Röntgenstrahlen in mittlerer Dosis nahm die Größe der Orbitalgeschwulst erheblich ab und schwand nach 12 Sitzungen vollständig, während die Hautgeschwülste durch 24 Bestrahlungen nicht beeinflußt wurden.

Die Hauttumoren erwiesen sich bei der anatomischen Untersuchung als alveoläres Sarkom (Endotheliom) und werden von den Verfassern als Metastasen des anatomisch nicht untersuchten Orbitalsarkoms angesehen.

In 1 Falle von STEINER, den ich in § 289 bereits genauer angeführt habe, wurde der Tumor, ein alveoläres Sarkom, durch Röntgenstrahlen nur eine Zeitlang günstig beeinflußt. Ebenso war es in 1 Falle von LINDGREN (59).

Wie sich speziell die Prognose des Zylindroms verhält, läßt sich aus dem vorhandenen Beobachtungsmaterial deshalb schwer ersehen, weil die Bezeichnung Zylindrom in verschiedener Weise gebraucht wurde. Während z. B. der eine Autor den Tumor schon als Zylindrom bezeichnet, wenn in einem Abschnitte die endothelialen Elemente von hyalinen Massen umgeben sind, würde ein anderer die gleiche Geschwulst als Endotheliom benennen.

Es ist deshalb nicht möglich, dem Wunsche von KUFFLER (58) Rechnung zu tragen und das Zylindrom als eine besondere Geschwulstart dem Endotheliom gegenüberzustellen.

Daß auch Tumoren vom typischen Bau des Endothelioms in manchen Bezirken das Aussehen des Zylindroms darbieten können, zeigt mein 2. und 3. Fall.

Unter den als Zylindrom bezeichneten Orbitalgeschwülsten (diejenigen der Tränendrüse sind hier nicht mitgerechnet) trat in den Fällen von

Dianoux (17), Valude (44), Lapersonne und Mettey (42) einige Monate nach der Operation ein Rezidiv auf, während in meinem 2. und 3. Falle nach 2 bzw. $1\,^{1}/_{2}$ Jahren kein solches festzustellen war.

Ich glaube deshalb nicht, daß der Nachweis der zylindromartigen Struktur die Prognose im ungünstigen Sinne beeinflussen kann. Sicher gibt es ebensowohl relativ gutartige d. h. langsam wachsende, nach einmaliger Entfernung nicht wiederkehrende Zylindrome der Augenhöhle, wie es sehr bösartige Endotheliome ohne hyaline Entartung gibt.

Die beste Handhabe für die Beurteilung der Prognose bietet die zeitliche Entwicklung, die Größe und der Sitz der Geschwulst und vor allem die Möglichkeit ihrer Abgrenzung von ihrer Umgebung, die sich freilich erst bei der Operation feststellen läßt.

Da sich die Diagnose des Endothelioms aber überhaupt erst auf Grund der anatomischen Untersuchung stellen läßt, kann sie vor dieser nicht prognostisch verwertet werden.

§ 326. Die Hauptforderung bei der Behandlung des Endothelioms der Orbita ist möglichst frühzeitige und vollständige operative Entfernung. Welchen Weg man dabei im Einzelfalle am besten einschlagen wird, hängt von besonderen Umständen — besonders von Sitz und Größe und der Funktion des Auges — ab. Für die dem äußeren Teile der Augenhöhle angehörenden oder im retrobulbären Gewebe sitzenden Geschwülste gibt häufig die Kroenleinsche Operation einen guten Zugang und die Möglichkeit stumpfer Auslösung.

Bei einem Sitz an anderer Stelle wird man sich durch Orbitotomie am Orbitalrande einen genügend breiten Zugang zu schaffen suchen.

Die möglichst stumpfe Ausschälung des Tumors ist von besonderer Bedeutung. Kann sie unter Führung des tastenden Fingers geschehn, so wird es leichter gelingen, seitliche Anhänge und Fortsätze der Geschwulst, die bei Endotheliomen nicht selten sind, festzustellen und mit zu entfernen.

Die Blutung ist dann oft auffallend gering und der Heilerfolg ist ein besonders günstiger.

Sofort die Orbita auszuräumen und keinen Versuch zur Erhaltung des Auges zu machen, möchte ich gerade im Hinblick auf das Endotheliom nur dann empfehlen, wenn besondere Gründe hierzu vorliegen — Erblindung des Auges, tiefer Sitz und großer Umfang der Geschwulst, weiche Konsistenz, die ihre Abgrenzung unmöglich macht, starke Blutung bei der Operation.

Ein Versuch, den Bulbus zu erhalten, scheint mir in den meisten Fällen durchaus gerechtfertigt, um so mehr, wenn man sich von dem Patienten die Ermächtigung geben läßt, falls es sich bei der Operation als zweckmäßig erweist, die Ausräumung der Orbita sofort anzuschliessen.

Literatur.

1874. 1. **Sattler**, Über die sogenannten Zylindrome und deren Stellung im onkologischen System. Berlin.

1878. 2. **Bottini**, Esoftalmo dell' occhio destro cagionato da un tumore (cilindroma) della narice corrispondente guarito per mezzo della resezione osteoplastica dell' osso nasale e mascellare superiore corrispondente. Ann. di Ottalm. VII. p. 141.

3. **Forster**, Zur Kenntnis der Orbitalgeschwülste, deren Ausgangspunkt und Fortpflanzungsbahnen. Arch. f. Ophth. XXIV, 2. S. 93.

4. **Wolfe**, Removal of sarcoma of orbit with recovery and sigth. Med. Tim. and Gaz. II. p. 680.

1879. 5. **Barabascheff**, Intra- und extraokulares Endotheliom. A. f. A. S. 416.

1880. 6. **Berlin**, Die Tumoren der Augenhöhle. Dieses Handbuch. 1. Aufl. S. 705.

1882. 7. **Dufail**, Des sarcomes de l'orbite et de leur traitement par l'extirpation. Paris 1882.

1885. 8. **Kuntzen**, Über maligne Tumoren der Orbita. Diss. München.

1886. 9. **Bäumler**, Ein Fall von Orbital- und Uvealsarkom. Klin. M. f. Augenheilk. S. 5.

1887. 10. **Ewetzky**, Onkologische Beobachtungen. Wjestnik Ophth. IV, 1. p. 13.

1888. 11. **Hartmann**, Über das Endotheliom der Orbita. A. f. Ophth. XXXIV, 4. S. 188.

1889. 12. **Ayres**, Tumors of the orbit. Cincinnati Lancet. p. 127.

13. **Herold**, Über einen Fall von Endothelialsarkom der Stirnhöhle. Diss. Würzburg.

14. **Mazza**, Studio clinico anatomico su di un tumore orbitale come contributo allo studio dei cilindromi. Boll. d'ocul. XI. p. 1.

15. **Reid**, Three cases of tumour of the orbit. Transact. Ophth. Soc. U. K. p. 51.

1890. 16. **Faussillon**, Des tumeurs malignes de l'angle interne de l'œil et de leur propagation dans les sinus et les cavités de la face. Thèse Paris.

1894. 17. **Dianoux**, Des tumeurs de la glande lacrymale. Soc. franç. d'Opht. p. 96.

1895. 18. **van Duyse**, Contribution à l'étude des endothéliomes de l'orbite (angiosarcomes de Kolaczek). Arch. d'Opht. XV. p. 613.

1896. 19. **Barette**, Tumeur maligne de l'orbite gauche. Année méd. de Caen. Ref. Rec. d'Opht. p. 556 (alveoläres Sarkom).

20. **van Duyse**, Endothéliome ou sarcome périthélial alvéolaire de l'orbite. Arch. d'Opht. XVI. p. 604.

1897. 21. **Cavazzani**, Rivista Veneta di Sc. Med. XIV. Maggio.

1898. 22. **Goode**, A case of sarcoma of orbit with microscopical examination by Alt. Am. Journ. of Ophth. II. p. 360.

23. **Valude**, Trois cas de tumeur orbitaire chez l'enfant. Soc. franç. d'Opht. p. 63.

24. **Wilson**, A large tumor of the orbit. Am. Ophth. Soc. July 20.

1899. 25. **Lobanow**, Zur Kasuistik der Geschwülste des Auges. Zylindrom der Orbita. Wjestnik Ophth. 4—5.

1902. 26. **Chevallereau et Chailloux**, Tumeurs de l'orbite. Soc. franç. d'Opht. p. 394.

27. **Snell**, A case of tumour of the orbit (endothelioma) occasioning a peculiar varicosity of the vessels on the surface of the eyeball. Ophth. Rev. p. 89.

1903. 28. **Becker**, Zwei retrobulbäre Orbitaltumoren. Ophth. Ges. zu Heidelberg. September. Ref. Ophth. Klin. S. 314.

29. **Schaaf**, Zur Kasuistik der Orbitalgeschwülste. Diss. Gießen.

30. **Silcock and Marshall**, Cases of mesoblastic tumours of the orbit. Ophth. Hosp. Rep. XV. p. 129.

1904. 31. **Frank**, Congenital endothelial sarcoma of orbit.   New Yorker med. Record. Jan.
32. **Lagrange**, Traité des Tumeurs d'œil, de l'orbite et des annexes. Paris.
33. **Moissonier**, Cylindrome orbitaire récidive, étude anatomo-pathol. Arch. d'Opht. p. 388.
34. **Mortimer**, Congenital orbital sarcoma of endothelial origin. in an infant, operation and preservation of globe. Med. Rec. Jannary. Ref. Ophthalmoscope. p. 324.
35. **Ribbert**, Geschwulstlehre.   Bonn.
36. **Truc**, Ein Fall von Tumor der Orbita mit einseitigem Exophthalmus und Basedowschen Pseudosymptomen. Ophth. Klin. 20. III.
1905. 37. **Bindi**, Endothelioma periostale melanotico dell' orbita.   Emo-angio-endothelioma.   Ann. di Ott. XXXIV. p. 541.
38. **Paton**, Endothelioma of orbit showing speedy local recurrence after removal and also lymphatic infection. Transact. Ophth. Soc. U. K. Vol. XXV. p. 240.
39. **Rumschewitsch**, Endothelioma orbitae.   Wjestnik Ophth. 4.
40. **Weeks**, Endothelio-cylindroma of the orbit.   Ophth. Rec. p. 399.
1906. 41. **Chirardelli**, Contribution to the study of the structure of orbital sarcoma.   Arch. di Ott. XIII. p. 101.
42. **Lapersonne** et **Metty**, Cylindrome de l'orbite. Arch. d'Opht. II. p. 193.
43. **Stevenson**, Endothelioma of the eye and orbit. Liverpool med. chir. Journ. Jan.
44. **Valude**, Un cas de cylindrome de l'orbite chez un enfant.   Soc. d'Opht. de Paris, Juillet. Ref. Arch. d'Opht. p. 585.
1908. 45. **Watanabe**, Über einen Fall von Endothelioma intravasculare der Orbita.   Arch. f. Augenheilk. LVIII. p. 269.
1909. 46. **van Duyse** et **Denobel** , Sarcome orbitaire guéri par la radio-thérapie. Arch. d'Opht. XXIX. p. 1.
47. **van Duyse**, Endothel (Perithel) oder Epithel? Beitrag zum Studium der Orbitaltumoren. Arch. d'Opht. Déc.
48. **Casali**, Linfangio-endotelioma delle guaine del nervo ottico. Ann. di Ott. p. 428.
49. **Fernandez**, Exoftalmia y quemosis intenso per sarcoma endotelial de la orbita. An. de Oftalm. Nr. 9.
50. **Goldberg**, Flat sarcoma of the uvealtract and angiosarcoma of the orbit. Ann. of Ophth. XVIII, 4. p. 735.
51. **Obarrio**, Relacion de un caso di mixolinfangio-endotelioma o cilindroma de la orbita. An. de Oftalm. T. XI, 10.
52. **Rollet**, 22 observations de tumeurs de l'orbite. Arch. d'Opht. p. 350.
53. **Schwenk**, Two cases of endothelioma of the orbit. Ophth. Rec. p. 372.
54. **Sonntag**, Endotheliom der Augenhöhle. Deutsche med. Wochenschr. S. 1082.
1910. 55. **Claiborne**, Ein Fall von Cylindroma orbitae.   Am. Ophth. Soc. 3.—5. Vol.
56. **Coenen**, Zylindrom der Orbita. D. med. Wochenschr. Nr. 35. S. 1637.
1911. 57. **Komai**, Zwei Fälle von sogenanntem Endotheliom der Orbita. Japan. Ophth. Zeitschr. Dez.
58. **Kuffler**, Endotheliom der Orbita. 27. Heidelb. Ophth.-Vers. S. 265.
59. **Lindgren**, Drei Fälle von Tumor orbitae. Ophth. Ges. Kopenhagen. 4. XI.
60. **Thompson**, Orbital endothelioma. Ophth. Rev. p. 377.
1912. 61. **Jordan**, Case of orbital endothelioma. Calif. State Journ. of med. Nr. 7.
62. **Kako**, Ein Fall von Endotheliom. Klin. Monatsbl. S. 564.
63. **Weeks**, A case of endothelial sarcoma of the orbit. Transact. of the Am. Ophth. Soc. XIII. P. I. p. 209.

8. Die Mischgeschwülste der Tränendrüsengegend.

§ 327. Wenn man die Geschwülste, die in der Tränendrüse und ihrer Nachbarschaft entstehen, zusammenfassend überblickt, so fällt zunächst auf, daß eine große Anzahl von ihnen mit sehr verschiedenartigen Namen belegt werden — Myxosarkom, Sarcoma carcinomatodes, Adenom, Myxoadenom, tubuläres Epitheliom, Fibroadenom, Zylindrom, Endotheliom, Myxochondrosarkom, Angiosarkom, Kolloidepitheliom, Mischtumor. Wenn aber auch diese verschiedenartigen Benennungen auf einen sehr verschiedenen Bau der Geschwulst hinzudeuten scheinen, so drängt sich doch bei genauerem Zusehen mehr und mehr die Überzeugung auf, daß es sich um gleichartige Geschwülste handelt, die nur von den Autoren eine verschiedene Bezeichnung erhielten, da sich eine zutreffende allgemein verwendbare Benennung bisher nicht eingebürgert hat, und bei der komplizierten Struktur dieser Geschwülste die Meinung der Autoren über den Charakter der Zellen auseinandergeht.

Es liegt aber auf der Hand, daß ein wesentlicher Fortschritt erzielt sein würde, wenn eine einheitliche Beurteilung dieser keineswegs seltenen Tumoren sich gewinnen ließe. Trennt man sie nach den von den Autoren gewählten Benennungen, anstatt allein auf die histologische Struktur Rücksicht zu nehmen, so müßte man sie den verschiedenen Abschnitten zuweisen und würde das, wie wir sehen werden, ziemlich einheitliche klinische Material zerstückeln und durch Beimischung von im Wesen gleichartigen zu verschiedenen Geschwulsttypen die Beurteilung dieser nur erschweren.

Daß dies in der Tat bisher vielfach geschehen ist, und der Umstand, daß die Verwirrung auf diesem Gebiete auch in den letzten Publikationen deutlich zu erkennen ist, veranlaßten mich, diese Geschwülste in einem besonderen Abschnitt unter der Bezeichnung »Mischgeschwülste der Tränendrüsengegend« zu besprechen.

Diese Bezeichnung scheint deshalb empfehlenswert, weil sie dem zusammengesetzten Aufbau dieser Tumoren aus Gewebsteilen mehrerer Keimblätter Ausdruck gibt und über die Abkunft der sogenannten Parenchymzellen, die noch strittig ist, keine Meinung festgelegt.

Was die Zusammenfassung dieser Mischtumoren der Tränendrüse noch besonders rechtfertigt, ist der Umstand, daß in den Speicheldrüsen, namentlich der Parotis, ganz gleichartige Geschwülste vorkommen, die ebenfalls mit den verschiedensten Namen belegt und teils den Karzinomen, teils den Sarkomen zugerechnet werden.

Aber nicht nur im Aufbau der Geschwulst, auch im klinischen Verhalten ergeben sich zwischen diesen Tränendrüsen- und den Speicheldrüsentumoren große Übereinstimmungen.

§ 328. Was die Häufigkeit dieser Mischtumoren anlangt, so entspricht sie, soweit meine Zusammenstellung der in der Literatur berichteten Fälle einen Schluß zuläßt, etwa derjenigen des Endothelioms der Orbita, wobei jedoch zu bemerken ist, daß mancher als Endotheliom oder Zylindrom beschriebene Fall anscheinend unter die Gruppe der Mischgeschwülste der Tränendrüse gehört. Unter 70 Fällen meiner Tabelle ist mir das für 15 Fälle wahrscheinlich, wenn ich auch auf Grund des unvollständigen Berichtes über das histologische Verhalten nicht imstande bin, das zu erweisen. Diese Fälle sind bei der im folgenden gegebenen Darstellung, die sich auf 71 Fälle von Mischtumoren der Tränendrüse bezieht, nicht mit berücksichtigt.

Unter den von mir beobachteten und untersuchten 70 Orbitaltumoren befindet sich nur 1 hierher gehöriger Fall, wenn auch vermutlich der im vorigen Kapitel als 3. geschilderte Fall als Mischtumor der Tränendrüse aufgefaßt werden kann.

Das männliche Geschlecht ist etwas häufiger beteiligt als das weibliche (29 : 21 Fälle).

Bemerkenswert ist die Verteilung über die Lebensalter, wenn man dasjenige Alter zum Maßstab nimmt, das von den Autoren bei der ersten Untersuchung angegeben wird. Zeichnet man die Frequenz als Kurve auf, so erreicht diese im 6. Jahrzehnt (mit 32 %) ihren Höhepunkt, während das 5. Jahrzehnt mit 22, das 2.—4. mit je 14 % beteiligt sind.

Es ergibt sich also, daß die Mischtumoren vorwiegend eine Erkrankung des höheren Lebensalters darstellen, bzw., da ihre Entstehung zweifellos in die frühe Jugend bzw. Fötalzeit fällt, daß sie meist sehr langsam wachsen und oft den Patienten erst spät veranlassen, den Arzt aufzusuchen.

So bestand in den Fällen von Jennings (10) und Guaita uud Guaglino (4) der Exophthalmus bereits 12 Jahre, in demjenigen von Snell, Piazza (29) und dem meinigen 10 Jahre, im Falle von Scott (59) und Haslinger (88) 6 Jahre.

Die Durchschnittszeitdauer des Bestehens, d. h. der Zeit zwischen Auftreten der ersten Erscheinung und ersten Untersuchung berechnet sich nach meiner Zusammenstellung auf 3,5 Jahre.

In 4 Fällen ging der Geschwulstentwicklung angeblich eine Verletzung voraus, im Falle Haas (39) eine Kontusion durch ein Holzstück, Huber (11): Fall vom Baum, Guaita und Guaglino (4): Verletzung der Braue, de Britto (17): Insektenstich.

Neuralgische Schmerzen bestanden in den Fällen von Verliac (35), Fromaget (38), Alt (36), Mollière und Chandelleux (7), Demaria (64), Dianoux (26), Moissonnier (56), Schäffer (30), Schreiber (31), Homp (33). Sie sind also als ein häufiges Symptom anzusehen, das aber doch, wie die Fälle von Bull (20), Grünwald (27) und mein Fall (89) beweisen, auch vollständig fehlen kann, also keine entscheidende diagnostische Bedeutung besitzt.

Entsprechend der Entwicklung der Geschwulst im oberen äußeren Teil der Orbita ist Ptosis nicht selten beobachtet (Bullard 37, Schäffer 30, Huber 11, Haas 39, Ahlström 60).

Der Exophthalmus kann erhebliche Grade annehmen (Förster 3 18 mm, Fromaget 38, Huber 11, Schreiber 31 15 mm, mein Fall 11 mm), dabei ist der Bulbus meist nach unten und etwas nach innen verdrängt, die Beweglichkeit nach außen und oben aufgehoben oder stark beschränkt.

Doppeltsehen wird nur selten angegeben (Tobias 50, Guaita und Guaglino 4, Haslinger 88), häufig betont, daß es fehlte. Es ist das durch das langsame Wachstum der Geschwulst, die oft vorhandene Ptosis, zum Teil wohl auch dadurch zu erklären, daß nicht genau daraufhin untersucht und das Bild des besseren Auges verdunkelt wurde.

In meinem Falle, wo der Patient nicht über Doppeltsehen klagte, ließen sich nach Korrektur des durch Druck der Geschwulst bedingten Astigmatismus und Vorsetzen eines roten Glases vor das andere Auge Doppelbilder nachweisen.

Die Sehschärfe leidet auch bei beträchtlicher Größe des Tumors und hochgradiger Verdrängung weniger als bei anderen malignen Orbitaltumoren. Unter 52 Fällen, die genaue Angaben enthalten, finde ich 37 mal volle oder fast volle Sehschärfe, 14 mal Amblyopie, nur 1 mal (Grossmann 9) Amaurose angegeben.

Die Ursache der Amblyopie dürfte recht häufig auf dem durch seitliche Abplattung des Bulbus verursachten Astigmatismus beruhen, der sich nach Entfernung des Tumors ganz zurückbilden kann. Gelegentlich kann sie, wie in den Fällen von Verliac (35) und Fromaget (47) durch ein Hornhautgeschwür (durch hochgradigen Exophthalmus und mangelhaften Lidschutz) bedingt sein.

Endlich kann eine Sehnervenatrophie die Ursache sein (Alt 36, Guaita und Guaglino 4, Grossmann 9, Jennings 40).

Papillitis oder Hyperämie der Papille fanden Moissonnier (56), Tobias (50), Huber (11) [5. Fall], Schreiber (31), Scott (46), Coppez (53), van Duyse (76), Goldzieher (23) und Homp (33), Netzhautabhebung Huber (11), Netzhautblutungen Grossmann (9).

§ 329. Darüber, daß bei den Mischtumoren der Tränendrüse möglichst frühzeitige operative Entfernung angezeigt ist, herrscht bei allen Autoren Übereinstimmung. Auch darf behauptet werden, daß hier die Schonung des Augapfels in der Mehrzahl der Fälle möglich ist, ohne daß dadurch der Enderfolg ungünstig beeinflußt würde.

Unter 47 Fällen, die operiert wurden, und von denen mir genauere Berichte vorlagen, blieben 35 länger als 1 Jahr frei von Rückfällen.

Da die Rezidive der Mischtumoren, wenn sie auftreten, meist im Laufe des 1. Jahres sich bemerkbar machen, viele der operierten Fälle aber durch viele Jahre beobachtet wurden (Huber 11 8 Jahre, Knapp 84 15 Jahre, Scott 46 5 Jahre, mein Fall 89 8 Jahre), ist wohl anzunehmen, daß die Bezeichnung Heilung für die meisten der länger als 1 Jahr beobachteten Fälle zutrifft, wenn auch zugegeben werden muß, daß ein Rezidiv gelegentlich noch später auftreten kann.

In 44 Fällen wurde mit Erhaltung des Augapfels operiert (36 mal Orbitotomie, 6 mal nach Kroenlein). Nur in 3 Fällen wurde die Orbita ausgeräumt.

Die Rezidive traten 7 mal nach der Exstirpation per orbitotomiam, 2 mal nach Exenteration der Orbita auf. Die 6 nach Kroenlein operierten Fälle blieben von einem Rückfall verschont. 9 Fälle führten zum Tode, was einer Sterblichkeit von 19,1 % entsprechen würde. Dieser Prozentsatz ist jedoch sicherlich zu niedrig, da von den übrigen rezidivierenden Fällen offenbar noch mehrere ad exitum gekommen sind.

Wenn wir die Mortalität auf 25 % schätzen, dürften wir der Wahrheit nahekommen.

Bedenken wir, daß sich nach meiner Zusammenstellung die Sterblichkeit aller Orbitalsarkome auf mehr als 60 % berechnet, so müssen wir zugeben, daß die Mischtumoren der Tränendrüse verhältnismäßig recht günstige Aussicht auf Heilung durch vollständige operative Entfernung des Tumors bieten.

Vergleichen wir nun das klinische Bild der Mischgeschwülste der Tränendrüse mit demjenigen der gleichartigen Tumoren der Speicheldrüsen, wobei ich die ausführliche Bearbeitung Heinekes (87) zugrunde legen möchte, die nicht weniger als 428 Fälle umfaßt, so ergibt sich eine gute Übereinstimmung.

Nach Heineke liegt das Durchschnittsalter des Auftretens der Geschwulst ebenfalls wie bei den Mischgeschwülsten der Tränendrüse gegen Ende des 3. Jahrzehntes. Auch die Mischtumoren der Speicheldrüsen wachsen langsam und die Operation führt in der Mehrzahl der Fälle zu dauernder Heilung. Aber auch hier wurden Rezidive nicht selten beobachtet und bei einem nicht ganz kleinen Teil kam es nach sehr verschieden langer Zeit zu einer Umkehrung des bis dahin gutartigen Wachstumtypus und zum Hervortreten von malignen Eigenschaften. Dieser Umschlag pflegt meist im höheren Lebensalter einzutreten.

Es ist von Bedeutung, daß als Ursachen der malignen Umwandlung traumatische Einwirkungen, auch operative Traumen angeschuldigt werden, was bei der Therapie zu berücksichtigen ist.

Das gleiche scheint, soweit meine Übersicht gestattet, auch für die Mischgeschwülste der Tränendrüse zuzutreffen.

Wir können also auch bei den letzteren, wie das Heineke für die Mischgeschwülste der Speicheldrüsen tut, zwischen gutartigen und malignen Fällen unterscheiden. Die Fälle von Haas (39), Dupuys-Dutemps (54), Bullard (37), Mollière und Chandelleux (7), Demaria (64), Dianoux (26), Alt (36), van Duyse (86), Grossmann (9) und Ludewig (12) wird man, soweit der klinische Verlauf ein Urteil zuläßt, zu den malignen rechnen müssen.

Immerhin liegen für die Mischtumoren der Tränendrüse die Verhältnisse insofern günstiger, als sie schon bei relativ geringerem Umfang durch die Einwirkung auf die Bulbusstellung den Patienten veranlassen, den Arzt aufzusuchen, als gleichgroße Tumoren der Speicheldrüsen.

Daß letztere einen ungeheuren Umfang erreichen können, zeigte z. B. ein Fall von Levrat (24) bei dem die Geschwulst 2000 g wog und 52 cm Umfang hatte, und ein solcher von Morestin (65), bei dem das Gewicht 6570 g, der Umfang 76 cm betrug.

Unter den Mischgeschwülsten der Tränendrüse erreichen die größten, zu denen auch der von mir operierte Tumor gehört, die Größe eines Hühnereies, während die meisten als taubenei-, walnuß- oder kastaniengroß bezeichnet werden.

Die Form des Tumors ist meist unregelmäßig knollig, die Oberfläche höckerig, die Konsistenz bei geringerem Umfang meist derb und knorpelartig. Im Falle von Thompson (83) wurde ein zweiter, mit der Tränendrüse nicht zusammenhängender Tumor gefunden. Auch bei den Mischgeschwülsten der Speicheldrüsen wurden kleine, neben dem Haupttumor gelegene oder in seine Kapsel eingebettete Geschwulstknötchen von gleichem Bau häufig nachgewiesen. Dies ist insofern von Bedeutung, als es einmal das Auftreten von Mischtumoren in der Nachbarschaft der Tränendrüse erklärt und andererseits bei der operativen Entfernung der Tumoren ein genaues Absuchen der Umgebung des Tumors auf einen etwa vorhandenen zweiten Tumor notwendig erscheinen läßt.

Ziemlich charakteristisch für die Mischgeschwülste der Tränendrüse, wenigstens für die gutartige abgekapselte Form derselben, ist der Umstand, daß sie sich leicht gegen das Periost verschieben lassen, was für die periostalen Sarkome, die sich in der gleichen Gegend der Orbita entwickeln können, nicht zutrifft.

Die Differentialdiagnose der Mischtumoren der Tränendrüse wird sich nach dem Gesagten in erster Linie auf den Sitz und die Konsistenz und das anfangs sehr langsame Wachstum der Geschwulst stützen können, wobei auch das Lebensalter des Patienten und die gelegentlich angegebenen Schmerzen mit ins Gewicht fallen können. Aber auch ein schnelleres Wachstum in kurzer Zeit nach anfangs gutartigem Verhalten läßt einen Mischtumor keineswegs ausschließen, sondern spricht eher für, als gegen einen solchen, da, wie die klinischen Erfahrungen bei den gleichartigen

Tumoren der Speicheldrüsen zeigen, ein malignes Fortschreiten plötzlich eintreten kann.

§ 330. Ehe ich zur Besprechung der Therapie und Pathologie der Mischtumoren übergehe, möchte ich einen selbst beobachteten und untersuchten Fall kurz mitteilen.

Eigener Fall: Der 57jährige E. L. bemerkte vor 10 Jahren ein Hervortreten des linken Auges. Keine Schmerzen, kein Doppeltsehen. 2 Jahre später Abnahme der Sehkraft. Nach 2 weiteren Jahren Exophthalmus von 11,5 mm und Tiefenstand von 11 mm. Unter dem oberen Orbitalrand ein dem Periost breit aufsitzender nicht verschieblicher Tumor von glatter Oberfläche und derber Konsistenz. Bulbus nach unten und innen, Hebung und Abduktion aufgehoben. Doppeltsehen nur bei Verdunkelung des rechten Auges. Visus 6/100, nach Ausgleich eines hyperopischen Astigmatismus von 3 Dioptr. = $^1/_4$ Papille leicht hyperämisch.

Operation nach KROENLEIN. Der Tumor wird stumpf aus seiner Umgebung gelöst, was ohne erhebliche Blutung gelingt.

Nach einigen Monaten Stellung, Beweglichkeit und Sehschärfe normal, kein Astigmatismus.

Nach 9 Jahren kein Rezidiv.

Die frisch entfernte Geschwulst hatte die Größe eines Hühnereies. Sie war von rundlicher leicht höckeriger Form und allenthalben von einer Bindegewebskapsel umschlossen. Die Schnittfläche zeigte eine gleichmäßige graugelbliche Färbung und weich elastische Konsistenz.

Der Tumor zeigt bei der mikroskopischen Untersuchung ein sehr verschiedenartiges Bild. Von der Tränendrüse ist nur in einem kleinen dicht unter der Kapsel gelegenen Bezirke ein Rest nachzuweisen, der durch eine breite Zwischenschicht vom Tumor abgegrenzt ist. Der Tumor baut sich aus epithelartigen Zellen und einem reichlich entwickelten Stroma auf. Die Parenchymzellen zeigen meist eine strangförmig verzweigte, zapfenförmige oder drüsenartige Anordnung. Meist stellen sie rundliche oder buchtig begrenzte Hohlräume dar, die mit einem deutlichen Zylinderepithel ausgekleidet sind. Auch eine Membrana propria läßt sich an vielen Stellen nachweisen. Das Epithel ist mehrschichtig und vielfach setzen sich breite Epithelzapfen seitlich an einen Drüsenraum an. Die Abgrenzung der Epithelinseln vom umgebenden Zwischengewebe ist teilweise scharf, oft aber unscharf dadurch, daß einzelne Epithelzellen aus dem Verbande der übrigen sich lösen und ins Zwischengewebe übergehen. Dabei ändert sich häufig ihre Form, wie überhaupt eine weitgehende Umwandlung der Zellen nachzuweisen ist, wenn man von den meist regelmäßig angeordneten Zellen, welche die Auskleidung der Hohlräume bilden, nach der Peripherie des Zapfens fortschreitet. Das Verhältnis der Hohlräume zum Wandbelag und zur Breite des Zwischengewebes ist an verschiedenen Stellen des Tumors sehr verschieden. Stellenweise fehlen die Hohlräume völlig, und das Bild erinnert an ein zapfenförmig in die Tiefe wucherndes Karzinom der Kutis. Durch Schichtungskugeln wird dieses Bild noch vervollständigt. In anderen Bezirken geben die weiten, oft mit körnigem Detritus, mit verfetteten Zellen oder mit einer homogenen hyalinen oder kolloiden Masse erfüllten Hohlräume das Bild eines Adenoms.

Fig. 59.

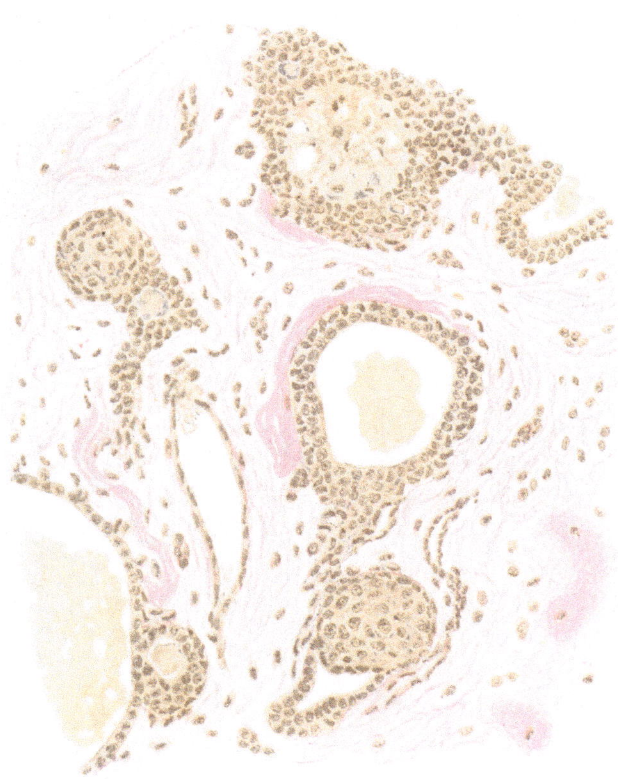

Verschiedenartig wie das Verhalten der Parenchymzellen ist dasjenige des Zwischengewebes. Von zart fibrillärer Struktur zu schleimiger und hyaliner und knorpeliger Umwandlung finden sich alle Übergänge. Die Gefäße sind im ganzen spärlich. Von Fettgewebe finden sich nur einige kleine Inseln, besonders in der Umgebung des Restes der Tränendrüse.

Wieder in anderen Gegenden gleicht der Tumor einem Zylindrom, d. h. dicke hyalin umgewandelte Fasern bilden ein verflochtenes Balkensystem zwischen den dichtgedrängten Parenchymzellen. Die Kapsel des Tumors besteht aus zellarmem Bindegewebe, von welchem schmale Faserzüge ins Innere des Tumors ziehen.

Was die Abgrenzung des Parenchyms vom Stroma betrifft, so zeigen
die verschiedenen Teile der Geschwulst verschiedenartiges Verhalten. An
manchen Stellen ist eine scharfe Abgrenzung nicht möglich. Es lösen sich
hier die peripher gelegenen Zellen aus dem Zellverbande und treten als
immer feiner werdende Zellzüge oder als Einzelzellen in das schleimig oder
hyalin umgewandelte Stroma der Umgebung über. An manchen Stellen
bilden derartige Zellzüge ein anastomosierendes Netzwerk, das teilweise aus
schmalen soliden Zellreihen, teilweise aus lumenhaltigen Zellschläuchen besteht, und in seiner Anordnung an Lymphgefäße erinnert. Im Querschnitt-

Fig. 60.

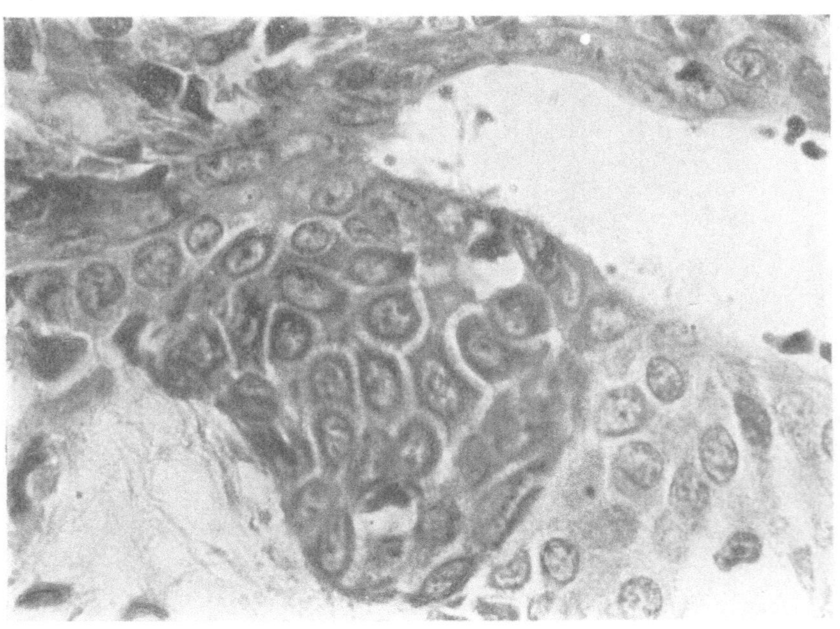

bild kann hier leicht der Eindruck erweckt werden, daß es sich um
Wucherung des Endothels präexistierender Lymphspalten handelt. Das
gleiche Bild kann aber auch in der Weise erklärt werden, daß die Parenchymzellen in Gewebsspalten hineinwucherten. An anderen Stellen des
Tumors besteht dagegen eine sehr scharfe Abgrenzung zwischen Parenchym
und Stroma. Die Zellhaufen sind hier strang- oder kolbenförmig oder alve-
olenartig angeordnet und unterscheiden sich morphologisch in keiner Weise
von typischen Epithel. Die Zellen der inneren Lage sind häufig zylindrisch
gestaltet, die der mittleren und äußeren von polygonaler Begrenzung. Teilweise entsprechen sie genau dem Bilde des Pflasterepithels. Sehr häufig
finden sich konzentrisch geschichtete Körper nach Art der Schichtungs-

kugeln des Plattenepithels. Hornbildung (wie sie in Mischtumoren der Parotis von Ribbert 62, u. a. beschrieben ist) konnte ich in meinem Falle nicht nachweisen. Dagegen konnte ich sehr deutlich durch geeignete Färbung (Eisenalaun-Hämatoxylin nach Heidenhain) Interzellularfortsätze beobachten. Oft finden sich langgestreckte verzweigte, mit Zylinderepithel ausgekleidete Gänge, die mit den normalen Ausführungs-

Fig. 64.

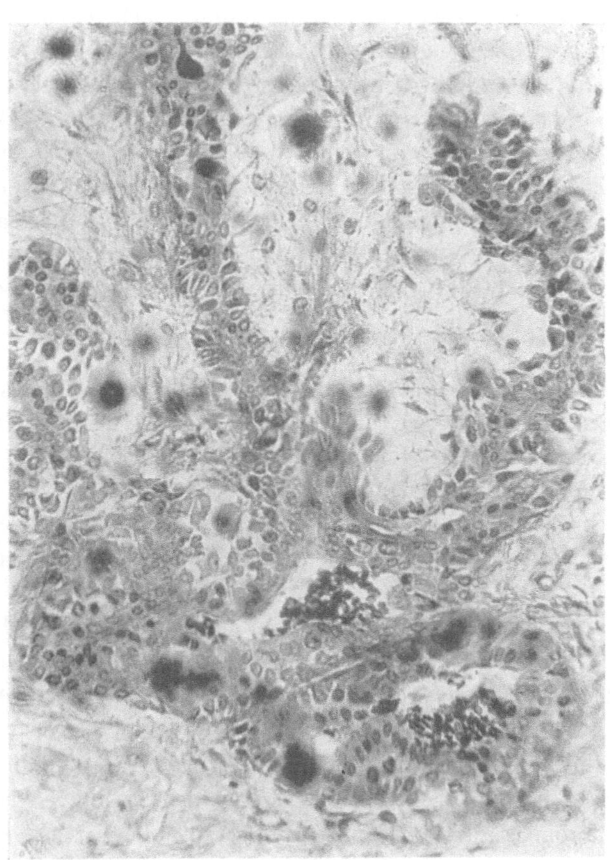

gängen der Tränendrüse völlig übereinstimmen. Bei Anwendung der von Held angegebenen Gliafärbung ließ sich die Abgrenzung der Parenchymzellen vom Stroma besonders gut zur Anschauung bringen. Man sieht dabei vielfach, daß sich von den peripher gelegenen epithelartigen Zellen feinste Fasern in das benachbarte Schleimgewebe fortsetzen, mit dessen Fasern sie sich verflechten. Doch finden sich auch Stellen, wo nach dieser Färbung eine homogen gefärbte Grenzmembran die Züge der Parenchymzellen einfaßt. Die von den Parenchymzellen gebildeten Zellschläuche sind teilweise leer. Nicht selten enthalten sie hyaline Massen, denen hier und dort in Zerfall begriffene Zellen oder körniger Detritus beigemischt ist. Das Aussehen des Tumors zeigt in diesen Gegenden eine gewisse Ähnlichkeit mit dem normalen Aufbau der Schilddrüse, während er an anderen Stellen der Tränendrüse ähnlich ist. So verschieden aber auch die Parenchymzellen gruppiert sind, so lassen sich doch alle Übergangsstufen vom hohen Zylinderepithel zum Plattenepithel und zu weniger charakteristischen Formen, die man auch als Endothelien ansprechen könnte, nachweisen.

Einen direkten Übergang des normalen Drüsengewebes in den Tumor konnte ich nicht feststellen. Der Rest von Drüsengewebe, der dem Randbezirk des Tumors aufsitzt, ist vom Tumor selbst durch eine Zwischenschicht von Bindegewebe getrennt, die sich allmählich schleimig umwandelt. Vergleicht man aber die Drüsenschläuche der erhaltenen Tränendrüse mit denjenigen Stellen des Tumors, wo die Parenchymzellen drüsenartige Gebilde darstellen, so findet man die Übereinstimmung zwischen beiden so groß, daß es schwer fällt, die einen für Epithelzellen, die anderen für Endothelzellen zu erklären.

§ 334. Die Therapie der Mischgeschwülste der Tränendrüse gestaltet sich ziemlich einfach. Der Versuch einer operativen Entfernung des Tumors mit Schonung des Bulbus ist immer angezeigt und bietet nach den bisherigen Beobachtungen meist günstige Aussichten. Selten wird man gezwungen sein, wegen des Umfangs der Geschwulst oder infiltrierenden Wachstums, das eine Loslösung aus der Umgebung unmöglich macht, die Orbita auszuräumen.

Bei der Lage der Geschwulst im oberen äußeren Abschnitte der Augenhöhle bietet meines Erachtens die KROENLEINsche Operation hier einen besonders günstigen Zugang, der um so wichtiger ist, da alles darauf ankommt, auch bei größeren etwa kastanien- oder hühnereigroßen Tumoren an die Hinterfläche heranzukommen, um sie möglichst stumpf aus der Umgebung zu lösen. Bei größerer Ausdehnung der Geschwulst ist das bei einfacher Orbitotomie d. h. Einschnitt am oberen äußeren Orbitalrand mit Schonung des Sehnerven und Bulbus weit weniger leicht möglich. Es kann dann, besonders wenn die Kapsel einreißt oder der Tumor aus mehreren aneinandersitzenden Knoten besteht, ein Teil der Geschwulst zurückbleiben und ein Rezidiv zustande kommen, das vielleicht bösartiger ist als die ursprüngliche Geschwulst.

Es scheint mir kein Zufall, daß sämtliche nach KROENLEIN operierten Mischgeschwülste der Tränendrüse frei von Rezidiven blieben, während die durch Orbitotomie entfernten immerhin nicht selten (7 mal unter 36 Fällen) rezidivierten.

Daß auch bei beträchtlichem Umfang die stumpfe Auslösung des eingekapselten Tumors möglich ist, ohne daß eine stärkere Blutung oder eine Schädigung des Bulbus und Sehnerven eintritt, beweist neben manchem anderen in der Literatur mitgeteilten auch mein eigener Fall. Aber gewiß ist dieses günstige Resultat ebenso von der Geschwulst als von der Geschicklichkeit des Operateurs abhängig.

§ 332. In pathologisch-anatomischer Beziehung sind die Mischgeschwülste der Tränendrüse besonders bemerkenswert.

Es ergeben sich hier nicht nur Beziehungen zu den Endotheliomen und Zylindromen der Orbita, die, wie ich bereits im vorigen Abschnitt hervorhob, nicht immer eine Scheidung dieser Tumorarten zulassen. Auch das histologische Bild der zweifellos mit Recht als Mischtumoren bezeichneten Geschwülste kann ein außerordentlich verschiedenartiges Aussehen darbieten, häufig in verschiedenen Abschnitten der gleichen Geschwulst.

Die Oberfläche wird meist von einer zellarmen Bindegewebskapsel gebildet, die mit der angrenzenden Tränendrüse in lockerem Zusammenhange stehen kann (z. B. in den Fällen von CLAIBORNE und OATMAN 75, VAN DUYSE 76), zuweilen aber die Tränendrüse mit umfaßt, so daß die Abgrenzung der Drüse von der Geschwulst schwer oder unmöglich wird.

Das eigentliche Geschwulstgewebe besteht aus einem Stroma, das von Bindegewebe, Schleim- oder Knorpelgewebe gebildet wird, und dem sogenannten Parenchym, das aus Zellmassen von verschiedener Anordnung besteht. Die Trennung zwischen Parenchym und Stroma ist nicht immer scharf, was von den Vertretern der endothelialen Abkunft der Parenchymzellen besonders hervorgehoben worden ist. Der Reichtum an Parenchymzellen ist großen Schwankungen unterworfen, oft in verschiedenen Bezirken derselben Geschwulst. Unregelmäßige Haufen mittelgroßer runder oder länglicher Zellen können so dichtgedrängt liegen, daß das Bild eines Rundzellenarkoms entsteht, oder das Stroma wird nur von einzelnen Zügen, Balken oder Haufen von Parenchymzellen durchsetzt. Diese zeigen häufig eine verzweigte netzartige Anordnung, indem sich die Zellhaufen in immer feinere Züge auflösen, die teils aus soliden Strängen, teils aus lumenhaltigen Zellschläuchen bestehen. An solchen Stellen erscheinen die Zellen meist langgestreckt und sind den Endothelien der Blut- und Lymphgefäße sehr ähnlich, können sich auch teilweise ans dem Zellverbande lösen und in das benachbarte Stroma verlieren.

An anderen Stellen ist dagegen eine scharfe Abgrenzung zwischen Parenchym und Stroma vorhanden und die zu Strängen, Kolben oder Haufen geordneten Zellen haben völlig den Charakter von Epithelzellen. Die Zellmassen umschließen sehr häufig Hohlräume, die mit homogenem kolloidem oder hyalinem Inhalt erfüllt sind, dem oft einige meist nekro tische Zellen beigemischt sind. Auch Schichtungskugeln und Hornperlen sind beschrieben. Haufen von Zellen, die nach ihrer Form, nach den Stacheln, Riffeln und Interzellularbrücken ganz das Gepräge der Epidermiszellen darboten, sind gelegentlich in den Mischgeschwülsten der Tränendrüse beschrieben worden (van Duyse 75, Birch-Hirschfeld 86).

In den gleichartigen Geschwülsten der Speicheldrüsen sind sie ebenfalls nicht selten angetroffen worden. Umschließen die Parenchymzellen in der Form eines Zylinderepithels drüsenähnliche Hohlräume, so kann das Bild eines Adenoms entstehen.

Alle diese Formen des Geschwulstparenchyms stehen miteinander in Verbindung, und es finden sich fließende Übergänge zwischen den typisch-epithelialen und den mehr sarkom- oder endotheliomartigen Bezirken.

Häufig trifft man überraschende Übergänge zwischen den verschiedenen Typen des Parenchyms.

So verschieden wie das Parenchym verhält sich auch das Stroma. Zellreiche Bindegewebsmassen können das Bild des Fibrosarkoms oder Spindelzellensarkoms darbieten.

Sehr häufig besteht das Stroma aus Schleimgewebe, das so mächtig entwickelt sein kann, daß man glaubt, ein reines Myxom vor sich zu haben.

Auch Knorpelgewebe ist ein häufiger Bestandteil der Mischgeschwülste, wobei zwischen Knorpel- und Schleimgewebe fließende Übergänge bestehen, sodaß eine Abgrenzung zwischen beiden Gewebsarten oft unmöglich ist. Auch zwischen Bindegewebe, Schleim- und Knorpelgewebe finden sich Übergänge.

Knochengewebe und Kalkeinlagerungen, Fettgewebe, glatte und gestreifte Muskelfasern, die in Mischtumoren der Parotis gelegentlich gefunden wurden, scheinen in den Mischgeschwülsten der Tränendrüse bisher nicht beobachtet worden zu sein.

Dagegen wird das Vorkommen hyaliner Bildungen nicht selten erwähnt. Diese hyalinen Massen können einzelne Partien der Geschwulst betreffen oder über den ganzen Tumor verteilt sein. Sie ließen dann dasjenige Bild entstehen, das man mit dem Namen Zylindrom zu bezeichnen pflegt.

Es finden sich also auch zwischen den Zylindromen und den Mischgeschwülsten der Tränendrüse Übergänge, die eine strenge Scheidung unmöglich machen, so daß man mit Ribbert (62) die Zylindrome als eine Abart der Mischgeschwülste ansehen kann. Meist handelt es sich um hyalin umgewandelte Bindegewebsbalken, die sich mit den plexiformen Zellsträngen verflechten oder ihnen parallel laufen. Daneben finden sich hyaline Balken, Kolben und Zapfen innerhalb der Parenchymmassen, die oft eine feine radiäre Streifung oder einen zentralen Faserzug mit einzelnen Zellkernen und Faserresten erkennen lassen.

Auch die epithelialen Zellhaufen oder die Gefäßwände können einen hyalinen Saum aufweisen.

Über die Natur der Parenchymzellen sind die Auffassungen der Autoren geteilt. Dieselbe Differenz der Ansichten finden wir unter den Pathologen und Chirurgen, die sich mit der Anatomie der Mischgeschwülste der Speicheldrüsen beschäftigt haben.

Für die bindegewebige Entstehung des Parenchyms der Mischgeschwülste sind von früheren Autoren BILLROTH, WALDEYER, EWETZKY (1) eingetreten. KOLACZEK (2) wies besonders auf die innigen Beziehungen der Zellhaufen zu den Blutgefäßen hin und bezeichnet die endothelialen Zellen der perivaskulären Lymphräume als die Bildungsstätte des Parenchyms. Er reiht die Mischgeschwülste deshalb den Angiosarkomen an. VOLKMANN (32), ein Schüler MARCHANDS, leitet die Parenchymzellen von den gewucherten Endothelien der Saftspalten und kleinen Lymphgefäße ab, wie das neuerdings für die Mischtumoren der Tränendrüse von HASLINGER (88) geschehen ist. Der Befund echter Epidermis in den Geschwülsten war VOLKMANN noch nicht bekannt. Der VOLKMANNschen Ansicht haben sich viele Autoren, von denen ich nur BORST (49) und v. HANSEMANN (77) nennen möchte, angeschlossen. BORST gibt aber zu, daß gelegentlich neben endothelialen Zellen auch epitheliale in den Geschwülsten vorkommen können.

Die epitheliale Natur der Parenchymzellen in den Mischgeschwülsten der Speicheldrüse ist von zahlreichen französischen und deutschen Autoren vertreten worden. Unter den letzteren sind besonders WILMS (5), RIBBERT (62), KROMPECHER (68) und MARCHAND (82) zu nennen. Auch VAN DUYSE (76, 86), dem wir eingehende histologische Untersuchungen über die Mischgeschwülste der Tränendrüse verdanken, hat sich dieser Auffassung angeschlossen.

Die unzweifelhaft epithelartige Anordnung der Zellen zu drüsenschlauchähnlichen Gebilden, das Vorkommen von Schichtungskugeln, Hornperlen, die direkte Verbindung zwischen Drüse und Tumor (wie ich sie auch in meinem Falle feststellen konnte) und vor allem das Vorkommen echter Epidermis gibt dieser Anschauung eine gute Stütze.

Nach RIBBERT (62) sind die Mischgeschwülste fibro-epitheliale Tumoren, die aus Epithel und Bindegewebe in einem der Norm analogen Verhältnis zusammengesetzt sind. KROMPECHER (68) faßt sie als Basalzellenkrebse auf, ebenso wie die Zylindrome, die er für einen besonderen Typus dieser Geschwulstart hält. WILMS (51) betont, daß Zellen, die imstande seien, Drüsenepithel, Acini und Epidermis zu bilden, epitheliale Elemente und keine Endothelien sein können.

MARCHAND (82) hebt die Übereinstimmung der in den Mischgeschwülsten vorkommenden drüsenartigen Bildungen mit den anliegenden Drüsengängen der Parotis hervor und hält es für wahrscheinlich, daß die ektodermalen Geschwulstzellen die Fähigkeit besitzen, Fasern und Zwischensubstanz zu bilden.

Ob das Hyalin ein Entartungsprodukt des Bindegewebes oder ein Sekretionsprodukt des Parenchyms darstellt oder, wie Hinsberg (42) und Wilms (51) annehmen, eine zur Knorpel-Knochen-Gruppe gehörende Grundsubstanz, ist noch unentschieden.

Es ist zu verstehen, daß manche Autoren (wie Lubarsch 28, Herxheimer 66 und Landsteiner 38) zu der vermittelnden Auffassung gelangten, daß sowohl endotheliale als epitheliale Elemente sich in den Parenchymzellen mischen, wenn auch gegen diese Doppelnatur der Zellen der enge Zusammenhang und der direkte Übergang einer Zellform in die andere anzuführen ist.

Nach der anatomischen Untersuchung meines Falles muß ich mich auf die Seite derjenigen Autoren stellen, welche die Parenchymzellen als epitheliale Gebilde auffassen.

§ 333. Auch für die Beurteilung der Pathogenese der Mischtumoren der Tränendrüse ergibt der Vergleich mit den Mischgeschwülsten der Speicheldrüse wichtige Aufschlüsse. Der Bau spricht entschieden für die Entstehung auf Grund einer Entwicklungsstörung, wenn auch viele Autoren sie aus dem fertigen Drüsengewebe ableiten.

Heinecke (87) betont mit Recht, daß die komplizierte Struktur des Stromas durch die Annahme des Hervorgehens aus dem Drüenepithel keine hinreichende Erklärung finde und um so weniger wahrscheinlich sei, wenn man sie von der fertigen Drüse ableite, da eine derartige Metaplasie des hochdifferenzierten Drüsenepithels nicht vorkommt.

Die meisten Autoren haben sich für eine Entwicklungsstörung im Sinne einer Keimverlagerung oder -ausschaltung ausgesprochen, wenn auch die Ansichten über die Zeit der Verlagerung und die Herkunft des Geschwulstkeimes auseinandergehen.

Es liegt nahe, die Speicheldrüsenmischgeschwülste mit einer Störung beim Schluß der ersten Kiemenspalte in Beziehung zu setzen, wie das schon von Cohnheim, Klebs, Lücke und König, später von zahlreichen französischen Autoren geschah.

F. V. Birch-Hirschfeld bezeichnete diese, auf verlagerte Teile der Kiemenbögen zurückgeführten Geschwülste als branchiogene Tumoren, Cunéo und Veau (43) als Branchiome, Chevassu (74) als Klavome.

Hinsberg (42) verlegt die Keimausschaltung in die 9.—15. Woche des Embryonallebens, d. h. die Zeit, wo die Kiemenbögen schon verschwunden sind, die Drüsenanlage der Parotis und Submaxillaris, deren Kapsel noch nicht entwickelt ist, mit der Unterkieferanlage und dem Reichertschen Knorpel in engster Beziehung steht. Ähnlich ist die Auffassung von Ribbert (62).

Wilms (51) führt die Mischgeschwülste auf undifferenzierte Keime zurück, die so frühzeitig aus ihrer normalen Verbindung gelöst wurden, daß sie noch die Fähigkeit hatten, sich nach verschiedener Richtung hin zu entwickeln.

Für die Mischtumoren der Tränendrüse können ganz analoge Verhältnisse in Betracht kommen. Bekanntlich bildet sich die Tränendrüse beim Menschen sehr früh (nach Kölliker während des 3. embryonalen Monats) aus einer Wucherung des Bindehautepithels in der Höhe des oberen Augenlids. Ask (81) fand bei einem Embryo von 33 mm Länge fünf Epithelzapfen auf der temporalen Seite der Lidspalte. Wenig später beginnen sich dann die Anlagen zu verzweigen. Um die gleiche Zeit der embryonalen Entwicklung macht die Pars orbitalis des Stirnbeins ein knorpeliges Vorstadium durch, das im Verlaufe des 3. Monats bereits Knochenkerne zeigt, während die knorpelige Orbitalplatte wieder zugrunde geht. Man kann sich gut vorstellen, daß in dieser Zeit eine Keimverlagerung stattfindet, die zur Bildung einer Mischgeschwulst führt. Die enge Beziehung, welche zwischen der Drüsenanlage der Parotis und Submaxillaris mit der knöchernen Unterkieferanlage und dem Reichertschen Knorpel besteht, besteht auch zwischen der Tränendrüsenanlage und der knorpeligen Anlage des Stirnbeins. Gerade die Gegend der Tränendrüse scheint für Entwicklungsstörungen disponiert zu sein, da z. B. Dermoidzysten in dieser Gegend keineswegs selten sind. Auch von den Teratomen scheinen sich manche in dieser Gegend zu entwickeln.

Wenn deshalb Mizuo (80) bei Gelegenheit der Mitteilung eines Falles von orbitalem Teratom die Mischtumoren der Orbita zu den Dermoiden und Teratomen in Beziehung setzt, was vor ihm schon van Duyse (76) getan hatte, so kann man dem wohl beistimmen.

Jedenfalls dürfte es ebenso für die Mischtumoren der Tränendrüse wie für diejenigen der Speicheldrüsen in hohem Grade wahrscheinlich sein, daß ihre Bildung auf einer Entwicklungsstörung beruht, vermutlich auf Verlagerung eines Keims, der die Fähigkeit besitzt, sich späterhin zu allen denjenigen Gewebsarten zu differenzieren, die in den Mischtumoren vorkommen.

Literatur.

(Mischgeschwülste der Tränendrüsengegend.)

1877. 1. Ewetzky, Zur Zylindromfrage. Virch. Arch. Bd. 69. S. 36.
2. Kolaczek, Über das Angiosarkom. D. Zeitschr. f. Chir. Bd. 9. S. 1.
1878. 3. Forster, Zur Kenntnis der Orbitalgeschwülste, deren Ausgangspunkte und Fortpflanzungsbahnen. Arch. f. Ophth. XXIV, 2. S. 93.
1880. 4. Guaita e Guaglino, Contribuzione alla storia clinica ed anatomica dei tumori intra ed extra oculari. Myxoadenoma della glandula lagrimale sinistra. Ann. d'Ocul. IX. p. 376.
5. Johnston, Adenoma of lachrymal gland. Maryland M. J. Baltimore. VI. p. 329.
6. Knapp, Three cases of tumor of the lachrymal gland. Tr. Ann. Mass. Philad. XXXI. p. 665.

1880.   7. Mollière et Chandelleux, Sur un variété d'épithélioma. Lyon méd.
            41 u. 45.
1881.   8. Alt, Ein Fall von Adenom der Tränendrüse. Arch. f. Augenheilk. X, 3.
            p. 319.
         9. Großmann, Ophthalmologisch-otiatrische Beobachtungen. Allg. Wien.
            med. Zeitung Nr. 20—21.
1882.   10. Cohnheim, Vorlesungen über allgemeine Pathologie. Bd. 1. S. 747.
        11. Huber, Klin. Beitr. zur Lehre von den Orbitaltumoren. Diss. Zürich.
1883.   12. Ludewig, Zur Frage der Tränendrüsentumoren. Diss. Rostock.
1884.   13. Aub und Alt, Two cases of orbital tumors. Am. Journ. of Ophth. I.
            p. 246.
1885.   14. Figos, Adeno-encondroma della ghiandola lacrimale. Sassarc. Azuni.
        15. Maréchal, Tumeur cystique volumineuse de l'orbite paraissant sub-
            stituée la glande lacrymale. Rev. clin. d'Ocul. Nr. 3. p. 82.
        16. Aievoli, Sul cilindroma della glandola lagrimale accessoria. Riv.
            internaz. di med. e chir. Napoli. IV. p. 197.
1888.   17. de Britto, Note sur un cas de tumeur de la glande lacrymale. Arch.
            d'Ophth. VIII. p. 547.
        18. Mazza, Klinisch-anatomische Studie eines Falles von Neoplasma der
            Tränendrüse. Adenom mit kolloider Degeneration und von kankroidem
            Bau. VII. internat. Kongr. Heidelberg. S. 417.
        19. Socor, Sur un cas d'adénôme de la glande lacrymale gauche; extir-
            pation; guérison avec conservation de l'œil et de la vue. Bull. Soc.
            de méd. et nat. de Jassy. II. p. 257.
1889.   20. Bull, Contributions to the subject of tumors of the orbit and neigh-
            bouring. London News. p. 368 et 452.
        21. Snell, Two cases of adenoma of the lachrymal gland. Transact.
            Ophth. Soc. U. K. IX. p. 49.
1890.   22. Goldzieher, Adenom der Tränendrüse. Wien. med. Presse No. 2. 1890.
1891.   23. Moecke, Über Geschwulstbildung der Tränendrüse. Diss. Kiel.
1893.   24. Levrat, Ablation d'une tumeur de la parotide. Congr. franç. de chir.
            p. 725.
        25. Sgrosso, Su di un sarcoma della ghiandola lagrimale e su di una
            speciosa alterazione delle cellule epiteliale del parenchyma ghiando-
            lare. Lavori. Napoli. III.
1894.   26. Dianoux, Des tumeurs de la glande lacrymale. Soc. franç. d'Opht.
            p. 96.
1895.   27. Grünwald, Fibro-Adenoma cysticum der Tränendrüse. Münch. med.
            Wochenschr. Nr. 43. S. 1016.
        28. Lubarsch, Über Geschwülste mit amyloider Degeneration. Verh. d.
            Ges. Deutscher Naturf. Bd. 2. S. 5.
        29. Piazza, Adenoma della glandola lacrimale. Osservazione clinica e
            considerazione. Ann. di Ottalm. XXIV. p. 246.
        30. Schaeffer, Ein Fall von Sarkom der Tränendrüse. Diss. Gießen.
        31. Schreiber, Atypisches Adenom. Jahresber. d. Augenheilanstalt Magde-
            burg. S. 24.
        32. Volkmann, Über endotheliale Geschwülste, zugleich ein Beitrag zu den
            Speicheldrüsen- und Gaumentumoren. D. Zeitschr. f. Chir. Bd. 41. S. 1.
1896.   33. Homp, Fall von Angiomyxosarkom der Tränendrüse. Diss. Königsberg.
        34. Küttner, Die Geschwülste der Submaxillarspeicheldrüse. Beitr. z.
            klin. Chir. Bd. 16. S. 181.
        35. Verliac, Des néoplasmes malignes primitifs de la glande lacrymale
            orbitaire. Thèse Bordeaux.
1897.   36. Alt, Another case of tumor of the palpebral lacrymal gland, including
            some remarks on tumors of the orbital lacrymal gland. Am. Journ.
            of Ophth. p. 70.

1897. 37. **Bullard**, Malignant growths of the orbit with report of a case. Ophth. Rec. p. 337.

38. **Fromaget**, Tumeurs malignes primitives de la glande lacrymale orbitaire. Journ. de méd. de Bord. Juin. Ann. d'Oc. CXVIII. p. 458.

39. **Haas**, Ein Fall von Sarkom der Tränendrüse. Diss. Gießen.

40. **Jennings**, A case of scirrhotic carcinoma of the orbital lacrymal glande. Am. Journ. of Ophth. p. 109.

1898. 41. **Derselbe**, Further history of a case of scirrhotic carcinoma of the orbital lacrymal gland of the right eye. Am. Journ. of Ophth. p. 17.

1899. 42. **Hinsberg**, Beiträge zur Entwicklungsgeschichte und Natur der Mundspeicheldrüsengeschwülste. D. Zeitschr. f. Chir. Bd. 51. S. 281.

1900. 43. **Cunéo et Veau**, Sur l'origine branchiale des Tumeurs mixtes cervicofaciales. Congr. internat. de méd.

44. **Depage**, Tumeurs rétroorbitaire et de la parotide. Ann. de la Soc. Belg. de chir. 8. p. 233.

45. **Rogmann**, Sur les tumeurs de la glande lacrimale. Ann. d'Oc. CXXIII. p. 81.

46. **Scott Warthin**, Ein Fall von Endothelioma. Arch. of Ophth. XXX.

1901. 47. **Fromaget**, Sur les tumeurs de la glande lacrimale. Arch. d'Opht. p. 726.

48. **Landsteiner**, Zur Kenntnis der Mischgeschwülste der Speicheldrüsen. Zeitschr. f. Heilk. Bd. 22.

49. **Borst**, Die Lehre von den Geschwülsten. Wiesbaden. S. 326. 882.

50. **Tobias**, Ein Beitrag zur Kenntnis der Tränendrüsentumoren und ihrer Operation nach der Kroenleinschen Methode. Diss. Freiburg.

51. **Wilms**, Die Mischgeschwülste. 3. Heft. S. 190. Leipzig.

1903. 52. **Axenfeld**, Demonstration mikro- und makroskopischer Präparate. a) Zur Differentialdiagnose zwischen Epitheliom und Endotheliom (Zylindrom) der Tränendrüse. Ber. d. 31. Vers. Heidelberg. S. 277.

53. **Coppez**, Cinq cas de tumeurs et pseudotumeurs de la glande lacrymale. Arch. d'Opht. XXIII. p. 348.

54. **Dupuy-Dutemps**, Tumeur de la glande lacrymale. Bull. et mém. de la Soc. franç. d'Opht. p. 247.

55. **Krompecher**, Der Basalzellenkrebs. Jena.

56. **Moissonnier**, Cylindrome de la glande lacrymale. Bull. et mém. de la Soc. franç. d'Opht. p. 137.

57. **Pes und Reymond**, Über einen Fall von primitivem Tumor der Tränendrüse. A. f. A. XLVII. S. 186.

58. **Schulze**, Zur Kenntnis der epithelialen Tränendrüsentumoren. Klin. M. f. A. Festschr. f. Manz. S. 222.

59. **Scott**, Ein Fall von Endotheliom der Tränendrüse mit einer Analyse der in der Literatur niedergelegten Fälle von Tumoren der Tränendrüse. Arch. of Ophth. XXX. H. 6. — Arch. f. Augenheilk. 46. Bd. S. 360.

1904. 60. **Ahlström**, Zur Kasuistik der okularen Tumoren. D. Beitr. z. Augenheilk. VI. S. 291.

61. **Baas**, Adenokarzinom in einer aberrierten Tränendrüse. Arch. f. Ophth. LVII. S. 3.

62. **Ribbert**, Geschwulstlehre. Bonn. S. 385.

1905. 63. **Cross**, Orbital tumour with proptosis. Ophth. Rev. p. 121 and 251.

64. **Demaria**, Zylindrom der orbitalen Tränendrüse. Klin. Monatsbl. f. Augenheilk. XLIII, 2. S. 513.

65. **Morestin**, Volumineux enchondrome de la glande sousmaxillaire. Congr. franç. de chir. p. 1140.

1907. 66. **Herxheimer**, Über heterologe Kankroide. Ziegl. Beitr. z. pathol. Anat. Bd. 41. S. 397.

1907. 67. Rothschild, Ein Fall von retrobulbärer teratoider Geschwulst. D. med. Wochenschr. Nr. 49.

1908. 68. Krompecher, Über die Beziehungen zwischen Epithel und Bindegewebe bei den Mischgeschwülsten der Haut und der Speicheldrüsen und über das Entstehen der Karzinosarkome. Ziegl. Beitr. z. pathol. Anat. Bd. 44.

69. Mizo, Neubildung der Tränendrüse. Arch. de ofthal. hispano-amer. Oct.

1909. 70. Brose, Über Tränendrüsentumoren. Am. med. Assoc. 8—11. June.

71. Gerlach et de Klein, Adenocarcinoma orbitae. Nierderl. ophth. Ges. 12. XII.

1910. 72. Blair, Endotheliom der Tränendrüse. Ophth. Soc. U. K. 20. X.

73. Boettger, Ein Fall von Tränendrüsentumor. Diss. Berlin.

74. Chevassec, Tumeurs de la glande sousmaxillaire. Rev. de Chir. XLI. p. 450.

75. Claiborne and Oatman, Cylindroma of the orbit. Transact. of the Am. Ophth. Soc. Vol. XII, 2. p. 441.

76. van Duyse, Tumeur mixte epithéliale de la region de la glande lacrymale. Arch. d'Opht. p. 401.

77. v. Hansemann, Ein Beitrag zur Histogenese der Parotistumoren. Zeitschr. f. Krebsforschung. Bd. 9. S. 379.

78. Katz, Zwei seltene Mischtumoren aus der Gegend der Tränendrüse. Arch. f. Ophth. LXXIV. S. 294.

79. Mendez, Zur Kenntnis der Mischgeschwülste der Tränendrüse. Klin. Monatsbl. f. Augenheilk. Bd. XLVIII, 1.

80. Mizuo, Eine seltene Form von Teratoma orbitae. Arch. f. Augenheilk. LXV. S. 365.

1911. 81. Ask, Beiträge zur Entwicklungsgeschichte des Tränendrüsenapparates. Arch. f. vergleichende Ophth.

82. Marchand, Über die sog. Endotheliome der Speicheldrüsen und die epitheliale Mesenchymbildung. Verh. d. Ges. Deutsch. Naturf. u. Ärzte.

83. Thompson, Zweites Orbitaendotheliom, 11 Jahre nach Entfernung des ersten. Ophth. Soc. U. K. 9. XI.

1912. 84. Knapp, A mixed tumor of the lacrimal gland. Arch. of Ophth. XLI, 1.

85. Lapersonne, Mischgeschwulst der akzessorischen Tränendrüse. Soc. franç. d'Opht. 8. V.

1913. 86. van Duyse, Myxochondrome sarcomatode de l'orbite. Arch. d'Opht. XXXIII. p. 529.

87. Heineke, Verletzungen und chirurgiche Krankheiten der Speicheldrüsen. Deutsche Chirurgie. Liefg. 33.

1914. 88. Haslinger, Komplizierte Bindesubstanzgeschwülste der Tränendrüse Arch. f. Ophth. 88. Bd. H. 1.

1915. 89. Birch-Hirschfeld, Zur Kenntnis der Mischtumoren der Tränendrüse. Arch. f. Ophth. XC. S. 110.

9. Die sekundären Sarkome der Orbita.

Neben den primären Orbitalsarkomen kommt denjenigen bösartigen Geschwülsten aus der Bindesubstanzreihe eine besondere Bedeutung zu, die zwar nicht in der Orbita entstehen, aber auf diese übergreifen.

Diese sekundären Orbitalsarkome lassen sich nicht immer von den primären Sarkomen der Augenhöble unterscheiden weder klinisch, noch auch anatomisch. Entstanden sie z. B. in einer hinteren Nebenhöhle der Orbita, dann machen sie zuweilen erst nach ihrem Durchbruch auf die Augenhöhle Erscheinungen, die auf ihre Anwesenheit hinweisen, und diese brauchen sich von denjenigen, die eine primäre Orbitalgeschwulst hervorruft, in nichts zu unterscheiden.

Aber wenn auch anatomisch ein gleichzeitiges Ergriffensein der Augenhöhle und einer oder mehrerer Nebenhöhlen nachzuweisen ist, läßt sich nicht immer feststellen, ob die Geschwulst von der Orbita auf den Nachbarsinus oder umgekehrt von diesem auf die Orbita sich ausbreitete.

Endlich ist bei vielen in der Literatur niedergelegten Beobachtungen nicht genügend auf die Nachbarschaft der Augenhöhle geachtet worden und die Zahl derjenigen Fälle, bei denen eine genau durchgeführte Sektion die Verhältnisse darlegte, ist verhältnismäßig gering.

Ich vermag deshalb nicht genauer anzugeben, wie sich die Häufigkeit der sekundären zu den primären Orbitalsarkomen verhält, und kann nur im allgemeinen bemerken, daß die letzteren, wenn wir von den perforierten Bulbussarkomen absehen, weitaus häufiger zu sein scheinen.

Für die Differentialdiagnose und Prognose und die Wahl des operativen Eingriffs ist es natürlich von großer Bedeutung, festzustellen, ob ein Orbitalsarkom als primäre oder sekundäre Geschwulst anzusehen ist.

Da die vom Orbitaleingang oder vom Bulbus auf die Augenhöhle sich fortsetzenden Sarkome leicht nachzuweisen sind, handelt es sich besonders um die Sarkome der Nebenhöhlen und des Gehirns und die außerordentlich seltenen metastatischen Orbitalsarkome. Hier wird die Untersuchung der Nase (Rhinoskopia ant. et post., Durchleuchtung, Röntgenaufnahme) und die Beachtung anamnestischer Daten, die auf eine Sinuserkrankung hinweisen, von Bedeutung sein. Je eher hierauf geachtet wird, um so mehr dürfte sich die Zahl derjenigen Fälle einschränken, bei denen erst der weitere Verlauf und das Ergebnis der orbitalen Operation oder die Sektion den Nachweis erbringt, daß die Orbita erst sekundär befallen wurde. Es empfiehlt sich deshalb in jedem Falle von Orbitalgeschwulst so zeitig als möglich eine rhinologische Untersuchung vornehmen zu lassen.

Wir können die sekundären Orbitalsarkome in 6 Gruppen teilen.

1. Primäre Bulbussarkome die nach Perforation sich auf die Orbita ausbreiten.

2. Primäre Sarkome des Sehnerven oder seiner Scheiden.

3. Sarkome, die vom Orbitaleingang (von den Gesichtsknochen, den Lidern, der Bindehaut) auf die Augenhöhle übergreifen.

4. Sarkome der Nebenhöhlen der Nase mit Beteiligung der Orbita.

5. Sarkome der Basis des Vorderhirns mit Beteiligung der Orbita.

6. Metastatische Orbitalsarkome.

§ 334. Auf die primären Bulbussarkome ist hier nicht näher einzugehen. Es sei nur erwähnt, daß das Aderhautsarkom, besonders dasjenige, das in der Gegend des hinteren Poles seinen Sitz hat, oft frühzeitig, d. h. ehe sich ein intrabulbärer Knoten entwickelt hat, durch die Sehnervenscheide oder Sklera oft mit Benutzung der perivaskulären Scheiden durchtretender Nerven oder Gefäße nach dem retrobulbären Fettgewebe durchbricht und hier einen Umfang gewinnen kann, der den intraokularen Tumor weitaus übertrifft. Bereits Pamas (31) hat hierauf hingewiesen, Fälle von Becker (51), Fuchs (14), van Duyse (30), Lagrange (41) u. a. sprechen hierfür, und jede größere anatomisch-ophthalmologische Sammlung enthält Beispiele hierfür. Die am Äquator durch die Sklera durchbrechenden Aderhautsarkome benutzen gern die Scheiden der Wirbelvenen, können aber auch, wie Lagrange hervorhebt, kleine, wie mit dem Locheisen ausgestanzte Löcher durch die Sklera nachweisen lassen.

Wenn eine direkte Untersuchung des Augeninnern wegen Trübung der Medien unmöglich ist, das Auge vielleicht seit längerer Zeit erblindet war und der Patient erst nach Perforation des Aderhauttumors sich dem Arzte vorstellt, kann es für diesen schwer oder unmöglich sein, zu entscheiden, ob er es mit einer primären oder sekundären Orbitalgeschwulst zu tun hat. Ich erinnere mich zweier eigener Beobachtungen, wo die Verhältnisse so lagen und erst die anatomische Untersuchung des durch Exenteration gewonnenen Orbitalinhaltes Klarheit zu bringen vermochte.

§ 335. Auch auf die Sarkome des Optikus und seiner Scheiden, die an anderer Stelle dieses Handbuches besprochen werden, ist hier nur so weit einzugehen, als sie differentialdiagnostisch gegenüber den sogenannten primären Orbitalsarkomen in Betracht kommen. Diesen Sehnervengeschwülsten, die meist als Endotheliome, Myxo- oder Gliosarkome bezeichnet werden, ist eigen, daß sie nicht zu einer diffusen Ausbreitung auf die Nachbarschaft des Sehnerven neigen, sondern zu spindelförmigen, gut abgegrenzten Tumoren, durch welche der Nerv hindurchläuft.

Das Fehlen von Schmerzen, das langsame Wachstum, die frühzeitig auftretende erhebliche Sehstörung, ohne daß zunächst ausgesprochene ophthalmoskopische Veränderungen an der Papille vorhanden zu sein pflegen — die relativ gute Beweglichkeit und das Fehlen einer wesentlichen seitlichen Verdrängung des Bulbus — alles dieses sind Zeichen, die, wenn auch nicht mit Sicherheit, so doch mit einer gewissen Wahrscheinlichkeit für eine Sehnervengeschwulst und gegen ein primäres Orbitalsarkom sprechen. Doch halte ich es nicht für richtig, mit Lagrange anzunehmen, daß eine Orbitalgeschwulst stets eine laterale Verdrängung des Augapfels bewirke und erst bei größerem Umfang durch Druck auf den Sehnerven das Sehvermögen schädige.

Daß dies z. B. für das Angiom der Orbita nicht zutrifft, habe ich in § 261 näher ausgeführt. Aber auch im retrobulbären Zellgewebe sich entwickelnde Sarkome können gelegentlich die gleichen Symptome hervorrufen, so daß erst bei der Operation die Unterscheidung von einer echten Sehnervengeschwulst getroffen werden kann.

§ 336. Die Sarkome, die vom Orbitaleingang, von den Gesichtsknochen, den Lidern, der Bindehaut auf die Augenhöhle übergreifen, sind sehr selten, wesentlich seltner als die Karzinome der gleichen Gegenden.

Daß die als Zylindrome der Haut des inneren Augenwinkels gedeuteten Fälle von Faussilon (21), die sich in die Tiefe der Orbita und die Sinus fortsetzen, wirklich in der Haut entstanden, möchte ich bezweifeln.

Die Fälle von Pauly (17) und Streatfield (9), die als Sarkome des Stirnbeins den oberen Orbitalrand beteiligten, sind nicht eigentlich als Orbitalgeschwülste anzusehen. Wenigstens ist nichts von einem in die Orbita eindringenden Fortsatz bemerkt.

Von nicht pigmentierten Sarkomen der Lider, welche die Augenhöhle beteiligten, erwähne ich die Fälle von van Duyse (52), und Dubar (38). Die meisten malignen Lidsarkome, die zum Eindringen in die Orbita neigen, sind pigmentiert und ebenso wie die gleichartigen Bindehautgeschwülste als Nävustumoren aufzufassen, betreffs deren ich auf § 314 verweisen kann.

Sarkome des Tränensacks sind von de Vincentiis (4) (nach der anatomischen Beschreibung dürfte es sich doch wohl um ein Karzinom gehandelt haben), von Sgrosso (20), Silvestri (33) und Snegirew (64) beschrieben worden.

§ 337. Reichhaltiger ist die Kasuistik der Sarkome der Nase und ihrer Nebenhöhlen, von denen die Augenhöhle beteiligt wurde. Diese Fälle sind besonders dadurch bemerkenswert, daß die Geschwulst sich anfangs latent entwickeln kann, erst durch das Auftreten von orbitalen Symptomen die Aufmerksamkeit des Patienten und des Arztes auf eine Neubildung hingelenkt wird.

So beschreiben Benson (10) und Harlan (38) Fälle von Sarkomen der Kieferhöhle, die zu Exophthalmus, Neuritis optica und Verdrängung des Bulbus nach oben führten.

Ein sehr bösartiges Sarkom der Kieferhöhle, das durch den Orbitalboden durchgebrochen war und den Augapfel stark nach oben drängte, zeigen die beiden Abbildungen. Bei meiner ersten Untersuchung bot sich das Bild von Fig. 62. Der Bulbus war gegen die obere Orbitalwand gedrängt, bot hochgradigen hyperopischen Astigatismus und Stauungspapille. Seine Beweglichkeit war aufgehoben, der Visus auf Handbewegungen beschränkt. Die Geschwulst hatte sich angeblich in Zeit von 4 Monaten gebildet, anfangs ohne Beschwerden, später mit heftigen Zahnschmerzen.

Eine Operation wurde von rhinologischer und chirurgischer Seite abgelehnt, da die tiefen Höhlen der linken Gesichtshälfte, Knochen und Drüsen bereits ergriffen waren. 3 Wochen später bot sich durch rapide Zunahme der Geschwulst das Bild, das Fig. 63 wiedergibt.

Von Siebbeinsarkomen berichten Batut (45), Prioux (36), Chiari (12), Desourteaux (46) und van Duyse (52).

Der Fall von Batut, der einen 7jährigen Knaben betraf, bot einen Tumor im inneren Teil der Orbita, der den Tränensack nach vorn drängte. Die Nase und der Nasen-Rachenraum waren von Tumormassen erfüllt.

Fig. 62.   Fig. 63.

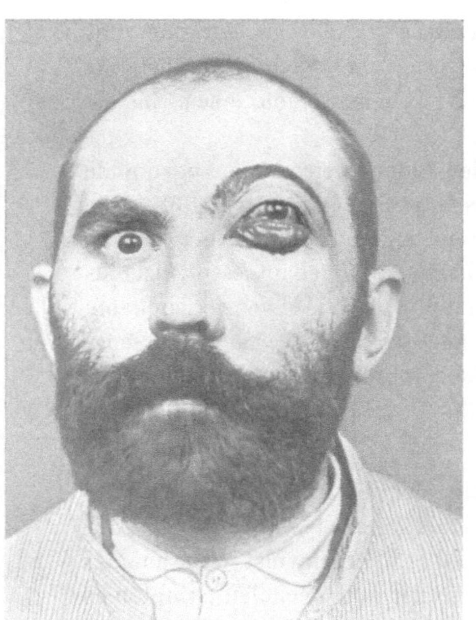 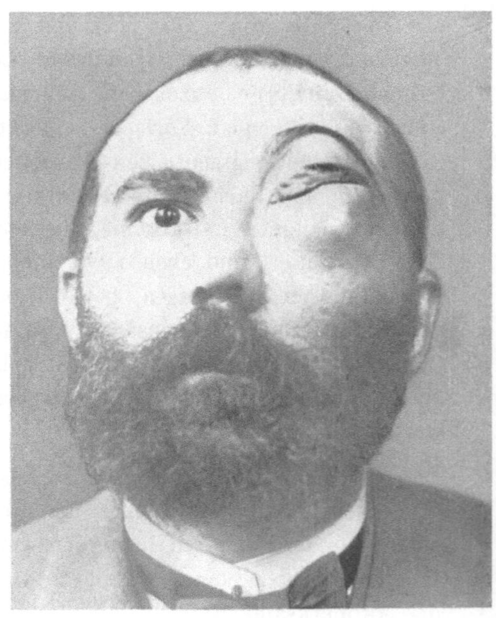

Im Falle von Prioux begann das Leiden mit Kopfschmerzen und Eiter-ausfluß aus der Nase. Später traten Exophthalmus, Verdrängung des Augapfels nach unten, Papillitis und Amaurose auf und nach doppelseitiger Erblindung ging der Patient unter Gehirnerscheinungen zugrunde. Die Geschwulst hatte von der Siebbeinhöhle sich auf die Orbita, das Gehirn und das Chiasma fortgesetzt.

Auch im Falle von Desourteaux kam es zu Exophthalmus und Er-blindung.

Einen Fall von Angiosarkom der Stirnhöhle, das sich bis zur Keil-beinhöhle fortsetzte, zur Vortreibung des linken Auges und Tumorbildung im inneren oberen Augenwinkel führte, schildert Uhthoff. Trotzdem der

Bulbus 2 cm tiefer, 7,5 cm nach außen stand, war der binokulare Sehakt nicht gestört, was auf das sehr langsame Wachstum der Geschwulst (in Zeit von 10 Jahren) bezogen werden mußte.

Der Fall von Krogius (49) (primäres Sarkom der Stirnhöhle) ist dadurch bemerkenswert, daß das Orbitaldach nicht durchbrochen, aber durch Ausdehnung der Stirnhöhle 1 cm nach unten verschoben wurde.

In einem von Silex operierten, von Pollack (54) mitgeteilten Fall von verkalktem Spindelzellensarkom der Stirnhöhle bildete sich nach der Operation der Exophthalmus zurück.

Primäre Sarkome der Keilbeinhöhle erwähnen Axenfeld (44), Williamson (23), Vogel (50) und Chisolm (13).

Im Axenfeldschen Falle wurde das Sarkom der Keilbeinhöhle rhinoskopisch und durch anatomische Untersuchung eines Stückchens festgestellt. In der Umgebung des Optikus war der Knochen erweicht und zerstört, der Nerv selbst zusammengepreßt. Auch die Fissura orb. sup. war von der Geschwulst durchsetzt. Die totale Lähmung der durchtretenden Nerven bei relativ geringem Exophthalmus hatte schon klinisch auf einen Tumor in der Spitze der Orbita hingedeutet.

Auch in den Fällen von Vogel, Williamson und Chisolm hatte die von der Keilbeinhöhle ausgehende Geschwulst den Sehnerven schwer geschädigt.

In dem Fall, den Rollet und Moreau (56) beschreiben, hatte ein Fibromyxom die Siebbein-, Keilbein- und Kieferhöhle erfüllt und auf den inneren Winkel der Orbita übergegriffen, zu Papillenschwellung und Sehstörung geführt.

Auch bei einer Beobachtung von Lenoble und Aubineau (53) dürfte es sich um ein Sarkom, das von einer hinteren Nebenhöhle der Nase ausging und die Augenhöhle beteiligte, gehandelt haben.

Die Therapie dieser Nebenhöhlensarkome (die meist zur Gruppe der Fibro-Myxosarkome oder Zylindrome gehören) kann große Schwierigkeiten bereiten, da eine radikale Entfernung schwer oder unmöglich sein kann und da die Beteiligung der Orbita oft erst im vorgerückten Stadium der Erkrankung eintritt, d. h. zu einer Zeit, wo die Geschwulst bereits auf die benachbarten Höhlen übergriff.

Ob man in diesen Fällen von ophthalmologischer Seite überhaupt einen Eingriff vornehmen oder die Operation dem Rhinologen oder Chirurgen überlassen soll, wird von den Verhältnissen des Einzelfalles abhängen müssen.

Unbedingt erforderlich ist es in allen Fällen, wo bei der Operation, die unter Annahme einer primären Orbitalgeschwulst unternommen wurde, Zeichen für Beteiligung der Nebenhöhlen nachweisbar sind, eine genaue rhinologische Untersuchung zu veranlassen.

Auch auf diesem Gebiete hat sich das Zusammenarbeiten des Augenarztes mit dem Rhinologen als sehr wertvoll erwiesen.

§ 338. Wenn bei einer Gehirngeschwulst deutlicher Exophthalmus auftritt, so ist das meist auf einen Durchbruch des Tumors in die Orbita zurückzuführen.

Uhthoff (65) berechnet die Häufigkeit des Exophthalmus bei Großhirntumoren auf 8 % und erwähnt (in § 220 seiner Bearbeitung) eine größere Anzahl einschlägiger Fälle, denen ich weitere Fälle von Sonnenburg (8), Potter und Atkinson (18), Cant (28), Brieger (11), Becker (51) und Snellen (59) hinzufügen kann.

Auch bei diesen Fällen handelte es sich meist um Sarkome des Vorderhirns und der Hirnbasis, die meist unter Beteiligung mehrerer Hirnnerven in die Orbita durchbrachen.

Wenn Potter und Atkinson für ihren Fall annehmen, daß der Exophthalmus durch Kompression des Sinus cavernosus hervorgerufen wurde, da bei der Sektion kein Orbitaltumor festgestellt wurde, sondern ein gelappter Tumor der Hirnbasis, der auf das Chiasma und den Optikus drückte, so handelte es sich hier um einen der seltenen Fälle, wie sie von Dufour (29), Hutchinson (6) und Flatau (48) beobachtet wurden.

Wie Uhthoff bin ich der Ansicht, daß lediglich intrakranielle Drucksteigerung keinen Exophthalmus hervorrufen kann, und daß auch Kompression des Sinus cavernosus selten dazu ausreicht.

Unter 148 Fällen von Exophthalmus bei Hirntumor zeigten nur 15 das Symptom ohne Beteiligung der Orbita, während in 90 % die Augenhöhle selbst Sitz einer Geschwulstbildung war. Dabei handelte es sich 4 mal um doppelseitigen, 11 mal um einseitigen Exophthalmus, wobei die allein oder stärker betroffene Orbita stets dem Sitze des Hirntumors entsprach.

Daß die Unterscheidung zwischen den Fällen von primären Orbitaltumoren, die sich auf das Gehirn fortsetzen, und den sekundären Orbitalgeschwülsten, die durch Übergreifen einer Gehirngeschwulst auf die Orbita entstehen, nicht immer leicht zu treffen ist, habe ich oben bereits hervorgehoben. Der Einbruch der Gehirngeschwulst in die Augenhöhle kann durch die Fissura orbitalis superior erfolgen, wobei meist Augenmuskellähmungen gleichzeitig mit der Protrusion auftreten, oder es wird das Orbitaldach direkt vom Tumor ergriffen, erweicht und durchbrochen.

Auch kommt es vor, daß eine Gehirngeschwulst nach der Nase durchbricht (z. B. durch die Lamina cribrosa) und von einer Nebenhöhle die Orbita befällt, wenn es auch häufiger eintritt, daß eine Nebenhöhlengeschwulst zu verschiedenen Zeiten auf die Augenhöhle und das Vorderhirn sich ausbreitet.

In einem Falle von Kepinsky (5), wo die Augensymptome in Exophthalmus, Lähmung sämtlicher Augenmuskeln (außer Rect. sup. und int.), Facialisparese und Parese des 1. und 2. Trigeminusastes und Stauungspapille bestanden, ergab die Sektion, daß der Tumor der Schädelbasis vom Processus pterygoideus unterhalb des Foramen rotundum entstanden war und durch die untere äußere Orbitalwand in die Augenhöhle eingedrungen war, von wo sie durch die Fissura orbitalis superior auf die Schädelhöhle übergriff.

Einen Fall von Rundzellensarkom, der von der Hirnbasis durch die Fissura orbitalis sup. in beide Augenhöhlen eingebrochen war, habe ich kürzlich beobachtet.

Es handelte sich um einen Soldaten, bei dem seit mehreren Wochen erst das linke, dann das rechte Auge vorgetreten war. Es bestanden Kopfschmerzen und Schwindel, aber keine auf eine besondere Lokalisation hinweisenden Hirnerscheinungen. Die Beweglichkeit des linken Auges war leicht gestört, die Papille wenig prominent, die Sehschärfe normal. Röntgenuntersuchung negativ.

Da auch das rechte Auge vortrat und die gleichen Erscheinungen darbot wie das linke, mußte an einen Prozeß gedacht werden, der von der Hirnbasis oder einer hinteren Nebenhöhle aus auf die Augenhöhlen übergegriffen hatte.

Die operative Eröffnung der linken Stirn-, Siebbein- und Keilbeinhöhle ergab, daß diese Höhlen frei von Tumor waren. Der Patient ging an Meningitis zugrunde.

Die Sektion ergab, daß von der Hirnbasis aus ein alveolares Sarkom in beide Orbitae eingedrungen war, wo es zwischen den Augenmuskeln und dem Fettgewebe mehrere derbe Knoten bildete. Auch der Sinus cavernosus war von der Geschwulst ummauert und ergriffen und mit Gerinnseln erfüllt. Außerdem fand sich eine eiterige Meningitis.

Der Ausgangspunkt der Geschwulst ließ sich noch nicht genauer feststellen.

Wenn die Gehirngeschwulst auf das Chiasma drückt, kann Hemianopsie und hemianopische Pupillenstarre die Folge sein, Symptome, die bei einseitigem Exophthalmus wie in dem von Morax (58) mitgeteilten Falle mit Bestimmtheit auf eine Gehirnbeteiligung — die aber natürlich auch sekundär sein kann — hindeuten.

§ 339. Metastatische Sarkome der Orbita sind außerordentlich selten, wesentlich seltener als orbitale Metastasen von Karzinomen.

Hierher gehört ein Fall von Polignani (27), wo ein Melanosarkom des Penis 1 Jahr nach der Exstirpation Metastasen im Musc. rect. inf. beider Augen im Peritoneum, Pleura, den Bauch- und Bronchialdrüsen und den Meningen machte.

Einen weiteren Fall von metastatischem Melanosarkom im Musc. rect. int. hat Stellwag (nach einer Angabe Elschnigs 34) beobachtet.

MEIGGS und SCHWEINITZ (26) berichten über einen Fall von orbitaler Metastase eines Rundzellensarkoms des vorderen Mediastinum.

Endlich beschreibt FORSTER (3) 2 Fälle, bei denen er die Orbitaltumoren als Metastasen auffaßt. Der 1. betraf eine 24jährige Frau, bei der sich eine Geschwulst am rechten Fuße bildete. Bald darauf trat das linke Auge hervor. Später machten sich Tumoren in der linken Weiche, an der linken Halsseite und der linken Schläfe bemerkbar. Die Sektion ergab, daß die linke Orbita in ihrem hinteren Teil von Tumormassen erfüllt war. Ob die Ansicht des Autors zutrifft, daß von der Dura des Gehirns der Tumor auf die Orbita übergriff, oder ob der große Tumor, der vom Kopfnicker bis zum äußeren Orbitalrande reichte, die primäre Geschwulst darstellt, von der aus die Orbita betroffen wurde, dürfte zweifelhaft sein.

Im 2. FORSTERschen Fall war bei einem 48jährigen Manne der Hoden wegen eines Sarkoms entfernt worden. Nach 5 Wochen stellte sich Exophthalmus und eine Geschwulst am unteren Orbitalrande ein. Nach Ausräumung der Orbita ging der Kranke an Erysipel zugrunde. Die Sektion ergab ein Rundzellensarkom des rechten Oberkiefers und der Orbita. Der Tumor umfaßte den Bulbus bis zum Äquator, griff auf Muskulatur und Bindehaut über und umschloß den Sehnerven. Auch in diesem Falle ist es zweifelhaft, ob die Metastase direkt die Orbita betraf oder den rechten Oberkiefer, von dem sich die Geschwulst auf die Augenhöhle fortsetzte.

Für die Seltenheit der sarkomatösen orbitalen Metastasen spricht auch, daß ich keinen einzigen derartigen Fall bisher beobachten konnte.

Literatur.

1866.   1. v. Graefe, Tumor orbitae et cerebri. Arch. f. Ophth. XII, 2. S. 100.
1870.   2. Becker, Arch. f. Augenheilk. S. 215.
1872.   3. Forster, Zur Kenntnis der Orbitalgeschwülste, deren Ausgangspunkte und Fortpflanzungsbahnen. Arch. f. Ophth. 24. Bd. S. 93.
1876.   4. de Vincentiis, Il monimento medico-chirurgico. VIII.
1878.   5. Kepinsky, Ein Sarkom der Basis cranii mit Perforation in die Augen- und Schädelhöhle. Diss. Kiel.
1879   6. Chisolm, Tumor of the orbit causing amaurosis, anosudie etc. Virg. med. Month. VI. Richmond. p. 667.
        7. Willemer, Über eigentliche, d. h. sich innerhalb der äußeren Scheide entwickelnde Tumoren des Sehnerven. Arch. f. Ophth. XXV, 1. S. 161.
1880.   8. Sonnenburg, Ein Fall von Zystosarkom des Gehirns. Langenbecks Arch. XXV, 4. S. 5.
1881.   9. Streatfield, Transact. Ophth. Soc. U. K. 34. III.
1882.   10. Benson, Sarcoma of right antrum with intense optic neuritis and proptosis. Brit. med. Journ. p. 1082.
        11. Brieger, Fall von Hirntumor. Berl. klin. Wochenschr. Nr. 30.
        12. Chiari, Fibrom des Siebbeins mit »pneumatischen Räumen«. Med. Jahrb. Nr. 3. S. 481.
        13. Chisolm, Two cases of malignant tumor of the sphenoidal cavities inplicating vision. Arch. of Ophth. XI. Nr. 1. March.

1882. 14. Fuchs, Das Sarkom des Uvealtraktus. Wien.
       15. Gussenbauer, Sarcoma diplois ossis frontis. Wien. med. Wochenschr. Nr. 4.
1883. 16. Hutchison, The autopsy of a case of intracranial tumour. Philad. med. Times. 22. Sept.
       17. Pauly, Ein Fall von perforierendem Stirntumor. Arch. f. klin. Chir. XXIX. S. 241.
1884. 18. Potter and Atkinson, A case of tumour of the anterior part of the brain with exophthalmos. Brit. med. Journ. Jan. p. 57.
1886. 19. Pooley, Tumor of the antrum and orbit. Med. News. June 5.
1887. 20. Sgrosso, Il Progresso medico. p. 673.
1890. 21. Faussilon, Des tumeurs malignes de l'angle interne de l'œil et de leur propagation dans les sinus et les cavités de la face. Thèse Paris.
1891. 22. Braunschweig, Die primären Geschwülste des Sehnerven. Arch. f. Ophth. XXXIX, 4. S. 61.
       23. Williamson, A case of bilateral ophthalmoplegia and neuroparalytic ophthalmia due to sarcoma of the sphenoid bone. Med. Chron. Manchester. XIV. p. 417.
1892. 24. Sattler, Über die eigentlichen Sehnerventumoren und ihre chirurgische Behandlung. Festschrift f. Billroth.
1893. 25. Ayres, Sarcoma of orbit extending into the cranial cavaty. Am. Journ. of Ophth. p. 161.
1894. 26. Meiggs and Schweinitz, Round celled sarcoma of the anterior mediastinum etc. Zentralbl. f. Augenheilk. S. 515.
       27. Polignani, Noduli di melanosarcoma metastatici nei muscoli extrinseci dell' occhio. Lavori Napoli.
1895. 28. Cant, Sarcoma of anterior part of the brain. Transact. Ophth. Soc. U. K. p. 245.
1896. 29. Dufour, Tumor of the brain involving ocular nerves. Journ. of the amer. med. Ass. 18. Jan.
       30. van Duyse, Sarcome chorioidien de la région de la macula avec propagation orbitaire. Arch. d'Opht. p. 657.
       31. Panas, Arch. d'Opht. p. 469.
       32. Seeligmann, Zur Kenntnis des halbseitigen, durch Tumoren an der Schädelbasis verursachten Hirnnervenlähmungen. D. Zeitschr. f. Nervenheilk. VIII. S. 438.
1897. 33. Silvestri, Annali di ottalmologia. p. 452.
1898. 34. Elschnig, Augenmuskellähmungen durch Geschwulstmetastasen. Wien. klin. Wochenschr. Nr. 5.
       35. Harlan, Exophthalmos due to disease of the maxillary antrum. Coll. of Phys. of Philad. Ophth. Rec. p. 92.
       36. Prioux, Tumeur intracranienne simulant l'empyème du sinus frontal. Soc. franç. d'Opht. p. 496.
       37. Schech, Zur Pathologie der Keilbeinkaries. M. m. W. S. 843.
1900. 38. Dubar, Echo méd. du Nord.
       39. Kerschbaumer, Das Sarkom des Auges. Wiesbaden.
       40. Uhthoff, Linksseitiger Stirnhöhlentumor (Angiosarkom) seit früher Kindheit allmählich entstanden, starke Verdrängung des Bulbus mit Erhaltung des binokularen Sehaktes. Stereosk. med. Atlas. Liefg. 33. Nr. 386.
1901. 41. Lagrange, Les tumeurs de l'œil. Paris Steinheil. 1. Bd. S. 367, 415.
       42. Oliver, Sarcoma of the orbit. Ophth. Record. p. 314.
1902. 43. Golowin, Geschwulst der Schläfengrube und der Orbita. Wjestnik Ophth. XIX. H. 4/5.
1903. 44. Axenfeld, Sarkom der Keilbeinhöhle. Ber. d. 31. Vers. Heidelberg.
       45. Batut, Sarcome de l'orbite d'origine nasale. Rev. gén. d'Opht. p. 82.

1903. 46. Desourteaux, Des tumeurs de l'ethmoide et de leurs complications oculo-orbitaires. Clin. Opht. de Bordeaux. Juillet.
47. Duret, Sur la pathogénie du syndrome des tumeurs cérébrales. La Clin. Opht. p. 371.
48. Flatau, Exophthalmus und Hirndruck. D. Arch. f. klin. Med. LXXVII 5/6. S. 433.
49. Krogius, Uber die primären Sarkome des Sinus frontalis. D. Zeitschr. f. Chir. Bd. 64. H. 2.
50. Vogel, Bösartige Geschwülste des Keilbeinkörpers mit besonderer Berücksichtigung ihrer orbitalen Symptome und ihrer Nachweisbarkeit durch die Rhinoscopia media. Diss. Freiburg.
1904. 51. Becker, Zwei Fälle von hochgradigem einseitigem Exophthalmus bei Tumor cerebri und die Kroenlein-Operation. M. m. W. S. 1220.
52. van Duyse, Exophthalmie pulsatille par fibrosarcome muqueux pseudo-cystique d'origine ethmoidale. Arch. d'Opht. p. 288.
53. Lenoble et Aubineau, Volumineuse tumeur rétropharyngienne proposée à l'étage spheno-temporal droit du crâne et au lobe temporal — Exophthalmie. Ann. d'Ocul. CXXXII. p. 159.
54. Pollack, Tumor des Sinus frontalis. Berl. ophth. Ges. 19. V.
1905. 55. Brown und Keen, Großer Tumor des Stirnlappens. Journ. of Amer. Assoc. Nr. 10.
56. Rollet et Moreau, Fibro-myxome des Sinus periorbitaires, exophthalmie. Rev. gén. d'Opht. p. 178.
1906. 57. Heller, Über einen vom rechten Keilbeinflügel ausgehenden Schädeltumor. D. med. Wochenschr. Nr. 2. S. 84.
58. Morax, Hemianopsie et réaction pupillaire hemiopique au cours de l'évolution d'une tumeur orbitaire et intracranienne. Soc. d'Opht. de Paris. Oct. Ref. Arch. d'Opht. p. 727.
1907. 59. Snellen, Cases of abscessus orbitae and tumor orbitae. Ned. Tijdschr. v. Geneeskunde 1905. I. 180. Ref. Ophthalmoscope. p. 252.
1908. 60. Morax, Sarcome de l'orbite et de la fosse cérébrale moyenne, Hémianopsie et réaction pupillaire hémiopique par compression de la bandelette optique. Ann. d'Oculist. p. 264.
1909. 61. Köllner, Sehnervenerkrankung bei Knochengeschwülsten der Augenhöhle. Berl. ophth. Ges. 25. XI.
62. Krauß, Weitere Beiträge zur Kasuistik der Orbitalerkrankungen. Münch. med. Wochenschr. Nr. 36. S. 1866.
1910. 63. Schmiedt, Beitrag zur Kenntnis der metastatischen Orbitaltumoren. Diss. Leipzig.
64. Snegirew, Sarkom des Tränensacks. Wjestnik Ophth. Sept.
1911. 65. Uhthoff, Die Augensymptome bei den Großhirntumoren. Handb. d ges. Augenheilk. XI. Bd.

II. Das Epitheliom der Orbita.

§ 340. Die Frage, ob in der Augenhöhle ein echtes Epitheliom primär entstehen kann, ist, wenn man mit Ribbert u. a. den Standpunkt vertritt, daß eine Geschwulst nur aus homologen Zellen des Mutterbodens hervorgehen kann, zu verneinen, sofern man nicht die Tränendrüse und ihre Nachbarschaft zur Orbita rechnet und die im vorigen Kapitel behandelten Mischgeschwülste als Epitheliome auffaßt.

Diese Anschauung bestätigt sich, wenn man die in der Literatur mitgeteilten Fälle von Karzinomen der Orbita, soweit dies die Angaben erlauben, einer genaueren Prüfung unterzieht. Sie sind durchweg als sekundäre Orbitaltumoren anzusehen, die entweder von vorn her (von den Lidern, der Bindehaut, dem Tränensack), von den benachbarten Nebenhöhlen, oder endlich auf metastatischem Wege in die Orbita gelangten.

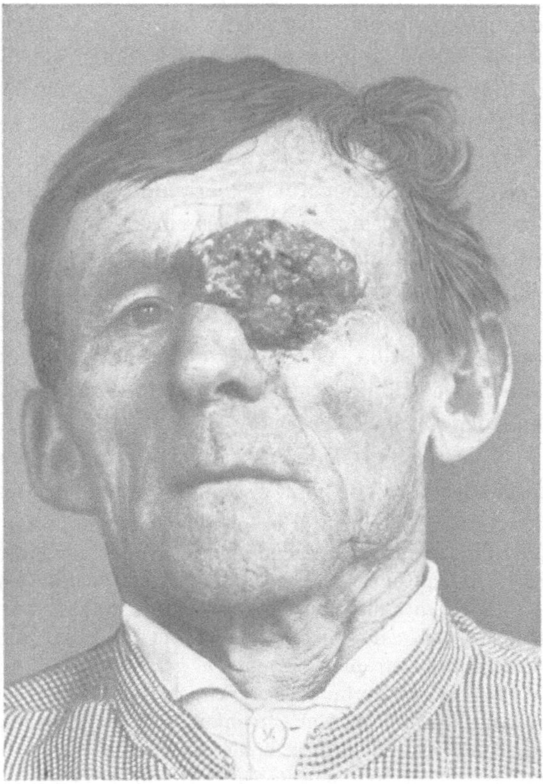

So sind die Fälle von Dupuys-Dutemps (46), Snell (44), Gerlach und de Klein, Baas, Socor und Poley (43), offenbar nach ihrer Struktur als Mischtumoren der Tränendrüsengegend aufzufassen. Auch der von Becker (33) mitgeteilte Fall und eine Beobachtung von Wirtz (58) dürften dahin zu rechnen sein.

Bei den Fällen von Desplats (38), Castalde (13), Risley (55), Paderstein (49), Kümmel (47), Schulz-Zehden (39), Morax (37), Armaignac (27), Noyes (9), Morestin (29), Lediard (7) und Mollière (15) handelte es sich um primäre Lidkrebse, die auf die Orbita übergriffen.

Daß ein Lidkarzinom nicht selten besonders im inneren Winkel sich auf die Augenhöhle fortsetzt, den Bulbus umgreift, ihn seitlich und später, auf das retrobulbäre Gewebe übergehend, nach vorn drängt, kann man nicht allzuselten beobachten.

Fig. 64.

Ich habe unter meinem großen Geschwulstmaterial 4 solcher Fälle gesehen, bei denen die Orbita fast vollständig von Karzinommassen ausgefüllt war, welche die Lider zerstört und auf die benachbarte Haut der Stirn, Schläfe, Wange und Nasenwurzel übergegriffen hatten. Der Bulbus war entweder völlig zerstört und erst nach Entfernung der Geschwulst als phthisischer Stumpf nachweisbar, oder er ließ sich als wenig bewegliches von Geschwulstmassen teilweise bedecktes Gebilde an der ulzerierten Hornhaut erkennen (vgl. Fig. 64).

In solchen vernachlässigten Fällen, die glücklicherweise selten sind, läßt sich der Ausgangspunkt meist weder klinisch noch anatomisch feststellen, und nur die Anamnese vermag über ihn einigen Aufschluß zu geben.

Einfacher liegen die Verhältnisse, wenn ein Epitheliom von einer bestimmten Stelle der Lider, besonders vom äußeren oder inneren Lidwinkel in die Tiefe wucherte und sich auf das Orbitalgewebe ausbreitete. Hier läßt sich oft gut beobachten, wie die Infiltration nach der Breite und Tiefe zunimmt, während der geschwürige Zerfall gleichfalls an Ausdehnung zunimmt. Meist kommt es dabei frühzeitig zu entzündlichen Veränderungen, zu Lidschwellung, Chemosis, Hornhautgeschwüren, und bei der operativen Entfernung überzeugt man sich davon, daß keine Gewebsart den vordringenden Epithelzellen Halt zu gebieten vermag. Die Geschwulst greift auf Periost und Knochen, die Sklera und den Sehnerven über und durchwächst diese im Gegensatz zu den primären Orbitalsarkomen, die auch bei bösartigem Wachstum meist lange Zeit nur in der Richtung des geringsten Widerstandes wuchern und stärkeren Hindernissen ausweichen.

Dabei erfolgt das Wachstum der Epitheliome, welche von der Haut des Gesichtes die Orbita sekundär beteiligen, oft recht langsam und es können viele Jahre vergehen, bis ein Ulcus rodens der Lider auf die tieferen Teile der Orbita übergreift.

Die relative Gutartigkeit, d. h. die Langsamkeit des Fortschreitens dieser Geschwülste geht z. B. aus folgenden Beobachtungen hervor:

Armaignac (27) beschreibt ein Epitheliom des inneren Winkels der Orbita, das seit 25 Jahren bestehend nach Zerstörung eines Teils des unteren Lides auf die Karunkel übergegriffen hatte und von ihm als inoparabel bezeichnet wird.

In einem Falle, den Desplats (38) schildert, wurde ein Karzinom des inneren Winkels, das seit 15 Jahren bestand und auf die Orbita übergegriffen hatte, durch Röntgenstrahlen wesentlich gebessert.

Ich selbst hatte Gelegenheit, bei einer 58jährigen Frau wegen eines Ulcus rodens, das im inneren Lidwinkel seit 4 Jahren saß und auf die Orbita übergegriffen hatte, die Augenhöhle auszuräumen, wobei sich ein Durchbruch des Tumors durch die nasale Orbitalwand ergab. Die Patientin wurde, da eine radikale Entfernung des Tumors nicht möglich war, intensiv mit Röntgenstrahlen behandelt, so intensiv, daß die nasale Hälfte der Hornhaut des anderen Auges eine Strahlenschädigung erkennen ließ. Die Wirkung auf die Geschwulst war ausgezeichnet. Im Zeitraum von 6 Jahren, während welcher ich die Patientin unter Beobachtung hatte, zeigte sich kein Rezidiv.

Im Falle von Work Dodd (30) war bei einer 39jährigen Frau vor 10 Jahren ein kleiner Tumor am oberen Lid entstanden, der nach 4 Jahren erbsengroß war. 2 Jahre später fand sich eine Geschwulst im äußeren Teil der Orbita mit Schwellung der Präaurikulardrüse.

Die Diagnose dieser Tumoren ist leicht zu stellen, da sich ihre Entwicklung an gut sichtbarer Stelle vollzieht, und man kann behaupten, daß es eben nur vernachlässigte oder ungenügend operierte Fälle sind, von denen die Augenhöhle ergriffen wird.

Rezidive sind bei diesen Tumoren, die erst in einem Stadium zur Operation gelangen, wo die Orbita befallen wurde, häufig, besonders natürlich dann, wenn keine radikale Entfernung, d. h. Ausräumung der Orbita und Resektion des erkrankten Knochens vorgenommen wurde. Aber auch bis zum Auftreten dieser Rezidive kann eine geraume Zeit vergehen.

So beschreibt NETTLESHIP (2) einen Fall von Karzinom, der erst 14 Jahre nach der zweiten Entfernung rezidivierte.

Nach einer Zusammenstellung MAYEDAS, dem wir eine ausführliche Darstellung des Lidkarzinoms verdanken, die sich auf 44 eigene Beobachtungen und 181 Fälle der Literatur bezieht, traten unter 51 Rezidiven 19 nach ½ Jahr, 8 nach 1 Jahr, 4 nach 1½ Jahr, 11 nach 3 Jahren, 3 nach 5 und 6 nach 10 Jahren auf. Wenn auch keineswegs alle diese Geschwülste auf die Orbita übergegriffen hatten, so zeigt diese Übersicht doch, daß ein langer Zeitraum zwischen Operation und lokalem Rezidiv verstreichen kann.

Auch die Fälle von Karzinom der Bindehaut und Hornhaut können, wenn sie nicht rechtzeitig gründlich entfernt werden, auf die Augenhöhle übergreifen.

So beschreibt z. B. REIS ein peribulbäres Epitheliom, das vom Limbus ausgehend den ganzen Bulbus umwachsen hatte, ehe es noch auf seinen Innenraum übergegriffen hatte. Einen ähnlichen Fall schildert LAGRANGE.

Als Beispiel eines Falles von Karzinom in der Tränensackgegend, das die Orbita beteiligte, erwähne ich eine Beobachtung von DALÉN (32).

Bei einer 24jährigen Frau war vor 8 Jahren der Tränensack wegen eitriger Entzündung entfernt worden. Nach 1 Jahre verbreitete sich die Narbe und am Orbitalrand zeigte sich ein in die Tiefe reichendes bohnengroßes Knötchen. 3 Monate nach der Entfernung entwickelte sich ein schnell wachsendes Rezidiv. Ob die Geschwulst von Resten des Tränensacks oder von der Haut ausging, ließ sich mikroskopisch nicht feststellen.

Auch PICCOLI beschreibt ein Karzinom des Tränensacks.

Einen bemerkenswerten Fall von Karzinom der Karunkel, der auf die Augenhöhle übergriff, hat CORDS (57) beobachtet und anatomisch untersucht. Der Bau des Tumors erinnerte an die Basalzellenkrebse, doch waren auch Momente vorhanden, die an einen Ausgang von drüsigen Elementen denken ließen. Die Geschwulstzellen boten an manchen Stellen eine alveoläre Anordnung. Der größte Teil der durch Ausräumung der Orbita gewonnenen Geschwulst lag zwischen Bulbus und innerer Orbitalwand. Auch im orbitalen Fettgewebe fanden sich kleinere Zellnester der Neubildung.

Es sei hier auch an die von der Bindehaut und dem episkleralen Gewebe ausgehenden meist sehr bösartigen Nävustumoren erinnert, die man mit WOLFRUM u. a. als Karzinome auffassen kann und die ich in § 314 näher geschildert habe.

§ 341. Eine weitere Gruppe sekundär die Orbita beteiligender Epitheliome bilden diejenigen, die in der Nase oder ihren Nebenhöhlen entstehen und die Knochenwand durchbrechend auf das Gewebe der Augenhöhle übergehen.

Hierher sind Fälle von MOSER (23), BERGÉ (34), MORAX (37), LEHMANN (48), AUFREY (10), PUCCIONI (24), DELSTANCHE und MARIQUE (11) und PADERSTEIN (49) zu rechnen.

Die Diagnose dieser Tumoren kann, wenn nur die Augensymptome in Betracht gezogen werden, recht schwierig oder unmöglich sein, während die rhinologische Untersuchung nicht selten wertvolle Anhaltspunkte gibt, aber auch zuweilen im Stiche läßt.

Je nach der Lage der Nebenhöhle, in der sich die Geschwulst entwickelte, wird diese von der oberen inneren (Stirnhöhle — BERGÉ, MOSER), der inneren (Siebbeinhöhle — LEHMANN, PADERSTEIN) oder der unteren (Kieferhöhle — AUFREY, PUCCIONI) Orbitalwand aus sich auf die Augenhöhle ausbreiten. Daß auch mehrere Nebenhöhlen von Geschwulstmassen ausgefüllt sein können, zeigen die Fälle von MORAX (primäres Epitheliom der Keilbeinhöhle, das auf Chiasma, Optikus und Orbita, Kiefer- und Siebbeinhöhle übergegriffen hatte) und DELSTANCHE und MARIQUE (Epitheliom des Cavum pharyngo-nasale, des Sinus sphenoidale und ethmoidale mit Zerstörung des Keilbeinkörpers und Orbitalbodens).

Einen Fall meiner eigenen Beobachtung möchte ich kurz anführen, da derselbe durch seine Augensymptome besondere Bedeutung erlangt.

Eine 60jährige Frau klagte seit einigen Monaten über heftige Kopfschmerzen, Abnahme der Sehkraft und Hervortreten des rechten Auges und Doppeltsehen.

Es fand sich ein hochgradiger Exophthalmus und Beweglichkeitsstörung des Bulbus nach innen und oben. Die Papille war geschwellt, die Sehschärfe auf Fingerzählen in 2,5 Meter herabgesetzt. Das periphere Gesichtsfeld war normal. Es bestand ein zentrales Skotom von etwa 10°. Rot, Blau und Grün wurden als Schwarz, Gelb und Weiß als Grau bezeichnet, exzentrisch alle Farben richtig erkannt.

Im oberen inneren Teil der Orbita war ein derbelastischer, höckeriger Tumor zu fühlen, der anscheinend mit dem Periost zusammenhing.

Die rhinoskopische Untersuchung ergab starke Vortreibung der mittleren Muschel. Von dieser wurde ein Teil reseziert, ohne daß Eiter abfloß.

Da in den nächsten Wochen die Protrusio des rechten Auges zunahm und das Sehvermögen sank, eine interne Behandlung sich als nutzlos erwies, machte ich eine Inzision am oberen inneren Orbitalrande und legte den Tumor frei. Dieser ließ sich im vorderen Teil der Orbita stumpf vom Knochen, mit dem Periost, abheben. Weiter hinten, im Bereich der Siebbeinzellen, war er fest mit der Orbitalwand verwachsen. Da eine vollständige Entfernung der Geschwulst mit Schonung des Bulbus unmöglich war, wurde die Ausräumung der Augenhöhle angeschlossen. Dabei ergab sich, daß der Tumor aus den hintersten Siebbeinzellen nach der Orbita durchgebrochen und entlang der inneren Orbitalwand nach vorn gewuchert war. Die Perforationsstelle hatte einen Durchmesser von etwa 1 cm. An allen anderen Stellen war die Knochenwand intakt. Die Siebbeinhöhle war von Tumormassen erfüllt, die, soweit das von der erweiterten Perforationsstelle möglich war, entfernt wurden.

Die Heilung erfolgte zunächst ohne Störung, und nach mehreren Monaten war kein lokales Rezidiv nachweisbar. Dagegen klagte die Patientin 4 Wochen nach der Operation über Abnahme der Sehkraft des linken Auges. Dieses ließ bei Sehschärfe 6/12 ein kleines zentrales Skotom für Rot und Grün feststellen.

Dies sprach dafür, daß die Geschwulst von der Keilbeinhöhle oder den hinteren Siebbeinzellen aus auf die Umgebung des anderen Sehnerven über-

Fig. 65.

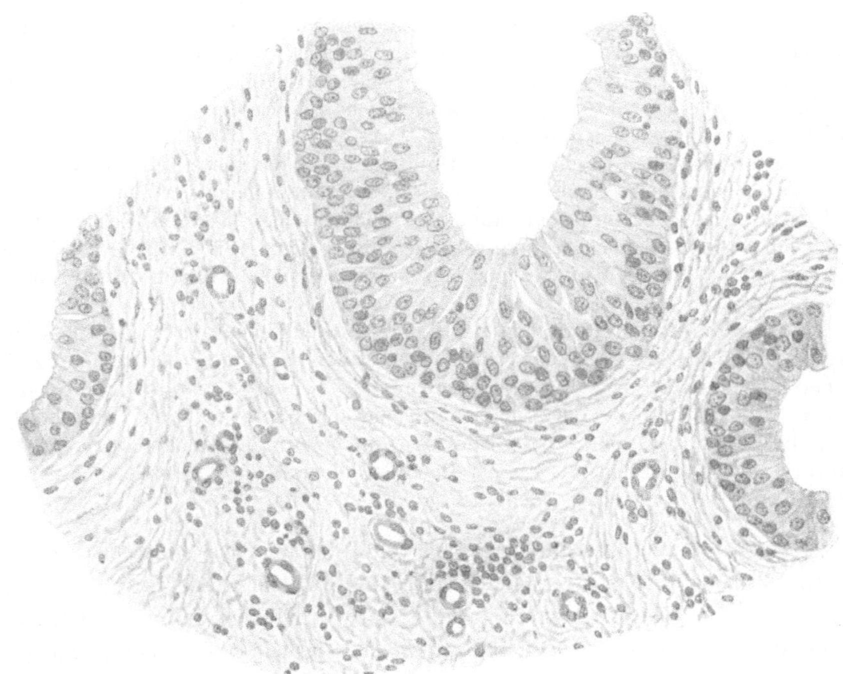

gegriffen habe. Die rhinoskopische Untersuchung ergab hierfür weitere Anhaltspunkte. Ein weiterer operativer Eingriff wurde sowohl von seiten des Rhinologen als des zugezogenen Chirurgen als aussichtslos abgelehnt.

Von Interesse war nun das weitere Verhalten des Gesichtsfeldes, das ich täglich genau verfolgte. Die Sehstörung machte schnelle Fortschritte. In etwa 1 Woche war sie auf 6/100 gesunken, das zentrale Skotom absolut und umfangreicher geworden. Nach einer weiteren Woche zeigte auch das periphere Gesichtsfeld eine annähernd konzentrische Einengung, während ein leichter Grad von Exophthalmus und Papillenschwellung auftrat. Der Allgemeinzustand der Patientin verschlechterte sich zusehends. Sie verließ die Klinik und ist jedenfalls nach kurzer Zeit zugrunde gegangen. Leider war es mir nicht möglich, Näheres hierüber zu erfahren.

Bei der anatomischen Untersuchung des gesamten Inhaltes der rechten Orbita konnte ich nachweisen, daß der Tumor ein Karzinom von ausgesprochen alveolärem Bau war. Er besaß ein reichliches Stroma mit lockerem Bindegewebe und zahlreichen Gefäßen, das stark von Lymphozyten und Leukozyten durchsetzt war. In dem Stroma lagen unregelmäßig verstreut Nester von Epithelzellen. Die Tumorzellen umschlossen als 3—7schichtige Zellage unregelmäßige rundliche oder längliche Hohlräume. Die innersten Zellen waren meist typische Zylinderepithelien mit Andeutung von Flimmersaum. Auch Becherzellen fanden sich häufig. Die mehr peripher gelegenen Zellen waren kleiner und unregelmäßiger. Im Innern der beschriebenen Hohlräume fand sich ein reichlicher Zeltdetritus.

Nach der Beschaffenheit der Geschwulst kann es nicht zweifelhaft sein, daß es sich um ein Karzinom handelt, das von der Schleimhaut einer Nebenhöhle der Nase, vermutlich von der Siebbeinhöhle ausging. Der Tumor trat an die mediale Seite des Sehnerven, etwa 14 mm hinter dem Bulbus heran und umgriff ihn nach oben und unten zu, setzte sich aber an keiner Stelle auf den Optikus und seine Scheiden fort.

Als anatomische Grundlage des zentralen Skotoms wurde ein hinter dem Eintritt der Zentralgefäße in der Achse des Nervenstammes gelegener Degenerationsherd festgestellt, der eine Proliferation und Quellung der Gliazellen, Nervenfaserzerfall und stark dilatierte Venen erkennen ließ. Der Herd umfaßte nur eine Strecke von 2,5 mm. Weiter zentralwärts und peripher war der Optikusquerschnitt normal.

Der Zusammenhang zwischen der Geschwulst und dem Herd im Sehnerven bestand offenbar darin, daß der Tumor eine venöse Stauung besonders in derjenigen Vene bewirkt hatte, die im Zentrum des Sehnerven hinter dem Gefäßeintritt verläuft und in die Umbiegungsstelle der Vena centralis einmündet. Vielleicht hatten auch durch Zerfallsprozesse im Tumor entstandene Toxine mitgewirkt, die umschriebene Degeneration der Fasern des papillo-makularen Bündels durch ein toxisches Ödem hervorzurufen.

Dieser Fall zeigt jedenfalls so viel, daß die aus den hinteren Nebenhöhlen in die Orbita einbrechendenden Tumoren den Sehnerven frühzeitig und in analoger Weise unter dem Bilde eines zentralen, anfangs relativen, später absoluten Skotoms zu schädigen vermögen, wie das bei entzündlichen Affektionen der hinteren Sinus nicht selten beobachtet wird.

Es empfiehlt sich deshalb, jeden derartigen Fall genau perimetrisch und skotometrisch zu untersuchen.

In operativer Hinsicht bieten diese primären Nebenhöhlenkarzinome ungünstige Verhältnisse, wenigstens in denjenigen Fällen, wo sie bereits die Orbitalwand durchbrochen haben. Eine radikale Entfernung dürfte hier meist ohne sehr ausgedehnte Knochenresektion kaum möglich sein. Vielleicht bewährt sich auch in solchen Fällen die Anwendung der Radiotherapie.

Besondere Schwierigkeiten können für die Beurteilung diejenigen Karzinome bereiten, die von der Hirnhaut, aus der Nachbarschaft der Hypophyse, etwa den Hypophysengängen, oder vom Keilbein entstehen und in ihrem weiteren Verlaufe die Orbita beteiligen.

Hierher ist eine Beobachtung von Lyonnet und Regand (17) zu zählen, welche ein Karzinom betrifft, das vom Nasen-Rachenraum auf Keilbein Schädelbasis und Augenhöhle übergriff und Ptosis, Exophthalmus, Unbeweglichkeit des linken Auges, Lähmung des linken Fazialis, Hypoglossus, Trigeminus und Akustikus bewirkte.

Der Fall von Morax (37) betraf ein primäres Epitheliom der Keilbeinhöhle, das bei einem 53jährigen Manne mit Neuritis optica und Atrophie zu plötzlicher Erblindung führte, Ptosis, Exophthalmus und Ophthalmoplegie verursachte und bei der Sektion eine Verwachsung mit Chiasma und Sehnerv nachweisen ließ.

Auch die Fälle von Delstanche und Marique (11) (Epitheliom von der Nasenschleimhaut auf Cavum pharyngo-nasale, Keilbein, Siebbein und Orbitalboden ausgebreitet) und Monthus und Cantonnet (41) (Zylinderzellenkrebs der Keilbeinhöhle, der zu einfacher Optikusatrophie, totaler Ophthalmoplegie, Anästhesie im N. frontalis und infraorbitalis und Exophthalmus geführt hatte bei negativem rhinoskopischen Befund) gehören in diese bisher selten in der Literatur beschriebene Gruppe sekundärer Orbitalkarzinome.

Endlich möchte ich einen Fall eigener Beobachtung mitteilen, der besonders bemerkenswert ist durch die Schwierigkeiten der Diagnose, den eigenartigen klinischen Verlauf und den bisher in dieser Weise nicht beschriebenen anatomischen Aufbau, aus dem sich für die klinischen Erscheinungen, die vom gewöhnlichen Bilde der Orbitaltumoren auffallend abwichen, eine gute Erklärung gewinnen ließ.

Die 35jährige Patientin stieß sich im Dunkeln heftig mit der Stirnschläfengegend an eine offenstehende Tür. Es soll weder eine Lidschwellung noch eine Blutung bestanden haben, doch traten heftige Kopfschmerzen auf, was der Patientin um so mehr auffällig war, als sie niemals früher an solchen gelitten hatte. Ende März machten sich plötzlich Doppelbilder bemerkbar, welche die Konsultation eines Augenarztes veranlaßten. Dieser bemerkt am 22. März 1913: rechtsseitiger Exophthalmus geringen Grades, Schwellung des oberen und unteren Lides, Beweglichkeit nach oben und unten gestört. Kein Emphysem. Verdrängbarkeit des Bulbus rechts geringer als links. Beim Blick nach links gekreuzte Doppelbilder, bei Adduktion und Hebung und bei Senkung in adduzierter Stellung war der Höhenabstand der Doppelbilder am größten. Da sich der Zustand auf die verordneten Umschläge nicht besserte, kam die Patientin am 28. April zu mir. Ich fand die Lider des rechten Auges leicht geschwellt, die Lidspalte von normaler Weite. Es bestand geringe Chemosis und vermehrte Tränensekretion. Die Messung am Exophthalmometer ergab einen rechtsseitigen Exophthalmus von 2 mm. Dabei war der Bulbus wenig nach außen und unten verdrängt. Die Beweglichkeit war nach innen und oben in geringem Grade beeinträchtigt, nach den übrigen Richtungen normal. Die gekreuzten Doppelbilder zeigten bei Primärstellung einen Seitenabstand von 2°, bei Adduktion 5°. Bei Hebung und Senkung trat ein Höhenunterschied bis 3° hervor. Der Augapfel ließ sich etwas in die Orbita zurückdrängen, wobei die Patientin über leichte Schmerzhaftigkeit klagte. Eine besondere Druckempfindlichkeit war am Orbitaleingang nicht nachzuweisen,

besonders auch nicht an derjenigen Stelle, wo sie den Stoß erlitten hatte, die weder
eine Narbe, noch eine periosteale Verdickung erkennen ließ. Nur wenn der Augapfel gegen die obere innere Augenhöhlenwand gedrängt wurde, klagte die Patientin
über Schmerzen. Eine umschriebene Resistenz ließ sichan keiner Stelle abtasten.

Da sich nach diesem Befund eine bestimmte Diagnose nicht stellen ließ und
es sich sowohl um einen beginnenden Orbitaltumor als eine entzündliche Affektion
handeln konnte, wofür besonders die Schmerzen, die Chemosis und leichte Tempe-
ratursteigerungen zu sprechen schienen, wurde zur Klärung der Diagnose eine
genaue interne und rhinologische Untersuchung angeordnet. Beide ergaben weder
für die Annahme einer Nebenhöhlenentzündung, noch für diejenige einer tuberkulösen oder luetischen Affektion die geringsten Anhaltspunkte.

Bereits nach einer Woche hatte der Exophthalmus auf 4 mm zugenommen,
der Abstand der Doppelbilder sich nahezu verdoppelt. Es ließ sich jetzt eine
deutliche Resistenz in der Orbita beim Zurückdrängen des Bulbus und beim
Abtasten der Gegend des oberen inneren Winkels feststellen, die sich aber nicht
deutlich abgrenzen ließ. Die Druckempfindlichkeit hatte etwas zugenommen. Die
Schmerzen waren an Intensität wechselnd, sie schwanden aber niemals vollständig,
sie wurden bald mehr in die Schläfe, bald in den Hinterkopf lokalisiert.

Am 13. Mai stellte sich die Patientin mit gänzlich verändertem Aussehen
vor. Am Tage zuvor war eine plötzliche Verschlimmerung mit Steigerung der
Schmerzen, einer erheblichen Zunahme der Protrusion (von 4 auf 9 mm) und
der Chemosis eingetreten. Die Beweglichkeit war jetzt fast vollständig aufgehoben
der Bulbus auf Druck äußerst schmerzhaft. Ganz besonders war die Mitte und
äußere Hälfte des oberen Orbitalrandes druckempfindlich. Mit dem Augenspiegel
ließ sich leichte Hyperämie der Papille nachweisen, die eine Woche vorher völlig
normales Verhalten gezeigt hatte. Die Sehschärfe war normal. Diese akute Verschlimmerung und eine leichte Temperaturerhöhung mußten besonders auf eine
entzündliche Orbitalerkrankung hinweisen. Trotz des negativen rhinologischen Befundes lag ja die Möglichkeit vor, daß sich eine Periostitis oder
Thrombphlebitis der Orbita von einer benachbarten Höhle aus entwickelt hatte
und im Begriff war, schnelle Fortschritte zu machen. Für eine solche Annahme
sprach auch die Druckempfindlichkeit des oberen Orbitalrandes und die heftigen
spontan auftretenden Schmerzen.

Es wurde nun der äußere Teil des oberen Orbitalrandes freigelegt und das
Periost stumpf abgelöst. Ein subperiostaler Abszeß war nicht vorhanden, und
der Knochen bot völlig normales Aussehen. Dagegen war das Gewebe der Orbita,
das in horizontaler Richtung inzidiert wurde, diffus infiltriert und entleerte wenige
Tropfen eines trüben Serums, in dem durch Abimpfung Staphylococcus pyogenes
aureus in Reinkultur nachgewiesen wurde. Von einem abgrenzbaren Tumor war,
soweit die vorsichtige Palpation einen Schluß gestattete, nichts zu finden. Die
Wunde wurde offen gehalten und in den nächsten Tagen mit einer Saugglocke
nach Bier gestaut. Hierbei kam es nie zur Eiterentleerung, sondern nur zu
kapillaren Blutungen. Der Eingriff und diese Nachbehandlung brachten der
Patientin anfangs einige Erleichterung, insofern die Schmerzen nachließen und
der Exophthalmus um mehrere Millimeter zurückging. Visus und Gesichtsfeld
blieben normal, während die Papillenhyperämie bestehen blieb. Die Inzisionswunde
heilte langsam zu. Am 21. Juni konnte die Patientin gebessert nach Hause
entlassen werden.

Aber schon 3 Tage später trat wiederum plötzlich eine wesentliche Ver-
schlechterung ein. Der Exophthalmus stieg auf 11 mm, die Chemosis nahm zu,

und die Schmerzen waren fast unerträglich. Die Sehschärfe hatte sich in wenigen Tagen auf 6/60 vermindert und mit dem Augenspiegel ließ sich eine deutliche Papillenschwellung feststellen. Da der Verfall des Sehvermögens rapid zunahm und die Schmerzen sich auch mit Morphiumpräparaten nur vorübergehend bessern ließen, wurde die Ausräumung der Orbita ausgeführt. Bei dieser Gelegenheit untersuchte ich genau die Orbitalwand und das benachbarte Orbitalgewebe in der Gegend der ersten Inzisionswunde, fand aber hier nur dichtes Narbengewebe, keine Arrosion des Knochens, keinen Abszeß oder Fistelgang. Der Inhalt der Orbita wurde in toto entfernt, was ohne Schwierigkeit gelang. Die Knochenwand erwies sich als frei von Veränderungen. Das ganze Präparat des Orbitalinhaltes, das eine gleichmäßig pralle Infiltration erkennen ließ, wurde in ZENKERScher Lösung fixiert, mit Alkohol gehärtet.

Der Erfolg der eingreifenden Operation schien zunächst ein günstiger zu sein. Die Schmerzen besserten sich etwas, und die Temperatur, die vorher abends meist bis 38° anstieg, ging zurück. Bald stellten sich jedoch neue heftige Schmerzen ein, die von der Schläfe nach dem Hinterkopfe ausstrahlten. Die Operationswunde verheilte glatt und bedeckte sich mit normal aussehenden Granulationen.

Inzwischen hatte die anatomische Untersuchung des Orbitalinhaltes zu einer Klärung der Diagnose geführt. Sie ließ einen eigenartigen Tumor von karzinomatöser Struktur im Orbitalgewebe bis dicht an den Bulbus heranreichend nachweisen. Dieser Befund war mir um so überraschender, da ich nach dem klinischen Bilde mit Sicherheit eine entzündliche Erkrankung der Orbita erwarten mußte.

Um nach Möglichkeit die Entwicklung eines lokalen Rezidivs zu verhüten, wurde ein Präparat von 10 mg Radiumbromid (in einer Bleikapsel von 1 mm Stärke und Gummiüberzug) in die Orbita eingelegt und mehrmals bis zu 12 Stunden darin gelassen. Außerdem wurden in der chirurgischen Poliklinik mehrere intensive Bestrahlungen mit stark gefilterten Röntgenstrahlen vorgenommen. Nach diesen Bestrahlungen steigerten sich jedoch die Schmerzen so heftig, daß von einer Fortsetzung der Radiotherapie zunächst abgesehen werden mußte. Außerdem klagte die Patientin jetzt zum ersten Male darüber, daß das Öffnen des Mundes ihr schwer falle, und hatte Schmerzen in der rechten Wange. Es ließ sich jetzt in der rechten Schläfengegend eine flache, anscheinend den Musculus temporalis vom Periost abdrängende diffuse Schwellung beobachten. Während der ganzen Zeit der klinischen Behandlung waren keinerlei Symptome eines Gehirnleidens nachzuweisen. Später trat ein schnell vorübergehender Aufregungszustand ein, der sich nicht wiederholte.

Der Tumor der rechten Schläfengegend nahm im Laufe der nächsten Monate langsam zu. Die Möglichkeit eines operativen Eingriffs wurde eingehend erwogen. Vor allem das anatomische Verhalten des Tumors in der Orbita und die geringe Aussicht, die Geschwulst radikal ohne weitgehende Knochenreseklion am Ober- und Unterkiefer und am Schläfenbein zu beseitigen, ließen von einer Operation Abstand nehmen. Dagegen schien sich eine wenn auch geringe Aussicht auf Erfolg in einer energischen radiotherapeutischen Behandlung zu bieten. Diese wurde im Heidelberger Krebsinstitut durchgeführt, in dem die Patientin 1 Monat behandelt wurde. Es wurde hier der Schläfentumor mit Mesothorium und Röntgenstrahlen bestrahlt und außerdem Einspritzungen von Enzytol vorgenommen. Die Patientin vertrug diese Behandlung gut, aber ein sichtlicher Erfolg auf den Tumor war nicht zu verzeichnen.

Gegen Mitte November bemerkte die Patientin Abnahme der Sehkraft ihres bis dahin gesunden linken Auges. Es wurde deutliche Papillenschwellung festgestellt, die sich im Verlaufe einiger Wochen zu typischer Stauungspapille entwickelte. Der zentrale Visus war, soweit sich prüfen ließ, ein ziemlich guter. Die Patientin vermochte noch großen Druck zu lesen. Das Gesichtsfeld war nicht wesentlich eingeengt. Zerebrale Symptome waren auch jetzt nicht hervorgetreten, nur trat wiederholt Erbrechen ein. Die Schwellung der Schläfengegend hatte weiter zugenommen, während die Orbita keine Geschwulstneubildung erkennen ließ.

Fig. 66.

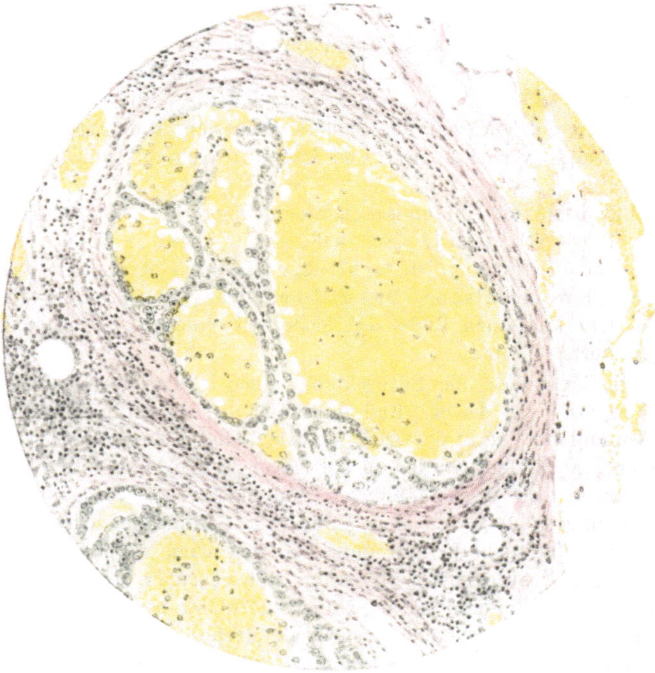

Ehe die Patientin völlig erblindete, wurde sie etwa 9 Monate nach Beginn der Erkrankung durch den Tod von ihrem Leiden erlöst.

Die Obduktion ließ einen ausgedehnten Tumor im rechten Schläfenlappen nachweisen, der sich einmal entlang der Hirnbasis bis zur Hypophysengegend verfolgen ließ und das Ganglion Gasseri dicht infiltrierte, andererseits das Schläfenbein durchbrochen und auf den Musculus temporalis und masseter übergegriffen hatte. Kleinere Tumorknoten fanden sich in der rechten Nasenhöhle, in der Lunge, der Pleura und den bronchialen Lymphdrüsen.

Nach Ansicht von Herrn Kollegen Versé, der den Fall weiter bearbeitet, war das Karzinom mit größter Wahrscheinlichkeit von einem Hypophysengang ausgegangen, von wo es sich auf die Orbita, die Schläfengegend und die Nasenhöhle ausgebreitet hatte.

Die anatomische Untersuchung des durch die Exenteration gewonnenen Orbitalinhaltes läßt an keiner Stelle einen größeren kompakten Tumor nachweisen, während fast jeder Schnitt, mag er horizontal oder frontal gerichtet sein, kleine Tumorknoten enthält. Diese lassen sich von der Spitze der Orbita bis dicht unter den Bulbus verfolgen. Auf den Querschnitten durch die Orbita zeigen sie fast durchweg eine rundliche Form, während sie in den Längsschnitten mehr längs getroffen sind und deshalb strangartig erscheinen. Verfolgt man diese Tumorknoten durch die beiden Schnittserien, so erhält man den Eindruck, daß vom hinteren Teil der Orbita, und zwar von der Gegend der Fissura orbitalis superior fingerförmige Tumorzapfen in das Orbitalgewebe hineinragen. Im hinteren Teile der Orbita treten sie zu größeren Knoten zusammen, während sie sich im vorderen Teile des retrobulbären Gewebes in schmälere Stränge auflösen. Immer ist der Tumor, ob man den kleinen Querschnitt eines Zapfens dicht hinter dem Augapfel oder einen größeren Knoten in der Spitze der Orbita untersucht, von einer bindegewebigen Kapsel umschlossen, die zwar an manchen Stellen aufgelockert, aber niemals vollständig durchbrochen ist. Sie umgibt den einzelnen Zapfen als ein schmaler Saum.

Innerhalb der Zapfen hat die Geschwulst einen teilweise tubulo-azinösen Bau. Sie besteht aus gleichgroßen Zellen von kubischer Form mit bläschenförmigem rundlichem Kern. Sie sind zu einreihigen Zügen angeordnet, die teils rundliche oder längliche Hohlräume umschließen, teils bandartig unregelmäßig aufgewickelt sind. Viele der drüsenartigen Hohlräume enthalten Blut, andere einen körnigen Detritus. An vielen Stellen erinnert das Bild eines im Querschnitt getroffenen Tumorknötchens an einen Glomerulus der Niere.

Eine wesentliche Verschiedenheit der Tumorknoten an verschiedenen Stellen der Orbita ergibt sich dadurch, daß eine große Anzahl von ihnen stark entzündlich infiltriert ist. Die Lymphozyten und Leukozyten finden sich entweder nur in der Peripherie des Tumorknotens, oder sie infiltrieren den gesamten Querschnitt desselben, indem sie sich zwischen die einreihigen Tumorzellen vorschieben. An solchen stark infiltrierten Tumorzapfen lassen die Geschwulstzellen alle Stadien der Degeneration nachweisen bis zur völligen Nekrose. Andere Teile der Geschwulst sind völlig frei von entzündlicher Infiltration.

Der sehr eigenartige Aufbau des Orbitaltumors, wie ich ihn in der mir bekannten Literatur der Orbitaltumoren bisher nicht beschrieben fand, findet seine Erklärung darin, daß die Geschwulst, die sich primär an der Schädelbasis vermutlich aus einem Hypophysengang entwickelte, in den Sinus cavernosus und in die Orbitalvenen hineingewuchert ist. Diese Annahme stützt sich darauf, daß die Lage der Tumorzapfen der Ausbreitung der Orbitalvenen gut entspricht, daß sich in den Geschwulstknoten reichlich rote Blutkörperchen finden, die sicher nicht aus Gefäßen des Tumors stammen, da sich solche nicht nachweisen lassen. Ein Geschwulstthrombus in einer Vene, die in direkter Beziehung zur Zentralvene stand in unmittelbarer Nähe der Duralscheide des Optikus, stand offenbar mit der Genese der Stauungspapille in Zusammenhang.

Auffallend war, daß bis zum letzten Stadium der Erkrankung keine zerebralen Symptome auf eine Hirngeschwulst hindeuteten, so daß man nach dem klinischen Bilde an eine primäre Orbitalgeschwulst denken mußte,

und daß das Krankheitsbild durch entzündliche Erscheinungen geradezu
beherrscht wurde, die nach dem anatomischen Befunde auf eine Endo-
und Periphlebitis orbitae durch Eindringen der Geschwulst in die venöse
Blutbahn zurückgeführt werden können.

§ 342. Metastatische Karzinome der Orbita gehören zu den
größten Seltenheiten. Ich habe nur ein Dutzend Fälle aus der Literatur
sammeln können, und bei einigen derselben ergab das genauere Zusehen,
daß es sich offenbar nicht um echte Geschwulstmetastasen, sondern um
das Nebeneinander von Tumoren an verschiedenen Körperstellen, auch der
Orbita, handelte.

Das ist namentlich bei Lymphosarkomen, die zum Teil in die Gruppe
der Chlorome gehören, nicht so selten der Fall.

Die Fälle von echten orbitalen Metastasen sind fast durchweg Karzinome. Es ist auffällig, daß diese Metastasen, die besonders nach Mammakarzinom auftraten, die Augenmuskeln als Sitz bevorzugen ,Fälle von
Horner 1, Elschnig 22, Wintersteiner 25, Axenfeld 40).

Der Fall von Horner (1) betraf einen 64jährigen Patienten, der an
Kopfschmerzen und mit den Zeichen einer Okulomotoriuslähmung erkrankte.
Nach 4 Monaten bestand hochgradiger Exophthalmus und Lähmung aller
geraden Augenmuskeln. Es bestand neuritische Atrophie. Bei der Sektion
fand sich ein walnußgroßer Tumor der Keilbeingegend, der den rechten
Sehnerven drückte, in die mittlere Schädelgrube reichte und den Abduzens,
Okulomotorius und Sinus cavernosus umschloß. Im Musc. levat. palp. rect.
sup., infer. und extern. fanden sich große Markschwammknoten.

Eine Beobachtung Elschnigs (22) betraf eine 73jährige Patientin mit
Portiokarzinom und Hautmetastasen. Das linke Auge war leicht vorgetrieben
und fast unbeweglich, die Hornhaut anästhetisch und ulzeriert. In allen
äußeren Augenmuskeln mit Ausnahme des Musc. obl. inf. fanden sich
Metastasen, die spindelförmige Knoten bildeten. Die Muskelfasern und
eintretenden Nerven waren degeneriert.

Der 2. Fall von Elschnig betraf einen 47jährigen Mann mit Paralyse
aller Augenmuskeln und Anästhesie der Hornhaut. Es handelte sich um
ein Karzinom der Schilddrüse, das durch die Jugularvene auf den Sinus
cavernosus übergegriffen hatte.

Im Wintersteinerschen (25) Fall war der primäre Tumor ein Mammakarzinom, das, wie in anderen inneren Organen, in der Orbita Metastasen
hervorrief. Im Musc. rect. intern. und infer. fanden sich größere Knoten,
in den übrigen geraden Augenmuskeln und im obliq. sup. geringe Infiltration
von Karzinomzellen. Das Eindringen der Geschwulstzellen in den Muskel
erfolgte entlang der größeren Gefäße und Nerven. Wintersteiner ist der
Meinung, daß Augenmuskelmetastasen nicht so selten seien, sich aber

häufiger dem Nachweis entziehen können, da sie keine Funktionsstörung zu verursachen brauchen.

Auch die Patientin AXENFELDS (40) war eine ältere weibliche Person, bei der 2 Jahre nach Operation eines Mammakarzinoms eine Augenmuskellähmung und eine Geschwulst im inneren unteren Teile der Orbita auftrat. Der Tumor bestand aus dichten fibrösen Massen, die fast die ganze Orbita durchsetzten und in relativ geringer Menge Zapfen und Züge von Karzinomzellen enthielten. Solche fanden sich besonders in den Augenmuskeln im Unterlide und oberhalb des Sehnerven.

Große Ähnlichkeit mit dem AXENFELDschen Falle bietet eine Beobachtung von LAWSON (51) (metastatischer Skirrhus der Orbita 3 Jahre nach Entfernung der rechten Mamma) und ein Fall von SHUMWAY (50) (primäres Mammakarzinom, Metastasen im Uterus, Leber, Nieren, Gehirn und Orbita).

Über die Fälle von JABOULAY (35) (Schilddrüsentumor, Metastase im oberen inneren Winkel der Orbita mit Gehirnpulsation) und GENET (55) konnte ich nichts Näheres ermitteln.

Ob es sich bei der Beobachtung von QUACKENBOSS und VERHOEFF (52) (Metastase einer Nebennierengeschwulst in der Orbita, die im anatomischen Aufbau durch rosettenartig geordnete Zellen an ein Netzhautgliom erinnerte) um ein Karzinom gehandelt hat, vermag ich nicht zu entscheiden.

Den angeführten Fällen kann ich eine eigene Beobachtung anreihen, die besonders dadurch bemerkenswert ist, daß sie zeigt, wie hochgradig ein metastatisches Karzinom des retrobulbären Gewebes den Sehnerven durch Druck der Tumormassen zu schädigen vermag.

Die 64jährige Patientin wurde vor 5 Monaten wegen eines linksseitigen Mammakarzinoms operiert. Wegen Vortreten des rechten Auges seit etwa 8 Wochen stellte sie sich in der Klinik vor. Als ich sie zuerst untersuchte, hatte das rechte Auge einen Exophthalmus von 5 mm. Die Beweglichkeit des Augapfels war nach allen Seiten gleichmäßig beschränkt. Seitliche Verdrängung bestand nicht, eine Geschwulst war nicht direkt abzutasten, doch stieß der Bulbus beim Versuch, ihn in die Orbita zurückzudrängen, auf einen festen Widerstand. Die Sehschärfe war normal. Ophthalmoskopisch bestand leichte Stauungspapille.

Es wurde zunächst nach KROENLEIN operiert, wobei sich im Muskeltrichter eine ziemlich weiche Geschwulst nachweisen ließ, die der Sehnervenscheide temporal aufsaß und sich stumpf von ihr ablösen ließ. Sie wurde in 3 Stücken entfernt. Nach 2 Monaten zeigte sich ein lokales Rezidiv mit Protrusio von 10 mm. Der Bulbus war jetzt fast unbeweglich, die Papille mittelweit und lichtstarr. Es bestand Amaurose und hochgradige Stauungspapille. Die innere Untersuchung ließ keine weiteren Metastasen nachweisen. Es wurde die Ausräumung der Orbita vorgenommen. Nach 9 Monaten trat, wie eine briefliche Erkundigung ergab, ein 2. Rückfall auf, der besonders die Lider betraf. Auch am übrigen Körper machten sich Geschwulstknoten bemerkbar.

Die anatomische Untersuchung des durch KROENLEINsche Operation gewonnenen Tumors ergab ein Epitheliom mit großen bläschenartigen Kernen, die sich in Form von Nestern in das orbitale Fettgewebe vorschoben. Nicht selten umschlossen sie ein mit roten Blutkörperchen gefülltes Lumen. Nirgends war eine Kapselbildung oder scharfe Abgrenzung der Geschwulstzellen von der Umgebung nachzuweisen. Teilweise bestand die Andeutung einer alveolären Struktur.

Der durch die Exenteration gewonnene Orbitalinhalt wurde in frontale Serienschnitte zerlegt, deren Studium folgenden Befund ergab.

Der Tumor nahm besonders den vorderen Teil des Muskeltrichters ein und umschloß hier den Sehnerven fast vollständig, während er sich weiter nach hinten mehr von ihm entfernte, um sich, in drei Teile getrennt, den Augenmus-

Fig. 67.

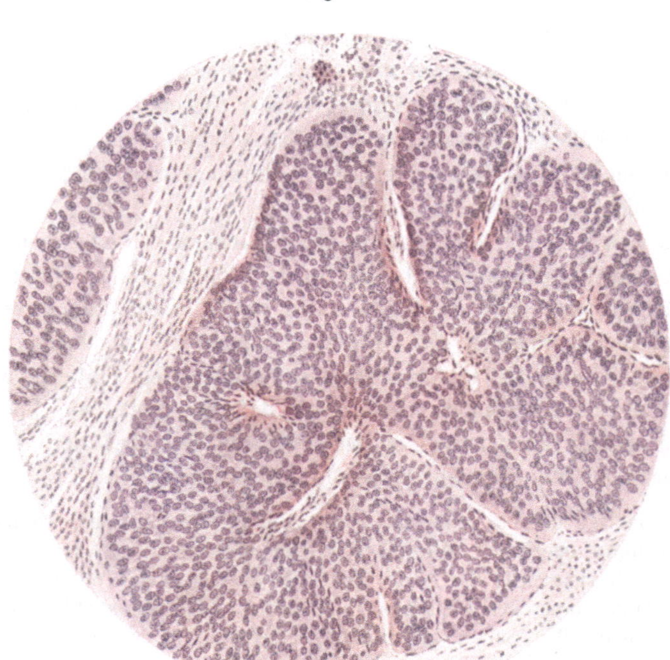

keln anzunähern. Mit diesem stand er in breiter Verbindung, so zwar, daß der obere, äußere und innere gerade Augenmuskel von der Geschwulst teilweise durchwachsen waren. Reste des orbitalen Fettgewebes ließen sich nur unterhalb des Optikus nachweisen.

Die Beschaffenheit der Geschwulst ist an allen Stellen ziemlich gleichartig. Sie setzt sich aus größeren und kleineren Träubchen zusammen, die meist solide Zellstränge, zuweilen drüsenartige Bildungen darstellen und in ihrer Anordnung den Aufbau des orbitalen Fettgewebes gewissermaßen nachahmen. Durch Bindegewebsstränge, in denen reichliche Gefäße verlaufen, sind größere und kleinere Knötchen abgegrenzt. Innerhalb der zwischen den großen Tumorknoten gelegenen Fettgewebsseite und an einzelnen Stellen der Geschwulst fanden sich Herde von Rundzellen besonders dort, wo die Tumorzellen Zerfallserscheinungen darbieten.

Die Duralscheide des Sehnerven ist an keiner Stelle von den Geschwulst-zellen, die unmittelbar an sie heranreichen, infiltriert. Doch ist der Sehnerv durch die Geschwulst so stark zusammengepreßt, daß er in seinem gefäßhaltigen Teil sein Querschnittbild völlig geändert hat. Er ist nicht mehr rund, sondern bietet eine dreieckige Gestalt mit abgestumpften Ecken. Die beiden langen Seiten entsprechen 2 breiten, an die Duralscheide direkt heranreichenden Tumormassen, während die schmale untere Seite des Dreiecks von einem Rest stark zusammen-gedrängten Fettgewebes begrenzt wird (vgl. Fig. 43 in § 282). Bei genauer Untersuchung ist die Wirkung der Zusammenpressung an allen Gewebsteilen des Sehnerven zu verfolgen. Die Zwischenscheideräume sind fast ganz aufge-hoben, die Zentralgefäße, besonders die Vene verengt, aber ohne Thrombus-bildung. Der Querschnitt der Nervenfaserbündel ist hochgradig verschmälert. Besonders gilt dies für die zentral gelegenen Bündel, die auffallend reich an Gliazellen und Fasern sind, während der Nervenzerfall infolge der Zusammen-pressung sich weniger deutlich feststellen läßt. Verfolgt man den Sehnerven nach hinten, so gewinnt er mehr und mehr die normale Querschnittform. Zugleich tritt die degenerierte Zone deutlicher hervor, die den Sehnerven an der Gefäß-austrittsstelle in Form eines breiten Bandes schräg von außen nach innen durchsetzt.

Der intraokulare Abschnitt des Sehnerven zeigt das bekannte Bild der Stauungspapille.

Wir sehen also, daß ein auf metastatischem Wege entstandenes Kar-zinom innerhalb des Muskeltrichters nicht nur durch Infiltration des Seh-nerven oder durch sekundäre Zirkulationsstörungen, sondern durch direkte Zusammenpressung des Nervenstammes innerhalb der Orbita und dicht hinter dem Augapfel zur Atrophie und Amaurose führen kann, ein Befund, den ich bei einer großen Zahl anatomisch untersuchter primärer Orbital-geschwülste niemals in dieser ausgesprochenen Weise angetroffen habe.

Die klinischen Erscheinungen und der Befund bei der Operation nach KROENLEIN sprechen dafür, daß in diesem Falle die Metastase direkt im retrobulbären Gewebe, und zwar lateral vom Sehnerven aufgetreten ist.

Es ergibt sich also, daß das metastatische Karzinom der Orbita, wie es besonders nach Mammakarzinom, aber auch nach Uterus- und Schild-drüsenkarzinom auftreten kann, besonders gern die Augenmuskeln befällt, gelegentlich aber auch im retrobulbären Fettgewebe sich ansiedelt.

Je nach der Lokalisation und der Art der Geschwulst (ob skirrhös oder zellreich) wird der Verlauf ein mehr oder weniger bösartiger, das klinische Bild ein verschiedenes sein.

Ob man diese metastatischen Tumorknoten operativ angreifen oder sich selbst überlassen soll, wird in erster Linie von dem Allgemeinzustand des Patienten, dem Fehlen oder Vorhandensein anderer Metastasen und den Beschwerden abhängen müssen.

Nach den Erfahrungen in meinem Falle würde in erster Linie an Ausräumung der Orbita vielleicht mit nachfolgender intensiver Radiothera-pie zu denken sein.

Literatur.

(Epitheliom der Orbita.)

1864.   1. Horner, Karzinom der Dura mater, der Musculi recti, allgemeine Karzinose. Klin. Monatsbl. f. Augenheilk. S. 186.

1878.   2. Nettolship, Carcinoma of the orbit. Med. Times and Gaz. p. 632.

1879.   3. Bergh, Fall of Orbitalcancer. Hygiea Svenska läkare sällsk. förh. p. 19.

        4. Nettelship, A case of carcinoma of the orbit recurring fourteen years after its second removal. Transact. of the pathol. Soc. XXIV. p. 234.

1880.   5. Richet, Epithelioma de l'orbite, marche insolite, diagnostic différentiel avec l'impétigo rodens. Practicien Paris. III. p. 315.

1881.   6. Bowman, Orbitaltumor und doppelseitige Neuritis optica. Brit. med. Journ. 9. IV.

        7. Lediard, Epithelioma of orbit and eyeball. Transact. Ophth. Soc. U. K. I. p. 7.

        8. Monakow, Beitrag zur Lokalisation von Hirnrindentumoren. Arch. f. Psych. XI. S. 613.

        9. Noyes, Am. Transact. Ophth. Soc.

1883. 10. Aufrey, Tumeur épithéliale de l'antre d'hygmore ayant envahi la cavité orbitaire et penétré dans la cavité cranienne. Opération. Mort. Soc. Anat. 5. Janvier. Progrès méd.

1884. 11. Delstanche et Marique, Cancer épithélial primitif de la fosse nasale. Ann. des malad. de l'oreille Nr. 7.

1885. 12. Jones, Epithelioma of orbit removal. New Orl. med. and surg. Journ. XIII. p. 50.

1886. 13. Castaldi, Epithelioma della regione sottorbitaria el del sopraciglio. Incurabile. Napoli. Maggio — Giugno.

1888. 14. Dehenne, Carcinome de l'orbite. Bull. de la clin. opht. des Quinze-Vingt. Nr. 1. p. 28.

       15. Mollière, Du cancroide de l'angle interne de l'œil. Province méd. Lyon. II. p. 691.

1893. 16. Hill Griffith and Cottam, Malignant growth of the orbit. Brit. med. Journ. 4. III.

       17. Lyonet et Regand, Tumeur carcinomateuse de l'arrière-cavité des fosses nasales. Envahissement du sphénoide. Ann. des malad. de l'oreille Nr. 3.

1894. 18. Polignani, Noduli di melanosarcoma metastatici nei muscoli estrinseci dell'occhio. Lavori dell'Istituto di anat. pathol. dell'osp. degli incurabili. Armanni. Napoli.

       19. Tiffany, Skin grafting for malignancy of the orbit. Texas Med. Assoc. 20. June.

1896. 20. Morax, Troubles oculaires observés dans un cas d'epithélioma du sinus sphenoidal. Ann. d'Ocul. CXV. p. 409.

1897. 21. Grosse, Gesichtskarzinome mit Beteiligung der Augenhöhle. Münch. med. Wochenschr. S. 1005.

1898. 22. Elschnig, Augenmuskellähmungen durch Geschwulstmetastasen. Wien. klin. Wochenschr. Nr. 5.

1899. 23. Moser, Zur Kasuistik der Stirnhöhlengeschwülste. Beitr. klin. Chir. XXV, 2.

       24. Puccioni, Contributo allo studio dei tumori maligni nel seno mascellare. Arch. ital. di otol. rinol. e laringol. IX. p. 16.

       25. Wintersteiner, Ein Fall von Augenmuskelmetastasen nach Carcinoma mammae. Klin. Monatsbl. f. Augenheilk. Sept.

1900. 26. Claiborne, Transact. Ophth. Soc. U. K. 15. X.

1901. 27. Armaignac, Epithélioma de l'angle interne de l'œil gauche. Mém. et Bull. de la Soc. de méd. et de chir. de Bordeaux.

       28. Eichler, Ein Fall von Kankroid der Orbita beim Pferd. Diss. Gießen.

1901. 29. Morestin, Deux cas d'épithéliome étendu de la face et de l'orbite opérés par la méthode de Kroenlein. XVI. Congr. franç. de chir. séance 23. X.

30. Work Dodd, New growth of the orbit. Transact. Ophth. Soc. U. K. 12. XII.

31. Schwenn, Ein Beitrag zur Lehre von den bösartigen Geschwülsten der Nebenhöhlen der Nase. Arch. f. Laryngol. und Rhinol. XI. Nr. 3.

1902. 32. Dalén, Ein Fall von Karzinom nach Exstirpation des Tränensacks bei einem 24jährigen Individuum. Deutschm. Beitr. z. Augenheilk. V. S. 1.

1903. 33. Becker, Herm., Primäre retrobulbäre Plattenepithelkarzinome der Orbita. Ber. d. 31. Vers. d. Ophth. Ges. Heidelberg. S. 328.

34. Bergé, L'œil et les tumeurs solides du sinus frontal. Thèse de Lyon.

35. Jaboulay, Tumeur orbitaire d'origine thyreoidienne. Rev. gén. d'Opht. p. 134.

1904. 36. Mayeda, Das Lidkarzinom. Deutschm. Beitr. z. Augenheilk. S. 415.

37. Morax, Epithelioma palpébro-conjonctival. Eviscération orbitaire. Prothèse orbitaire. Soc. d'Opht. Paris. Ref. Arcb. d'Opht. p. 616.

1905. 38. Desplats, Cancer de l'orbite et rayons X. Journ. des sciences méd. de Lille. p 410.

39. Schultz-Zehden, Kankroid der Augenhöhlengegend. Berl. Ophth. Ges. Zentralbl. f. Augenheilk. S. 360.

1907. 40. Axenfeld, Metastatisches Karzinom der Orbita, besonders der Augenmuskeln. Ber. d. Ophth. Ges. Heidelberg. 5.—7. August.

41. Monthus et Cantonnet, Epithélioma de l'orbite. Soc. d'Opht. de Paris. 9. IV.

42. Jung, Über epibulbäre Karzinome. Vers. deutsch. Naturf. u. Ärzte. Köln. Arch. f. Augenheilk. 62, 1. S. 96.

43. Pooley, Adeno-carcinoma of the orbit. Transact. Am. Ophth. Soc. XI. S. 718.

44. Snell, Karzinom der Orbita, ausgehend von einer Maibomschen Drüse. Ber. d. Ophth. Soc. U. K. 30. Jan.

1909. 45. Bernoulli, Xeroderma pigmentosum mit Orbitalgeschwulst. Münch. med. Wochenschr. S. 1663.

46. Dupuy-Dutemps et Faix, Epithelioma de l'orbite. Ann. d'Ocul. CXLI. p. 193.

47. Kümmel, Zur Verbreitung des Krebses in den Lymphscheiden der Nerven der Orbita. Arch. f. Augenheilk. LXII. S. 289.

48. Lehmann, Einige Bemerkungen zu dem »Fall von Exophthalmus unilateralis«. D. med. Wochenschr. S. 890.

49. Paderstein, Carcinoma orbitae. Berl. Ophth. Ges. 15. VII.

50. Shumway, Metastatic carcinoma of the orbit. Transact Am. Ophth. Soc. XII, 1. p. 191.

1910. 51. Lawson, Metastatischer Skirrhus der Orbita. Ophth. Soc. U. K. 9. XI.

52. Quackenboss und Vorhoeff, Metastase eines Nebennierentumors in der Orbita. Am. Ophth. Soc. Washington. May.

53. Schmidt, Zur Kenntnis der metastatischen Orbitaltumoren. Diss. Leipzig. 1910.

1911. 54. Dupuys-Dutemps, Epitheliom der Orbia. Soc. d'Opht. Paris. 6. VI.

1912. 55. Genet, Cancer métastatique de l'orbite enlevé par orbitotomie externe curviligne. Rev. gén. d'Opht. p. 49.

56. Risley, A case of epithelioma at the inner angle of the orbit. Ophth. Rec. p. 79.

1913. 57. Cords, Carcinoma orbitae, ausgehend von der Karunkel. Zeitschr. f. Augenheilk. XXX, 2/3.

58. Wirtz, Vorstellung eines Falles von Kroenleinscher Operation wegen retrobulbären Epithelioms. 30. Vers. Rhein.-Westf. Augenärzte. 9. II.

Die Blutungen und Verletzungen der Orbita[1].

(Eingegangen Mai 1930.)

Blutungen der Orbita.

§ 343. Die Blutungen der Orbita gehören zu den relativ häufigen Orbitalerkrankungen, wenn man sämtliche Fälle in Betracht zieht, wo auf eine traumatische Einwirkung hin ein Bluterguß in das Orbitalgewebe stattfindet, wenn sie auch weitaus seltener sind als die Blutungen der Lider und die Ekchymosen der Konjunktiva.

Bei ausgedehnter Zerstörung des an Gefäßen reichen Orbitalgewebes, sei es durch Eindringen eines Fremdkörpers (z. B. Schuß- und Stichverletzungen der Augenhöhle), sei es durch Fraktur der die Orbita begrenzenden Knochenwand, wird es naturgemäß oft zu Blutungen in die Orbita kommen. Diese besitzen jedoch meist nur eine symptomatische Bedeutung, während andere Verletzungsfolgen mehr im Vordergrunde stehen und würden kaum die Besprechung der Orbitalblutungen in einem besonderen Kapitel rechtfertigen.

Zwei Momente sind es jedoch, die eine gesonderte Besprechung der Orbitalblutungen geboten erscheinen lassen, einmal die Tatsache, daß in einer größeren Zahl von Fällen die Haemorrhagie in das Orbitalgewebe anscheinend spontan entsteht, jedenfalls nicht einfach als Symptom einer Orbitalverletzung aufgefaßt werden kann und zweitens der Umstand, daß die semiotische Bedeutung der orbitalen Blutung bei einer Basisfraktur ein besonderes Interesse beanspruchen muß. Wir haben uns hier zu fragen, ob die Ausführungen BERLINS (10) in der ersten Auflage dieses Handbuches, die sich auf eingehende Untersuchungen (gemeinschaftlich mit HÖLDER) gründen, auch jetzt noch zu Recht bestehen.

---

[1] Es sind im folgenden Text vielfach Autoren zitiert, deren Arbeiten in den Literaturverzeichnissen an anderer Stelle dieses Handbuches angeführt sind (z. B. bei WAGENMANN, SATTLER, den früheren Abschnitten dieser Abhandlung). Die bei diesen Namen im Text angegebenen Jahreszahlen ermöglichen es dem Leser leicht, die betreffenden Angaben aufzufinden. Bei den in den Literaturverzeichnissen dieses Schlußabschnittes zitierten Arbeiten steht wie üblich hinter dem Autorennamen im Text die laufende Nummer des Literaturverzeichnisses.

Unser Kapitel zerfällt demnach in zwei Abschnitte. Wir wollen zunächst die sogenannten spontanen Orbitalblutungen einer eingehenden kritischen Betrachtung unterziehen und uns dann der Frage zuwenden, welche diagnostische und prognostische Bedeutung den Orbitalblutungen bei Verletzungen besonders der Knochenwand zukommt.

§ 344. Während Berlin (10) nur 5 Fälle von sogenannten spontanen Blutungen der Orbita auffinden konnte, die sich bei genauerer Analyse sogar (nach Ausschaltung des unsicheren v. Graefeschen Falles [2]) und des mit dem Fischerschen Falle (1) identischen Hyrtlschen Falles auf drei reduzieren, habe ich aus der Literatur nicht weniger als 80 Fälle zusammenstellen können.

Diese 80 Fälle ergeben in ihrer Gesamtheit ein vielgestaltiges Bild, besonders hinsichtlich des ätiologischen Momentes, das für den einzelnen Fall verantwortlich gemacht wird. Sie stimmen aber insofern miteinander überein, als plötzlich ohne direkte äußere Gewalteinwirkung auf die Orbita oft unter Schmerzen Exophthalmus auftrat, der entweder sofort oder nach kurzer Zeit von Sugillation der Lider, der Bindehaut oder beider gefolgt war.

Der plötzlich einsetzende einseitige Exophthalmus ist das auffallendste und wichtigste Symptom der spontanen Orbitalblutung. Er findet sich sonst nur bei dem Emphysem der Orbita und beim pulsierenden Exophthalmus, beides Erkrankungen, die durch besondere Symptome ausgezeichnet sind und nur bei oberflächlicher Untersuchung mit einer Orbitalblutung verwechselt werden können.

Allerdings kann die Menge des ergossenen Blutes so gering sein, daß eine deutliche Protrusio nicht entsteht. In solchen Fällen weist nur der in der Tiefe der Orbita lokalisierte Schmerz und die nachträgliche Hämatinfärbung des subkonjunktivalen Gewebes auf die Natur des Leidens hin. Ohne die letztere würde sich in derartigen Fällen, zu denen z. B. eine von Berlin geschilderte Beobachtung gehört, die Diagnose überhaupt nicht stellen lassen.

Meist ist jedoch der Exophthalmus recht beträchtlich und weist direkt auf einen retrobulbären Erguß hin, der den Bulbus aus der Orbita hervordrängt.

Genauere Messungen über den Grad des Exophthalmus wurden nur vereinzelt angestellt. In dem Falle von Ottava (29) betrug er 2 mm, in dem zweiten Falle von Mitvalsky (28) 3—4 mm, in meinem Falle 8 mm, in dem Falle von Hirsch (62) sogar 10 mm.

Zum Unterschiede von entzündlichen Erkrankungen der Orbita fehlen Lidschwellung, Chemosis und die bei Periostitis nachweisbare Druckempfindlichkeit der Orbitalränder.

Auch pflegen selbst die akutesten entzündlichen Affektionen der Orbita nicht momentan einzusetzen, abgesehen von den äußerst seltenen Fällen eines akuten Ödems der Orbita (Fälle von Gruss und Adler vgl. § 145), die durch häufige Anfälle und rapide Rückbildung des Exophthalmus sich von den Fällen spontaner Hämorrhagie unterscheiden.

Immerhin kann hier gelegentlich die Diagnose Schwierigkeiten bereiten. So war in einem von Fuchs bei Beschreibung der Episcleritis periodica fugax geschilderten Falle, wo anfallsweise Ödem der Conjunctiva bulbi, Exophthalmus und Dislokation des Bulbus auftrat, die Bulbusbindehaut dunkelrot suffundiert, was auf eine Blutung hindeuten würde. In drei von Teillais beschriebenen Fällen (drei weibliche Personen, bei denen in zeitlicher Abhängigkeit von der Menstruation anfallsweise mit Störungen des Allgemeinbefindens Exophthalmus auftrat, der sich nach 4—6 Tagen zurückbildete) läßt sich keine Entscheidung treffen, ob ein Bluterguß oder ein rezidivierendes Ödem der Orbita (etwa nach Analogie des Quinckeschen umschriebenen Hautödems) die Ursache der Protrusio bildete.

Leichter ist die Diagnose zu stellen, wenn sich im Verlaufe eines intermittierenden Exophthalmus der Orbita, als dessen anatomische Grundlage wir eine variköse Erweiterung der Orbitalvenen annehmen müssen (vgl. § 56—79), plötzlich Exophthalmus einstellt, der bei aufrechter Kopfhaltung und Rückenlage nicht zurückgeht, sondern sich erst im Laufe von mehreren Tagen oder Wochen zurückbildet. Hierher gehören die Fälle von Becker (33), Meyer (44), van Santen (5) und ein neuerer Fall von Richter (106).

Die Protrusio geschieht meist (oft fehlen allerdings genauere Angaben hierüber) in der Richtung der Orbitalachse, seltener (bei subperiostalen Blutungen) zugleich in seitlicher Richtung. Es handelt sich demnach am häufigsten um einen Bluterguß in den retrobulbären Raum, der von einer stärkeren oder geringeren Beweglichkeitsstörung begleitet ist, die wesentlich durch die mechanischen Verhältnisse (Auseinanderdrängung der Augenmuskeln durch den Bluterguß), seltener durch Nervenläsion erklärt wird. Eine seitliche Dislokation des Bulbus wird angegeben von Panas (6), Schreiber (30), Verdrängung nach innen, Holmes-Spicer (25), Chibret (23) nach unten, Mitvalsky (28), Conkey (56) nach unten und außen, Gunn (37) nach außen. Lähmungen orbitaler Nerven sind vereinzelt beobachtet worden und zwar Ptosis von Schreiber (30), Sensibilitätsstörung der Hornhaut und Okulomotoriusparese von Gunn (37).

In mehreren Fällen war die Pupille erweitert und starr (Panas 6), was nach Querenghi (24) auf einem Druck des Blutergusses auf das Ganglion ciliare beruhen soll, eine Hypothese, die mindestens zweifelhaft ist, da die Pupillenstarre und Mydriasis ebensogut durch Läsion des Optikus bedingt sein kann.

§ 345. Daß die Funktion des Auges vorübergehend oder dauernd durch die spontane retrobulbäre Blutung geschädigt werden kann, ergibt sich aus zahlreichen Beobachtungen.

Wie groß diese Gefahr ist, läßt sich daraus ersehen, daß ich in nicht weniger als in 11 Fällen dauernde Erblindung des betroffenen Auges unter dem Bilde der Sehnervenatrophie notiert finde, in 6 Fällen vorübergehende Amblyopie, teilweise beträchtlichen Grades. Es ist jedoch nicht richtig, wenn Danet (93) auf Grund von 36 Fällen der Literatur die Ansicht vertritt, daß die Prognose schlecht sei, da meist Atrophie und Amaurose eintreten sollen.

Bedenken wir, daß in vielen Fällen keine genauere ophthalmoskopische oder funktionelle Prüfung vorgenommen wurde, daß nur in 17 Fällen Sehschärfe und Hintergrund ausdrücklich als normal bezeichnet werden, so können wir sagen, daß etwa in der Hälfte der Fälle eine Sehstörung höheren Grades auftritt.

Über den Charakter der Atrophie wird meist nichts Näheres ausgesagt. Jedenfalls ist niemals ausdrücklich bezeichnet, daß es sich um einen Sehnervenschwund nach Neuritis handelte, man müßte denn die von Panas (6) erwähnte Schwellung der Venen als Ausdruck einer solchen auffassen. Trotzdem ist es mindestens wahrscheinlich, daß in einer Reihe von Fällen Veränderungen, die auf eine Störung der Netzhautzirkulation hindeuten, vorausgingen. So finde ich 4 mal Schwellung der Papille erwähnt (Schreiber 30, Shaw 46, Komoto 105, Gruening 107), 5 mal Hyperämie der Netzhaut (Holmes-Spiker 25, Panas 6, Becker 33, Brasch und Levinsohn 40, Petit 71) 4 mal Blutungen der Netzhaut, meist im Umkreise der Papille (Brasch und Levinsohn 40, E. von Hippel 52, Hirschberg 69), 3 mal Netzhautödem (Schreiber 30, Finlay 41, Petit 71, 1. Fall).

Derartige Zirkulationsstörungen bilden aber zweifellos nicht die notwendige Voraussetzung der Sehstörungen. Sie können vorhanden sein bei normalem Visus und fehlen in den meisten Fällen von Amaurose. So war z. B. in dem Falle von Komoto (105) trotz Stauungspapille die Sehschärfe normal. Über die Natur der Sehstörung werden wir durch sie nicht unterrichtet, sie zeigen nur, daß durch die plötzliche Kompression der Vena centralis retinae, die durch ihren Verlauf besonders zu Zirkulationsstörungen disponiert ist, der Abfluß des venösen Blutes aus der Netzhaut gehemmt werden kann. Um eine vollständige Aufhebung des venösen Abflusses kann es sich jedoch nicht handeln, sonst müßten die Zeichen einer Thrombose der Zentralvene ophthalmoskopisch nachweisbar sein, die nicht in einem einzigen Falle vermerkt sind.

Eigenartig ist der Fall von Friedenwald und Crawford (31), der einen Mann betraf, welcher vor 6 Monaten Influenza durchgemacht hatte und bei dem das rechte Auge plötzlich unter Schmerzen hervortrat. Bereits vorher bestand eine Neuritis retrobulbaris mit zentralem Skotom für grün. Der Visus sank auf Fingerzählen dicht vor dem Auge, kehrte aber nach 19 Tagen, innerhalb welcher der Exophthalmus schwand, zur früheren Höhe zurück. Dies ist der einzige Fall, wo ein zentrales Skotom beobachtet wurde, das aber jedenfalls nicht auf der Orbitalblutung sondern auf einer Tabak-Alkoholamblyopie beruhte. Trotzdem kein Bluterguß unter die Bindehaut auftrat, kann die Diagnose kaum anders als auf retrobulbäre Hämorrhagie gestellt werden.

MORAX (58) weist darauf hin, daß durch Läsion der Art. centr. ret. oder der Art. ophthalm. eine Ischämie der Papille und Netzhaut bedingt sein kann, Symptome, die also für eine arterielle Blutung sprechen würden, während bei einem Bluterguß aus den Orbitalvenen der Hintergrundsbefund normal zu sein pflegt. Pflichtet man dieser Ansicht bei, dann muß man für die Mehrzahl der Fälle orbitaler Blutung einen venösen Ursprung annehmen. Hierfür spricht auch, daß Orbitalblutungen am häufigsten unter Umständen eintreten, die auf eine venöse Stauung, nicht eine arterielle Zirkulationsstörung hindeuten.

Natürlich ist aber das Vorkommen einer anscheinend spontanen Arterienzerreißung der Orbita z. B. bei weit vorgeschrittener Atheromatose des Gefäßrohres nicht ausgeschlossen.

In welcher Weise können wir uns die Entstehung der Schädigung des Sehnerven vorstellen? Es kann sich hier nur um zwei Möglichkeiten handeln. Entweder führt die Kompression des Sehnerven durch die Blutung wie von manchen Autoren angenommen wird, zur Funktionsstörung, oder diese bildet eine Folge von Zirkulationsstörungen, die ihrerseits aus einer Kompression der Art. ophthalmica oder der Art. centr. retinae, bzw. der Gefäße der Sehnervenscheiden resultieren. Beide Momente können sich übrigens gleichzeitig geltend machen. Besonders der hintere Teil der Orbita, der sogenannte gefäßlose Bezirk des Sehnerven wird wegen seiner engen räumlichen Verhältnisse und der Unmöglichkeit eines seitlichen Ausweichens bei der starren Befestigung im Knochenkanal zu einer Schädigung disponiert sein.

Auch von der Menge des ergossenen Blutes und der Plötzlichkeit des Ergusses wird das Schicksal des Sehvermögens abhängen. So ist ein plötzlicher stärkerer Bluterguß offenbar verhängnisvoller als wenn sich die gleiche Blutmenge innerhalb einer längeren Zeit oder während verschiedener Attacken ansammelt.

Außerdem ist der Ort des Blutergusses von Bedeutung; handelt es sich um eine subperiostale Blutung oder eine Hämorrhagie, die sich am Orbitaleingang subkonjunktival neben dem Bulbus hervordrängt, dann ist in der Spannung des Periostes oder in dem Ausweichen eines Teiles des Ergusses nach vorn eine Art von Schutzvorrichtung für den Sehnerven gegeben.

So ist es offenbar kein Zufall, daß in den beiden Fällen von MITVALSKY (28), wo die Blutung als Tumor unter dem Lide zu fühlen war, in dem Falle von SCHREIBER (30), wo das Hämatom dem oberen äußeren Teil der Orbita angehörte, im ersten Falle von PETIT (71), wo analoge Verhältnisse vorlagen, in den beiden Fällen von MEDING (88), (Schwellung in der Gegend der Tränendrüsen) und in dem Uhthoffschen Falle (99), wo eine haselnußgroße Vorbucklung des unteren Lides bestand, der Verlauf quoad visum ein sehr günstiger war.

Von klinischem Interesse ist weiterhin, daß die orbitale Blutung erst mehrere Stunden, Tage oder Wochen nach einer intensiven körperlichen Anstrengung plötzlich auftreten kann.

So beschreibt Gayet (43) einen Fall, wo bei einer 35jährigen Frau 15 Tage nach der 10ten Entbindung eine retrobulbäre Blutung auftrat, Böhm (47) einen analogen Fall, wo sich der Exophthalmus 6—7 Stunden nach dem Partus einstellte, während in dem Falle von Uhthoff (99) der Keuchhusten, während dessen beide Augen etwas vorgetreten waren, 2 Jahre zurücklag, aber erst seit 3 Monaten die Protrusio des rechten Auges erheblich zugenommen hatte.

Dieses Verhalten erklärt sich wohl dadurch, daß durch das Trauma, welches eine erhebliche venöse Stauung in der Orbita hervorrief bei bereits vorhandener Disposition eine variköse Erweiterung von Orbitalvenen entstand, aus der dann später die Blutung erfolgte. Hierfür spricht auch der Umstand, daß bei Exophthalmus intermittens (vgl. § 56 u. f.), der auf Varix orbitae beruht, nicht selten eine gleichartige Blutstauung vorausging und, wie z. B. die Fälle von Becker, Meyer, von Santen und Richter zeigen, eine Neigung zu orbitalen Blutungen besteht (vgl. § 68). Periodische oder doch wiederholt auftretende Orbitalblutungen werden von Brunetière (85), Panas (19), Wagner (90) und Petit (71) mitgeteilt. Auch dieser Umstand deutet darauf hin, daß in diesen Fällen eine Prädisposition der betreffenden Patienten zu Orbitalblutungen vorhanden waren.

Wie die Stärke des Exophthalmus und die Beteiligung des Bulbus und Sehnerven, so zeigt in den einzelnen Fällen auch der klinische Verlauf erhebliche Differenzen.

Nicht selten erfolgte spontane Rückbildung des Exophthalmus nach wenigen Tagen oder Wochen (Peck 94, Hirsch 62, Meding 88, Crawford 31, Borland 75, Hirschberg 69, Nicolai 63, Morax 58, Shaw 46, Holmes-Spicker 25, Zehender 7, Komoto 105).

In dem Falle von Chibret (23) besserte sich das Leiden nach 25 Tagen, im Falle Gayet (43) nach 3 Wochen, während Böhm (47) am 16. Tage, Morax (58) bereits nach 2 Tagen, Tooke (95) nach 2 Wochen, Shaw (46) erst nach 2 Monaten die Stellung des Auges normal fanden.

In manchen Fällen kommt es überhaupt nicht zur spontanen Resorption des Blutergusses, sondern es bildet sich ein zystenartiges Hämatom (Gourlay 36, Komoto 105, Schreiber 30, Franke 42, Conkey 56, Denig 61, Thompson 64, Wagner 90), das noch Jahre nach dem ersten Auftreten des Exophthalmus vorhanden sein und namentlich, wenn es späterhin an Größe zunimmt (Fall von Uhthoff (99), die Diagnose eines Orbitaltumors nahe legen kann.

Wenn wir uns nun den ätiologischen Momenten zuwenden, die bei der Entstehung einer spontanen Orbitalblutung eine Rolle spielen können und aus denen wir auf die Genese des Leidens wichtige Rückschlüsse machen können, so müssen wir zunächst Causé (82) darin Recht geben, daß unsere Ansichten über die Pathogenese des Exophthalmus durch spontane Blutungen noch recht unsichere sind und daß fast die Zahl der publizierten Beobachtungen derjenigen der Hypothesen entspricht, die zu ihrer Erklärung aufgestellt wurden.

Dies liegt besonders daran, daß es bisher, seit der Berlinschen Bearbeitung, der ein recht spärliches Beobachtungsmaterial zugrunde lag, an einer kritischen Zusammenfassung sämtlicher Fälle gefehlt hat, der einzelne Autor aber nur seine eigene Beobachtung und den einen oder anderen Fall aus der Literatur zur Beurteilung der Genese verwendete.

Ein Überblick über die von mir zusammengestellten 85 Fälle spontaner Orbitalblutung zeigt zunächst, daß wir die Fälle in eine Reihe von Gruppen zusammenfassen können.

§ 346. An erster Stelle stehen die Orbitalblutungen bei Hämophilie. Hierüber liegen, wenn wir 2 Fälle von Kontusion der Orbita und 1 Fall, wo die Blutung bei einem hämophilen Individuum nach Tenotomie erfolgte, mitrechnen, 12 Beobachtungen vor.

Die beiden Fälle von Kontusion der Orbita (Priestley-Smith 20 und Weber 39) können wir insofern unbedenklich zu den spontanen Orbitalblutungen reihen, als es sich um leichte Kontusionen, nicht um perforierende Verletzungen mit Gefäßzerreißung und offenbar nicht um Knochenfrakturen handelte. Derartige Kontusionen würden aber bei normalen Patienten sicher nicht zu orbitaler Blutung führen, so daß der Hämophilie bei ihrer Entstehung eine wesentliche Bedeutung zukommt.

Der Fall von Hahn (51), bei dem es sich um eine tief in die Orbita eindringende Wunde bei einem 9 jährigen hämophilen Mädchen handelte und bei dem es später zur Nekrose des Orbitalgewebes und der Hornhaut kam, ist schon deshalb nicht als spontane Orbitalblutung aufzufassen, weil sich bei der Sektion vereiterte Granulationsmassen in der rechten Orbita fanden. Demnach handelte es sich offenbar um eine Infektion der Orbita nach perforierender Verletzung bei einem hämophilen Individuum, und es ist nicht recht verständlich, weshalb der Autor das hohe Fieber als Resorptionsfieber auffaßt und die Nekrose der Orbita lediglich der Durchblutung, nicht der Eiterung zuschreibt.

Unter den Patienten waren 6 männlichen, 2 weiblichen Geschlechtes. Es entspricht das der Erfahrung, daß die Hämophilie viel häufiger bei Männern als bei Frauen vorkommt.

Die Patienten gehörten meist dem jugendlichen Lebensalter an, nur 2 Patienten (Valude 38, Augstein 111) waren älter als 30 Jahre.

Außer der Hämophilie wird 1 mal Brightsche Nierenerkrankung (Wharton-Jones 3), 2 mal Anämie (Zehender 7, Lafou 97), 1 mal perniziöse Anämie (Beck 103), 1 mal Arteriosklerose (Pissarello 109), 1 mal Dyspepsie (Panas 6) erwähnt. Von diesen Leiden könnte die Nierenerkrankung durch Gefäßwandstörungen die Disposition zur Orbitalblutung erhöht haben, während die übrigen wohl mehr als Folgeerscheinungen des Allgemeinleidens aufzufassen sind.

Der Fall von Wharton Jones (3) ist insofern von Bedeutung, als er der einzige ist, in dem ein Sektionsbericht vorliegt:

Bei dem 19 jährigen Mädchen fanden sich Blutungen zwischen Tenonscher Kapsel und Sklera, zwischen Sklera und Bindehaut und in das obere Lid, außerdem Blutungen an Armen und Beinen in der Dura, Bronchien, Lunge, Herz und Milz.

In dem Zehenderschen Falle (7), wo bei einem 1 jährigen Kinde starker Exophthalmus und Lidsuggilation bestand, traten vermutlich wiederholte Butungen auf, denn erst nach Ablauf eines Jahres war der Exophthalmus geschwunden.

Der Fall von Panas (6) ist besonders wegen der ophthalmoskopischen Veränderungen interessant:

Bei einem 4 jährigen Knaben, der häufig an Dyspepsie und zugleich an Nasenbluten litt, wurde eines Tages beim Aufwachen Schwellung der Lider des linken Auges, Erbrechen und Nasenbluten beobachtet. Erst nach 15 Tagen trat Exophthalmus des linken Auges hinzu. Der Bulbus war nach innen verdrängt, seine Beweglichkeit besonders nach außen behindert. Im oberen äußeren Teile der Orbita war ein harter Tumor zu fühlen. Die Pupille war weit und starr, die Papille blaß, die Venen der Netzhaut geschwellt, die Arterien eng. Durch Inzision wurde die Natur des Tumors als eines Hämatoms erwiesen. Auch hier kam es zu einer erneuten Blutung und die Protrusio bildete sich nur langsam zurück.

Die Erklärung, die Panas seinem Falle gibt (reflektorische Gefäßparalyse vom Magen aus), erscheint wenig überzeugend. Eher wird man wohl die Blutungen auf die Hämophilie beziehen und die Dyspepsie als Nebensymptom auffassen müssen.

Valli (108) berichtet von einem 5 jährigen Mädchen, das an Hämophilie litt und mit Exophthalmus des linken Auges, Keratitis e lagophthalmo, erkrankte. Auf Punktion und Absaugung des Blutes besserte sich der Zustand.

Der Fall von Priestley-Smith (20) war durch Entstehung eines Hornhautulkus, lange Dauer der Blutung (die erst nach 14 Tagen stand) und durch den günstigen Erfolg diätischer Behandlung (Fleisch, Gemüse) ausgezeichnet, der Fall von Ottava (29), wo die Blutung einer Tenotomie folgte und die Protrusio 2 cm betrug, durch Vereiterung des Bulbus.

Einen sehr traurigen Ausgang nahm der von Weber (39) mitgeteilte Fall eines 21 jährigen hämophilen Mannes, bei dem sich 11 Tage nach Stoß an eine Thürklinke starke Blutung unter die Lidhaut und Bindehaut, Blutungen aus Nase und Mund mit kurzer Bewußtlosigkeit einstellten. Nach einigen Tagen war das rechte Auge erblindet, die Papille geschwellt, die Netzhautvenen stark gefüllt, die Netzhautperipherie weißlich verfärbt. Elf Jahre später nach einer Mensur traten Kopfweh, Erbrechen und Sprachstörungen auf, und die Sehschärfe des linken Auges ging zurück. Der Optikus war in eine große Blutung gehüllt. Es bestand ein großes positives parazentrales Skotom. Dieses blieb, nachdem sich die Sehschärfe nach Resorption der Blutung auf $^4/_5$ gehoben hatte. Nach einigen Tagen traten erneute Blutungen in das Augeninnere auf, die zur fast völligen Erblindung führten. Später traten rezidivierende Blutungen in das Orbitalgewebe hinzu und durch die mangelhafte Bedeckung der Cornea infolge des Exophthalmus und durch Druck auf das Auge kam es zu totaler Nekrose und Sequestrierung der Hornhaut.

Dieser Fall verdient nicht nur wegen seines traurigen Endausganges eingehende Erwähnung, sondern auch deshalb, weil er zeigt, daß das Augenleiden bei Hämophilie mit intraokularen Blutungen beginnen kann, zu denen sich später orbitale Hämorrhagien hinzugesellen.

Auch der Fall von VALUDE (38) der eine 34jährige hämophile Patientin betraf, ist durch rezidivierende Blutungen ausgezeichnet und dadurch, daß über und unter dem Bulbus fluktuierende Tumoren auftraten, die punktiert wurden, worauf sich der Exophthalmus zurückbildete.

Ähnlich war es in dem WAGNER'schen (90) Falle, wo wegen eines Tumors des unteren Lides zuerst die Diagnose auf Dermoidzyste gestellt wurde. Der Tumor, der sich bei der späteren mikroskopischen Untersuchung als Blutzyste erwies, schwoll anfallweise an und ab. Durch Gelatineinjektion wurde eine vorübergehende Besserung erzielt. Der Augenhintergrund war in diesem Falle normal.

Ähnlich ist ein Fall, den KOMOTO (105) mitteilt. Bei einer 36jährigen Frau trat ohne nachweisbare Veranlassung der linke Bulbus plötzlich vor und es zeigte sich eine Stauungspapille. Bei der Operation nach KRÖNLEIN wurde eine Blutzyste entfernt, die temporal vom Optikus saß und deren Wand aus Bindegewebsfasern und Resten von Fettgewebe bestand.

Überblicken wir die Fälle von Orbitalblutungen bei Hämophilie, so können wir zunächst sagen, daß der authentische Beweis des Vorkommens derartiger Hämorrhagien, den BERLIN (der sich auf die 256 Fälle von GRANDIDIER beruft, unter denen sich keine einzige Blutung der Augenhöhle findet) vermißt, inzwischen erbracht worden ist.

Die Fälle von WHARTON-JONES (3) und ZEHENDER (7), die BERLIN (10) anführt, können wir jetzt, wo eine größere Kasuistik vorliegt, mit gutem Recht in die Gruppe der Orbitalblutungen bei Hämophilie rechnen.

Wir wissen jetzt auch, daß gerade diese Fälle von Orbitalblutungen bei Hämophilie eine recht ernste Prognose quoad visum geben. Ist doch unter 6 Fällen, in denen hierüber Angaben gemacht werden, nicht weniger als 4mal das Auge erblindet, sei es durch Läsion des Optikus oder durch Ernährungsstörungen der Hornhaut infolge des hochgradigen Exophthalmus.

Bezüglich der Therapie mögen wenige Bemerkungen genügen.

Wenn PANAS meint, man solle von jeder Behandlung absehen, so möchte ich dem entgegenhalten, daß wir jetzt, wo wir in den Gelatineinjektionen ein zuverlässiges und (nach Beseitigung der Gefahr einer Tetanusinfektion durch Kautelen bei der Herstellung des Präparates, Firma Merck) ein gefahrloses Mittel besitzen, mit Recht davon Gebrauch machen werden.

Von operativen Eingriffen zur Entfernung des Blutergusses der Orbita wird man wegen der Gefahr erneuter Blutungen lieber absehen, wenn auch der Fall von Wagner zeigt, daß die Exstirpation einer orbitalen Blutzyste, einige Monate nach der ersten Blutung vorgenommen, ohne wesentliche Nachblutungen verlaufen kann. Hier haben vermutlich die vorübergehenden Gelatineinjektionen eine günstige Wirkung entfaltet.

Vielleicht geben uns die neueren günstigen Erfahrungen mit Injektionen normalen Serums bei Hämophilie, die bisher meines Wissens auf ophthalmologischem Gebiete noch nicht Anwendung gefunden haben, ein gutes Hilfsmittel bei diesen wenn auch seltenen, so doch recht schweren Erkrankungen an die Hand, um so mehr, als diese Seruminjektionen nach neueren Ergebnissen der Serologie wohlbegründet sind.

Dies führt uns zu der Frage nach der Genese der Orbitalblutungen bei Hämophilie, die naturgemäß von der Auffassung vom Wesen der Hämophilie abhängen wird.

Während früher die Pathogenese jener Blutungen, die auf Grund einer ererbten oder erworbenen Disposition auftreten, ganz im unklaren war und speziell pathologisch-anatomische Untersuchungen weder an den morphologischen Blutbestandteilen, noch an den Gefäßwänden eine Veränderung erkennen ließen, haben uns moderne Untersuchungen besonders über die Gerinnungsfähigkeit des Blutes der Hämophilen einen großen Fortschritt gebracht.

Noch 1904 bekannte sich Weidmann als Anhänger der alten Immermannschen Theorie, nach welcher das wechselnde Verhalten der Blutmasse zur Kapazität des Gefäßsystems für die Entstehung hämophiler Symptome von wesentlicher Bedeutung ist, und bezeichnete die Hypothese der mangelhaften Gerinnungsfähigkeit des Blutes als unrichtig.

Durch Sahlis einwandfreie Untersuchungen wurde jedoch der Nachweis erbracht, daß bei der Hämophilie die Gerinnungsgeschwindigkeit auch im Stadium der Latenz wesentlich herabgesetzt ist und daß die widersprechenden Resultate früherer Forscher auf fehlerhafter Versuchsanordnung beruhten.

Nach Lommel (Zentralbl. f. inn. Med. 1908, Nr. 27) sind für die normale extravaskuläre Blutgerinnung namentlich die Blutplättchen wichtig, die das Thrombogen liefern, eine der Vorstufen des Fibrinfermentes, des Thrombins. Aus dem Thrombogen entsteht durch Einwirkung der Thrombokinase ein Prothrombin, aus diesem durch Kalksalze das Thrombin, das mit dem Fibrinogen die Fibringerinnung bewirkt.

Thrombokinase ist vermutlich in allen Geweben des Körpers enthalten. Während dem strömenden Blute sowohl Thrombogen und Thrombin als

Thrombokinase fehlen, entsteht extravaskulär durch Blutkörperchenzerfall Thrombogen, aus den Zellen wird Kinase frei und mit Hilfe der stets vorhandenen Kalksalze tritt Gerinnung ein. Im Serum sind Thrombin, Thrombogen, Prothrombin und Thrombokinase enthalten.

Setzt man dem langsam gerinnenden hämophilen Blute defibriniertes Blut eines Gesunden zu, so genügen schon Spuren, um normale Gerinnungszeit herbeizuführen. Diese wichtige Tatsache ist von P. Em. Weil ermittelt, von Labbé und Carrière und Wirth bestätigt worden.

Das Ausbleiben der normalen Blutgerinnung bei Hämophilen beruht nach Lommel wahrscheinlich darauf, daß die lädierte Gefäßwand nicht die erforderlichen Mengen Thrombokinase liefert, um aus dem disponiblen Thrombogen an Ort und Stelle Fibrinferment zu erzeugen. Diese Substanz läßt sich aber durch Zufuhr normalen Serums herbeischaffen.

Weil ermittelte weiter, daß man zwei Gruppen von Blutern unterscheiden muß. Einmal handelt es sich um anfallsweise auftretende Hämophilie, bei der die Koagulation auf 30—75 Minuten verzögert, die Verhältniszahl der Leukozyten normal ist, während bei der familiären Hämophilie eine dauernde Verarmung an Leukozyten und eine enorme Verzögerung der Koagulation ($2^1/_4$—12 Stunden) vorhanden ist.

Die Serumbehandlung, die für künftige Fälle von Orbitalblutungen bei Hämophilie dringend zu empfehlen ist, gestaltet sich sehr einfach. Es genügt nach Weil, einem Erwachsenen einmalig 10—20 ccm von frischem Blutserum intravenös zu injizieren, bei subkutaner Injektion 30—40 ccm. In der Praxis kann man sich, da frisches Normalserum schwer zu beschaffen ist, des in allen Apotheken erhältlichen Antidiphtherieserums bedienen.

Nach Broca läßt sich, wenn man 24 Stunden nach der Einspritzung wartet, ein operativer Eingriff beim Hämophilen ohne Gefahr stärkerer Blutung durchführen.

Es steht zu hoffen, daß diese Behandlungsmethode bei künftigen Fällen von Orbitalblutungen bei Hämophilie günstige Erfolge zeitigen und vielleicht manches Auge vor Erblindung bewahren wird.

§ 347. In der zweiten Gruppe spontaner orbitaler Hämorrhagien möchte ich 24 Fälle zusammenfassen, bei denen sich des Leiden auf skorbutischer Grundlage entwickelt.

Während bei Skorbut Blutungen der Bindehaut, der Lider und Sklera, in die vordere Kammer und die Netzhaut relativ häufig beobachtet worden sind (Fialkowsky, Mackenzie, Denig, Weil u. a.), gehören orbitale Blutungen bei erwachsenen Skorbutkranken zu den größten Seltenheiten.

Nur von Krückow (27) und Magnus (8) werden einschlägige Beobachtungen mitgeteilt. Dagegen liegen von kindlichem Skorbut, wie wir mit Rehn die Barlowsche Krankheit bezeichnen können, nicht weniger als

18 Fälle vor. Es sind dies die Beobachtungen von HOLMES-SPICER (25 [3 Fälle]), HEUBNER (68 [4 Fälle]), MEDING (88 [2 Fälle]), NICOLAI (63), HIRSCHBERG (69), FRANKE (42), BRANDÈS (104), ZILVA und STILL (115), BLAKE und STEELE (119). Die Zahl der Fälle steigt auf 21 bzw. 22, wenn wir die Beobachtungen von CONKEY (56), BORLAND (75) und VEASEY (79) hinzunehmen dürfen (bei denen gleichfalls Anzeichen von hämorrhagischer Diathese, Blutungen des Zahnfleisches, Hämaturie, vorhanden waren).

Das gleiche gilt für den Fall von FINLAY (41), wo bei einem an Typhus und Malaria erkrankten Knaben, der an Haut-, Nasen- und Zahnfleischblutungen litt, spontan Exophthalmus, Chemosis und Lidschwellung auftraten. Dieses Überwiegen des frühen Kindesalters ist entschieden auffällig. Es läßt sich vielleicht erklären, wenn wir die anatomische Verschiedenheit der Orbita des Säuglings von derjenigen des Erwachsenen berücksichtigen (vgl. § 7).

BLAKE (116) ist der Meinung, daß besonders Kinder zwischen 6 und 15 Monaten betroffen wurden, und daß die subperiostalen Blutungen unter dem Orbitalteil des Stirnbeins zu den Frühsymptomen des kindlichen Skorbuts gehören.

Die relative Enge der Augenhöhle des Neugeborenen macht es verständlich, daß es bei Blutungen ins retrobulbäre Gewebe leichter zu deutlichem Exophthalmus kommen wird, während beim Erwachsenen kleine Blutungen in das Orbitalgewebe leicht der Beobachtung entgehen können.

ZILVA und STILL (115) beobachteten unter 64 Fällen von infantilem Skorbut 5 Fälle von Orbitalblutungen der linken Seite und erwähnen 11 Fälle anderer Autoren, von denen 5 die linke, 3 die rechte Seite und 3 beide Seiten betrafen. Sie stellten auch Versuche an Affen an, denen sie vitaminfreie Nahrung (Reis, Salz, Milch 1 Stunde bei 120° im Autoklaven gekocht) verabreichten. Am 29. Tage traten bei dem Versuchstier Exopthalmus und Lidblutungen auf, die sich schnell zurückbildeten, wenn Zitronensaft gegeben wurde.

Bemerkenswert ist weiterhin, daß in sämtlichen Fällen mit Ausnahme desjenigen von VEASEY (79), wo wegen metastatischer Chorioiditis (vom Nabel aus) die Enukleation gemacht wurde, der Exophthalmus spontan zurückging und Heilung eintrat, selbst in dem Falle von CONKEY (56), wo die Protrusio so hochgradig war, daß sie fast zur Luxatio bulbi führte.

Auch wurde in keinem Falle eine dauernde Schädigung der Sehnerven beobachtet.

Blutungen um die Papille wurden von HIRSCHBERG (69) beobachtet.

Die Prognose dieser zweiten Gruppe spontaner Orbitalhämorrhagien ist mithin wesentlich günstiger als diejenige bei den Blutungen auf hämophiler Grundlage.

Von fast allen Autoren wird der Nutzen der Allgemeinbehandlung durch Regelung der Diät hervorgehoben.

Pflanzensäfte, Fleischsaft, frische Gemüse, Pepton, Lebertran (Hirschberg, Holmes-Spicer, Meding) unterstützen und beschleunigen die Resorption des orbitalen Hämatoms und verhüten neue Blutungen.

Soweit die bisherigen Beobachtungen zeigen, dürfte in diesen Fällen
eine lokale Behandlung überflüssig sein.

Die Barlowsche Krankheit ist wie der Skorbut zu den Avitaminosen
zu rechnen. Bei beiden Erkrankungsformen handelt es sich um die Folgen
mangelhafter Ernährung, mangelhaft durch Fehlen frischer Nahrungsmittel
(Fleisch, Gemüse, frische ungekochte Milch, Fett).

Nach Rehn sind es die Kunstpräparate der Milch, die hochsterilisierten
Milchsorten und in übergroßen Mengen in frühem Lebensalter verabreichten
Kindermehle, welche zur Barlowschen Krankheit führen. Dem hat die
Therapie besonders Rechnung zu tragen.

Die Frage, weshalb es gerade in der Orbita (neben Blutungen in die
Haut, tiefe Muskelschichten, Periost und Knochen) verhältnismäßig oft zu
Blutungen kommt, ist nicht leicht zu beantworten. Die Gerinnungsfähigkeit
des Blutes scheint nach Rehn nicht alteriert zu sein, ebensowenig seine Zusammensetzung.

Die Prädilektion der Orbita könnte man darin begründet sehen, daß bei
schreienden Kindern nicht selten eine Stauung im venösen Kreislauf der
Orbita bewirkt wird, die sowohl die vorderen Abflußwege (nach den Gesichtsvenen) als die hinteren (nach dem Sinus cavernosus) betreffen kann.
Dazu kommt noch vermutlich eine verminderte Resistenz der Gefäßwandungen.

Ist diese Annahme richtig, dann würden die bei Barlowscher Krankheit auftretenden Orbitalblutungen den Stauungsblutungen, von denen später
zu handeln ist, an die Seite zu stellen sein.

§ 348. In die dritte Gruppe der spontanen Orbitalblutungen möchte
ich diejenigen Fälle rechnen, bei denen es sich offenbar um vasomotorische Störungen handelt, die beim weiblichen Geschlechte besonders
zur Menstruation in Beziehung stehen. Auch diesen Fällen ist eine Neigung
zu mehr oder weniger periodischen Rezidiven eigen.

Hierher würden zunächst 3 Fälle zu rechnen sein, wo sich die Blutungen der Orbita nach dem Klimakterium einstellten (Fischer 1, Shaw 46,
Brunetière 85 [2. Fall]).

Besonders instruktiv ist der Fall von Brunetière, der eine Patientin mit
Suppressio mensum betraf, bei der ein Jahr lang zur Zeit jeder Periode die
Blutungen sich wiederholten.

Auch der erste Fall des gleichen Autors ist hierher zu rechnen, bei welchem
bei einer Frau nach Abstillen des Kindes, d. h. zur Zeit des Wiedereintritts der
Menstruation, orbitale Blutungen auftraten. Möglicherweise gilt das gleiche für
einige Fälle über die Terrien berichtet.

Hierher sind vielleicht auch die beiden Fälle von Böhm (47) und Gayet (43) zu rechnen, wo 6—7 Stunden bzw. 15 Stunden nach einer normalen Geburt Exophthalmus auftrat. Würde in diesen Eällen während des Geburtsaktes selbst eine Zerreißung von Orbitalgefäßen etwa infolge starker venöser Stauung erfolgt sein, so würde sich offenbar die Protrusio eher eingestellt haben.

Endlich gehören vermutlich hierher zwei Fälle von Brasch und Levinsohn (40) und Gonzales (78), bei denen die Orbitalblutung die Begleiterscheinung einer neuroparalytischen Migräne war.

Die Genese dieser Blutung ist dunkel. Brunetière (85) äußert für seine Fälle die Vermutung, daß entweder toxische von der Genitaldrüse der Frau ausgehende Sekretionsprodukte (Theorie Berger-Löwy) oder reflektorische vasaparalytische Einflüsse (Jayle) dabei eine Rolle spielen.

Unverkennbar sind auch gewisse Beziehungen zu den menstrualen und intermittierenden Ödemen und dem sogenannten Quinckeschen Ödem, Veränderungen, für die von den einen Autoren eine Abnormität der Gefäßinnervation, von anderen eine gastrointestiale Autointoxikation als Grundlage angenommen wird. Vgl. auch § 145.

§ 349. In ihrer Genese verständlicher sind die Fälle der vierten Gruppe, denen gemeinsam ist, daß sich die Orbitalblutung auf Grund einer Gefäßwandstörung lokalen oder allgemeinen Charakters entwickelt.

Zu den Allgemeinerkrankungen die hier in Betracht kommen, gehören besonders Nierenkrankheiten [2 Fälle von Petit (71), 1 Fall von Hansell] vielleicht auch Alkoholabusus, der als Ursache von Gefäßwandstörungen von Friedenwald und Crawford (31) in ihrem 2. Falle angeschuldigt wird.

Hierher gehört wohl der Fall von Knapp (118), bei dem ein 75jähriger arteriosklerotischer Patient, dem ein Tumor aus der Tränendrüsengegend entfernt wurde, am folgenden Tage mit Exophthalmus, blutiger Suffusion der Lider und Bindehaut und Amaurose (durch Optikusatrophie) erkrankte. — Auch für den Fall von Ricciardi (123), der einen 70jährigen Mann betraf und als spontanes Hämatom der Orbita bezeichnet wird, dürfte auf atheromatöser Veränderung der Orbitalgefäße beruhen. Bei ihm fehlten Lid und Bindehautsuggilationen. Nach 5 Tagen bildete sich unter Druckverband und Salicyl der Exophthalmus zurück.

Eine lokale Gefäßwandstörung ist sichergestellt in denjenigen Fällen, wo die Hämorrhagie im Gefolge eines durch Varix der Orbita bedingten intermittierenden Exophthalmus auftrat (van Santen, Meyer, Herm. Becker).

Ob in den Fällen von Gunn (37), Tooke (95) und Hirsch (62) wirklich, wie von den Autoren angenommen wird, die Orbitalblutung aus einem rupturierten Aneurysma der Art. ophthalmica stammte, ist mir in hohem Grade zweifelhaft. Ehe wir die Diagnose eines orbitalen Aneurysma stellen dürfen, müssen wir vor und nach der Blutung einen Symptomenkomplex nachweisen, der zu charakteristisch ist, um sich bei darauf gerichteter Untersuchung der Beobachtung zu entziehen.

In keinem der erwähnten 3 Fälle wird jedoch von Pulsation, Schwirren, Exophthalmus vor der Blutung oder nach Resorption derselben etwas berichtet.

§ 350. In die fünfte Gruppe endlich gehören die Fälle von Stauungsblutungen der Orbita, denen schon wegen ihrer eigenartigen Genese eine selbständige Stellung zuzuweisen ist.

Diese Blutungen bilden die Teilerscheinung eines eigenartigen Symptomenbildes, das erst seit etwa 30 Jahren bekannt ist. Infolge einer schweren Thoraxkompression können ausgedehnte Blutergüsse in und unter die Haut fast des ganzen Gesichtes und eines Teils des Halses entstehen, verbunden mit Blutung in die Orbita, unter die Konjunctiva eventuell in die Netzhaut beider Augen, ohne daß den Kopf selbst ein Trauma betroffen hätte. Nicht immer kommt es zu Orbitalblutungen. Zuweilen mögen sie vorhanden sein aber übersehen werden, was um so leichter möglich ist, wenn der Exophthalmus gering, Gesicht und Lider geschwellt sind.

Die Verletzung ist nicht häufig — bis jetzt sind einige 20 Fälle beobachtet worden —, aber in ihrer Genese und ihren Symptomen ist sie so charakteristisch, daß wir sie fast als Experimentum naturae ansehen können, welches uns anzeigt, daß es auch bei intaktem Gefäßsystem der Orbita allein durch starke Drucksteigerung im Thorax zu Blutungen kommen kann.

Schon der erste von Perthes (45) berichtete Fall gibt uns ein gutes Bild von diesen Verletzungen:

Ein 14jähriger Arbeitsbursche in einer Baumwollenspinnerei wurde von einem 1 m hohen auf Schienen gleitenden Wagen so gegen die Zylinderbank gedrängt, daß der Brustkorb in dem etwa zweihandbreiten Zwischenraum eingeklemmt wurde. Die Maschine kam von selbst zum Stehen, der Knabe wurde in bewußtlosem Zustande aus seiner Einklemmung befreit und erlangte bald das Bewußtsein wieder. Er selbst gab nachträglich an, daß er in der ersten Stunde nach dem Unfalle alles hören aber nichts sehen konnte.

Eine Stunde nach der Verletzung war das Gesicht blau gefärbt mit zahlreichen dunkelroten Petechien bedeckt, ebenso die obere Hälfte der linken Halsseite. Die Lider beider Augen waren stark blaurot verfärbt, die Konjunktiven und Skleren stark blutig suffundiert. Die Pupillen reagierten gut. Es bestand ein geringer Grad von Exophthalmus.

Spuren einer Verletzung des Kopfes waren nicht nachzuweisen, dagegen eine Fraktur des Schlüsselbeins, der 3. und 4. Rippe. Die Atmung war frequent und koupiert, doch ergab die objektive Untersuchung der Thoraxorgane keine Abnormitäten insbesondere keinen Hämothorax.

Nach wenigen Tagen resorbierten sich die Blutergüsse. Nach 4 Tagen war die Blaufärbung des Gesichtes teilweise geschwunden, doch dauerte es 6 Wochen, bis die Bindehautblutungen resorbiert waren.

Ganz analog war das Symptomenbild und der Verlauf in den Fällen von MORIAN (59), BRAUN (48) und NIEMANN (70), wenn auch die Art der Verletzung und die Intensität der Veränderungen Schwankungen bot.

Über die Häufigkeit der orbitalen Hämorrhagie bei diesen Verletzungen gewinnen wir aus der Tabelle von WIENECKE (80) einen Anhalt, die nicht weniger als 22 Fälle umfaßt. Unter diesen wird Protrusio bulbi 8 mal erwähnt, während in sämtlichen Fällen subkonjunktivale Blutungen vorhanden waren. Sehstörungen wurden (abgesehen von einem Falle, wo eine Netzhaut- und Glaskörperblutung aber kein Exophthalmus vorhanden war — NECK [53]) nur 2 mal nachgewiesen, der Augenhintergrund in allen Fällen, wo er untersucht wurde, normal gefunden.

Immer handelte es sich um starke Kompression des Thorax und Abdomens und um zahlreiche Blutungen und Stauungsödem im Bereiche der klappenlosen Venen der Jugularis.

Da eine direkte Verletzung des Kopfes und die Mitwirkung einer Fraktur der Orbitalwand in diesen Fällen ausgeschlossen ist, müssen auch die Orbitalblutungen auf die Stauung allein bezogen werden.

Wie kommt nun diese venöse Stauung der Orbita zustande?

Zunächst ist es längst bekannt, daß durch plötzliche Kompression des Brustkorbes eine erhebliche Drucksteigerung im intrathorakalen Raume eintritt, die sogar zu einer Zerreißung der Lunge führen kann. Diese Drucksteigerung kann sich nun in die großen Venen hinein fortpflanzen und der Druck in den Kapillaren dadurch so beträchtlich ansteigen, daß Blutungen die Folge sind. Dort wo die Venen Klappen enthalten, die dem rückläufigen Blutstrom den Weg verschließen, ist diese Fortpflanzung der Drucksteigerung nicht möglich. Aber das Gebiet der Vena jugularis interna entbehrt der Klappen, die Vena anonyma besitzt nur ein Klappenpaar an der Einmündung der Jugularis in die Anonyma, das nach dem Ergebnis von Injektionsversuchen insuffizient ist (POIRIER). Auch die Vena jugularis externa besitzt nach POIRIER gewöhnlich zwei insuffiziente Klappenpaare an der Ausmündung der Subklavia und in der Mitte des Halses und ist von den großen Armvenen, der unteren und oberen Hohlvene aus leicht zu injizieren.

Aus den erwähnten Verhältnissen erklärt es sich, daß schon bei jeder vorübergehenden Drucksteigerung im Thorax z. B. bei forzierter Exspiration eine wenn auch leichte Stauung im Bereiche dieser klappenlosen Venen eintritt, die sich gerade in der Orbita durch ein leichtes Hervortreten des Bulbus sichtbar macht.

Die Klappenlosigkeit der Orbitalvenen ist zwar insofern als recht zweckmäßig zu bezeichnen als sie bei einem lokalen Stromhindernis am Orbitaleingang oder an der Spitze der Orbita einen Abfluß des Venenblutes nach der entgegengesetzten Richtung, d. h. entweder nach dem Sinus cavernosus oder nach den Gesichtsvenen ermöglicht, wenn jedoch der Druck wie bei thorakaler Drucksteigerung sowohl im Bereiche der Jugularis externa als interna in gleichem Maße ansteigt, dann ist ein Ausweichen nicht mehr möglich, dann werden Ektasien und eventuelle Gefäßzerreißungen die Folge sein können.

Nach Milner beruht die bei Rumpfkompression entstehende Drucksteigerung nicht einfach auf einer passiven einmaligen Kompression des Rumpfes, sondern es kommt noch eine reflektorische Inspiration mit Verschluß der Glottis und Anspannung der Bauchdecken in Betracht, wodurch das Venenblut in das klappenlose Gebiet der oberen Hohlvene zurückgeschleudert wird.

Analog müssen wir uns wohl die Genese derjenigen Orbitalblutungen vorstellen, die im Verlauf eines Keuchhustens von Jeaffreson (21), Chibret (23), Meyer (44), Fischer (86) und Uhthoff (99) beobachtet worden sind.

Daß gerade bei dieser Erkrankung bei den heftigen krampfhaften Hustenanfällen der inthrathorakale Druck erheblich gesteigert werden und zu beträchtlicher venöser Stauung im Kopf führen kann, ist leicht zu verstehen.

Vielleicht ist auch ein Fall den v. Hippel (52) mitteilt, und der einen durch Strangulation der Nabelschnur asphyktisch gewordenen Neugeborenen betraf, bei dem doppelseitiger Exophthalmus, Blutungen der Netzhaut und des Corpus ciliare nachzuweisen waren, als Stauungsblutung aufzufassen.

Auch der Fall, den d'Amico (121) beschreibt, ist auf starke Stauung der Kopfvenen zurückzuführen. Bei einem Akrobaten entstand im Verlauf von 12 Tagen ein starker Exophthalmus ohne Lid- und Bindehautbluterguß. Nach Eröffnung der Orbita und Ablösung des Periostes vom Orbitaldach wurde das Hämatom ausgeräumt, und es trat schnelle Heilung ein.

Der Fall von Uhthoff (99) ist besonders wegen seiner klinischen Erscheinungen und der therapeutischen Maßnahmen bemerkenswert:

Ein 3¹/₂ jähriges Kind bot rechtsseitigen starken Exophthalmus mit Beweglichkeitsbeschränkungen, normalem Augenhintergrund und guter Sehschärfe. Unter dem unteren Lide war ein resistenter haselnußgroßer Tumor fühlbar. Die Mutter gab an, daß das Kind vor 2 Jahren an sehr heftigem Keuchhusten gelitten habe. Bei den heftigen Anfällen seien beide Augen etwas vorgetreten und das rechte sei seit dieser Zeit prominenter geblieben. Seit drei Monaten habe die Prominenz noch wesentlich zugenommen.

Bei der Exstirpation des kleinen Tumors im inneren Teile des unteren Lides entleerte sich auffällig viel dünnflüssiges ganz dunkles Blut. Der exstirpierte Knoten war von derber Konsistenz und ließ zunächst an einen melanotischen Tumor denken, erwies sich aber beim Einschneiden als eine dickwandige blutgefüllte Zyste.

Es zeigte sich nun, daß nach dem relativ kleinen Eingriff der starke Exophthalmus völlig schwand und geschwunden blieb. Offenbar bestand auch in der Tiefe der Orbita eine abgekapselte größere Blutansammlung, die bei der Operation entleert wurde.

Hierher gehört auch ein Fall, den ich selbst beobachten und operieren konnte und der von Fischer (86) als Dissertation publiziert worden ist:

Bei einem 2 jährigen schwächlichen Mädchen, das an Keuchhusten litt, trat nach Angabe der Mutter während der Hustenstöße das rechte Auge aus der Orbita hervor, um in den Hustenpausen wieder in seine normale Lage zurückzukehren. Dreivierteljahre später bemerkte die Mutter plötzlich, daß das rechte Auge von neuem vorgetreten war. In der folgenden Nacht trat starkes Erbrechen und Zunahme der Protrusio ein.

Die Untersuchung ergab einen hochgradigen Exophtalmus (etwa 8 mm) des rechten Auges in der Orbitalachse mit starker Beweglichkeitsbeschränkung. Die Lider waren ödematös aber ebenso wie die Bindehaut frei von Ecchymosen. Der Bulbus ließ sich nicht in die Orbita zurückdrängen. Zeichen von Entzündung fehlten. Die Pupillen waren von mittlerer Weite und reagierten prompt. Die Augenspiegeluntersuchung ergab venöse Hyperämie des Fundus bei leichter Verengung der Arterien. Der Visus war anscheinend nicht wesentlich gestört.

Da trotz Druckverband und Bettruhe unter starkem Schreien des Kindes in den folgenden Tagen der Exophthalmus noch zunahm, die von den Lidern nicht genügend geschützte Hornhaut sich leicht zu trüben begann und jeden Augenblick eine Luxation des Bulbus zu befürchten war, wurde ein operativer Eingriff beschlossen. Da auf eine vorsichtige Punktion mit Pravaz nur wenig flüssiges Blut aspiriert werden konnte, machte ich die Resektion der temporalen Orbitalwand nach KROENLEIN. Nach typischem Haut- und Knochenschnitt und Freilegung der Orbita bemerkte ich einen zartwandigen bläulich durchscheinenden Sack.

Bei dem Versuche, die Sackwand in größerer Ausdehnung frei zu legen, riß diese ein und es entleerte sich eine reichliche Menge schwärzlichen teilweise geronnenen Blutes, worauf der Bulbus sofort in seine normale Lage zurücksank. In den nächsten Tagen traten mehrmals Nachblutungen ein, die zu erneutem Exophthalmus führten und nach Öffnen der Nähte Entfernung der Blutkoagula nötig machten. Dann erfolgte die Heilung ohne weiteren Zwischenfall mit Herstellung fast normaler Beweglichkeit, gutem Sehvermögen und normalem Hintergrundsbefund.

Was die Deutung dieses Falles anlangt, so möchte ich für wahrscheinlich halten, daß sich im Verlaufe des Keuchhustens durch venöse Stauung (wie in dem Falle MEYERS und wahrscheinlich auch UHTHOFFS) eine variköse Ausbuchtung retrobulbärer Venen entwickelt hatte, aus der dann später die Blutung vielleicht unter Mitwirkung einer Gelegenheitsursache (Schreien, Pressen beim Stuhl) erfolgte.

Man könnte zweifelhaft sein, ob in diesem Falle die Operation nach KROENLEIN indiziert war, ob nicht auch spontan der Bluterguß resorbiert worden wäre. Die starke Zunahme der Protrusio, der mangelnde Schutz der Hornhaut und die beginnenden Veränderungen des Augenhintergrundes ließen jedenfalls, da die Entfernung des koagulierten Blutes durch Aspiration nicht gelang, einen Eingriff geboten erscheinen, der gründliche Beseitigung des Hämatoms bei Schonung der Orbitalgebilde ermöglichte und zugleich einen guten Überblick über die anatomischen Verhältnisse gestattete.

Auch SCHREIBER (30), FRANKE (42) und KOMOTO (105) haben in Fällen von orbitaler Blutung die temporale Orbitalwand reseziert und damit eine schnelle Heilung erzielt.

§ 351. Gehörten schon die Fälle von Stauungsblutung der Orbita nach Rumpfkompression nicht im eigentlichen Sinne zu den sogenannten spontanen Hämatomen der Orbita, wenn auch ihre Zusammenstellung mit den Fällen von Orbitalblutung bei Keuchhusten wegen der gleichartigen Genese berechtigt ist, so möchte ich in einer 6. Gruppe diejenigen Fälle zusammenfassen, bei denen ein Trauma, das die Orbita oder deren Nachbarschaft betraf, die Ursache der Blutung war.

Es dürfte vielleicht an der Zeit sein, die Bezeichnung »spontane Orbitalblutung« ganz fallen zu lassen, die doch nur die Unkenntnis der Genese des Leidens verschleiert und dafür durch ein Epitheton im einzelnen Falle auf diejenige Gruppe hinzuweisen, der dieser zugehört (z. B. Orbitalblutung bei Hämophilie, bei Skorbut des Kindesalters, Stauungsblutung der Orbita usw.).

Der 6. Gruppe würden bei weitem die zahlreichsten Fälle von Orbitalblutung zugehören.

Hierher würden sowohl die Fälle von Orbitalblutung nach Kontusion des Orbitalrandes wie die Blutungen nach Schädelfraktur, die Blutergüsse, die aus benachbarten Höhlen in die Orbita eindringen, wie diejenigen, die durch direkte Zerreißung von Orbitalgefäßen entstanden, zu rechnen sein. Da in den meisten dieser Fälle der Blutung jedoch mehr eine symptomatische Bedeutung zukommt, empfiehlt es sich, hier nur einen kurzen Überblick derjenigen Verhältnisse zu geben, die von der Blutung als solcher abhängen, wobei besonderes Gewicht auf die semiotische Bedeutung der Orbitalblutung bei Basisfraktur zu legen ist.

Von Wichtigkeit ist hier zunächst die Frage, ob Orbitalblutungen nach indirekten Verletzungen vorkommen können ohne Fraktur der Wandungen.

Von Friedberg (4), Bergmann (9) und Berlin (10) ist diese Frage bejaht worden.

Der letztgenannte Autor hat an der Hand des großen Materials von Hölder, das 124 Fälle von Schädelverletzungen umfaßt, ganz besonders zur Klarstellung derselben beigetragen.

Er schildert 6 Fälle von Orbitalblutungen infolge von Erschütterungen des Schädels, wo bei der Sektion keine Fraktur der Orbitalwand trotz genau darauf gerichteter Untersuchung gefunden werden konnte.

»Wahrscheinlich« schreibt Berlin, »stammen alle diese Blutungen aus den Gefäßen der Orbita selbst.«

Über die Entstehung dieser Orbitalblutungen äußert sich Berlin nicht näher. Er führt nur an, daß er ihr Vorkommen nach Kontusion des Bulbus für hypothetisch halte.

Die Frage, ob Orbitalblutungen nach Contusio bulbi allein entstehen können, wurde von Morian (15) am Kaninchen dadurch geprüft, daß er einen Filzkegel auf die Lider aufsetzte und Hammerschläge ausübte. Er fand Blutungen im retrobulbären Zellgewebe und glaubt, daß auch beim Menschen häufig Orbitalblutungen durch Einwirkung stumpfer Gewalt auf den Bulbus entstehen. Berlin bemerkt hierzu (in Nagels Jahresber. d. Ophthalm.), daß sich das Verhalten in der Kaninchenorbita nicht auf die menschliche übertragen lasse, da die erstere weniger Knochenwand besitzt. Außerdem könne der Filzkegel abgeglitten sein und direkte Verletzungen der Orbita bewirkt haben. »Wie dem auch sei, in keinem Falle könne diesen am Kaninchen angestellten Versuchen der Wert beigemessen werden, daß sie die am Menschen gemachten zahlreichen negativen Erfahrungen erschütterten.«

Auch bei Berücksichtigung der neueren Literatur muß man dieser Ansicht Berlins unbedingt beipflichten. Eine Contusio bulbi, selbst wenn sie so heftig ist, daß ausgedehnte Veränderungen des Auges bewirkt werden (Iridodialysis, Ruptura chorioidae, Hämophthalmus, Irideremia, Ruptura bulbi), pflegt nicht zu Orbitalblutungen zu führen, abgesehen vielleicht von kapillaren Blutergüssen, die sich dem klinischen Nachweis entziehen. Die Ursache dieses Verhaltens ist offenbar in den anatomischen Verhältnissen, der Anordnung und Verteilung der reichlich anastomosierenden klappenlosen Venen, der Verschieblichkeit der Arterien, der Schutzwirkung des orbitalen Fettgewebes zu suchen. Das Auftreten von orbitalen Hämorrhagien durch stumpfe Gewalt, welche auf die Knochen des Schädels und des Gesichtes, namentlich das Seitenwandbein, das Stirnbein, das Jochbein, den Orbitalrand des Oberkiefers und die Nasenbeine einwirkt, ist sichergestellt.

Diese Anschauung wird durch eine größere Zahl älterer und neuerer Beobachtungen bestätigt. Die Fälle von Ulrich (14), Morian (15), Pagenstecher (16), Friedenwald und Crawford (31), de Vincentiis (32), Gourlay (36), Franke (66), Mellinger (49), Ciré (55), Hahn (51), Denig (61), Girard (67), Bossalino (65), Causé (82) sind hierher zu rechnen. Es ist zwar nicht in jedem dieser Fälle eine Wandfraktur der Orbita mit Sicherheit auszuschließen, aber meist doch nach den klinischen Symptomen und der Art der Gewalteinwirkung unwahrscheinlich.

In den Fällen von Morian (15) und Girard (67) konnte das Fehlen einer Knochenläsion der Orbitalwand mit Sicherheit festgestellt werden.

In neuester Zeit äußert sich besonders Rollet (101) über das Zustandekommen der Orbitalblutungen par contre-coup.

Er schreibt: »Die Orbita enthält ein Fettpolster, das die Rolle eines Schutzes der Gefäße nur in ungenügendem Maße erfüllt. Bei einem heftigen Stoße werden die Äste der Art. ophthalmica wie die Äste eines Baumes geschüttelt, während ihr Stamm im Canalis opticus befestigt ist. Was Wunder, daß manche Äste nachgeben und einreißen, da mehrere von ihnen mit ihren Endungen am Bulbus oder am Sehnerven durch fibröse Stränge verbunden sind.«

Rollet ist mithin der Ansicht, daß es sich nur um arterielle Blutungen handelt. Ob dies zutrifft, und ob wir uns die Genese dieser Blutungen in der von ihm geschilderten Weise vorzustellen haben, scheint mir zweifelhaft.

Im allgemeinen sind gerade die Arterien der Orbita wegen ihres stark geschlängelten Verlaufes, der sie befähigt, den Bewegungen des Bulbus und der Muskeln sich anzupassen und ihrer losen Verbindung mit dem umgebenden Fettgewebe wenig zu Blutungen disponiert, solange ihre Wand nicht durch Arteriosklerose usw. alteriert ist. Die Entscheidung, ob die Blutung aus arteriellen, venösen oder kapillaren Gefäßen stammt, läßt sich übrigens im einzelnen Falle meist nicht treffen.

Die Orbitalblutungen bei Schädelverletzungen ohne Knochenfraktur scheinen, wie die anatomischen Befunde der Hölder-Berlinschen Fälle ergeben, meist aus kleinen Gefäßen zu erfolgen. Es handelt sich dann um zahlreiche etwa hirsekorngroße Hämorrhagien innerhalb des Orbitalgewebes, die keinen ausgesprochenen Exophthalmus hervorzurufen brauchen.

Derartige Hämorrhagien der Orbita sind vielleicht nicht so selten, wie es nach der geringen Zahl mitgeteilter Fälle scheinen könnte. Es wird nur meist bei der Sektion nicht genügend auf sie geachtet.

Ein Beispiel für diese Art von Fällen bildet der 1. Fall von Berlin und Hölder:

Ein 50jähriges Weib war aus dem dritten Stockwerk gesprungen, auf Füße und Gesäß aufgefallen. Nach 3 Stunden erfolgte der Tod.

Bei der Sektion wurde der Schädel unversehrt gefunden, eine Blutung der Arachnoidea, des 3. Ventrikels, Blutungen in den Lidern und zahlreiche hirsekorngroße Hämorrhagien im Fettgewebe der Orbita nachgewiesen. Exophthalmus wird nicht erwähnt.

Stammt die Orbitalblutung aus den Knochengefäßen und kommt es zur Entstehung eines subperiostalen Hämatoms nach Schädelverletzung, dann kann man mit größter Wahrscheinlichkeit eine Knochenfraktur annehmen.

Bemerkenswert ist, daß in solchen Fällen das Hämatom erst geraume Zeit, selbst Jahre nach der Verletzung klinische Erscheinungen machen kann, und daß Konjunktivalblutungen, die sonst einen großen Wert für die Diagnose der Knochenfraktur besitzen, dauernd fehlen können.

Zur Erläuterung mögen folgende Fälle dienen:

Der Fall von Baquis (26) betraf einen 11jährigen Knaben, der aus 5 Meter Höhe herabstürzte und mit der rechten Seite aufschlug. Es traten leichte zerebrale Symptome und Schwellung der rechten Gesichtsseite auf, keine Sehstörung. Am 4. Tage war ein blauer Fleck im Sulcus orbito-palpebrale zu bemerken. Das rechte Auge war $1\frac{1}{2}$ cm nach unten und 1 cm nach vorn disloziert, war aber gut beweglich und besaß fast volle Sehschärfe. Ecchymome der Bindehaut fehlten. Durch Punktion mit der Pravaz vom oberen Orbitalrande wurde dunkelrotes flüssiges Blut entleert, worauf der Bulbus wesentlich zurücktrat, um unter Druckverband nach 1 Monat seine normale Stellung wieder einzunehmen.

Es kann nicht zweifelhaft sein, daß es sich in diesem Falle um ein subperiostales Hämatom nach Fraktur des Orbitaldaches ohne äußere Verletzungen und ohne Komplikationen von Seiten des Bulbus handelte.

Im DENIGschen Falle (61), wo die Verletzung vor 10 Jahren erfolgt war, aber erst seit 5 Monaten Exophtalmus bestand, handelte es sich gleichfalls um ein subperiostales Hämatom des Orbitaldaches, das nach KROENLEIN operiert wurde. Der Knochen der äußeren Orbitalwand war verdickt und rauh.

BOSSALINO (81) schildert eine interossale Blutzyste der unteren Orbitalwand. MITVALSKY (28) entfernte eine Blutzyste aus dem oberen inneren Teile der Orbita bei einem 2 jährigen Knaben, wahrscheinlich nach einem Trauma entstanden, deren Wand mikroskopisch aus fibrillärem Bindegewebe bestand, das in zwei Schichten differenziert war, eine innere aus dicht gedrängten parallel verlaufenden Fasern und eine äußere aus locker gefügten Gewebszellen.

Hierher gehört auch der Fall von FRANKE (66), der einen 20 jährigen Mann betrifft, bei dem $^3/_4$ Jahre nach Schlag einer Kiste an den Hinterkopf ein linksseitiger Exophthalmus von 4 mm mit Dislocation des Bulbus nach unten aufgetreten war und wo die Operation nach KROENLEIN ein Hämatom der Orbita ergab, das bis zum Foramen opticum reichte und dessen Wand aus Bindegewebe und Gefäßen bestand.

Der Fall ist auch dadurch bemerkenswert, daß eine Neuritis optica mit Einengung des Gesichtsfeldes nach unten und einer Herabsetzung des Visus auf $^1/_{10}$ bestand, Erscheinungen die nach Entleerung des Hämatoms zurückgingen.

Durch hochgradigen Exophthalmus und einen gleich günstigen Verlauf nach Aspiration des Blutes war der Fall von CAUSÉ (82) ausgezeichnet, während in den Fällen von MELLINGER (49) und HAHN (51) eitrige Entzündung des Orbitalgewebes, im MELLINGERschen Falle vermutlich durch Infektion von der Nasenhöhle aus, zum Verlust des Auges führte.

Eine Eröffnung des Sinus frontalis von der Orbita her durch Kuhhornstoßverletzung vor 5 Jahren und ein umfängliches Hämatom der Orbita, das nach Punktion, Ausspülung mit Sublimat und Kompressionsverband erst nach 3 Jahren heilte, beschreibt GOURLAY (36).

In einem von ULRICH (14) geschilderten Falle führte die seitliche Kompression des Bulbus durch ein orbitales Hämatom zur Entstehung einer Myopie von 6 Dioptrie, die sich nach operativer Entfernung des Blutergusses zurückbildete.

In einer Versammlung der englischen Gesellschaft für Ophthalmologie wurde 1926 über Geburtstraumen des Auges verhandelt. Von BERKELEY (126) wurde angegeben, daß bei 20—30% aller Neugeborenen Augenverletzungen, besonders häufig Blutungen des Gehirns und der Orbita vorkommen sollen. Die Prozentzahl, die übrigens meines Wissens nicht statistisch belegt wird, dürfte wohl etwas hochgegriffen sein.

Eine Quelle des orbitalen Blutergusses nach Trauma können auch die intrakraniellen Blutgefäße abgeben. So sickert bei Frakturen des Orbitaldaches nicht selten Blut, das aus den Gefäßen der Hirnbasis stammt, durch die Fissur hindurch (Fälle von BERLIN 10 und HÖLDER 10, BERGMANN 9, ROLLET 73 u. a.). Auch durch die Fissura orbitalis kann z. B. bei Fraktur des kleinen Keilbeinflügels Blut in die Orbita eindringen. Daß aus den der Orbita benachbarten Nebenhöhlen Blut in die Augenhöhle gelangen kann, besonders bei Zertrümmerung der Orbitalwand, ist leicht zu verstehen, ebenso daß, wie Berlin erwähnt, eine aus den Orbitalgefäßen stammende Blutung nach Läsion der Knochenwand sich in die tiefer gelegenen Nebenhöhlen entleert.

Es ist keineswegs immer leicht, in solchen Fällen die Quelle der Blutung nachzuweisen, und es kann nicht zweifelhaft sein, daß wenig ausgedehnte Orbitalhämorrhagien sich völlig dem Nachweis entziehen oder einen nur gelegentlich bei der Sektion erhobenen Befund darstellen.

§ 352. Von großer klinischer Bedeutung ist die Frage, wieweit Ecchymosen der Lider oder der Bindehaut, die nach einem Schädeltrauma auftreten, berechtigte Schlüsse auf die Annahme einer Knochenfraktur im Bereiche des Orbitaldaches zulassen?

Daß orbitale Hämorrhagien, auch ohne daß eine Fraktur nachweisbar wäre, nach Kontusion des Schädels vorkommen, wurde oben bereits ausgeführt.

Auch daß trotz vorhandener Orbitalwandfraktur und ausgedehnter subperiostaler Orbitalblutung subkonjunktivale Ecchymosen fehlen können, zeigt uns z. B. der Fall von Baquis (26).

Endlich haben wir gesehen, daß Ecchymosen der Lider und der Bindehaut bei jedem orbitalen Hämatom, z. B. bei den durch Rumpfkompression erfolgenden Stauungsblutungen, nicht selten beobachtet werden.

Wenn wir also im Vorhandensein dieser Ecchymosen kein sicheres Zeichen einer Orbitaldachfraktur erblicken dürfen, so widerspricht dies doch nicht der Tatsache, daß die subkonjunktivale und subpalpebrale Blutung bei Schädeltraumen ein wichtiges Zeichen für eine Basisfraktur bildet.

Auf diese Tatsache hat besonders Berlin (10) mit Entschiedenheit hingewiesen.

Unter 79 fortgesetzten Orbitaldachfrakturen Hölders zeigten 69 Blutungen in das orbitale Zellgewebe, die übrigen meist einen geringen Bluterguß zwischen orbitalem Periost und Knochen.

Hiernach würden von den nach heftiger Erschütterung des Schädels auftretenden Orbitalblutungen 91—92% mit, nur 8—9% ohne Fraktur der Orbitalwände vorkommen.

Von neueren Autoren haben sich besonders Rollet (73), Liebrecht (87) und Kehl (117), (120) mit diesen Blutungen beschäftigt.

Nach Rollet (73), (101) tritt die subkonjunktivale Hämorrhagie, die für eine Basisfraktur charakteristisch ist, innerhalb einiger Tage nach der Verletzung auf, da das Blut Zeit braucht, um unter die Bindehaut vorzudringen.

Sekundär erst durchdringt sie die Fascia tarso-orbitalis und den Musc. orbitalis.

Bei oberflächlicher Blutung der Weichteile erscheint dagegen die Blutung zu gleicher Zeit in beiden Lidern und der Bindehaut. Die subkonjunktivale Ecchymose ist dann von lebhaft roter Färbung. Bei Kontusion des oberen Orbitalrandes wird erst das obere Lid suffundiert, dann sieht man die Suffusion der Schwere entsprechend in Form zweier dunkler Bogen auf das untere Lid sich ausbreiten und den unteren Orbitalrand im medialen und temporalen Abschnitt erreichen. Bei einer Hämorrhagie, die nach Knochenfraktur aus der Tiefe der Orbita stammt, werden die abhängigen Teile des unteren Lides gleichzeitig infiltriert.

Hinsichtlich der großen diagnostischen Bedeutung der Lid- und Bindehautecchymosen stimmt ROLLET mit BERLIN völlig überein.

LIEBRECHT (87), dessen Material aus 100 Schädelbrüchen besteht, fand in 34% der Fälle eine Blutung in die Lider, (22% einseitig, 12% doppelseitig) in 10 Fällen außerdem subkonjunktivale Ecchymosen. In 4 Fällen bestand nur eine Bindehautblutung.

Er bezeichnet diese Hämorrhagien von allen Augensymptomen beim Schädelbruch als die häufigsten und diagnostisch wichtigsten.

»Wenn wir eine direkte traumatische Entstehung durch Verwundung oder Quetschung der Weichteile um das Auge herum ausschließen können, so ist die Blutung in die Lider der Ausdruck eines Bruches des Orbitaldaches mit Zerreißung des an dasselbe anheftenden Periostes. — Tritt die Blutung in das Lid oder unter die Bindehaut erst am zweiten oder gar dritten Tage auf, so wird der Bruch nur den hinteren Teil des Orbitaldaches erreichen. Das Blut dringt dann erst allmählich nach vorn und kommt in den Lidern zum Vorschein. Groß und massig werden diese Blutungen nicht. Ist das letztere aber der Fall, sind die Lider blauschwarz verfärbt, springen sie als dicke Wülste hervor, so treten die Blutungen auch unmittelbar nach dem Unfalle hervor. Die Brüche reichen dann im Orbitaldach bis zum vorderen Stirnrande, der Knochen ist meist mehrfach zerbrochen, der Bruch sehr ausgedehnt.« Daß solche Brüche, die größere Ausdehnung besitzen und durch Bruch des Orbitaldaches zu Blutungen führen, eine schlechtere Prognose geben als die Fälle ohne Orbitalblutung, ist bei der verschiedenen Schwere der zugrunde liegenden Verletzung leicht zu verstehen.

Von den LIEBRECHTschen Fällen hatten die Fälle mit Lidblutung 35%, diejenigen ohne 22% Mortalität.

Die Lidecchymosen besitzen demnach nicht nur eine diagnostische sondern auch eine prognostische Bedeutung.

Auch über die anatomischen Verhältnisse der beim Bruch des Orbitaldaches auftretenden Blutungen stellte LIEBRECHT Untersuchungen an.

Er fand die Blutungen an der Stelle des Knochenbruches, der regelmäßig mit einem Einrisse des fest dem Knocheninneren anliegenden Periostes verbunden sein soll.

Hierzu möchte ich bemerken, daß der oben referierte Fall von BAQUIS (26) und mancher andere Fall doch beweisen, daß auch subperiostale Blutungen ohne Einrisse des Periostes bei Fraktur des Orbitaldaches vorkommen können, was leicht zu verstehen ist, wenn wir bedenken, daß sich gerade am Orbitaldach des Periost leicht vom Knochen ablösen läßt.

Die Ausbreitung der Blutungen geschieht nach LIEBRECHT nach vorn, nach dem Auge zu. Dabei zeigt sich, daß die Blutung keine Neigung hat, in das Innere der Orbita, das retrobulbäre Fettgewebe einzudringen, sondern sich in der Hauptsache nahe am knöchernen Orbitaldache hält. Hier umgibt sie die obere Fläche des Levator palpebrae und Musc. rect. sup.

Dringt sie unterhalb der Muskel gegen den Sehnerven vor, so geschieht dies in den bindegewebigen Septen, welche die einzelnen Fettläppchen voneinander trennen.

Wir sehen also, daß das Blut — wenigstens dann, wenn es sich um langsame Infiltration, nicht um große Blutergüsse, bei denen es durch den Druck des Blutes zur Zerreißung zarter Gewebsbestandteile kommen kann, handelt — dieselben Spalträume im Septumsystem der Orbita benutzt, die ich bei meinen Experimenten über den lymphatischen Apparat der Orbita bei entzündlicher Infiltration als Straßen für die vordringenden Lympho- und Leukozyten feststellen konnte.

Die oberhalb der Muskeln vorhandenen massigen Blutungen halten sich dauernd in der Nähe des Orbitaldaches und senken sich dann durch den Zwischenraum zwischen oberem Rand des Tarsus und Orbitalrand in das Lid ein. Die in den Septen des orbitalen Fettgewebes sich ausbreitenden Blutungen dringen weiter vorn zwischen den Ansätzen der Muskeln durch die Spalten des Septum orbitale unter die Bindehaut. Aus dem Widerstand, den das Septum orbitale der vordringenden Blutung leistet, erklärt sich nach LIEBRECHT die geringe Häufigkeit, die Geringfügigkeit und das oft zu beobachtende verspätete Eintreten der Bindehautblutungen.

Aber auch die Fascia tarso-orbitalis leistet nicht selten dem Vordringen der Blutung einen Widerstand, unter Umständen sogar einen größeren als das Septum orbitale. So erklären sich die Fälle wo überhaupt nur subkonjunktivale nicht auch Lidblutungen auftreten.

Wenn also VON BERGMANN (9) schreibt: »Immer geht, wenn das suffundierende Blut aus dem Orbitalfette vordringt, die Blutunterlaufung der Bulbuskonjunktiva der der Lider voraus«, so kann ich diesen Satz nicht für zutreffend halten. Wie würde sich dann die Tatsache erklären, daß Lidblutungen bei Orbitalfraktur wesentlich häufiger sind als solche der Konjunktiva?

Wir müssen vielmehr sagen, daß sowohl isolierte Blutungen der Lider als der Bindehaut als ein Zusammentreffen beider Symptome, wenn sich eine direkte Läsion am Orbitalrand mit Sicherheit ausschließen läßt nach Schädeltraume für eine Fraktur des Orbitaldaches pathognomonisch sind, daß aber ihr Fehlen das Vorhandensein einer Fissur des Orbitaldaches nicht ausschließt.

Recht wichtig sind die Untersuchungen, die in neuerer Zeit Kehl (117, 120) über die Ausbreitungswege der fortgeleiteten Blutunterlaufungen an der Bindehaut der Lider und des Augapfels und ihre diagnostische Bedeutung bei Frakturen im Bereiche der Orbita angestellt hat. Er fand, daß die Blutergüsse nicht im Fettgewebe zu finden sind, sondern dem Muskelverlauf folgen. Bei Frakturen des Orbitaldaches ist der Musc. levator palpebr. der die Ausbreitung der Blutung bestimmende Muskel, bei Beteiligung der Fissura orb. sup. der Musc. rect. lateral. Es zeigt sich dann die Blutung im lateralen Augenwinkel bis zur Hornhaut. Sie findet sich bei allen Frakturen, die durch die obere Orbitalfissur gehen und bei den Brüchen des Jochbeins. Bei starker Blutung umspült die Flüssigkeit den Fettkegel und gelangt an die Unterfläche und ins Unterlid. Frakturen des Orbitalbodens führen zu Unterlidblutungen. Tritt Blut zwischen die Fettläppchen so zeigen sich subkonjunktivale Suggilationen ohne charakteristischen Sitz, so auch nach Thorax-Kompression und Keuchhusten. Von diagnostischer Bedeutung sind besonders Hämatome im Bereiche des Musc. rect. lateralis.

In einer späteren Mitteilung beschreibt Kehl einen Fall, wo die nach Verletzung mit einem Holzscheit aufgetretene Orbitalblutung an der Innen- und Außenfläche des Musc. rect. lateral. sich bis zur Augapfelbindehaut ausgebreitet hat. Bei ihrer Ausbreitung spielt die aktive Muskeltätigkeit eine Rolle. Kleinere Blutungen werden häufig erst 24—28 Stunden nach der Verletzung unter der Bindehaut sichtbar.

Treten die Blutungen erst Stunden oder Tage nach dem Schädeltrauma auf, so fällt dies noch mehr für eine Fraktur ins Gewicht, doch können auch, namentlich bei ausgedehnten Orbitaldachfrakturen die Hämorrhagien sofort nach der Verletzung nachweisbar sein.

Wenn von Bergmann (9) schreibt: »Der Exophthalmus ist, wenn er gleich oder bald nach einem Trauma auftritt und hinterher konjunktivale und Lidecchymosen sichtbar werden, ein untrügliches Symptom einer Orbitalblutung und wegen der erwähnten Beziehung dieser zum Bruche des Orbitaldaches auch das einer Basisfraktur«, so bedarf auch dieser Satz einer Einschränkung.

Exophthalmus gehört bei den einfachen indirekten Frakturen des Orbitaldaches zu den großen Seltenheiten. Liebrecht (87) z. B. erwähnt ihn nur 2mal unter 100 Fällen. Es kommt ihm infolgedessen hier bei weitem nicht diejenige Bedeutung zu, die er für die Orbitalblutungen ohne Knochenfraktur besitzt. Außerdem ist sein Auftreten wie oben ausgeführt wurde, nicht für eine Schädelfraktur beweisend.

Es ist hier noch der sogenannten Scheidenblutungen des Optikus zu gedenken, um so mehr, da diese, eine häufige Erscheinung bei Orbitalfraktur, nach Liebrechts Untersuchungen nicht selten als orbitale Blutungen, d. h. als Blutungen aus der Arteria ophthalmica, die erst sekundär in die Scheideräume eindringen, aufzufassen sind.

Unter 26 Fällen von Schädelbruch, die mit dem Tode endeten, konnte sie Liebrecht (87) in mehr als der Hälfte nachweisen (ca. 55%).

In einem kleinen Teil der genau anatomisch untersuchten Fälle war die freie Blutung aus der Schädelhöhle von deren Basis durch die offenen Zwischenscheidenräume eingedrungen. In einem anderen Teil der Fälle, wo diese verödet waren, drang die Blutung in die Duralscheide und von hier aus in den subduralen Lymphraum. Im dritten und größten Teil der Fälle, bei denen ein Bruch der knöchernen Kanalwand stattgefunden hatte, drang das Blut aus den durch den Bruch zerrissenen Gefäßen an die Duralscheide und von dieser in den Zwischenscheidenraum.

Während von vielen Autoren eine Funktionsstörung des Optikus auf eine Scheidenblutung im Kanal. opt. bezogen wird, ist diese Meinung nach Liebrecht nicht zutreffend.

Einmal findet sich nur in wenigen Fällen im Kanal selbst Blut. Ist solches vorhanden, so doch nur in so geringer Menge, daß es keine Funktionsstörung bewirken könne. Diese treten vielmehr dann ein, wenn nach Einreißen der Sehnervenscheiden Blutungen in den Sehnerven selbst erfolgen, wie Liebrecht in 3 Fällen anatomisch feststellen konnte.

Wir werden demnach die bei Basisfraktur nicht selten beobachteten Sehstörungen, soweit sie nicht durch Blutungen im Auge selbst erklärt werden, in erster Linie auf eine Fraktur im Bereiche des Canalis opticus mit Verletzung des Sehnerven beziehen müssen.

Auffallenderweise konnte Hölder (Berlin 10) bei seinen zahlreichen Fällen nicht ein einziges Mal Scheidenblutungen beobachten, was möglicherweise an seiner Untersuchungsmethode, vielleicht auch an seinem Material (meist Schußverletzungen) gelegen war.

§ 353. Es ist hier noch eines besonderen Krankheitsbildes zu gedenken, das man mit Cords (112) als pralle Durchblutung der Orbita bezeichnen kann. Cords teilte (112) unter 1000 Fällen frischer Augenverletzungen 4 solcher Fälle mit, bei denen nach Verletzung durch eine Mine oder einen Granatsplitter eine erhebliche Vortreibung des Augapfels mit Aufhebung der Beweglichkeit des Bulbus auftrat. Die Bindehaut umgibt als dicker blauroter Wall die Hornhaut. Diese wird von den Lidern nicht mehr gedeckt und ist daher in hohem Maße der Austrocknung ausgesetzt. Vermutlich handelt es sich in diesen Fällen um eine Verletzung der Art. ophthalmica durch einen Fremdkörper oder einen Knochensplitter. Daß es dabei nicht zur Pulsation des vorgetriebenen Bulbus kommt, erklärt sich aus der sehr erheblichen Gewebsspannung. Außer den Fällen von CORDS gehören hierher ein Fall von BERLIN (Schußverletzung), ein Fall von GILBERT und von SZILY (Orbitalsteckschüsse), ein Fall von ERKES (retrobulbäre Schußverletzung, s. Kapitel Schußverletzungen). Vermutlich sind sie aber häufiger als diese spärlichen Literaturangaben annehmen lassen. Aus der neueren Literatur sind vermutlich die Fälle von SCHEFFELS (124), BOZZOLI (127) und WEIN (129) hierher zu rechnen. Der Patient von SCHEFFELS schlug auf einen Baumstamm, derjenige von BOZZOLI hatte 5 Tage vorher eine Kuhhornstoßverletzung erlitten. Besonders bemerkenswert ist der Fall von WEIN, bei dem eine Anästhesierungsinjektion in die Augenhöhle von dem plötzlichen Auftreten einer starken Protrusio, Chemosis, livider Lidfärbung, Bulbusstarre und Amaurose gefolgt war. Die Blutung wurde durch tiefe Einschnitte in die Orbita nach Ablösung des Periostes entleert, worauf der Bulbus beweglich wurde, die Pupillenreaktion und der Visus zurückkehrten. Es ist daher in solchen Fällen stets und sobald als möglich zu versuchen, das Hämatom zu entfernen, am besten durch breite Eröffnung der Orbita, wie sie von ERKES, BOZZOLI und WEIN mit gutem Erfolg ausgeführt wurde.

Überblicken wir nochmals die gesamten Fälle von Orbitalblutungen, so zeigt sich uns ein recht vielgestaltiges Krankheitsbild.

Nach der Ursache, die der Blutung zugrunde liegt, nach der Ausdehnung des Blutergusses und den Begleitsymptomen, ist es oft die Hämorrhagie selbst, die das Krankheitsbild beherrscht. Wir finden ihre Erklärung dann entweder in Störungen der Gefäßwand, lokaler oder allgemeiner Natur (Hämophilie, Skorbut, vasomotorische Einflüsse, Varicen der Orbita) oder in besonderen Verhältnissen, die eine Stauung des orbitalen Venenblutes bedingen (Stauungsblutungen bei Rumpfkompression, Keuchhusten usw.)

In anderen Fällen bildet die orbitale Blutung, die zur Lid- und Bindehautecchymose führt, eines der wichtigsten Symptome einer Basisfraktur.

Nach der Verschiedenheit der anatomischen Grundlage kann natürlich von einer einheitlichen Beurteilung sämtlicher Fälle von Orbitalblutungen nicht die Rede sein.

Wir werden in praxi, sobald wir aus den klinischen Erscheinungen die Diagnose auf Orbitalblutung stellen können, durch genaue Beachtung aller Einzelheiten zunächst das ätiologische Moment zu ermitteln suchen müssen. Von diesem hängt es dann ab, wie sich die Prognose und Therapie gestalten wird.

Im allgemeinen läßt sich soviel sagen, daß die Prognose eines orbitalen Hämatoms nicht ungünstig ist, daß meist auch bei hochgradigem Exophthalmus spontane Resorption erfolgt.

Es kann jedoch auch durch Beteiligung des Bulbus oder Sehnerven die dringende Indikation zur Entfernung des Blutergusses eintreten. Diese geschieht am leichtesten durch Aspiration, wo dies nicht möglich ist oder wo ein cystisches Hämatom vorliegt, durch Eröffnung und Entleerung desselben.

Außerdem verlangt aber das zugrunde liegende Allgemeinleiden (z. B. beim Skorbut, bei Hämophilie) entsprechende Allgemeinbehandlung.

Wie sich bei den einzelnen Gruppen von Orbitalblutungen die Genese, die Prognose und Therapie verhält, ist bereits bei Besprechung derselben geschildert worden.

Literatur.

Blutungen der Orbita.

1846. 1. Fischer, Lehrbuch d. gesamten Entzündungen, S. 395. Prag.

1854. 2. v. Graefe, Bluterguß in die Orbita. Arch. f. Ophth. I.

1863. 3. Wharton Jones, Brit. Med. Journ.

1864. 4. Friedberg, Zur Entstehungsweise und Diagnose der Fraktur des Orbitaldaches. Virchows Arch. XXXI. S. 334.

1872. 5. van Santen, Spontane Hämorrhagie in der Orbita. Nederlandsch. tijdschr. v. geneesk. I. S. 465.

1876. 6. Panas, Contributions à l'étude des troubles circulatoires visibles à l'ophtalmoscope dans les lésions traumatiques du cerveau. Bull. de l'acad. méd. de Paris No. 12.

7. Zehender, Handbuch d. Augenheilk. II.

1878. 8. Magnus, Exophthalmus auf skorbutischer Grundlage. Dtsch. med. Wochenschr. Nr. 29.

9. v. Bergmann, Die Lehre von den Kopfverletzungen. Deutsche Chirurgie von Billroth und Lücke. XXX. Encke, Stuttgart.

1880. 10. Berlin, Krankheiten der Orbita, Blutungen in der Orbita. Dieses Handbuch, 1. Aufl. VI. S. 558.

1881. 11. Ayres, Retrobulbar hemorrhage. Arch. of Ophth. X. p. 42.

1882. 12. Benson, Injury to the eye causing amaurosis. Brit. med. journ. 29. IV. p. 621.

13. Snell, Haemorrhage into orbit. Exophthalmos. Atrophy of disc. Ophth. rev. XII. p. 402.

14. Ulrich, Retrobulbärer Bluterguß eine Netzhautablösung vortäuschend. Klin. Monatsbl. f. Augenheilk. S. 242.

1883. 15. Morian, Zur Kasuistik der Kopfverletzungen. Diss. Würzburg. Zeitschr. f. Chirurg. XVIII, 4. S. 803.

1884. 16. Pagenstecher, Augenspiegelbefund nach retrobulbärer Blutung. Arch. f. Augenheilk. XIII, 2 u. 3. S. 143.

1885. 17. Cross, Profuse Blutung während der Herausnahme des Augapfels und des übrigen Orbitalinhaltes, die eine Unterbindung der Carotis vernotwendigte. Ber. über die XVIII. Vers. d. Ophth. Ges. in Heidelberg, S. 215.

1887. 18. Emrys-Jones, Haemorrhage and proptosis after subconjunctival tenotomy of the external rectus. Transact. of the oph. soc. of the Kingdom. Dec. 8.

1888. 19. Panas, Hématomes spontanés de l'orbite avec un nouveau fait clinique. Arch. d'Opht. VII. p. 153.

20. Priestley Smith, A case of intra-orbital Haemorrhage and other eye complications in connection with haemophilia. Ophth. Hosp. Rep. XII, 2. p. 70.

1889. 21. Jaeffreson, Lancet. p. 10.

1889. 22. Postempski, L'esoftalmo negli spandimenti di sangue alla base del cranio Riforma med. p. 585.

1890. 23. Chibret, Exophthalmie avec subluxation du globe en bas dans le mouvement d'abaissant du globe. Soc. d'Opht. 7. I.

24. Querenghi, Contributo clinico alla fisiologia del ganglio ottalmico. Ann. di Ottalm. XIX. p. 113.

1892. 25. Holmes Spicer, Orbital haemorrhages in young children. Ophth. Rev. p. 34.

1893. 26. Baquis, Un caso raro di ematoma orbitario sotto-periosteo da frattura lineare semplice incompleta della volta orbitaria. Arch. di Ottalm. I. p. 62.

27. Krückow, Über einen Fall wiederholter Blutung in die Orbita bei Scorbut. Wjest. oph. X. p. 275.

28. Mitvalsky, Zur Kenntnis der Blutzysten des orbitalen und subkonjunktivalen Zellgewebes. Zentralbl. f. Augenheilk. Jan. S. 1.

29. Ottava, Ein Fall von Augenoperation an einem haemophilen Individuum. Post. med.-chir. Presse. S. 322.

30. Schreiber, Jahresbericht der Augenheilanstalt in Marburg. S. 17.

1894. 31. Friedenwald and Crawford, Exophthalmus due to orbital haemorrhage. Arch. of ophth. XXIII. p. 142 u. Arch. f. Augenheilk. XXX. p. 72. 1895.

32. de Vincentiis, Sull esottalmo da ematoma orbitario. Lav. della clin. ocul. Vol. IV.

1895. 33. Becker, Ein Beitrag zur Kenntnis der Schleimzysten und Gefäßgeschwülste der Orbita. Arch. f. Ophth. XLI, 1.

34. Parker, Miscellaneous eye cases with remarks. Journ. of eye, ear a. throat dis. I. No. 2.

35. Schmidt, Über die Verletzungen des Auges mit besonderer Berücksichtigung der Kuhhornstoßverletzungen. Diss. Gießen.

1896. 36. Gourlay, Poche sanguine de l'orbite. Ann. d'oculist. CCXV. p. 428.

37. Gunn, Sudden onset of proptosis of one eye, with swelling of eyelids, impaired movements of globe, and blindness. Transact. of the ophth. soc. of the Kingdom. p. 177.

1897. 38. Valude, Hématome orbito-palpébral à répétition chez une hémophile. Ann. d'ocul. 117. Janv. p. 190.

39. Weber, Fall von sukzessiver Erblindung beider Augen durch extraokulare und intraokulare Blutungen bei Haemophilie. Arch. f. Ophth. XLIV, 1. S. 214.

1898. 40. Brasch und Levinsohn, Ein Fall von Migraene mit Blutungen in die Augenhöhle während des Anfalls. Berl. klin. Wochenschr. S. 1146.

41. Finlay, Ein Fall von spontaner orbitaler und intraokularer Blutung im Verlaufe von Typhus. Arch. f. Ophth. u. Arch. f. Augenheilk. XXXVII. S. 289.

42. Franke, Demonstration von Geschwülsten der Orbita. Münch. med. Wochenschr. S. 436.

43. Gayet, Un cas d'exophthalmie intermittente. Rev. gén. d'opht. XVIII. p. 89.

44. Meyer, Intermittierender Exophthalmus mit Erblindung und teilweiser Lähmung der äußeren Augenmuskeln. Klin. Monatsbl. f. Augenheilk. S. 435.

45. Perthes, Über ausgedehnte Blutextravasate am Kopf infolge von Kompression des Thorax. Dtsch. Zeitschr. f. Chirurg. L u. LV.

46. Shaw, Spontaneous hemorrhage into the orbit. Ophth. Rec. p. 27.

1899. 47. Böhm, Ein Fall von spontanem Exophthalmus während der Geburt. Ophth. Klin. Nr. 1. S. 3.

48. Braun, Stauungsblutungen nach Rumpfkompressionen. Dtsch. Zeitschr. f. Chirurg. LVI.

49. Mellinger, Augenheilanstalt in Basel.

50. Praun, Die Verletzungen des Auges. Wiesbaden, Bergmann.

1900. 51. Hahn, Beitrag zur Kasuistik der Orbitalblutungen bei Hämophilie. Diss. Tübingen.

52. v. Hippel, Fall von doppelseitigem angeborenen Exophthalmus und intraokularen Blutungen. Ber. d. Ophth. Ges. in Heidelberg. S. 185.

1900. 53. Neck, Über Stauungsblutungen nach Rumpfkompression. Dtsch. Zeitschr. f.
           Chirurg. LVII.
1901. 54. Bajardi, Un caso di cisti sanguinea dell' orbita. Ophthalmologica. I. p. 331.
       55. Ciré, Beitrag zur Kasuistik der Verletzungen der Orbita. Diss. Gießen.
       56. Conkey, Hemorrhage into the orbit of a newborn child. Ophth. Rec. p. 531.
       57. Fiser, Zur Kenntnis der Krankheiten der Augenhöhle. Wien. med. Wochenschr.
           Nr. 48 ff.
       58. Morax, Sémiologie des hémorrhagies orbitaires à propos d'une hémorrhagie
           orbitaire spontanée. Ann. d'oculist. CXXV. p. 119.
       59. Morian, Über einen Fall von Druckstauung. Münch. med. Wochenschr. Nr. 2.
1902. 60. Boerner, Über Kuhhornstoßverletzungen des Auges. Diss. Halle.
       61. Denig, Subperiostal bloodcyst of the Orbit. Ophth. Rec. p. 187.
       62. Hirsch, Zwei Fälle von Exophthalmus. Arch. f. Augenheilk. XLV. S. 289.
       63. Nicolai, Een zeldzame vorm van Morbus Barlowi. Nederl. tijdschr. v. geneesk.
           II. p. 697.
       64. Thompson, An unusual case of subperiostal hemorrhage of the orbit fol-
           lowing an uncomplicates delivery. Ref. Z. f. O. p. 488.
1903. 65. Bossalino, Ein Fall von interossaler Blutzyste in der unteren Augenhöhlen-
           wand. Klin. Monatsbl. f. Augenheilk. S. 316.
       66. Franke, Diagnostik und Behandlung retrobulbärer Erkrankungen. Arch. .
           Augenheilk. XLVII. S. 74.
       67. Girard, Hémorrhagies de l'orbite par contre-coup. Thèse Lyon ref. Rev. gén.
           d'opht. p. 475.
       68. Heubner, Über die Barlowsche Krankheit. Berl. klin. Wochenschr. Nr. 13.
       69. Hirschberg, Ein Fall von Barlowscher Krankheit. Zentralbl. f. Augenheilk. Juli.
       70. Niemann, Über Druckstauung oder Stauungsblutungen nach Rumpfkom-
           pression. Diss. Straßburg.
       71. Petit, Hématomes spontanés récidivants de l'orbite. Bull. et mém. de la soc.
           franç. d'Opht. p. 129 und Ann. d'oculist. CXXX. p. 112.
       72. Pusey, Exophthalmus und Verlust eines Auges durch Schlag gegen die
           Schläfe bei einem Pat. mit hämorrhag. Diathese. Arch. of ophth. XXXI.
           Nr. 2 u. 3.
       73. Rollet, Valeur diagnostique de l'ecchymose sans conjonctivo-palpebrale
           dans les fractures de la base du crane. Lyon med. No. 17 et Rev. gén.
           d'opht. p. 25.
       74. Weill, Über skorbutische Augenleiden. Zeitschr. f. Augenheilk. IX. S. 516.
1904. 75. Borland, A case of exophthalmos in the newly-born. Lancet. Nov. 12.
       76. Crawford, A case of exophthalmos in the newly-born. Lancet. Nov. 19.
       77. Franke, Exophthalmus durch Orbitalblutung bei Barlowscher Krankheit.
           Münch. med. Wochenschr. S. 1129.
       78. Gonzalès, Hematoma espontaneo de la orbita consecutiva a un acceso de
           jaqueca neuro-paralytica. Arch. de Oftalm. hisp. am. Decemb.
       79. Veasey, Report of a case of congenital exophthalmus produced by orbital
           hemorrhage followed by metastatic chorioiditis. Ophth. Rec. May. p. 201.
       80. Wienecke, Über Stauungsblutungen nach Rumpfkompression. Dtsch. Zeitschr.
           f. Chirurg. LXXV.
1905. 81. Bossalino, Contributo allo studio dell' anatomia patologica della pareti
           orbitale Cisti ematica del seno-frontale. Ann. di ottalmol. XXXIV. p. 408.
       82. Causé, Zur Pathogenese der traumatischen Orbitalerkrankungen. Arch. f.
           Augenheilk. LII. S. 313.
       83. Milner, Die sogenannten Stauungsblutungen infolge Überdrucks im Rumpf
           und deren verschiedene Ursachen. Dtsch. Zeitschr. f. Chirurg. LXXVI. S. 85.
       84. Sick, Über Stauungsblutungen durch Rumpfkompression. Dtsch. Zeitschr.
           f. Chirurg. LXXVII. S. 595.
1906. 85. Brunetière, Hématome spontané de l'orbite chez la femme. Bull. et mém.
           de la soc. franç. d'opht.

1906. 86. Fischer, Beitrag zur Kenntnis der retrobulbären Hämorrhagien. Diss. Leipzig.
       87. Liebrecht, Schädelbruch und Auge. Arch. f. Augenheilk. LV. S. 36.
       88. Meding, Zwei Fälle von subperiostaler Hämorrhagie der Orbita bei Skorbut.
           Arch. of ophth. XXXIV. Nr. 6.
       89. Rehn, Über kindlichen Skorbut. Med. Klinik. Nr. 28.
       90. Wagner, Rezidivierende Blutung in die Orbita infolge von mangelhafter
           Gerinnungsfähigkeit des Blutes. Zentralbl. f. Augenheilk. S. 42.
1907. 91. Bergmann, Verletzungen und Erkrankungen des Schädels und seines In-
           haltes. Handb. d. Chirurg. von Bergmann u. Bruns. 3. Aufl.
       92. Broca, Die Blutstillung bei den Hämophilen durch Injektion mit frischem
           tierischen Serum. Med. Klinik. XII, 1.
       93. Danet, Les hémorrhagies spontanées de l'orbite. Thèse de Bordeaux.
       94. Peck, Unilateral exophthalmos in a newborn infant. Ann. of ophth. July.
       95. Tooke, Häemorrhages within the orbit, with report of a case of spontaneous
           origin. Ophth. Rec. April. p. 168.
       96. Weil, P. Em. IX. Congress de médic. La Tribune méd. No. 43. 679.
1908. 97. Lafou, Ch., Über einen infolge von spontanen recidivierenden Orbital-
           blutungen entstandenen Pseudo-Tumor der Orbita. Jahresvers. d. Franz.
           Ophthalm. Ges. Arch. f. Augenheilk. L, 1.
       98. Lommel, Blutstillung mittels Serum bei Hämophilie. Zentralbl. f. inn. Med.
           Nr. 27.
       99. Uhthoff, Orbitalhämorrhagie mit Exophthalmus nach Keuchhusten. Dtsch.
           med. Wochenschr. Nr. 49. S. 2069.
1909. 100. Collins, Removal of a large varix of the orbit. Brit. med. journ. p. 1060.
      101. Rollet, Épanchements sanguins de l'orbite. Encyclop. franç. d'Ophtalm.
           VIII. S. 434.
      102. Wagenmann, Verletzungen des Auges. Graefe-Saemisch, Handb. d. ges.
           Augenheilk. 178—182. Lieferung. 629.
1910. 103. Beck, Perniziöse Anämie mit Orbitalblutungen. Dtsch. med. Wochenschr. S. 966.
1911. 104. Brandès, Contribution à l'étude des hématomes de l'orbite. Rec. d'Opht.
           p. 176.
      105. Komoto, Über eine spontane orbitale Blutung und über den anatomischen
           Befund einer dadurch entstandenen Blutzyste. Klin. Monatsbl. f. Augen-
           heilk. L, 1. S. 503.
      106. Richter, Über intraorbitale Blutung bei Exophthalmus intermittens. Münch.
           med. Wochenschr. S. 2767.
1912. 107. Gruening, Idiopathic hematoma of the orbit. Transact. of the Americ.
           ophth. soc. Philad. p. 198.
1913. 108. Valli, Caso raro di ematoma dell' orbita. Ann. di ottalmol. XLII. p. 65.
1916. 109. Pissarello, Sulla emorragie spontanee dell' orbita. Arch. di ottalmol. XXII, 3.
      110. v. Szily, Atlas der Kriegsaugenheilkunde. F. Enke, Stuttgart.
1917. 111. Augstein, Beitrag zur Kenntnis der abgekapselten orbitalen Hämatome.
           Klin. Monatsbl. f. Augenheilk. LIX. S. 593.
1918. 112. Cords, Die pralle Durchblutung der Orbita. Klin. Monatsbl. f. Augenheilk. S. 759.
1919. 113. Glauning, Über Veränderungen in der Augenhöhle und an den retrobulbären
           Teilen des Auges bei Kopfschüssen. Klin. Monatsbl. f. Augenheilk. S. 68.
1920. 114. Christian, Defects in membranous, exophthalmos and diabetes insipidus
           an unusual syndrome of dyspituitarisme. Med. clin. of North America.
           III, 4. p. 849.
      115. Zilva and Still, Orbitalhaemorrhage with proptosis in experimental scurvy
           Lancet. CXCVIII, 9. p. 1008.
1921. 116. Blake, Ocular changes in infantile scurvy. Americ. journ. of ophth. IV, 10. p. 736.
      117. Kehl, Über die Ausbreitungswege der fortgeleiteten Blutunterlaufungen an
           der Bindehaut der Lider und des Augapfels und ihre diagnostische Bedeu-
           tung bei Frakturen im Bereiche der Orbita. Bruns' Beitr. z. klin. Chirurg.
           CXXIII, 1. S. 203.

1921. 118. Knapp, Erblindung nach retrobulbären Bluterguß. Klin. Monatsbl. f. Augen-
        heilk. LXVI. S. 742.
      119. Steele, Case of exophthalmos due to scorbutus. Arch. of pediatr. XXXVIII. No. 1.
1923. 120. Kehl, Weitere anatomische Untersuchung über das subkonjunktivale Hämatom
        des Augapfels im temporalen Lidwinkel bei Basisfraktur. Arch. f. pathol.
        Anat. CCXLVI. S. 194.
1924. 121. d'Amico, Ematoma spontaneo dell' orbita operato col metodo Cirincione.
        Ann. di ottalmol. Jg. 52. S. 450.
1925. 122. Place, Clifford, Unilateral proptosis due to scurvy. Americ. journ. of ophth.
        VIII. No. 12. p. 955.
      123. Ricciardi, Ematoma spontanee dell' orbita guarito con cure mediche. Soc.
        italiana di oftalm. Roma. Ref. Zentralbl. f. Augenheilk. 1926. S. 573.
      124. Scheffels, Durchblutung der Orbita durch stumpfe Gewalt. Klin. Monatsbl.
        f. Augenheilk. LXXVI. S. 509.
      125. Tallei, Le manifestazioni oculari dello scorbuto infantile. Boll. d'oculist.
        Jg. 4. No. 4. p. 247.
1926. 126. Berkeley, Thomson, Buchanan, Juler, Discussion on birth injuries of
        the eye Transact. of the ophth. soc. of the Kingdom. XLVI. p. 8.
      127. Bozzoli, Sulla cura chirurgica dell' ematoma orbitario. Ann. di ottalmol.
        Jg. 54. p. 930.
      128. Schweig, Ein Fall von Exophthalmus mit Netzhautblutungen infolge retro-
        bulbärer Blutung. Klinika oczna. Jg. 4. Nr. 1. S. 42.
      129. Wein, Zoltán, Vorübergehende Erblindung nach Anästhesierungsinjektion
        in die Augenhöhle. Orvosi Hetilap. Jg. 70. S. 782.

Verletzungen der Orbita.

I. Allgemeines über Orbitalverletzungen.

a) Anatomische Vorbemerkungen.

§ 354. Die menschliche Orbita ist gegen Verletzungen in hohem Maße geschützt. Ihre wichtigen Organe, der Bulbus mit dem Sehnerven, den Nerven und Blutgefäßen, liegen innerhalb eines allseitig vom Knochen umschlossenen nur nach vorn offenen pyramidenförmigen Hohlraums, dessen Spitze in einen engen Knochenkanal, durch den der Optikus durchtritt, übergeht, dessen nach vorn gerichtete Basis von einem ziemlich festen Knochenring, dem Orbitalrand, umgeben wird. Die beiden Orbitalpyramiden liegen mit ihrer zerebralwärts gerichteten Spitze, d. h. an der Einmündung des Canal. opt. in die Schädelhöhle etwa 2 cm auseinander, während ihre Längsachsen, d. h. die Verbindungslinien zwischen der Mitte des Sehnervenkanals und der Mitte des Orbitaleinganges nach außen divergieren. Dadurch wird die Ebene des Orbitaleinganges, soweit man von einer solchen sprechen kann, schräg zur Gesichtsebene gestellt und der temporale Orbitalrand, der durch den aufsteigenden Ast des Jochbeins gebildet wird, liegt ca. 2 cm hinter der Crista lacrimalis anterior, die man als vordere Grenze der Orbita in ihrem medialen Teil ansehen kann. Die beiden medialen Orbitalwände sind annähernd parallel und werden durch die Nasenbeine und die aufsteigenden Äste der Oberkieferbeine, hinten durch die Cellulae ethmoidales und an der Spitze der Orbitae durch den Keilbeinkörper getrennt, so daß ein sagittaler Einstich nahe der inneren Orbitalwand direkt und ohne festen Widerstand zu finden bis in die Spitze der Orbita zum Canalis opticus oder durch die Fissura orbit. sup. in die Schädelhöhle eindringt. Die nach außen divergierende temporale Orbitalwand ist dagegen durch einen verdickten übergreifenden Knochenwulst sowohl am Jochbogen wie am Stirnbein und durch das festere Knochengefüge des orbitalen Teils des Jochbeins, des großen Keilbeinflügels und des Stirnbeins gegen Stoß, Schlag und andringende Fremdkörper weit besser geschützt als die mediale Orbitalwand, die durch zarte Knochenlamellen (Tränenbein und Papierplatte des Siebbeins) von der Siebbeinhöhle getrennt wird. Allerdings bildet der vorspringende Knochenwulst über dem oberen inneren Teile der Augenhöhle und das Nasenbein einen gewissen Schutz für die tieferliegenden verletzlichen Teile. Ein Schlag, Fall oder Stoß, der von oben oder vorn her den Orbitaleingang trifft, findet an diesen festen Knochenteilen einen guten Widerstand. Anders ist es mit von außen herkommenden spitzen Fremdkörpern, die, das schwache Septum orbitale durchstoßend, leicht entlang der inneren Orbitalwand in die Tiefe vordringen können und entweder je nach der Richtung der eindringenden Gewalt die dünnen Knochenlamellen nach der Nase zu durchbrechen oder an der festeren oberen inneren Orbitalwand bis zur Orbitalspitze oder gar bis zur Gehirnhöhle gelangen.

Aus diesen Überlegungen ergibt sich von vornherein, daß der Orbitaleingang zwar gegen breit auftreffende Kontusionen von vorn her gut geschützt ist, daß auch Fremdkörper, die von oben medial und unten den Orbitalrand treffen, leicht einen festen Widerstand am Knochen finden oder bei schrägem Auftreffen auf Jochbogen, Oberkiefer oder Stirnbein in diesen Knochen unschädlich abgleiten, daß aber der weiter vorspringende vordere Teil der medialen Orbitalwand eine besondere Gefahrzone für Fremdkörper bildet, die von außen und unten durch den Orbitaleingang eindringen.

Selbstverständlich ist damit nicht ausgeschlossen, daß ein spitzer Fremdkörper, der am temporalen Orbitalrande das Septum durchbricht, entlang der temporalen Orbitalwand in die Tiefe dringt oder daß bei sehr starker Gewalteinwirkung auch die festen Knochen des Orbitaleinganges zerbrochen werden. Auch über die Art dieser Brüche geben die anatomischen Verhältnisse manchen Aufschluß. — So ist es leicht verständlich, daß eine starke Kontusion, die den unteren äußeren Teil des Orbitalrandes, d. h. das Jochbein, trifft, dieses aus seinen Verbindungen mit dem Stirnbein dem großen Keilbeinflügel, dem Oberkiefer und am Fortsatz des Schläfenbeins lossprengen und verschieben kann. Da das Jochbein mit den Knochen der Stirnbasis nicht in direkter Verbindung steht, wird es hierbei weniger zu Fissuren kommen, die bis zur Schädelbasis reichen. Anders liegen die Verhältnisse am oberen Orbitalrande der vom Stirnbeine gebildet wird. Hier kann ein Schlag oder Stoß auf die Supraorbitalgegend, selbst wenn er nicht zu einer direkten Knochenfraktur führt, eine Fissur in den dünneren Knochen des Orbitaldaches bewirken, die sich bis zum Canalis opticus oder zum Processus clineoideus anterior fortsetzt. Es muß aber auch darauf hingewiesen werden, daß bei einer Kompression der knöchernen Schädelkapsel, z. B. beim Fall auf das Hinterhaupt, nicht selten Spaltbrüche im Orbitaldache eintreten, durch welche die Orbita in Mitleidenschaft gezogen wird, sei es auch nur dadurch, daß Blutungen sich von der Bruchstelle durch die Orbita auf Lider oder Bindehaut fortsetzen.

Die Weichteile der Orbita bilden gegen Verletzungen einen geringen Widerstand, das am Orbitaleingang sich zwischen den Lidern und dem Knochenrand ausspannende Septum orbitale ist ein Faszienblatt, das im unteren Teile sehr zart und bisweilen von Fettläppchen durchsetzt ist. Eher kann der Bulbus mit seiner festen Sklera die durch die Insertionen der Augenmuskeln verstärkt wird und der relativ feste Sehnerv mit der Duralscheide die im retrobulbären Raum gelegenen Nerven und Gewebe gegen Verletzungen schützen. Es kann aber auch der Bulbus, wenn er stark nach hinten oder seitlich gepreßt wird, die von vorn einwirkende Gewalt auf die tiefer gelegenen Teile, wenn auch durch seinen elastischen Widerstand abgemindert, übertragen. Auch das Fettgewebe der Orbita kann in gewissem Sinne als Schutzorgan für die in ihm verlaufenden Gefäße und Nerven angesehen werden, insofern es ein seitliches Ausweichen dieser Teile bei eindringenden Fremdkörpern oder Blutungen ermöglicht, wenn auch dieser Schutz nur als geringfügig angesehen werden kann.

b) Die Arten und Folgen der Orbitalverletzungen, ihre Prognose und Therapie.

§ 355. Wir unterscheiden Verletzungen durch stumpfe und solche durch scharfe Gewalt. Zu den ersten gehören die Kontusionen, die je nach dem Ort ihres Angriffspunktes, der Richtung der einwirkenden Gewalt und deren Stärke die verschiedensten Veränderungen hervorrufen können. Führen sie zu Knochenbrüchen, so können diese sekundär die Orbitalgebilde schädigen (durch Blutung, Knochensplitter, die wie Fremdkörper wirken).

Zu den Verletzungen der Orbita durch scharfe Gewalt rechnen wir die Schnitt- und Stichverletzungen und diejenigen durch eindringende Fremdkörper. Hier ist neben der Richtung die Form und Art des Fremdkörpers, seine Festigkeit, seine Struktur und chemische Wirkung von Bedeutung. Die verschiedenartigsten Werkzeuge und Gegenstände können zu Orbitalverletzungen führen — Messer, Gabelzinken, Eisenstäbe, Nadeln, Holz-, Porzellan-, Glassplitter, Metallstücke der verschiedensten Art, Dornen, Strohhalme, und dergleichen. Gewehr- und Geschoßteile können von den verschiedensten Seiten in die Orbita eindringen oder durch sie hindurchgehen und zu den Nebenhöhlen, zur Schläfengrube oder zum Gehirn vordringen. Sie können das Orbitalgewebe zertrennen oder zerquetschen, je nach Form und Richtung, sofort die Augenhöhle wieder verlassen oder lange Zeit darin stecken bleiben. Eine besondere Stellung nehmen die Schußverletzungen der Orbita ein, die deshalb in einem besonderen Kapitel besprochen werden sollen. Durch Verletzungen der medialen Orbitalwand kann Luft in die Orbita eindringen (Emphysem der Orbita), bei indirekten Schädelbrüchen Blut durch die Orbita durchsickern. Bei umfänglicher Zerstörung der Knochenwand kann der Bulbus seitlich oder nach der Tiefe zu verlagert werden (traumatischer Enophthalmus, Dislocatio bulbi), oder er wird nach vorn gedrängt bis zu vollständiger Luxation vor die Lider mit oder ohne Abreißung seiner Muskeln, Haftbänder oder des Sehnerven. Durch Knochenbrüche, die eine Zerreißung der Carotis im Sinus cavernosus herbeiführen, entsteht der pulsierende Exophthalmus. Bedenken wir noch, daß durch primäre oder sekundäre Infektion, z. B. von den Nebenhöhlen aus, das Krankheitsbild sich komplizieren kann, ebenso durch direkte oder indirekte Verletzungsfolgen der Umgebung (des Gehirns, der benachbarten Höhlen, des Augapfels, der Lider und Bindehaut), dann verstehen wir, wie verschiedenartig im Einzelfalle sich eine Orbitalverletzung äußern kann und wie schwierig sich nicht selten eine genaue Analyse des Einzelfalles gestaltet.

§ 356. Bei der Untersuchung eines Falles von Orbitalverletzung sind zunächst die Art der Verletzung und die näheren Umstände bei ihrem Zustandekommen eingehend zu prüfen. Dies kann sehr einfach aber auch recht schwierig sein. Die Stellung und Kopfhaltung des Patienten im Momente der Verletzung, die Richtung und Stärke der einwirkenden Gewalt, die Möglichkeit des Eindringens von Fremdkörpern, die Feststellung von deren Art, Form und Größe. Diese Momente werden recht oft nicht durch die Angaben des Verletzten, sondern erst durch genaue hierauf gerichtete Untersuchungsmethoden festgestellt. Versäumt man diese, so kann das zu einer falschen Beurteilung der Verletzungsfolgen und zu unrichtiger Behandlung führen, woraus sich verhängnisvolle Folgen für den Verletzten ergeben können.

Die Untersuchung wird sich naturgemäß in erster Linie, nachdem durch Befragen die Nebenumstände und damit nach Möglichkeit die Verletzungsart festgestellt wurde, auf diejenige Stelle in der Umgebung der Orbita erstrecken, an welcher der primäre Angriffspunkt der Gewalteinwirkung zu vermuten ist. So wird man bei Schuß- und Stichverletzungen die Einschußbzw. Einstichstelle, bei Eindringen von Fremdkörpern deren Eingangspforte genau festzustellen versuchen. Auch dies kann ja nach dem Einzelfall leicht oder schwierig sein. Kleine Einstichstellen, z. B. im Bindehautsack oder der Haut und Lider, können durch Schwellung des Gewebes Suffusion der Umgebung verdeckt oder, wenn längere Zeit seit der Verletzung verging, mit Hinterlassung geringfügiger Narben verheilt sein. Auf dieser Tatsache beruht es, daß keineswegs selten trotz ärztlicher Untersuchung das Vorhandensein selbst umfänglicher Fremdkörper in der Orbita übersehen worden und erst nach längerer Zeit durch sekundäre Veränderungen entdeckt worden ist. Schwierig kann auch die Feststellung einer Kontusion des Orbitalrandes oder der benachbarten Knochen werden, wenn keine Veränderungen an den betr. Hautstellen (Wunden, Suggilationen, Schwellung) Defekte oder Verlagerungen an den Knochen sich nachweisen lassen. Der negative Befund beweist auch hier besonders bei längerem Zeitintervall seit der Verletzung nicht, daß keine Kontusion stattgefunden habe.

Von den klinischen Symptomen, die nach einer Orbitalverletzung innerhalb der Orbita auftreten, ist die Verlagerung des Bulbus das häufigste und wichtigste. Jedes raumbeengende Moment im retrobulbären Gewebe führt zum Exophthalmus, der zum Unterschied von demjenigen bei Entzündungen und Tumoren plötzlich einzutreten pflegt und die verschiedensten Grade annehmen kann. Dieser Exophthalmus kann durch orbitale Blutungen, durch Eindringen von Luft von der Nasenhöhle, durch Knochensplitter oder Fremdkörper hervorgerufen sein, aber auch auf Eindellung der Knochenwand, auf Abreißung der seitlichen Haftbänder oder der retraktorisch wirkenden Augenmuskeln beruhen. Endlich kann er durch entzündliche Infiltration des Orbitalgewebes (direkte Infektion durch den verletzenden Gegenstand oder sekundär von der Wunde oder der eröffneten Nasenhöhle aus) entstehen. Erfolgt das Vortreten des Bulbus in der optischen Achse, so wird man das raumbeengende Moment im retrobulbären Gewebe vermuten. Ist der Bulbus auch seitlich verlagert, so wird man auch an den Orbitalwandungen oder in deren Nachbarschaft Gewebsveränderungen annehmen müssen. Zweckmäßig ist nicht nur eine schätzungsweise sondern eine möglichst genaue Messung des Grades der Bulbusverschiebung. Durch fortgesetzte Prüfungen des Exophthalmus lassen sich dann wichtige Feststellungen machen, beim Rückgang des Grades der Protrusio eine Resorption der retrobulbären Blutung, bei ihrer Zunahme die Komplikation einer Orbitalentzündung. Auch die Prüfung der Beweglichkeit des Bulbus kann wichtige Aufschlüsse geben insofern sie auf die Läsion oder mechanische Behinderung bestimmter Muskeln oder Nerven hinweist. Aus dem gleichen Grunde ist die Pupillenweite und Pupillenreaktion zu prüfen. Daß bei Orbitalverletzungen häufig der Augapfel direkt oder indirekt leidet, liegt auf der Hand. Es gehört deshalb zur genauen Untersuchung jeder Orbitalverletzung auch eine genaue Prüfung des Bulbus, seiner Umhüllungen, der brechenden Medien und des Augenhintergrundes und seiner Funktionen. Auf die an ihm nachweisbaren möglichen Veränderungen ist hier nicht näher einzugehen, es genüge darum dieser Hinweis. Daß das Verhalten der Pupille und der Netzhautgefäße, insofern sie einen wichtigen

Indikator im hinteren Teile der Orbita erfolgter Veränderungen darstellen (Stauungspupille, partielle oder totale Atrophie, Evulsio Nervi optici usw.), bei jeder Orbitalverletzung zu prüfen ist, erscheint fast als selbstverständlich, wird aber leider manchmal übersehen. Auch die Gesichtsfeldprüfung kann wichtige Anhaltspunkte für die Beurteilung der Folgen einer Orbitalverletzung ergeben. Chemotische Schwellung und blutige Suffusion der Lider und Bindehaut bilden eine häufige Erscheinung von Orbitalverletzungen. Es ist hier zwischen den direkten, d. h. am Orte der Gewalteinwirkung entstehenden, Blutungen und denjenigen Hämorrhagien zu unterscheiden, die nach einem die Orbitalwand betreffenden Schädelbruch oft erst nach einiger Zeit und in charakteristischer Lokalisation auftreten. Diesen letzteren kommt nach den Feststellungen Berlin-Hoelders, Liebreichs, Kehls u. a. eine große diagnostische Bedeutung zu (siehe hierüber das Kapitel Orbitalblutungen § 352).

Bei der Feststellung der Art und Ausdehnung einer Fraktur der Orbitalwände oder des Orbitalrandes und ebenso beim Nachweis eines intraorbitalen Fremdkörpers (aus Metall, Glas, Porzellan, Elfenbein) kann die Röntgenaufnahme sich als sehr nützlich erweisen. Sie kann Momente aufdecken, die für Prognose und Therapie von entscheidender Wichtigkeit sind, so z. B. das Eindringen eines Fremdkörpers in den Schädelraum mit Verletzung von Nebenhöhlen, Splitterung der Orbitalwände. Man sollte sie deshalb, wenn irgend möglich, nie versäumen. Auch die Untersuchung der Nasenhöhle und ihrer Nebenhöhlen kann für die Beurteilung der Folgen einer Orbitalverletzung wertvolle Dienste leisten.

Ist in der bezeichneten Weise das klinische Bild im Einzelfalle festgestellt, so ergibt sich aus ihm die Prognose und Therapie.

Für die prognostische Beurteilung aller Orbitalverletzungen ist es maßgebend, ob man erstens die Mitverletzung lebenswichtiger Teile (des Gehirns) und zweitens eine primäre oder sekundäre Infektion der Orbita, die ihrerseits wieder zur Gehirnkomplikation führen kann, annehmen muß oder nach Lage der Verhältnisse ausschließen kann. Mit der Entscheidung in dieser Richtung soll man vorsichtig sein, wenn die Verhältnisse des Falles nicht ganz klar und eindeutig liegen und die Untersuchung sich aus äußeren Gründen nicht vollständig durchführen läßt. Die Möglichkeit einer sekundären Infektion (von der Wunde oder der Nase aus) ist bei frischen Verletzungen häufig nicht auszuschließen und mithin prognostisch offen zu halten. Wichtig ist natürlich auch neben der prognosis quoad vitam die prognosis quoad visum. Diese hängt natürlich von Mitverletzungen des Bulbus, des Sehnerven und von den Verletzungsfolgen in der Tiefe der Orbita ab. Auch hier kann eine sekundäre Infektion das von der Verletzung selbst nicht beeinträchtigte Sehvermögen gefährden.

In therapeutischer Beziehung soll man sich bei Orbitalverletzungen ebenso von voreiligem Handeln wie von Unterlassung notwendiger Eingriffe, die nicht selten erst im Verlaufe der Beobachtung angezeigt sind, fern halten. Auch hier ist der am genauesten untersuchende und beobachtende Arzt der beste Therapeut und eine schematische Beurteilung ebenso verkehrt wie eine Polypragmasie. Im allgemeinen läßt sich sagen, daß bei frischen Orbitalverletzungen, abgesehen von der Versorgung der Wunde, der Entfernung von leicht entfernbaren Fremdkörpern ein abwartendes Verhalten bei Bettruhe und diätetischer Behandlung fast stets erlaubt ist. Treten jedoch Komplikationen ein — zerebrale Erscheinungen, Zunahme der Schmerzen, Fieber, entzündliche Symptome (Steigerung der Protrusio und Chemosis), dann soll durch wiederholte genaueste Untersuchung die Frage, ob ein chirurgischer Eingriff nötig ist und welcher, schnell entschieden und ohne Verzögerung durchgeführt werden. Mehr läßt sich an dieser Stelle, wo nur die allgemeinen Regeln für die Behandlung der Orbitalverletzungen angedeutet werden sollten, nicht sagen. — Diesen allgemeinen Überblick voranzustellen schien mir angezeigt, um eine Einführung zu geben und in den folgenden Einzelabschnitten von einer Wiederholung absehen zu können.

2. Die Frakturen der Orbita.

a) Direkte Frakturen des Orbitalrandes.

(Vgl. auch Wagenmann, dieses Handbuch, IX. Bd., 3. Aufl., § 185 ff.)

§ 356. Oberflächliche Verwundungen der Knochen des Orbitalrandes kommen sowohl durch Einwirkung scharfer als stumpfer Gewalt nicht selten vor, ohne daß bei seinem festen Gefüge der Knochen frakturiert wird. Dort, wo der Orbitalrand schmal ist, kann der Knochen bei einer Kontusion von innen aus die Haut durchtrennen, so daß eine ihrem Verlaufe nach dem Orbitalrande entsprechende bogenförmige Hautwunde entsteht. Es ist wichtig diese Wunde zu kennen, weil man sie von denen durch scharfe Gewalt von außen her stehenden unterscheiden muß. Sie heilen meist, was durch ihre Entstehungsweise erklärt wird, ohne Infektion und haben keine Tendenz zu stärkerem klaffen. Eine Periostitis oder Abszeßbildung nach diesen Kontusionsverletzungen kommt selten vor und würde meist auf sekundärer Infektion von außen her beruhen.

Wesentlich wichtiger sind die direkten Frakturen des knöchernen Orbitalrandes, die als komplizierte der äußeren Luft ausgesetzte und zur Infektion disponierte Knochenbrüche anzusehen sind.

Als Entstehungsursachen kommen Hieb- und Schlagverletzungen, Verletzungen durch Fremdkörper der verschiedensten Art (Hufschlag, Eisenstäbe, Stockkrücken, Kuhhornstoßverletzungen), Fall oder Stoß gegen starke Kanten in Betracht.

Selten werden kleine Knochensplitter vom Orbitalrand abgesprengt (Fall von Berlin 10 — Schlägerhieb). Sie können sich verschieben und an anderer

Stelle festwachsen. Hierdurch kann der Bulbus verdrängt, Nervenäste gedrückt und Schmerzen verursacht werden (Fälle von Mooren 8, Galtier 39, Demme 2 u. a.).

Ein starker Schlag oder Stoß auf eine Stelle des Orbitalrandes, der zur Fraktur führt, muß je nach der betroffenen Gegend zu verschiedenartigen Folgeerscheinungen führen. Auch die Richtung der einwirkenden Gewalt und die Form des verletzenden Fremdkörpers kann hierfür bestimmend sein.

§ 357. Am wichtigsten und in ihren Folgen am verhängnisvollsten ist die Fraktur des oberen Orbitalrandes, da sie nicht selten durch Gehirnverletzungen kompliziert ist. Das klinische Bild kann ein sehr verschiedenartiges sein. Ist ein ganzes Knochenstück herausgeschlagen, so kann die Dura und das Gehirn freigelegt oder die Stirnhöhle eröffnet sein. Es kann dann Gehirnsubstanz aus der Wunde vorquellen oder es dringen Knochensplitter in die Gehirnmasse ein. Ich sah mehrere solche schwere Fälle. In dem einen war der Schlag mit einem Bierseidel, in einem anderen durch ein umgedrehtes Billardqueue erfolgt. Trotz sofortiger Entfernung der Knochen- und Glassplitter und guter Wundversorgung erfolgte der Tod nach wenigen Tagen und die Sektion ergab, daß es nicht gelungen war, alle Splitter zu entfernen.

Ähnliche Fälle werden berichtet von Morian (18) (Fraktur des Orbitaldaches, Orbitalfett in die Schädelhöhle ragend), Allen Star (19) (Eindringen einer Schwanzschraube in den Stirnlappen), Beck (Schlag mit einem in einem Tuch eingewickelten Stein, Wunde der Glabella, Eröffnung der linken Stirnhöhle, Tod durch Meningitis), Morian (1883) (Fraktur der oberen Orbitalwand, Tod durch Meningitis), Baasner (23) (Stoß gegen einen Balken, Dura im oberen inneren Teil der Obita freiliegend, Subperiostaler Abszeß, Heilung), Küster (17) (Zertrümmerung des Orbitaldaches mit Einspießen von Splittern in die Dura, Heilung), Jones (Stoß an eine Maschine — Orbitaldach zersplittert, Bulbus zerstört, Heilung), Thompson (32) (Schlag mit einer Zange an die rechte Braue, Depressionsfraktur des Orbitaldaches, Lidabszeß, Tod im Coma nach 5 Wochen, Abszeß im Stirnhirn), Ipsen (46) (2 Fälle von Fall auf die Stirn, Fraktur des Orbitaldaches, Exitus durch Meningitis), Köhler (21) (Fall von der Treppe, Spalt im Orbitaldach, Exitus), Brandenburg (38) (Hieb mit Bierflasche, Splitter im Orbitaldach), Hansell und Spiller (50) (Schlag an die innere Seite des Supraorbitalrandes, Orbitalblutungen, Ophthalmoplegia totalis), Jocqs (86) (Sturz vom Rad, Fraktur der Stirnhöhlenwand, Parese des Musc. rect. sup. und Musc. levat), Coqueret (72) (4 Fälle von Verletzung des Gehirns durch das Orbitaldach), Cause (71) (Steinverletzung der linken Stirn, Orbitalblutung, Exophthalmus von 10 mm), di Marzio (101) (3 Fälle von Fraktur der Stirn und Orbita [Schrapnellkugel, Fall aus dem

Automobil, Splitter einer Handgranate], Verletzung des Stirnbeins — mehrtägiges Coma — danach Apathie, Konzentrationsmangel, Gedächtnisschwäche für neue Daten, keine motorischen, ataktischen oder apraxischen Störungen).

Die Schwere der Fälle beruht natürlich darauf, daß es sich hier streng genommen nicht um einen Bruch des oberen Orbitalrandes, sondern zugleich um einen solchen des Orbitaldaches handelt. Da der Orbitalrand fester ist als die Pars orbitalis des Stirnbeins, die den vorderen Teil des Orbitaldaches bildet, bricht bei einer Gewalteinwirkung, die stark genug ist, den festen Knochenrand zu zerstören, das Orbitaldach ein oder es entstehen wenigstens Spalten in demselben, die sich bis zur Spitze der Orbita fortsetzen können. Selbstverständlich kann, wenn die Bruchstelle dem oberen inneren Winkel nahe liegt oder wenn es sich um eine ausgedehnte Stirnhöhle handelt, diese mit eröffnet werden. Diese Eröffnung der Stirnhöhle kann zu Emphysem oder, was wesentlich schlimmer ist, zu Empyem der Stirnhöhle und bei gleichzeitiger Eröffnung der Schädelhöhle zu Meningitis oder Hirnabszeß führen.

Fälle von Eröffnung des Sinus frontalis bei Fraktur des oberen Orbitalrandes sind von vielen Autoren (Péan 14, Mitteldorpf 22, Elschnig 24, Zinsmeister 26, Pignatori 37, Mentow 54, Jocqs 56, Sanftleben 75, Axenfeld 85 u. a.) mitgeteilt worden.

Es kommt mithin bei der Untersuchung aller Fälle von schwerer Kontusion des oberen Orbitalrandes in erster Linie darauf an, genau festzustellen, ob die Dura, das Vorderhirn, die Stirnhöhle mitverletzt wurden. Diese Feststellung kann infolge der oft erheblichen Weichteilschwellung kurz nach der Verletzung schwierig sein. Der Nachweis von Gehirnsymptomen (Bewußtlosigkeit, Apathie, Gedächtnisschwäche, verlangsamter Puls), Feststellung von Hirnpulsation nach Reinigung und Freilegung der Wunde, falls eine solche vorhanden ist, von absickerndem Liquor cerebrospinalis oder freiliegender Hirnsubstanz geben selbstverständlich eine ernste Prognose.

Aber auch beim Fehlen dieser Erscheinungen wird man an eine Eröffnung der Schädelhöhle und an die Möglichkeit einer sekundären Infektion denken müssen. Hier kann die Röntgenaufnahme, wie z. B. in dem Falle von Coppez (1899) Stoß mit einem Eisenstück, Einkerbung am oberen Orbitalrande, Nachweis einer 4 cm langen Fraktur des Orbitaldaches im Röntgenbilde), die Verhältnisse klarstellen.

Handelt es sich um schwere Mitbeteiligung des Gehirns, so wird der Augenarzt die Behandlung solcher Fälle am besten dem Chirurgen überlassen, schon deshalb, weil nicht selten im weiteren Verlaufe chirurgische Eingriffe (Trepanation) nötig werden.

Um ein ungefähres Bild von der Häufigkeit und der Mortalitätsziffer der direkten Frakturen des Orbitalrandes, die, wie gesagt, meist mit einer Fraktur der oberen Orbitalwand verbunden sind, zu geben, erwähne ich, daß unter 480 Fällen von Orbitalfraktur, die ich aus dem Schrifttum zusammenstellen konnte, sich 115 Fälle von Fraktur des Orbitaldaches finden, unter denen 25 letal endigten. Selbstverständlich gibt diese Zahl nur einen sehr ungenauen Anhaltspunkt für die Prognose, da erstens die Fälle sehr verschiedenartig waren und zweitens nur einen sehr kleinen Bruchteil der überhaupt vorkommenden ausmachen.

Die recht häufigen Frakturen des oberen Orbitaldaches durch Schußverletzungen sind hierbei nicht mitgerechnet. Sie sollen in einem besonderen Kapitel besprochen werden.

§ 358. Wesentlich günstiger und leichter zu beurteilen sind die direkten Frakturen des äußeren Orbitalrandes. Sie sind, wenn wir von den Schußverletzungen bei Schläfenschüssen absehen, selten. WAGENMANN erwähnt nur 3 Fälle (von BERLIN 1880, KÜTTNER 77 und REEVE 9).

Wenn wir die Fälle von Fraktur des Jochbeins, das den äußeren Orbitalrand und den vorderen Teil der temporalen Orbitalwand bildet, mit hierher rechnen, dann kommen noch einige 30 Fälle hinzu.

Das Jochbein kann völlig aus seinen Verbindungen gelöst und seitlich verschoben sein. Diese Verschiebung kann nach hinten, nach unten außen oder nach der Orbita zu erfolgen.

Beim Abtasten und im Röntgenbilde läßt sich dies genauer feststellen. Häufig wird der Nervus infraorbitalis mit verletzt (Anästhesie in seinem Gebiete). Blutungen in die Orbita (Exophthalmus), Beschwerden beim Kauen und Öffnen des Mundes können bei Verletzung der Kaumuskeln vorhanden sein.

Bei der Entstehung dieser Verletzung kommen Gewalteinwirkungen, welche den äußeren Orbitalrand und seine Umgebung von außen unten oder oben innen her treffen, z. B. Hufschlag, Kuhhornstoßverletzung, Verletzungen die durch Metallteile oder in die Orbita eingedrungene Fremdkörper veranlaßt werden, in Betracht.

Aus der Kasuistik dieser Fälle erwähne ich nur um ein Bild zu geben: BRUNER (41) (Fall in eine Grube, Bruch der Nase und äußeren Orbitalwand, Ptosis später Enophthalmus traumatic), GESSNER (25) (Verschüttung durch Kohlenmassen, Fraktur des Jochbeins, nach 10 Tagen Enophthalmus), DAULNOY (53) Hufschlag an rechte Gesichtsseite, Fraktur des Oberkiefers und Jochbeins nach einem Monat Enophthalmus), VON LUNIEWSKY (62) (Hufschlag, Fraktur des processus cygomatic., Ptosis nach 6 Wochen, Enophthalmus), BIRCH-HIRSCHFELD und MELTZER (69) (Hufschlag, unterer Orbitalrand bis zum Jochbein eingedrückt, Enophthalm. traumat.).

Die meisten dieser Fälle führten zu traumatischem Enophthalmus, weshalb auf dieses Kapitel verwiesen wird.

Der Verlauf der Fälle von Fraktur des äußeren Orbitalrandes bzw. des Jochbeins ist meist ein günstiger, wenn auch eine erhebliche Entstellung und dauernde Verlagerung des Bulbus zurückbleiben kann.

Bei frischen Fällen von Jochbeinfraktur mit starker Verschiebung kommt eventuell die Reposition des Bruchstückes in Frage.

§ 359. Die Fraktur des unteren Orbitalrandes, der im temporalen Teil vom horizontalen Teil des Jochbeins, im nasalen vom Oberkiefer gebildet wird, kann je nach der Angriffsstelle der Gewalt den Oberkiefer allein oder zugleich mit ihm Siebbein und Nasenknochen, Gaumenbein und Jochbein betreffen. Meist handelt es sich um eine Zersplitterung mehrerer dieser Knochen, die zu starker Verlagerung der Bruchstücke führen kann. Dringen die Bruchstücke in die Orbita, so findet sich Exophthalmus. Nicht selten wird der Bulbus mit verletzt, ebenso von den Augenmuskeln besonders der Musc. rect. lateral. Weiter kann die Kieferhöhle eröffnet werden (Emphysem der Orbita durch Lufteindringen von dieser aus). Auch der Tränennasengang kann bei diesen Verletzungen verengt oder verschlossen werden.

Bei Entstehung dieser Fraktur spielen Hufschlagverletzungen, Schlag und Stoß von oben oder von vorn her die Hauptrolle. Auch hier kommt es nicht selten zum traumatischen Enophthalmus.

Aus der umfangreichen Kasuistik dieser Fälle erwähne ich, um nur einige Beispiele zu geben: NAGEL (Berlin, 1880) (Hufschlagverletzung des unteren Orbitalrandes, Bulbus nach unten und hinten disloziert), COHN (34) (Spießung durch einen Hirsch, Fraktur des unteren Augenhöhlenrandes, später Enophthalmus), OGILVY (36) (Von einem Ochsen getreten, Fraktur des unteren Orbitalrandes, Bulbus perforiert), FRANKE (45) (Hufschlag, Fraktur des unteren Orbitalrandes, Enophthalmus), CAUSE (71) (Hufschlag, unterer Orbitalrand verdickt, nach 8 Tagen Enophtalmus), BIRCH-HIRSCHFELD und MELTZER (69) (3. Fall, Hufschlag, Verdickung am inneren unteren Orbitalrand im Röntgenbilde Depressionsfraktur der unteren Orbitalwand), FOUCHER (3) (Holzstück unterhalb des Auges eindringend, Eröffnung der Kieferhöhle), KEIPER (74) (Stoß gegen die Stirn eines Fußballspielers, Bruch des Orbitalbodens).

§ 360. Der innere Rand der Orbita, wenn wir von einem solchen überhaupt sprechen können, da sich hier nur eine flache Erhebung des Nasenbeins als vordere Grenze der durch besonders zarte Knochenlamellen gebildeten medialen Orbitalwand erhebt, wird bei Frakturen häufig mitbetroffen. Es ist leicht zu verstehen, daß sich eine durch direkte Gewalteinwirkung bewirkte Fraktur dieser Gegend auf die dünne innere Orbitalwand fortsetzt und daß z. B. feste Fremdkörper durch diese Knochen in die Siebbeinhöhle und Nasenhöhle eindringen. Häufig werden auch von derartigen Verletzungen der Tränensack und der Tränennasengang zerstört. Es können sich dann später Schleimzysten (Mucocelen) entwickeln, die noch nach vielen Jahren eine hochgradige Entstellung und Verdrängung des Bulbus veranlassen.

So fand DÜRR (10) 14 Jahre nach stumpfer Verletzung des inneren Augenwinkels eine fluktuierende Geschwulst oberhalb des inneren Lidbandes, die sich nach Inzision als Mukozele erwies.

Die Fraktur kann sich bis zum Canalis opt. fortsetzen und zur Erblindung führen oder es kommt durch Eröffnung der Nasenhöhle vor dem Septum orbitale zu Emphysem der Lider. Auch traumatischer Enophthalmus ist nach den Brüchen der inneren Orbitalwand mehrfach beobachtet worden [Löw 31 (Hufschlag, Amaurose, Narbe am inneren Canthus, Enophthalmus), Beer 33 (Hufschlag, Fraktur der inneren Orbitalwand, Enophthalmus), Treacher Collins 48 (Stoß gegen Decksluke, Wunde an der Nase, Knochensplitter, Ptosis, Enophthalmus), Lederer 57 (Verletzung durch Kohlenmassen, komplizierter Bruch des Stirn- und Nasenbeins, Ptosis, Enophthalmus].

b) Direkte Frakturen der Orbitalwände.

§ 361. Wir sahen, daß bei starker Gewalteinwirkung auf die Orbitalränder sehr häufig die benachbarten Knochenwände der Orbita mit betroffen werden. Doch kann ein spitzer in die Orbita eindringender Fremdkörper auch die Knochenwand an umschriebener Stelle durchbrechen, am leichtesten, wenn es sich um die zarten Knochen der medialen Orbitalwand handelt. Auch hier sind die Durchstoßungen der oberen Orbitalwand wegen der Verletzung des Gehirns am meisten gefürchtet, ja, sie sind nach Berlin noch ernster zu beurteilen als die komplizierten Frakturen des Orbitaldaches, weil bei diesen der Fall sich besser übersehen und entsprechend behandeln läßt.

Nicht selten dringen spitze Fremdkörper durch Lid oder Bindehaut in die Orbita, stoßen durch das Orbitaldach, in dem sie eine Lochfraktur mit Fissuren und Splittern bilden. Auch wenn sie durch die Fissura orbitalis sup. in die Schädelhöhle eindringen, werden die umgebenden Knochenteile durchbrochen und häufig verschoben. Dabei kann der kleine Keilbeinflügel abgesprengt, der große durchbohrt, die Carotis interna und der Sinus cavernosus verletzt werden (pulsierender Exophthalmus). Oder der Fremdkörper dringt nach Durchbohrung des Orbitaldaches in den Vorderlappen oder die Seitenventrikel des Gehirns je nach der Richtung und Stärke der eindringenden Gewalt, der Form des verletzenden Gegenstandes und den Widerständen, die sich seinem Vordringen entgegensetzen.

Berlin (10) stellte aus der Literatur 52 Fälle von direkter Fraktur des Orbitaldaches ohne Beteiligung des oberen Orbitalrandes zusammen, von denen 41 letal endeten. Nur 11 Verletzte blieben am Leben und boten meist schwere Störungen des Nervensystems. Wagenmann fügt diesen Fällen 13 weitere mit tödlichem Ausgang und 15, die zur Heilung gelangten, an. Hierher sind auch viele Fälle von pulsierendem Exophthalmus zu rechnen, die bei diesem Kapitel erwähnt sind.

4 Fälle aus der neueren Literatur möchte ich hier anführen:

Gatchell (1923) beschreibt einen Fall wo 4 Wochen nach einem Schlag unter das linke Auge eine Bindehautschwellung und Verdrängung des Bulbus nach oben außen aufgetreten war. Durch Inzision ließ sich eine tiefe vereiterte Wunde mit

Lochfraktur des Tränenbeins und Absprengung von Knochenteilen feststellen. Bei einer zweiten Operation wurde ein Stück Gummirohr aus der Gegend der Fissura sphenoidalis mit Gehirnsubstanz entfernt. Es trat Heilung ein.

HOLSTE (1923) berichtet über 2 Fälle. Im ersten war eine Schirmspitze 8,5 cm tief in die Orbita eingedrungen. Trotz vorübergehender meningitischer Symptome trat Heilung ein. Im zweiten Falle war ein Federhalter von 7,5 cm Länge entlang der inneren Augenhöhlenwand eingedrungen und abgebrochen. Der Patient starb an Meningitis.

GREIG (1924) berichtet über einen Fall von Verletzung mit dem Stäbchen eines Regenschirms, das durch die Fissura orb. sup. zwischen Carotis und abducens bis zum Nucl. ruber vorgedrungen war, zur Lähmung des Abducens, Oculomotorius und Facialis, ataxieförmigen Tremor der gleichseitigen Extremitäten und Neuritis optica geführt hatte. GREIG vergleicht die die Pars orbitalis durchbrechenden Verletzungen, die er als transversierende bezeichnet, mit den penetrierenden, die durch die obere Orbitalfissur in das Gehirn eindringen. Die ersteren sollen nicht selten zunächst einen harmlosen Eindruck machen, sich später aber als lebensgefährlich erweisen. Die letzteren sollen anfangs gefährlich aussehen, meist aber zur Heilung (eventuell mit zerebralen Ausfallserscheinungen) führen.

FOWLER (1927) beobachtete einen Fall von Perforation des Orbitaldaches im oberen inneren Winkel durch eine Glasröhre, die bis in die Schädelgrube vordrang, im Röntgenbilde festgestellt und mit gutem Erfolge entfernt wurde.

Auch aus der älteren Kasuistik möchte ich einige Fälle kurz als Paradigmata anführen, da sie von WAGENMANN nicht näher angeführt werden:

SAMELSOHN (11) (Perforation des Orbitaldaches durch einen Griffel, nach 2 Monaten epileptische Krämpfe, Meningitis, Exitus), BOUTON (27) (Durchbohrung des Orbitaldaches durch einen Regenschirm, Eröffnung des Stirnlappens, Tod nach 29 Stunden), ROCKLIFFE und HAINWORTH (51) (Eindringen eines Pfeifenstocks 3,5 Zoll tief, nach 7 Tagen Kopfschmerz, Pulsverlangsamung, subnormale Temperatur, Hirntrepanation, Heilung mit partieller Aphasie und Fazialislähmung), MARESCOTTI (47) (Durchstoßung des Orbitaldaches mit einem spitzen Stock, Tod durch Meningitis nach 27 Tagen), KÖNIGSHÖFER (81) (Perforation des Orbitaldaches durch einen Bleistift, pulsierender Exophthalmus, Abszeß im Vorderhirn, Exitus), CAPELLINI (55) (Durchstoßung des Orbitaldaches mit einem spitzen Stock, Tod durch Meningitis nach 27 Tagen), ZIRN (60) (Perforation des Orbitaldaches durch eine Heugabel, Halbseitenlähmung, Geistesverwirrung, Exitus durch eitrige Meningitis), CASALI (80) (Fall auf einen offenen Schirm, Durchdringen einer Schirmspeiche durch die Fissura orb. sup. bis zur Brücke und Kleinhirn, Wundkanal von 13 cm, Exitus nach 3 Tagen).

Die Kasuistik würde sich durch zahlreiche Fälle vermehren lassen, doch genügen die angeführten, um von dem Verlauf dieser Verletzungsart ein Bild zu geben.

Die anatomischen Verhältnisse, wie sie nach den direkten isolierten Frakturen des Orbitaldaches vorliegen und entweder klinisch oder durch Obduktion festgestellt wurden, sind natürlich nach dem Einzelfalle verschieden.

BERLIN bezeichnet unter 18 schnell tödlich verlaufenden Fällen als direkte
Todesursache 11 mal die Gehirnverletzung, 6 mal intrakranielle Blutungen,
unter 18 Fällen, die später starben, 15 mal Gehirnabszeß mit oder ohne
Meningitis, 2 mal nur Meningitis, 4 mal Orbitaleiterung mit gleichzeitiger
Eiterung im Gehirn. 6 mal fanden sich Knochenteile oder Fremdkörper im
Gehirn. Die Gehirnabszesse lagen meist oberflächlich in der Nähe der
Bruchstelle.

Wie zahlreiche Mitverletzungen im Gehirn nach Perforation des Orbitaldaches
stattfinden können, lehrt der Sektionsbefund des Falles von BOWER (1879), bei dem

Fig. 68.

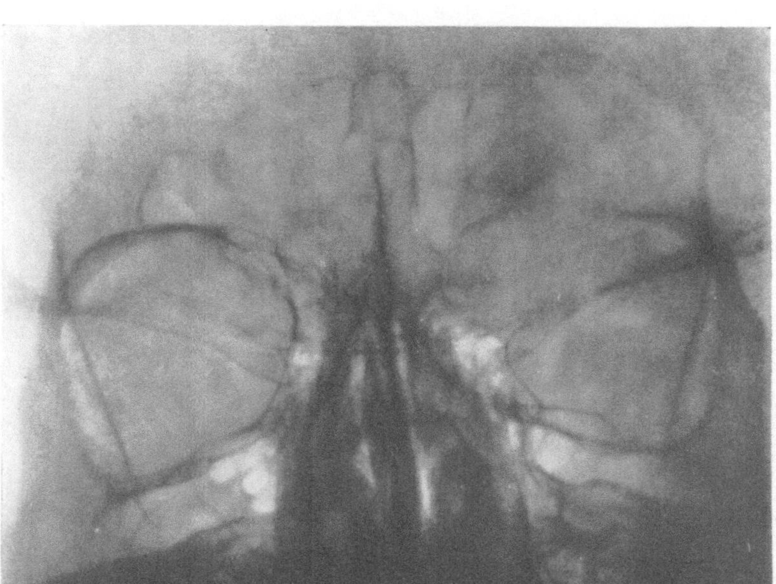

Fraktur des linken Orbitaldaches.

nach Stoß mit einem Regenschirm unter Blutung aus Auge und Nase der Tod
eintrat. Es fand sich Fraktur des Orbitaldaches, Absprengung des kleinen Keilbeinflügels, Zerreißung des Nervus opticus hinter dem Knochenkanal, Zerreißung
der Arteria ophthalmica, Riß in der Carotis interna, Eröffnung des Sinus cavernosus, Zerstörung der Gehirnsubstanz und ein Messingstück, das sich von der
Schirmzwinge abgelöst hatte. Ähnlich war der Befund in dem oben kurz angeführten Falle von BOUTON (27), wo die Spitze eines Regenschirms tief in den
Hirnlappen eindrang.

Bemerkenswert ist auch ein von AXENFELD-SCHUSTER (61) beschriebener Fall,
der zufällig bei der Sektion eines 60 jährigen Mannes, der vor Jahren einen Sturz
erlitten hatte, eine markstückgroße Lochfraktur des Orbitaldaches ergab, in die
sich Fettgewebe und ein Teil des Musc. levat. palp. einstülpte. Das losgelöste
Knochenstück war resorbiert. Kallusbildung fehlte.

Die Bedeutung dieser isolierten Lochfrakturen des Orbitaldaches in diagnostisch-klinischer Beziehung beruht darauf, daß ihre Beurteilung schwierig sein, die Schwere des Falles anfangs übersehen werden kann, da die Knochenwunde an verdeckter Stelle liegt und ihre genauere Untersuchung durch die Schwellung und Blutung der umgebenden Weichteile erschwert oder unmöglich gemacht werden kann.

Bestehen von vornherein durch Mitverletzung des Gehirns Ausfalls-erscheinungen (Lähmungen, Coma) oder sonstige gut lokalisierbare Sym-

Fig. 69.

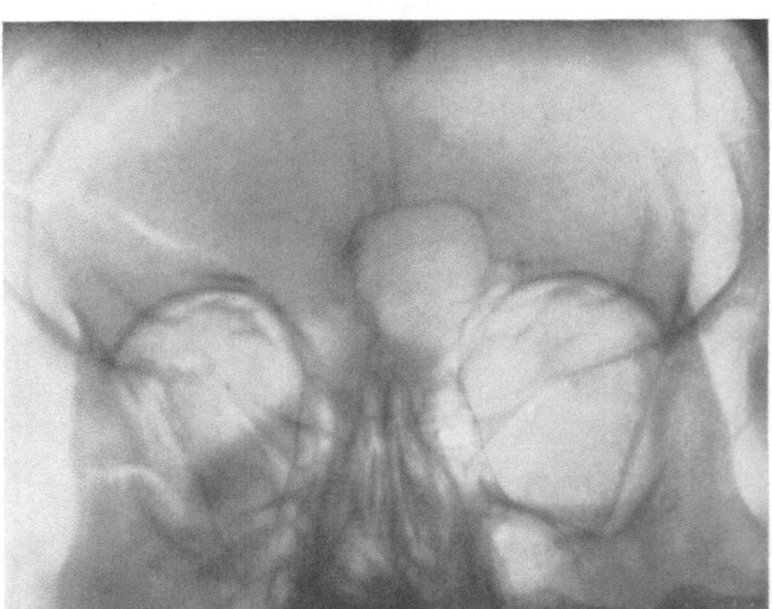

Fraktur des rechten Jochbogens und des Stirnbeins.

Der Schatten im inneren unteren Sektor rührt von der Blutung her. Er ist bei der nächsten 18 Tage später ausgeführten Röntgenaufnahme (s. Fig. 70) aufgehellt.

ptome (z. B. pulsierender Exophthalmus), so kann dies die Diagnose wesentlich erleichtern. Fehlen diese und gibt, wie das nicht selten zutrifft, auch die Anamnese nur ungenaue Anhaltspunkte, so kann der Fall als ein leichter erscheinen, während der weitere Verlauf lehrt, daß es sich um eine gefährliche, vielleicht das Leben bedrohende Verletzung handelte.

Aus dieser Tatsache ist die Forderung zu entnehmen, in jedem Falle von Verletzung der Orbita, bei dem eine Perforation des Orbitaldaches als wahrscheinlich, möglich oder nicht ausgeschlossen erscheint, sorgfältig daraufhin zu untersuchen. Es sind im Schrifttum eine ganze Reihe von Fällen berichtet, bei welchen der Heilverlauf sich anfangs günstig gestaltete, bis plötzlich schwere zerebrale Erscheinungen, die zum Exitus führten, auftraten.

In einem größeren Teil dieser Fälle dürfte es sich um eine sekundäre Infektion der Frakturstelle und des benachbarten Gehirns und seiner Häute gehandelt haben, sei es von außen durch den Wundkanal direkt oder durch die eventuell miteröffnete Stirnhöhle. In solchen Fällen hätte sich vermut-

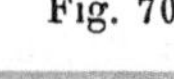

Fig. 70.

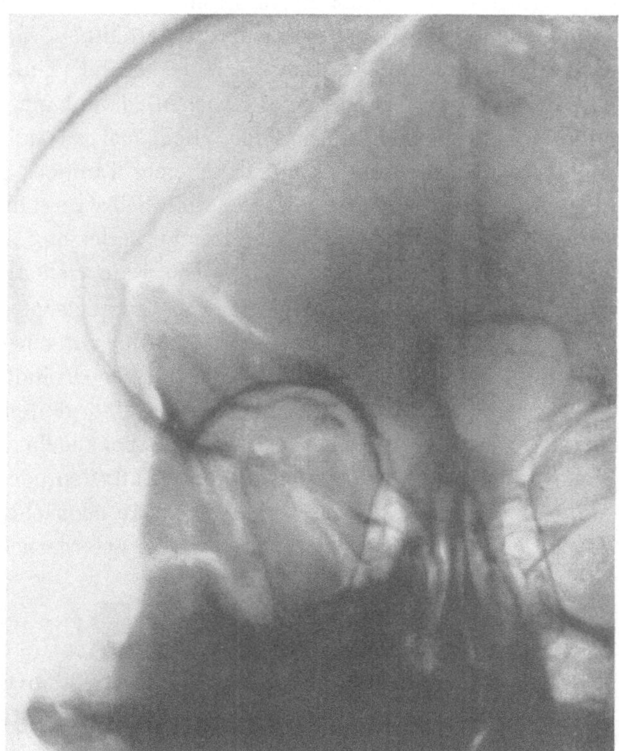

Fraktur des rechten Jochbogens und des Stirnbeins.
Der in Fig. 69 sichtbare Schatten im inneren unteren Sektor der Orbita hat sich aufgehellt.

lich durch genaue Feststellung der Verhältnisse und entsprechende Versorgung der Wunde der tödliche Ausgang verhüten lassen.

Für diese Feststellung kommt dem Röntgenbilde eine große Bedeutung zu. Die Aufnahme wird, wenn sie eine Fraktur im Orbitaldache nachweisen soll, am besten in schräger Richtung von unten her gemacht, wobei die obere Orbitalwand weniger durch den festen Knochenrand der Orbita verdeckt wird. Auch metallische oder sonstige Fremdkörper (aus Glas, Porzellan, Hartgummi, Elfenbein usw.) können dabei nach Ausdehnung und Lage festgestellt werden.

Handelt es sich um eine Stichwunde der Orbita durch einen stumpfen oder spitzen, meist sicherlich nicht aseptischen Fremdkörper, dann könnte man an eine Sondierung des Stichkanals denken, doch müßte diese mit großer Vorsicht geschehen und wird nicht selten wegen der Verschiebung der Weichteile zu keinem positiven Ergebnis führen. Ich halte es daher für richtiger, in solchen Fällen durch einen Hautschnitt am oberen Orbitalrande unter aseptischen Kautelen das Orbitaldach freizulegen, was durch Abdrängen des Periostes mit einem Elevatorium leicht und schonend zu bewirken ist und einen guten Überblick über die Verhältnisse am Knochen gestattet. Ist der Knochen intakt, dann schadet dieser Eingriff nichts. Findet sich eine Perforation oder Fissur im Knochen, dann kann man leicht, ohne das einführende Instrument durch den Stichkanal zu infizieren, die Gehirnwunde untersuchen und durch Einführung eines Tampons gegen eine sekundäre Infektion vom Stichkanal aus sichern. Selbstverständlich wird aber der Augenarzt, wenn sich eine perforierende Verletzung im Orbitaldache nachweisen läßt, gut tun, den Chirurgen zu Rate ziehen.

Ist der Bulbus zerstört und das Orbitalgewebe zerquetscht, dann wird man eventuell die Ausräumung der Orbita vornehmen, um einen besseren Zugang zur Frakturstelle zu schaffen und zugleich einer Orbitalentzündung vorzubeugen. Setzt eine solche später ein, so ist sie sorgfältig nach den in einem früheren Abschnitt angegebenen Regeln zu behandeln. Man wird deshalb die Stellung und Beweglichkeit des Bulbus (Auftreten oder Zunahme von Exophthalmus), Chemosis, Schmerzen, Fieber, genau beobachten müssen, um beim ersten Zeichen einer Orbitalentzündung das Erforderliche zu veranlassen.

§ 362. Weit weniger gefährlich sind die direkten isolierten Frakturen der inneren Orbitalwand. Sie kommen durch Stichverletzungen nicht selten vor und erklären sich leicht einmal durch die Tatsache, daß die schräg von außen in die Orbita vordringenden verletzenden Gegenstände (bei Stoß, Fall, Schlag) leicht durch den festen schräg gestellten Nasenknochen abgelenkt auf die dünneren Knochen des Tränenbeins und der Papierplatte des Siebbeins aufstoßen und diese perforieren oder auch direkt oberhalb oder unterhalb des Bulbus auf diese vordringen. Der Nachweis dieser Verletzung ist meist nicht schwierig. Eine Wunde in der Gegend des inneren Augenwinkels, Blutung aus der Nase, Luftaustritt aus der Wunde oder Emphysem sind häufige Begleiterscheinungen. Daß es außerdem zu Verletzungen der Weichteile der Orbita und des Bulbus kommen kann, liegt auf der Hand.

Wagenmann führt hierher gehörige Fälle an, die ich durch den kurzen Bericht 4 weiterer Fälle ergänzen möchte.

BERGMEISTER (79) (sah einen Fall von Perforation der inneren Orbitalwand durch ein Holzstück von 5,5 cm Länge, es erfolgte reaktionslose Heilung), WECKER (1881) (Stoß mit einem Malerpinsel durch die Lamina papyracea in die Nasenhöhle, Heilung), QUERENGHI (44) (Vor 8 Jahren Schlag ans Auge, seit 2 Jahren Exophthalmus, Fluktuation im inneren Winkel der Orbita, Mucocele), FOUCHER (3) (Verletzung durch einen Ast. Eröffnung der Siebbein-, Keilbein- und Kieferhöhle durch ein eindringendes Holzstück).

Bei der Entstehung dieser isolierten Fraktur der inneren Orbitalwand kann auch der durch einen im temporalen Teil der Orbita eindringenden

Fig. 71.

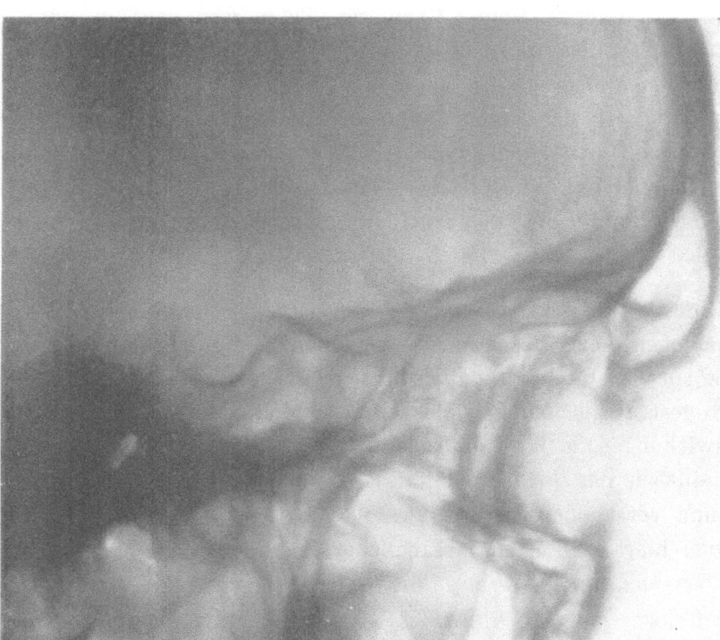

Fraktur der inneren und oberen Orbitalwand.

umfänglichen Fremdkörper gegen die innere Orbitalwand gepreßte Bulbus als verletzender Gegenstand wirken. Vielleicht kommt das nicht allzu selten vor, macht aber außer leichter Blutung aus der Nase und eventuell Emphysem der Orbita durch von der Nase aus eindringende Luft keine Erscheinungen und wird deshalb nicht festgestellt.

Ist die Zerstörung der medialen Orbitalwand sehr umfangreich, dann kann selbst der Bulbus in die Nasenhöhle verschoben werden, wie ein bereits 1575 von HENRICUS SMETIUS A LEDA berichteter von WALTZ 1889 mitgeteilter Fall dartut, wo nach einer Pfählungsverletzung der linken Augenhöhle der Bulbus in die Nase verlagert und mit erhaltener Sehkraft und gegen das Nasenloch gestellter Pupille eingeheilt war.

Die Therapie bei diesen Frakturen der medialen Orbitalwand wird zunächst eine abwartende sein, wenn keine stärkere Verlagerung des Bulbus eine Reposition auf operativem Wege nötig macht. Eine solche muß natürlich sobald als möglich nach der Verletzung vorgenommen werden, wenn sie Aussicht auf Erfolg haben soll.

Um ein Emphysem der Orbita oder, wenn dieses schon vorhanden ist, eine Zunahme desselben zu verhindern, ist der Patient anzuweisen, sich nicht zu schneuzen, um keinen Überdruck in der Nase zu erzielen.

Da sekundär von der Nase aus eine Infektion des Orbitalgewebes eintreten kann, ist auf alle Zeichen, die hierfür sprechen (Entstehung oder Zunahme des Exophthalmus, Chemosis, Schmerzen spontan oder auf Berührung) zu achten und, sobald nach dem klinischen Bilde ein Orbitalabszeß angenommen werden kann, dieser operativ zu beseitigen.

Besteht nach der Verletzung eine Wunde im inneren Winkel, die mit der Nasenhöhle bzw. Siebbeinhöhle in Verbindung steht, dann kann durch Durchspülungen mit antiseptischer Flüssigkeit (Rivanol, Hydrarg. oxycyanat. u. dgl.) oder Einführung eines feuchten Tampons das Orbitalgewebe geschützt werden.

§ 363. Die direkte Fraktur der unteren Orbitalwand kommt in ganz analoger Weise durch meist von oben nach hinten unten vorstoßende Fremdkörper zustande. Da die obere orbitale Wand der Kieferhöhle durch ziemlich festen Knochen gebildet wird, handelt es sich hier um starke Gewalteinwirkungen, z. B. Kuhhornstoß, Eindringen von Eisenstäben. Hierbei kann natürlich das Jochbein mitverletzt, ja sogar aus seinen Verbindungen gelöst und verschoben werden.

Auch hier kann nach umfänglicher Zerstörung des Bodens der Orbita der Bulbus nach unten, d. h. in die Kieferhöhle verlagert werden (Dislocatio bulbi inferior).

Solche Fälle sind von v. Becker (6), Tweedy (15), v. Langenbeck (7), Kalt (73), Nagel (Berlin 10 S. 507), Perthes (93) mitgeteilt worden.

Da diese Fälle teils von Wagenmann (teils von mir auf S. 216 ff.) genauer mitgeteilt sind, kann ich hier darauf verweisen.

Ich möchte hier nur über einen Fall berichten, den ich 1910 selbst beobachtet und zusammen mit Prof. Perthes operiert habe.

Ein Arbeiter wurde von einem Laufkrahn gegen einen vorspringenden Balken gedrückt, wobei der Kopf eingeklemmt wurde und zwei Eisenschrauben des Balkens in die linke Gesichtshälfte eindrangen. Es fand sich längs der linken Nasenwangenfurche eine Narbe. Das Nasenbein war eingedrückt, an der Stelle des unteren Orbitalrandes war eine tiefe Grube zu fühlen. Das Jochbein war 1 cm nach der temporalen Seite verschoben, der Jochbogen gebrochen. Die Lidspalte konnte nur 5 mm geöffnet werden. Der Bulbus stand 8 mm tiefer und 4 mm nach innen verschoben. Der Grad des Enophthalmus betrug 12 mm. Die Beweglichkeit war stark vermindert, nur geringe Senkung und Adduktion möglich. Die Sehschärfe betrug $^6/_{18}$ ohne Glas, nach Ausgleich eines leichten hyperopischen Astigmatismus $^6/_9$. Die Pupille war erweitert, lichtstarr. Der Fundus zeigte keine Veränderungen.

Bei der Operation, die fast 4 Monate nach der Verletzung vorgenommen wurde, wurde ein Einschnitt parallel dem unteren Orbitalrande bis auf den Knochen geführt, das Periost von der frakturierten unteren und mittleren Orbitalwand abgehebelt und mit dem Orbitalinhalte nach oben und vorn gedrängt. Um das Zurücksinken der Bulbus in seine pathologische Lage zu verhindern, wurde ein neuer Orbitalboden durch Implantation einer Periost-Knochenspange, die der medialen Fläche der linken Tibia des Patienten entnommen wurde, gebildet. Nach 8 Wochen wurde ein Tieferstand des Bulbus kaum mehr bemerkt und der Enophthalmus war auf 6 mm zurückgegangen. Die Beweglichkeit des Bulbus hatte sich auffallend gebessert. Die anfangs störenden Doppelbilder konnten durch geeignete Kopfhaltung vereinigt werden. Das kosmetische Resultat war und blieb ein sehr gutes.

Dieser Fall ist dadurch bemerkenswert, daß er zeigt, in welcher relativ einfachen Weise auch bei schweren Depressionsfrakturen mit Eindellung und Zerstörung des Orbitalbodens und Eröffnung der Kieferhöhle eine wesentliche kosmetische Besserung erreicht werden kann. In frischen Fällen kann man versuchen, den eingeknickten Knochen mit dem unter ihn geführten Elevatorium zu heben und damit den Bulbus in die rechte Lage zu bringen. Bei älteren Fällen wie bei dem unseren ist es jedoch zweifellos richtiger, einen neuen Orbitalboden durch einen Knochenperiostlappen zu bilden.

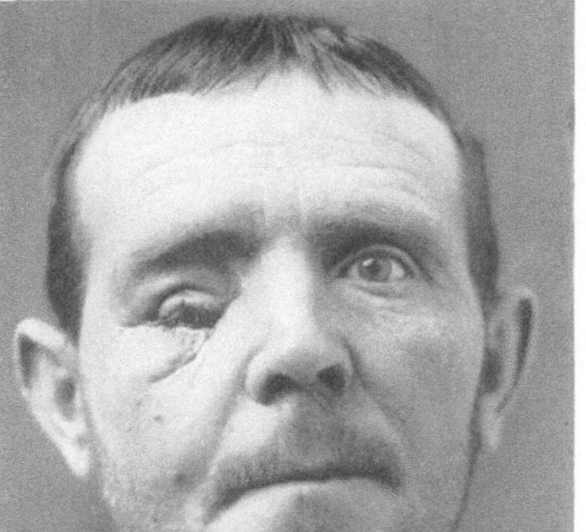

Fig. 72.

Depressionsfraktur der unteren Orbitalwand.

PERTHES unterscheidet drei Grade von Dislocatio bulbi inferior. Bei dem ersteren ist die Pupille bei spontaner Öffnung des Auges noch sichtbar, beim zweiten dauernd vom unteren Augenlid verdeckt, während bei der Dislocatio bulbi dritten Grades der Bulbus ganz in die Kieferhöhle verlagert ist.

Unser Fall war, wie diejenigen von TWEEDY und KALT, eine Dislocatio zweiten Grades, während in dem Falle von LANGENBECK die Cornea mit dem vorderen Kugelsegment des Bulbus vollständig in der Kieferhöhle mit nach unten gerichteter Augenachse ruhte. Ähnlich waren die Verhältnisse im Falle BECKER, wo die Cornea nach unten und innen gedreht ungefähr über dem Canalis infraorbitalis stand.

In dem Falle von Tweedy war der Optikus dicht an der Sklera abgerissen, in den anderen Fällen dagegen noch leidlich gute Sehschärfe vorhanden. Im Langenbeckschen Falle ging sie später durch Vereiterung der Hornhaut zugrunde.

Perthes (93) hat später noch 2 Fälle von traumatischer Dislocatio bulbi beobachtet und in gleicher Weise operiert. — Einmal handelte es sich um einen Maurer, der auf einen eisernen Kessel fiel und eine Fraktur des Stirnbeins, Jochbogen, Ober- und Unterkiefers davontrug. Die linke Pupille stand 8 mm tiefer als die rechte. Es bestanden Doppelbilder bei allen Blickrichtungen. Nach der

Fig. 73a und b.

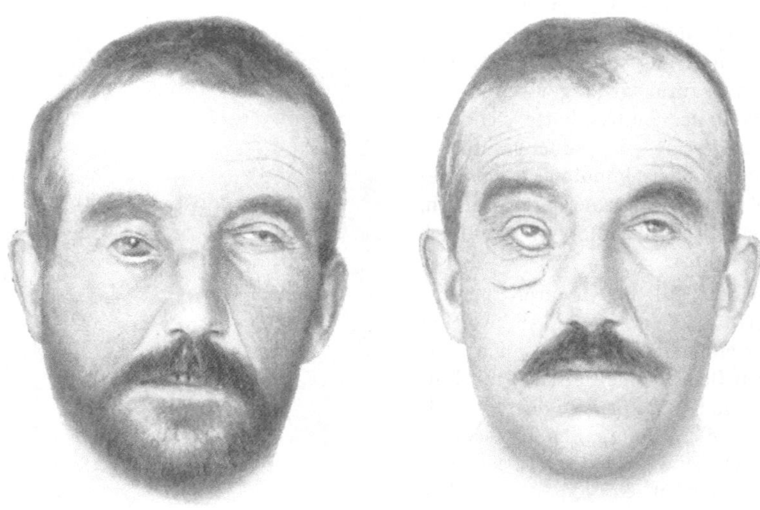

a vor Operation   b nach Operation
Dislocatio bulbi. (Nach Perthes.)

Operation stand der linke Bulbus nur 1 mm tiefer und das Doppeltsehen bestand nur noch nach außen infolge einer Abduzenslähmung.

In einem weiteren Falle war durch einen herabstürzenden Balken eine Fraktur beider Oberkiefer und Nasenbeine eingetreten. Der rechte Bulbus stand 15—20 mm tiefer als der linke. Die Sehschärfe war beiderseits normal. Der rechte Bulbus wurde durch Unterschieben von 5 Knorpelstücken vom Rippenknorpel unter das Periost des Orbitalbodens gehoben. Nach etwa 4 Monaten stand der rechte Bulbus etwa 5 mm tiefer als der linke. Doppelbilder wurden spontan nicht mehr wahrgenommen. (Vgl. Fig. 73a u. b.)

Aus diesen Fällen muß der in praktischer Hinsicht wichtige Schluß gezogen werden, daß es bei Dislocatio bulbi ersten Grades durch freie Knochen- und Knorpeltransplantationen gelingt nicht nur die Entstellung wesentlich zu mindern, sondern auch die lästigen Doppelbilder zu beseitigen.

Vogt (95), der die Kasuistik der Dislokatio bulbi durch 2 selbst beobachtete Fälle bereichert, betont, daß sich die Art der Doppelbilder bei Dislocatio bulbi prinzipiell von derjenigen bei Muskelstörungen unterscheidet. Durch die Verlagerung des Bulbus nach unten ändert sich die Abrollungsstrecke der Heber und diese sind nicht mehr imstande, eine normale Wirkung zu vollbringen. Die Doppelbilder entspringen nicht einer dynamischen, sondern einer rein mechanischen Ursache und finden sich entweder nur im oberen Blickfeld oder nur dort im ausgeprägten Grade.

Wagenmann gibt an, daß der stark nach unten gedrückte Bulbus, ohne selbst schwere Verletzung zu erfahren, die untere Orbitalwand frakturieren und in die Oberkieferhöhle eindrücken könne und beruft sich dabei auf den Fall von Massot, den Berlin mitteilt. Ich glaube nicht, daß dieser Fall eine Verletzung der unteren Orbitalwand durch die in die Orbita eindringende Heugabelzinke ausschließen läßt, wenn auch gleichzeitig eine Wunde im oberen Lide und Durchstoßung des Orbitaldaches nachgewiesen wurden. Es erscheint mir sehr unwahrscheinlich, daß der Bulbus den relativ festen Orbitalboden durchbricht, ohne zu bersten. Ich halte es nach Lage der anderen mitgeteilten Fälle für wahrscheinlicher, daß der verletzende Gegenstand die Fraktur des Orbitalbodens bewirkt und daß der Bulbus durch seine Befestigungen (Musc. obl. inferior) in die klaffende Fraktur mit hineingezogen wird. Bei den weit dünneren Knochen der inneren Orbitalwand ist dagegen eine Frakturierung durch den Druck des Bulbus weit eher möglich.

Selbstverständlich muß es nicht immer bei derartigen Verletzungen zu einer Dislocatio bulbi höheren Grades kommen. Es ist sehr wohl möglich, daß sich im Orbitalboden nur eine Fissur oder eine Eindellung geringen Grades bildet.

Unter den Fällen von traumatischem Enophthalmus befindet sich eine Anzahl, bei denen die untere Orbitalwand frakturiert war (Gessner 25, 1 Fall) (Verschüttung durch Kohlenmassen), Cohn (34) (Fraktur des unteren Orbitalrandes, Focus (35) (Verletzung durch ein Hirschgeweih, Depression der Orbitalwand), Ogilvy (36) (Tritt von einem Ochsen, Fraktur der unteren Orbitalwand), Neulen (43) (Huftritt, Fraktur des Orbitalbodens), Franke (45, 3. Fall) (Hufschlag, Narbe am unteren Orbitalrand), Birch-Hirschfeld und Meltzer (69, 2. Fall) (Hufschlag, Depressionsfraktur der unteren Orbitalwand), Causé (71) (Hufschlag, Verdickung des unteren Orbitalrandes), Chaillous (76): (Stoß mit Schaufelstiel, Depressionsfraktur der Orbita).

Bei allen diesen Fällen kam es früher oder später zum Enophthalmus, nicht aber zur Verschiebung des Bulbus nach der Kieferhöhle zu. Daß die Depressionsfraktur der unteren Orbitalwand durch Erweiterung des Orbitalraumes zur Entstehung des traumatischen Enophthalmus wesentlich beitragen kann, ist außer Zweifel. Im übrigen ist hier auf den Abschnitt »traumatischer Enophthalmus« hingewiesen.

Die direkte Fraktur der äußeren Orbitalwand ist, wenn wir von
den Schläfenschüssen absehen, sehr selten. Meist wird der äußere Orbitalrand, häufig das Jochbein mit betroffen. Ich kann hier auf § 358 hinweisen.

c) Die indirekten Frakturen der Orbita.

§ 364. Als indirekte Frakturen bezeichnet man diejenigen, die sich
nicht an der Stelle der direkten Gewalteinwirkung, sondern entfernt von
dieser bilden. Diese indirekten Brüche verstehen wir am besten, wenn wir
die größeren Zusammenhänge der Schädelknochen in Betracht ziehen.
Bergmann (12) gibt an, daß der Schädel, wenn er eine Hohlkugel von gleichmäßiger Festigkeit und Elastizität wäre, bei Kompression durch Druck oder
Stoß in der Mitte des zusammengepreßten Meridiankreises die größte Stauchung
erleiden und einbrechen würde. Da er jedoch weder die regelmäßige Gestalt eines Ovoids noch die gleichmäßige Resistenz eines homogenen Körpers
besitzt, da die Basis nicht nur ebener sondern auch im Schläfen- und Stirn-
teile von der Konvexität winklig abgebogen ist, so leistet sie der brechenden
Gewalt einen weitaus geringeren Widerstand als das Gewölbe des Schädel-
daches. Deshalb beginnen die Berstungsbrüche nach Bergmann an der
Basis und setzen sich nach vorn, hinten und den Seitenteilen fort, wobei
für den Verlauf der Bruchlinien nicht nur die Richtung der angreifenden
Gewalt sondern auch der größere oder geringere Widerstand verschiedener
Stellen der Basis bestimmend ist. Bei dieser Erklärungsart ist auch das
Orbitaldach als ein locus minoris resistentiae anzusehn, wodurch die häufige
Fortsetzung der Basisbrüche auf das Orbitaldach verständlich wird.

Der Anschauung von Bergmann wurde später von Stierlin (58) und
Tilmann (63) widersprochen. Diese Autoren sind der Meinung, daß bei der
Entstehung der Schädelbrüche den hydrodynamischen Verhältnissen eine
wichtige Bedeutung zufällt. Nach Tilmann wird bei ausgedehnter Fraktur
des hinteren Schädeldaches das Gehirn nach hinten geschleudert und ein
negativer Druck im vorderen Schädelraum erzeugt. Durch den atmosphä-
rischen Druck sollen dann die Orbitaldächer nach innen gepreßt und frakturiert werden. Als Zeichen der Orbitalfraktur finden sich Suffusion der
Lider und der Bindehaut, Exophthalmus und, falls der Sehnerv im Knochenkanal mit verletzt wurde, nicht selten meist einseitige Erblindung. Häufig
finden sich gleichzeitig die Symptome der Schädelbasisfraktur, als deren
Teilerscheinung diese indirekten Orbitaldachfrakturen anzusehen sind.

Selbstverständlich läßt es sich sehr oft, d. h. wenn keine genaue Sektion vorgenommen wird, oder wenn Heilung eintritt, nicht feststellen, ob
es sich um eine indirekte isolierte oder um eine indirekte fortgeleitete
Fraktur des Orbitaldaches handelt. In den orbitalen Symptomen stimmen
beide Frakturen überein.

Die fortgeleiteten auf die Orbita sich fortsetzenden Basisbrüche sind aber zweifellos weit häufiger als die isolierten.

Dies ergibt sich daraus, daß Hölder (nach Berlin 10) unter 126 selbst beobachteten Schädelfrakturen 88 der Schädelbasis und unter diesen 80 = 90% Orbitaldachfrakturen fand. Prescott Hewett (1) fand unter 68 Brüchen der Schädelbasis 23 Orbitaldachfrakturen, Körber (28) unter 13 Schädelbrüchen durch stumpfe Gewalt 9 Fissuren im Orbitaldach.

Die Häufigkeit der indirekten Orbitalfrakturen verglichen mit den direkten Brüchen der Orbitalwand ergibt sich auch aus meiner Zusammenstellung, die 520 Fälle von Orbitalbrüchen umfaßt. Unter diesen waren 408 indirekte, 112 direkte Brüche. Diese Zahlen geben nur einen ungefähren Anhalt. Bei sehr vielen Basisfrakturen durch stumpfe Gewalt (Fall, Stoß, Quetschung usw.) tritt der Tod sofort nach der Verletzung ein, und nur bei einer relativ kleinen Zahl dieser Fälle wird die Sektion genau genug durchgeführt, um eine Fissur im Orbitaldach feststellen oder ausschließen zu lassen. Aber auch bei denjenigen Fällen, die mit dem Leben davon kamen, ist keineswegs nach dem klinischen Bilde, d. h. beim Fehlen von Ecchymosen, der Lider und Bindehaut oder einer Verletzung des Sehnerven, das Vorhandensein von Spalten im Orbitaldache auszuschließen.

Greder (20), der experimentell Schädelbrüche erzeugte, konnte in fast $^3/_4$ seiner Fälle Orbitaldachfrakturen feststellen, bei denen häufig die Bruchlinie durch den Kanal des Sehnerven verlief.

§ 365. Zwei Symptome machen diese Fissuren des Orbitaldaches bedeutungsvoll und erfordern deshalb eine gesonderte Besprechung, die Ecchymosen der Lider und Bindehaut, denen eine große diagnostische Bedeutung zukommt und den Verletzungen des Nervus opticus durch Fissuren die den Knochenkanal betreffen. Da ich die Orbitalblutungen bei Schädeldachfrakturen bereits im Kapitel der Orbitalblutungen näher besprochen habe (vgl. § 352), genüge hier eine kurze Zusammenfassung.

In der ersten Auflage dieses Handbuches hat Berlin, dem das große Untersuchungsmaterial Hölders zur Verfügung stand, auf die große diagnostische Bedeutung dieser Blutaustritte hingewiesen. Unter 79 fortgesetzten Orbitaldachfrakturen zeigten 69 Blutungen in das orbitale Zellgewebe, die übrigen Bluterguß zwischen orbitalem Periost und Knochen. Nach ihm sind 91—92% der nach heftiger Erschütterung des Schädels auftretenden Orbitalblutungen auf eine Fraktur des Orbitaldaches zu beziehen. Von neueren Autoren, die sich mit diesen Blutungen und ihren Ausbreitungswegen eingehender beschäftigten, sei auf Rollet (89), Liebrecht (94) und Kehl (97, 98) hingewiesen. Rollet weist auf die Unterschiede hin zwischen oberflächlicher Blutung der Weichteile und Blutung nach Knochenfraktur aus der Tiefe der Orbita. Im ersteren Falle erscheint die Blutung zu gleicher

Zeit in beiden Lidern und der Bindehaut. Bei Kontusion des oberen Orbitalrandes wird erst das obere Lid suffundiert und die Suffusion greift erst später in Form zweier dunkler Bogen auf das untere Lid über. Bei einer Blutung die von einer Orbitaldachfraktur stammt, werden die abhängigen Teile des unteren Lides gleichzeitig infiltriert.

Liebrecht, der unter 100 Schädelbrüchen 48 mal Blutungen in die Lider oder Bindehaut sah, bezeichnet diese Hämorrhagien als die häufigsten und diagnostisch wichtigsten Augensymptome nach Schädelbruch. Treten sie erst am zweiten oder dritten Tage auf, so sind sie auf eine Fraktur im hinteren Teile des Orbitaldaches zu beziehen, treten sie unmittelbar nach dem Unfall als direkte Wülste hervor, so reicht der Bruch bis zum vorderen Rande des Orbitaldaches und die Prognose ist besonders ernst (Mortalität mit Lidblutung 35%, ohne diese 22%). Nach Liebrecht haben diese Blutungen wenig Neigung in das Innere der Orbita vorzudringen, sondern breiten sich auf der Oberfläche des Musc. levator und Musc. rect. sup. aus. Bei größeren Blutansammlungen oberhalb der Muskeln dringt das Blut durch den Zwischenraum zwischen Orbitalrand und oberen Tarsusrand in das Lid ein. Gelangt es in die Septen des orbitalen Fettgewebes, so dringt es den Muskelansätzen folgend durch die Spalten des Septum orbitale bis zur Bindehaut. Aus dem Widerstande, den das Septum orbitale und die Fascia tarso-orbitalis dem vordringenden Blute entgegensetzen, erklärt sich nach Liebrecht die geringe Häufigkeit, die Geringfügigkeit und das späte Auftreten der Bindehautblutungen.

Leistet die Fascia tarso-orbitalis stärkeren Widerstand als das Septum orbitale, so kann es bei fehlenden Lidsuffusionen zu Bindehautblutungen kommen.

Kehl fand, daß für die Ausbreitung der Blutung bei Orbitaldachfrakturen der Musc. levator palpebrae der bestimmende Muskel ist, bei Beteiligung der Fissura orbital. sup. der Musculus rectus lateralis. Die Blutung dringt dann, durch die aktive Muskeltätigkeit begünstigt, häufig erst im Verlaufe von 24—28 Stunden bis zur Bindehaut des lateralen Augenwinkels vor. Bei starkem Bluterguß umspült das Blut den Fettkegel und gelangt an dessen Unterfläche ins Unterlid. Blutungen aus den Orbitalgefäßen zwischen den Fettläppchen führen sekundär zu Bindehautsuggilationen ohne charakteristischen Sitz. Solche kommen auch bei Thoraxkompression und Keuchhusten zur Beobachtung.

Daß die nach indirekter Orbitaldachfraktur auftretende Blutung zu Exophthalmus führt, ist sehr selten. Liebrecht fand ihn unter 100 Fällen nur 2 mal. Es kommt ihm deshalb nicht diejenige diagnostische Bedeutung zu, die er für die Orbitalblutungen ohne Knochenfraktur besitzt. Wir können also sagen, daß isolierte Blutungen der Lider oder der Bindehaut oder beider zugleich wenn sich eine direkte Läsion am Orbitalrande ausschließen läßt, nach Schädeltrauma für eine Fraktur des Orbitaldaches sprechen, ganz besonders, wenn die conjunctivale Suggilation erst Stunden nach der Verletzung im lateralen Teil der Bulbusbindehaut auftritt.

§ 366. Wenn auch weniger häufig und deshalb in diagnostischer Hinsicht weniger wichtig, sind die Läsionen des Nervus opticus im Knochenkanal durch Basisbruch in klinischer Hinsicht bedeutungsvoll.

Im Hinblick auf die ausführliche Darstellung von WAGENMANN (dieses Handbuch XVII. Kap., S. 712 ff.) kann ich mich hier kurz fassen und darauf beschränken, die wesentlichsten Punkte hervorzuheben.

BERLIN (10), v. HÖLDER und LEBER (13) wiesen überzeugend nach, daß die durch eine Schädelverletzung durch stumpfe Gewalt hervorgerufene Fraktur im Canalis opticus zur Zerreißung und Kompression des Sehnervs führen kann. Wir sind berechtigt, einseitige oder doppelseitige unmittelbar nach einer Kopfverletzung auftretende Erblindungen oder hochgradige Sehstörungen, bei denen anfangs der Spiegelbefund normal ist, später sich eine einfache Sehnervenatrophie nachweisen läßt, auf diese Ursache zurückzuführen. Durch die spätere sehr reichhaltige Kasuistik ist diese Annahme durchaus bestätigt worden.

Die Häufigkeit der Sehnervenverletzung bei Hirnbasisbrüchen ist nach 715 Fällen, die von 5 Untersuchern mitgeteilt wurden (BATTLE 30, VAN NES 43, GRAF 67, BRUN 64, LIEBRECHT 87) auf 26, d. h. 3,6% zu berechnen.

Diese Zahl gibt nur einen ungenauen Anhalt für die Beurteilung, da selbstverständlich die sofort tödlich endenden Basisbrüche, bei denen die Optikusverletzung nicht festgestellt werden konnte, nicht mitgerechnet werden können.

Als Verletzungsursache kommt in erster Linie Fall oder Sturz auf den Kopf aber auch Fall auf die Füße oder das Gesäß, Kompression des Schädels durch Überfahren oder Verschüttung, Quetschung durch Pressung, Wurf, Schlag oder Stoß in Betracht.

Als Angriffspunkt der Gewalteinwirkung kann in erster Linie das Stirnbein und der Orbitalrand, doch auch jeder andere Teil des Schädels (Schläfe, Hinterhaupt) in Betracht kommen. Auch bei Frakturen der Gesichtsknochen (Oberkiefer, Jochbein) kann sich eine Fissur bis zum Optikuskanal fortsetzen. Endlich kann bei Operationen in der Nasenhöhle oder den Nebenhöhlen ein die Knochenwand des Kanals verletzendes Instrument zur Optikusschädigung führen (Fälle von ONODI 84, LAAS 82 u. a.), doch gehören diese Verletzungen, die als direkte Sehnervenverletzungen aufzufassen sind, streng genommen nicht hierher.

Daß auch Schußverletzungen nicht selten den Knochenkanal direkt oder indirekt betreffen liegt auf der Hand (vgl. diesen Abschnitt).

Für das Verständnis dieser Sehnervenverletzung sind die durch Autopsie erhobenen zahlreichen Befunde besonders lehrreich.

Ich will hier nur einige anführen, um die Verschiedenartigkeit der Verletzungsarten und der anatomischen Läsionen des Knochens zu veranschaulichen.

Brodi (nach Zander und Geissler 4), Überfahrenwerden, doppelseitige Erblindung, Exitus nach 5 Tagen. Fraktur des Scheitelbeins und Keilbeins, Quetschung beider Sehnerven durch die Bruchstücke. Steffen (5), Bajonettstoß gegen das Jochbein, Fraktur am hinteren Ende des Orbitaldaches, Absplitterung des kleinen Keilbeinflügels, Zerreißung des linken Traktus.

Robert (Zander und Geissler 4), Sturz auf die Füße. Beide Process. clinoid. abgebrochen. Hölder (Berlin 10), 54 Fälle von Frakturen im Canal. opt. Die Fissuren betrafen meist die obere Wand des Kanals, oft zugleich die innere. Bei Bruch der unteren Wand war meist der Process. clinoid. abgebrochen. Die Knochenfragmente zeigten häufig starke Verschiebung. v. Bergmann (12), Verschiedner Verlauf der Fissuren der Schädelbasis, die häufig bis zum Foramen opticum reichen:

1. von der Stirn bis zum Optikuskanal; 2. bei Basisbrüchen der mittleren Schädelgrube quer über den Türkensattel durch den Körper des Keilbeins zum kleinen Keilbeinflügel (Abbruch des Proc. clinoid.); 3. von der hinteren Schädelgrube bis zum Canal. opt.; 4. ringförmige Brüche der Gelenkfortsätze des Hinterhauptbeins mit ausstrahlenden Fissuren bis zum Sehnervenkanal.

Kabsch (16), Depressionsfraktur der rechten Schläfe, Fissur zur medialen Wand des Canal. opt., Ruptur der Art. meningea med., großes Hämatom der Dura, Blutung in beide Optikusscheiden. Tod nach 18 Stunden.

Die Blutungen, die in die Duralscheide des Optikus eindringen, stammen nach Liebrecht (87) meist von den zerrissenen Gefäßen der Duralscheide, während die subarachnoidealen Hämorrhagien von freien Blutungen in der Schädelhöhle stammen. Auch bei starken Scheidenblutungen im orbitalen Teil tritt kein Blut in den Sehnerven über (Unthoff 59).

Der Optikus kann ein- oder ganz abgerissen, durch Knochensplitter am Orbitaldach zerquetscht oder angespießt sein. Liebrecht (87) fand 3 mal unter 26 Sektionen Blutungen im Kanalteil durch Einrisse in den Scheiden, die in den Sehnerven eingedrungen waren und die Ursache vorübergehender Funktionsstörungen sein können.

Daß der Sehnerv häufig im Momente der Verletzung eine vollständige und dauernde Leitungsunterbrechung erleidet, die durch Zerreißung seiner Fasern erklärt werden muß, ist zweifellos und durch Sektionsbefunde bestätigt. Wagenmann vermutet, daß eine schwere Sehnervenläsion auch entstehen könne ohne daß es zur Fraktur des Knochenkanals kommt. Da der Nerv vom Knochen eng umschlossen wird, die Duralscheide mit dem Knochen

fest verwachsen ist und mit der Pialscheide zusammenhängt, so genüge
jede im Moment der Verletzung erfolgende Formänderung des Kanallumens
und jede geringste Verschiebung der Knochenspalte bei einer Fissur, um
eine erhebliche Quetschung des Nerven mit Zerreißung seiner Fasern und
der Scheiden oder mindestens eine beträchtliche Druckwirkung auszuüben
oder eine Blutung in die Substanz oder die Scheiden herbeizuführen. Durch
die unter erhöhtem Druck stehende Cerebrospinalflüssigkeit könne die Riß-
wirkung erhöht werden. Bei einem dauernden Gesichtsfeldefekt (z. B. nach
oben wie ihn Leber 13 3 mal unter 10 Fällen sah), ist nur ein Teil der Sehnervenfasern zerrissen.

Über die Bedeutung der Sehnervenscheidenblutungen für die Funktionsstörung sind die Ansichten der Autoren geteilt. Während Berlin sie für
ausreichend hält, um dauernde vollständige Amaurose zu bewirken, sind Leber
und Deutschmann (13), Liebrecht (87) u. a. entgegengesetzter Meinung.

Von Bedeutung ist in solchen Fällen der ophthalmoskopische Befund
und die Kontrolle der Pupillenreaktion. Es ist sowohl Ischämie als Hyperämie
und Schwellung der Papille beobachtet worden. Elschnig (49) und Rollet
(89) fanden trotz Bluterguß in den Zwischenscheidenräumen ophthalmoskopisch normalen Befund. Nach Schnaudigel (52) und Gonin (66) verursachen
Sehnervenscheidenblutungen entweder keine ophthalmoskopischen Veränderungen oder das Bild einer leichten Papillitis. Blutige Verfärbung der Papille
und des Skleralringes eventuell mit nachfolgender Pigmentierung, wie sie
von Wilbrand und Sänger (78), Bunge (70) u. a. beobachtet wurden, sind
nach Wagenmann auf Blutungen aus den Gefäßen der Netzhaut und Papille
zu beziehen.

Die absteigende Atrophie tritt nach 2—3 Wochen ophthalmoskopisch
in Erscheinung.

Bei doppelseitiger Erblindung nach Schädelbruch tritt häufig eine
Besserung der Sehstörung auf beiden oder wenigstens auf einem Auge ein
(Lederer 57, Lapersonne und Moreau 83, Nestleship 40 u. a.).

Der Nachweis des Erlöschens der direkten Pupillenreaktion
auf Licht und der konsensuellen Reaktion vom verletzten Auge aus ist von
großer diagnostischer Bedeutung, da der ophthalmoskopische Befund in den
ersten Wochen nach der Verletzung negativ zu sein pflegt.

Auch bei einseitiger partieller Zerreißung mit dauernder Schwachsichtigkeit und Gesichtsfeldstörung ist die Lichtreaktion meist dauernd
herabgesetzt.

§ 367. Von den bei Basisbrüchen keineswegs selten auftretenden Lähmungen der Augenbewegungsnerven und Muskeln sind hier nur die
orbitalen oder peripheren Lähmungen zu erwähnen, bei denen die Nerven
oder die Augenmuskeln zerrissen oder gequetscht werden. Betrifft die Ver-

letzung die Fissura orbitalis superior, in welcher die Nerven dicht beieinander liegen, so kann eine völlige oder fast vollständige Lähmung aller Augenmuskeln eintreten.

Eine reine Abduzenslähmung nach Schädeltrauma spricht für eine basale Läsion des Nerven, der unter den Bewegungsnerven des Auges am meisten gefährdet ist und zwar dort, wo er über die Spitze des Felsenbeins aus der vertikalen in die horizontale Richtung umbiegt. Auch seine räumlichen Beziehungen zum Sinus cavernosus und zur Carotis interna bedingen eine Mitbeteiligung dieses Nerven bei pulsierendem Exophthalmus oder durch Druck der ektatischen Vena ophthalmica sup. in der Fissura orb. sup.

Ist der Nerv. abducens mit Nerv. facialis und Nerv. trigeminus gleichzeitig gelähmt, so deutet das auf eine Fraktur der Hirnbasis im Gebiete des Felsenbeins, während die Kombination von Abducens-, Oculomotorius- und Trochlearislähmung auf die obere Orbitalfissur hinweist. Isolierte Oculomotoriuslähmung orbitalen Ursprungs wird selten beobachtet. Nach seiner anatomischen Lage wird er meist zugleich mit anderen Nerven betroffen.

Gleichzeitige Oculomotorius- und Optikusläsion nach Schädeltrauma spricht für basalen Sitz (Leber 13, Eichert 65, Krauss 88 u. a.).

Eine isolierte orbitale Lähmung des Nervus trochlearis kann nach Schädelverletzung eintreten, wenn die innere obere Orbitalwand betroffen wird. Es dürfte sich aber hierbei meist um direkte Verletzungen des Obliquus superior, seiner Trochlea oder seines Nervs, nicht um eine Lähmung durch indirekte Knochenfraktur handeln.

Literatur.

Frakturen der Orbita.

Es wird auch auf die ausführliche Literaturangabe bei Wagenmann verwiesen.

1858. 1. Prescott Hewett, The medic. Times and Gaz. p. 311.
1861. 2. Demme, Spezielle Chirurgie der Schußwunden, Würzburg.
1864. 3. Foucher, Gaz. des hôp. civ. et milit. p. 248.
       4. Zander und Geissler, Die Verletzungen des Auges. Leipzig.
1865. 5. Steffan, Klin. Monatsbl. f. Augenheilk. S. 167.
1866. 6. v. Becker, Fall von Dislocatio bulbi. Arch. f. Ophth. XII, 2. S. 289.
1867. 7. v. Langenbeck, Komminutive Fraktur der Nasenknochen. Arch. f. Ophth. XIII, 2. S. 447.
       8. Mooren, Ophthalm. Mitteilungen. Berlin. S. 270.
1871. 9. Reeve, A case of foreign body in the orbit. Ref. Nagel's Jahresber. II. S. 464.
1879. 10. Dürr, Zwei Fälle von traumatischem Defekt des Tränenbeins. Klin. Monatsbl. f. Augenheilk. XVII. S. 367.
       11. Samelsohn, Bericht über die 12. Vers. d. ophthalmolog. Ges. zu Heidelberg. S. 23.
1880. 12. v. Bergmann, Die Lehre von den Kopfverletzungen. Stuttgart, Enke.
1881. 13. Leber und Deutschmann, Beobachtungen über Sehnervenaffektionen und Augenmuskellähmungen bei Schädelverletzungen. Arch. f. Ophth. XXVII. S. 272.

1881. 14. Péan, Fistule du sinus frontal. Gaz. des hôp. civ. et milit. No. 9.

15. Tweedy, Dislocation of eyeball trough depressed fracture of floor of orbit into maxillary antrum. Lancet 27. Aug. S. 375.

1882. 16. Kabsch, Über Scheidenerkrankungen des Sehnerven. Diss. Würzburg.

17. Küster, Ein chirurgisches Triennium. 1876, 1877, 1878, Kassel und Berlin 376 S. Zertrümmerung des Orbitaldaches mit Einspiessung von Splitter in die Dura. Heilung. M. J. S. 564.

1883. 18. Morian, Zur Kasuistik der Kopfverletzungen. Inaug.-Diss. Würzburg. Zeitschr. f. Chirurgie. XVIII, 4. S. 803.

1884. 19. Allen Star, Cortical lesions of the brain etc. Americ. journ. of med. science. CLXXIV. April.

1885. 20. Greder, Experimentelle Untersuchungen über Schädelbasisbrüche. Dtsch. Zeitschr. f. Chirurg. XXI. S. 494.

1886. 21. Köhler, Über Augenuntersuchungen bei Kopfverletzungen. Dtsch. militärärztl. Zeitschr. VI, 2. S. 174.

22. Middeldorpf, Über Frakturen der vorderen Stirnhöhlenwand. Breslauer ärztl. Zeitschr. Nr. 22.

1887. 23. Baasner, Über einen Fall von Fraktur der medialen Wand der Orbita und der Siebbeinzellen. Inaug.-Diss. Würzburg.

1888. 24. Elschnig, Ein Fall von Hydrops der Sinus frontalis. Wien.Wochenschr. Nr.14.

25. Gessner, Enophthalmus traumaticus. Arch. f. Augenheilk. XVIII. S. 297.

26. Zinsmeister, Eine Orbitalverletzung mit seltenem Ausgang. Wien. klin. Wochenschr. Nr. 24. S. 498.

1889. 27. Bouton, Fracture de l'orbite. Ann. d'hygiène publ. XXI. p. 77.

28. Körber, Gerichtsärztliche Studien über Schädelfrakturen nach Einwirkung stumpfer Gewalten. Dtsch. Zeitschr. f. Chirurg. XXIX. S. 545.

29. Waltz, Smetius a Leda, Brief an Henricus Brucaeus. Zentralbl. f. pr. Augenheilk. S. 191.

1890. 30. Battle, Lectures on some points relating to the head. Lancet. II. p. 1, 107.

31. Löw, Beitrag zur Lehre vom Enophthalmus. Diss. Berlin.

1891. 32. Thompson, Transactions of the Unit. Kingdom. XI. p. 122.

1892. 33. Beer, Studien über traumatischen Enophthalmus. Arch. f. Augenheilk. XXV. S. 315.

34. Cohn, Über einen Fall von traumatischem Enophthalmus. Klin. Monatsbl. f. Augenheilk. XXX. S. 337.

1893. 35. Fuchs, Traumatische Lähmung des Musc. obl. inf. mit Enophthalmus. Wien. klin. Wochenschr. Nr. 10.

1894. 36. Ogilvy, Notes of a case of traumatic enophthalmos. Ophth. Rev. XIII. S. 145.

37. Pignatori, Fractures diverses du plancher de l'orbitè; polype et abscès du sinus frontal. Rev. gén. d'Opht. p. 199.

1895. 38. Brandenburg, Ein Fall von Splitterbruch des äußeren Augenhöhlenrandes mit Einkeilung und Festwachsen eines Splitters unter dem Dache der Augenhöhle. Arch. f. Augenheilk. XXXI. S. 272.

39. Galtier, De l'osteome sous-conjonctival. Ann. d'oculist. CXIII. p. 186.

40. Nestleship, Cases of amaurosis after injury to the head. Ophth. Rev. p.97.

1897. 41. Bruner, Traumatic Enophthalmus. Ophth. Rec. S. 482.

42. van Nes, Über Schädelbasisbrüche. Dtsch. Zeitschr. f. Chirurg. XLIV. S. 593.

43. Neulen, Zur Pathogenese des Enophthalmus traumaticus. Diss. Greifswald.

44. Querenghi, Un cas curieux d'abscès chronique de l'orbite. Ann. d'Oculist. CXVIII. p. 182.

1898. 45. Franke, Zur Kenntnis des traumatischen Enophthalmus. Klin. Monatsbl. f. Augenheilk. S. 265.

46. Ibsen, Die indirekten Orbitaldachfrakturen. Inaug.-Diss. Greifswald.

47. Marescotti, La prognosi nelle ferite delle palpebre e della congiuntiva. Boll. d'Oculist. XIX. p. 107.

1899. 48. Collins, Enophthalmus. Lancet No. 3963. Brit. med. journ. 30. Sept.

49. Elschnig, Bemerkungen zu den Mitteilungen Schnaudigels: Ein Fall von multiplen Blutungen des Sehorgans. Arch. f. Ophth. XLVIII. S. 461.

50. Hansell und Spiller, Two cases of unilateral total ophthalmoplegia. Coll. of Philadelphia. Ophth. Review. p. 141.

51. Rockliffe and Hainworth, A case of penetrating wound of the orbit. Ophth. Review. p. 228.

52. Schnaudigel, Ein Fall von multiplen Blutungen des Sehorgans, insbesondere der Sehnervenscheide. Arch. f. Ophth. XLVII. S. 490.

1900. 53. Daulnoy, Un cas d'enophthalmus traumatique. Clin. ophth. und Opht. Klinik. Nr. 8.

54. Mentow, Ein Fall von subkutanem Emphysem infolge von traumatischer Verletzung des Sinus frontalis. Jeshenedelnik Prakt. Med. VII. S. 422.

1901. 55. Capellini, Un caso di morte per ferita dell'orbita. Assoc. mei chirurg. di Parma. 12 Luglio.

56. Jocqs, Fraktur der Orbitalwand des Sinus frontalis mit konsekutiver Augenmuskellähmung. Ophth. Klinik. Nr. 23. Clin. Opht. p. 231.

57. Lederer, Über traumatischen Enophthalmus und seine Pathogenese. Arch. f. Ophth. LIII. S. 241.

58. Stierlin, Schädelstreifschuß mit isolierten Basisfrakturen. Dtsch. Zeitschr. f. klin. Chirurg. LV, 2. S. 198.

59. Uhthoff, Beitrag zur Kenntnis der Sehnervenveränderungen bei Schädelbrüchen, speziell des Hämatoms der Sehnervenscheiden. Bericht über die 29. Vers. d. Ophth. Ges. zu Heidelberg. S. 143.

60. Zirn, Stichverletzungen des Orbitaldaches mit letalem Ausgang. Zentralbl. f. prakt. Augenheilk. S. 87.

1902. 61. Axenfeld, Zur pathologischen Anatomie der Orbitalfraktur. Bericht über die 30. Vers. d. Ophth. Ges. Heidelberg. S. 276.

62. Luniewsky, Zwei Fälle von Enophthalmus traumaticus. Postep. oculist. Nr. 2. Ophth. Klinik. Nr 28.

63. Tilmann, Über Gehirnverletzungen durch stumpfe Gewalt und ihre Beziehungen zu den Brüchen des knöchernen Schädels. Arch. f. klin. Chirurg. LXVI. S. 750.

1903. 64. Brun, Der Schädelverletzte und sein Schicksal. Beitr. z. klin. Chirurg. XXXVIII, 2.

65. Eichert, Über indirekte Optikusverletzungen bei Schädeltrauma. Diss. Jena.

66. Gonin, Le diagnostic ophthalmoscopique des hemorrhagies intravaginales du nerf optique. Ann. d'oculist. CXXIX. p. 89.

67. Graf, Über die Prognose der Schädelbasisbrüche. Dtsch. Zeitschr. f. Chirurg. LXVIII, 5 und 6.

68. Rollet, Valeur diagnostique de l'ecchymose sous-conjonctivo-palpébrale dans les fractures de la base du crâne. Lyon méd. Nr. 17.

1905. 69. Birch-Hirschfeld und Meltzer, Beitrag zur Kenntnis des traumatischen Enophthalmus. Arch. f. Augenheilk. LIII. S. 344.

70. Bunge, Augenspiegeldiagnose der Blutung in der Sehnervenscheide. Münch. med. Wochenschr. S. 1266.

71. Causé, Zur Pathogenese der traumatischen Orbitalerkrankungen. Arch. f. Augenheilk. LII. S. 313.

72. Coqueret, Contribition à l'etude des plaies pénétrantes du crâne par la voie orbitaire. Thèse de Paris. Rev. gén. d'opht. 1906. p. 475.

73. Kalt, Luxation traumatique du globe oculaire dans les cavités maxillaire et nasale. Soc. d'opht. Paris. 14. März.

74. Keiper, Fracture of the floor of the orbit. Ophth. Rec. p. 122.

75. Sanftleben, Über Hufschlagverletzungen, ihre Behandlung und Folgen. Inaug.-Diss. Jena.

1906. 76. Chaillous, Un cas d'enophthalmie traumatique. Ann. d'oculist. CXXXVI. S. 199.

1906. 77. Küttner, Ein Fall von Verletzung der Orbita und von perforierender Schädelverletzung durch Mensurhieb (Ärztl. Verein in Marburg). Münch. med. Wochenschr. S. 100.

78. Wilbrand und Sänger, Neurologie des Auges. III, 2. Wiesbaden, Bergmann

1907. 79. Bergmeister, Enophthalmus traumaticus. Klin. Monatsbl. f. Augenheilk. XLV. S. 597.

80. Casali, Ferita dell'orbita penetrante nella cavita cranica. Ann. di Ottalmol. XXXVI. p. 128.

81. Königshöfer, Orbitalverletzungen mit tödlichem Ausgang. Klin. Monatsbl. f. Augenheilk. XLVI. S. 92.

82. Laas, Zwei Fälle von kontralateraler Sehstörung nach Operation der Spina sept. narium. Zeitschr. Augenheilk. XVIII. S. 142.

83. Lapersonne et Moreau, Trois cas de fractures du crane suivies de fractures probables du canal optique. Rev. gén. d'Opht. p. 97.

84. Onodi, Über die durch Nasenoperationen entstehende Verletzung des Sehnerven. Klin. Monatsbl. f. Augenheilk. XLV. S. 276.

1908. 85. Axenfeld, Die Beteiligung des Ophthalmologen an der operativen Behandlung der orbitalen Nebenhöhlen. Klin. Monatsbl. f. Augenheil. XLVI. N. F. V. S. 506.

86. Jocqs, Optikusatrophie als Folge einer Schädelverletzung (Congres dé Paris). Ber. Klin. Monatsbl. f. Augenheilk. XLVI. N.F. V. S. 553.

87. Königshöfer, Orbitalverletzungen mit tödlichem Ausgange. Verein. württemb. Augenärzte XXIV, 5.

88. Krauss, Zur Kasuistik der traumatischen Augenmuskellähmungen nach Schädelverletzungen. Diss. Tübingen.

89. Rollet, Les hematomes des gaines du nerf optique. Rev. gén. d'Opht. p. 49.

1910. 90. Evans, Some orbital complications of injuries of the head and face. The Ophthalmoscope. S. 77.

91. Graemer, Zur Kenntnis der Orbitalfrakturen. Diss. Heidelberg.

92. Leonhardt, Beitrag zur Kenntnis der Dislocatio bulbi und ihrer Therapie. Diss. Leipzig.

1911. 93. Perthes, Über operative Behandlung der Dislocatio bulbi. Beitr. z. klin. Chirurg. LXXVI, 2. S. 244.

1912. 94. Liebrecht, Schädelbruch und Sehnerv. Arch. f. Ophth. LXXXIII. S. 525.

1914. 95. Vogt, Zwei Fälle von traumatischer Bulbusdislokation nach unten mit Bemerkungen über den hierbei möglichen Enophthalmus und die Art der Doppelbilder. Festschr. f. Bircher-Tübingen-Laupp. S. 20.

1916. 96. von Mutschenbacher, Sehstörungen bei Schädelverletzungen. Dtsch. med. Wochenschr. Nr. 48. S. 1471.

1921. 97. Kehl, Über die Ausbreitungswege der fortgeleiteten Blutunterlaufungen an der Bindehaut der Lider und des Augapfels und ihre diagnostische Bedeutung bei Frakturen im Bereich der Orbita. Bruns' Beitr. z. klin. Chirurg. CXXIII, 1. S. 203.

1923. 98. Kehl, Weitere anatom. Untersuchungen über das subkonj. Hämatom des Augapfels im temp. Lidwinkel bei Basisfraktur. Virchows Arch. f. pathol. Anat. CCXLVI. S. 194.

99. Strachow, Meningocele spuria nach Läsion des Orbitalknochens. Russki. Ophth. Journ. II. S. 78.

1924. 100. Solares, Exophthalmie et lagophthalmie par ancienne fracture de l'orbite. Arch. d'Opht. XLI. S. 611.

1925. 101. di Marzio, Coma frontale da frattura fronto orbitale. Ric. oto-neuro-oftalm. II. S. 367.

1927. 102. Gerard et Detroy, Enfoncement de la paroi jugale du sinus maxillaire. Clin. Opht. XVI. S. 134.

103. Terrien, Syndrome chiasmatique et fractures de la base du crâne. Bull. de l'acad. de med. XCVII. S. 102.

3. Das Emphysem der Orbita.

§ 368. Der Lufteintritt in die Orbita von einer benachbarten luftführenden Höhle aus (Nasenhöhle, Siebbein-, Stirn-, Kieferhöhle) ist eine relativ seltene Erscheinung. Aus der Literatur habe ich nur 64 Fälle zusammenstellen können und in dem Zeitraum von 30 Jahren an dem großen Material der Leipziger und Königsberger Klinik nur 6 Fälle von orbitalem Emphysem selbst beobachten können. In Wirklichkeit ist das orbitale Emphysem sicherlich weniger selten. In vielen Fällen, d. h. wenn es weniger Erscheinungen macht oder andere gleichzeitig vorhandene Verletzungsfolgen es verdecken, wird es offenbar nicht nachgewiesen oder es bildet sich zurück, ehe eine genauere ärztliche Untersuchung stattfindet. Hierfür spricht auch, daß Löwenstein im Kriege in der kurzen Zeit von 11 Monaten nicht weniger als 7 Fälle von Lid- und Orbitalemphysem beobachten konnte. Unter seinen Fällen befindet sich auffallenderweise keine Schußverletzung, die sonst das Hauptkontingent der Kriegsaugenverletzungen bildeten. Da die Fälle von orbitalem Emphysem meist in kurzer Zeit günstig verlaufen, sind derartige Fälle im Kriege offenbar von den Frontärzten viel häufiger gesehen worden als in den Lazaretten der Etappe und des Heimatgebietes.

§ 369. Das Emphysem der Orbita ist, wenn auch klinisch meist kein schweres, so doch ein interessantes Krankheitsbild in erster Linie wegen der Erklärung des Verletzungsmechanismus. Es sind zwar auch einige Fälle von spontaner Entstehung des Emphysems mitgeteilt worden, aber bei genauerem Zusehen müssen auch diese als traumatische aufgefaßt werden, da bei allen eine starke plötzlich einsetzende Luftdrucksteigerung in der luftführenden Nebenhöhle der Orbita die Voraussetzung für die Entstehung des Lufteintritts bildet. Bei diesen sogenannten spontanen Emphysemen kann als eine besondere Disposition eine Lücke in der orbitalen Knochenwand (angeboren oder durch Entzündung entstanden) mitwirken, aber die ungewöhnliche Drucksteigerung in der Nase beim Schneuzen ist als die wesentliche Ursache anzusehen.

Der von Schanz (18) mitgeteilte Fall betraf einen an chronischem Schnupfen leidenden Glasbläser, bei dem während des Ausschnaubens das rechte Auge plötzlich vor die Lidspalte trat und von einem Kameraden reponiert wurde. Später trat die Luxation des Bulbus noch mehrmals auf. Nach der Reposition war eine leichte Entzündung der Sehnerven zu konstatieren. Dieser Fall ist der einzige, bei dem durch Lufteintritt in die Augenhöhle eine Luxatio bulbi bewirkt wurde. Es legt dies die Vermutung nahe, daß noch andere diese begünstigende Momente bestanden haben (eine flache Orbita, prominente Bulbi, große Schlaffheit der Augenmuskeln, des Bandapparates und der Lider, starke Vis a tergo durch Stauung des venösen Blutes in der Orbita).

Vermutlich lagen die Verhältnisse ähnlich in einem Falle von Rampoldi (1881), der als intermittierender Exophthalmus durch Emphysem der Orbita geschildert wird.

Andere Fälle von sogenannten spontanem Emphysem sind von Fuchs (20), Foucher (4), Desmarres (1) mitgeteilt worden.

In der großen Mehrzahl der Fälle ging der Entstehung des Emphysems eine Kontusion des Bulbus oder des Orbitalrandes voraus. Die Gewalteinwirkung war teilweise stark (Hufschlag, Schlag mit Hammer, Steinwurf aus großer Höhe Löwenstein (29), Sturz auf Pflaster Andral (8), Hilbert (10), Gruening (7), Fall auf Eisenstange Hirschberg (11), Bajonettstich Michelson (6). Teilweise handelte es sich um Kontusionen geringen Grades (Stoß mit dem Stiefelabsatz, Anspringen eines Holzstückes Heerfordt (21), Verletzung durch Glassplitter Guhl (14), Verletzung durch einen Hockeyball Salus (26)).

In den von mir beobachteten Fällen handelte es sich einmal um einen Hufschlag, einmal um einen Stoß gegen eine harte Kante, einmal um einen Fall auf einen Stein. Es wurde nicht immer die gleiche Stelle des Orbitalrandes und sicherlich nicht der Bulbus selbst betroffen. Das Trauma betraf die Stirn in den Fällen von Salus (26) [2. Fall], Potter und Davis (31), Beauvieux (30), Dutoit (27) [4. Fall], Gruening (7), den Oberkiefer in den Fällen von Moreau (33), Heerfordt (24) [2. Fall], Salus (26) [3. Fall].

§ 370. Das klinische Bild des orbitalen Emphysems wird durch drei Symptome beherrscht, den Exophthalmus, die Auftreibung der Lider und den Verschluß der Lidspalte. Die Zwischenzeit zwischen der Verletzung und dem Auftreten des Emphysems kann verschieden sein, was leicht zu verstehen ist, da das Trauma durch die Knochenfraktur zwar die Voraussetzung für den Lufteintritt in die Orbita bildet, dieser aber erst durch die Luftdrucksteigerung in der Nase (beim Schneuzen) ermöglicht wird. Wenige Stunden nach der Verletzung zeigte sich das Emphysem in den Fällen von Baudry (1881) und Hilbert (10) nach 36 Stunden in einem Falle von Fuchs (20), nach 3 Tagen im Falle von Knapp (3).

Der Grad des Exophthalmus schwankt zwischen etwa 2 und 10 mm bei der ersten Feststellung. Häufig ist der Bulbus etwas nach unten und verlagert. Die Beweglichkeit des Auges ist meist nur wenig gestört, ufigsten nach oben und außen.

ie von Dutoit (16) mitgeteilten Fälle sind dadurch bemerkenswert, ch 3 mal unter 4 Fällen später ein Exophthalmus entwickelte.

as Verständnis der klinischen Erscheinungen des orbitalen Emphysems onders in neuerer Zeit durch Heerfordt (24) und Salus (26) gefördert 1.

eerfordt unterscheidet streng das orbitale und das orbitopalpe-

brale Emphysem, während er die Meinung vertritt, daß ein rein palpebrales Emphysem sehr selten ist.

Beim rein orbitalen Emphysem bildet die Membrana orbito-palpebralis die vordere Grenzscheide für die Luft, die durch sie gehindert wird,
unter die Haut der Stirn, Wange, Schläfe auszuweichen.

Die Membrana orbito-palpebralis entspringt am Orbitalrande, medial
von der Crista lacrimalis posterior und verläuft an der vorderen Fläche des
Tarsus bis zur Anheftungsstelle an dieser, die etwa 5 mm oberhalb des
freien Lidrandes gelegen ist. Die Stärke und Dichte dieser Membran ist
sehr verschieden. Bei jüngeren Individuen hält sie nach HEERFORDTS Ex-

Fig. 74a und b.

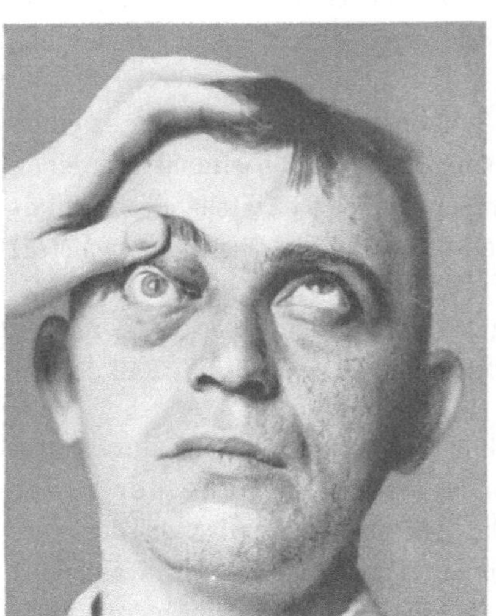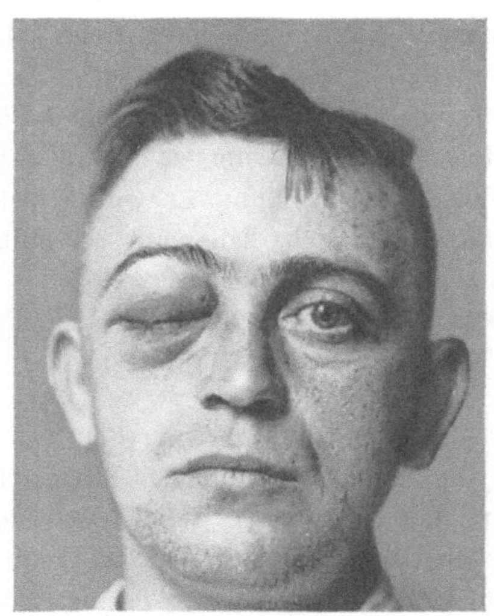

Emphysem der Orbita (zeigt die Bewegungsstörung nach oben).

perimenten einem Druck von 40—100 mm Hg stand, während sie bei älteren
gewöhnlich schon von einem Druck von 10—15 mm Hg durchbrochen wird.

Die in der Orbita sich ansammelnde Luft wölbt die Membran beträchtlich vor und führt dadurch zur Auftreibung der Lider. Diese Auftreibung
reicht naturgemäß nur bis zur Anheftungsstelle der Membran und bis zum
Orbitalrande. Dies verleiht der Lidauftreibung beim rein orbitalen Emphysem
das charakteristische Gepräge. Sie beginnt am Orbitalrande und endet an
der Anheftungsstelle. Durch die Einschiebung des mit Luft gefüllten Raumes
zwischen Tarsus und Lidhaut wird der Tarsus und mit ihm der freie Lid-
rand nach unten geschoben und es kommt zum Verschluß der Lidspalte,
die oft so fest ist, daß das Lid aktiv überhaupt nicht gehoben werden kann.

Aus der Ansammlung der Luft in der Orbita erklärt sich der Exophthalmus, der selten (wie in dem SCHANZschen Falle) so hochgradig sein kann,

daß der Bulbus vor die Lidspalte tritt. Das Luftkissen zwischen der Membrana orbito-palpebralis und dem oberen Teile des Tarsus, d. h. der Bulbusvorderfläche und die Verengerung der Lidspalte hindern den Bulbus an weiterem Vordringen.

Der Nachweis der Luft hinter der gespannten Membran durch Palpation kann Schwierigkeiten bereiten. Bei starker Spannung kann er unmöglich sein

Fig. 75.

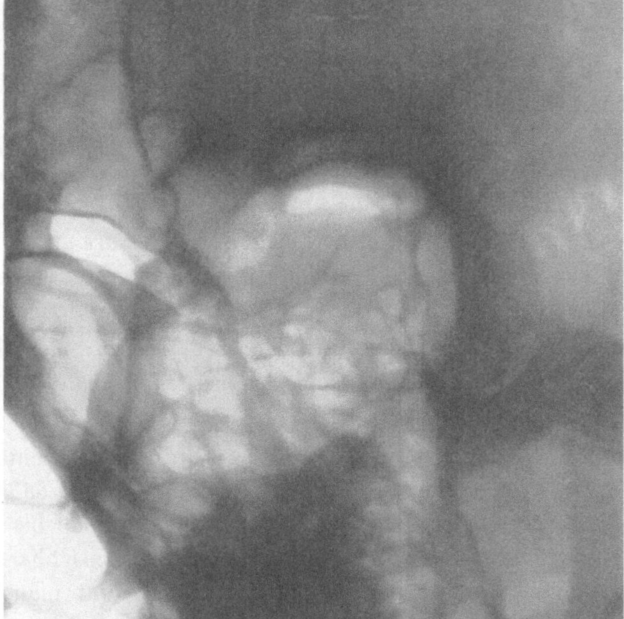

Fraktur des rechten Orbitaldachs. Breiter Knochenspalt. Emphysem der Orbita.

Läßt die Spannung etwas nach, was fast stets nach wenigen Tagen eintritt, so kann der leise palpierende Finger die Verschiebung eines größeren Luftbläschens fühlen und es kann das charakteristische, wie HEERFORDT schreibt, »nicht sowohl knisternde als vielmehr brodelnde Geräusch« zu hören sein.

Bei der Bewertung der übrigen orbitalen und bulbären Symptome muß man vorsichtig sein, da sie durch das Trauma als solches hervorgerufen sein können, nicht Emphysemsymptome zu sein brauchen.

Die Beweglichkeitsstörung des Bulbus, die je nach der Menge des Lufteintritts gering oder erheblich sein kann, ist auf rein mechanische Ursachen
durch die gespannten Luftmassen zu beziehen. Sie bildet sich zurück, wenn
die Luft resorbiert wird.

Von Veränderungen am Bulbus selbst ist wenig berichtet. Hirschberg (11)
gibt vorübergehende Sehstörung an, ebenso Baudry (1881), Heerfordt (22)
diffuse Verschleierung der Medien und anfänglich erhebliche Sehstörung, die
er auf ein Ödem des Bulbus und seines Inhalts durch den gesteigerten orbitalen Druck zurückführt.

Die Möglichkeit, daß durch die Luftansammlung in der Orbita eine Ein-
pressung des Bulbus und eine intrabulbäre venöse Stauung entsteht, ist nicht
zu bestreiten. Auch die z. B. von dem einen Patienten Heerfordts geklagten
Allgemeinerscheinungen (Kopfschmerzen, leichte Brechneigung, dumpfer un-
angenehmer Druck in der Orbita), Symptome, die den Symptomen des akuten
Glaukoms ähnlich sind, können hierdurch verursacht sein. Eine tonome-
trische Messung des Bulbus liegt bisher nicht vor. Es wäre gut in künftigen
Fällen darauf zu achten, ob der intraokulare Druck gesteigert ist, sofern
es möglich ist, bei der verengten Lidspalte die Messung vorzunehmen.

Ist der Bulbus genügend beweglich, dann läßt sich zuweilen ein Druckschmerz auslösen, wenn man ihn nach der nasalen Seite, d. h. nach der
Frakturstelle zu drängt.

Das klinische Bild des orbito-palpebralen Emphysems unterscheidet
sich von dem eben geschilderten des orbitalen dadurch, daß sich die
Schwellung der Lider auf das ganze Lid vom freien Lidrande bis über den
Orbitalrand erstreckt, oft auch in ein Emphysem der benachbarten Haut-
teile übergeht. Bei Palpation der geschwellten Teile fühlt man dann im
subkutanen Gewebe das feine Knistern oder sogenannte »Schneeknittern«,
das durch Entweichen der Luftbläschen unter dem Drucke des Fingers entsteht. Da das orbito-palpebrale Emphysem auf eine Durchbrechung der
Membrana orbito-palpebralis hinweist, und die Luft durch die Durchbruch-
stelle unter die Lidhaut ausweichen kann, so liegt es auf der Hand, daß
die Protrusio und der Druck auf den Augapfel bei diesen Fällen geringer,
die Beweglichkeitsstörung weniger ausgesprochen sein wird als beim rein
orbitalen Emphysem. Auch der Verschluß der Lidspalte ist hier weit
weniger fest.

In seltenen Fällen kann die Luft von der Orbita her unter die Augapfelbindehaut treten und diese wulstartig vorstülpen. Solche Fälle sind
von A. v. Graefe (2), Desmarres (1), Salus (26) [2. Fall] mitgeteilt worden.

Eine Hypästhesie im Bereiche der Nervi supra- und infraorbitalis ist
häufiger angegeben.

§ 371. Die Diagnose des orbitalen Emphysems ist vom Nachweise des Lufteintritts in die Orbita abhängig. Sie kann bei stark gespannter Membrana orbito-palpebralis, wie oben erwähnt, schwierig sein. Differentialdiagnostisch kommt bei dem plötzlichen Auftreten der Erscheinungen und der meist traumatischen Genese ein Bluterguß in die Orbita in Betracht. Bei diesem treten jedoch meist Suggilationen der Bindehaut oder Lider auf, die beim orbitalen Emphysem meist fehlen, weil, wie Heerfordt wohl mit Recht annimmt, die in die Orbita eintretende Luft als Tampon wirkt. Die charakteristische Lidschwellung spricht gegen einen retrobulbären Bluterguß. Beim orbito-palpebralen Emphysem ist das Knistern unter der Lidhaut ein für das Emphysem beweiskräftiges Symptom.

Die Röntgenaufnahme kann die Diagnose des orbitalen Emphysems erleichtern, wenn sie eine Fraktur der medialen Orbitalwand feststellen läßt, was indessen keineswegs immer möglich ist.

Salus (26) konnte bei seinem 2. Falle eine Knochenlamelle des Stirnhöhlenbodens im Röntgenbilde nachweisen, die nach rückwärts und unten verlagert war, im 4. Falle eine Veränderung, die nicht zu deuten und zu lokalisieren war. Bei seinem 3. Falle ergab die Röntgenaufnahme keinen Befund. In dem Falle von Potter und Davis (31) war subdural und innerhalb des Schädels noch 5 Wochen nach der Verletzung eine Luftansammlung im Röntgenbilde nachzuweisen.

§ 372. Der Verlauf des orbitalen und orbito-palpebralen Emphysems ist durchweg ein günstiger. Die in die Orbita und eventuell unter die Lidhaut eingetretene Luft pflegt in wenigen Tagen resorbiert zu werden. Doch kann es in einzelnen Fällen (Hirschberg 11, Heerfordt 22) länger als einen Monat dauern, bis die Symptome vollständig verschwunden sind.

Die von Dutoit (27) mitgeteilten 4 Fälle, bei denen es zu schweren Mitverletzungen des Bulbus und — in drei Fällen — zu traumatischem Enophthalmus kam, können nicht als Beweis dafür gelten, daß der Enophthalmus eine häufige Folgeerscheinung des orbitalen Emphysems bildet. Dagegen spricht sowohl die reichhaltige Kasuistik des traumatischen Enophthalmus wie diejenige des Emphysems der Orbita. Wenn Dutoit meint, das Emphysem sei bei den meisten Fällen von traumatischem Enophthalmus übersehen worden, so kann ich dem nicht beistimmen.

Die Genese des Emphysems der Orbita beruht auf ganz anderen anatomischen Voraussetzungen als diejenige des Enophthalmus traumaticus. Gemeinsam ist beiden eine Fraktur, meist der medialen Orbitalwand. Da aber eine solche nur dann zum Emphysem führt, wenn beim Schneuzen eine Luftdrucksteigerung in der Nase und der mit ihr zusammenhängenden frakturierten Nebenhöhle eintritt, dies aber keineswegs immer der Fall zu sein braucht, so darf es nicht wundernehmen, daß bei den meisten Fällen von Enophthalmus traumaticus kein Emphysem auftritt. Für die Entstehung des Enophthalmus besitzt das Emphysem offenbar keine wesentliche Bedeutung. Es ist deshalb richtiger, beide als selbständige, wohl gelegentlich beim gleichen Falle auftretende, aber sich gegenseitig nicht kausal bedingende Verletzungsfolgen aufzufassen.

§ 373. Die Therapie des orbitalen Emphysems wird meist eine abwartende sein. Vor allem ist dafür zu sorgen, daß das Schneuzen, das zu neuem Lufteintritt in die Orbita führen kann, unterbleibt. Bei sehr starken Spannungssymptomen (wie sie z. B. im ersten von HEERFORDT (22) mitgeteilten Falle auftraten) kann man daran denken, die Luft operativ zu entleeren, indem man wie beim retrobulbären Bluterguß eine Orbitotomie am Orbitalrand macht und die Membrana orbito-palpebralis durchtrennt. Eine Notwendigkeit für diesen Eingriff wird sich jedoch, wie die Kasuistik zeigt, sehr selten ergeben.

§ 374. Die Pathogenese des orbitalen Emphysems hat zur Aufstellung verschiedener Theorien und zur Anstellung experimenteller Untersuchungen an der Leiche Anlaß gegeben.

In früheren Jahren hat man geglaubt, daß Luft aus dem Tränensack in die Orbita eindringe (GOSSELIN 5, DESMARRES 1). FUCHS (20) hat dagegen hervorgehoben, daß normalerweise der Tränensack keine Luft enthält und auch durch stärkstes Pressen nicht gesprengt werden könne. SALUS (26) betont indessen, daß Luft im normalen Tränensack durchaus kein seltenes Vorkommnis sei und hält es nicht für ausgeschlossen, daß in manchem Falle von spontanem Emphysem der Lider eine Ruptur des Tränensackes die Ursache bilden. Für die Entstehung des orbitalen Emphysems kommt jedoch diese Genese nicht in Betracht.

FUCHS (20) führt das Emphysem auf eine Kontusion des Bulbus zurück, der, in die Orbita zurückgedrängt, seitlich ausweicht und die dünne Lamina papyracea eindrückt. Er wurde in seiner Ansicht bestärkt durch Experimente, die WALSER (17) an der Leiche ausführte. WALSER schlug mit einem Hammer gegen das durch Injektion zu normaler Spannung gebrachte Leichenauge und konnte dadurch tatsächlich eine Fraktur der Siebplatte hervorrufen.

HEERFORDT (22) und SALUS (26) sind der Meinung, daß die von FUCHS angenommene Art der Genese des Emphysems nur für die allerwenigsten der bisher klinisch beobachteten und mitgeteilten Fälle zutrifft. Während FUCHS das palpebrale Emphysem für das häufigste hält, ist nach HEERFORDT das orbitale das primäre, aus dem sich nach Durchbruch der Membrana orbito-palpebralis das orbito-palpebrale Emphysem entwickeln kann.

HEERFORDT (22) stützte seine Ansicht ebenfalls durch Experimente an der Leiche. Er führte einen POTAINschen Troikart durch den Sehnerven

Fig. 76a—c.

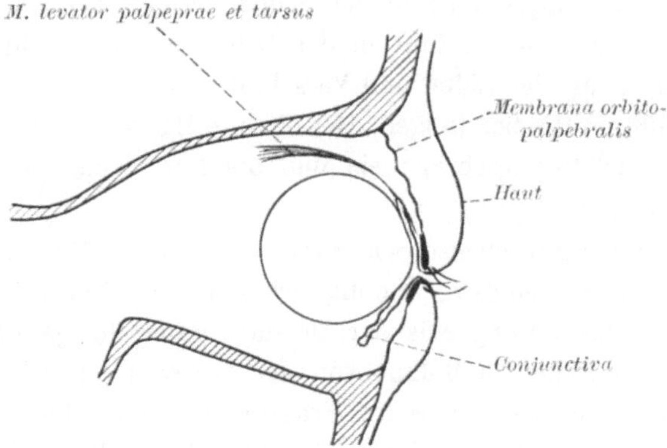

Palpebrales Emphysem.

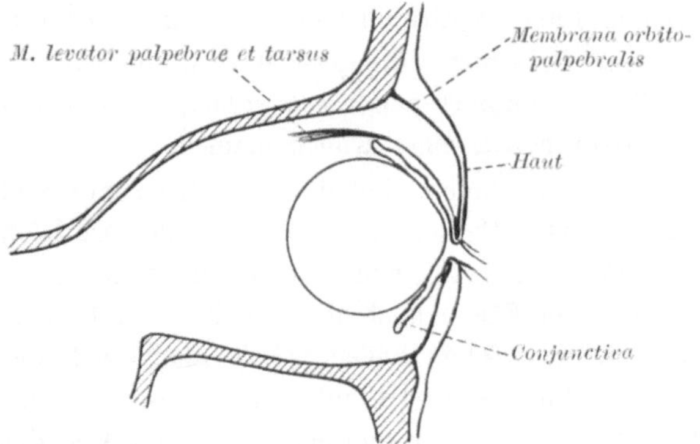

Orbitales Emphysem.

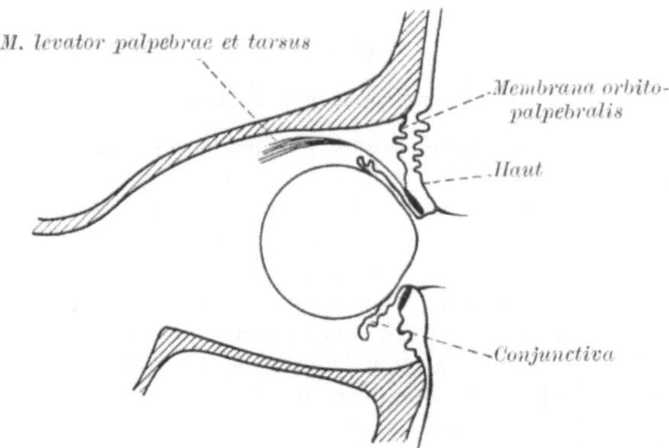

Orbito-palpebrales Emphysem.

(Nach HEERFORDT, Arch. f. Ophthalm. 58. Bd. 1904. S. 129 u. 130.)

ins Foramen opticum ein, dessen Seitenröhre mit einem Manometer verbunden war und pumpte Luft in die Orbita. Schon bei einem Druck von 10 mm Hg breitete sich die Luft in der Orbita aus und führte zu Exophthalmus, Auftreibung der Lider und Verschluß der Lidspalte. Bei stärkerem Druck (40—50 mm Hg bei jungen, 15—20 mm Hg bei älteren Personen) riß die Membrana orbito-palpebralis ein und die Luft drang in die Lider und die Gesichtshaut.

HEERFORDT vertritt ebenso wie SALUS (26) und später LÖWENSTEIN (29) die Ansicht, daß es keineswegs nötig sei, daß eine Kontusion des Bulbus der Entstehung des Emphysems der Orbita vorausgehe, ja, daß in weitaus der Mehrzahl der Fälle der Bulbus von der Verletzung überhaupt nicht betroffen sei, sondern eine indirekte Fraktur entweder der Siebplatte, der orbitalen Stirnhöhlen- oder Oberkieferhöhlenwand nach Kontusion der Orbitalränder zur Fraktur der Scheidewand zwischen Orbita und Nebenhöhle führe. Tatsächlich konnte SALUS durch Schläge mit einem Eisenstab, die gleichzeitig den oberen und unteren Orbitalrand in der äußeren Hälfte des Orbitaleinganges trafen, eine feine bogenförmig nach vorn konvexe isolierte Fraktur im hintersten Teile der Lamina papyracea erzeugen. Fortgesetzte Schläge führten zu der Lossprengung einer Knochenlamelle.

Wir dürfen also annehmen, daß die von HEERFORDT und SALUS auch experimentell begründete Auffassung für die Genese des orbitalen Emphysems eine ausreichende Erklärung gibt, wobei man immerhin zugeben kann, daß für eine kleine Zahl von Fällen auch die von FUCHS aufgestellte Hypothese Geltung haben kann. In solchen Fällen würde man am Bulbus die Spuren schwerer Gewalteinwirkung erwarten müssen, wie sie bei den meisten bisher beobachteten Fällen von Emphysem der Orbita (mit Ausnahme derjenigen von DUTOIT) nicht zu beobachten waren.

Literatur.

Emphysem der Orbita.

1845.   1. Desmarres, De l'emphysame des paupieres. Ann. d'Oculist. XIV. p. 97.
1854.   2. von Graefe, Arch. f. Ophth. I, 1. S. 288.
1863.   3. Knapp, Exophthalmus durch Orbitalemphysem.
1864.   4. Foucher, Gazette des Hôpitaux. S. 248.
1868.   5. Gosselin, Ann. d'Oculist. LIX. p. 282.
1870.   6. Michelson, Berl. klin. Wochenschr. S. 36.
1871.   7. Grüning, Zwei Fälle von Emphysem der Augenhöhle, der Lider und der anstoßenden Teile. Arch. f. Augenheilk. II. S. 197.
1872.   8. Andral, Gazette des Hôpitaux. p. 426.
1884.   9. Fontan, Mécanisme de l'emphyseme orbito-palpebral. Rec. d'Ophth. p. 511, 594.
         10. Hilbert, Ein Fall von Emphysem des orbitalen Bindegewebes und der Lider. Zentralbl. f. Augenheilk. p. 242.
         11. Hirschberg, Fall von traumatischem Emphysem der Orbita und der Lider nebst Diplopie. Zentralbl. f. Augenheilk. p. 243.

1886. 12. Dumont, Plaie de la paupière superieure, Emphysème des deux paupières consecutif a une section du conduit lacrymal. Bull. de la clin. opht. des Quinze vingts. No. 1. p. 46.

13. Fano, Emphysème des paupières provoqué par l'action de se moucher. Journ. d'Oculist. II. No. 157. p. 141.

1892. 14. Guhl, Traumatisches Emphysem der Augenhöhle. Korresp.-Blatt d. Schweiz. Ärzte. XXII. S. 412.

1896. 15. Ramage, An unusual case of emphysem of the orbit. Lancet. 14. III.

1897. 16. Dunn, Aerome de l'orbite. Bi-monthly. Bull. of the Univ. Coll. of méd. of Richmond novdec. 1896. Ref. Ann. d'Oculist. CXVII. p. 313.

17. Walser, Vorl. Mitteilung über Versuche experimenteller Erzeugung vom Lidemphysem am Kadaver. Arch. f. Ophth. XLIII. S. 201.

1898. 18. Schanz, Luxation des Augapfels durch Schneuzen. Beitr. z. pr. Augenheilk. Heft 34. S. 33.

1901. 19. Beaman Douglass, Emphysem des Oberlids vom Siebbeine ausgehend. Ophth. Sect. New York. I. 22.

20. Fuchs, Emphysem am Auge. Wien. klin. Wochenschr. Nr. 4.

1903. 21. Heerfordt, Om emfysemet i. orbita. Hospitalstidende. p. 980 und 1013.

1904. 22. Heerfordt, Über das Emphysem der Orbita. Arch. f. Ophth. LVIII. S. 123.

1905. 23. Causé, Zur Pathogenese der traumatischen Orbitalerkrankungen. Arch. f. Augenheilk. LII. S. 313.

1906. 24. Hansell, Howard, Traumatic emphysema of the orbit and lids. Transact. of the Amerc. ophth. soc. Vol. H. Part. II. 1904. p. 326. Ref. Ophth. p. 234.

1908. 25. Albitos, Emphysem der Orbita im Anschlusse an eine Schieloperation. Span. Americ. Ophth. Ges. Mai.

26. Salus, Über das Luftemphysem der Orbita und der Lider. Zeitschr. f. Augenheilk. XX. S. 342.

1910. 27. Dutoit, Über die Beziehungen zwischen dem Luftemphysem der Orbita und dem traumatischen Enophthalmus. Zeitschr. f. Augenheilk. Heft 5.

1912. 28. Heintze, Über einen Fall von Orbitalemphysem post trauma. Diss. München.

1916. 29. Löwenstein, Das Luftemphysem der Lider und der Augenhöhle. Klin. Monatsbl. f. Augenheilk. LVII. S. 77.

1918. 30. Beauvieux, Emphyseme traumatique de l'orbite. Arch. d'Opht. p. 366.

1919. 31. Potter und Davis, Americ. journ. of roentgenol. 6. 12.

1922. 32. Davis, Traumatic orbitofacial emphysema. Surg., gynecol. a. obstetr. XXXIV p. 761.

33. Moreau, Fracture du sinus maxillaire avec emphisème de la paupière inferieure. Arch. franco-belges de chirurg. Jg. 25. No. 5. p. 421.

1925. 34. Sladkow, Künstliches Emphysem des Gesichts und der Augenhöhle. Vracebnaja gazeta. Jg. 29. S. 215.

1928. 35. Caccialupi, Frattura fronto-etmoidale Enfisema orbito-palpebrale. Clin. ocul. univ. Roma. Saggi di oftal. III. p. 331.

36. Caccialupi, Ferita d'arma da fuoco, enfisema orbitale destro e palpebrale sinistro. Riv. otol. ecc. p. 376.

4. Der traumatische Enophthalmus.

§. 375. Der Enophthalmus traumaticus ist eines der interessantesten Krankheitsbilder die nach Orbitalverletzungen entstehen, interessant durch die Vielgestaltigkeit der Erscheinungen und durch die mannigfaltigen Möglichkeiten, die Entstehung des Enophthalmus zu erklären. Da das Krankheitsbild in einem früheren Abschnitte von mir (dieses Handb. 2. Aufl. IX. Bd. XIII. Kap. 1907. S. 149) und von Wagenmann (dieses Handb. 3. Aufl. XVII.

Kap. 1915 S. 685) eingehend besprochen wurde, beschränke ich mich hier
darauf, die seit diesen Bearbeitungen mitgeteilte Literatur ausführlicher mit-
zuteilen, werde aber versuchen unter Zugrundelegung der gesamten Kasuistik
das Krankheitsbild in seinen klinischen Symptomen, seiner anatomischen
Grundlage und der Deutung des Verletzungsmechanismus zu umgrenzen, woraus sich, wie ich glaube, eine Ergänzung der früheren Darstellungen ergibt, die für weitere Beobachtungen als Grundlage dienen kann.

Wie der Name sagt, ist das wesentliche des Krankheitsbildes das durch
Trauma entstandene Zurücktreten des Bulbus. Man kann darüber streiten
ob es richtig ist, dieses Symptom als ein wesentliches in den Mittelpunkt
zu stellen, ob es nicht richtiger wäre, die Fälle von traumatischem Enophthalmus teils den Knochenfrakturen, teils den Weichteilverletzungen der
Orbita (Narbenbildung, Schwund des Fettgewebes), teils den Fällen traumatischer Sympathikusläsion zuzurechnen. Dies würde jedoch bei vielen Fällen
großen Schwierigkeiten begegnen, und das Senkauge gibt dem gesamten
Bilde so sehr das Gepräge, daß man wohl richtiger tut, die bisherige Einteilung beizubehalten.

Wir müssen uns aber darüber klar sein, daß vermutlich viele Fälle
von traumatischem Enophthalmus bei den bezeichneten Kapiteln eingereiht
sind, und daß ganz analoge Verletzungen der Orbita, wie sie zur Entstehung
des Senkauges führen können, nicht immer zur Feststellung des Enophthalmus führen, sei es, daß der Bulbus mit betroffen, vielleicht durch die Verletzung ganz zerstört wurde, sei es daß Orbitalblutungen, Entzündungen,
oder eingedrungene Fremdkörper den Enophthalmus in einen Exophthalmus
umwandeln und der betreffende Fall zu einer Zeit in augenärztliche Beobachtung kommt, wo der Enophthalmus sich noch nicht entwickelt oder bereits zurückgebildet hat.

Über die Häufigkeit des traumatischen Enophthalmus läßt sich soviel
sagen — entgegen meiner früher aufgestellten Behauptung, daß er ein sehr
seltenes Leiden sei — daß man ihn um so häufiger antrifft, je genauer man
bei Orbitalverletzungen die Bulbusstellung beachtet. Dies ergibt sich z. B.
aus der Tatsache, daß PICHLER (32) in 3 Kriegsjahren nicht weniger als
28 Fälle beobachten konnte, WAGENMANN in 10 Jahren 14 Fälle (HARTUNG 12),
ich selbst in den letzten 3 Friedensjahren 5 Fälle.

Mit den Fällen der Literatur und den eigenen überblicke ich jetzt
164 Fälle, von denen ich 71 Fälle meiner früheren Bearbeitung zugrunde
legen konnte. In den 21 Jahren seit dieser Zeit hat sich mithin die Zahl
der mitgeteilten Fälle mehr als verdoppelt.

§ 376. Betrachten wir zunächst die Verletzungsarten, die zur Entstehung des Senkauges führen können, so stehen an Häufigkeit die schweren
Gewalteinwirkungen auf das Knochengerüst der Orbita obenan. 26 mal

unter 164 Fällen handelt es sich um Hufschlagverletzungen, 29 mal um Fall, 20 mal um Stoß gegen harte Gegenstände, 22 mal um einen Wurf oder Schlag gegen das Auge oder den Orbitaleingang, 6 mal um Kuhhornstoßverletzungen, 19 mal um Schußverletzungen, 4 mal um Verschüttung, 2 mal um Dynamitexplosionen.

Das weibliche Geschlecht ist unter den Verletzten stark in der Minderzahl, was leicht verständlich ist, da das männliche weit häufiger den zum traumatischen Enophthalmus führenden Traumen ausgesetzt ist. Aus dem gleichen Grunde sind es meist Personen des mittleren Lebensalters, die betroffen werden.

Der jüngste Patient war ein 7jähriges Mädchen (SCHAPRINGER 1889), das gegen ein Eisengitter fiel, der zweitjüngste ein 8jähriger Knabe, der bei einem Autounfall verletzt wurde (MORRISON, FRANK und RUTHERFORD 36).

Unter 114 Fällen, bei denen ich das Alter angegeben fand, wurden 2 im ersten, 19 im zweiten, 51 im dritten, 19 im vierten, 17 im fünften, 4 im sechsten, 2 im siebenten Jahrzehnt des Lebens verletzt.

Die direkte Gewalteinwirkung kann die verschiedensten Gegenden des Orbitaleingangs betreffen. Am häufigsten finde ich, soweit die Beschreibung überhaupt einen Schluß hierauf zuläßt, die untere Orbitalwand und ihre Umgebung betroffen (unter 70 Fällen 36 mal), an zweiter Stelle (je 15 mal) die obere und mediale Orbitalwand, nur 4 mal die äußere Orbitalwand.

Besonders interessant sind diejenigen Fälle, bei denen nach der Art der Verletzung eine direkte Fraktur des Knochens der Orbitalwand nicht stattgefunden haben kann.

So beschreibt EVERSBUSCH (23) einen Fall, bei dem ein junger Arbeiter bei einer starken Anstrengung — er fuhr einen mit 250 kg beladenen Schubkarren im Kreise — plötzlich einen heftigen Schmerz im linken Auge verspürte. Am folgenden Tage lag das linke Auge tiefer in der Höhle als das rechte. Später bildete sich bei gebückter Haltung am Unterlide eine bläuliche Geschwulst. Nach 12 Jahren bestand ein Enophthalmus von 2,5 mm. Sympathikussymptome fehlten.

PICHLER (32) schildert einen Fall, bei dem ein Soldat bei einer Dynamitexplosion mehrere Meter hoch geschleudert wurde. Der Kopf wurde nicht direkt betroffen. Er fiel auf die Füße und blieb im Schnee aufrecht stecken. Es zeigte sich sofort ein Enophthalmus von 3 mm. PICHLER nimmt an, daß der Luftdruck des platzenden Dynamits den Inhalt der Augenhöhle in diese hineingepreßt und einen Ausbuchtungsbruch bewirkt habe.

Ein dritter gleichfalls von PICHLER (32) beobachteter Fall stellt eine reine Sympathikusläsion dar.

Ein Soldat wurde durch den Splitter einer Wurfmine in der rechten Oberschlüsselbeingrube verletzt, worauf sensible und motorische Störungen in der rechten Hand auftraten. Nach einigen Wochen war am rechten Auge eine Sympathikuslähmung (Ptosis, Miosis, Enophthalmus) nachzuweisen. Der Enophthalmus betrug nach 2 Monaten 1 mm, soll aber früher einen höheren Grad besessen haben.

Ich erwähne diesen Fall, der ja keine Orbitalverletzung ist, nur deshalb hier, weil er wie manche andere ähnliche Fälle der Literatur auf die Möglichkeit hinweist, daß der traumatisch entstandene Enophthalmus ohne jede Läsion der Orbitalgebilde sich entwickeln kann.

§ 377. Ich führe nun 5 im Laufe der letzten Jahre an unserer Klinik beobachtete noch nicht publizierte Fälle in Kürze an:

1. Der 45 jährige F. S. wurde mit einer Holzlatte ins Gesicht geschlagen. Er brach zusammen und war kurze Zeit bewußtlos, blutete aus der Nase. Bei der am gleichen Tage stattfindenden Untersuchung waren beide Lider des linken Auges stark zerfetzt und blutig verfärbt. Beim Auseinanderziehen der Lider war

Fig. 77 a und b.

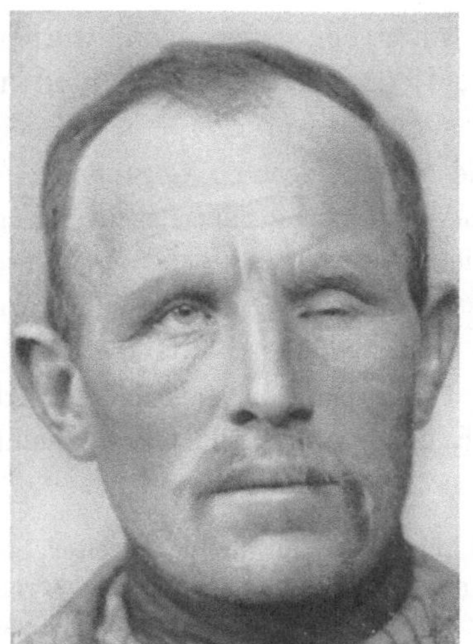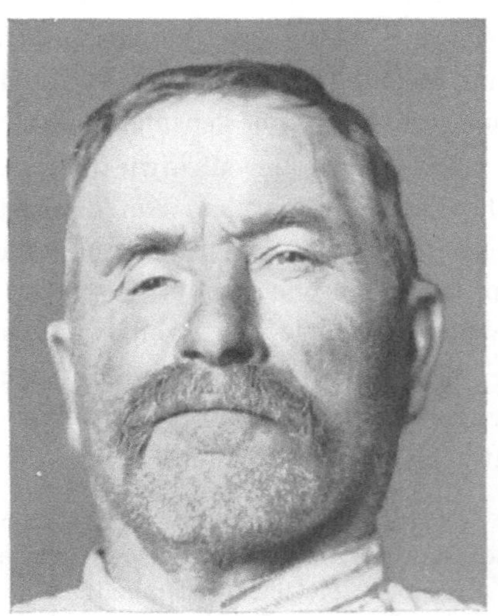

Zwei Fälle von traumatischem Enophthalmus.

eine Wunde der Bindehaut, aber nichts vom Bulbus zu erkennen. Nach Freilegung der Wunde wurde ein 6 cm langer, etwa 1 cm breiter Holzsplitter aus dieser entfernt. Nach dessen Entfernung sah man den Bulbus tief in der Orbita liegen, etwas nach oben und außen verlagert. Der Enophthalmus betrug 6 mm. Die Beweglichkeit war aufgehoben, die Pupille weit und starr — Spiegeluntersuchung wegen dichter Trübung der inneren Medien (Glaskörperblutungen) nicht möglich. Lichtschein wird unsicher angegeben. Wegen Auftreten zerebraler Erscheinungen und orbitaler Entzündung wurde nach 2 Tagen die Orbita exenteriert, wobei sich eine Perforation des Orbitaldaches im temporalen Teile nachweisen ließ, mit deutlicher Gehirnpulsation. Auf Tamponade und unter häufigem Verbandwechsel hob sich das Allgemeinbefinden und die zerebralen Symptome (Kopfschmerzen, Erbrechen, Schwindel) gingen zurück.

Deutung des Falles: Der mit großer Gewalt in die Orbita eindringende Holzsplitter hatte sich offenbar an einem Augenmuskel (M. r. int.) verfangen

und mit diesem den Bulbus in die Tiefe der Orbita nach der Perforations-
wunde im Orbitaldach verlagert. Dabei war es zur schweren Contusio bulbi
mit intraokularen Blutungen gekommen. Das Orbitalgewebe war nicht in
die Schädelhöhle verlagert, offenbar weil es sich, als der Splitter den Knochen
durchbohrte, von diesem abstreifte. Das teilweise zerrissene und durchblutete
Gewebe hatte sich seitlich neben dem Bulbus nach vorn gedrängt und ihn
anfangs, als noch der Splitter in der Orbita lag, ganz überlagert. Der
Enophthalmus ist also nicht auf eine räumliche Erweiterung der Orbita —
die bei der Exenteration festgestellt worden wäre — sondern auf einen
Platzwechsel des retrobulbären Gewebes mit dem Bulbus zurückzuführen.
Ob die Losreißung von Haftbändern dabei mitwirkte, ließ sich nicht genauer
feststellen.

2. Der 40jährige K. L. wurde am 31. 5. 1927 von einem Bullen gegen
das linke Auge und die Nase gestoßen. Er war bewußtlos und blutete aus Nase
und Mund. Beide Lider sollen etwa 6 Wochen geschwollen gewesen sein. Bei
der ersten Untersuchung in der Klinik (am 14. 2. 1928) wurde eine zackige
mit dem Knochen verwachsene Narbe am Nasenrücken festgestellt. Es bestand
leichte Ptosis. Der linke Bulbus stand 2 mm tiefer als der rechte. Seine Pupille
war weit und lichtstarr. Bei der Spiegeluntersuchung fand sich leichte Ablassung
der Papille und ein Aderhautriß. Die Sehschärfe betrug $^5/_8$. Die Beweglichkeit
des Auges war nach allen Seiten beschränkt. Im Röntgenbilde wurde eine Fraktur
der medialen Orbitalwand festgestellt.

Deutung: Fraktur und vermutlich Ausbuchtung der medialen Orbitalwand nach der Nase zu, dadurch relative Erweiterung der Orbita, zurücktreten des Bulbus. Zerstörung des orbitalen Fettgewebes und narbige Fixation des Bulbus nach vorausgegangenen Blutungen und Zerreißungen können
mitgewirkt haben. Hierfür spricht die starke Beweglichkeitsstörung. Die
Erweiterung und Lichtstarre der Pupille ist wohl auf eine Läsion des Ganglion ciliare zu beziehen.

3. Der 16jährige W. A. stürzte am 3. 10. 1927 vom Rade und fiel mit
der linken Gesichtsseite gegen ein Motorrad. Sofort nach der Verletzung fand
sich starke Schwellung des Unterlides, eine klaffende senkrechte Wunde durch
Bindehaut und Lidhaut. Fraktur des unteren Orbitalrandes. Bulbus intakt,
etwas nach unten und wenig (1—2 mm) nach hinten verlagert, gut beweglich.
Hintergrund und Visus normal. Keine Doppelbilder. Im Röntgenbilde zeigte
sich eine deutliche Depressionsfraktur des Orbitalbodens.

Deutung: Durch den Sturz gegen einen harten Gegenstand wurde der
Orbitalboden frakturiert und nach unten verlagert, dadurch der Orbitalraum
erweitert, der Bulbus trat dadurch zurück. Eine direkte Verletzung des
Bulbus hat nicht stattgefunden. Seine Adnexe und das retrobulbäre Gewebe
sind offenbar nicht verletzt worden, woraus sich auch die gute Beweglichkeit erklärt. Symptome einer Sympathikusläsion fehlten.

4. Die 44jährige A. R. fiel am 26. 5. 1928 gegen ein Fahrrad und verletzte sich an Stirn und Braue des rechten Auges. In der Klinik wurde eine

Wunde am oberen Orbitalrande, Schwellung des Oberlides, außerdem eine Depressionsfraktur des unteren Orbitalrandes festgestellt. Der Bulbus stand 4 mm zurück, war selbst nicht verletzt. Visus $= {}^5/_{7.5}$. Spiegelbefund normal. Bulbus gut beweglich, nur Hebung und Senkung leicht vermindert. Doppeltsehen bei Hebung, Senkung und Adduktion. Pupille gleich weit wie rechts, reagiert gut auf Licht und Konvergenz. Im Röntgenbilde deutliche Fraktur des Orbitalbodens mit Erweiterung der Orbita.

Deutung: Erweiterung der Orbita durch Depressionsfraktur des Orbitalbodens, keine wesentliche Läsion des Band- Muskelapparates (gute Beweglichkeit) keine Sympathikusstörung.

5. Der 21 jährige Fr. F. stürzte vom Pferde und wurde von einem Hufschlage an die rechte Wange getroffen. Am folgenden Tage: Lidschwellung und Ecchymosen, Wunde der Sklera, Hämophthalmus, Enophthalmus von 2 mm. Nach 15 Tagen Enukleation des erblindeten Auges, wobei starke narbige Verwachsungen sämtlicher Augenmuskeln mit Ausnahme des Musc. rect. infer. mit ihrer Umgebung festzustellen waren. Auch der Sehnerv war in Narbengewebe eingebettet. Im Röntgenbilde deutliche Depressionsfraktur des Orbitalbodens.

Deutung: Der sofort nach der Verletzung aufgetretene Enophthalmus kann hier sowohl auf die Depressionsfraktur als auf die Zerreißung der Haftbänder zurückgeführt werden. Die Schrumpfung der bei der Enukleation festgestellten Narben hätte hier vermutlich zu einer weiteren Zunahme des Enophthalmus geführt. Daß in diesem Falle auch das Fettgewebe der Orbita weitgehend zertrümmert war, ist aus dem Vorhandensein der dichten Narben zu erschließen.

Zusammenfassend läßt sich sagen, daß unsere 5 Fälle, wenn man ihren klinischen und anatomischen Befund prüft, gegen eine einheitliche Genese des Enophthalmus sprechen. In allen Fällen war eine Fraktur der Orbitalwand und zwar einmal offenbar ein Ausbuchtungsbruch der nasalen Wand, einmal eine direkte Fraktur des Orbitaldaches durch einen Holzsplitter, 3 mal eine Depressionsfraktur des Orbitalbodens auch im Röntgenbilde festzustellen. Eine Zerreißung und Zertrümmerung des Orbitalgewebes war im 2. und 5. Falle vorhanden, während sie in den anderen Fällen nicht erheblich gewesen sein kann. Der erste Fall ist dadurch bemerkenswert, daß sich das Orbitalgewebe seitlich neben dem Bulbus nach vorn gedrängt und ihn überlagert hatte.

Zeichen einer Sympathikuslähmung waren nur im 2. Falle vorhanden. Doch bestand hier außerdem eine starke narbige Fixation des Bulbus.

§ 378. Berücksichtigt man die zahlreichen Mitteilungen der Literatur, so erhält man ein sehr vielgestaltiges Krankheitsbild des Enophthalmus traumaticus sowohl was die Zeit des Auftretens und den Grad des Enophthalmus als das Vorhandensein oder Fehlen klinischer Symptome anlangt.

Versuchen wir aus diesen Angaben die wesentlichsten Momente herauszuschälen.

Hier ist zunächst das zeitliche Auftreten des Enophthalmus wichtig. Sehr häufig ist der Enophthalmus schon sofort bzw. wenige Stunden nach der Verletzung nachweisbar (so im 2. Falle Grönholms 17, vielen Fällen Pichlers 32, meinen Fällen). Es ist aber auch nicht selten, daß er sich erst in einigen Wochen entwickelt bzw. erkennbar wird. In manchen von diesen Fällen ist er wohl schon früher vorhanden gewesen, aber wegen des geringen Grades oder des Vorwiegens anderer Erscheinungen (Lidschwellung) nicht beachtet worden (1. Fall Grönholm 17, Susukis 26, Königstein 6 u. a.). In manchen Fällen bestand erst ein Exophthalmus, der sich dann in einen Enophthalmus umwandelte (Fälle von Dutoit 27, van Duyse 9). In den Fällen Dutoits war anfangs ein Emphysem der Orbita vorhanden. Eine Zunahme des Enophthalmus wurde von Pichler (32) in seinem 9. 15. und 16. Fall beobachtet. Aber auch das umgekehrte Verhalten, d. h. eine Rückbildung des Enophthalmus kann erfolgen, wie Pichler bei seinem 7. Falle sicher feststellen konnte. Dies ist für die Beurteilung der Pathogenese von besonderer Bedeutung.

Mitverletzungen des Bulbus kommen, was bei der Art der Verletzung leicht verständlich ist, nicht selten vor, doch gibt es auch genug Fälle, wo der Bulbus selbst unverletzt blieb und auch die Sehkraft nicht vermindert wurde.

Der Grad des Enophthalmus variiert innerhalb weiter Grenzen. Leichte Grade werden zweifellos nicht selten übersehen. Je mehr der untersuchende Arzt auf das Krankheitsbild eingestellt ist, um so größer wird die Zahl der beobachteten Fälle, wie sich am Beispiel Pichlers zeigt, dem wir die reichhaltigste Kasuistik des Leidens verdanken.

Auch die Art, wie der Enophthalmus festgestellt wird, ist von Bedeutung. Am meisten wird wohl das Exophthalmometer von Hertel benutzt, das sich jedoch in den Fällen, wo der äußere Orbitalrand mit verletzt ist oder wo der Enophthalmus so hochgradig ist, daß der Hornhautscheitel hinter der Ebene des äußeren Augenhöhlenrandes liegt, nicht verwenden läßt. Auch die Anwendung des Landoltschen Doppeltlineals, die Meßung mit einem gut passenden Probierbrillengestell und seitlicher Ablesung mit dem Keratometer von Wessely ist nur innerhalb gewisser Grenzen möglich, ebenso die Messung mit einem photographischen Apparat, wie ich sie in § 24 dieses Handbuchkapitels angegeben habe.

Es ist wichtig, die Messungen im gleichen Falle nach der gleichen Methode durchzuführen, um eine Zunahme oder Abnahme des Senkauges festzustellen.

Im Durchschnitt betrug der Grad des Enophthalmus etwa 2 mm, doch wurden auch Grade von 5 mm (Seefelder 34, Grönholm 17, Lukens 2, Pagenstecher 7, Birch-Hirschfeld, 1. und 2. Fall), von 6 mm (Teich 5, Nicolai 10, Pichler 32, 5. und 11. Fall), ja selbst von 13 mm (Weigelin 30) und 20 mm (Morrison, Frank und Rutherford 36) beobachtet.

Die aktive Beweglichkeit des Augapfels war häufig gestört, am meisten nach oben, oft auch nach den anderen Richtungen. PICHLER machte auf ein wichtiges Symptom aufmerksam, auf die Störung der passiven Beweglichkeit, über die man am besten unterrichtet wird, wenn man versucht, den anästhetisch gemachten Bulbus mit der Pinzette seitlich zu führen. Auch im ersten Falle GRÖNHOLMS war dieses Symptom deutlich nachweisbar.

Doppeltsehen wird häufig angegeben. In manchen Fällen (PICHLER 20, 5. und 6. Fall) war es anfangs vorhanden, ging aber später zurück.

Fig. 78.

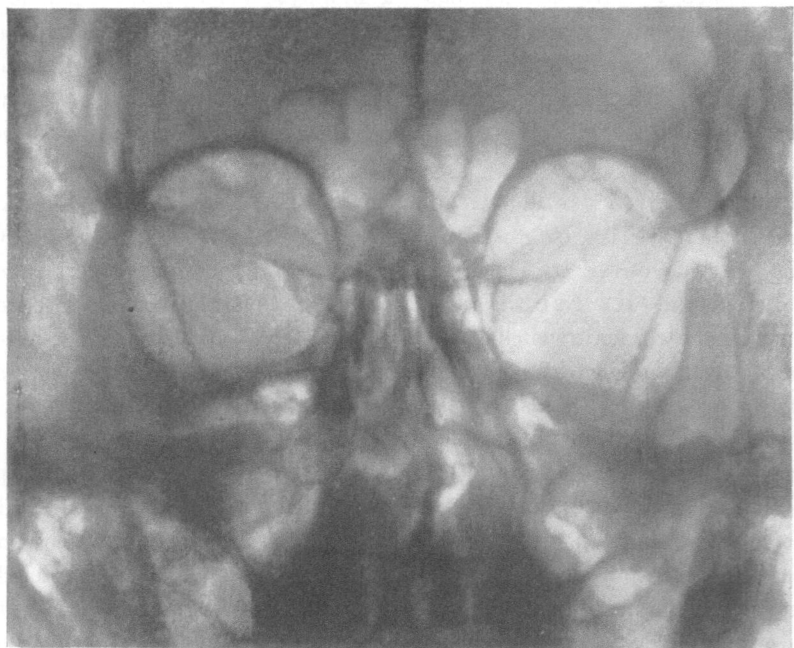

Depressionsfraktur des Orbitalbodens. Vergrößerung des vertikalen Durchmessers der verletzten Orbita und Verschiebung des Jochbeins nach außen unten deutlich sichtbar.

Das Verhalten der Pupille wird auch bei den neueren Fällen von traumatischem Enophthalmus sehr verschieden angegeben, auch in denjenigen Fällen, wo eine direkte Läsion des Bulbus ausgeschlossen werden konnte. Es muß hervorgehoben werden, daß Pupillenverengerung, die auf eine Sympatikuslähmung bezogen werden kann, nur sehr selten festgestellt werden konnte (PICHLER 20, 6. Fall, BERGMEISTER 4, NICOLAI 10). Erweiterung und träge Reaktion der Pupille wurde z. B. von PICHLER (32), 3. Fall und BIRCH-HIRSCHFELD, 1. und 2. Fall, angegeben, vollständig normales Verhalten der Pupille von vielen Autoren ausdrücklich hervorgehoben.

Für den Nachweis einer Depressionsfraktur der Orbita hat sich in neuerer Zeit die Röntgenuntersuchung oft sehr brauchbar erwiesen, z. B. in Fällen von GRÖNHOLM (17), PICHLER (20) und (32), BIRCH-HIRSCHFELD, WEILL und NORDMANN (37). Natürlich beweist ein negativer Röntgenbefund nichts gegen die Annahme eines Spalt- oder Ausbuchtungsbruches der medialen Orbitalwand.

Unter 94 Fällen der neuen Literatur kann nach den klinischen Erscheinungen mindestens in 68 eine Fraktur der Orbita angenommen werden. Da unter den übrigen viele Fälle erst längere Zeit nach der Verletzung

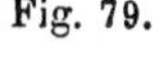

Fig. 79.

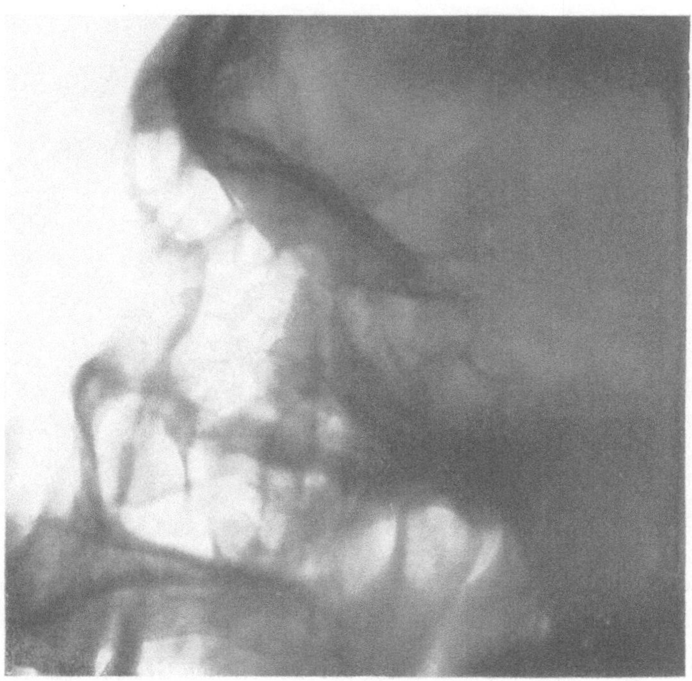

Depressionsfraktur des Orbitalbodens.   Traumatischer Enophthalmus.

untersucht wurden, auch nicht selten die Untersuchung keine vollständige war, und besonders die Röntgenaufnahme unterblieb, ist wohl anzunehmen, daß in weitaus der Mehrzahl aller Fälle von traumatischem Enophthalmus eine Fraktur der Orbitalwand festzustellen ist. Hierfür spricht auch, daß PICHLER (32) in allen während des Krieges beobachteten 27 Fällen Zeichen einer Knochenfraktur feststellen konnte.

Doch darf nicht verschwiegen werden, daß WEIGELIN (30) in seinem Falle nach dem Röntgenbilde eine Fraktur ausschließen zu können glaubt, ebenso wie OAST (35), OKUSE (25) und VAN DUYSE (9) in ihren Fällen, und daß in dem bereits oben angeführten Falle von Eversbusch (23), bei dem gar kein äußeres Trauma vorlag, eine Fraktur wohl ausgeschlossen werden muß.

Sensibilitätsstörungen im Bereiche des Trigeminus sind unter den neueren Fällen ebenso wie unter den früheren wiederholt beobachtet worden. Bei der Art der in Betracht kommenden Traumen (Hufschlagverletzungen u. dgl.) und den direkten Verletzungsfolgen (Depressionsfrakturen des Orbitalbodens) wird man meist an eine direkte Nervenläsion denken müssen.

Fig. 80.

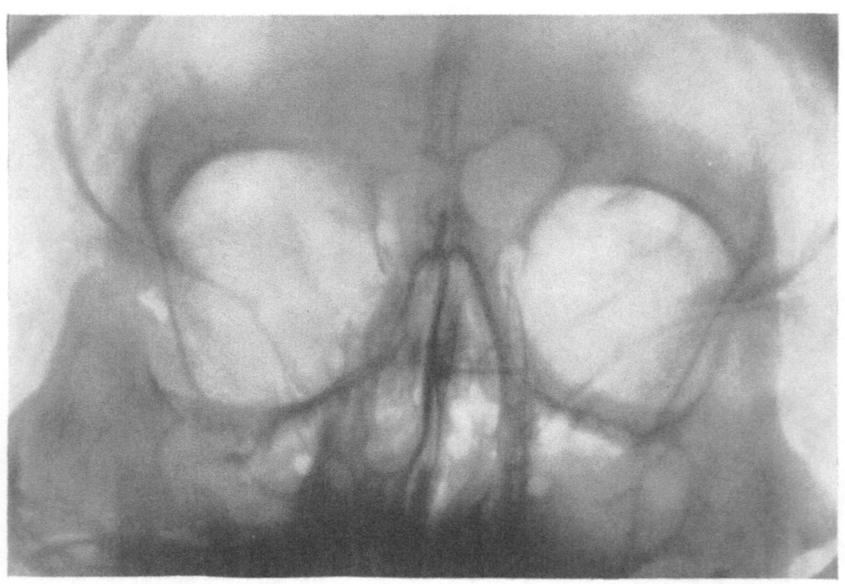

Fraktur des rechten Jochbogens und des Bodens der Orbita. Deutliche Erweiterung des Orbitaleingangs. Fall von traumatischem Enophthalmus.

Die Abmagerung oder Abflachung der betroffenen Gesichtshälfte, wie sie Nicolai (10) und Pichler (20) (bei seinem 5. Falle) beschreiben, braucht nicht auf einer trophoneurotischen Störung zu beruhen. Sie kann auch, wie Pichler für seinen Fall ausführt, durch die Dislokation des Knochens verursacht sein.

§ 379. Ein wesentlicher Fortschritt für die Beurteilung des traumatischen Enophthalmus ist durch die sorgfältigen Untersuchungen Pichlers (20) erzielt worden, der Gelegenheit hatte, in 3 Fällen eine genaue Obduktion der Orbita vorzunehmen.

Bei seinem 1. Falle (Schußverletzung, Eindringen eines daumendicken Ladestockes in die Orbita) fand sich eine 3—4 cm breite 1 cm tiefe Öffnung im oberen knöchernen Orbitalrand, ein kurzer derber Narbenstrang, von der Periorbita zogen Bindegewebszüge in das Orbitalgewebe. Das orbitale Fettgewebe fehlte (ebenso auf der andern nicht verletzten Seite) völlig. Von einer narbigen Verdichtung der Orbita war nichts zu sehen, der Bulbus durch keine Narbe fixiert. Am mazerierten Schädel ließ sich die Erweiterung der Orbita durch Ausbuchtung der inneren und unteren Wand ohne Zeichen einer Zertrümmerung feststellen.

Bei seinem 6. Falle (Verletzung durch einen Baumstamm vor 6 Jahren) ergab die Obduktion keine Narben oder fibröse Verdichtung des Orbitalgewebes. Die Fettmenge entsprach dem Alter und Ernährungszustande des Patienten. An den Schädelknochen fanden sich nach der Mazeration keine Verletzungsspuren.

Die Obduktion des von ihm beobachteten 4. Falles (Hufschlagverletzung, Knochendefekt am äußeren Orbitalrande) ergab, daß die Fettmenge der linken verletzten Augenhöhle deutlich geringer war als die der rechten. Die Wägung ergab einen Gewichtsunterschied von 1 g. In der äußeren Orbitalwand fand sich ein großes Loch. Der eigentliche Orbitalinhalt war frei von Narbenbildung. Außerdem war durch den Knochendefekt Abreißung der Fascienzipfel des Musc. lev. palp., Rect. sup. und Rect. lat. erwiesen.

Da wir die Enukleation als eine Autopsie der Orbita in vivo ansehen können, möchte ich auf meinen oben geschilderten 5. Fall hinweisen, bei dem sich etwa 2 Wochen nach der Verletzung bei der Enukleation starke narbige Verwachsungen fast aller Augenmuskeln und des Sehnerven feststellen ließen.

§ 380. Versuchen wir nun auf Grund des gesamten bisher vorliegenden Untersuchungsmaterials die Entstehung des traumatischen Enophthalmus zu deuten, so kommen wir zu annähernd dem gleichen Ergebnis, wie ich es in § 96 dieses Kapitels dargestellt habe, und wie es im wesentlichen auch von WAGENMANN bestätigt worden ist.

Ich kann mir hier ersparen, auf die verschiedenen aufgestellten Hypothesen ausführlich einzugehen und erwähne sie nur kurz.

1. Absprengung der Trochlea, dadurch Wegfall einer protraktorisch wirksamen Komponente (HIMLY). Gegen die Verallgemeinerung dieser Hypothese spricht sowohl die Mehrzahl der klinischen Beobachtungen, bei denen das Trauma gar nicht die Trochleagegend betraf, als das Fehlen der für diese Läsion charakteristischen Erscheinungen.

2. Atrophie des Fettgewebes der Orbita: Diese könnte durch direkte Zertrümmerung oder durch primäre Nervenläsion erklärt werden (NIEDEN 1884). Gegen die ausschließliche Wirkung dieses Faktors spricht der Umstand, daß der Bulbus in seiner Lage durch den Muskel- und Band-

apparat fixiert ist. Für die Mitwirkung spricht z. B. der von PICHLER (20) in seinem 4. Falle erhobene anatomische Nachweis eines Fettschwundes.

3. Sympatikusläsion (SCHAPRINGER 1890, BISTIS 1902 u. a.). Gegen die Verallgemeinerung dieser Erklärung spricht die Tatsache, daß in der großen Mehrzahl der Fälle okulare Störungen des Sympathikus fehlten. Aber auch in denjenigen Fällen, wo sie vorhanden waren (Miosis, Hypotonie), bestanden nicht selten noch andere Störungen, die mindestens bei der Entstehung des Enophthalmus mitgewirkt haben können. Höhere Grade von Enophthalmus sind durch Sympatikuslähmung überhaupt nicht zu erklären.

4. Trigeminusläsion (DENIG 1894). Die Annahme, daß der traumatische Exophthalmus durch Läsion trophischer Fasern im Trigeminus bedingt sei, ist sogar für den Fall von DENIG sehr anfechtbar, ihre Verallgemeinerung widerspricht den klinischen Befunden.

5. Erweiterung der Orbitalhöhle (LANG 1889, FUCHS 1893, FRANKE 1898 u. a.). Daß eine Erweiterung des Orbitalraumes eine der häufigsten und wesentlichsten Ursachen des traumatischen Enophthalmus bildet, muß zugegeben werden. Hierfür spricht nicht nur der häufig auch röntgenologisch geführte Nachweis einer Depressionsfraktur, sondern auch die von PICHLER (20) erhobenen Obduktionsbefunde. Es muß sogar nach dem Befunde in mehreren Fällen und nach dem anatomischen Befunde in PICHLERS 1. Falle zugegeben werden, daß es bei Gewalteinwirkungen zu einer Ausbuchtung der nasalen und unteren Orbitalwand auch ohne nachweisbare Fraktur kommen kann. Hier ist auch auf den eigenartigen Fall 19 von PICHLER (32) (Dynamitexplosion) hinzuweisen, den ich oben erwähnt habe. Es scheint mir trotzdem nicht angängig, die Depressions- oder besser Orbitalerweiterungshypothese auf alle Fälle von traumatischem Enophthalmus auszudehnen. In vielen Fällen kommen zweifellos noch andere Momente als wesentlich in Betracht.

6. Narbige Schrumpfung des retrobulbären Gewebes (GESSNER 1888). Wenn auch die ursprüngliche Annahme von GESSNER, wonach eine entzündliche Schrumpfung des retrobulbären Gewebes den Enophthalmus hervorrufen soll, abzulehnen ist, muß man die Entstehung und Mitwirkung nach Blutungen und Zerreißungen des Orbitalgewebes gebildeter Narbenstränge zugeben, da solche auch klinisch und anatomisch häufiger festgestellt wurden. Sie fehlten aber in anderen Fällen und sind schon deshalb nicht als einzige und wesentliche Ursache des Leidens anzusehen.

7. Zerreißung der Haftbänder der Orbita (CAUSÉ 1905). Da die von den Augenmuskeln zur Orbitalwand ziehenden Haftbänder der Orbita ein stärkeres Zurücksinken des Bulbus verhindern, liegt es nahe, mindestens für die Fälle von Enophthalmus stärkeren Grades ihre Zerreißung anzunehmen. Es spricht vieles dafür, daß diese Annahme für manche Fälle zutrifft (vgl. z. B. PICHLERS zweiten eigenen Obduktionsfall). Doch kann man auch dieses Moment nicht als allgemein gültig ansprechen. So würden sich die aller-

dings seltenen Fälle von Rückbildung des Enophthalmus weder nach dieser
noch nach der Schrumpfungs- oder Erweiterungshypothese erklären lassen.

8. Orbitalwandfraktur (LEDERER 1902). Nach LEDERER soll die Fraktur
zur Orbitalblutung, die Blutung zu Narbenschrumpfung und Retraktion des
Bulbus führen. Bei der Häufigkeit der klinisch und röntgenologisch festgestellten Orbitalwandfraktur erscheint die Hypothese für viele Fälle anwendbar. Doch spricht die Erwägung, daß die Orbitalblutung zunächst zum
Exophthalmus und erst nach Verlauf längerer Zeit durch Narbenbildung zum
Enophthalmus führen kann, gegen ihre allgemeine Anwendung. Die Anzahl
der Fälle, wo ein Exophthalmus dem Enophthalmus vorausging, ist selten,
und in der Mehrzahl der Fälle trat der Enophthalmus bereits kurz oder
sofort nach der Verletzung auf, so daß die narbige Umwandlung einer Blutung,
die längere Zeit erfordern würde, nicht anzunehmen ist.

9. Durch Verlagerung eines Teils des Orbitalgewebes entweder
nach einer durch das Trauma eröffneten Nebenhöhle oder seitlich am Bulbus
vorbei nach dem Orbitaleingange zu kann einen Enophthalmus zur Folge
haben und bewirken, daß der Bulbus unsichtbar, d. h. von Orbitalgewebe
überlagert wird. Selbstverständlich kann gleichzeitig eine Fraktur, Zerreißung
der Muskeln und Haftbänder erfolgen. In dieser Weise läßt sich mein erster
Fall, vermutlich auch der Fall WEIGELINS und der 5. Fall PICHLERS erklären.

10. Die seltenen Fälle, wo der traumatisch entstandene Enophthalmus
sich zurückbildete oder völlig verschwand (SCHAPRINGER 1893, PICHLER 20,
6. und 7. Fall) führten PICHLER zur Annahme einer endogenen neuro-
tonischen Ischämie der Orbita. Er stützt sich dabei auf VON MICHEL,
der Enophthalmus bei schweren Kopfverletzungen auf einen Reizzustand in
einem Teile des vasomotorischen Zentrum bezogen hatte. Auch soll bei
Gefäßkrämpfen einer Gesichtshälfte mehrfach Enophthalmus periodisch
(DUBOIS-REYMOND 1860) oder für längere Zeit (JACOBSON 1896) aufgetreten sein.
PICHLER betont selbst, daß es ihm fern liege, die Annahme einer Ischaemie
auf alle Enophthalmusfälle ausdehnen zu wollen.

Ich komme also zu dem gleichen Schlusse wie bei meiner früheren
Darstellung, daß wir unter der Bezeichnung des Enophthalmus traumaticus
Fälle zusammenfassen, die sich nicht einheitlich erklären lassen, sondern
bei denen sehr verschiedene teils mechanische, teils nervöse, teilweise sofort,
teilweise erst später sich ausbildende Veränderungen in Betracht kommen
können.

Es ist deshalb nötig, im Einzelfalle alle Symptome so genau als möglich festzustellen, und auf Grund des Befundes die Pathogenese für jeden
Fall besonders zu erforschen.

WEILL und NORDMANN (37) unterscheiden nach dem zeitlichen Auftreten
des Enophthalmus zwei Gruppen von Fällen. Bei der ersten Gruppe tritt
der Enophthalmus frühzeitig auf. Hier sei an Knochenbruch, Lähmung der

schiefen Augenmuskeln und nervöse Einflüsse zu denken. Bei der zweiten entstehe der Enophthalmus allmählich durch Narbenzüge und Resorption. Nach dem oben Gesagten brauche ich kaum hervorzuheben, daß bei der Einteilung von WEILL und NORDMANN nicht allen in Betracht kommenden Möglichkeiten Rechnung getragen wird.

§ 381. Über die Prognose des Enophthalmus traumaticus läßt sich wenig Bestimmtes sagen. Meist ist das Leiden stationär, in manchen Fällen nimmt der Grad des Senkauges zu. Sehr selten tritt Besserung oder Heilung ein.

Zur therapeutischen Beeinflussung bieten sich geringe Möglichkeiten.

DARIER (1898) und neuerdings SEEFELDER (34) konnten durch Tenotomie der geraden Augenmuskeln den Enophthalmus wenigstens teilweise bessern. Bei sehr starkem Zurücksinken des Bulbus wird man im Hinblick auf den Nachweis des Fettschwundes der Orbita und zur Behebung der Entstellung an eine Transplantation von Fett oder bei deutlich nachweisbarer Depressionsfraktur an die Einheilung eines Periostknochenlappens (nach PERTHES) denken können. Bei starker Narbenfixation (Aufhebung der passiven Beweglichkeit) wird diesen Eingriffen die operative Lösung der Verwachsungen vorausgehen müssen.

Literatur.

Traumatischer Enophthalmus.

Betreffs der älteren Literatur wird auf S. 185 verwiesen.

1905. 1. Rollet et Moreau, Enophtalmie traumatique. Rev. gén. d'Opht. p. 474.
1906. 2. Lukens, Traumatic enophtalmus with report of a case. Ophthalmology. p. 30.
1907. 3. Benedetti, Contributo all'enoftalmo traumatico. Riv. ital. di Ottalmol. No. 8. X. p. 183.
       4. Bergmeister, Enophthalmus traumaticus. Klin. Monatsbl. f. Augenheilk. XLV. S. 597.
       5. Birch-Hirschfeld, Der traumatische Enophthalmus. Dieses Handbuch. Cap. XIII. S. 149.
       6. Königstein, Enophthalmus traumaticus. Opht. Ges. Wien. XII, 11. Klin. Monatsbl. f. Augenheilk. XLVI. S. 183.
       7. Pagenstecher, Zur Kenntnis des Enophthalmus. Münch. med. Wochenschr. Nr. 10.
1908. 8. Dunn, A post-graduate lecture on traumatic enophthalmus. Lancet. 15. Aug.
       9. van Duyse, Etude d'un enophtalmus traumatique. Arch. d'Opht. p. 1.
       10. Nicolai, Ein Fall von Enophthalmus traumaticus. Arch. f. Augenheilk. LX. S. 261.
       11. Teich, Zur Kasuistik des Enophthalmus traumaticus. Arch. f. Augenheilk. LX. S. 266.
1909. 12. Hartung, Über 14 Fälle von Enophthalmus traumaticus. Diss. Jena.
       13. van Schevensteen, Un cas d'enophthalmus traumatique. Ann. d'Oculist. CXLII. p. 444.

1910. 14. Bourland, Un cas d'enophthalmus traumatique. Ann. d'Oculist. CXLIII. p. 350.

15. Butler, Three cases of enophthalmus. Ophthalmoscope. p. 333.

16. Dutoit, Über die Beziehungen zwischen dem Luftemphysem der Orbita und dem traumatischen Enophthalmus. Zeitschr. f. Augenheilk. XIII. S. 414.

17. Grönholm, Beiträge zur Kenntnis des Enophthalmus traumaticus. Zeitschr. f. Augenheilk. XXIV. S. 479.

18. Komoto, Über einen typischen Fall von Enophthalmus traumaticus. Klin. Monatsbl. f. Augenheilk. XLIX. S. 121.

19. Perrod, Disturbi oculari nelle fracture del mascellare superiore. Ann. di ottalmol. XXXIX. p. 205.

20. Pichler, Das Krankheitsbild des traumatischen Enophthalmus und seine pathologische Anatomie. Zeitschr. f. Augenheilk. XXIV. S. 285 u. 424.

21. Sautter, Traumatic enophthalmus, report of a case. Ann. of Ophth. XIX. p. 712.

1911. 22. Armbruster, Un cas d'enophthalmie traumatique. Recueil d'Opht. p. 47.

23. Eversbusch, Über Enophthalmus traumaticus mit Varixbildung am Unterlid. Klin. Monatsbl. f. Augenheilk. XLIX. S. 608.

24. Köllner, Zwei Fälle von Enophthalmus traumaticus. Ophth. Ges. Berlin. Zentralbl. f. pr. Augenheilk. XXXVI. S. 16.

25. Okuse, Über einen Fall von Enophthalmus traumaticus. Nippon Gaukakai Zachi.

26. Susuki, Über einen Fall von traumatischem Enophthalmus. Nippon Gaukakai Zachi.

1912. 27. Dutoit, Der traumatische Enophthalmus. Med. Klinik. S. 1080.

28. Pichler, Bericht über eine weitere Obduktion bei Enophthalmus traumaticus. Zeitschr. f. Augenheilk. XXVII. S. 520.

1913. 29. Oguchi, Augenverletzungen im japanischen Heere während des letzten Krieges. Beitr. z. Augenheilk. Heft 83.

1914. 30. Weigelin, Ein eigenartiger Fall von Enophthalmus traumaticus. Klin. Monatsbl. f. Augenheilk. LII. S. 253.

1915. 31. Wagenmann, Verletzungen des Auges. Dieses Handbuch. 3. Aufl. I. S. 685.

1918. 32. Pichler, Beobachtungen über traumatischen Enophthalmus in drei Kriegsjahren. Arch. f. Ophth. XCV, 2. S. 145.

1922. 33. Santos Fernandez, Ein Fall von traumatischem Enophthalmus. Rev. Cubana de oft. IV. S. 10.

1924. 34. Seefelder, Zur operativen Behandlung des traumatischen Enophthalmus. Arch. f. Augenheilk. XCV. S. 92.

1925. 35. Oast, Pronounced traumatic dislocation of the eyeball without demonstrable fracture of the orbit or rupture of the sclera. Arch. of Ophth. LIV. p. 191.

1926. 36. Morrison, Frank und Rutherford, Traumatic enophthalmos with a case of report. Americ. journ. of ophth. IX. S. 876.

37. Weill und Nordmann, Enophtalmic traumatique. Rev. d'oto-neuro. ocul. IV. S. 744.

1928. 38. Horay, Traumatische Einsenkung des Bulbus. Orvosi Hetilap. Jg. 72. Nr. 18. S. 506.

5. Luxatio und Avulsio bulbi.

§ 382. Die Luxatio und Avulsio bulbi gehören deshalb unter die Orbitalverletzungen, weil sie nur dadurch zustandekommen können, daß ein Fremdkörper auf die Nachbarschaft des Bulbus, d. h. auf die Orbita einwirkt, wodurch der Augapfel, nach vorn ausweichend, vor die Lidspalte gedrängt und bei Weiterwirkung der Gewalt ganz oder teilweise von allen seinen Verbindungen losgerissen werden kann.

Es muß allerdings darauf hingewiesen werden, daß in seltenen Fällen von Raumbeengung der Orbita durch Tumoren, Blutungen, Eindringen von Luft (Emphysem) der Bulbus vor die Lidspalte gedrängt, d. h. luxiert werden kann, ja, daß der gleiche Zustand bei Personen eintreten kann, wenn ihre Orbita besonders flach, das Fettgewebe und der Blutgehalt der Orbita sehr stark entwickelt sind und die Lidspalte stark erweitert wird.

Ich selbst konnte einen solchen Fall beobachten und habe ihn in § 98 mitgeteilt.

Weitaus häufiger jedoch sind die Fälle, wo ein von außen her die Orbita treffendes Trauma zur Luxatio oder Avulsio führte.

Im Hinblick auf meine Darstellung im ersten Abschnitte dieses Handbuches (S. 187ff.) und auf die Darstellung WAGENMANNS (dieses Handbuch, 3. Aufl., 1915, S. 707) werde ich mich auch hier kurz fassen und die Kasuistik nur soweit erwähnen, als sie der neueren Zeit angehört, im übrigen aber zusammenfassend berichten.

Unter der Bezeichnung Luxatio bulbi traumatica kann man diejenigen Fälle zusammenfassen, bei denen der Bulbus vor das Septum orbitale und die Lidspalte tritt, unter Avulsio bulbi diejenigen, bei denen der Bulbus aus seinen Verbindungen ganz oder teilweise losgerissen wird.

Beide Krankheitsbilder kann man als verschiedene Stadien des gleichen Verletzungsmechanismus auffassen, wenigstens bildet das erste die Vorstufe des zweiten. Jedenfalls ist es richtig, beide Krankheitsbilder wegen des in den meisten Fällen gleichartigen Verletzungsmechanismus gemeinsam zu besprechen, wie ich das bereits bei meiner früheren Bearbeitung getan habe.

Nach der Art der Verletzung lassen sich drei Gruppen unterscheiden. Die erste umfaßt die Geburtsverletzungen, die zweite die Fälle von Selbstverstümmelung Geisteskranker, die dritte die übrigen Fälle, bei denen es sich um die verschiedensten Arten von Traumen handelt.

§ 383. a) 1. Gruppe (Geburtsverletzungen).

In meiner früheren Darstellung habe ich 18 von diesen Fällen tabellarisch zusammengestellt. Ich kann ihnen 5 weitere Fälle hinzufügen.

1. GUÉNIOT (1) beschreibt einen Fall, wo durch die Zange des Geburtshelfers das Stirnbein gebrochen, das Unterlid eingerissen und der Bulbus ganz ausgerissen wurde. Der Sehnerv war 12 mm hinter der Sklera, die geraden Augenmuskeln dicht an ihrer Insertion, die schrägen 5—6 mm vom Bulbus abgerissen. Das Kind starb nach 3 Stunden.

2. GOTO (14) fand ein Auge nach einer Zangengeburt vor die Lidspalte luxiert. Es konnte nach Auseinanderziehen der Lider mit Schielhaken reponiert werden und blieb erhalten. Eine Hornhauttrübung blieb zurück.

3. Heller (15). Bei platt verengtem Becken wurde eine Zange angelegt. Ein Bulbus wurde vollständig bis auf einige Fasern des Musc. obliquus inferior abgerissen.

4. Lévy (20). Luxation des rechten Bulbus bei einer Zangengeburt. Das Kind starb sofort nach der Geburt. Die anatomische Untersuchung der Orbita ließ ein Hämatom im vorderen Teile des Fettgewebes nachweisen, das den Bulbus vor die Lider gedrängt hatte. Der Musc. rect. inferior war nahe seiner Insertion abgerissen, der Musc. rect. superior teilweise durchgerissen, der Sehnerv und Bulbus intakt.

5. Ono, Rokuro (22). Bei Gesichtslage wurde eine Zange angelegt, der Bulbus luxiert. Die Hornhaut war getrübt.

Bei dem Mechanismus dieser Verletzungsart ist darauf hinzuweisen, daß die Orbita des Neugeborenen infolge ihrer flachen Form einen geringeren Rauminhalt besitzt als diejenige des Erwachsenen (vgl. Abb. 2 und 3 auf S. 9). Hierdurch muß eine relativ geringfügige weitere Verengerung auf die Bulbusstellung eine größere Einwirkung haben als dies bei geräumiger Orbita der Fall ist. Durch den Druck der Zange kann bei der Biegsamkeit der Schädel- und Orbitalwände auch dann, wenn die Zange lege artis angelegt wurde, ein Exophthalmus eines oder beider Augen bewirkt werden. Wird nun bei der Entbindung während des Zuges mit der Zange der vorstehende Bulbus vom Promontorium aufgehalten, so kann er ganz aus seinen Verbindungen abgerissen werden.

Es kann auch, wenn die Zange bei hochstehendem Kopf im frontookzipitalen Durchmesser angelegt wird, das Orbitaldach frakturiert und der retrobulbäre Raum durch Knochensplitter oder Bluterguß beengt und der Bulbus vorgetrieben werden. Der häufige Befund von Orbitaldachfrakturen spricht für diese Auffassung.

Doch kann auch, wie z. B. ein Fall von Hofmann (1854) beweist, eine Geburt bei engem Becken ohne Anwendung der Zange die gleiche Verletzung herbeiführen. In einem solchen Falle soll (nach Hofmann) durch ungewöhnlich kräftige Wehen der Augapfel oder seine Umgebung gegen den vorspringenden Rand des Promontoriums gepreßt werden können, wobei dann die gleichen Umstände eintreten können wie bei Zangenentbindung. Daß bei engem Becken und tiefstehendem Vorderhaupt der Schläfenteil der Orbita zusammengedrückt und der Bulbus vorgetrieben werden kann, wird von Olshausen, Ahlfeld und Zweifel angegeben.

§ 384. b) 2. Gruppe (Selbstverstümmelung Geisteskranker).

In meiner früheren Bearbeitung konnte ich 11 hierher gehörige Fälle tabellarisch zusammenstellen. Seitdem ist von Lafon (3), Wachsmuth (4), Bellion (5), Lundsgaard (8), Terson (16) und Kayser (21) über gleichartige Fälle berichtet worden.

Meist handelte es sich um Geisteskranke, die in religiösem Wahn nach dem Bibelworte: »Ärgert dich dein Auge, so reiße es aus und wirf es von dir« die Selbstverstümmelung ausführten. Sie bohrten die Finger seitlich in die Orbita, hebelten den nach vorn ausweichenden Bulbus vor die Lider, umfaßten ihn mit der Hand und rissen ihn aus seinen Verbindungen.

War früher von BERLIN (1880) und ROTHENSPIELER (1899) behauptet worden, es sei nicht möglich einen Augapfel durch Zug- oder Hebelkraft der Finger herauszureißen, so bewies AXENFELD (1899) durch Versuche an der Leiche, daß dies sehr wohl möglich ist und daß die Augenmuskeln und der Sehnerv nicht mit den Nägeln durchgequetscht oder abgeschnitten werden müssen.

Der Optikus reißt meist 2—3 cm hinter dem Bulbus durch, während die Augenmuskeln teils dicht an ihrer Insertion, teils in der Mitte ihres Verlaufes bald zackig, bald senkrecht zur Muskelfaser durchgerissen werden.

Daß es dabei zugleich zu Verletzungen der Hornhaut und Sklera kommen kann, ist leicht verständlich.

Ein Fall, den LUNDSGAARD (8) mitteilt, erbringt den Beweis, daß durch Überfall eines Geisteskranken durch einen andern in kurzer Zeit beide Bulbi luxiert und abgerissen werden können.

In dem Falle von TERSON (16) riß eine an Melancholie leidende 41jährige Patientin sich beide Augen aus. Der eine Bulbus wurde im Bett, der andere unter dem Bette gefunden. Das Sehnervenstück des einen war 2 cm, das des anderen 1,5 cm lang. Die Muskeln waren dicht an den Sehnen abgerissen.

§ 385.　c) 3. Gruppe (Verletzungen verschiedener Art).

In meiner früheren Bearbeitung habe ich 17 hierher gehörige Fälle angeführt. Aus der neueren Literatur kann ich 9 weitere Fälle hinzufügen.

In dem Falle von KAYSER (21) wurde das rechte Auge von einem Geisteskranken mit einem Sehnervenstück von 4,5 cm herausgerissen und eine temporale Hemianopsie des anderen Auges festgestellt.

In dem Falle von REIS (7) traf ein Hufschlag die linke Gesichtsseite. Der linke Bulbus lag vor der Orbita und hing nur nasal an einem schmalen Gewebsstreifen. Bei der anatomischen Untersuchung des enukleierten Bulbus zeigte sich, daß der Optikus aus der Lamina cribrosa herausgerissen und die Nervenscheide völlig leer war.

CHEVALLEREAU und LIÉGARD (9) beschreiben einen besonders bemerkenswerten Fall.

Ein 37jähriger Mann stieß sich beim Bücken im Dunkeln gegen die 2,5 cm breite rechtwinklig abgebogene Lehne eines Gartenstuhles. Er legte sich zu Bett und bemerkte erst am nächsten Morgen, daß der linke Augapfel an der Wange hing. Das Oberlid war geschwollen, das Unterlid im inneren Winkel abgerissen. Der äußere und untere gerade Augenmuskel waren normal, die übrigen Muskeln ganz, nur der Musc. obliq. infer. teilweise durchgerissen. Vom Optikus hing ein 28 mm langes Stück am Bulbus.

In dem Falle von HELLER (15) war der Kopf des Patienten zwischen das Straßenpflaster und einen Wagen gequetscht und eine Fraktur der Orbitalwand bewirkt worden.

In dem von HARRY (19) mitgeteilten Falle fiel der Patient in einen Zaun. Alle Muskeln bis auf den Musc. rect. int. und Obliq. inf. waren zerrissen, der Sehnerv aus der Lamina cribrosa herausgerissen.

In dem Falle VON HIPPELS (2) wurde der Bulbus durch einen Hufschlag total luxiert, im Falle von THIES (25) durch die Lenkstange eines Motorrades.

Der Fall, über den ST. MARTIN (23) berichtet, ist dadurch bemerkenswert, daß mit dem Augapfel durch das Eindringen des Zahns einer Erntemaschine ein mehrere Zentimeter langes Stück des Optikus herausgerissen wurde und daß später eine temporale Hemianopsie des anderen Auges eintrat.

§ 386. Der Verletzungsmechanismus ist bei allen diesen Fällen von Luxatio und Avulsio bulbi, wenn er auch in den Einzelfällen Verschiedenheiten aufweist, insofern übereinstimmend, als er sich aus zwei Komponenten zusammensetzt. Die erste ist ein raumbeengendes Moment in der Orbita, dem der Bulbus nach vorn zu ausweicht. Schon hierbei können, wenn es sich um einen eindringenden Fremdkörper handelt, Zerreißungen des Sehnerven und der Augenmuskeln eintreten, die es erleichtern, daß der Augapfel vor die Lidspalte tritt.

Die zweite Komponente besteht darin, daß der stark vorgetriebene Bulbus nach vorn gezerrt und aus den übrigen Verbindungen ganz oder teilweise losgerissen wird. Der Bulbus selbst braucht dabei keine nachweisbare Verletzung zu erleiden. Auch die Orbitalwand braucht keineswegs frakturiert zu werden, wenn dies auch gelegentlich der Fall sein kann.

§ 387. Die Prognose des Luxatio und Avulsio bulbi hängt natürlich von dem Grade der Zerstörung ab. Wir wissen von Fällen spontan erfolgter Luxatio, daß die Sehkraft nicht zu leiden braucht, wenn baldige Reposition erfolgt. Bei der traumatisch entstandenen Luxatio sind aber meist ernste Verletzungen des Optikus und Zerreißungen von Augenmuskeln vorhanden. Auch ist es bei Bluterguß und Knochensplittern in der Orbita nicht immer möglich, die Reposition auszuführen. Bei der Avulsio ist besonders dann, wenn ein längeres Stück vom Sehnerven mit herausgerissen wurde, im Hinblick auf die oben angeführten Fälle von KAYSER (21) und ST. MARTIN (23) auch das andere Auge mit zu beachten, da sich der Riß zerebralwärts auf das Chiasma fortsetzen und Hemianopsie des zweiten Auges verursachen kann.

§ 388. Die Therapie muß sich bei Luxatio bulbi den Verhältnissen des Einzelfalles anpassen. Ist nur ein Teil der Verbindungen des Augapfels abgerissen, so wird man nach erfolgter Reposition, die zuweilen erst nach

Beseitigung räumlicher Hindernisse (Blutergüssen, Knochensplittern, eventuell Fremdkörpern) aus der Orbita möglich ist, durch Naht zerrissener Muskeln die Beweglichkeit bessern können.

Ist der Sehnerv durchgerissen und hängt der Bulbus nur an einzelnen Muskeln oder Teilen derselben, so wird man ihn ganz entfernen, da eine Reposition zur Atrophie und Schrumpfung führen würde.

Die vom juristischen Standpunkte nicht unwichtige Frage, ob sich die durch Selbstverstümmelung von Geisteskranken bewirkte Luxatio und Avulsio bulbi bei aufmerksamer Bewachung mit Sicherheit verhüten läßt, muß wohl verneint werden. Es unterliegt keinem Zweifel und wird durch eine größere Anzahl von Beobachtungen belegt, daß die Herausreißung und Abreißung des Augapfels in wenigen Augenblicken und ohne Beihilfe von Instrumenten lediglich mit den Fingern geschehen kann, daß also den Wärter, der nicht unausgesetzt den Kranken beobachten kann, kein Verschulden zu treffen braucht.

Literatur.

(Luxatio und Avulsio bulbi.)

Betreffs der älteren Literatur wird auf S. 187f. verwiesen.

1875.   1. Guéniot, Note sur un cas singulier de projection de l'oeil hors de l'orbite. Rec. d'Opht. p. 172.

1907.   2. v. Hippel, Totale Luxation des Auges durch Hufschlag. Dtsch. med. Wochenschr. S. 1922.

3. Lafon, Les auto-mutilations oculaires. Rec. d'Opht. S. 561.

4. Wachsmuth, Ein Fall von Selbstverletzung (Ausreißung eines Auges im katatonischen Raptus). Allg. Zeitschr. f. Psych. LXIV. S. 856.

1908.   5. Bellion, Les auto-mutilations oculaires. Thèse de Bordeaux.

6. Dubois de Lavigerie, Ein Fall von Spontanluxation des rechten Auges. Ber. Klin. Monatsbl. f. Augenheilk. XLVI. S. 320.

7. Reis, Ein anatomisch untersuchter Fall von Evulsio n. opt. Arch. f. Ophth. LXVII. S. 360.

1909.   8. Lundsgaard, Ein Fall von Avulsio bulbi durch Überfall eines Geisteskranken. Klin. Monatsbl. f. Augenheilk. XLVII. S. 131.

9. Chevallereau et Liégard, Arrachement traumatique du globe de l'oeil et du nerf optique. Arch. d'Opht. XXIX. p. 289.

10. van Geuns, Ein Fall von Luxation des Augapfels mit Zerreißung des Nerv. optic. Ber. klin. Monatsbl. f. Augenheilk. XLVII. S. 457.

11. Turnbull, Avulsion of the eyeball during instrument delivery. Brit. med. journ. p. 1529.

12. Williams, Avulsio bulbi. The ophth. rec. p. 259.

1911.   13. Buchanan, Avulsion of the eyeball. Ophth. Rec. p. 80.

14. Goto, Über Luxatio bulbi bei Zangengeburt. Japan. ophth. Zeitschr. Klin. Monatsbl. f. Augenheilk. L. S. 499.

15. Heller, Drei Fälle von Avulsio bulbi. Diss. München.

16. Terson, L'auto-énucleation des deux yeux dans la mélancolie avec délire religieux. Ann. d'Oculist. CXLV. p. 81.

1912.   17. Mignon, Considérations sur la luxation du globe oculaire. Thèse de Paris.

18. Römer, Zur Luxatio bulbi. Diss. Leipzig.

1914.   19. Harry, Traumatischer Exophthalmus. Ophthalmoscope. S. 404.

1914. 20. Lévy, De la pathogénie des lésions traumatiques de l'orbite chez le foetus au cours des extractions par le forceps. Ann. d'Oculist. CLII. p. 352.

1918. 21. Kayser, Evulsion des Bulbus und Nervus opticus mit Chiasmatrennung. Klin. Monatsbl. f. Augenheilk. LXI. S. 657.

1922. 22. Ono, Rokuro, Ein Fall von Luxatio bulbi beim Geburtsakt. Ophth. Ges. Kyoto. 2, 3 u. 4.

1923. 23. St. Martin, Arrachement de l'oeil et du nerf optique droits. Ann. d'Oculist. CLX. p. 183.

1926. 24. Bieling, Über einen Fall von Luxatio bulbi. Zeitschr. f. Augenheilk. LIX, 4/5. S. 329.

25. Thies, Luxatio bulbi durch Motorradfahrer. Klin. Monatsbl. f. Augenheilk. LXXVII. S. 836.

6. Der traumatische pulsierende Exophthalmus.

§ 389. Wenn auch der pulsierende Exophthalmus, wie besonders durch die verdienstvolle Bearbeitung H. Sattlers (dieses Handbuch 1. Aufl. Bd. VI 1880) festgestellt worden ist, durch eine Ruptur der Carotis im Sinus cavernosus, d. h. im zerebralen Gebiete verursacht wird, so darf er doch bei einer Besprechung der Orbitalverletzungen nicht übergangen werden, da die klinischen Erscheinungen des Leidens sich in der Hauptsache im Bereiche der Orbita abspielen und auch in differential-diagnostischer Hinsicht sich vielfache Beziehungen zu anderen Orbitalverletzungen ergeben.

Im Hinblick auf die ausführliche Darstellung von C. H. Sattler (dieses Handbuch 2. Aufl. XIII. Kap. IX. Bd. 1920) werde ich mich jedoch kurz fassen und die Kasuistik nur der letzten 10 Jahre genauer berücksichtigen.

Der Monographie H. Sattlers lag ein Beobachtungsmaterial von 106 Fällen zugrunde, während diejenige C. H. Sattlers sich auf 352 Fälle bezieht, von denen in 322 Fällen ein echter traumatischer oder spontaner Exophthalmus bestand.

Die traumatisch entstandenen Fälle verhielten sich zu den idiopathischen wie 3 : 1 (76,4 zu 23,6 %).

Wir ersehen hieraus, wie häufig eine Verletzung die Ursache des Leidens bildet.

Nach der Art der Verletzung stehen weitaus an erster Stelle die Schädelbrüche (175 Fälle der C. H. Sattlerschen Zusammenstellung), während Schuß- und Stichverletzungen der Orbita etwa gleich häufig (unter C. H. Sattlers Fällen 19 bzw. 20 mal) in Betracht kamen.

Unter den 50 Fällen von traumatisch entstandenem pulsierenden Exophthalmus, die ich aus den letzten 8 Jahren sammeln konnte, war 32 mal ein Schädelbruch, 9 mal ein Schuß und 7 mal eine Stichverletzung Ursache des Leidens.

Daß das männliche Geschlecht über das weibliche stark überwiegt, erklärt sich, wie C. H. Sattler betont, aus der allgemeinen Verletzungsstatistik.

Unter meinen 50 Fällen befanden sich nur 5 Frauen. Relativ häufig ist das weibliche Geschlecht unter den Stichverletzungen vertreten. Auch ist es auffallend, daß das Durchschnittsalter der durch Stichverletzungen betroffenen wesentlich geringer ist als dasjenige der durch Schuß- oder Schädelbruch verletzten (nach C. H. Sattler 7 Jahre gegenüber 25 J. bzw. 31 J.).

Die Ursache dieses Verhaltens ist darin zu suchen, daß nicht allzu selten Kinder, die eine Schere, Bleistift oder Stricknadel in der Hand halten und hinfallen, sich dabei durch die Orbita stechen, wobei der spitze verletzende Fremdkörper bis in den Sinus cavernosus vordringen und die Carotis verletzen kann.

Unter den 25 von C. H. Sattler angeführten Fällen war das verletzende Instrument 7 mal eine Stricknadel, 7 mal eine Regenschirmspitze, 6 mal eine Heugabelzinke, 2 mal eine Scherenspitze, 1 mal ein spitzer Bleistift.

Unter den neueren Fällen berichtet Riese (9) über die Verletzung mit einer Stockspitze, Lewkojewa (15) über Stich mit einer Stricknadel, Harman Bishop (20) Stich mit einem Draht, Peyrelongue und Baur (31) Messerstich, Awerbach (1921) Stich mit einer Heugabelzinke, Büttner (26) Florettstich durch das rechte Nasenloch. Am häufigsten ist der Einstich in der Nähe des inneren Augenwinkels. Das verletzende Instrument dringt dann durch die obere Fissur der Orbita und kann, wie auch Sektionsbefunde ergeben haben (Nuel 1901, v. Hofmann 1889), die Carotis im Sinus cavernosus direkt verletzen.

Bei den Schußverletzungen kommen alle Arten von Projektilen in Betracht (Schrotkugeln, Teschingkugeln, Infanterie- oder Artilleriesteckschüsse). Der Einschuß kann in der Schläfe, Stirn, Gesicht, Mund sein. Nicht selten wurde die Lage des Geschosses im Röntgenbilde genau festgestellt.

Von Raffo und Androgué (28) wurde das Geschoß hinter und unter der Keilbeinhöhle, von Mérida (36) die Kugel im hinteren Teile der Orbita nachgewiesen.

Bei den Schädelbrüchen handelte es sich am häufigsten um Sturz (128 mal), um Schlag oder Stoß (71 mal), Querpressung des Schädels (14 mal), Überfahrenwerden (11 mal). Daß in diesen Fällen ein Schädelbruch vorgelegen hat, ist häufig durch die charakteristischen klinischen Symptome, häufiger durch das Röntgenbild, gelegentlich durch die Sektion festgestellt worden, aber auch für die übrigen Fälle, wo das Röntgenbild negativen Befund ergab, aus der Genese des pulsierenden Exophthalmus zu erschließen.

Kommt es zur Querfraktur der Schädelbasis, so kann auch die Carotis der gegenüberliegenden Seite verletzt und ein doppelseitiger pulsierender Exophthalmus (nach C. H. Sattler unter 52 Fällen 10 mal) hervorgerufen werden.

Es liegt auf der Hand, daß die Symptome des Schädelbasisbruches (Bewußtlosigkeit und Erbrechen, Blutung aus Nase, Ohr und Mund, Ecchymosen der Lider und Bindehaut, Lähmungen von Gehirnnerven) sehr häufig

bei diesen Fällen beobachtet wurden. Doch kann die Lähmung der Gehirnnerven besonders des N. abducens auch sekundär durch den Druck des in
den Sinus cavernosus einströmenden arteriellen Blutes bewirkt werden.

§ 390. Das klinische Bild des pulsierenden Exophthalmus wird von
einer Reihe subjektiver und objektiver Erscheinungen beherrscht. Im Vordergrunde stehen das charakteristische sausende oder zischende Geräusch
und das Pulsieren des vorgedrängten Augapfels. Das subjektive Geräusch,
das am häufigsten dem Schnauben und Stoßen einer Dampfmaschine verglichen wird, kann so laut sein, daß es das Hörvermögen beeinträchtigt
und den Patienten außerordentlich quälen kann, da es den Schlaf stört,
beim Bücken und Liegen und bei Aufregungen sich steigert.

Bei Auskultation des Kopfes hört der Arzt ein dem Puls isochrones
blasendes Geräusch, das eines der frühesten und wichtigsten Symptome ist,
welches dem Exophthalmus nicht selten vorausgeht. Am deutlichsten ist
es meist am oberen Orbitalrande, häufig auch an der Stirn, Schläfe und in
der Gegend des Ohres zu hören. Durch Kompression der Carotis wird das
Geräusch beseitigt oder abgeschwächt. Daneben wird zuweilen ein ununter-
brochenes leises Rauschen und ein hoher pfeifender Ton gehört.

Der Exophthalmus schwankt innerhalb weiter Grenzen (4—16 mm).
Häufig besteht die Vortreibung nicht in der optischen Achse, sondern seitlich
nach unten und außen, seltener nach unten und innen. Die für das Leiden
charakteristische Pulsation des Augapfels fehlt in seltenen Fällen (5%)
und tritt häufig erst einige Wochen später auf als das Geräusch und der
Exophthalmus. Häufig findet sich die Pulsation auch in der Umgebung des
Bulbus, besonders an den oft umfänglichen Venenkonvoluten, die sich aus
den Ästen der Vena ophthalmica am häufigsten im inneren oberen Winkel
durch das Einströmen des arteriellen Blutes entwickeln können. Der auf
den Bulbus oder auf diese Anschwellungen aufgelegte Finger fühlt meist ein
eigenartiges Schwirren.

Der Bulbus läßt sich meist etwas zurückschieben, tritt aber beim Nach-
lassen des Druckes sofort wieder vor. Eine wesentliche Druckempfindlichkeit
des Bulbus beim Repositionsversuch ist selten.

Nicht selten kommt es zu starker Stauung in den Venen der Haut,
der Lider, Stirn, Nase, Schläfe, zur Erweiterung und Schlängelung der
Venen der Bindehaut, Episclera, Iris und Netzhaut.

Aus den erweiterten Venen können Blutungen innerhalb oder außer-
halb des Bulbus (in Netzhaut, Glaskörper, vordere Kammer, Bindehaut,
Orbita, Nase) erfolgen. In seltenen Fällen ist durch Verblutung aus der
Nase der Tod eingetreten.

Lähmungen von Gehirnnerven gehören zu den häufigen Erscheinungen des pulsierenden Exophthalmus. Sie zeigen sich in etwa $1/3$ aller Fälle.

Am häufigsten ist der Abduzens (unter 139 traumatischen Fällen nach der Zusammenstellung C. H. Sattlers 59mal), seltener der Okulomotorius (24mal), der Trigeminus (15mal), Facialis (12mal), Trochlearis (8mal) betroffen. Die Lähmungen der verschiedenen Nerven können sich bei demselben Patienten zu verschiedener Zeit entwickeln. Auch der Sympathikus wird, was aus der innigen anatomischen Beziehung seines Plexus zum Sinus cavernosus leicht verständlich ist, oft in Mitleidenschaft gezogen, wenn auch die Symptome der Sympathikuslähmung durch die anderen Symptome häufig verdeckt werden.

Von intraokularen Veränderungen sind außer den bereits erwähnten Stauungen der Netzhautvenen Pulsation der Venen, Verengerung der Arterien, Ödem oder Abblassung der Papille zu erwähnen. Gelegentlich (Rübel 1913, Kraupa 1911, Augstein 1916) wurden kleine helle Fleckchen in der Netzhaut beobachtet.

Die starke Blutüberfüllung des Auges erklärt das Auftreten von Glaukom, das nach C. H. Sattlers Zusammenstellung 17mal unter den traumatischen Fällen beobachtet wurde.

Das Sehvermögen leidet bei den traumatischen Fällen von pulsierendem Exophthalmus in geringerem Maße als bei den idiopatischen. C. H. Sattler erwähnt, daß gutes Sehvermögen bei $1/3$ der traumatischen, aber nur bei $1/8$—$1/9$ der idiopathischen Fälle erwähnt sei und daß Erblindung bei etwa $1/5$ der traumatischen, in mehr als der Hälfte der spontanen Fälle angegeben sei.

§ 391. Prognose. Das Krankheitsbild des Exophthalmus pulsans entwickelt sich meist im Verlaufe von einigen Wochen oder Monaten zu seinem Höhepunkt. In seltenen Fällen (5—6%) kommt es zur Spontanheilung, die meist plötzlich unter dem Bilde einer akuten Thrombose auch nach jahrelangem Bestande erfolgt.

Daß die Gefährdung des Lebens gering ist, ergibt sich aus der Tatsache, daß nur in 2 traumatisch entstandenen Fällen (Stichverletzung durch eine Regenschirmrippe) der Tod durch Ruptur des Sinus cavernosus und Blutung in die Schädelhöhle, in 4 Fällen durch Nasenblutung erfolgte.

Tritt keine sachgemäße Behandlung ein, so kann das Leiden durch Jahrzehnte in gleichem Grade bestehen.

§ 392. Die Behandlung kann versuchen, durch Injektion von Gelatine eine Gerinnung herbeizuführen, doch wurde nur ein Teil der Fälle dadurch gebessert. Durch Elektrolyse und Galvanopunktur, die nur selten angewendet wurden (Eversbusch 1897, Martin 1881) sollen einige Fälle geheilt worden sein. Kompression der pulsierenden Geschwulst durch einen Druckverband auf das Auge ist zwar häufig versucht worden, hat aber nur in ganz wenigen Fällen zur Besserung oder gar Heilung des Leidens geführt. Wesentlich aussichtsreicher ist die Kompression der Carotis am Halse entweder durch Fingerdruck oder durch das Ende eines gepolsterten oder abgerundeten Stocks. Nicht selten wird die Kompression bei Beginn der Behandlung nicht vertragen, sondern führt zu Gehirnsymptomen (Schwindel, Erbrechen, Ohnmachtsanfällen). Bei regelmäßiger Wiederholung kann jedoch die Kompressionsdauer meist bald bedeutend verlängert werden, da sich unter ihrer Einwirkung ein Kollateralkreislauf im Gehirn ausbildet. Wird die Kompression täglich mehrmals je 5 bis 60 Minuten lang angewendet, dann kann schon nach wenigen Tagen eine Besserung eintreten. Nach einer Zusammenstellung C. H. Sattlers von 83 Fällen ist die Heilungsaussicht durch Kompression bei traumatisch entstandenem pulsierenden Exophthalmus auf 11% zu berechnen.

Da die Abschnürung der Carotis communis oder interna auf einer Seite beim gesunden Menschen an der Blutversorgung des Auges keine oder nur leichte vorübergehende Veränderungen hervorruft, lag es nahe, diesen Eingriff zur Behandlung des pulsierenden Exophthalmus zu verwerten. In der Tat hat er sich hier sehr gut bewährt.

Die Mortalität der einseitigen Unterbindung der Carotis beläuft sich beim traumatischen Exophthalmus pulsans nach C. H. Sattler auf nur 6%, während sie beim spontanen pulsierenden Exophthalmus wesentlich höher (etwa 19%) ist. Durch methodisch ausgeführte vorhergehende Carotiskompression wird die Gefahr einer Zirkulationsstörung im Gehirn wesentlich vermindert.

Wird wegen ungenügenden Effektes auch die Carotis der anderen Seite unterbunden, so erhöht sich die Gefahr für das Leben des Patienten beträchtlich, wenn nicht monatelang zwischen beiden Operationen gewartet wird. Auch hier kann durch länger durchgeführte zeitweilige Kompression der zweiten Carotis vor ihrer Unterbindung die Gefahr verringert werden.

C. H. Sattler berechnet die Heilerfolge durch Carotisligatur bei traumatischen Fällen bei Unterbindung der Carotis communis (144 Fälle) einer Seite auf 43%, während Besserung in 21% der Fälle eintrat. Bei Unterbindung der Carotis interna wurden von 15 Fällen 9 geheilt, 3 gebessert.

Die Unterbindung der Carotis interna scheint mithin günstiger zu wirken als diejenige der Carotis communis.

Der Heilverlauf nach der Carotisligatur kann sich verschieden gestalten. In etwa 50% der Fälle verschwinden die Geräusche und die Pulsation im Momente der Unterbindung, während sich der Exophthalmus, die Beweglichkeitsstörungen und Sehstörungen meist langsamer zurückbilden. Tritt ein Rückfall auf, so geschieht dies meist in den ersten 4 Wochen nach der Unterbindung.

Eine Zusammenstellung der Fälle aus der Literatur der letzten 10 Jahre scheint darauf hinzuweisen, daß jetzt häufiger beim traumatischen pulsierenden Exophthalmus die Carotis interna unterbunden wird (20 mal) als die Carotis communis (11 mal). Von den erstgenannten Fällen erfolgte 13 mal Heilung, 7 mal Besserung, von den letztgenannten 3 mal Heilung, 5 mal Besserung, 3 mal kein Erfolg.

Dies würde also ebenfalls zugunsten der Unterbindung der Carotis interna sprechen.

Es ist noch die orbitale Unterbindung der erweiterten Vena ophthalmica superior zu erwähnen. Sie ist angezeigt bei hochgradiger Ektasie der Orbitalvenen und stark entwickelter pulsierender Geschwulst in Fällen, bei denen ein Druck auf den pulsierenden Gefäßknoten die Geräusche verschwinden läßt und bei Rückfällen nach Carotisligatur. Unter 22 von C. H. Sattlers erwähnten so operierten Fällen soll 19 mal Heilung eingetreten sein. In neuerer Zeit hat sich Awerbach (1921) für gleichzeitige Unterbindung der Carotis communis und der Orbitalvenen ausgesprochen.

Die Unterbindung der erweiterten Orbitalvenen kann durch die Blutung Schwierigkeiten bereiten. Sie wird am besten in der Weise ausgeführt, daß die möglichst stumpf freigelegte Vene etappenweise abgebunden und vorgezogen, eventuell in der Tiefe der Orbita durch einen Tiefenunterbinder abgeschnürt wird.

Literatur.

Der traumatische pulsierende Exophthalmus.

Wegen der früheren Literatur wird auf die Bearbeitung von C. H. Sattler, Dieses Handbuch, 13. Kap., IX, 2. Teil, 1920 hingewiesen.

1920. 1. Grimsdale, Pulsating exophthalmos. Proc. of the roy. soc. of med. XIII. S. 37.

2. Lapersonne et Gendral, Resultat de la ligature uni ou bilatérale de la carotide primitive dans deux cas d'exophtalmos traumatique. Arch. d'Opht. XXXVI. p. 8.

3. Sattler, Beitrag zur Kenntnis des pulsierenden Exophthalmus. Zeitschr. f. Augenheilk. XLIII. S. 534.

4. Seyfarth, Arteriovenöse Aneurysma der Carotis interna mit dem Sinus Cavernosus und Exophthalmus pulsans. Münch. med. Wochenschr. Jg. 67. S. 1092.

5. Thompson, Pulsating exophthalmos. Amer. journ. of ophth. III. p. 605.

1921. 6. Cauchoix, Considérations sur les ligatures vasculaires dans le traitement de l'exophthalmos pulsatile. Rev. de chirurg. Jg. 40. p. 197.

7. Ferrero, Sopra un caso di esoftalmo pulsante traumatico. Arch. ital. di chirurg. III. p. 405.

8. Hartshorne, Traumatic rupture of the internal carotid into the cavernosus sinus. Americ. journ of ophth. IV. p. 353.

9. Riese, Ein Fall von Exophthalmus pulsans selteneren Ursprungs. Dtsch. med. Wochenschr. Jg. 47. S. 1090.

10. Swift, A case of bilateral pulsating exophthalmos. Americ. journ. of ophth. IV. p. 124.

1922. 11. Fenton, Case of pulsating exophthalmos. Americ. journ. of ophth. V.

1922. 12. **Margarucci** und **Giannelli**, La sfigmographia nell'esoftalmo pulsante. Policlinico sez. med. XXIX. p. 496.

1923. 13. **Brunn**, Fall von pulsierendem Exophthalmus. Ugeskrift f. laeger. Jg. 85. p. 472.

14. **Kümmell**, Über Pulsverhältnisse der Netzhautgefäße, besonders bei Exophthalmus pulsans. Arch. f. Augenheilk. XCII. S. 127.

15. **Lewkojewa**, Ein Fall von Exophthalmus pulsans. Russki Ophth. II. No. 4.

16. **Santa**, Pulsierender Exophthalmus infolge eines Aneurysma arteriovenosum der Carotis im Sin. cavernosus. Brazil. med. I. p. 4.

17. **Whitam**, Pulsating exophthalmus. Americ. journ. of ophth. VI. p. 81.

1924. 18. **Arcelin**, Les alterations de la selle turcique consécutives aux aneurismes artérioveineux du sinus caverneux. Journ. belge de radiol. XIII. p. 125.

19. **Danis**, Exophthalmie pulsatile, Bull. de la soc. belge d'Opht. No. 49. p. 32.

20. **Harman Bishop**, Case of traumatic arteriovenous lesion of the orbit. Proc. of the roy. soc. of med. XVII. p. 3.

21. **Jaensch**, Ein Fall von pulsierendem Exophthalmus. Klin. Monatsbl. f. Augenheilk. S. 251.

22. **Lewkojewa**, Fall von Exophthalmus pulsans traumaticus. Russkij. Opht. Journ. III. p. 141.

23. **Locke**, Intracranial arteriovenous aneurism or pulsating exophthalmos. Ann. of surg. LXXX. No. 1.

24. **Marquez**, Einseitiges Argyll-Robertson-Phaenomen im Verlaufe eines pulsierenden Exophthalmus traumatischen Ursprungs. Klin. Monatsbl. f. Augenheilk. LXXIII. S. 588.

1925. 25. **Baroni**, L'esoftalmo pulsante. Arch. ital. di chirurg. XIV. p. 225.

26. **Büttner**, Zur Therapie des traumatischen pulsierenden Exophthalmus. Bruns' Beitr. z. klin. Chir. CXXXIII, 3. S. 512.

27. **Kruskal**, Traumatic pulsating exophthalmos. Americ. journ. of ophth. VIII. No. 2. p. 141.

28. **Raffo** und **Androgué**, Über einen Fall von pulsierendem Exophthalmus durch Schußverletzung. Rev. de la soc. argentinia de oft. Jg. 1. S. 83.

1926. 29. **Croco**, Aneurysm. arteriovenosum zwischen Carotis int. und Sinus cavernos. Semana méd. Jg. 33. Nr. 42. S. 1075.

30. **Hoeve v. d.**, Exophthalmus pulsans. Nederlandsch tijdschr. v. geneesk. Jg. 70. p. 1604.

31. **Peyrelongue** und **Baur**, Ligature de la carotide primitive pour exophtalmos pulsatile. Rev. de chirurg. Jg. 45. p. 595.

32. **Peyrelongue**, Exophtalmos pulsatile. Arch. d'Opht. XLIII. p. 684.

33. **Schlindwein**, Orbitofacial aneurysm. Americ. journ. of ophth. IX. p. 663.

1927. 34. **Bigoni**, Un caso di esoftalmo pulsante bilaterale. Policlinico, sez. med. Jg. 34. p. 142.

35. **Jennings**, Pulsating exophthalmos. Journ. of the Americ. med. assoc. LXXXVIII. p. 1790.

36. **Merida Nicolich**, Pulsierender doppelseitiger traumatischer Exophthalmus. Arch. de oftalm. hispano-americ. XXVII. p. 440

37. **Velter**, Hypertension intra-oculaire dans l'exophtalmie pulsatile. 40. Congr. de la soc. fr. d'Opht. Paris.

38. **Weekers et Gilson**, La ligature de la carotide en thérapeutique oculaire. Bull. de la soc. belge d'Opht. No. 54. p. 37.

1928. 39. **Brons**, Exophthalmus pulsans. Hospitalstidende. Jg. 71. No. 11.

7. Die Stichverletzungen der Orbita.

§ 393. Ein Gegenstück zu den Verletzungen der knöchernen Orbitalwände bilden die Stichverletzungen. Werden bei jenen die Weichteile der Augenhöhle sehr häufig mit verletzt, sei es direkt durch den verletzenden Gegenstand oder durch Knochensplitter, so werden von den Stichverletzungen in erster Linie und oft ausschließlich die Weichteile betroffen, während in zweiter Linie auch die Knochenwand frakturiert und dadurch schwere Komplikationen veranlaßt werden können.

Der Verletzungsmechanismus bei den Stichverletzungen der Orbita ist leicht zu verstehen, wenn man die Form der Orbita, die Richtung und Stärke der eindringenden Gewalt und die Form und Konsistenz des eindringenden Gegenstandes in Betracht zieht.

Am meisten ist die Augenhöhle von vorn her in sagittaler Richtung eindringenden Stichverletzungen ausgesetzt. Die Lider, Bindehaut und die Weichteile der seitlichen Orbitalgegenden bieten spitzen, scharfen und harten Gegenständen einen relativ geringen Widerstand. Aber auch in schräger Richtung auf den Orbitaleingang zielende spitze Gegenstände gleiten leicht an den nach hinten spitz zulaufenden Knochenwänden bis zur Tiefe der Orbita vor, da sie an den Orbitalgeweben geringen Widerstand finden und von den Knochenwänden, wenn sie diese schräg auftreffend nicht zu durchstoßen vermögen, nach der Tiefe abgelenkt werden. Die Penetrationskraft des vordringenden Gegenstandes ist dabei von der Form, dem Umfang und der Festigkeit seiner Spitze und von der lebendigen Kraft, mit der er andringt, abhängig. So wird eine Stricknadel, eine schmale Klinge (Florettspitze) oder die Rippe eines Schirms leichter und tiefer vordringen als ein Holzspahn, der schräg gegen die Knochenwand stoßend leicht abbricht und nicht selten Bruchstücke im Orbitalgewebe zurückläßt.

Greig (26) unterscheidet die transversierenden Wunden der Orbita von den perforierenden. Die ersteren, welche durch die pars orbitalis des Stirnbeins in das Gehirn vordringen können, sollen oft zunächst einen harmlosen Eindruck machen, sich aber später als lebensgefährlich erweisen. Die letzteren, die durch die Fissura orbitalis superior ins Gehirn eindringen, sollen anfänglich gefährlich aussehen, meist aber zur Heilung führen, eventuell mit zerebralen Ausfallserscheinungen. Ich kann diese Unterscheidung nicht für glücklich halten, da auch die Stichverletzungen durch die obere Orbitalfissur nicht selten den Tod herbeiführen.

Der Bulbus, an dessen fester Wand ein nicht allzuspitzer Fremdkörper, der tangential antrifft, leicht abgleitet, weicht unter dem Stoße zur Seite und tritt zugleich, wenn der Fremdkörper in den retrobulbären Raum vordringt und Platz beansprucht, nach außen. Hierdurch wird der Sehnerv momentan gedehnt, d. h. er verliert seine S-förmige Krümmung. Dabei kann es leicht geschehen, daß der Optikus in seinem hinteren Teile direkt verletzt, teilweise oder vollständig durchtrennt wird. Bei Stichverletzung durch umfangreichere Gegenstände (Bohnenstangen, Stöcke, Ofengabeln usw.) kann die momentane Zerrung des Sehnerven durch die hochgradige Protrusio so stark werden, daß der Optikusstamm in seinen Scheiden an der Lamina cribosa abreißt (Avulsio bulbi). In solchen Fällen handelt es sich also nicht um eine direkte, sondern um eine indirekte Optikusläsion.

§ 394. Daß die Sehnervenverletzungen das klinische Interesse bei den Stichverletzungen der Orbita geradezu beherrschen, lehrt ein Überblick über die in der Literatur mitgeteilten Fälle orbitaler Stichverletzungen.

Unter 172 Fällen von Stichverletzungen der Orbita, die ich zusammenstellen konnte, werden in nicht weniger als 125 Verletzungen des Optikusstammes erwähnt.

Allerdings ist diese Häufigkeit auch dadurch zu erklären, daß solche klinisch wichtigeren Fälle weit häufiger mitgeteilt werden als die harmlos verlaufenden Stichverletzungen. Über die tatsächliche Häufigkeit der orbitalen Stichverletzungen lassen sich daher schwer genauere Angaben machen. Es werden in erster Linie solche Fälle bekannt gegeben, bei denen durch Läsion des Optikus oder durch besondere Komplikationen (pulsierender Exophthalmus, traumatischer Enophthalmus, Luxatio und Avulsio bulbi, Orbitalentzündung) ernstere Verletzungsfolgen hervortreten.

Es ist nicht uninteressant, die in meiner Tabelle zusammengestellten Fälle auf die Verletzungsart zu prüfen.

Am häufigsten geschah die Verletzung durch eine Schirmspitze (28 mal), in zweiter Linie durch die Zinke einer Gabel (24 mal), durch eine Stoßwaffe (Florett, Rapier, Säbel, Bajonett, 27 mal) einen eisernen Stab (17 mal), eine Stockspitze (14 mal), einen Holzspan (10 mal), eine Stricknadel (10 mal), einen Messer- oder Scheerenstich (10 mal), Stich mit einem Bleistift (7 mal), Stoß gegen einen Nagel (6 mal). Als seltene Verletzungsgegenstände sind Pfeifenrohre, eine Weberspille, eine Sichel, ein lederner Mützenschirm zu erwähnen.

In meiner Tabelle sind die Fälle, wo Fremdkörper oder Stücke von solchen in der Orbita zurückblieben, nicht mitgerechnet, da diese Fälle in einem späteren Abschnitte zu besprechen sind.

Die verletzenden Gegenstände drangen größtenteils direkt von vorn oder vorn-seitlich in die Orbita ein. Zum Teil perforierten sie in der Tiefe die Orbitalwand oder drangen durch die Fissura orbitalis superior bis in die Schädelhöhle. In diesem Falle kam es häufig zur Verletzung der Carotis im Sinus cavernosus und zum pulsierenden Exophthalmus (33 Fälle).

§ 395. In 20 Fällen meiner Zusammenstellung erfolgte der Exitus. MICHEL (20) (Bambusstock, † nach 6 Tagen an Tetanus), WILBRAND-SAENGER (16) (Stichverletzung bis zum Sinus cavernovus, Verblutung), BOWER (3) (Verletzung durch Schirmspitze, Fraktur des Orbitaldaches und der kleinen Keilbeinflügel),

Larray (1880) (Florettstich bis in das Gehirn), Steindorff (10) (Stich mit Bohnenstange, Tetanus), Aschmann (4) (Stich mit Bohnenstickel, Fissur des Orbitaldaches, Meningitis), Prokop (28) (Stich mit einer Mistgabel, die bis in den Stirnlappen vordrang, Meningitis), Bouton (1889) (Verletzung durch eine Regenschirmrippe, die das Orbitaldach perforierte), Steffan (1) (Bajonettstich mit Perforation
des hinteren Orbitaldaches), Nuel (13) (doppelte Perforation der Carotis durch
eine Schirmrippe), von Hofmann (1889) (Stich mit einem Säbel, Verletzung des Sinus
cavernosus und der Carotis), Marescotti (9) (Perforation des Orbitaldaches durch
einen Federhalter), Capellini (12) (Stoß mit einem Stock, Tod durch Meningitis),
Zirm (14) (Heugabelstich, Tod durch eitrige Meningitis), Casali (18) (Stich einer
Schirmspeiche, Wundkanal von 13 cm Länge bis zum Kleinhirnbrückenwinkel,
Scheuermamn (1905) (Stich mit einem Bleistift, Tod durch Meningitis), Samelsohn (8)
(Verletzung durch einen Griffel, Tod nach 2 Monaten an Meningitis), Birch-
Hirschfeld (15) (2 Fälle von Stichverletzungen mit einer Heugabel, ein 3. mit
Stich eines Holzspans, in allen war der Knochen in der Spitze der Orbita ver-
letzt und die Patienten starben an Meningitis).

Unter den Todesursachen dieser 20 Fälle wird 11 mal Meningitis, 6 mal
Verletzung der Carotis (Verblutung), 3 mal Tetanus angegeben. Meist erfolgte
der Tod nach mehreren Stunden oder Tagen, seltener erst nach einigen
Wochen oder Monaten. Bei den letzterwähnten Fällen dürfte es sich meist
um eine sekundäre Infektion des Gehirns von einer eröffneten Nebenhöhle
oder der Orbita aus gehandelt haben.

Die Mortalität der Stichverletzungen der Orbita, die sich nach meiner
Tabelle auf etwa 12 % berechnet, ist jedenfalls als nicht gering anzusehen,
wenn auch bemerkt werden muß, daß die nur die Orbita betreffenden und
nicht bis zur Schädelhöhle vordringenden Stichverletzungen eine wesentlich
günstigere Prognose ergeben.

§ 396. Das klinische Bild der Stichverletzungen der Orbita kann außerordentlich verschieden sein. Geschieht die Verletzung durch einen spitzen
metallischen Fremdkörper (Stricknadel, Schirmrippe, Florettklinge), so kann
die Eingangspforte in der Haut und Bindehaut sehr geringe Erscheinungen
verursachen und selbst ganz übersehen werden, wenn einige Tage seit der
Verletzung vergangen sind. In anderen Fällen wird der Wundkanal leichter
zu finden sein.

Blutungen der Haut und Bindehaut sind häufig. Exophthalmus wird
verhältnismäßig selten angegeben (10 mal, abgesehen von den 33 Fällen von
pulsierendem Exophthalmus). Er deutet auf eine orbitale Blutung oder
Entzündung.

Sehr oft ist die Beweglichkeit des Augapfels gestört, entweder durch
direkte Verletzung bestimmter Muskeln oder infolge von Nervenverletzungen.

Okulomotoriuslähmung wird von Natanson (21), Snell und Garrard (5), Lawson (2), Straub (7), Vessely (6), Chevallereau (23), Lähmung
des Musc. obliquus superior von Bernarding und Bouchart (1910), des
Abducens von von Hofmann (1889) angegeben.

Daß die Verletzungen des Sehnervs bei den Stichverletzungen der Orbita relativ häufig sind, ergibt sich daraus, daß sie unter den 172 Fällen meiner Zusammenstellung nicht weniger als 125 mal beobachtet wurden.

Auf den Mechanismus, der zu ihrer Entstehung führt, wurde oben bereits hingewiesen.

In der großen Mehrzahl dieser Fälle wurde der Sehnervenstamm direkt durch den eindringenden Fremdkörper verletzt, ganz oder teilweise durchrissen, in manchen Fällen durch Knochensplitter bei Frakturierung seines Kanals oder durch Zerrung infolge von Raumbeengung im retrobulbären Raum lädiert.

Das Augenspiegelbild ist, wenn der hinterste gefäßlose Abschnitt betroffen wurde, anfangs negativ und weist später die Zeichen einer partiellen oder totalen Optikusatrophie auf. Netzhautblutungen, Neuritis optica, zentrale Skotome und partielle Gesichtsfelddefekte werden häufiger beschrieben. In 9 Fällen bestanden die Erscheinungen der sogenannten Embolie der Art. centralis.

Eine Luxatio bulbi durch Stichverletzung der Orbita finde ich unter 172 Fällen 8 mal, eine Avulsio nervi optici 10 mal angegeben.

In der Universitäts-Augenklinik zu Königsberg wurden in den letzten 10 Jahren 7 Stichverletzungen der Orbita beobachtet. Darunter waren 3 Verletzungen durch die Zinke einer Forke (ein Patient, bei dem die Orbitalwand an der Spitze der Orbita durchbohrt und das Gehirn mit verletzt war, starb an Meningitis, in beiden anderen Fällen wurde der Sehnerv verletzt und die Verletzung heilte mit Atrophia Nervi opt. und Amaurose des einen Auges bei guter Beweglichkeit des Bulbus. Ein Fall von Dolchstichverletzung durch das Oberlid führte zur Orbitalphlegmone mit eitriger Entzündung des perforierten Bulbus. Bei einem fünften Falle (Messerstich durch den inneren Lidwinkel bei einer Rauferei) wurde der Optikus verletzt und entwickelte sich nach anfangs normalem Spiegelbefund nach 3 Wochen das Bild des Sehnervenschwundes. In zwei weiteren Fällen drangen spitze Holzsplitter an der Kreissäge in die Orbita ein, einmal durch das untere Lid bis zum Optikus, zu Netzhaut- und Orbitalblutungen und Amaurose führend, einmal temporal oben das Schädeldach perforierend, traumatischen Enophthalmus und später den Exitus durch Meningitis veranlassend.

Aus der neuen Literatur möchte ich noch folgende Fälle kurz anführen: AWERBACH (1922) (Heugabelstich, pulsierender Exophthalmus), RIESE (1921) (Stoß mit einem Stock — Atrophia N. opt., pulsierender Exophthalmus), LEWKOJEWA (1923) (Stoß mit Stricknadel, Exophthalmus pulsans), HOLSTE (1923) (Verletzung mit Schirmspitze, Meningitis, Heilung), GREIG (26) (Verletzung mit Regenschirm), NOCETI und TISCORNIA (27) (Eisengabelstich mit Verletzung des Optikus), BÜTTNER (1925) (Florettstich, Exophthalmus pulsans), HARMAN BISHOP (1924) (Stich mit einem Draht, Exophthalmus pulsans), PROKOP (28)

Stich mit Mistgabel, mit Perforation des Orbitaldaches und Verletzung des Stirnlappens, Meningitis, Exitus), Rowland (29) (Verletzung des Optikus durch ein in die Orbita eindringendes zahnärztliches Instrument), Peyrelonge und Baur (1926) (Messerstich, Exophthalmus pulsans), Walchshofer (30) (Stich durch das Oberlid und die Orbita mit einer Mistgabelzinke. Lähmung aller Augenmuskelnerven, Hämatom der Orbita durch Zerreißung der Art. ophth. durch die in die Fissura orbit. sup. eindringende Gabelspitze, Facialisparese. Auf Urotropin Heilung mit Sehnervenatrophie).

§ 397.   Über die Prognose der orbitalen Stichverletzungen lassen sich allgemeine Regeln nicht aufstellen. Sie wird von den klinischen Erscheinungen des Einzelfalles bestimmt.

Auch in therapeutischer Hinsicht wird man weitgehend den Verhältnissen des Einzelfalles Rechnung tragen müssen. Aus der Anamnese, d. h. der Art des verletzenden Gegenstandes, ergeben sich meist Anhaltspunkte zur Beantwortung der Frage, ob ein Fremdkörper in der Orbita oder ihrer Nachbarschaft (Schädelhöhle, Nachbarsinus) zurückgeblieben sein kann. Bei Holzspanverletzungen wird man immer an diese Möglichkeit denken und daraufhin untersuchen müssen. Aber auch Messerklingen, Glasröhren, Teile von Stockgriffen und tönernen Pfeifenrohren sind nicht selten, oft lange Zeit unbemerkt, in der Orbita zurückgeblieben. Durch eine Röntgenaufnahme können solche Fremdkörper meist festgestellt und dann entfernt werden.

Handelt es sich nach Stichverletzung um einen stärkeren Bluterguß ins retrobulbäre Gewebe, der zu starkem Exophthalmus und Kompression des Sehnerven führt, so kann die Entfernung desselben angezeigt sein. Finden sich die Zeichen einer Orbitalentzündung oder ist aus dem klinischen Bilde die Perforation nach einer Nebenhöhle wahrscheinlich, dann kann eine ausgiebige Freilegung der betroffenen Stelle, am besten durch Einschnitt am Orbitalrande, Entfernung von Knochensplittern und Drainage zum Orbitaleingang nötig sein.

Auch eine rhinologische Untersuchung kann zur Klärung des Krankheitsbildes beitragen.

Wichtig ist die prophylaktische Anwendung von Tetanusantitoxin, wenn die Art der Verletzung auf die Möglichkeit einer Tetanusinfektion hinweist. Nach Goetz (25) ist die Prognose des Tetanus nach Augenverletzungen viel schwerer als bei anderen Verletzungen, besonders bei tiefen Wunden und frühem Ausbruch der Erkrankung.

Im übrigen wird man sich möglichst abwartend verhalten, für Bettruhe, Diät und durch geeigneten Verband für Verhütung einer sekundären Infektion Sorge tragen.

Literatur.

Stichverletzungen der Orbita.

Es sind hier nur im Text angeführte Autoren angeführt. Wegen der ausführlichen Literaturangaben wird auf **Wagenmann**, Verletzungen des Auges, Dieses Handbuch, 2. Teil, 17. Kapitel, 3. Aufl. und **Wilbrand** und **Saenger**, Neurologie des Auges, 3. Band, Verlag J. F. Bergmann, Wiesbaden 1904 verwiesen.

1865.   1. **Steffan**, Plötzlich eingetretene Amaurose des rechten Auges mit leichtem Exophthalmus infolge eines Bajonettstiches. Klin. Monatsbl. f. Augenheilk. S. 167.

1877.   2. **Lawson**, The Lancet. 15. Sept.

1879.   3. **Bower**, Penetrating wound of orbit. Brit. med. Journ. I. p. 547.

1884.   4. **Aschmann**, Beitrag zur Lehre von den Wunden des Sehnerven. Diss. Zürich.

1888.   5. **Snell** und **Garrard**, Punctured wound of upper eyelid followed by complete palsy of the third nerve and optic nerve atrophy. Transact. of the ophth. soc. of the Kingdom. p. 277.

1889.   6. **Vessely**, Über einen Fall von Stichwunde in die rechte Orbita. Militärarzt Wien. S. 21.

1891.   7. **Straub**, Een tweetal verwondingen der oogholte en haar mechanisme. Weekbl. von Nederlandsch. tijdschr. v. geneesk. II. No. 16.

1894.   8. **Samelsohn**, Griffelverletzung der Orbita mit nachfolgendem Abszess des Stirnhirns. Dtsch. med. Wochenschr. 20. Sept.

1898.   9. **Marescotti**, La prognosi nelle ferite delle palpebre e della congiuntiva. Boll. d'oculist. XIX. p. 107.

   10. **Steindorff**, Die isolierten direkten Verletzungen des Sehnerven innerhalb der Augenhöhle. Diss. Halle.

1899.   11. **Bouton**, Fracture de l'orbite. Ann. d'hyg. publ. XXI. p. 77.

1901.   12. **Capellini**, Un caso di morte per ferita dell orbita. Assoc. med. chir. di Parma. 12 Luglio.

   13. **Nuil**, Externe Oculomotoriusparese nach einer traumatischen Verwundung der Carotis interna und des Sinus cavernosus. Soc. belge d'Opht. Bruxelles.

   14. **Zirm**, Stichverletzung des Orbitaldaches mit letalem Ausgang. Zentralbl. f. prakt. Augenheilk. XL. S. 87.

1902.   15. **Birch-Hirschfeld**, Beitrag zur Kenntnis der direkten Verletzungen des Sehnerven. Klin. Monatsbl. f. Augenheilk. XL. S. 1.

1904.   16. **Wilbrand** und **Saenger**, Plötzliche Erblindung nach Traumen. Neurologie des Auges. III. S. 715.

1906.   17. **Seidl**, Tiefe Orbitalverletzung. Wien. med. Wochenschr. Nr. 30.

1907.   18. **Casali**, Ferita dell'orbita penetrante nella cavità cranica. Ann. di Ottalmol. p. 189.

1908.   19. **Pechin** nnd **Deschamps**, Traumatisme orbitaire et hémiplégie alterne consecutive. Soc. d'Opht. de Paris. 10. 3.

1909.   20. **Michel**, Verschluß der Art. centr. ret. infolge von direkter Verletzung der Augenhöhle. Zeitschr. f. Augenheilk. XXI. S. 116.

   21. **Natanson**, Traumatische Leitungsunterbrechung des Sehnerven mit vorübergehender Lähmung der Augenmuskelnerven. Moskauer augenärztl. Ges. 27. 9.

1911.   22. **Bouchart**, Coups de parapluies pénétrants orbitaires. Rec. Opht. S. 36.

   23. **Chevallereau**, Traumatismes de l'orbite par coup de parapluie. Rec. d'opht. p. 23.

   24. **van der Straeten**, Stich mit Regenschirm in die rechte Orbita. Soc. belge d'Opht. 14. 5.

1916.   25. **Goetz**, Traitement du tétanos secondaire aux traumatismes orbito-oculaires. La clin. opht. April.

1924.   26. **Greig**, Traversing wounds of the orbit. Edinburgh med. journ. XXXI. No. 4. p. 241.

1924. 27. Noceti und Tiscornia, Trauma der Orbita. Rev. de la asoc. méd. argentina.
            XXXVII. p. 82.
1926. 28. Prokop, Stichverletzung der Orbita. Casopis lékaruv českych. Jg. 65. S. 1558.
       29. Rowland, Blindness following alveolar surgery. Journ. of ophth. otol. a lar.
            XXX. S. 205.
1928. 30. Walchshofer, Über eine Stichverletzung, die durch die rechte Orbita in
            das Schädelinnere drang. Dtsch. Zeitschr. f. Chirurg. Bd. 209. S. 397.

8. Fremdkörper in der Orbita.

§ 398. Die Verletzungen der Orbita durch eindringende Fremdkörper, die in der Augenhöhle zurückbleiben, bilden ein in praktischer Hinsicht besonders wichtiges Kapitel. Da die Augenhöhle einen nach vorn offenen und breiteren, nach hinten zu sich verengenden von Knochenwänden umgebenen Raum darstellt, bleiben Fremdkörper, die durch Lider, Bindehaut und eventuell durch den Augapfel eindringen und nicht genügende Durchschlagskraft besitzen, um die Knochenwände zu durchbohren, leicht im Orbitalgewebe stecken. Es gilt dies besonders von kleineren und spitzeren Fremdkörpern (Splitter von Metall, Glas, Elfenbein u. dgl.). Aber auch große und mit Gewalt eindringende Fremdkörper brechen nicht selten an den Orbitalwänden ab, die, wenn sie in schräger Richtung getroffen werden, wesentlich stärkeren Widerstand leisten, als bei senkrechtem Auftreffen. So sind sehr häufig Holzsplitter, aber auch abgebrochene Messerklingen, Pfeifenmundstücke, Schiefer- und Glasstücke, Gewehrteile u. dgl. in der Orbita· zurückgeblieben. Auf die Steckschüsse der Orbita soll hier nicht näher eingegangen werden, da sie in dem späteren Kapitel der Schußverletzungen Besprechung finden.

Aus dem Schrifttum habe ich 198 Fälle zusammengestellt, denen ich 9 Fälle eigener Beobachtung anfügen kann. Die Steckschüsse der Orbita sind hierbei nicht mitgerechnet.

Unter diesen 207 Fällen befinden sich 93 Eisensplitterverletzungen, 44 Verletzungen durch Holzspäne, 13 durch einen Stift oder Griffel, je 8 durch eine Messerklinge oder Teile eines Gewehres, 6 durch Glassplitter. In je 4 Fällen blieben Teile eines Spazierstockgriffes oder eine Stockzwinge oder Teile eines Pfeifenrohres in der Orbita zurück. 4 mal handelte es sich um den gefiederten Pfeil einer Luftbüchse, je 2 mal um Lederstücke und Teile einer Stahlfeder. Ein Strohhalm wurde 3 mal in der Augenhöhle gefunden, 2 mal ein Steinsplitter. Von seltenen in der Augenhöhle festgestellten Fremdkörpern erwähne ich: Teile eines Gummirohres, eines Glasrohres, einen Knopf, eine Pinselborste, ein Stück Bambusrohr, Teil eines Tintenstiftes, Teile eines Fischschnabels.

Die Richtung, in welcher die Fremdkörper in die Orbita eindringen, kann eine verschiedene sein. Kleinere Eisensplitter mit großer Durchschlagskraft, wie sie beim Schmieden und Hämmern abspringen, können den Bulbus doppelt perforieren und im retrobulbären Gewebe sich festsetzen. Bei den häufigen Holzspanverletzungen geschieht die Verletzung meist in der Weise, daß der Holzspan bei einem Fall auf das Gesicht die Lider am Orbitaleingang durchbohrt und in die Tiefe vordringt, oft an der schräg getroffenen Knochenwand entlang nach der Spitze der Orbita. Hierbei kann er den Sehnerven verletzen (wie in den Fällen von SCHILD 12, KIRSCHMANN 40, VERSÉ 24, STEINDORFF 13 u. a.) und zur Erblindung führen, oder er durchbohrt die Orbitalwand und dringt teilweise in eine Nebenhöhle oder in die Schädelhöhle ein.

§ 399. Um die Verschiedenartigkeit der Verletzung darzutun, führe ich einige Fälle an:

HARRIS (30) (Schlag mit einem Brett gegen den oberen Orbitalrand, Stauungspapille, Trepanation, Stirnhöhlenabzeß — in diesem ein Holzstück — Heilung), JACKSON (18) (Eindringen eines Holzstückes, Luxation der Tränendrüse), VERSÉ (24) (Fall auf einen Pfahl — Meningitis, Exitus Holzsplitter im Canal. opt.., Durchtrennung des Sehnerven), GALLUS (11) (Verletzung durch Holzspan, nach 2 Jahren spontane Ausstoßung eines Spans von 4 çm Länge), STEINDORFF (13) (Verletzung mit einer Bohnenstange, Tetanus, Exitus), SCHLIEPHAKE (1888) (Stoß mit einem Stocke, 3 cm langer Holzsplitter aus der Orbita entfernt, Skotom von 10⁰ Durchmesser), FOUCHER (10) (Verletzung durch einen Ast, das Holzstück war in die Kieferhöhle, Siebbein- und Keilbeinhöhle eingedrungen). HRISTU (56) (Holzsplitterverletzung, Fistel im inneren Winkel, Lidschwellung, Holzstück von 6 cm Länge, 1 cm in die Kieferhöhle reichend, Heilung mit vollem Visus), NIELSEN (59) (Verletzung durch den 13 cm langen Stengel einer Erdbirne, der bis in die Keilbeinhöhle reichte und eine Lähmung des Musc. rect. inf. herbeiführte), FABRINI (23) (Vor 2 Jahren Fall auf Holz, Fistel im inneren Winkel, Extraktion eines Holzspans von 1 cm), LE JEMTEL und ROUSSEAU (45) (Ein Holzstück von 21 cm Länge drang durch den Nasenflügel und die Kieferhöhle in die Orbita und Schläfengrube ohne Verletzung des Bulbus. Lähmung des Musc. obl. inf. Der Splitter wurde in 2 Stücke zersägt und entfernt), VOSSIUS (39) (Fall in einen Busch, Eindringen eines Dorns durch das Oberlid in die Orbita, Entfernung eines Aststücks von 3,5 cm, 14 Tage später eines zweiten Stückes, Nachweis von virulenten Tetanusbazillen, ohne daß eine Tetanusinfektion erfolgte, Heilung mit normaler Stellung und Beweglichkeit), ELSCHNIG (47) (Haselnußgroßer höckriger Tumor in der Mitte des unteren Augenhöhlenrandes, Ausschälung mit einem Teile des Musc. obl. inf. Die Untersuchung ergab einen Holzsplitter in einem Granulationsgewebe mit epitheloiden und Riesenzellen. Der Patient war vor 12 Jahren auf ein Holzstück gefallen).

Über Tetanusinfektion nach Holzsplitterverletzungen der Orbita berichten COOPER (1859), HULKE (3), ROCKLIFFE (1890), MARX (1893), PES (17) u. a.

In klinischer Beziehung sind die Holzsplitterverletzungen der Orbita dadurch bemerkenswert, daß sie nicht selten zur Anwesenheit von mehreren Splittern führen, eine Möglichkeit, auf die man um so mehr achten muß, da sich die Holzsplitter nicht im Röntgenbilde verraten. Auch die

Möglichkeit einer Infektion durch Eitererreger oder Tetanusbazillen ist größer als bei andersartigen Fremdkörpern. Die Infektion kann durch die Verletzung selbst oder bei Eröffnung einer Nebenhöhle von dieser aus erfolgen. Man wird deshalb, wenn die Anamnese auf die Möglichkeit einer Holzsplitterverletzung hindeutet, direkt nach einem Splitter suchen müssen, den man am leichtesten findet, wenn man einen genügend breiten Einschnitt am Orbitaleingange macht, um mit dem kleinen Finger oder einer Sonde nachzufühlen. Meist gelingt es dann, den Splitter unter Fühlung des Fingers mit einer Pincette an seinem Ende zu fassen und in der Längsrichtung hervorzuziehen. Daß man nach der Entfernung des oder der Splitter das Bett, in dem sie ruhten, genauer nachsehen, besonders auf die benachbarte Knochenwand achten und für ausgiebige Drainierung sorgen wird, liegt auf der Hand.

Bei der Anwesenheit von Glassplittern, Messerklingen, Geschoßteilen oder anderer Fremdkörper aus Elfenbein, Horn, Messing, Kupfer, ist die Feststellung der Größe und Lage des Splitters durch die Röntgenuntersuchung wesentlich erleichtert. Trotzdem ist es nicht selten vorgekommen, daß selbst umfangreiche Fremdkörper viele Jahre, selbst Jahrzehnte in der Orbita verweilten, ohne daß sie ihre Anwesenheit verrieten.

Dies gilt besonders für die Messerklingen, die bei Stichverletzung durch das Lid am Knochen der Orbitalwand abbrachen und in der Augenhöhle liegen blieben. So war in dem Falle von Junius (29) der Stich vor 6 Jahren erfolgt, im Falle von Pfingst (51) vor 4 1/2 Monaten, im Falle von Lezenius (25) vor 7 Monaten, in Zenkers Fall (14) vor 12 Jahren.

Abgesehen von den das Orbitaldach durchbohrenden Fremdkörpern, bei denen es begreiflicherweise oft zur Meningitis oder Hirnabszeß kam und den zur Tetanusinfektion führenden war der Verlauf auch bei relativ großen Fremdkörpern oft auffallend günstig.

Daß selbst bis ins Gehirn vordringende Fremdkörperverletzungen einen günstigen Ausgang nehmen können, beweisen die Fälle von Morrow (19), le Jemtel und Rousseau (45), Gatchell (48), Fowler (63).

Im Falle von Morrow war die Schwanzschraube einer Flinte durch die Orbita bis zum Gehirn vorgedrungen. Trotzdem eine Cellulitis orbitae bestand, erfolgte Heilung. In Gatchells Fall war ein Gummirohr, in dem sich Gehirnsubstanz befand, durch die Fissura sphenoidal. bis ins Gehirn gedrungen. Nach seiner 4 Wochen später erfolgten Entfernung trat Heilung mit voller Sehschärfe ein.

Der Fall von le Jemtel und Rousseau wurde oben bereits erwähnt. Fowler entfernte eine im Röntgenbilde festgestellte Glasröhre, die vom oberen inneren Winkel bis in die Schädelgrube vorgedrungen war mit gutem Erfolg.

Mit tödlichem Ausgang endete der Fall von Holste (50), bei dem ein 7,5 cm langer Federhalter vom inneren Augenwinkel bis zum Gehirn eingestoßen wurde. Der Halter wurde erst nach 8 Wochen entfernt, als schon eine Meningitis bestand. Auch die Fälle von Waldhauer (7), Steindorff (13) und Versé (24) endeten letal durch Hirnabszeß bzw. Meningitis.

§ 400. Da, wie erwähnt, auch ein großer metallischer oder anders-
artiger Fremdkörper in den seitlichen Teilen, besonders des vorderen Teils
der Orbita unbemerkt, d. h. ohne Beschwerden zu veranlassen, verweilen
kann, so liegt die Frage nahe, ob man derartige Fremdkörper nicht am
besten unangetastet lassen soll. Die gleiche Frage wird man auch stellen
können, wenn es sich um kleine, etwa doppelt perforierte Eisensplitter im
retrobulbären Gewebe handelt, die keine Symptome hervorrufen.

Bei der Beantwortung dieser Frage wird man die Verhältnisse des
Einzelfalles als entscheidend in Betracht ziehen. Die Lage und Größe des
Fremdkörpers, wie sie sich aus dem Röntgenbilde ergibt, die Dauer seiner
Anwesenheit, fallen ins Gewicht. Diese Momente spielen für die leichtere
oder schwierigere Entfernung eine Rolle. Bei längerer Anwesenheit muß
man damit rechnen, daß sich um die Fremdkörper eine feste Bindegewebskapsel gebildet hat, die besonders bei zackigen und unregelmäßig gestalteten
Körpern der Entfernung große Schwierigkeiten verursachen kann. Bei der
Entfernung eiserner Fremdkörper kann sich der Riesenmagnet sehr brauchbar
erweisen, indem er den Fremdkörper aus seinem Bett hervorzieht und dadurch leichter auffindbar macht.

Hat der Fremdkörper, wie sich meist im Röntgenbilde feststellen läßt,
die Orbitalwand nach einer Nebenhöhle durchbrochen und ist teilweise in
diese eingedrungen, dann wird man die Entfernung auch dann vornehmen
müssen, wenn keine Störungen vorliegen, da im Unterlassungsfalle auch nach
längerem reizfreien Verweilen eine sekundäre Infektion der Augenhöhle erfolgen kann.

Ganz besonders ist aber die Entfernung nötig, wenn entzündliche Veränderungen vorliegen. Diese können sich in Form einer leichten Schwellung
und Druckempfindlichkeit oder einer Fistel an der Eintrittsstelle am Orbitaleingang verraten (wie im Falle Fabrinis 23, im 3. Falle Kirschmanns 40,
im Falle Hristus 56, Schischkins 21, Waldhauers 7 u. a.).

In Fällen, wo das abgebrochene Stück eines Pfeifenrohres in der Orbita
zurückblieb, entleerte sich aus der Fistel eine nikotinhaltige Flüssigkeit, die
durch ihren Geruch die Anwesenheit des Fremdkörpers verriet (White 1864,
Borel 4, Beer 1).

§ 401. Es kommt vor, daß Fremdkörper der Orbita oder Bruchstücke
von solchen sich noch längere Zeit nach dem Eindringen von selbst abstoßen oder durch Änderung ihrer Lage bemerkbar machen. Solche Fälle
werden z. B. mitgeteilt von Calderon (1901), Bruchstück einer Stahlfeder,
3 Jahre ohne Erscheinungen, dann mit der Spitze im Bindehautsack sichtbar. Adamück (9), Glasstück, das nach 8 Jahren eine Fistel im Augenwinkel hervorrief. Teillais (8), 5 Jahre nach Steinwurfverletzung Entzündung, Punktion, Entfernung eines Schieferstückes. Besonders schlecht

werden auf die Dauer Holzsplitter vertragen, die nach anfangs reizloser Einheilung, später oft zu Entzündung, Fistelbildung und Spontanausstoßung führen. Solche Fälle werden z. B. von Mitkewitsch (6), Veasey (32), Randall (31), Gallus (11) mitgeteilt. Ich selbst fand in 2 Fällen von Holzsplitterverletzungen der Orbita mehrere größere und kleinere Splitter nach deren Entfernung die Entzündung schnell heilte. Jedenfalls sollte man bei jeder Holzsplitterverletzung an das Vorhandensein mehrerer Splitter denken und nach ihnen suchen, da ein kleiner zurückbleibender Splitter den Heilverlauf beeinträchtigen kann. Die frische Holzsplitterverletzung ist auch

Fig. 81 a und b.

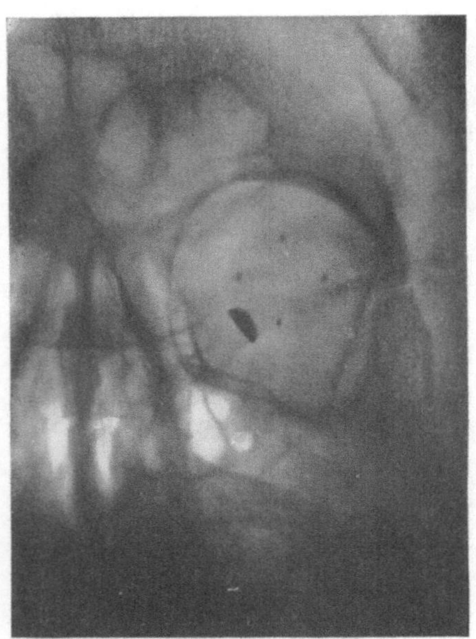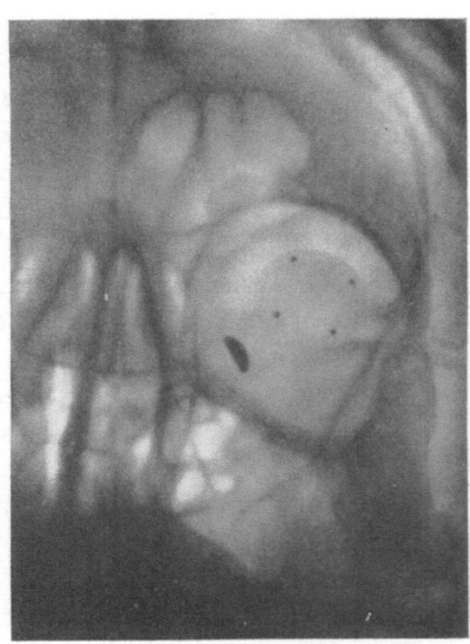

Eisenstück in der Orbita. Der Vergleich beider Bilder, die in der Zwischenzeit von 3 Tagen aufgenommen wurden, zeigt die Verschiebung des Fremdkörpers in der Orbita.

wegen der Gefahr einer Tetanusinfektion als ernst anzusehen und läßt in jedem Falle eine prophylaktische Tetanusseruminjektion angezeigt erscheinen.

Daß bei den Fremdkörperverletzungen der Orbita nicht selten der Bulbus oder seine Adnexe verletzt werden, liegt auf der Hand. Besonders leicht wird, wenn ein länglicher spitzer Fremdkörper bis zur Spitze der Orbita vordringt, der Sehnerv verletzt. In solchen Fällen tritt sofortige Sehstörung ein, die, wenn es sich nicht um eine schwere Läsion des Optikus handelt, nach Entfernung des Fremdkörpers sich ganz oder teilweise zurückbilden kann. Auch dies ist ein Grund, bei frischen Verletzungen die schnelle Entfernung des Fremdkörpers anzustreben.

So soll in einem Falle von BELL nach Entfernung des eisernen Fremdkörpers das vorher aufgehobene Sehvermögen sofort wiedergekehrt sein, ebenso in einem Falle JAEGERS, von dem ZANDER und GEISSLER berichten. Augenmuskelstörungen werden häufig berichtet (LAWSON 5, v. HIPPEL 35, METZGER 57, BROWN 46 u. a.).

In Ergänzung der Darstellung WAGENMANNS (dieses Handbuch, 3. Aufl., Kap. 17, S. 1600 f.) führe ich in Kürze die Kasuistik der letzten Jahre an, soweit sie noch nicht im vorstehenden berichtet wurde:

BROWN (46): Ein 2 jähriges Kind wurde durch Glassplitter verletzt. Im Röntgenbilde zeigten sich 2 Splitter, die durch die Lider im äußeren Winkel eingedrungen waren und den Musc. rect. und Obliquus superior verletzt hatten. JULER (52): Fall auf einen Anilinfarbstift, Zystischer Tumor unter dem Oberlid. SMITH (53): Verletzung durch ein Holzstück. Ein Stück aus der Wunde gezogen. Nach 2 Tagen Lidschwellung. Sinusitis ethmoidalis. Operation nach KILLIAN, 2 Splitter aus der Orbita und den Siebbeinzellen entfernt, Heilung. HRISTU (56): Holzsplitterverletzung, nach 14 Monaten Schwellung des Oberlides. Fistel im inneren Teile des Oberlides. Operation, 6 cm langes 1 cm breites Holzstück, das bis in die Kieferhöhle reichte, entfernt. Heilung mit vollem Visus. METZGER (57): Doppelt perforierter Kupfersplitter nach provisorischer Tenotomie des Musc. rect. inf. aus dem retrobulbären Gewebe entfernt. MYLIUS (58): Verletzung durch einen Tintenstift Granulationsgeschwulst im Oberlid und der Orbita mit korpuskulärem Farbstoff. NIELSEN (59): Verletzung durch den hölzernen Stengel einer Erdbirne. Der 13 cm lange Stengel war durch den äußeren Teil des Lides bis zur Keilbeinhöhle eingedrungen und hatte zur Parese des Musc. Rect. inf. geführt. PROKOP (60): Stich mit einer Mistgabel durch das Unterlid durch Orbita, lamina papyracea, Siebbeinhöhle bis zum rechten Stirnlappen und Seitenventrikel. Dabei war ein Strohhalm tief in der Wunde zurückgeblieben. Meningitis, im Liquor Bacter. paracoli, Pneumonie, Exitus. RASQUIN (61): Verletzung mit einem Schieferstift vor einem Jahre. Enophthalmus, Strabimus diverg., in der Gegend des Tränensacks ein harter Fremdkörper fühlbar, im Röntgenbilde ein 4 cm langer Stift erkennbar, der entfernt wurde. Nach 8 Tagen Heilung. FOWLER (63): Glasröhre von 4,5 mm Durchmesser durch den oberen inneren Winkel der Orbita bis in die Schädelgrube eingestoßen. Fast symptomloser Verlauf. Durch Röntgenbild festgestellt. Nach Entfernung Heilung. IMRE (64): Ein 10 jähriges Mädchen verletzte sich durch die Splitter einer Sodawasserflasche, die durch das rechte Oberlid eindrangen. Es kam zu einer Ruptur im oberen Teil der Sklera und der Sehnervenscheide und es bildete sich durch vordringende Zerebrospinalflüssigkeit eine große Orbitalzyste, die mit dem Bulbus entfernt wurde.

§ 402. Von eigenen Beobachtungen möchte ich noch folgende Fälle kurz mitteilen, da sie in der einen oder anderen Beziehung mir lehrreich zu sein scheinen:

1. Fall: Ein 30 jähriger Tapezierer fiel von einer Leiter und stieß sich dabei eine Holzleiste, die er in der Hand hielt, durch den inneren Winkel des rechten Oberlides. Er kam, da er wenig Schmerzen und nur eine leichte Sehstörung bemerkte, erst nach mehreren Tagen in augenärztliche Behandlung, als die Einstichwunde bereits mit zarter Narbe geheilt war, und eine schmerzhafte

Schwellung des Lides sich bemerkbar machte. Ich fand eine Druckempfindlichkeit im inneren oberen Winkel, eine leichte Schwellung und Ecchymose des Oberlides. Der Bulbus war wenig nach außen und unten verdrängt, die Beweglichkeit nach innen und oben vermindert und schmerzhaft. Es bestand ein Exophthalmus von 3 mm. Der vordere Bulbusabschnitt war normal. Mit dem Augenspiegel war eine Hyperämie und Schwellung der Papille festzustellen. Der Visus war auf 6/18 herabgesetzt, das Gesichtsfeld temporal sektorenförmig bis auf 30° eingeengt. Die rhinologische und die Röntgenuntersuchung boten normale Verhältnisse. Nach der Art der Verletzung und dem klinischen Bilde mußte an die Anwesenheit eines Holzsplitters gedacht werden, der offenbar bis zum medialen Teil des Optikus vorgedrungen war, bzw. diesen verletzt hatte. Ich machte einen Einschnitt am oberen inneren Orbitalrande und ging nach Eröffnung des Septum orbitale und Ablösung von der Knochenwand stumpf in die Tiefe vor. Dabei fühlte der kleine Finger einen harten Fremdkörper, der mit der Pinzette gefaßt und vorgezogen wurde. Es war ein 3 cm langer, 1,5 cm breiter Holzsplitter. Als ich die Wunde eingehender prüfte, fanden sich noch zwei kleinere in der Tiefe steckende Holzsplitter, die ebenfalls entfernt wurden. Die Lamina papyracea war unverletzt. Die Wunde wurde drainiert und heilte ohne Zwischenfall. Der Bulbus trat in seine normale Stellung zurück und gewann seine volle Beweglichkeit, der Visus stellte sich wieder her und die Papillenschwellung schwand.

Der Fall beweist einmal, daß der Sehnerv offenbar nur durch den am tiefsten vorgedrungenen Holzsplitter gedrückt, aber nicht stärker verletzt war, da sich sonst die Sehschärfe nicht wieder hergestellt hätte. Er zeigt außerdem, wie wichtig es ist, nach der Entfernung eines Holzsplitters aus der Orbita daran zu denken, daß noch andere Splitter vorhanden sein können, deren Zurückbleiben, wie viele Fälle der Literatur lehren, den weiteren Verlauf ungünstig beeinflussen und wiederholte Operationen nötig machen kann.

2. Fall: Der 25jährige F. G. wurde an der Kreissäge durch einen anspringenden Holzsplitter am rechten Auge verletzt. Er wurde am zweitfolgenden Tage in benommenem Zustande in die Klinik gebracht. Es bestand starke Schwellung, Suggilationen und eine unregelmäßige Wunde am oberen Orbitalrande. Der Bulbus war ca. 8 mm vorgedrängt nach unten und außen abgelenkt. Bei genauer Untersuchung der Wunde zeigte sich ein 6 cm langer Holzsplitter, nach dessen Entfernung festgestellt wurde, daß er außen oben das Schädeldach von der Orbita aus perforiert hatte. Da der Bulbus eröffnet und zerfetzt war, wurde die Orbita exenteriert, die Wunde gereinigt und tamponiert. Der Patient starb am folgenden Tage an Meningitis. Die Sektion wurde verweigert.

Ob in diesem Falle die Meningitis verhütet und das Leben erhalten geblieben wäre, wenn der lange Holzsplitter sofort nach der Verletzung entfernt worden wäre, läßt sich natürlich nicht entscheiden, doch muß die Möglichkeit zugegeben werden.

3. Fall: Der 20jährige F. S. wurde ebenfalls an der Kreissäge durch einen Holzsplitter verletzt und 4 Tage später in die Klinik gebracht. Es fand sich eine schmierig belegte leicht blutende Wunde am unteren Orbitalrande. Der Bulbus war 1 cm nach oben und leicht nach vorn verdrängt, die Beweglichkeit nach

unten aufgehoben. Die Pupille war weit und reaktionslos, das Auge erblindet. Die Augenspiegeluntersuchung ließ Netzhautblutungen und leichte Papillenschwellung nachweisen. Nach Erweiterung der Wunde am unteren Orbitalrande wurden durch vorsichtiges Sondieren ein größerer und 2 kleinere Holzsplitter festgestellt und entfernt. Die mehrere Tage hindurch leicht tamponierte Wunde heilte glatt, der Bulbus trat in seine normale Stellung zurück und gewann fast seine normale Beweglichkeit wieder. Das Sehvermögen stellte sich nicht wieder her und es entwickelte sich nach einigen Wochen das Bild der Optikusatrophie.

4. Fall: Der 45jährige G. S. wurde bei einem Wirtshausstreit mit einem Bierseidel an die Stirn geschlagen. Er brach zusammen und war einige Zeit bewußtlos, erholte sich dann und begab sich in seine Wohnung. Wegen starker Schwellung der Stirn und des linken Oberlides, Schmerzen und Sehstörungen begab er sich zum Arzt, der ihn in die Klinik schickte. Hier wurde Schwellung des linken Oberlides, eine größere Wunde in der Brauengegend, Exophthalmus und Verlagerung des Bulbus nach unten mit Beweglichkeitsstörung nach oben festgestellt. Der Bulbus selbst war anscheinend nicht verletzt, der Hintergrund unverändert. Bei der Untersuchung und Versorgung der Wunde am Orbitalrande zeigte sich, daß ein Teil des Knochens am oberen Augenhöhlenrande abgesprengt und die Stirnhöhle eröffnet war. Es wurden dabei mehrere Knochensplitter und ein längerer gebogener Glassplitter, der sich unter dem Orbitaldache nach hinten verschoben hatte, entfernt. Die eröffnete Stirnhöhle wurde nach Erweiterung der Eröffungsstelle ausgeräumt und tamponiert. Die Wunde heilte ohne Schmerzen und Fieber, doch blieb der Bulbus nach unten verlagert und die Beweglichkeit nach oben gestört. Auch die Lidschwellung bildete sich nur wenig zurück. Nach 2 Wochen zeigte sich in der Mitte des Oberlides am Orbitalrande eine leichte Vorbuchtung, die auf Druck schmerzhaft war. Eine Inzision förderte 3 kleine Glassplitter zutage, die in Eiter eingebettet waren. Nach ihrer Entfernung ging die Lidschwellung zurück und der Bulbus trat nahezu in seine normale Lage zurück. Es blieb nur eine leichte Beweglichkeitsbeschränkung nach oben zurück.

In diesem Falle wurde bei der ersten Wundrevision eine Röntgenaufnahme versäumt. Vielleicht würde diese die Glassplitter festgestellt haben. Der Verlauf war günstig, offenbar weil die in der Tiefe der Orbita zurückgebliebenen Splitter durch das Sekret der Umgebung nach vorn nach dem Orbitalrand gedrängt wurden. Es hätte aber natürlich auch zum Orbitalabszeß, zur Orbitalphlegmone und zu Gehirnkomplikationen kommen können.

§ 403. Was lehren die zahlreichen, im einzelnen sehr verschiedenartigen Beobachtungen?

Bei allen Orbitalverletzungen, bei denen sich aus der Anamnese auch nur die entfernte Möglichkeit einer Fremdkörperverletzung ergibt, soll so früh wie möglich nach einem Fremdkörper gesucht werden. Besonders bei Holz- und Glassplittern ist stets an die Möglichkeit zu denken, daß mehrere Splitter vorhanden sind. Bei vermuteten Fremdkörpern, die im Röntgenbilde einen Schatten werfen, kann sich die Röntgenuntersuchung als sehr nützlich erweisen, insofern sie die Größe und Lage des Fremdkörpers feststellen läßt. Abgesehen hiervon ist sie wichtig, um Läsionen der knöchernen

Orbitalwand nachzuweisen. Findet sich die Wunde in der Gegend der oberen
Orbitalwand oder ist aus dem klinischen Bilde eine Verletzung des Orbitaldaches und des Gehirns anzunehmen oder nicht unwahrscheinlich, dann ist
die Revision und Versorgung der Wunde eventuell nach breiter Freilegung
des betroffenen Bezirkes besonders sorgfältig vorzunehmen, da auch nach
anscheinend anfangs gutartigem Verlauf schwere Gehirnkomplikationen sich
einstellen können.

Fremdkörper, die schon längere Zeit ohne Symptome hervorzurufen
in der Orbita verweilten, wird man, wenn sie größeren Umfang haben und
gut zugänglich sind, operativ entfernen. Beim Vorhandensein entzündlicher
Symptome ist die Entfernung sobald als möglich vorzunehmen.

Das Gesagte gilt zwar auch im allgemeinen für die Steckschußver-
letzungen der Orbita, doch sollen diese bei der Eigenart ihres Verletzungsmechanismus in einem späteren Abschnitt (bei den Schußverletzungen der
Orbita) behandelt werden.

§ 404. Es wurde wiederholt darauf hingewiesen, wie wertvoll für den
Nachweis eines Fremdkörpers in der Orbita die Röntgenuntersuchung
sein kann. Es ist deshalb angebracht, auf die Methodik dieser Untersuchung
hier in Kürze hinzuweisen.

Goalwin (55) hebt neuerdings hervor, daß zur vollständigen Darstellung
beider Orbitae im Röntgenbilde 10 Aufnahmen bei verschiedener Einstellung
nötig seien. Für die meisten Fälle wird man in praxi mit 2 oder 3 Aufnahmen auskommen, einer frontalen, einer sagittalen und eventuell einer
Schrägaufnahme, die den Canalis opticus und die Fissura orbit. sup. deutlich hervortreten läßt. Handelt es sich um die praktisch wichtige Frage,
ob ein kleiner Eisensplitter, der den Bulbus perforierte extra — oder intra-
bulbär gelegen ist, dann kann das sogenannte Blickrichtungswechsel-
verfahren, bei dem 2 Aufnahmen bei verschiedener Einstellung des Bulbus
auf die gleiche Platte gemacht werden, von Nutzen sein, wie z. B. Köhler (42)
näher ausführt. Zeigt die Platte bei extremem und mäßigem Blickwechsel
2 Schatten, so steckt der Splitter in der Bulbuswand oder dem Sehnerven.
Entstehen bei extremem Blickwechsel 2, bei mäßigem nur 1 Schatten, so
steckt er im peribulbären Gewebe nahe am Bulbus. Entsteht nur 1 Schatten
bei mäßigem und extremem Blickwechsel, dann liegt der Fremdkörper weiter
vom Bulbus ab. Doch weist Terrien (54) darauf hin, daß bei diesem Verfahren Fehlschlüsse nicht selten sind, da die Fremdkörper in der Nähe des
Bulbus dessen Bewegungen mitmachen können.

Hartmann (44) empfiehlt für Frontalaufnahmen den Normalstrahl durch
die Mitte der beide Orbitalmitten verbindenden Linie und einen Punkt zu
legen, der 8 cm über der Protuberantia occipitalis ext. gelegen ist. Zur
Darstellung der Fissura orb. sup. richtet er den Normalstrahl durch einen

Punkt, der 2 cm über der Protuberantia occip. ext. liegt bei seitlicher Kopfneigung von 10°, zur Darstellung des Canalis opticus Beugung von 31° und Neigung gegen die Schulter von 35°.

Auch die stereoskopische Röntgenphotographie der Orbita und ihres Inhaltes, die wohl zuerst von ADAM (37) angegeben wurde, kann zur genaueren Lokalisation orbitaler Fremdkörper verwertet werden. Endlich hat neuerdings COMBERG (62) ein Verfahren angegeben, bei dem 4 Bleiklümpchen in einem Haftglase am Hornhautrande als Zielmarken für die Einstellung dienen und die Resultate der Ausmessung der Aufnahmen in Netze eingezeichnet werden. Auf eine genauere Darstellung der zahlreichen, auch für die Orbita anwendbaren Aufnahmeverfahren kann hier um so mehr verzichtet werden, da diese von WAGENMANN (dieses Handbuch, 3. Aufl., 1921, XVII. Kap., S. 1191) ausführlich besprochen sind.

Literatur.

Fremdkörper in der Orbita.

Betreffs weiterer Literaturangaben wird auf W a g e n m a n n, Dieses Handbuch, 3. Aufl. 17. Kap., 1921, S. 1624 verwiesen. Im folgenden ist nur die im Texte erwähnte und die neuere Literatur angeführt.

1813. 1. B e e r, Lehre von den Augenkrankheiten. I. S. 146.

1864. 2. Z a n d e r und G e i ß l e r, Die Verletzungen des Auges.

1867. 3. H u l k e, Penetrierende Wunde der Augenhöhle mit Einlagerung von Holzsplittern. Brit. med. Journ. 28. Sept.

1871. 4. B o r e l, Corps étranger volumineux de l'orbite. Bull. de Thérap. V. p 131.

1877. 5. L a w s o n, Lodgment of a large piece of stick in the orbit of a child. Lancet. 15. Sept.

1886. 6. M i t k e w i t s c h, Zehnjähriges Verweilen eines Stückes Holzes in der Orbita. Westnik Ophth. III. S. 345.

1889. 7. W a l d h a u e r, Fremdkörper in der Orbita. Dtsch. Zeitschr. f. Chirurg. XXIX. S. 266.

1893. 8. T e i l l a i s, Traumatisme de l'orbite. Gaz. med. de Nautes. XI. p. 192.

1896. 9. A d a m ü k, Zur Kasuistik der Corpora aliena in der Orbita. Klin. Monatsbl. f. Augenheilk. S. 198.

1897. 10. F o u c h e r, Traumatisme grave de l'orbite ayant interesse les sinus maxillaire, ethmoidal et sphenoidal. Ann. d'Oculist. CXVIII. p. 156.

11. G a l l u s, Über einige Fälle von Orbitalverletzung. Diss. Jena.

12. S c h i l d, Fremdkörper in der Orbita. Münch. med. Wochenschr. S. 1006.

1898. 13. S t e i n d o r f f, Die isolierten direkten Verletzungen des Sehnerven innerhalb der Augenhöhle. Diss. Halle.

14. Z e n k e r, Ein Fall vom Eindringen einer 5 cm langen Messerklinge durch den Boden der Augenhöhle in den Oberkiefer. Klin. Monatsbl. f. Augenheilk. S. 132.

1899. 15. R o c k l i f f e and H a i n w o r t h, A case of penetrating wound of the orbit followed by meningitis, trephining recovery. Opht. Review. p. 228.

1901. 16. F i s e r, Zur Kenntnis der Krankheiten der Augenhöhle. Wien. med. Wochenschr. Nr. 48.

1902. 17. P e s, Sopra un caso di tetano consecutivo a traumatismo dell'orbita. Ann. di Ottalmol. dell clin. oculist di Napoli. XXXI. p. 701.

1902. 18. Jackson, Traumatic dislocation of the lacrimal gland, with foreign body in the orbit. Opht. Rec. p. 345.

1904. 19. Morrow, Ein Fall von Fremdkörper innerhalb der Augenhöhle mit Einbruch in die Schädelhöhle. Opht. Rec. Oct.

20. Salzer, Über eine ungewöhnliche Fremdkörperverletzung der Orbita. Münch. med. Wochenschr. Nr. 25. S. 1115.

21. Schischkin, Eine Patronenhülse in der Orbita. Wojenno-Medizinski Journal. April.

1906. 22. Hirschberg, Eine seltene Orbitalverletzung. Zentralbl. f. prakt. Augenheilk. XXX. S. 107.

1907. 23. Fabrini, Contributo olla casuistica dei corpi estranei dell'orbita. Ann. di Ottalmol. XXXVI. p. 146.

24. Versé, Demonstration einer eigentümlichen Splitterverletzung der Orbita. Münch. med. Wochenschr. S. 293.

1908. 25. Lezenius, Fremdkörper der Orbita. Petersb. med. Wochenschr. S. 118.

26. Ridley, Foreign bodies in the orbit. The ophth. rec. S. 202.

1909. 27. Fejer, Ein geheilter Fall von durch Fremdkörper verursachter retrobulbärer Entzündung. Zentralbl. f. Augenheilk. Jg. 34. S. 228.

28. Hoederath, Teile einer zerbrochenen Spazierstockkrücke in der Augenhöhle. Klin. Monatsbl. f. Augenheilk. S. 109.

29. Junius, Ein Fall von einseitigem Exophthalmus, geheilt durch Entfernung einer 6 cm langen Messerklinge aus der Augenhöhle. Zeitschr. f. Augenheilk. XXI. S. 138.

1910. 30. Harris, A case of choked disc. possessing some unique features. Ophth. Rec. p. 457.

31. Randall, A splinter of wood in the left orbit for fifteen years. Ophth. Rec. p. 370.

32. Veasey, 25 Monate langes Verbleiben eines großen Holzstückes in der Orbita. Americ. ophth. soc. 3. 5. V.

1911. 33. Boxer, Orbital skiagraphy, with reference to its limitations and technique. The Ophthalmoscope. S. 562.

34. Wood, The removal of a piece of steel from the apex of the orbit. Ophthalmology. S. 6.

1912. 35. v. Hippel, Strohhalm in der Orbita. Sitzung d. Vereins d. Augenärzte. Prov. Sachsen. 5. 5.

36. Terson, Fremdkörper in der Orbita und seine Extraktion. Soc. d'Opht. de Paris. 2. 4.

1913. 37. Adam, Die stereoskopische Röntgenphotographie der Augenhöhle und ihres Inhaltes. Ophth. Ges. Heidelberg.

38. Rogers, Observations concerning foreign bodies within the eye and orbit. Ophthalmology. S. 153.

39. Vossius, Orbitalverletzung mit Tetanusbazillen ohne Ausbruch des Tetanus. Klin. Monatsbl. f. Augenheilk. LII. S. 144.

1914. 40. Kirschmann, Über Spanverletzungen der Orbita mit nachfolgender Sehnervenatrophie. Westnik Ophth. XXXI. S. 234.

1916. 41. v. Liebermann, Lokalisation von Fremdkörpern im Auge und Orbita und deren Entfernung. Kriegstagung d. Ungar. Ophth. Ges. Klin. Monatsbl. f. Augenheilk. LVII. S. 193.

1918. 42. Köhler, Zur röntgenologischen Differenzierung intra- oder extrabulbär sitzender Geschoßsplitter. Münch. med. Wochenschr. Nr. 15. S. 399.

1920. 43. Rousseau, Observation de corps étranger intraorbitaire. Ann. d'Oculist. CLVII. p. 48.

1922. 44. Hartmann, Contribution à la radiographie de l'orbite. Ann. d'Oculist. CLIX. p. 415.

45. Le Jemtel et Rousseau, Sur les traumatismes du sinus maxillaire interessant l'orbite. Arch. franco-belges de chirurg. Jg. 25. p. 417.

1923. 46. B r o w n, A relatively large foreign body in the orbit. Americ. journ. of roentgenol. X. p. 842.

47. E l s c h n i g, Pseudotumor in der Orbita durch eingeheilten Holzsplitter. Klin. Monatsbl. f. Augenheilk. LXXI. S. 350.

48. G a t c h e l l, Foreign body removed from the orbit. Brit. med. journ. No. 3242. p. 283.

49. H e r r n h e i s e r, Die röntgenologische Darstellung des Canalis opticus. Dtsch. oph. Ges. tschechoslow. Rep. XII. 9.

50. H o l s t e, Zwei ungewöhnliche Orbitalverletzungen. Med. Klin. Jg. 19. S. 1151.

51. P f i n g s t, Knife blade in the orbit. Americ. Journ. of Ophth. VI. p. 681.

1924. 52. J u l e r, Serous cyst of the orbit caused by an aniline pencil. Brit. Journ. of Ophth. VIII. No. 10. p. 466.

53. S m i t h, Case of foreign body in the orbit. Long Island med. journ. XVIII. p. 147.

1925. 54. T e r r i e n, Les erreurs de localisation des corps étrangers orbitaires à la suite de l'examen radiographique. Arch. d'Opht. XLII. No. 2. p. 74.

1926. 55. G o a l w i n, The roentgenography of the orbit and petrous pyramid and its clinical value. Journ. of ophth. otol. a laryng. XXX. p. 7.

56. H r i s t u, Großer Fremdkörper der Orbita, der 14 Monate ertragen wurde. Clin. jul. med. Jg. 7. p. 369.

57. M e t z g e r, Extraktion eines doppeltperforierenden Kupfersplitters aus der Orbita unter Erhaltung des Auges. Klin. Monatsbl. f. Augenheilk. LXXVII. S. 512.

58. M y l i u s, Granulationsgeschwulst im Oberlid und Orbita nach Verletzung mit corpusculärem Farbstoff. Zeitschr. f. Augenheilk. LIX. S. 64.

59. N i e l s e n, Fremdkörper der Orbita. Hospitalstidende. Jg. 69. Nr. 14.

60. P r o k o p, Stichverletzung der Orbita mit Fremdkörper im Schädel. Casopis lekaruv ceskych. Jg. 65. S. 1558.

61. R a s q u i n, Singulier accident par crayon d'ardoise. Bull. de la soc. belge d'opht. No. 52. p. 30.

1927. 62. C o m b e r g, Ein neues Verfahren zur Röntgenlokalisation am Augapfel. Arch. f. Ophth. CXVIII, 1. S. 175.

63. F o w l e r, Penetrations wound through orbit into middle fossa. Americ. Journ. of Ophth. X. p. 190.

64. I m r e, Aus der Sehnervenscheide ausgehende und mit dem Bulbusinnern kommunizierende traumatische Orbitalzyste. Ophth. Vers. Heidelberg.

65. K a s c e e v, Holzsplitter in der Orbita. Russkij. oftalmol. zurn. VI. No. 11.

66. S z é k á c z, Über retrobulbäre Fremdkörper. Orvosi Hetilap. Jg. 71. No. 3. S. 73.

9. Die Schußverletzungen der Orbita.

§ 405. Den Schußverletzungen der Orbita kommt bei ihrer Häufigkeit und der Verschiedenartigkeit ihrer Folgezustände eine so große Bedeutung zu, daß es richtig scheint, sie in einem besonderen Abschnitte zu behandeln. Auch hier ist es nicht ganz leicht, eine allgemeine nicht zu sehr ins Detail gehende, jedoch alles Wesentliche umfassende Darstellung zu geben. Man könnte die Richtung des Schußkanals als Einteilungsprinzip verwenden und etwa Tangentialschüsse, Durchschüsse und Steckschüsse der Orbita unterscheiden. Man könnte weiterhin nach den Verletzungsfolgen bestimmte klinische Krankheitsbilder aufstellen, z. B. Verletzungen der Weichteile der Orbita, der Orbitalwände, Emphysem, Orbitalblutungen, pulsierender Exophthalmus nach Schußverletzungen. Richtiger ist es offenbar, nach der Art des Geschosses die Verletzungen durch kleine Projektile (Geschosse von Windbüchsen, Schrotkörner, Teschingkugeln) von denen durch große Projektile (Revolverkugeln, Infanteriegeschosse, Schrapnellkugeln, Granat- und Minensplitter) zu unterscheiden, wie dies auch WAGENMANN getan hat. Es zeigt sich, daß bei dieser Einteilungsart zugleich die Friedens- und Kriegsverletzungen unterschieden werden, da letztere zu der zweiterwähnten Gruppe gehören, erstere wenigstens in der Mehrzahl der Fälle zu der ersten Gruppe, und daß, was wichtiger ist, bei dieser Einteilung die Verschiedenartigkeit der Orbitalverletzungen durch rasante, d. h. mit großer Durchschlagskraft und Sprengwirkung versehene Geschosse von denjenigen durch weniger rasante Geschosse klar hervortritt. Allerdings muß bemerkt werden, daß auch ein rasantes Geschoß am Ende seiner Flugbahn eine geringe Spreng- und Penetrationskraft haben kann, und daß unter den Verletzungen durch große Projektile sich auch die häufigen Revolverschüsse der Orbita beim Suizidversuch befinden, die am besten in einem besonderen Abschnitte besprochen werden.

Es ergibt sich demnach folgende Einteilung:

A. Friedenschußverletzungen:

a) Orbitalverletzung durch nicht explosive Geschosse (Pfeile, Windbüchsengeschosse),

b) Verletzungen durch kleine Projektile (Schrotschüsse, Teschingkugeln),

c) durch Revolverschüsse.

B. Kriegsschußverletzungen:

a) durch Infanteriegeschosse,

b) durch Schrapnellkugeln,

c) durch Granat- und Minensplitter.

Im Hinblick auf die ausführliche Darstellung WAGENMANNS (dieses Handbuch 3. Aufl., XVII. Kap., S. 1895f. 1924) werde ich auch hier auf eine vollständige Kasuistik verzichten und nur die anatomisch und klinisch wichtigsten Gesichtspunkte hervorheben, wobei ich an geeigneter Stelle auf das im Schrifttum niedergelegte Tatsachenmaterial hinweise und die Bearbeitung WAGENMANNS bis in die neueste Zeit zu ergänzen suchen werde.

A. Friedensschußverletzungen.

a) Durch nicht explosive Geschosse.

§ 406. Daß gefiederte Pfeile oder Bleikugeln, die von einer Windbüchse abgeschossen wurden, neben dem Bulbus ohne ihn zu verletzen oder ihn doppelt perforierend wenigstens teilweise in das retrobulbäre Gewebe vordringen, ist selten beobachtet worden. So fand CRITCHETT (1871) 9 Monate nach der Verletzung einen Blasrohrpfeil, der den Bulbus doppelt perforiert hatte und in die Orbita vorragte und HIRSCHBERG (1874) entfernte aus einem

vereiterten Auge eine befiederte Pfeilspitze von 32 mm Länge. In Stein-
dorffs (20) Fall war der Pfeil der Windbüchse 25 mm lang, der vom äußeren
oberen Skleralrand in den Bulbus eingedrungen war.

2 Fälle, die ich selbst beobachten konnte, möchte ich hier in Kürze
mitteilen, besonders da sie, soviel ich sehen kann, die einzigen sind, wo
das gefiederte Geschoß der Windbüchse neben dem Augapfel tief in die

Fig. 82.

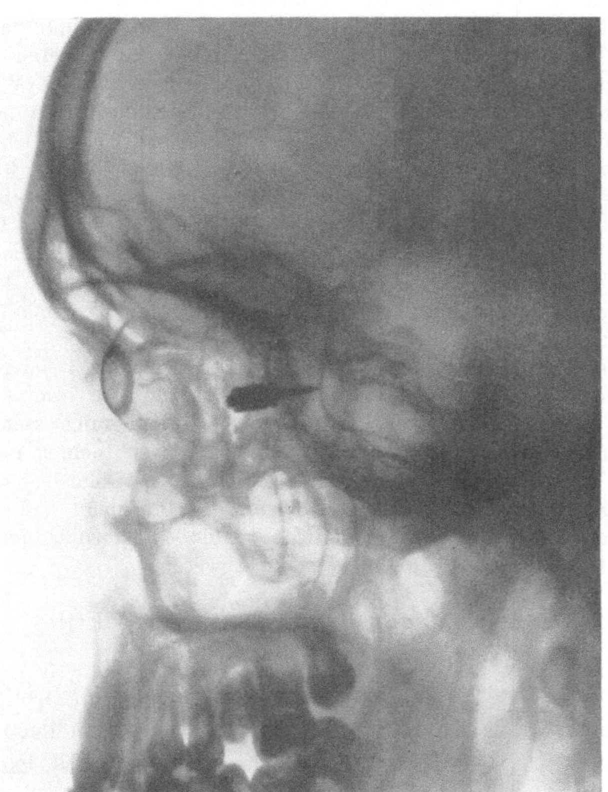

Windbüchsenpfeil in der Orbita.

Orbita eingedrungen war. Der erste ist außerdem dadurch bemerkenswert,
daß er zunächst nicht richtig erkannt worden war.

Der 17 jährige G. T. verletzte sich beim Hantieren mit einem Luftgewehr,
mit dem er gefiederte Steckbolzen gegen eine Scheibe schoß. Der sofort auf-
gesuchte Arzt fand eine Wunde im inneren Winkel des linken Auges, das selbst
bis auf eine Blutung in den Glaskörper nicht verletzt zu sein schien, und nähte
die Wunde. Wegen heftiger Schmerzen und stärkeren Vortretens des Auges
wurde der Patient nach 3 Tagen in die Klinik gebracht. Es bestand leichte Lid-

schwellung und Chemosis besonders in der inneren Hälfte der Bindehaut. Suggilationen der Haut am äußeren Orbitalrande und der Conjunctiva bulbi. Der Bulbus der etwas nach außen verdrängt und in seiner Bewegung nach innen stark behindert war, zeigte keine direkte Verletzung. Hornhaut und Linse waren klar, die Pupille übermittelweit und starr. Aus der Tiefe des Glaskörpers war ein rötlicher Reflex zu erhalten. Das Sehvermögen war erloschen, konsensuelle Reaktion nicht vorhanden.

Das Röntgenbild (Fig. 82) bestätigte die Vermutung, daß es sich um einen Steckschuß der Orbita handelte, sofort. Die stählerne Spitze des Geschosses, die eine Länge von 18 mm besaß, war, wie die seitliche Aufnahme zeigte bis 40 mm hinter die Ebene des Hornhautscheitels medial und wenig unterhalb von der Mittellinie in die Orbita eingedrungen. Da ich von einem früheren Fall wußte, daß es kaum möglich ist, einen tief ins Gewebe eingedrungenen Windbüchsenpfeil mit dem Riesenmagneten hervorzuziehen, weil sich die Fasern der Fiederung aufspreizen und einen starken Gewebswiderstand leisten, machte ich einen Einschnitt am unteren Orbitalrande, ging möglichst stumpf in der Richtung des Fremdkörpers vor, der mit einer kräftigen Pinzette gefaßt und vorgezogen wurde. Die Heilung verlief günstig, der Exophthalmus und die seitliche Verdrängung bildeten sich zurück, die Beweglichkeit stellte sich wieder her. Die Erblindung blieb. Nach Aufsaugung der Glaskörperblutung entwickelte sich das Bild der Optikusatrophie. Offenbar hatte das tief in die Orbita eindringende Geschoß den Sehnervenstamm direkt verletzt.

Der zweite Fall betraf den 10 jährigen W. W. der aus 3 Meter Entfernung von dem Pfeil einer Windbüchse getroffen war. Auch hier war das Geschoß medial vom Bulbus eingedrungen, hatte aber die Sklera aufgerissen und einen Hämophthalmus veranlaßt. Es bestand hochgradiger Exophthalmus und im Röntgenbilde war der Metallteil des Pfeils, dessen Spitze im Bulbus steckte, gut zu erkennen. Das Geschoß wurde nach Incision der Bindehaut und Erweiterung der Orbitalwunde leicht entfernt. Da sich später ein Hornhautgeschwür entwickelte, mußte die Exenteratio bulbi gemacht werden.

b) Verletzungen durch kleine Projektile
(Schrotschüsse, Teschingkugeln).

§ 407. Die Kasuistik der Schrotschußverletzungen der Orbita ist außerordentlich groß. Da sie von WAGENMANN (dieses Handbuch 3. Aufl., XVII. Kap., S. 1897. 1924) ausführlich behandelt worden ist, kann ich mich auf einen kurzen Überblick beschränken.

Die Schrotschußverletzungen entstehen besonders auf der Jagd durch Fahrlässigkeit oder unglücklichen Zufall. Weit seltener verletzt sich der Schütze selbst durch unvorsichtiges Handhaben des Gewehres oder beim Suizidversuch.

Die Mechanik der Verletzung ist sehr verschiedenartig. Sie ist abhängig von der Größe des Korns, der Entfernung, aus der der Schuß abgegeben wurde, der Art der Ladung (Schwarzpulver oder rauchloses Pulver), der Bohrung des Laufes und endlich von der Richtung, in welcher das Korn die Umgebung des Auges trifft. Von der Streuung und der Entfernung hängt es ab, ob einzelne Körner oder mehrere zugleich in die Orbita eindringen.

Wagenmann hat Röntgenbilder von Fällen wiedergegeben (S. 1900 u. 1901), wo massenhafte Schrotkörner in die Orbita eingedrungen waren.

Trifft eine ganze Schrotladung aus kurzer Entfernung das Auge, dann können die schwersten Zerstörungen innerhalb der Orbita verursacht werden, wie z. B. folgende Fälle beweisen: Danesi (1895), Bruch des Jochbeins, Zerfetzung des Bulbus und des Orbitalgewebes, Steindorff (16), Quetschung beider Sehnerven durch Schrotkörner, Eindringen mehrerer Körner ins Gehirn, Meningitis, Exitus, Jess (34), Luxation des Bulbus, Orbita von Schrotkörnern und Knochentrümmern angefüllt. Philipps (1888), Eindringen von 129 Schroten in die Orbita.

Die auf der Jagd sich ereignenden Schrotkornverletzungen sind meist durch einzelne Schrote verursacht, die nicht selten durch Auftreffen und Abprallen von harten Gegenständen einen Teil ihrer Durchschlagskraft verloren hatten, wobei sie oft auch ihre Form veränderten bzw. abgeplattet wurden. Bei schrägem Auftreffen auf die Orbitalränder und Lider können sie weiter eine Einbuße der lebendigen Kraft erfahren, so daß sie nicht die Sklera zu durchdringen vermögen, sondern von ihr in das weniger feste Orbitalgewebe abgelenkt werden.

So sah ich kürzlich einen Fall wo ein über der Nasenwurzel eindringendes Schrotkorn durch Prellung zu einer Contusio bulbi mit Hyphäma geführt hatte und in stark abgeplattetem Zustande aus dem inneren Winkel der Bindehaut entfernt wurde.

Einen ähnlichen Fall hat Hirschberg (1910) mitgeteilt. Das Korn hatte hier durch mehrmaliges Anprallen auf dem Boden eine würfelförmige Gestalt erhalten.

Das sogenannte Rikochettieren der Schrotkörner ist in verschiedener Hinsicht wichtig. Erstens kann dadurch das Korn durch Berührung von Gegenständen infiziert werden, während es bei direkter Flugbahn als aseptischer Fremdkörper angesehen werden kann (wie die Versuche von Tornatola 1894 und Ovio 1895 ergeben haben). Zweitens kann durch das Rikochettieren, das sich in seiner Wirkung nicht voraussehen läßt, die Verantwortlichkeit des Schützen in strafrechtlicher und zivilrechtlicher Beziehung erheblich verringert werden.

Die Schrotschußverletzungen der Orbita können ohne oder mit Perforation des Bulbus geschehen. Das hängt natürlich von ihrer Flugrichtung und Durchschlagskraft ab. Die in die Orbita eindringenden Schrotkörner können zur Verletzung der Augenmuskeln, der Nerven, der Gefäße oder des Sehnerven führen. Sie können durch die Orbitalwand in die Nebenhöhlen oder in den Schädelraum eindringen. Am leichtesten geschieht das durch die zarte mediale Orbitalwand, während das festere Orbitaldach glücklicherweise seltener perforiert wird.

§ 408. Daß sich die Art der Orbitalverletzung häufig im klinischen Bilde verrät, bei den Optikusverletzungen durch Sehstörung oder Erblindung,

bei Muskel- und Nervenverletzung durch Beweglichkeitsstörungen, bei Gefäß-
verletzungen durch Blutungen und Exophthalmus — daß sich ferner alle
Erscheinungen einer Contusio bulbi darbieten können, liegt auf der Hand.
Ein Fall von Emphysem der Lider und Orbita ist von BERRY (1894)
mitgeteilt worden. Pulsierenden Exophthalmus nach Schrotschußverletzungen beobachteten SCHLÄFKE (1879) und POWER (1895). In anderen Fällen
kann das klinische Bild so geringfügige Änderungen zeigen, daß erst die
Röntgenuntersuchung die Anwesenheit des Korns in der Orbita nachweisen läßt.

Es ergibt sich aus dem Gesagten, daß die Schrotschußverletzungen der
Orbita unter sehr verschiedenartigen klinischen Symptomen verlaufen
und infolgedessen die Prognose und Therapie dem Einzelfalle entsprechend
große Verschiedenheiten bieten.

Daß sich aus dem Eindringen eines Schrotkorns ins Augeninnere schwere
sekundäre Veränderungen ergeben können (Iridozyklitis, Iridochorioiditis,
Netzhautabhebung, und zwar nicht nur bei Infektion, sondern auch durch
die chemische Wirkung des Fremdkörpers), ist von WAGENMANN eingehend
dargestellt worden. Wesentlich günstiger liegen die Verhältnisse, wenn das
Korn nach doppelter Perforation in das Orbitalgewebe eingedrungen ist oder
wenn es ohne Bulbusverletzung seinen Weg in die Orbita nahm.

Nach doppelter Perforation kann sich das durch intrabulbäre Blutung
verminderte Sehvermögen wenigstens teilweise wieder herstellen und erhalten
bleiben, und orbitale Erscheinungen können ganz ausbleiben. Die Schrotkörner kapseln sich im Orbitalgewebe ein, der durch orbitale Blutung hervorgerufene Exophthalmus bildet sich zurück und, falls nicht durch Verletzung der Augenmuskeln oder Nerven oder durch Mitverletzung des Gehirns
schwere Komplikationen eintreten (Meningitis, die auch noch, wie der Fall
von PHILIPPS 1888 zeigt, nach Jahren zum Exitus führen kann, pulsierender
Exophthalmus, dauernde Beweglichkeitsstörungen), so kann sich der weitere
Verlauf symptomlos ohne jede Störung vollziehen. Es kommt sogar gelegentlich vor, daß in die Orbita eingedrungene Schrotkörner zufällig, d. h. ohne
daß man von ihrer Anwesenheit etwas wußte, im Röntgenbilde festgestellt
werden.

Zur Klärung der orbitalen Veränderungen nach einer Schrotschußverletzung kann zunächst die genaue Erhebung der Anamnese manches beitragen. Handelte es sich um einen Nahschuß, dann ist immer an die Möglichkeit zu denken, daß mehrere Schrote in die Orbita eindrangen. Ist nach
der Stellung des Schützen ein Rikochettieren des Korns wahrscheinlich, so
ist mit einer Deformierung des Korns zu rechnen. Wichtige Anhaltspunkte
ergeben sich aus dem klinischen Befunde. Der Nachweis der Einschußwunde,
die nicht immer leichte Feststellung der Richtung des Schußkanals, die genaue
Untersuchung des Bulbus selbst, seiner Stellung, seiner Funktion und Beweg-

lichkeit, sind hier von Wichtigkeit. Ganz wesentlich hilft das Röntgenbild
zur genauen Diagnose, insofern es die Lage des Korns nachweist, wozu mindestens zwei in verschiedenen Ebenen gemachte Aufnahmen erforderlich sind,
wenn man sich nicht besonderer Lokalisationsverfahren bedient (stereoskopische Aufnahme nach verschiedenen Methoden, wie sie von WAGENMANN,
S. 1191 ff. angegeben sind).

§ 409. Eine Entfernung des Schrotkorns aus der Orbita kommt nur
dann in Frage, wenn das Korn durch Druck auf seine Umgebung zu Funktionsstörungen oder Schmerzen Anlaß gibt. Je nach seiner Lage wird man von
dem nächstgelegenen Punkte des Orbitaleingangs aus vordringen, möglichst
stumpf und mit vorsichtiger Sondierung unter Berücksichtigung des Röntgenbildes.

§ 410. Ganz analog wie die Schrotschußverletzungen sind die Verletzungen der Orbita durch die kleinkalibrigen Geschosse der Teschings
zu beurteilen. Daß auch diese, besonders bei Nahschüssen, eine große Durchschlagskraft besitzen und zu sehr schweren Verletzungen führen können,
beweist z. B. ein Fall von HABERKAMP (17), wo der Patient während des
Schlafes von einer Teschingkugel getroffen wurde, die zur Phthisis des rechten,
Netzhautablösung des linken Auges führte. Das Projektil war bis zum linken
äußeren Gehörgang vorgedrungen. In einem Falle SCHLEIERS (1900) hatte die
von der rechten Schläfe eindringende Kugel die mediale Orbitalwand durchbohrt, in einem Falle STRACHOWS (1903) war sie bis zum Hinterhaupt gelangt.

Ich selbst habe 4 Fälle von Teschingschußverletzung der Orbita beobachtet.

In dem einen Falle hatte das Projektil die Carotis im Sinus cavernosus
verletzt und zu pulsierendem Exophthalmus geführt. In einem zweiten Falle ließ
die Röntgenaufnahme die Kugel in der Keilbeingegend feststellen. Da sie keine
Erscheinungen hervorrief, wurde von einem Entfernungsversuch abgesehen. In
einem dritten Falle fand sie sich im inneren unteren Teile der Orbita, und wurde,
da sie durch Blutung zu Exophthalmus und Beweglichkeitsbeschränkung geführt
hatte, operativ ohne Mühe entfernt. Im vierten Falle lag das Projektil im retrobulbären Raum. Es hatte durch Contusio bulbi zur Netzhautabhebung geführt.
Da der Exophthalmus und die Beweglichkeitsstörung gering war und der Patient
keine Schmerzen hatte, außerdem die Verletzung bereits mehrere Monate zurücklag, wurde von einer Entfernung Abstand genommen.

c) Durch Revolverschüsse.

§ 411. Die Schußverletzungen der Orbita durch Revolverkugeln bilden
eine nahezu typische Verletzung. Sie treten in der großen Mehrzahl der
Fälle dadurch ein, daß beim Suizidversuch der an der Schläfe angesetzte
Revolver sich beim Abdrücken verschiebt oder eine schräge Richtung einnimmt. Hierdurch kommt es zur Durchquerung einer oder beider Augen-

höhlen, wobei sehr häufig schwere Verletzungen der Optici und der Bulbi auftreten.

Die Verhältnisse können sich im Einzelfalle sehr verschiedenartig darstellen, da nicht nur das Kaliber des Projektils, sondern mehr noch die Richtung der Flugbahn erhebliche Differenzen darbieten.

Aus der mir zugänglichen Literatur habe ich 165 Fälle zusammenstellen können, denen sich 12 eigener Beobachtung anschließen.

Ganz selten kommt es vor, daß die Revolverkugel nur in eine Orbita eindringt und ohne wesentliche oder dauernde Verletzung des Bulbus und Sehnervs im retrobulbären Gewebe liegen bleibt oder durch die Bindehaut oder endlich durch die Knochenwand in eine Nebenhöhle durchbricht (Fälle von Bernard 10, Hirschberg 13 u. a.). Meist werden auch bei Schläfenschußverletzung einer Orbita schwere Veränderungen am hinteren Augenpol hervorgerufen, Nerven, Muskeln und der Sehnerv verletzt (Köhler 11, Bauer 1888, Hirschberg 1898, Scheidemann 1893, Günzler 21, Steindorff 16, Rollet 36 und viele andere).

Ich selbst sah 4 Fälle, wo beim Selbstmordversuch die Revolverkugel durch die temporale Wand in die rechte Orbita eingedrungen war und erhebliche Zerstörungen im hinteren Teile der Augenhöhle veranlaßt hatte. Zweimal wurde die Kugel neben bzw. hinter dem Bulbus entfernt, einmal war sie durch die Nase durchgetreten, einmal lag sie in der Kieferhöhle.

Im frischen Zustande findet sich bei diesen Verletzungen beträchtliche Schwellung und Suffusion der Lider, hochgradiger Exophthalmus, sehr häufig Hämophthalmus, nicht selten Gehirnsymptome (Bewußtseinsstörung). Ist die Augenspiegeluntersuchung möglich, so sind Netzhautblutungen und Netzhaut-Aderhautrisse, Ablatio retinae und diejenigen Veränderungen festzustellen, die als Chorioretinitis proliferans bezeichnet werden. Das Sehvermögen ist sehr häufig durch Zerstörung des Optikus völlig und dauernd aufgehoben.

Der Sehnerv kann vollständig durchgerissen sein (Evulsio nervi optici — Fälle von Karafiath 9, Nicolai 19, Salzmann 1903, Liebrecht 27, Weinstein 1908 u. a.). Bei sehr beträchtlicher Blutung im retrobulbären Gewebe kann der Bulbus vor die Lider luxiert werden Emmert 1881, Laqueur 18, Liebrecht 27).

Besonders tragisch ist der Verlauf dieser Schläfenschüsse dadurch, daß in einem hohen Prozentsatz (nach meiner Zusammenstellung in etwa 75% der Fälle) die Kugel in die zweite Orbita vordringt und auch hier so erhebliche Störungen anrichtet, daß meist völlige Erblindung eintritt. Diese Erblindung kann auf Zerreißung beider Nervi optici beruhen, wie in den Fällen von Schmid (1898), Schapringer (1898), Laqueur (18), Steindorff (16), Günzler (21), Enslin (1906), Weinstein (1908), Wilbrand und Sänger (1904) u. a. Häufig kommt es vor, daß auf der Einschußseite der Sehnerv zerrissen, auf der anderen Seite der Bulbus gestreift oder zerfetzt wird. In diesen Fällen

ist die Flugbahn des Geschosses etwas nach vorn gerichtet. Derartige Fälle
sind von Gehl (1888), Pinkus (1890), Hirschberg (1898), Weinlechner (1882),
Delacroix (1886), Williams (26) u. a. mitgeteilt. Ich selbst habe 6 derartige
Fälle gesehen, bei denen sämtlich auf der Einschußseite der Sehnerv zerstört,
auf der anderen Seite der Bulbus direkt perforiert (3 mal) oder stark durch
Kontusion (3 mal) verletzt war. Selten kommt es vor, daß in der zweiten Orbita
nur leichtere Veränderungen auftreten, wie in dem Falle Sachsalbers (1905),
wo am linken Auge der obere Teil des Gesichtsfeldes erhalten blieb und
in dem Falle von Pinkus (1895), wo der rechte Sehnerv zerstört, links eine
Aderhautruptur mit leidlicher Sehkraft nachzuweisen war. In dem Falle
von Ogilvie (1900) war in der rechten Orbita der Optikus gequetscht, in der
linken Orbita Lochbildung der Makula mit zentralem Skotom aufgetreten.
Ähnlich waren die Verhältnisse in den Fällen von Nürnberger (1894),
Goldzieher (1901), Nicolai (19), Pollack (22) und Ulrich (23).

Daß es bei diesen Schläfenschüssen leicht zu einer Mitverletzung des
Gehirns kommen kann, sei es durch Zertrümmerung der Knochenwand oder
durch indirekte Fissuren oder Frakturen, liegt auf der Hand. Die häufig
dabei beobachtete Lähmung von Gehirnnerven (Trigeminus, Sympathicus,
Abducens, Trochlearis, Oculomotorius, Facialis, Olfactorius) kann eine Folge
der Schädelfrakturen sein, kann aber auch — wenigstens zum Teil — durch
die orbitalen Zerstörungen veranlaßt werden. Daß auch direkte Verletzungen
eines Teils der Augenmuskeln oder Läsionen der Nerven in ihrem orbitalen
Verlauf durch Blutungen nicht selten sind und das Krankheitsbild komplizieren können, ist leicht zu verstehen. Die Breite des Schußkanals übertrifft
nicht selten das Kaliber des Geschosses erheblich dadurch, daß Knochensplitter der temporalen Orbitalwand und Gewebsfetzen mit in die Tiefe ge-
rissen werden und dadurch, daß der aus nächster Nähe abgegebene Schuß
eine explosive Sprengwirkung in der Orbita entfaltet. Auf diese Sprengwirkung innerhalb der Orbita hat besonders Adam hingewiesen.

Auf die bei Schläfenschüssen häufig beobachteten Veränderungen am
hinteren Augenpol, die sich oft unter dem Bilde der Chorioretinitis proliferans
darstellen, brauche ich nicht näher einzugehen, da sie von Wagenmann eingehend
besprochen worden sind (dieses Handbuch Kap. XVII. 3. Aufl. S. 2057).
Die anatomischen Untersuchungen von Goldzieher (6), Nettleship (1904),
Herrmann (1906), Wagenmann (31) und Adam (32) zeigten übereinstimmend, daß
sich nach Ruptur der Aderhaut und ausgedehnter Blutungen zwischen Aderhaut und Netzhaut, Netzhaut und Glaskörper fibrilläres Bindegewebe entwickelt, das sich in dicke Schwarten mit Knocheneinlagerungen umwandeln
kann. Auch Fälle von Ausreißung des Sehnerven durch Revolverschüsse
sind anatomisch von Liebrecht (27) und Bachstez (1920) untersucht worden.
Bachstez unterscheidet zwei Typen dieser Verletzungsart, eine, bei welcher
die Duralscheide vom hinteren Pole abgerissen wird und eine zweite, bei

welcher die Dura intakt bleibt und die Lamina cribrosa vom Skleralring abgerissen wird.

Der pulsierende Exophthalmus, der nach Schläfenschüssen auftritt (KELLER 1898 erwähnt ihn in 7 von 102 Fällen, auch in den Statistiken von v. NAGY 1919 und C. H. SATTLER 1920 sind solche Fälle erwähnt), ist zweifellos in der Regel auf eine Verletzung der Carotis im Sinus cavernosus zurückzuführen, wobei die Kugel selbst (die durch die Röntgenaufnahme mehrfach in direkter Nähe des Sinus cavernosus festgestellt wurde) oder Knochensplitter die Läsion der Carotis bewirkt haben können.

§ 412. Die Prognose der Schläfenschüsse der Orbita durch Suizidversuch hängt in erster Linie von der Mitverletzung des Gehirns ab. Ist Einschuß- und Ausschußöffnung nachweisbar, dann ist der Verlauf des Schußkanals leichter festzustellen, wenn man auch bei vorhandenen Gehirnsymptomen in diesen Fällen die Prognose vorsichtig stellen muß und selbst bei fehlenden Gehirnerscheinungen eine sekundäre Gehirninfektion z. B. von der Nase oder Orbita aus durch eine Fissur im Orbitaldach möglich ist. Fehlt der Ausschuß, so weist die Röntgenaufnahme den Sitz der Kugel nach, aus dem sich wichtige Anhaltspunkte für die Prognose ergeben.

Nach HIRSCHBERG (1898) stirbt von den Selbstmördern, die den Revolver an die rechte Schläfe setzen, die Hälfte, während von den Überlebenden ein Drittel die Sehkraft des rechten, nur ausnahmsweise beider Augen, verlieren soll.

Nach den mir vorliegenden Literaturberichten und meinen eigenen Erfahrungen muß ich die Gefahr der doppelseitigen Erblindung wesentlich höher einschätzen. Auch WAGENMANN ist der Ansicht, daß die Zahl der doppelseitigen Erblindungen eine recht erhebliche ist.

§ 413. Die Behandlung der Schläfenschüsse muß sich nach den Umständen des Einzelfalles richten. Es können hier nur die Hauptgesichtspunkte hervorgehoben werden. Da die Schläfenschüsse der Orbita meist ohne Infektion heilen, genügt meist eine Reinigung der Einschußwunde, wobei man auf das Vorhandensein von Knochensplittern achten wird. Eine Sondierung der Wunde und Aufsuchen des Projektils ist bei frischen Verletzungen besser zu vermeiden. Nur bei starken Blutergüssen in der Orbita, die zu hochgradigem Exophthalmus führen und die Hornhaut gefährden, kommt eine operative Entfernung des Blutkoagulums nach Erweiterung der Einschußwunde oder Einschnitt am Orbitalrande in Frage (vgl. Orbitalblutungen § 353). Ist der Bulbus auf der Einschußseite so stark zerfetzt, daß seine Erhaltung ausgeschlossen ist, oder bestehen bereits entzündliche Symptome, dann ist die Exenteration oder Enukleation zu erwägen. Dies gilt besonders für die Fälle, bei denen das Geschoß das Orbitaldach perforiert und das Gehirn freigelegt hat. Es ist dann am besten, durch einen bogenförmigen Schnitt am oberen Orbitalrande die Knochenwunde freizulegen, von Splittern zu befreien und durch Verband gegen die Orbitalwunde gut abzudecken. Im allgemeinen wird man, wenn keine Gehirnsymptome vorliegen, zuwarten können.

Die Frage, ob man das nach dem Röntgenbilde lokalisierte Geschoß operativ entfernen soll, ist im Einzelfalle verschieden zu beantworten. Liegt die Kugel an gut zugänglicher Stelle oder veranlaßt sie durch Entzündung, Druck auf Nerven oder Muskeln, Beschwerden, dann wird man sie zu entfernen suchen. Ist dies nicht der Fall, liegt sie im retrobulbären Gewebe oder tief in der Orbita und wird gut vertragen, dann ist es richtiger auf Extraktionsversuche zu verzichten.

Ein Zusammenarbeiten des Ophthalmologen mit dem Chirurgen oder Rhinologen kann sich als sehr nützlich erweisen, wenn die Nebenhöhlen oder das Gehirn mitverletzt sind.

B. Kriegsschußverletzungen.

§ 414. Daß von den Schußverletzungen des Auges, die im Kriege vorkommen, die Orbita in einem sehr hohen Prozentsatz mit betroffen wird, ist durch ein reiches Beobachtungsmaterial aus früheren Kriegen erwiesen und durch die überreichen Erfahrungen des Weltkrieges bestätigt worden.

Die Häufigkeit von Augen- und Orbitalverletzungen ist von der Kampfweise weitgehend abhängig. Sie hat sich zweifellos in den letzten Jahrzehnten erheblich vermehrt, da in den Kriegen der neueren und neuesten Zeit das gedeckte Vorgehen der Truppen, besonders der Schützengrabenkampf sich mehr und mehr entwickelt hat.

Während im deutsch-französischen von 1870/71 nach dem Sanitätsbericht 8,5% Verwundungen des Kopfes, 0,86% des Sehorgans vorkamen, berechnet sich die Anzahl der Kopfverletzungen im japanisch-russischen Krieg auf 21,01%, der Augenverletzungen auf 2,2%.

Im Weltkriege schätzte Uhthoff (65) die Häufigkeit der Augenverletzungen auf 8%, Wessely (54) auf 5—6%, während Cords (86) in 22,9% der Kopfverletzungen eine Augenverletzung sah. Unter 1000 Augenverletzten fand v. Gross (54) 46,6% durch Gewehrschuß, 20,2% durch Schrapnell, 25,6% durch Granaten, 4,5% durch Kontusion. Nach Fleischers Zusammenstellung (44) waren die Augenschußverletzungen in 80% Explosivschüsse, in 15% Gewehrschüsse, in 5% Schrapnellschüsse.

Die Verschiedenartigkeit dieser Angaben beruht offenbar darauf, daß sich der Krankenbestand in den verschiedenen Augenstationen ganz verschiedenartig zusammensetzte je nach der Entfernung von der Front und dem Stadium des Krieges. In Königsberg waren jedenfalls ähnlich wie bei der Statistik von v. Gross die Schußverletzungen durch Infanteriegeschosse

weit häufiger als diejenigen durch Explosivgeschosse (Granatsplitter und
Schrapnellschüsse). Im Westen, besonders in der letzten Zeit des Krieges,
scheint dies infolge des gesteigerten Verbrauchs explosiver Munition anders
gewesen zu sein.

Es kann nicht meine Aufgabe sein, das außerordentlich große Beobachtungsmaterial, daß der letzte Krieg ergeben hat, einigermaßen vollständig
zusammenzustellen und zu bearbeiten. In der letzten Bearbeitung von
WAGENMANN ist es berücksichtigt worden, soweit Mitteilungen darüber vorliegen.

Die Kasuistik der Schußverletzungen der Orbita, die der letzte Krieg
ergab, ist so reich und vielgestaltig, daß es nicht leicht ist, bestimmte Ver-
letzungsbilder, die man in gewissem Sinne als typisch bezeichnen kann,
herauszuschälen. Trotzdem erscheint mir ein Versuch in dieser Richtung
die einzige Möglichkeit, der Vielgestaltigkeit der Erscheinungen gegenüber
einen Überblick zu gewinnen, der die wesentlichsten Gesichtspunkte zusammenfaßt.

Die Umstände, von denen die orbitalen Verletzungsfolgen abhängen
sind: 1. die Art und Form des Geschosses, 2. die Entfernung,
aus der es abgefeuert wurde, bzw. die lebendige Kraft mit der
es an die Orbita gelangte, 3. die Richtung des Schußkanals. Bei
den anatomischen Verhältnissen der Orbita und ihrer Beziehungen zum Gehirn und den Nebenhöhlen der Nase und bei der großen Rasanz der modernen Geschosse ist es selbstverständlich, daß schwere Mitverletzungen
dieser Teile sehr häufig vorkommen, die ihrerseits den Verlauf der Verletzung
beeinflussen, sei es, daß sie zum Tode führen oder zu sekundärer Infektion.

Bei allen Geschossen können wir Streifschüsse, Steckschüsse und
Durchschüsse in den verschiedensten Richtungen unterscheiden.

Selbstverständlich wurde das, was man aus Friedenszeiten und aus
früheren Kriegen von den Schußverletzungen der Orbita wußte, durch die
Erfahrungen des letzten Krieges bestätigt und nach mancher Richtung er-
gänzt. Dieser Ergänzungen ist hier in erster Linie Erwähnung zu tun.

a) Durchschüsse der Orbita durch Infanteriegeschosse, Granatsplitter und Schrapnellkugeln.

§ 445. Bei den Infanteriegeschossen des letzten Krieges handelte es
sich bei allen Armeen um kleinkalibrige Mantelgeschosse von 25—39 mm
Länge, 6,5 bis 8 mm Kaliber. Das deutsche Geschoß besaß einen Kern aus
Hartblei und einen Stahlmantel, das englische und belgische einen
Nickel-Kupfermantel, das französische bestand aus Kupfer mit galvanisier-
tem Überzug. Die meisten Geschosse hatten eine zugespitzte Form. Da bei
den Mantelgeschossen nach dem Auftreffen der Mantel bersten und sich vom
Bleikern trennen kann, kam es nicht selten zur Zersplitterung des Geschosses.

Hierdurch können besonders schwere Gewebszerstörungen veranlaßt werden, die denjenigen der sogenannten Dum-Dumgeschosse ähnlich sind. Auch Verbiegungen der Spitze des Geschosses wurden häufig beobachtet.

Die Wirkung des Geschosses auf die Orbita ist schon vor dem Kriege von Adam (32) eingehend studiert worden. Stark rasante Projektile entfalten in der Orbita nach Adam ein spezifische Wirkung. Feuert man aus kurzer Entfernung auf eine mit Wasser gefüllte Blechkapsel ein stark rasantes Geschoß, so fliegt die Kapsel nach allen Seiten auseinander, und die Zerstörung ist um so größer, je größer die Geschwindigkeit und das Kaliber des Geschosses ist. Diese Sprengwirkung, die durch den hydrodynamischen Druck erfolgt, äußert sich an jedem umschlossenen Raum, der mit flüssigkeitsreichem Gewebe angefüllt ist, also auch bei Querschüssen der Orbita. Der in Bewegung gesetzte Orbitalinhalt wirkt wie ein stark rasantes Geschoss auf den Bulbus, der von hinten eingedrückt wird, wodurch Zerreißungen der Aderhaut und Netzhaut, Drucksteigerung, Zerreißungen des Corpus ciliare, Linsenluxation und Bulbusruptur, auch Einreißen des Sehnervs bewirkt werden kann.

Bei den Revolverschläfenschüssen beim Selbstmordversuch können analoge Verletzungen auftreten, doch ist die Rasanz der Infanteriegeschosse wesentlich größer und damit auch die Sprengwirkung, die sie bei Durchquerung der Orbita entfalten. Dadurch kommt es, daß das Orbitaldach auch bei Querschußverletzungen der Orbita selbst bei Durchschüssen, bei denen das Geschoß die obere Wand nicht direkt berührt, häufig zertrümmert wird, so daß nicht selten der Exitus auch nach anfänglichem Wohlbefinden durch die Folgen der Mitverletzung des Gehirns (Meningitis, Hirnabzeß) eintritt, was bei den Revolverquerschüssen selten vorkommt.

Cords (86), der über 4000 Kopfschußverletzte berichtet, die in einem frontnahen Lazarett behandelt wurden, sah in 22,9% der Fälle Augenverletzungen, von denen 22,2% Orbitalverletzungen waren. Unter 69 Infanterieschußverletzungen handelte es sich 59 mal um Durchschüsse durch die Orbita und zwar 6 mal von vorn nach hinten, 2 mal unter der Schädelbasis her, 11 mal von oben nach unten, 8 mal zur Nase hin, 12 mal zur Schläfe hin und 20 mal bitemporal.

§ 416. 1. Durchschüsse von vorn nach hinten. Infanteriegeschosse, die aus nicht zu weiter Entfernung von vorn in die Orbita eindringen, zerfetzen häufig den Bulbus und verlassen den Schädel in der Hinterhauptgegend, wobei sie eine Sprengung der Schädelkapsel und Brüche der Schädelbasis hervorzurufen pflegen. Diese Schüsse sind meist unmittelbar tödlich oder es kommt infolge der Mitverletzung des Gehirns zu Meningitis oder schleichender Enzephalitis, die nach wenigen Tagen zum Exitus führen.

Bei Behandlung solcher Fälle wird man von einem Brauenschnitt aus die Knochenwand in der Tiefe der Orbita freilegen eventuell nach Beseitigung des verletzten Bulbus. Nach Loslösung der Periorbita quillt Gehirnbrei aus der Knochenöffnung. Man erweitert diese und entfernt alle kleinen Knochensplitter. Nach der Enukleation kann man einen Drän bis zur Gehirnwunde durchführen. Die Prognose ist sehr ungünstig.

Fig. 83.

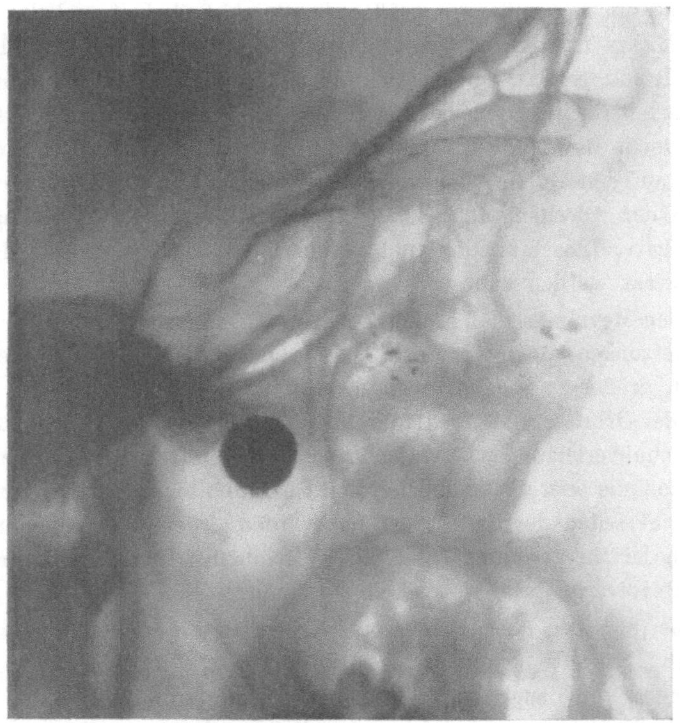

Schrapnellkugeldurchschuß durch den unteren Teil der Orbita und die Kieferhöhle. Weg des Geschosses durch die zurückgebliebenen Geschoßsplitter deutlich sichtbar.

§ 417. 2. Durchschüsse von vorn nach hinten unter der Schädelbasis sind ebenfalls oft unmittelbar tödlich, bieten aber zuweilen einen auffallend leichten Verlauf. Die Symptome können sehr verschiedenartige sein, dadurch, daß die Gefäße und Nerven der Flügelgaumengrube und der Rachenwand, Kieferhöhle, Siebbein, der Nervus trigeminus, Nervus facialis, Nervus vagus, Carotis interna, Vena jugularis und Wirbelsäule mitverletzt sein können.

Auch hier empfiehlt es sich die durch die Orbita durchgehenden Schußkanäle eventuell bis in den Rachen hinein eine Zeit lang durch ein Drain offenzuhalten und eine eventuell sekundäre Vereiterung der Kieferhöhle operativ zu bekämpfen.

§ 418. 3. Durchschüsse von oben nach unten. Diese Verletzungsart war im Kriege häufig und wird von Cramer (40) als »typische Schützengrabenverletzung« bezeichnet. Sie fand sich besonders auch nach Gutmann (59) bei liegenden Schützen. Sehr wichtig ist bei dieser Verwundung der Umstand, ob die Stirn und das Orbitaldach mit betroffen oder ob der Schuß direkt durch die Weichteile der Orbita in die Kieferhöhle vordrang. Ist ersteres der Fall, so ist die Prognose infolge der Mitverletzung des Gehirns wesentlich ungünstiger. Es kann sich um Tangential-, Rinnen- oder Durchschüsse des Stirnbeins handeln, bei denen die Orbita nach Cords (86) Beschreibung eine mit Knochensplittern, Gehirnbrei, Orbitalfett, Stirnhöhlenschleimhaut und Blut erfüllte Wundhöhle darstellt, die einer Infektion leicht Eingang gewährt.

In solchen Fällen ist eine frühzeitige Revision der Wunde angezeigt, wobei auf Fissuren der Hinterwand der Stirnhöhle zu achten ist Krückmann (61), Gilbert (58). Bei einer größeren Öffnung in der Nähe einer Gehirnwunde empfiehlt Cords die sofortige radikale Ausräumung, um eine spätere Hirninfektion zu vermeiden (wie sie von Igersheimer (46), Stock (64) u. a. beobachtet wurden). Nach Abtragung der vorderen Stirnhöhlenwand (nach Kuhnt) wird die Schleimhaut aus allen Buchten entfernt, die Wunde mit Sublimattupfern ausgewischt und mit Jodoformgaze und H_2O_2 nachbehandelt. Auch die Hirnwunde ist sorgfältig zu versorgen, was am besten durch Brauenschnitt, Abhebelung des Periostes vom Orbitaldach und Abdrängen des Orbitalinhalts nach unten geschieht. Das zertrümmerte Gewebe ist auszuräumen, Knochensplitter sind aus der Hirnmasse zu entfernen. Betreffs der Nachbehandlung gehen die Meinungen der Hirnchirurgen auseinander, indem einige völligen Wundschluß, andere offene Wundbehandlung empfehlen. Cords rät bei Zertrümmerungen der Stirnhirnmasse völligen Wundschluß zu versuchen, falls dies unmöglich ist, die freiliegende Gehirnpartie mit dünnen Streifen steriler Gaze zu bedecken und darüber einen lockeren Verband mit gekrüllter mit physiologischer Kochsalzlösung angefeuchteter Gaze zu legen, der 2mal am Tage zu durchfeuchten und möglichst selten zu wechseln ist.

Im weiteren Verlauf kann es bei diesen Fällen zum Hirnprolaps nach außen, nach der Stirnhöhle oder Orbita kommen. Diese Prolapse sind entweder Zeichen eines infausten tiefen enzephalitischen Prozesses oder des die Heilung vorbereitenden Hirnödems. Bei langsamer Einschmelzung kann es auch später noch zur Bildung von Hirnabszessen kommen, deren erste Symptome sich als Kopfschmerzen und verändertes psychisches Verhalten (Teilnahmlosigkeit, mangelnde Krankheitseinsicht) ankündigen. Besonders liegt diese Gefahr der Spätinfektion dann vor, wenn die Stirnhöhle nicht radikal operiert wurde. Es ist deshalb in solchen Fällen eine sehr genaue Nachkontrolle für längere Zeit durchzuführen und beim Auftreten von Zeichen einer nachträglichen Eiterung des Sinus (Druckempfindlichkeit, Eiterung aus der Nase usw.) sofort operativ vorzugehen. Selbstverständlich ist das Resultat der rhinologischen Untersuchung, der Röntgenaufnahme und das Allgemeinbefinden des Patienten dabei zu berücksichtigen.

Wie Hinsberg und Igersheimer betonen, sind bei dieser Art von Durchschüssen die Zerstörungen im Bereiche der Nebenhöhlen meist erheblich größer als man nach dem ersten Befunde annehmen möchte. Ist der Bulbus zerfetzt und die Orbita von Knochensplittern und Gewebstrümmern erfüllt, und ist bei rein orbitalem Einschuß von vorn oben das Orbitaldach verschont, dann ist die Prognose wesentlich günstiger. Sehr häufig ist dann die Kieferhöhle durch das Geschoß eröffnet und mit Blutgerinnseln und Knochensplittern ausgefüllt, die einen guten Nährboden für eine Spätinfektion von der Nase aus geben. Es empfiehlt sich in solchen Fällen nicht, das Eintreten einer Kieferhöhleneiterung abzuwarten, da diese, wie Krückmann u. a. hervorheben, durch septische Thrombose und Meningitis das Leben des Verletzten gefährden kann, sondern Orbita und Kieferhöhle von einem Haut-Periost-Schnitt am unteren Orbitalrande aus auszuräumen, zu drainieren und mit H_2O_2-Lösung auszuspülen. Nur bei kleiner Einschußöffnung und wahrscheinlich nicht infiziertem Geschoß ist konservatives Verhalten angezeigt. Auch in diesen Fällen ist der weitere Heilverlauf genau zu überwachen.

Durchschüsse von unten her durch Mundboden, Kieferhöhle und Orbita kommen sehr selten vor. Solche Fälle werden von Langer und Cords mitgeteilt.

§ 419. 4. Durchschüsse durch die Orbita nach der Nasenhöhle sind im letzten Kriege häufig beobachtet worden. Da die dünne mediale Orbitalwand und die Siebbeinzellen einem eindringenden Geschoß nur sehr geringen Widerstand entgegensetzen, bleiben nur matte Geschosse oder Geschoßteile in der Nasenhöhle, den Zellen des Siebbeins oder der Keilbeinhöhle stecken. Ob man sie durch die Orbita oder von der Nase aus entfernt oder unberührt lassen soll, muß von den Verhältnissen des Einzelfalles, besonders dem Ergebnis der Röntgenaufnahme abhängen. Häufig verletzt der Schuß auch die andere Gesichtshälfte, wo er je nach der Durchschußrichtung die Hirnbasis, Kieferhöhle, Flügelgaumengrube und das zweite Auge bzw. den Sehnerven zerstören kann (z. B. von Szily 147. und 148. Fall). Durch Verletzung großer Gefäße (Art. maxillaris interna, Cords 15. Fall) kann noch nach einer Reihe von Tagen der Tod durch Verblutung eintreten.

§ 420. 5. **Durchschüsse durch die Orbita zur Schläfe** sind nach Angaben von Cords (86) und anderen häufig (nach Cords 15,7% seiner Fälle). Betrifft der Schuß die hinter dem äußeren Orbitalrande gelegene schmale Knochenplatte, die mit dem Keilbein verbunden ist, so kann ein unbedeutender Lochbruch entstehen, während eine Schußfraktur des festen Orbitalrandes diesen breit zersplittern oder das Jochbein absprengen kann, so daß es nur noch an seinen Muskelansätzen hängt. Wird der Jochbeinkörper selbst betroffen, so kann dieser und der Alveolarfortsatz zertrümmert werden. Da das Jochbein wegen seiner dichten Spongiosa und der starken Sehnen der Kaumuskulatur nur selten splittert, sind Knochensplitter, die nicht ganz frei liegen, zu erhalten. Bei Einsenkung des Jochbeins kann man versuchen, es zu reponieren durch Fingerdruck von der Mundhöhle aus oder durch Zug mit einem spitzen Haken.

Bei diesen Durchschüssen ist, wie Cords mit Recht hervorhebt, besonders darauf zu achten, ob der Schußkanal auf dem Wege zum Ohre den großen Keilbeinflügel oder die Schläfenschuppe berührt. Trotz eines unscheinbaren kleinen Einschusses vor dem äußeren Ohre kann dies der Fall sein und leicht übersehen werden. Cords bemerkt, daß Orbitaleingangsschüsse, die unterhalb einer vom Kiefergelenk bis zum lateralen Ende der Braue gezogenen Linie auf der Wangenhaut austreten, für die Schädelhöhle belanglos sind, während solche, bei denen der Austritt in der Nähe oder oberhalb des äußeren Gehörganges liegt, unbedingt durch Erweiterung der Wunde und Abtasten der Schläfenschuppe und des großen Keilbeinflügels zu revidieren sind. Gegebenenfalls ist die Hirnwunde nach Spaltung der Schläfenmuskeln zu versorgen. Die Prognose ist weniger günstig als bei Stirnhirnverletzung. Außer der Gehirnverletzung kann die Art. meningea media und temporalis profunda betroffen sein. Auch können phlegmonöse oder eitrige Prozesse an den Kaumuskeln oder der Parotis durch septische Blutungen zum Tode führen. Der Bulbus, der bei diesen Schüssen meist zerfetzt ist, wird am besten entfernt.

§ 421. 6. **Zu den orbitalen Durchschüssen sind endlich noch die Schüsse quer durch beide Orbitae zu rechnen**, die in vielen Punkten mit den oben erwähnten Querschüssen beider Orbitae bei Suizidversuch übereinstimmen. Wegen des größeren Kalibers der Kriegsgeschosse und ihrer starken Sprengwirkung sind die Zerstörungen an den Orbitalknochen innerhalb der Orbita und Nasenhöhle meist noch ausgedehnter. Die explosive Wirkung treibt Knochensplitter in die Augenhöhle und führt zur Berstung der Bulbi. In schweren Fällen wird das Stirnhirn nach Zertrümmerung des Orbitaldaches in weiterem Umfange zerstört, oder die Lamina cribrosa des Siebbeins eingebrochen oder zur Spaltung gebracht. In solchen Fällen ist auch die sekundäre Infektionsgefahr von der Nasenhöhle aus eine beträchtliche, woraus sich die hohe Motilität dieser Verletzungsart erklärt. Erheblich sind auch die Zersplitterungen der Orbitalknochen bei Querschlägerwirkung, die nach Gutmann (59) dadurch zustande kommt, daß das Geschoß beim Übergang aus der Orbita in die Siebbein-, Kiefer- und Nasenhöhle einen Wechsel der Größe und Art der Widerstände findet und mit der Spitze aus seiner ursprünglichen Richtung abgelenkt wird. In derartigen Fällen sind die Zerstörungen in der zuletzt durchquerten Orbita viel erheblicher als in der ersten, und es kann zum Herausreißen des Augapfels mit der äußeren Orbitalwand kommen. Selten wurden im letzten Kriege biorbitale Schußverletzungen durch Gewehrschüsse (Flankenfeuer) beobachtet, bei denen zwei kleine strahlige wenig blutende Wunden sich an der Ein- und Ausschußstelle fanden, ohne daß äußerlich sichtbare Zeichen von seiten der Orbitae bestanden.

Man wird in diesen Fällen zunächst zu entscheiden versuchen, ob das Gehirn mitverletzt wurde, was keineswegs immer leicht ist, da die Stirnhirnverletzung völlig symptomenlos verlaufen kann. Tritt aus der Schläfenwunde Gehirnbrei oder besteht ein pulsierender Exophthalmus, dann ist an einer Mitverletzung des Gehirns nicht zu zweifeln, ebenso natürlich, wenn Gehirnsymptome vorliegen oder im Röntgenbilde Fissuren oder Frakturen der Hirnbasis festzustellen sind.

Die Behandlung dieser Schußverletzungen besteht in sorgfältiger Versorgung der Schläfen- und Stirnwunden. Die zertrümmerten Nebenhöhlen sind nach Möglichkeit auszuräumen und nach der Nase zu drainieren. Bei Verletzung des Orbitaldaches legt man dieses durch einen Schnitt in der Braue frei, den man zur Feststellung der Verhältnisse am Siebbein durch einen nasalen Bogenschnitt erweitern kann. Bei der großen Gefahr sekundärer Infektion bei konservativem Verfahren wird man Cords recht geben, der eine ausgiebige Freilegung der Knochenwunde empfiehlt mit Ausnahme derjenigen Fälle, wo das Geschoß die Spitze der Orbita durchquert hat. Frühzeitige rhinologische Untersuchung und Behandlung ist schon im Hinblick auf die eventuelle Mitverletzung der Lamina cribrosa des Stirnbeins dringend anzuraten.

Die Prognose dieser Querschüsse ist sehr ungünstig. Von 23 Fällen die Cords beobachtete, waren 12 erblindet und starben 6, während v. Szily von 8 Erblindeten berichtet (6 durch Gewehrschuß, je 1 durch Granatsplitter und Schrapnellkugel).

§ 422. Die erwähnten Schußverletzungen der Orbita, die ich nur in ihren Hauptfolgeerscheinungen kurz dargestellt habe, sind auch insofern wichtig als sie, soweit sie nicht durch Verletzung des Gehirns oder durch Sekundärinfektion zum Tode des Verletzten führen, sehr häufig durch die Knochenläsionen schwere und dauernde Entstellungen hervorrufen, die zu

Fig. 84 a und b.

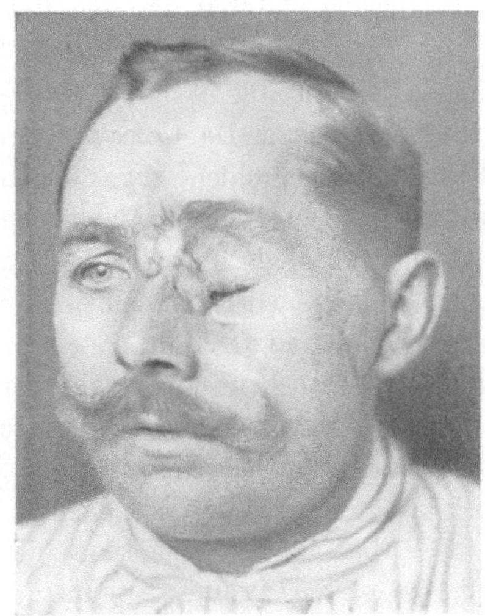 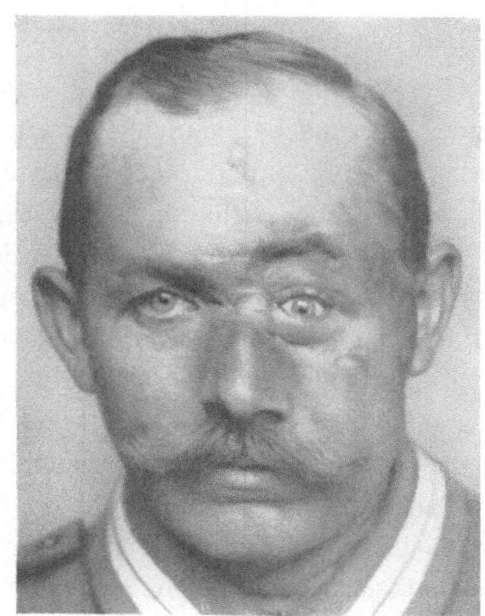

Fig. 85 a und b.

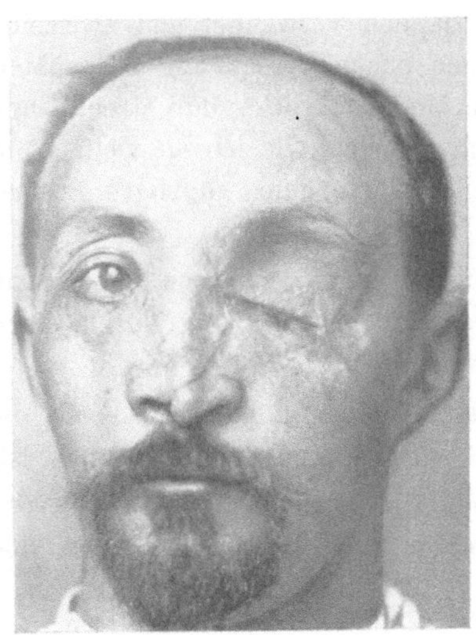 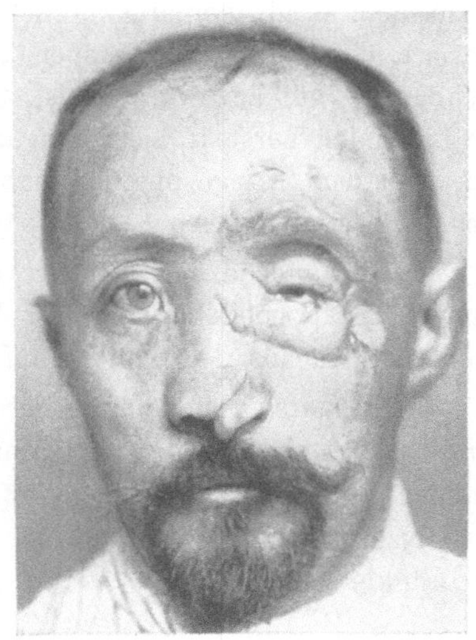

Schwere Knochenverletzungen der Orbita durch Schuß
vor und nach Unterfütterungsplastik.

beheben oder wenigstens zu bessern nicht selten die Aufgabe des Augenarztes ist.

Es kann nicht meine Aufgabe sein, hier auf all die in Anwendung gebrachten Methoden näher einzugehn. Nur in einigen Bemerkungen möchte ich auf die Hauptgesichtspunkte, die dabei in Betracht kommen können, hinweisen. Der letzte Krieg mit seinem überreichen Material hat uns hier als Lehrmeister gedient.

Die Voraussetzung für eine erfolgreiche Orbitalplastik nach Schußverletzung ist zunächst, daß alle entzündlichen Prozesse der Haut, des Cavum orbitae und besonders auch der benachbarten Nebenhöhlen abgeklungen sind. Handelt es sich um starke Zerstörungen, Defekte oder Verschiebung der Orbitalwände, dann ist die Erreichung eines kosmetisch befriedigenden Resultates oft sehr erschwert oder unmöglich. Eine plastische Mobilisierung und Hebung des in die Kieferhöhle eingekeilten unteren Orbitalrandes verspricht geringen Erfolg. Besser ist es wohl, mit Knochenspangen aus der Tibia oder Streifen aus der Fascia lata des Oberschenkels eine Unterlage für die Prothese oder den verlagerten Bulbus zu schaffen, wie dies z. B. von PERTHES bei Dislocatio bulbi (s. § 388) mit gutem Erfolg geschehen ist. Bei narbiger Einziehung der Lider in die Orbita und Verengerung des Bindehautsackes auf einem schmalen Spalt, der keiner Prothese Raum gestattet, wird man mit einer ausgiebigen Lösung der Narben und Unterfütterung mit Fett oder Einnähung fettgepolsterter Hautlappen aus der Wange für die Herstellung einer Tasche zur Aufnahme der Prothese sorgen können. Wenn man breit temporal gestielte Hautlappen verwendet und zweizeitig operiert, d. h. zuerst den Lappen an seinen neuen Ort annäht und später, nachdem er gut angewachsen ist, die Verbindungsbrücke durchtrennt und den Lidwinkel herstellt, kann man in solchen Fällen, wie ich sie vielfach im und nach dem Kriege operiert habe, oft noch ein ganz günstiges kosmetisches Resultat erzielen.

Ist das Unterlid ganz zerfetzt, oder in Narbengewebe verwandelt, dann kann eine Lappenbildung aus der Wangenhaut mit Stützung durch einen Knorpellappen aus dem Ohre empfehlenswert sein.

Bei größeren Defekten in der Nähe der Augenhöhle, bei denen die Herstellung einer Tasche zur Aufnahme des Glasauges nicht möglich ist, kommen Vorlegeaugen aus Glas, Metall oder Holz (nach LEVINSOHN) oder aus Glyzerin-Gelatine (WARNEKROS) in Frage, doch haben diese nur eine beschränkte Lebensdauer.

b) Steckschüsse der Orbita.

§ 423. Die Steckschüsse der Orbita bilden ein besonders wichtiges Kapitel der orbitalen Kriegschirurgie. Es handelt sich auch hier um ein sehr vielgestaltiges Krankheitsbild. Erstens kann die Größe und Gestalt des Geschoßteiles (Granatsplitter) sehr verschieden sein, zweitens der Weg, den das Projektil in die Orbita nahm und die lebendige Kraft mit der es in diese eindrang. Von diesen drei Umständen sind wieder die Zerstörungen abhängig, die in der Orbita gesetzt werden und die Infektionsgefahr, welche diesen Verwundungen eigen ist.

Es ist deshalb der Verlauf des Schußkanals und die Form und Lage des Fremdkörpers in bezug auf die Knochenwandungen und die orbitalen Gewebe durch die klinische Untersuchung festzustellen. Verdrängung des Bulbus, Beweglichkeitsstörungen, Schwellungen der Lider oderOrbitalränder,Funktionsstörungen, die auf Veränderung am Sehnerven oder an den hinteren Ziliargefäßen der sensiblen oder motorischen Nerven hindeuten oder auf intraokularen Verletzungen beruhen.

Wenn es sich, wie meist, um metallische Fremdkörper handelt, dann gibt die Röntgenaufnahme die beste Klarstellung, besonders wenn sie in mehreren Richtungen gemacht wurde oder sich der stereoskopischen oder anderer genauer Lokalisationsverfahren bedient. Ihr Hauptvorteil beruht darin, daß man über die Form und die Lage des Fremdkörpers zu seiner Umgebung genauer unterrichtet wird, ehe man noch die Frage ob und in welcher Weise man den Fremdkörper entfernen soll, entscheidet.

Fig. 86a und b.

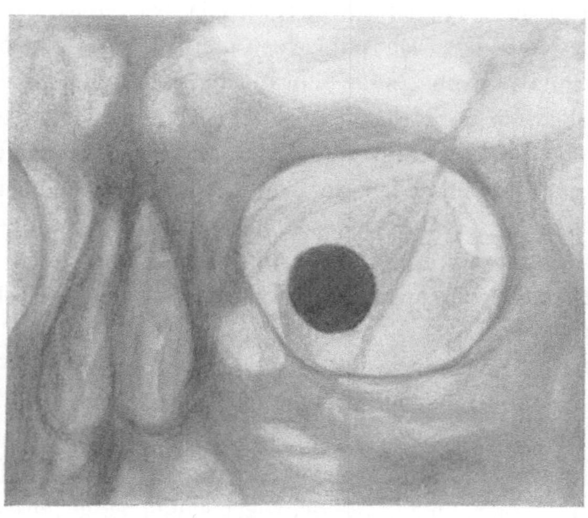

a Aufnahme von vorn.

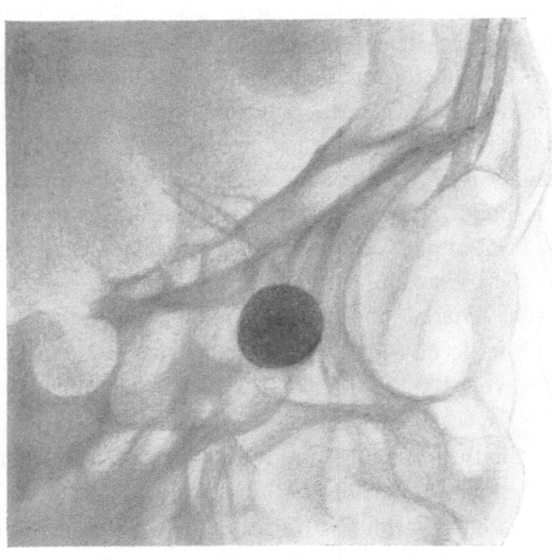

b Aufnahme von der Seite.

Schrapnellkugel in der Orbita.

Was für die anderen (oben besprochenen) metallischen Fremdkörper der Orbita (z. B. Messerklingen, Teile von Stöcken usw.) gilt, trifft auch für die Steckschüsse zu. Sie können in der Orbita einen Platz einnehmen, an dem sie keinerlei Störung veranlassen. Dies gilt sowohl für das Infanteriegeschoß, das sich mit seiner glatten Wand zwischen die Orbitalgebilde einschieben kann, als für Schrapnellkugeln und Granatsplitter. Nach Plocher (62) ist bei den Steckschüssen der Orbita die inverse Lage des Geschosses die Regel, was darauf hinweist, daß das Geschoß vorher aufgeschlagen, sich gedreht und dabei erheblich an seiner lebendigen Kraft eingebüßt hat. Infolge dieser Umstände können die Veränderungen am Bulbus fehlen oder gering sein. Können die Infanteriegeschosse im allgemeinen als aseptische Fremdkörper angesehen werden, so ist dies bei Schrapnellkugeln und Granatsplittern selten der Fall. Um diese bildet sich häufig ein zystenförmiger Hohlraum, dessen Inhalt aus aseptischem oder septischem Eiter besteht. Zackige Granatsplitter können Schmutz und Erde in die Wunde hineinreißen und erhebliche Zerstörungen an den Gebilden der Orbita veranlassen. Ihre unregelmäßigen Formen können sich fest im Orbitalgewebe verfangen und der Entfernung große Schwierigkeiten entgegensetzen. Sehr wichtig ist die Frage, ob der in die Orbita eindringende Fremdkörper vorher oder nachher Nachbarhöhlen der Nase oder die Schädelhöhle eröffnete, vielleicht ein Stück weit in diese eindrang. Auch diese wichtige Frage wird am besten durch eine genaue Röntgenuntersuchung geklärt.

Im günstigsten Falle kann ein Infanteriegeschoß in sagittaler Richtung sich am Bulbus vorbeischieben und bis auf Exophthalmus, Doppeltsehen und Beweglichkeitsstörung symptomlos einheilen. So erwähnt Blatt (72) einen Fall, wo ein russisches Infanteriegeschoß als Zufallsbefund durch Einschnitt in die Übergangsfalte entfernt wurde.

Neben großen Sprengstücken (ich erwähne nur einen Fall von Cords 86, bei dem eine 6,5 cm lange, 2,5 cm breite und 0,5 cm dicke Eisenplatte durch Unterlid und Wange in die Orbita eindrang und mit beträchtlicher Kraft entfernt wurde) war besonders an der Westfront das Eindringen kleiner Teile von Explosivgeschossen und Nahkampfmitteln in die Orbita häufig.

Nach dem Verlauf des Schußkanals lassen sich die Steckschüsse ebenso wie die Durchschüsse mit Cords (86) in 1. Orbitaeingangsschüsse, 2. Schläfenschüsse, 3. Kieferhöhlenschüsse, 4. Nasenschüsse mit oder ohne Beteiligung der zweiten Orbita, 5. Stirnhöhlen- oder Stirnhirnschüsse und 6. Gehirnschüsse (Eindringen vom Gehirn aus in die Orbita) einteilen. Nach den Mitteilungen scheint das Eindringen der Geschosse von vornher am häufigsten zu sein.

Selbstverständlich werden die Zerstörungen innerhalb der Orbita und in ihrer Umgebung die gleichen sein, wie sie bei den Durchschüssen in kurzem Überblick beschrieben wurden. Es genüge deshalb hier, diejenigen

Momente hervorzuheben, die durch das Steckenbleiben des Geschosses oder des Geschoßteiles bedingt werden.

Hier steht in klinischer Beziehung die Frage im Vordergrunde, ob das Geschoß durch seine Lage besondere Beschwerden und Gefahren verursacht, denen durch seine Beseitigung begegnet werden kann. Die Beantwortung dieser Frage wird nach den Verhältnissen des Einzelfalles verschieden ausfallen müssen. Es spielt dabei die seit der Verletzung verstrichene Zeit und der klinische Verlauf während derselben, die Größe und Lage des Fremdkörpers eine wichtige Rolle.

Die direkte Infektionsgefahr ist bei den Steckschüssen der Orbita nicht sehr groß, wenn nicht in die Wunde mit hineingerissener Schmutz oder Kleiderfetzen Bakterien einimpfen. Bei den Gesichtsschüssen ist dies relativ selten der Fall (abgesehen von Stücken der Gasmasken oder Kopfbedeckungen). Anders ist es, wenn durch den Schußkanal die Nasenhöhle oder eine ihrer Nebenhöhlen eröffnet wurden, von denen leicht sekundäre Infektion der Wundhöhle erfolgt. Es wird deshalb von PLOCHER (62) u. a. empfohlen,

Fig. 87a und b.

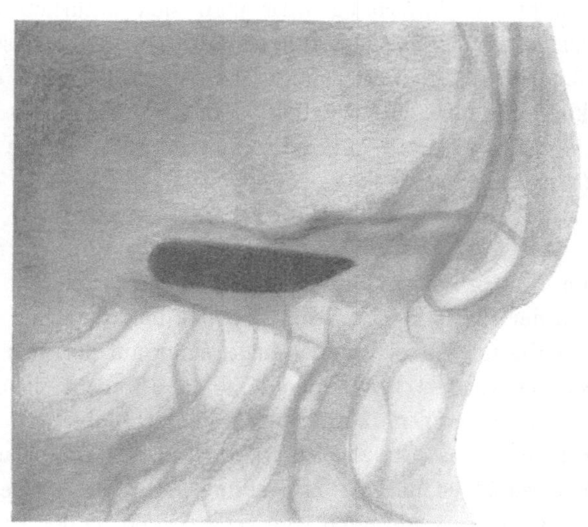

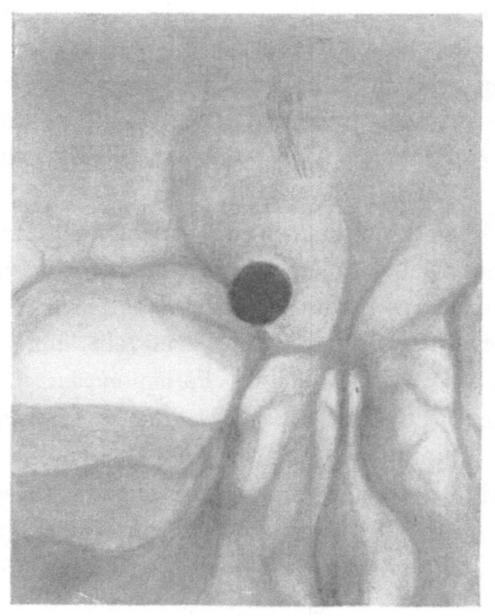

Steckschuß der Orbita (Infanteriegeschoß mit inverser Lage und verbogener Spitze).

orbitale Fremdkörper, die teilweise in den Nebenhöhlen stecken, ausnahms
los zu entfernen. Cords schränkt diese Bemerkung dahin ein, daß kleine
Granatsplitter in den Nebenhöhlen reaktionslos einheilen können. Bei der
operativen Entfernung wird man sich natürlich von der im Röntgenbilde
festgestellten Lage des Fremdkörpers leiten lassen. Durch endonasalen
Eingriff ist die Entfernung selten möglich, wenn es auch gelegentlich vorkommt, daß ein Geschoß spontan durch die Nase ausgestoßen wird
(v. Szily 52, Fall 46), oder aus der Nasenhöhle extrahiert werden kann
(Weber 71).

§ 424. Die genaue Lokalisation von Fremdkörpern der Orbita
im Röntgenbilde kann erhebliche Schwierigkeiten bereiten. Da der Bulbus
auf der Platte keinen Schatten wirft und in seiner hinteren Begrenzung nur
annäherungsweise aus der Lage einer auf die Hornhaut aufgesetzten Lokali-
sationsprothese bestimmen läßt, ist oft nicht sicher zu entscheiden, ob ein
metallischer Fremdkörper noch in der hinteren Bulbuswand steckt oder im
retrobulbären Gewebe liegt. Auch durch Doppelaufnahmen auf eine Platte
bei verschiedener Bulbusdrehung ist diese Frage nicht immer sicher zu
entscheiden, wenn auch eine genaue Analyse der Verschiebungen des Splitters
bei bitemporaler Aufnahme nach dem Blickwechselverfahren (von Köhler
1913 angegeben) oder am Durchleuchtungsapparat mit kleiner Blende (Duken,
Bergemann, Cords, Hammer) oft in exakter Weise möglich ist. Die Feststellung, ob ein Splitter noch in der Orbita oder außerhalb derselben, z. B.
in der Siebbein- oder Kieferhöhle liegt, ist nach Röntgendurchleuchtung und
Röntgenaufnahme nicht immer möglich, selbst wenn man die Frontalauf-
nahme zu Hilfe nimmt.

Es sind deshalb noch genauere Bestimmungsmethoden ausgearbeitet
worden. Bei der Verschiebungsmethode werden durch Aufnahme aus zwei
verschiedenen Richtungen zwei Schatten erzeugt, aus deren Entfernung sich
die Lage des Fremdkörpers ermitteln läßt. Es kann dabei entweder die
Röhre oder der Kopf des Patienten verschoben werden (Methoden nach
Fürstenau, Christen, Stumpf, Freund und Praetorius, Sweet, Holth und
Baer). Durch stereoskopische Aufnahmen und durch Betrachtung der Platten
mit Hilfe des Spiegelstereoskops kann ein Geschoß oder Geschoßsplitter in
der Augenhöhle in seiner Lage zur Knochenwand gut festgestellt werden.
Bei photogrammetrischer Ausmessung der stereoskopischen Aufnahmen (nach
Hasselwander 45, Trendelenburg 1916) kann eine sehr genaue Ortsbestimmung
erreicht werden. Endlich läßt sich auch das vor einigen Jahren von Com-
berc (1927) empfohlene Verfahren zur Röntgenlokalisation am Augapfel für
orbitale Fremdkörper verwenden. Es wird nach dieser Methode nach richtiger
Einstellung des Auges zur Platte und Röntgenröhre mit Zielmarken die Lage
des Fremdkörperschattens festgestellt und berechnet.

Die Lokalisation des Fremdkörpers aus Verletzungen der Weichteile der Orbita gibt oft keine sicheren Anhaltspunkte, da es schwierig sein kann zu entscheiden, ob Ausfallserscheinungen (z. B. Störungen der Motilität, Sensibilität oder der Sehschärfe) durch Zerreißungen, Quetschungen oder Blutungen verursacht werden. Nicht selten bilden sich diese Ausfallserscheinungen im weiteren Verlaufe zurück, können aber auch durch Narbenbildung eine Zunahme erfahren.

§ 425. Für die Frage, ob man den orbitalen Fremdkörper entfernen soll oder nicht, spielt der Zeitraum, der seit der Verwundung verstrichen ist, eine entscheidende Rolle. Man kann eine primäre, eine intermediäre und eine Spätentfernung der Geschosse aus der Orbita unterscheiden. Die primäre Entfernung geschieht bei der ersten Wundversorgung, die Spätentfernung nur, wenn das Geschoß Symptome funktioneller, sensibler oder anderer Art hervorruft. Eine intermediäre Entfernung orbitaler Splitter ist nach UHTHOFF (65) zu widerraten. Bei Eiterung und Fistelbildung, die das Allgemeinbefinden nicht beeinflussen, soll man warten, bis sich eine feste Wand um den Splitter und den Fistelgang gebildet hat, da ein eingeheiltes Geschoß nicht als steril anzusehen ist und bei seiner Entfernung eine ruhende Infektion wieder aufflammen kann. Es ist deshalb vor dem Eingriff nochmals Tetanusserum einzuspritzen. Ganz besondere Vorsicht ist naturgemäß notwendig, wenn das Geschoß in das Gehirn ragt, da dann eine Spätmeningitis zu befürchten ist.

Es ist mithin, wenn irgend möglich, die Entfernung des Fremdkörpers möglichst bald nach der Verletzung vorzunehmen, weil sie dann am leichtesten durchzuführen ist. Bei frischen Fällen kann man versuchen, den Fremdkörper durch den Schußkanal zu entfernen, wie von WAGENMANN (96), UHTHOFF (65) und CORDS (86) besonders empfohlen wurde. Dazu muß der Schußkanal oft an der Einschußstelle erweitert werden. Sind erst 48 Stunden seit der Verwundung vergangen, dann braucht man sich nicht zu scheuen, mit einem Instrument sondierend in den Schußkanal einzugehen, um das Geschoß zu fassen. Aus dem Röntgenbilde, das Form und Lage des Projektils erkennen läßt, sieht man, welches Instrument hierzu am geeignetsten ist, etwa eine KOCHERsche Klemme oder eine feine Kornzange, die sich an ihrem Ende schnabelförmig öffnet, wie sie die Rhinologen benutzen. Bei nichtmagnetischen Geschossen und Geschoßteilen (französisches und russisches Infanteriegeschoß, Schrappnellkugeln, Teilen von Granatführungsringen und Granatzündern usw.) ist diese Art der Entfernung die einzig mögliche. Bei Geschossen, die aus Eisen bestehen (deutsches und englisches Infanteriegeschoß, Granatsplitter, Splittern von Minen, Bomben, Handgranaten) ist die magnetische Sonde anzuwenden, die 1906 von KREUZBERG und HIRSCHBERG empfohlen wurde. Diese Sonde, von denen man verschiedene zum Gebrauch vorrätig hält, soll möglichst so dick sein, daß sie den Schußkanal eben ausfüllt und so kurz, daß sie eben bis an den Splitter reicht. Ob man mit einem kräftigen Handmagneten (Tragkraft 15 kg) auskommt oder einen Riesenmagneten anwenden muß, hängt von der Größe, Form und Lage des Splitters bzw. von den Gewebswiderständen ab, die dieser der Ausziehung entgegensetzt. Mit Hilfe der Röntgendurchleuchtung kann man feststellen, ob es gelingt, die Sonde an den Splitter heranzuführen und dann unter Kontrolle des Bildes auf dem Röntgenschirm die Ausziehung vornehmen. Folgt der Splitter nicht der Magnetsonde, so sucht man ihn in seinem Bett zu lockern, indem man den Strom aus- und einschaltet und die Sonde seitlich bewegt. Das Zurückziehen muß ganz langsam erfolgen, damit der Gewebswiderstand allmählich überwunden wird. Bei fest eingekeilten Splittern reicht die Zugkraft des Magneten nicht aus, und man muß ihn mit einer Zange zu fassen suchen oder von einer anderen Stelle der Orbita aus einen geeigneten Zugang zum Bett des Fremdkörpers zu gewinnen suchen. Cords (86) empfiehlt hierzu einen Schnitt durch die Braue der nasenwärts bogenförmig bis zur Tränensackgegend, lateral am äußeren Orbitalrande entlang bis auf das Periost geführt wird. In gleicher Weise habe ich eine große Anzahl von Geschossen oder Geschoßteilen aus der Orbita entfernt. Ich glaube sogar, daß diese Entfernung des Fremdkörpers per orbitotomiam der Entfernung durch den Schußkanal in allen Fällen vorzuziehen ist, wo der Fremdkörper eine größere Ausdehnung und unregelmäßige Form besitzt (z. B. bei Granatsplittern) und wo er, wie die Röntgenaufnahme zeigt, nahe am Knochen sitzt. Der Vorteil liegt einmal darin, daß man durch den mit Gewebsfetzen, Blutgerinnseln usw. belegten Schußkanal nicht durchzugehen braucht, daß man zweitens das Bett des Fremdkörpers besser übersehen und den Splitter besser fassen kann und endlich, daß man ihn durch eine Öffnung entfernt, die so gewählt ist, daß der Splitter beim Herausziehen möglichst geringe Zerreißungen an wichtigen Gebilden der Orbita bewirkt.

Ich kann auf Grund meiner Erfahrungen im Weltkriege dieses Vorgehen sehr empfehlen und glaube, daß die Orbitotomie, die sich bei der Eröffnung von Eiterherden (subperiostalen Abszessen, Phlegmonen) und der Entfernung von Orbitalgeschwülsten so gut bewährt hat, auch bei der Entfernung von Geschossen sich sehr nützlich erweist. Ganz besonders kommt diese Methode bei der Spätoperation in Betracht, wo sie auch von Cords (86) empfohlen wird. Bei fest eingekeilten Splittern ist es besonders wichtig, den Knochen weit genug freizulegen, und den Splitter eventuell mit Hammer und Meisel aus der knöchernen Umgebung zu lösen. Liegt der Fremdkörper im retrobulbären Gewebe, dann kann auch die temporäre Resektion der temporalen Orbitalwand nach Kroenlein nützlich sein (Fälle von Nordentoft 97). Diese Spätentfernung pflegt auch wesentlich schwieriger zu sein als die primäre und sollte deshalb nur versucht werden, wenn besondere Umstände, wie entzündliche Erscheinungen, Beweglichkeitsstörungen oder Schmerzen vorliegen. So entfernte z. B. KIJOSU (94) einen Granatsplitter nach 9 Jahren, in dessen Umgebung eine Eiterung bestand. LIJO PAVIA (95) bescheibt einen Fall, wo ein tief in die Orbita eingedrungenes in zwei Teile gebrochenes Geschoß so fest mit den Muskeln und dem Optikus verwachsen war, daß es auch nach der KROENLEINschen Operation nicht entfernt werden konnte.

c) Veränderungen der Weichteile der Orbita bei den Kriegsschußverletzungen.

§ 426. Es wurde oben schon darauf hingewiesen, daß die Veränderungen an den Weichteilen der Orbita je nach der Rasanz, Form und Größe und der Lage des Schußkanals außerordentlich verschieden sein können. Neben der direkten Zerstörung kommt die Explosivwirkung der modernen Infanteriegeschosse, die besonders von ADAM (32) untersucht worden ist, in Betracht. Sie kann am Bulbus zur Ruptur der Aderhaut und Netzhaut mit nachfolgender Strangbildung, zu Netzhautablösung, Irisabreißung, Pupillenlähmung, Luxation und Trübung der Linse aber auch zur vollständigen Zerfetzung und Ausreißung des Augapfels führen. Die Behandlung wird sich selbstverständlich nach der Art der Verletzung zu richten haben. Bei Zerfetzung des Bulbus ist die gründliche Entfernung aller Reste der Bulbushüllen schon wegen der Möglichkeit sympathisierender Entzündung, die von zurückgebliebenen Teilen der Uvea ausgehen kann, erforderlich.

§ 427. Die Veränderungen des Sehnerven bieten ebenfalls ein sehr verschiedenartiges Bild. Bei partieller Zerreißung oder Quetschung wurden sektorenförmige Ausfälle oder zentrale Skotome beobachtet. Eine auffallende Besserung und partielle Wiederkehr des völlig geschwundenen Sehvermögens ist mehrfach beschrieben, besonders wenn es gelang, das Projektil aus der Orbita zu entfernen. (ZIMMERMANN 24, LAUBER 77, BIRCH-HIRSCHFELD u. a.)

Hier ist auch darauf hinzuweisen, daß es bei Schädelschüssen nicht selten durch Fortsetzung der Frakturlinie zum Orbitaldach und zum Canalis opticus zur Splitterung des Orbitaldaches, zu Blutungen der Periorbita und der obersten Schichten des Orbitalfettes, besonders aber zur Scheidenblutung des Optikus kommt. GLAUNING (79) fand diese unter 45 Fällen 44 mal und zwar immer doppelseitig. Die Schwellung war am stärksten am bulbären Ende des Optikus, wo gegen den Augapfel eine deutliche Schnürfurche bestand. In den meisten Fällen gehörten die Blutungen dem oberen Teil des Optikus an und es waren Druckmarken nachzuweisen, die bis zwischen die peripheren Sehnervenfaserbündel reichen können. Dagegen waren Sprünge durch den knöchernen Canalis opticus nur selten nachzuweisen. Es liegt

auf der Hand, daß gleichartige Veränderungen des Optikus, wie sie GLAU-
NING (79), V. SZILY (52) u. a. aus dem Weltkriege, BERLIN und HÖLDER (4),
V. BERGMANN (3), LIEBRECHT (27) u. a. schon früher beschrieben haben, auch
bei den direkten Schußverletzungen der Orbita, den Durchschüssen und
Steckschüssen vorkommen, nur daß bei diesen die orbitalen Zerstörungen
weit größer zu sein pflegen und das klinische Bild beherrschen. Daß
Scheidenblutungen auch ohne Basisbruch, sogar ohne basale Blutung vorkommen, wird von CORDS (86) hervorgehoben, der es als zweifelhaft bezeichnet, ob sie durch einen Riß der Optikusscheide in den Sehnerven gelangten oder aus den Zentralgefäßen oder den feinen Gefäßen der Scheide
stammten, wie HEWETT behauptete. Klinisch braucht die Sehnervenscheiden-
blutung keine Symptome hervorzurufen, kann aber auch das Bild der
Stauungspapille entstehen lassen, das sich 1—2 Tage nach der Verletzung
entwickelt, um später zu schwinden. Trifft ein stumpfes Geschoß den
Optikus dicht hinter dem Bulbus, dann kann es zur vollständigen oder unvollständigen Evulsio Nervi optici kommen (derartige Fälle aus dem letzten
Kriege wurden von UHTHOFF (65), BIELSCHOWSKY (85) und v. SZILY (52) (Fall 43)
mitgeteilt.

Eine vollständige Luxation des Bulbus vor die Lidspalte nach Schußverletzung durch ein Infanteriegeschoß wurde (nach CORDS 86) von HÖNIG
beschrieben. Hier waren die Augenmuskeln zerrissen und der Bulbus hing
am Sehnerven, während in einem Falle von GILBERT (58) der Sehnerv durchtrennt war und eine starke Orbitalblutung bestand.

§ 428. Verletzungen der Augenmuskeln gehören bei den Schußverletzungen der Orbita zu den häufigen Erscheinungen. Es kann zu partieller oder vollständiger Zerreißung einzelner Muskeln kommen. Im Einzelfalle
ist es, wie BIELSCHOWSKY (85) betont, schwer oder unmöglich, aus den Symptomen die ihr zugrunde liegenden anatomischen Veränderungen abzuleiten.
Meist geht ein Teil der Ausfallserscheinungen allmählich zurück und erweist
sich dadurch als Folge von Blutungen, Ödem oder Quetschung. Bleibende
Bewegungsstörungen können durch Zerreißung der Muskeln oder motorischer
Nerven aber auch durch Narbenbildung veranlaßt sein. Bei Zertrümmerung
der Orbitalwandungen, wie sie bei orbitalen Schußverletzungen häufig vorkommen, kann auch die relative Erweiterung des Orbitalraumes als Haupt-
ursache für einen Enophthalmus traumaticus mit Bewegungsstörungen in
Betracht kommen, ebenso wie Zerreißung der Haftbänder, Schwund des
Orbitalgewebes und Narbenfixation. Wesentlich seltner sind während des
letzten Krieges nach Schußverletzungen der Orbita isolierte Lähmungen
bestimmter Nerven beobachtet worden (z. B. Abducensparese von
v. SZILY (52), NOHER (69), BIELSCHOWSKY (85), isolierte Lähmung des Okulo-
motoriusstammes, zwei Fälle BIELSCHOWSKYS (85), CORDS (86), der äußeren

Okulomotoriusäste, drei Fälle Bielschowskys, seiner inneren Äste, Granatsplitterverletzung, Facialislähmung, v. Szily (52).

Gelegentlich kann ein Fremdkörper durch Druck auf einen sensiblen Nerven heftige Schmerzen hervorrufen und dadurch die Entfernung nötig machen (Fälle von Blatt 72, Emanuel 74). Durch Läsion des Ganglion ciliare kann ein kleiner Granatsplitter, wie ein Fall Gilberts (58) erweist, zur Keratitis neuroparalytica und Verlust des Auges führen.

§ 429. Daß bei Durchschüssen und Steckschüssen der Orbita Blutungen nicht selten vorkommen, liegt auf der Hand. Bei weitem Schußkanal oder Kommunikation mit einer Nebenhöhle führt auch ein stärkerer Bluterguß nicht zum Exophthalmus, während schon eine geringe Blutung in das retrobulbäre Gewebe den Augapfel hervordrängt. Dabei kommt es entweder nach Stunden oder Tagen zur Ecchymose der Bindehaut. Während eine geringe Blutung die Funktion des Auges und das ophthalmoskopische Bild und ebenso die Beweglichkeit des Bulbus intakt lassen kann, führen größere Blutergüsse zum Auftreten von Doppelbildern und Sehstörungen. Mit Resorption der Blutung können sich diese zurückbilden.

Eine Sonderstellung nimmt die »pralle Durchblutung der Orbita« ein, die von Cords (73) beschrieben wurde. Bei ihr ist der Exophthalmus so erheblich (1 cm und mehr), daß man geradezu von einer Luxation des Bulbus sprechen kann. Der Augapfel steht völlig starr in seiner Höhle, die Hornhaut ist geradeaus gerichtet, die Beweglichkeit aufgehoben und eine Reposition nicht möglich. Die Bindehaut umgibt als dicker blauroter Wall die in hohem Maße der Eintrocknung ausgesetzte Hornhaut, welche von den Lidern gedeckt wird. Die Blutung stammt nach Cords Ansicht meist aus der Arteria ophthalmica. Der Bulbus ist meist verloren.

Während bei geringen Blutungen ein abwartendes Verhalten angezeigt ist, kann man, wie ein von Erkes (67) mitgeteilter Fall erweist, nach operativer Freilegung der Periorbita die flüssigen und geronnenen Blutmassen entfernen und mit Kochsalzlösung nachspülen. In dem Falle von Erkes, wo es sich um einen Durchschuß vom rechten Jochbogen nach der linken Parotis handelte, bestand bei praller Durchblutung der Orbita Pupillenstarre und Amaurose. Sofort nach der Entfernung des Blutes kehrte gute Sehschärfe und gute Beweglichkeit zurück.

Selbstverständlich kann es bei Schußverletzungen der Orbita zur Entstehung eines Emphysema orbitae, eines traumatischen Enophthalmus, eines pulsierenden Exophthalmus oder, infolge von primärer oder sekundärer Infektion, zur Orbitalphlegmone oder zum periostalen Abszesse kommen.

Ich brauche an dieser Stelle auf diese Komplikationen nicht näher einzugehen, da sie bereits an anderen Stellen dieses Kapitels eingehend besprochen worden sind.

____

Literatur.

Schußverletzungen der Orbita.

1879.   1. Oettingen, Die indirekte Läsion des Auges bei Schußverletzungen der Orbitalgegend. Stuttgart. Verlag Enke.

2. Reich, Die Verletzung des Sehorgans bei Schußwunden des Kopfes. Militärmed. Journal. Sept.-Okt. Zentralbl. f. pr. Augenheilk. S. 42.

1880.   3. v. Bergmann, Die Lehre von den Kopfverletzungen. Stuttgart. Verlag Enke.

4. Berlin, Krankheiten der Orbita. Dieses Handbuch. 1. Aufl. VI. S. 507.

5. v. Hasner, Über retrobulbäre Schußverletzungen beider Augenhöhlen. Prager med. Wochenschr. Nr. 46. S. 453.

1881.   6. Goldzieher, Chorioiditis plastica nach Schußverletzungen. Ber. d. 13. Vers. d. Ophth. Ges. zu Heidelberg.

1882.   7. Mandelstamm, Verletzung beider Augen durch eine Pistolenkugel. Zentralbl. f. prakt. Augenheilk. S. 9.

1883.   8. Emrys-Jones, Penetrating wound of the orbit. Lancet. I. p. 11.

1884.   9. Karafiath, Merkwürdige Erblindung infolge von Schußverletzung. Szemészet. III. Ref. Zentralbl. f. prakt. Augenheilk. S. 423.

1886.   10. Bernard, Plaies pénétrantes avec corps étrangers de l'orbite par armes à feu de petit calibre. Thèse the Paris.

1888.   11. Köhler, Zur Kasuistik der Verletzungen des Sehnerven innerhalb der Orbita. Berl. klin. Wochenschr. S. 482.

1890.   12. Kern, Kriegschirurgie des Sehorgans. Dtsch. militärärztl. Zeitschr. XIV.

1891.   13. Hirschberg, Das Auge und der Revolver. Berl. klin. Wochenschr. Nr. 38. S. 933.

1893.   14. Valude, Cécité double absolue à la suite d'un coup de feu. Gaz. des hôp. 14. Juillet.

1895.   15. Gottberg, Blindgeschossen beim Selbstmordversuch. Arch. f. Augenheilk. XXX. 193.

1898.   16. Steindorff, Die isolierten direkten Verletzungen des Sehnerven innerhalb der Augenhöhle. Diss. Halle.

1899.   17. Haberkamp, Doppelseitige Erblindung durch Teschingschuß. Arch. f. Augenheilk. XXXVIII. S. 205.

1902.   18. Laqueur, Ein Fall von doppelseitiger Erblindung durch Schläfenschuß. Arch. f. Augenheilk. XLIV. 263.

19. Nicolai, Über Schläfenschüsse mit Beteiligung des Sehorgans. Arch. f. Augenheilk. XLIV. S. 268.

1903.   20. Steindorff, Ein Fall von Schußverletzung beider Augen. Zentralbl. f. prakt. Augenheilk. Sept. S. 267.

1904.   21. Günzler, Über direkte Verletzung des Optikus durch Querschüsse der Orbita. Diss. Tübingen 1904.

1905.   22. Pollack, Beitrag zu den Verletzungen des Sehorgans durch Schläfenschüsse. Wien. med. Wochenschr. Nr. 36.

1907.   23. Ulrich, Zwei interessante Schußverletzungen der Orbita. Arch. f. Augenheilk. LVIII. S. 12.

24. Zimmermann, Schußverletzung der Orbita. Klin. Monatsbl. f. Augenheilk. XLV. S. 195.

1908.   25. Nerolina, Ein Fall von Schußverletzung der Orbita. Westnik. Opht. Okt.

26. Williams, Bullet wounds of the orbit and its surrounding parts. The ophth. rec. XVII. Juni. S. 271.

1909.   27. Liebrecht, Ein Fall von Sehnervenausreißung aus dem Auge bei Schläfenschuß mit anatomischem Befunde. Klin. Monatsbl. f. Augenheilk. XLVII. S. 273.

28. Rollet, L'oeil et le revolver. Rev. gén. p. 1.

1910.   29. Péchin, Verletzung der Orbita durch einen Revolverschuß. Soc. d'Opht. Paris. 6. 12.

1910. 30. Steiner, Ringförmige Trübung der vorderen Linsenfläche nach Schußverletzung der Orbita. Klin. Monatsbl. f. Augenheilk. S. 60.

31. Wagenmann, Die Verletzungen des Auges. Dieses Handbuch. IX. 2. Aufl. 1910—1913.

1911. 32. Adam, Mechanik und Wirkung der orbitalen Querschußverletzungen. Zeitschr. f. Augenheilk. XXVI. S. 1 und S. 129.

33. Fleischer, Beitrag zur Wirkung der orbitalen Querschußverletzungen. Arch. f. Augenheilk. LXX. S. 237.

34. Jess, Infektion einer Schrotschußverletzung der Orbita mit Tetanusbazillen ohne Ausbruch des Tetanus. Arch. f. Augenheilk. LXX. S. 42.

35. Newolina, Schrotschuß durch die Orbita. Beitr. z. Augenheilk. Heft 70.

36. Rollet, Balle dans l'orbite extraite par orbitotomie externe curviligne. Rev. gén. Opht. p. 575.

1913. 37. de Lapersonne et Velter, Traumatisme de l'orbite et du crâne par balle de revolver. Arch. d'Opht.. XXXIII. S. 193.

38. Rubritius, Extraktion von Projektilen aus dem retrobulbären Raume. Dtsch. med. Wochenschr. Nr. 13. S. 632.

1914. 39. Axenfeld, Kriegsophthalmologische und organisatorische Erfahrungen. Dtsch. med. Wochenschr. Sept.

40. Cramer, Völlige Ausräumung des Augapfels mit allen Muskeln durch Querschuß. Münch. med. Wochenschr. S. 465.

1915. 41. Cords, Prognose und Therapie der Stirnhirnorbitaschüsse. Zeitschr. f. Augenheilk. XXXIV. S. 133.

42. Duken, Über Fremdkörperbestimmungen mit besonderer Berücksichtigung der Augenverletzungen. Münch. med. Wochenschr. Heft 33.

43. Elschnig, Kriegsverletzungen des Auges. Med. Klinik. XI. S. 553.

44. Fleischer, Über die bisher beobachteten Kriegsverletzungen der Augen. Münch. med. Wochenschr, S. 823.

45. Hasselwander, Fortschritt auf dem Gebiete der Röntgenstrahlen. XXIV. S. 345.

46. Igersheimer, Über operative Veränderungen bei Kriegsverletzungen des Auges. Klin. Monatsbl. f. Augenheilk. LIV. S. 585.

47. Lapersonne, Blessures de guerre orbito-oculaires. Arch. d'Opht. LIV. S. 483.

48. v. Liebermann, Zur Röntgenlokalisation von Fremdkörpern besonders im Auge und in der Orbita, nebst Bemerkungen über Kriegsverletzungen des Auges durch Fremdkörper. Münch. med. Wochenschr. Nr. 62. S. 1413.

49. Loewenstein, Augenärztliche Beobachtungen aus der Vorderreihe der Feldsanitätsanstalten. Prager med. Wochenschr. Nr. 40. S. 1.

50. Salzer, Über Schußverletzungen der Augengegend. Münch. med. Wochenschr. S. 62.

51. Salzer, Zur Lokalisation von Fremdkörpern in Auge und Orbita mit Röntgenstrahlen. Münch. med. Wochenschr. Heft 50.

52. Szily, A. von, Atlas der Kriegsaugenheilkunde. 1915—1918. Stuttgart, Enke.

53. Terrien et Ledoux-Lebard, L'extraction des corps étrangers intraorbitaires sons le controle intermittent de l'écran. Arch. d'Opht. XXXV. S. 35.

54. Wessely, Augenärztliche Erfahrungen im Felde. Würzburger Abhandlungen.

1916. 55. Augstein, Herb., Doppelseitiger pulsierender Exophthalmus als Kriegsverletzung. Klin. Monatsbl. f. Augenheilk. LVI. S. 484.

56. Cords, Zur Therapie orbitaler Fremdkörper im Stellungskriege. Zeitschr. f. Augenheilk. XXXV. S. 26.

57. Cords, Todesursachen bei Kriegsverletzungen der Orbita und ihre Bekämpfung. Dtsch. Ophth. Ges.

58. Gilbert, Über Schläfen- und Stirnhirnorbitalschüsse. Arch. f. Augenheilk. LXXX. S. 236.

59. Gutmann, Augen- und Augenhöhlenbeteiligung bei den Kriegsverletzungen der Kiefer. Kriegsverletzungen der Kiefer, herausgegeben von Misch.

1916. 60. Harris, A case of a bullet in the sphenoidal sinus; removal through the left nostril. Lancet. 1816.

61. Krückmann, Über gleichzeitige Verwundungen der Augen- und Kieferhöhlen. Kriegstagung der Ungar. Ophth. Ges.

62. Plocher, Über orbitale Steckschüsse, ihre Symptomatologie, Prognose und Therapie. Klin. Monatsbl. f. Augenheilk. LVI. S. 27.

63. Rados, Ein Fall von hochgradigem Enophthalmus traumaticus. Med. Klinik. S. 2245.

64. Stock, Kriegsverletzungen des Auges. Münch. med. Wochenschr. Heft 16.

65. Uhthoff, Kriegsophthalmologische Erfahrungen und Betrachtungen. Berl. Klin. Wochenschr. LIII. S. 7.

1917. 66. Caillaud, Un cas d'exophthalmie pulsatile double par blessure de guerre. Arch. d'Opht. Dec.

67. Erkes, Zur Therapie der retrobulbären Schußverletzungen der Orbita. Münch. med. Wochenschr. LXIV, 45. S. 1473.

68. Klauber, Die Augenverletzungen im Kriege. Klin. Monatsbl. f. Augenheilk. LVIII. S. 467.

69. Noher, Über Motilitätsstörungen des Auges bei Kriegsteilnehmern. Diss. Breslau.

70. Pulfer, Über eine Orbitalschußverletzung mit Ausfallserscheinungen des Geruchs- und Geschmacksnerven sowie einzelner Quintusäste. Diss. München.

71. Weber, Heinr., Beiträge zur Kenntnis der orbitalen Steckschüsse. Diss. Heidelberg.

1918. 72. Blatt, Beiträge zur genauen Lokalisierung der orbitalen Steckschüsse durch Klinische Symptome. Wien. klin. Wochenschr. Nr. 2. S. 61.

73. Cords, Die pralle Durchblutung der Orbita. Klin. Monatsbl. f. Augenheilk. LX. S. 759.

74. Emanuel, Augenärztliche Erfahrungen in Feldlazaretten. Klin. Monatsbl. f. Augenheilk. LX. S. 777.

75. Grashey, Über Steckschußbehandlung. Münch. med. Wochenschr. LXV. S. 258.

76. Janssen, Die Indikation für die Entfernung von Kriegsgeschossen, ihre Lokalisation und Bemerkungen zur operativen Technik. Bruns' Beitr. z. klin. Chir. Nr. 112. S. 125.

77. Lauber, Die Schußverletzungen der Augenhöhle. Klin. Monatsbl. f. Augenheilk. LXI. S. 66.

78. Pichler, Beobachtungen über traumatischen Enophthalmus in drei Kriegsjahren. Arch. f. Ophth. XCV. S. 545.

1919. 79. Glauning, Über Veränderungen in der Augenhöhle und an den retrobulbären Teilen des Auges bei Kopfschüssen. Klin. Monatsbl. f. Augenheilk. LXII. S. 68.

80. Spalding, Revolver bullet injury of both orbits with many eye symptoms. Arch. of Ophth. XLVIII. S. 317.

1920. 81. Adam, Ein weiterer Beitrag zur Mechanik der orbitalen Querschußverletzungen. Ber. d. dtsch. Ophth. Ges. XLII. S. 262.

82. Colombo, Di alcuni traumatismi degli annessi oculari e del loro trattamento. Arch. ital. di chirurg. II. S. 310.

83. de Schweinitz, Pathologic histology of a concussioned eye following gunshot wound of orbit. Transact. of the Americ. Ophth. soc. 56. maet. XVIII.

1921. 84. Jocqs, Contribution a l'étude du mécanisme des lesions du fond de l'oeil par projectiles intraorbitaires. Clin. ophth. X. S. 603.

1922. 85. Bielschowsky, Störungen im Augenbewegungsapparat als Kriegsschäden. Handb. d. ärztlichen Erfahrungen im Weltkriege 1914—1918. S. 335.

86. Cords, Über orbitale Durchschüsse und Steckschüsse. Handb. d. ärztlichen Erfahrungen im Weltkriege 1914—1918. V. S. 405.

87. Engelbrecht, Röntgenverfahren in der Augenheilkunde. Handb. d. ärztlichen Erfahrungen im Weltkriege 1914—1918. IX. S. 331.

1923. 88. Elschnig, Stirnhirnabszess orbital operiert. Dtsch. ophth. Ges. tschechoslow. Sitzung. 9. Dez.

1923. 89. **Fenton**, Results after orbital and ocular battle injuries. Milit. surgeon. LII. S. 193.

90. **Kuhnt**, Extraktion eines Geschosses aus der mittleren retrobulbären Orbita. Zeitschr. f. Augenheilk. L. S. 103.

91. **Morgan**, Gunshot wound of orbit, operation, recovery. Americ. journ. of ophth. VI. S. 129.

92. **Wallace and Humphrey Neame**, Retinitis proliferans after gunshot wound of orbit. Transact. of the ophth. soc. of the Kingdom. XLIII. S. 296.

93. **Würdemann**, Divulsion of optic nerve due to projectiles passing trough the orbit behind the globe. Americ. journ. of Ophth. VI. S. 842.

1924. 94. **Kijosu**, Spätextraktion eines Granatsplitters aus der Orbita mit magnetischer Sonde. Klin. Monatsbl. f. Augenheilk. LXXIII. S. 433.

95. **Lijo Pavia**, Prognose bei Nichtentfernbarkeit von Projektilen in der Augenhöhle. Pressa med. argent. Jg. 10. Nr. 35. S. 901.

96. **Wagenmann**, Verletzungen des Auges. Dieses Handbuch. 3. Aufl. III. S. 1895. Springer.

1925. 97. **Nordentoft**, Un cas de vulnus sclopetarium orbitae. Acta radiol. III. S. 528.

98. **Raffo**, Über einen Fall von pulsierendem Exophthalmus durch Schußverletzung. Rev. de la soc. argentina de oft. Jg. 1. No. 3. p. 83.

1926. 99. **Goalwin**, The roentgenography of the orbit and petronspyramid. and its clinical value. Journ. of ophth., otol. and laryng. XXX. S. 7.

100. **Kromfeld**, Schußverletzung des Ganglion Gasseri. Zeitschr. f. Augenheilk. LVIII. S. 449.

101. **Strelinger**, Geschoß in der unteren Orbitalwand. Orsovi Hetilap. Jg. 70. S. 191.

1927. 102. **Bigoni**, La caso di esoftalmo pulsante bilaterale. Policlinico Jg. 34. Heft 3. S. 142. Ref. Zentralbl. f. d. ges. Ophth. S. 514.

103. **Coppez**, Localisation de corps étrangers intra-orbitaires. Journ. belge de radiol. XVI. p. 553.

104. **Donovan**, Technik der Radiographie der Orbita. Arch. de oft. de Buenos Aires. III. No. 2. p. 79. Ref. Zentralbl. f. d. ges. Ophth. XX. S. 24.

Schlußbemerkungen.

Überblicke ich beim Abschluß dieses Kapitels der Orbitalerkrankungen das gesamte umfangreiche Werk, so muß ich zu meinem Bedauern feststellen, daß es an Einheitlichkeit der Behandlung und an Vollständigkeit manches zu wünschen übrig läßt. Als ich vor etwa 25 Jahren die Bearbeitung begann, versuchte ich zunächst durch eigene experimentelle Untersuchungen und durch Verwertung des großen Materials der Leipziger Augenklinik über das Hauptsymptom aller Orbitalerkrankungen, die Änderung der Bulbusstellung ins klare zu kommen. So entstand der erste große Abschnitt über die Lageveränderungen des Augapfels (erschienen 1907). Wenn diesem Abschnitt im Interesse eines vollständigen Überblicks die Behandlung des traumatischen Enophthalmus, der Luxatio und Avulsio bulbi eingefügt wurde, so ergab sich daraus für die Disposition der späteren Teile der Bearbeitung der Mißstand, daß auf diese Krankheitsbilder im letzten vorliegenden Abschnitte zurückgegriffen werden mußte, da sie naturgemäß auch zu den Verletzungen der Orbita gehören. Durch diese eine klare Disposition störende Tatsache ergab sich andererseits die Möglichkeit, manches nachzuholen und zu ergänzen, was in der langen Zwischenzeit beobachtet und mitgeteilt worden war.

Die Erkrankungen der Orbita bilden ein Kapitel, das außerordentlich reich ist an einer weitverstreuten kasuistischen Literatur, aber relativ arm an einheitlichen großen zusammenfassenden Ideen. Es läßt sich deshalb ein gewisser provisorischer Charakter bei seiner Darstellung für ein ausführliches Handbuch nicht vermeiden. Der Bearbeiter muß zunächst Stoff sammeln und ihn nach bestimmten Gesichtspunkten zu ordnen versuchen. Ich habe das in den ersten großen Abschnitten mit möglichster Vollständigkeit und Genauigkeit getan und meine eigenen Erfahrungen und Beobachtungen eingehend berücksichtigt. Das Erscheinen der ausführlichen Bearbeitung der Augenverletzungen von WAGENMANN und des pulsierenden Exophthalmus von C. H. SATTLER in diesem Handbuche, nicht weniger das außerordentliche Anwachsen der kasuistischen Mitteilungen machten es jedoch unmöglich bzw. überflüssig, die im Anfang meiner Bearbeitung durchgeführte Ausführlichkeit bis zum Schlusse fortzusetzen. Besonders im vorliegenden letzten Abschnitt mußte ich mich auf die Darstellung der wesentlichsten Tatsachen beschränken, auch wenn dadurch die Einheitlichkeit meiner ganzen Bearbeitung zu kurz kam. Bei einer Bearbeitung, die sich über Jahrzehnte erstreckt und in einzelnen Lieferungen erscheint, wird es sich niemals vermeiden lassen, daß sich Lücken zeigen, die zu ergänzen einer späteren Darstellung vorbehalten bleiben muß.

Das gilt auch für die Erkrankungen der Orbita, die bei ihren vielseitigen Beziehungen zu den Gebieten der pathologischen Anatomie, der Chirurgie und der Rhinologie und bei ihrer hohen Bedeutung für das Leben des Patienten zu den wichtigsten Abschnitten der Augenheilkunde zu zählen sind.